生理活性脂質

ストラクチャード・トリグリセリドの生化学と応用

原　健次

幸　書　房

は じ め に

　本書は10年前から刊行している「生理活性脂質の生化学と応用」シリーズの5冊目に当る。ストラクチャード・トリグリセリド（structuredtriglyceride）とは，これまでのトリグリセリドの立体配位の研究から，トリグリセリドの特定の位置に特定の脂肪酸を結合させたり，天然のトリグリセリドとは脂肪酸組成がほぼ同等であるが，その立体構造が異なるトリグリセリド，天然のトリグリセリドとは異なる脂肪酸組成に変化させたトリグリセリドを指す。従来ストラクチャード・リピッド，テーラー・メイド・ファット，日本では構造脂質と呼ばれてきたのものと同一である。

　ストラクチャード・トリグリセリドは天然のトリグリセリドとは物理化学的性質，消化・吸収・代謝・排泄などの生体内動態，栄養生理作用が異なる。栄養生理学的特性を有する特定の脂肪酸を効率的に吸収させるストラクチャード・トリグリセリド，高融点の長鎖飽和脂肪酸をその構成成分とすることにより脂肪酸の吸収を抑制する低カロリーのストラクチャード・トリグリセリドが商品化されている。

　最近のストラクチャード・トリグリセリドに関する研究の進展は著しいが，本書はこれまでに明らかになったストラクチャード・トリグリセリドに関する知見，すなわち，合成法，物理化学的性質，消化・吸収・排泄，代謝，脂質代謝・動脈硬化・タンパク質代謝・無機質代謝への影響，視覚・聴覚への影響，食品・臨床的応用，安全性，市販品などについてまとめたものである。生化学，生理学，栄養学に携わる方々の知識の整理と今後の展開を考えるうえでお役に立てば幸いである。

2005年3月

原　　　健　　次

目　　　次

第1章　ストラクチャード・トリグリセリドとは …………………………… 1
　1-1）はじめに ……………………………………………………………………… 1
　1-2）脂質の栄養代謝における脂肪酸の立体異性の役割 ………………………… 2
　1-3）ストラクチャード・トリグリセリドとは ………………………………… 9

第2章　ストラクチャード・トリグリセリドの化学合成
　　　　　（化学的エステル交換反応） ………………………………………… 12
　2-1）化学的エステル交換反応 …………………………………………………… 12
　2-2）化学的エステル交換反応の応用 …………………………………………… 14

第3章　ストラクチャード・トリグリセリドのリパーゼによる合成 ………… 16
　3-1）はじめに ……………………………………………………………………… 16
　3-2）リパーゼ ……………………………………………………………………… 16
　3-3）加水分解反応に用いられるリパーゼ ……………………………………… 19
　3-4）ストラクチャード・トリグリセリドの合成反応に用いられるリパーゼ … 19
　　3-4-1）エステル化反応に用いられるリパーゼ ……………………………… 19
　　3-4-2）インターエステル化反応に用いられるリパーゼ …………………… 24
　　3-4-3）トランスエステル化反応に用いられるリパーゼ …………………… 26
　　3-4-4）アシドリシス反応に用いられるリパーゼ …………………………… 26
　　3-4-5）アルコリシス反応に用いられるリパーゼ …………………………… 26
　3-5）リパーゼの特異性 …………………………………………………………… 26
　　3-5-1）トリグリセリドの分子種 ……………………………………………… 26
　　3-5-2）リパーゼの特異性 ……………………………………………………… 31
　　3-5-3）リパーゼの特異性の決定法 …………………………………………… 33
　3-6）エステル交換反応でのリパーゼ活性に影響を及ぼす因子 ……………… 39
　　3-6-1）エステル交換反応の反応条件 ………………………………………… 39
　　3-6-2）リパーゼ活性に及ぼす酵素固定化の影響 …………………………… 42
　3-7）ストラクチャード・トリグリセリドのリパーゼによる合成 …………… 43
　　3-7-1）短鎖脂肪酸をその構成成分とするストラクチャード・トリグリセリドの合成 … 43
　　3-7-1-1）短鎖脂肪酸をその構成成分とするストラクチャード・トリグリセリド・
　　　　　　「サラトリム」の合成 ………………………………………………… 43
　　3-7-1-2）短鎖脂肪酸をその構成成分とするストラクチャード・トリグリセリドの
　　　　　　リパーゼによる合成 …………………………………………………… 46
　　3-7-2）中鎖脂肪酸をその構成成分とするストラクチャード・トリグリセリドの合成 …… 47
　　3-7-2-1）はじめに ……………………………………………………………… 47

3-7-2-2) 中鎖脂肪酸をその構成成分とするストラクチャード・トリグリセリド
の合成に用いられるリパーゼ ··· 49
3-7-2-3) 中鎖脂肪酸とトリグリセリドのアシドリシス反応 ························ 52
3-7-2-4) 中鎖脂肪酸をその構成成分とするストラクチャード・トリグリセリドの生成機構··· 54
3-7-2-5) 中鎖脂肪酸をその構成成分とするストラクチャード・トリグリセリドの
合成に影響を及ぼす因子 ··· 56
3-7-3) 多価不飽和脂肪酸をその構成成分とするストラクチャード・トリグリセリドの合成 ··· 58
3-7-3-1) 多価不飽和脂肪酸をその構成成分とするストラクチャード・トリグリセリドの
合成に用いられるリパーゼ ·· 58
3-7-3-2) 多価不飽和脂肪酸とグリセリンのエステル化反応 ························ 59
3-7-3-3) 多価不飽和脂肪酸エステルとトリグリセリドのトランスエステル化反応 ············ 63
3-7-3-4) インターエステル化反応を用いた高濃度多価不飽和脂肪酸含有
トリグリセリド合成 ·· 64
3-7-3-5) 多価不飽和脂肪酸の関与するアシドリシス反応 ··························· 65
3-7-4) 長鎖脂肪酸をその構成成分とするストラクチャード・トリグリセリドの合成 ············ 66
3-7-4-1) 長鎖脂肪酸をその構成成分とするストラクチャード・トリグリセリド
の合成に用いられるリパーゼ ·· 66
3-7-4-2) 長鎖脂肪酸をその構成成分とするストラクチャード・トリグリセリドの
インターエステル化反応による合成 ·· 66
3-7-4-3) 長鎖脂肪酸をその構成成分とするストラクチャード・トリグリセリドの
アシドリシス反応による合成 ·· 75
3-8) sn-1,3-ジアシルグリセロールの合成 ·· 80
3-9) ストラクチャード・トリグリセリドの化学的エステル交換反応による合成と
リパーゼによるエステル交換反応による合成の比較 ································· 82
3-10) ストラクチャード・トリグリセリドの物理化学的性質 ···························· 84
3-10-1) ストラクチャード・トリグリセリドの融点 ·· 84
3-10-2) ストラクチャード・トリグリセリドの酸化安定性 ······························· 86
3-10-3) sn-1,3-ジアシルグリセロールの酸化安定性 ·································· 89

第4章　ストラクチャード・トリグリセリドの消化・吸収，
排泄および消化・吸収に及ぼす影響 ································· 96

4-1) ストラクチャード・トリグリセリドの消化・吸収の特徴 ························· 96
4-1-1) トリグリセリドの消化・吸収 ·· 96
4-1-2) 食餌中トリグリセリドsn-2位脂肪酸と血漿脂質トリグリセリド
sn-2位脂肪酸の相関 ·· 100
4-2) ストラクチャード・トリグリセリドの消化・吸収 ································ 103
4-2-1) 短鎖脂肪酸をその構成成分とするストラクチャード・トリグリセリド
「サラトリム」の消化・吸収・排泄 ·· 103
4-2-2) 中鎖脂肪酸をその構成成分とするストラクチャード・トリグリセリドの
消化・吸収 ··· 105
4-2-3) 多価不飽和脂肪酸をその構成成分とするストラクチャード・トリグリセリドの

    消化・吸収 ……………………………………………………………………………… 114
 4-2-4）長鎖脂肪酸をその構成成分とするストラクチャード・トリグリセリドの
    消化・吸収・排泄 ……………………………………………………………… 119
 4-2-5）sn-1, 3-ジアシルグリセロールの消化・吸収（第14章, 14-3参照）……… 126
 4-2-6）嚢胞性線維症患者でのストラクチャード・トリグリセリドの消化・吸収 … 126
 4-3）ストラクチャード・トリグリセリドの消化管機能に及ぼす影響 ………………… 128
 4-4）ストラクチャード・トリグリセリドの脂溶性ビタミンの吸収に及ぼす影響 …… 130
 4-4-1）短鎖脂肪酸をその構成成分とするストラクチャード・トリグリセリド
    「サラトリム」の脂溶性ビタミンの吸収に及ぼす影響 …………………… 130
 4-4-2）ストラクチャード・トリグリセリドの脂溶性ビタミンの吸収に及ぼす影響 … 130

第5章　ストラクチャード・トリグリセリドの代謝 ……………………… 135

 5-1）ストラクチャード・トリグリセリドを含有するエマルジョンを投与した場合の代謝 … 135
 5-2）短鎖脂肪酸をその構成成分とするストラクチャード・トリグリセリド
   「サラトリム」の代謝 ……………………………………………………………… 138
 5-3）中鎖脂肪酸をその構成成分とするストラクチャード・トリグリセリドの代謝 … 141
 5-4）長鎖脂肪酸をその構成成分とするストラクチャード・トリグリセリドの代謝 … 146
 5-4-1）分子種の異なるジオレオイル-パルミトイル グリセリドの代謝 ………… 146
 5-4-2）長鎖脂肪酸をその構成成分とするストラクチャード・トリグリセリドの代謝 ……… 149

第6章　ストラクチャード・トリグリセリドの脂質代謝への影響 ………… 152

 6-1）はじめに ……………………………………………………………………………… 152
 6-2）短鎖脂肪酸をその構成成分とするストラクチャード・トリグリセリド「サラトリム」
   の脂質代謝への影響 ……………………………………………………………… 153
 6-3）中鎖脂肪酸をその構成成分とするストラクチャード・トリグリセリドの
   脂質代謝への影響 ………………………………………………………………… 157
 6-4）長鎖脂肪酸をその構成成分とするストラクチャード・トリグリセリドの
   脂質代謝への影響 ………………………………………………………………… 164
 6-4-1）sn-2位がパルミチン酸から構成されるストラクチャード・トリグリセリドの
    脂質代謝への影響（sn-2位がオレイン酸から構成されるトリグリセリドとの
    比較）……………………………………………………………………………… 164
 6-4-2）分子種の異なるジパルミトイル-オレオイル グリセリド,
    ジオレオイル-パルミトイル グリセリドの脂質代謝への影響 …………… 170
 6-4-3）長鎖脂肪酸をその構成成分とするトリグリセリドおよび
    ストラクチャード・トリグリセリドのカイロミクロン粒子径に及ぼす影響 ……… 172
 6-4-4）長鎖飽和脂肪酸をその構成成分とするトリグリセリドおよび
    ストラクチャード・トリグリセリドの脂質代謝への影響 ………………… 174
 6-5）多価不飽和脂肪酸をその構成成分とするストラクチャード・トリグリセリドの
   脂質代謝への影響 ………………………………………………………………… 182
 6-5-1）多価不飽和脂肪酸をその構成成分とするストラクチャード・トリグリセリドと

	ランダムエステル化トリグリセリドの脂質代謝への影響	182
6-5-2)	多価不飽和脂肪酸と中鎖脂肪酸をその構成成分とするストラクチャード・トリグリセリドの脂質代謝への影響	184
6-5-3)	エイコサペンタエン酸（EPA）とγ-リノレン酸をその構成成分とするストラクチャード・トリグリセリドの脂質代謝への影響	187
6-5-4)	魚油とアザラシ油の脂質代謝への影響	189
6-6)	sn-1,3-ジアシルグリセロールの脂質代謝への影響（第14章 14-4参照）	192
6-6-1)	sn-1,3-ジアシルグリセロールのマウス脂質代謝，体脂肪代謝への影響（第14章 14-5-1参照）	192
6-6-2)	ヒトでのsn-1,3-ジアシルグリセロール単回摂食の脂質代謝への影響（第14章 14-5-2参照）	192
6-6-3)	ヒトでのsn-1,3-ジアシルグリセロール長期摂食の脂質代謝への影響（第14章 14-5-3参照）	192
6-6-4)	ヒトでのsn-1,3-ジアシルグリセロール長期摂食の体脂肪代謝への影響（第14章 14-5-4参照）	192
6-6-5)	α-リノレン酸をその主構成成分とするsn-1,3-ジアシルグリセロールのラット脂質代謝への影響（第14章 14-5-5参照）	192
6-6-6)	α-リノレン酸をその主構成成分とするsn-1,3-ジアシルグリセロールのラット体脂肪代謝への影響（第14章 14-5-6参照）	192
6-6-7)	α-リノレン酸をその主構成成分とするsn-1,3-ジアシルグリセロールのヒト体脂肪代謝への影響（第14章 14-5-7参照）	192

第7章 ストラクチャード・トリグリセリドの動脈硬化への影響 ……… 195

7-1)	脂質栄養と動脈硬化	195
7-2)	ストラクチャード・トリグリセリドの動脈硬化への影響	197
7-3)	ストラクチャード・トリグリセリドの血液凝固，血液凝固因子への影響	202
7-4)	sn-1,3-ジアシルグリセロールのプラスミノーゲン アクチベーター インヒビターへの影響（第14章 14-5参照）	207
7-5)	ストラクチャード・トリグリセリドの血液凝固関連エイコサノイド産生に及ぼす影響	207

第8章 ストラクチャード・トリグリセリドの癌細胞に対する作用 ……… 211

8-1)	γ-リノレン酸をその構成成分とするトリグリセリドの癌細胞に対する作用	211
8-2)	ジリノレオイル-モノ-γ-リノレインの癌細胞脂肪酸組成に及ぼす影響	214
8-3)	魚油と中鎖脂肪酸トリグリセリドから再構成されたストラクチャード・トリグリセリドの癌組織および癌切除手術後の患者への影響	215
8-4)	中鎖脂肪酸と長鎖脂肪酸をその構成成分とするストラクチャード・トリグリセリドの癌切除手術後の患者への影響	219

第9章 ストラクチャード・トリグリセリドのタンパク質代謝に

|　　　　　及ぼす影響 ……………………………………………………………………… 222
|　　9－1）ストラクチャード・トリグリセリドの火傷ラットモデルでのタンパク質節約効果 ……… 222
|　　9－2）ストラクチャード・トリグリセリドの実験的敗血症ラットのタンパク質代謝への影響 … 225
|　　9－3）ストラクチャード・トリグリセリドのヒト経静脈栄養法における
|　　　　　タンパク質代謝への影響 ………………………………………………………… 228

第10章　ストラクチャード・トリグリセリドの無機質代謝への影響 ……… 230

　10－1）短鎖脂肪酸をその構成成分とするストラクチャード・トリグリセリド「サラトリム」の
　　　　　無機質代謝への影響 ……………………………………………………………… 230
　10－2）ストラクチャード・トリグリセリドの無機質代謝への影響 …………………… 230
　10－3）カルシウムのトリグリセリド吸収に及ぼす影響 ………………………………… 233

第11章　ドコサヘキサエン酸をその構成成分とするストラクチャード・
　　　　　トリグリセリドの視覚，聴覚への影響 ……………………………………… 237

　11－1）ドコサヘキサエン酸と網膜機能 ……………………………………………… 237
　11－2）ドコサヘキサエン酸をその構成成分とするストラクチャード・トリグリセリドの
　　　　　視覚機能に及ぼす影響 ………………………………………………………… 239
　11－3）ドコサヘキサエン酸をその構成成分とするストラクチャード・トリグリセリドの
　　　　　聴覚機能に及ぼす影響 ………………………………………………………… 241

第12章　ストラクチャード・トリグリセリドの免疫機能に対する作用 …… 244

　12－1）脂質と免疫機能 ………………………………………………………………… 244
　12－2）γ－リノレン酸と免疫機能 …………………………………………………… 246
　12－3）γ－リノレン酸をその構成成分とするストラクチャード・トリグリセリドの
　　　　　エイコサノイド産性に対する作用 …………………………………………… 249
　12－4）中鎖脂肪酸をその構成成分とするストラクチャード・トリグリセリドの免疫機能に
　　　　　及ぼす影響 ……………………………………………………………………… 251

第13章　ストラクチャード・トリグリセリドの応用 ……………………………… 257

　13－1）ストラクチャード・トリグリセリドの臨床試験―サラトリムの臨床試験を例に … 257
　13－1－1）ストラクチャード・トリグリセリドの臨床試験の考え方 ………………… 257
　13－1－2）第1相；キャラクタリゼーション ………………………………………… 257
　13－1－3）第2相；動物試験 …………………………………………………………… 259
　13－1－4）第3相；臨床試験 …………………………………………………………… 261
　13－1－5）短鎖脂肪酸をその構成成分とするストラクチャード・トリグリセリド
　　　　　　「サラトリム」の血漿内酵素濃度に及ぼす影響 ……………………………… 263
　13－2）ストラクチャード・トリグリセリドの病態モデル動物での効果 …………… 265
　13－2－1）消化不全モデル動物での効果 ……………………………………………… 265

- 13-2-2) 火傷モデル動物での効果 ……………………………………………………… 269
- 13-2-3) 敗血症モデル動物における効果 ……………………………………………… 271
- 13-2-4) 担癌モデルラットでの効果 …………………………………………………… 272
- 13-3) ストラクチャード・トリグリセリドの輸液への応用 ……………………………… 272
- 13-3-1) はじめに ………………………………………………………………………… 272
- 13-3-2) ストラクチャード・トリグリセリドの経静脈栄養法への応用 …………… 273
- 13-3-3) ストラクチャード・トリグリセリドの経腸栄養法への応用 ……………… 276
- 13-4) ストラクチャード・トリグリセリドの臨床応用 …………………………………… 277
- 13-4-1) 肝不全患者への臨床応用 ……………………………………………………… 277
- 13-4-2) 嚢胞性線維症患者への臨床応用 ……………………………………………… 280
- 13-4-3) 外科手術後患者への臨床応用 ………………………………………………… 280
- 13-4-4) 癌切除手術後の患者への臨床応用（第8章 8-3, 8-4参照） …………… 282
- 13-5) ストラクチャード・トリグリセリドの食品への応用 ……………………………… 282
- 13-5-1) サラトリムの食品への応用 …………………………………………………… 282
- 13-5-2) カプレニンの食品への応用 …………………………………………………… 283
- 13-5-3) sn-1,3-ジアシルグリセロールの食品への応用（第14章 14-6参照） …… 284

第14章 sn-1,3-ジアシルグリセロールの栄養生理学的特性 …………… 287

- 14-1) ジアシルグリセロールとは ……………………………………………………… 287
- 14-2) sn-1,3-ジアシルグリセロールの合成（第3章 3-8参照） ………………… 288
- 14-3) sn-1,3-ジアシルグリセロールの酸化安定性（第3章 3-10-3参照） …… 288
- 14-4) sn-1,3-ジアシルグリセロールの消化・吸収 ………………………………… 288
- 14-5) sn-1,3-ジアシルグリセロールの脂質代謝への影響 ………………………… 292
- 14-5-1) sn-1,3-ジアシルグリセロールのマウス脂質代謝, 体脂肪代謝への影響 … 292
- 14-5-2) ヒトでのsn-1,3-ジアシルグリセロール単回摂食の脂質代謝への影響 … 295
- 14-5-3) ヒトでのsn-1,3-ジアシルグリセロール長期摂食の脂質代謝への影響 … 296
- 14-5-4) ヒトでのsn-1,3-ジアシルグリセロール長期摂食の体脂肪代謝への影響 … 299
- 14-5-5) α-リノレン酸をその主構成成分とするsn-1,3-ジアシルグリセロールの
  ラット脂質代謝への影響 ……………………………………………………… 302
- 14-5-6) α-リノレン酸をその主構成成分とするsn-1,3-ジアシルグリセロールの
  ラット体脂肪代謝への影響 …………………………………………………… 304
- 14-5-7) α-リノレン酸をその主構成成分とするsn-1,3-ジアシルグリセロールの
  ヒト体脂肪代謝への影響 ……………………………………………………… 305
- 14-6) sn-1,3-ジアシルグリセロールのプラスミノーゲン アクチベーター
  インヒビターへの影響 ………………………………………………………… 307
- 14-7) sn-1,3-ジアシルグリセロールの食品への応用 ……………………………… 308
- 14-8) sn-1,3-ジアシルグリセロールの慢性毒性試験 ……………………………… 313

第15章 ドコサヘキサエン酸をその構成成分とするリン脂質の生理作用 … 320

- 15-1) はじめに …………………………………………………………………………… 320

15-1-1) ドコサヘキサエン酸をその構成成分とするリン脂質とは ……………………… 320
15-1-2) ドコサヘキサエン酸をその構成成分とするリン脂質の存在 …………………… 320
15-2) ドコサヘキサエン酸をその構成成分とするリン脂質の合成 ……………………… 323
15-3) ドコサヘキサエン酸をその構成成分とするリン脂質の物理化学的性質 ………… 325
15-4) ドコサヘキサエン酸をその構成成分とするリン脂質の消化・吸収 ……………… 326
15-5) ドコサヘキサエン酸をその構成成分とするリン脂質の癌細胞への影響 ………… 327
15-5-1) ドコサヘキサエン酸をその構成成分とするリン脂質の分化誘導作用 ………… 327
15-5-2) ドコサヘキサエン酸をその構成成分とするリン脂質のプロテインキナーゼCへの
　　　　 影響 …………………………………………………………………………………… 329
15-5-3) ドコサヘキサエン酸をその構成成分とするリン脂質の癌細胞への影響 ……… 331
15-6) ドコサヘキサエン酸をその構成成分とするリン脂質の抗炎症, 抗アレルギー作用 … 333
15-6-1) ドコサヘキサエン酸をその構成成分とするリン脂質の抗炎症作用 …………… 333
15-6-2) ドコサヘキサエン酸をその構成成分とするリン脂質の5-リポキシゲナーゼ
　　　　 活性阻害作用 ………………………………………………………………………… 336
15-6-3) ドコサヘキサエン酸をその構成成分とするリン脂質の過酸化生成物による
　　　　 血小板活性化因子様活性の発現 …………………………………………………… 337
15-6-4) ドコサヘキサエン酸をその構成成分とするリン脂質の過酸化化合物による
　　　　 血小板活性化因子様活性の誘発 …………………………………………………… 337
15-7) ドコサヘキサエン酸をその構成成分とするリン脂質の中枢神経機能への影響 … 338
15-8) ドコサヘキサエン酸をその構成成分とするリン脂質の脂質代謝への影響 ……… 341
15-8-1) ドコサヘキサエン酸をその構成成分とするリン脂質のレシチン・
　　　　 コレステロール アシルトランスフェラーゼ活性阻害作用 …………………… 341
15-8-2) ドコサヘキサエン酸をその構成成分とするリン脂質の脂質代謝への影響 …… 343
15-9) ドコサヘキサエン酸をその構成成分とするリン脂質のヒト赤血球変形能に及ぼす影響 … 344
15-10) ドコサヘキサエン酸をその構成成分とするリン脂質の血圧に及ぼす影響 ……… 347
15-11) ドコサヘキサエン酸をその構成成分とするリン脂質のメラトニン代謝に及ぼす影響 …… 349

第16章　ストラクチャード・トリグリセリドの安全性 ……………………………… 356

16-1) はじめに …………………………………………………………………………………… 356
16-2) 中鎖脂肪酸をその構成成分とするストラクチャード・トリグリセリドを
　　　 その成分とする脂肪輸液 (Structolipid® 20%) の長期投与試験 ………………… 356
16-3) 短鎖脂肪酸をその構成成分とするストラクチャード・トリグリセリド
　　　「サラトリム」の亜急性毒性試験 ……………………………………………………… 358
16-4) 中鎖脂肪酸とベヘン酸をその構成成分とするストラクチャード・トリグリセリド
　　　「カプレニン」の亜急性毒性試験 ……………………………………………………… 360
16-5) sn-1,3-ジアシルグリセロールの慢性毒性試験 (第14章　14-8参照) …………… 362

参考：市販されているストラクチャード・トリグリセリド ……………………………… 365

第1章 ストラクチャード・トリグリセリドとは

1-1) はじめに

 油脂や脂質の改質の歴史を栄養学の視点から振り返ってみると，第1世代の研究は食品加工に適した特定の物理化学的性質を有する食用精製加工油脂を得るための研究が行われ，水素添加，分別，エステル交換などの技術が開発された[1]。特に水素添加は，油脂の脂肪酸の二重結合に，還元ニッケルなどの触媒により水素を付加させることにより，油脂中の不飽和脂肪酸を飽和脂肪酸に変化させる。その結果，固体脂の割合が増加して，融点が上昇すると同時に，酸化安定性，熱安定性が向上し，色相，におい，味の改良がされ，食品加工用途に適した油脂を得ることができる[1]。さらに，これらの水素添加，分別，エステル交換の技術を健康訴求に応用し，油脂の水素添加の際生じるトランス酸を含まないゼロ-トランス油脂（zero-trans fats）や，高多価不飽和脂肪酸/飽和脂肪酸（high P/S ratio），低脂肪含有量のマーガリンやショートニングの開発が行われた。

 第2世代の研究は，約40年位前から始められた中鎖脂肪酸トリグリセリド（medium-chain triglyceride；MCT）[2]に代表される臨床栄養学的に有用な生理機能を有する脂質の研究で，炭素数8および10の中鎖脂肪酸から構成されるMCTは極めて吸収されやすく，門脈経由で肝臓に運ばれた中鎖脂肪酸はトリグリセリドの合成には用いられず，β-酸化を受けて効率良くエネルギーに変換される[2]。その後，エイコサペンタエン酸やドコサヘキサエン酸などの多価不飽和脂肪酸[3〜5]の臨床応用の研究へ展開され，これらの脂質の経腸栄養剤，脂肪輸液への応用も行われている[2〜5]。最近では短鎖脂肪酸の栄養生理活性を生かしたサラトリム（SALATRIM）[6]の臨床応用が検討されている。第2世代の研究は，もっぱら脂肪酸それ自身の有する栄養生理活性あるいはトリグリセリド，リン脂質の脂肪酸組成の観点からの研究がその主流であった。

 近年，脂肪酸の有する栄養生理活性は，そのグリセロールとの結合位置の影響を受けることが明らかになり，脂肪酸組成のみならず，脂肪酸のグリセロールとの結合位置との関連で脂質栄養が論じられるようになり，研究は第3世代に入ったといえる。この視点から，特定の脂肪酸をグリセロールの特定の位置に結合させたトリグリセリドが化学合成あるいは酵素を用いて合成され[7〜12]，その栄養生理学的特性が検討されている[13〜15]。従来，structural lipid, partial glycerides, trighyceride with special fatty acid combinations or enriched in specific fatty acid, structured triglyceride, structured fats, structural modified fat, tailor-made fat, designer fat と呼ばれていたものが，それに相当する。本書では特定の脂肪酸をグリセロールの特定の位置に結合させたトリグリセリドの化学合成，リパーゼによる合成，物理化学的性質，消化・吸収・代謝・排泄などの生体内動態，栄養生理作用，脂質代謝・タンパク質代謝・無機質代謝などへの影響，免疫機能に及ぼす影響，高脂血症や動脈硬化症などへの臨床応用，安全性，食品への応用展開などについて述べる。

 また，トリグリセリドではないが，特異的な栄養生理作用を有するsn-1,3-ジアシルグリセロール，ドコサヘキサン酸を構成成分とするリン脂質の生化学と応用についても本書で取り扱う。

 最近のストラクチャード・トリグリセリドに関

する研究の進展は著しく，1998年にはストラクチャード・トリグリセリドに関する書籍[13]が出版され，1999年の第90回 AOCS Annual Meeting & Expo では，ストラクチャード・トリグリセリドに関する2件のシンポジウムが開催された。その討議内容は次の通りである。

1) ストラクチャード・リピッド シンポジウム Ⅰ
 ・ストラクチャード・リピッド —— 序論
 ・ストラクチャード・リピッドの超精密液体クロマトグラフィーと高温ガスクロマトグラフィーによる定性，定量分析
 ・ストラクチャード・リピッドの高解像度 ^{13}C NMRによる構造決定
 ・ストラクチャード・リピッドの製造
 ・ストラクチャード・トリグリセリドのリパーゼによる合成の最近の進歩
 ・パイロット酵素固定床リアクターを用いた酵素的分子内エステル交換による特異的ストラクチャード・リピッドの製造
 ・*Rhizomucor miehei* のリパーゼを用いたオレイン酸またはカプリル酸とトリステアリンからのアシドリシスによるストラクチャード・リピッドの製造
 ・多価不飽和脂肪酸とカプリル酸をその構成脂肪酸とするストラクチャード・リピッドの連続製造
 ・多価不飽和脂肪酸をその構成脂肪酸とするストラクチャード・リピッドの製造と分析

2) ストラクチャード・リピッド シンポジウム Ⅱ
 ・ストラクチャード・リピッド：特別のアシル基をその構成成分とするトリグリセリドの合成とその特性
 ・n-3多価不飽和脂肪酸を主構成成分とするグリセリド
 ・ストラクチャード・リピッドの吸収と代謝

1-2) 脂質の栄養代謝における脂肪酸の立体異性の役割

日常生活でわれわれが摂取している脂質は大部分がグリセロールの sn-1,2,3位（sn；stereo-specific numbering）に種々の脂肪酸がエステル結合したトリグリセリドである。これまでトリグリセリドの栄養生理学的研究はエステル結合している脂肪酸の種類と量で議論されることが多かったが，脂肪酸の種類と量のみならず，その結合位置の違いにより，その栄養生理作用が異なることが知られ，結合脂肪酸の立体異性の重要性も議論されるようになった[16,17]。摂取したトリグリセリドは大部分が十二指腸でコリパーゼ依存性リパーゼ（いわゆる膵リパーゼ）の作用により，sn-1,3位が加水分解を受け，2-モノグリセリドと遊離脂肪酸を生じる。この2-モノグリセリドは小腸上皮細胞に遊離脂肪酸より速く吸収され，吸収されたのちトリグリセリドに再構成される。従って，摂取したトリグリセリドの sn-2位の脂肪酸は，ほとんど入れ替わらずに体内に取り込まれる[18]。

一般的にトリグリセリドの sn-1位および sn-3位に結合している飽和脂肪酸は，吸収率が低い。例えば，ココナッツ油，ココアバター，パーム油，牛脂などでは sn-1位および sn-3位には飽和脂肪酸であるパルミチン酸，ステアリン酸がエステル結合しており，ラードや乳脂肪では sn-2位にパルミチン酸がエステル結合して，また，ラードではオレイン酸が大部分 sn-2位に，ピーナッツ油やオリーブ油ではオレイン酸は sn-1,2,3位にほぼ均等に分布していることから，両者は異なる栄養生理作用を示す[10]。天然に産する油脂，脂質の主なトリグリセリド成分の脂肪酸構成を表1-1[17]に示した（sn-1, sn-2, sn-3位の脂肪酸が知られているものについては，それも記載）。また，天然の脂肪，油脂のトリグリセリド中の脂肪酸の位置分布[18~23]，sn-2位に特定の脂肪酸（ラウリン酸，パルミチン酸，オレイン酸，リノール酸，リノレン酸など）を有する脂肪および油脂[24]，特定の脂肪酸のみから構成される脂肪，油脂，および特定の構造を有するトリグリセリドを多く含有する脂肪，油脂[24]を表1-2～表1-4[18,24]に示した。

ラットに4カ月間，パーム油（構成脂肪酸であるパルミチン酸の58%が sn-1位および sn-3位に結合），分子内エステル交換（interesterified）したパーム油（パルミチン酸の46%が sn-2位に結合），ラード（パルミチン酸の65%が sn-2位に結合），分子内エステル交換ラード（パルミチン酸の27%が sn-2位または sn-3位に結合）を含有する飼料を投与し，糞便中へのパルミチン酸の排泄量，血漿脂肪酸組成，血漿脂質に及ぼす影

表1-1 油脂，脂肪の脂肪酸組成と融点[17]a

油脂，脂肪		融点(℃)[b]	主なトリグリセリド分子種			脚注文献
バター脂	(Butter fat)	37～38	PPB[c]	PPC[c]	POP[c]	1-1, 1-2)
馬油	(Horse fat)		OOO	POO	LOO	1-3)
ラード	(Lard)	46～49	SPO[c]	OPL[c]	OPO[c]	1-4)
牛脂	(Tallow)	40	P<u>O</u>O[d]	P<u>O</u>P	P<u>O</u>S	1-5)
カカオバター	(Cocoa butter)	28～36	P<u>O</u>S[d]	S<u>O</u>S	P<u>O</u>P	1-1, 1-6, 1-7, 1-8)
ココナッツ油	(Coconut oil)	24～27	DDD	CDD	CDM	1-9)
パーム核油	(Palm Kernel oil)	24～29	DDD	MOD	ODO	1-9)
アーモンド油	(Almond oil)		OOO	OLO	OLL	1-1)
コーン油	(Corn oil)	-14	LLL	LOL	LLP	1-10, 1-11)
綿実油	(Cottonseed oil)	5～11	PLL	POL	LLL	1-12)
卵トリグリセリド	(Egg triglycerides)		POO	PLO	POS	1-13)
ブドウ種子油	(Grapeseed oil)	8	LLL	OLL	POL	1-14)
ヘーゼルナッツ油	(Hazelnut oil)		OOO	OLO	POO	1-1)
オリーブ油	(Olive oil)	-7	OOO	OOP	OLO	1-3, 1-7, 1-10, 1-11, 1-15)
パーム油	(Palm oil)	30～36	POP	POO	POL	1-8, 1-10, 1-11)
ピーナッツ油	(Peanut oil)	-8～12	OOL	POL	OLL	1-16)
米糠油	(Rice bran oil)		PLO	OOL	POO	1-17)
サフラワー油	(Safflower oil)	-15	LLL	LLO	LLP	1-18)
大豆油	(Soybean oil)	-14	LLL	LLO	LLP	1-7, 1-11, 1-19)
ヒマワリ油	(Sunflower oil)	17	LLL	OLL	LOO	1-14, 1-18)
クルミ油	(Walnut oil)		LLL	OLL	PLL	1-1)
ナタネ油(低エルカ酸)	(Rapeseed oil(low Er))	5	OOO	LOO	OOLn	1-8, 1-14)
アマニ油	(Linseed oil)	-17	LnLnLn	LnLnL	LnLnO	1-3, 1-18)
ナタネ油(高エルカ酸)	(Rapeseed oil(high Er))		ErOEr	ErLEr	ErLnEr	1-20)
カラシ種子油	(Mustard seed oil)		ErOEr[c]	ErLEr[c]	OOEr[c]	1-21)

a. トリグリセリド中の脂肪酸の略号
  B : $C_{4:0}$(butyric), C : $C_{10:0}$(capric), D : $C_{12:0}$(dodecanoic),
  M : $C_{14:0}$(myristic), P : $C_{16:0}$(palmitic), S : $C_{18:0}$(stearic),
  O : $C_{18:1}$(cis)(oleic), E : $C_{18:1}$(trans)(elaidic), L : $C_{18:2}$(linoleic),
  Ln : $C_{18:3}$(linolenic), G : $C_{20:1}$(gogoleic), Er : $C_{22:1}$(erucic)
b. 融点は章末にある文献25), 26)より引用
c. このトリグリセリドについては, sn-1,2,3位の順に脂肪酸が記載されている。
d. 下線はsn-2位の脂肪酸を示す。その他の脂肪酸の立体配位は不明

1- 1) Geeraet, E., Sandra, P., J. Am. Oil Chem. Soc. **64**, 100 (1987)
1- 2) Myher, J. J., Kuksis, A., Marai, L., J. Chromatogr. **452**, 93 (1988)
1- 3) Stolyhwo, A., Colin, H., Guiochon, G., Anal. Chem. **57**, 1342 (1985)
1- 4) Myher, J. J., Kuksis, A., Can. J. Biochem. **57**, 117 (1979)
1- 5) Luddy, F. E., Hampson, J. W., Herb, S. F., Rothblat, H. L., J. Am. Oil Chem. Soc. **50**, 240 (1973)
1- 6) Kimmey, R. L., Perkins, E. G., J. Am. Oil Chem. Soc. **61**, 1209 (1984)
1- 7) Palmer, A. J., Palmer, F. J., J. Chromatogr. **465**, 369 (1989)
1- 8) Petersson, B., Podhala, O., Tøregård, B., J. Am. Oil Chem. Soc. **58**, 1005 (1981)
1- 9) Sonntag, N. O. V., Bailey's Industrial Oil and Fat Products (Swern, D., ed.), 4th ed. vol. 1, p289, Wiley, New York (1979)
1-10) Dong, M. W., DeCesare, J. L., J. Am. Oil Chem. Soc. **60**, 788 (1983)
1-11) El-Hamdy, A. H., Perkins, E. G., J. Am. Oil Chem. Soc. **58**, 867 (1981)
1-12) Balesdent, D., Kapseu, C., Kayem, G. J., Rev. Fr. Corps Gras **36**, 27 (1989)
1-13) Christie, W. W., Moore, J. H., Biochim. Bio-phys. Acta **218**, 83 (1970)
1-14) Farines, M., Soulier, R., Soulier, J., J. Chem. Ed. **65** (5), 464 (1988)
1-15) Pauls, R. E., J. Am. Oil Chem. Soc. **60**, 819 (1983)
1-16) Sempore, G., Bezard, J., J. Chromatogr. **366**, 261 (1986)
1-17) Wong, R., Hwang, L. S., Shih P'in K'o Hsueh, Taipei **16**, 1 (1989)
1-18) Rhodes, J. H., Netting, A. G., J. Chromatogr. **448**, 135 (1988)

1-19) Ottenstein, D. M., Wittig, L. A., Silvius, P. H., Hometchko, D. J., Pelick, N., J. Am. Oil Chem. Soc. **61**, 390 (1984)
1-20) Christie, W. W., Analysis of Oils and Fats (Hamilton, R. J., Rossell, J. B., eds., p313 Elsevier, New York (1986)
1-21) Myher, J. J., Kuksis, A., Vasder, S. C., Kako, K. J., Can. J. Biochem. **57**, 1315 (1979)

表1-2 天然脂肪・油脂のトリグリセリド中の脂肪酸位置分布[18]

起源		位置	脂肪酸（モル%）							
			$C_{14:0}$	$C_{16:0}$	$C_{18:0}$	$C_{18:1}$	$C_{18:2}$	$C_{18:3}$	$C_{20:0}$	$C_{22:0}$
牛乳	(Cow's milk)	sn-1	11	36	15	21	1			
		2	20	33	6	14	3			
		3	7	10	4	15	<1			
豚肉（背部外側）	(Pig (outerback))	1	1	10	30	51	6			
		2	4	72	2	13	3			
		3	—	—	7	73	8			
牛肉	(Beef)	1	4	41	17	20	4	1		
		2	9	17	9	41	5	1		
		3	1	22	24	37	5	1		
カカオバター	(Cocoa butter)	1		34	50	12	1			
		2		2	2	87	9			
		3		37	53	9	—			
ピーナッツ	(Peanut)	1		14	5	59	18		1	—
		2		1	<1	58	39		—	—
		3		11	5	57	10		4	6
コーン	(Corn)	1		18	3	27	50	1		
		2		2	<1	26	70	<1		
		3		13	3	31	51	1		
大豆	(Soybean)	1		14	6	23	48	9		
		2		1	<1	21	70	7		
		3		13	6	28	45	8		
オリーブ	(Olive)	1		13	3	72	10	<1		
		2		1	—	83	14	1		
		3		7	4	74	5	1		

本表は章末にある文献19〜23)をまとめたものである。

表1-3 sn-2位に特定の脂肪酸を有する脂肪および油脂[24]

sn-2位の特定脂肪酸	sn-2位に特定の脂肪酸を有する脂肪および油脂
短鎖脂肪酸	合成脂質；トリブチリン，トリカプロインなど
中鎖脂肪酸	合成脂質；中鎖脂肪酸トリグリセリド
ラウリン酸	ココナッツ油
パルミチン酸	ヒト母乳脂，パームステアリン，ラード，ウルシ蝋
ステアリン酸	完全水添大豆油，完全水添カノーラ油
オレイン酸	高オレイン酸ヒマワリ油，茶種子油，オリーブ油
	高オレイン酸カノーラ油，パーム油中留分画分，カカオバター，
	チャイニーズ ベジタブル タロー（chinese vegetable tallow）
リノール酸	サフラワー油，ヒマワリ油，コーン油，大豆油，綿実油
リノレン酸	亜麻仁油，シソ油
エイコサペンタエン酸，ドコサヘキサエン酸	魚油，長鎖多価不飽和脂肪酸をその構成成分とする微生物由来の脂質

表1-4　特定の脂肪酸のみから構成される脂肪，油脂，および特定の構造を有する
トリグリセリドを含有する脂肪，油脂[24]

特定の構造を有するトリグリセリド	特定の構造を有するトリグリセリドを含有する脂肪，油脂
トリブチリン	合成トリブチリン
中鎖脂肪酸トリグリセリド	合成中鎖脂肪酸トリグリセリド
トリパルミチン	パームステアリン，ウルシ蠟
sn-POP*	パーム油中留分画分，チャイニーズ ベジタブル タロー
トリオレイン	高オレイン酸ヒマワリ油，高オレイン酸カノーラ油，オリーブ油，茶種子油
sn-SOS	サル脂（sal fat），シア脂（shea oil），マンゴー脂（mango fat），イリッペ脂（illipe fat），コクム脂（kokum fat）
トリステアリン	完全水添大豆油，完全水添カノーラ油
トリリノレイン	サフラワー油，ヒマワリ油
トリリノレニン	亜麻仁油
sn-BSB	完全水添高エルカ酸ナタネ油

＊P；パルミチン酸，O；オレイン酸，S；ステアリン酸，B；ベヘン酸
POPは順にsn-1,2,3位の脂肪酸を示す。

響について検討した[27]。パルミチン酸の糞便中への排泄量は，パーム油含有飼料投与群662.3±41.0 mg/ラット・日で分子内エステル交換パーム油含有飼料投与群の場合503.9±2.7mg/ラット・日と有意（p＜0.01）に低下した[27]。この時，糞便中への総脂肪酸排泄量も838±44.1mg/ラット・日（パーム油含有飼料投与群）から667.0±55.4 mg/ラット・日（分子内エステル交換パーム油含有飼料投与群）と有意（p＜0.04）に低下した[27]。

ラードあるいは分子内エステル交換ラード含有飼料投与群では，123.2±11.5mg/ラット・日（ラード含有飼料投与群）から233.3±21.1mg/ラット・日（分子内エステル交換ラード）と有意（p＜0.01）に増加した[27]。この時，糞便中への総脂肪酸排泄量に変化は認められなかったが，分子内エステル交換ラード含有飼料投与群で，血漿脂質へのパルミチン酸の取り込まれ量が減少し，血漿トリグリセリド濃度が有意（p＝0.03）に低下した[27]。これらの結果は，sn-2位のパルミチン酸は吸収されやすく，糞便中へ排泄され難く，sn-1位，sn-3位のパルミチン酸は，吸収され難く，糞便中へ排泄されやすいことを示している[27]。

この時，脂肪酸摂取量および摂取脂肪酸のトリグリセリド中の位置特異性と，血漿脂肪酸濃度の変化に対する相関を求めたところ，いくつかの相関が認められた（図1-1，表1-5）[27]。最も顕著に認められたのは，sn-2位のリノール酸（$C_{18:2}$）摂取量と血漿脂質中のアラキドン酸（$C_{20:4}$ n-6）濃度（r＝0.58）（図1-1）[27]，sn-2位のパルミチン酸（$C_{16:0}$）摂取量と血漿脂質中のパルミトオレイン酸（$C_{16:1}$ n-7）濃度（r＝0.55）（図1-1）[27]，およびsn-2位のオレイン酸（$C_{18:1}$）摂取量と血漿脂質中のエイコサトリエン酸（$C_{20:3}$ n-9）濃度であった[27]。

仔ブタにパルミチン酸含量がほぼ同じで，位置特異性の異なる3種類の脂質を生後直後から8日間投与し，血漿トリグリセリド，リン脂質脂肪酸組成およびパルミチン酸の位置特異性に及ぼす影響について検討されている[28]。投与した脂質は母ブタの獣乳（全脂肪酸組成のうちパルミチン酸含量30.7％，このうち55.3％がsn-2位に存在），パーム油（パルミチン酸含量27.0％，うちsn-2位に4.4％が存在），あるいはエステル交換したトリグリセリド，Betapol®（パーム油，ヒマワリ油，ナタネ油を原料として製造され，パルミチン酸含量29.6％，うちsn-2位に69.9％が存在）である[28]。パーム油投与群に比較して，Betapol®投与群では，投与4時間後の血漿トリグリセリド・コレステロールエステル画分へのパルミチン酸の取り込まれおよび，取り込まれたパルミチン酸のsn-2位への分布が増加した[28]。例えば，パーム油投与群の血漿トリグリセリドへのパルミチン酸の取り込まれは25.7±0.8％（sn-2位への分布は11.1±1.8％），Betapol®，ブタ獣乳投与群では血漿トリグリセリドへのパルミチン酸の取り込まれは，それぞれ28.1±0.7％，27.6±0.3％でsn-2位への分布はそれぞれ37.3±3.3％，41.9±3.6％

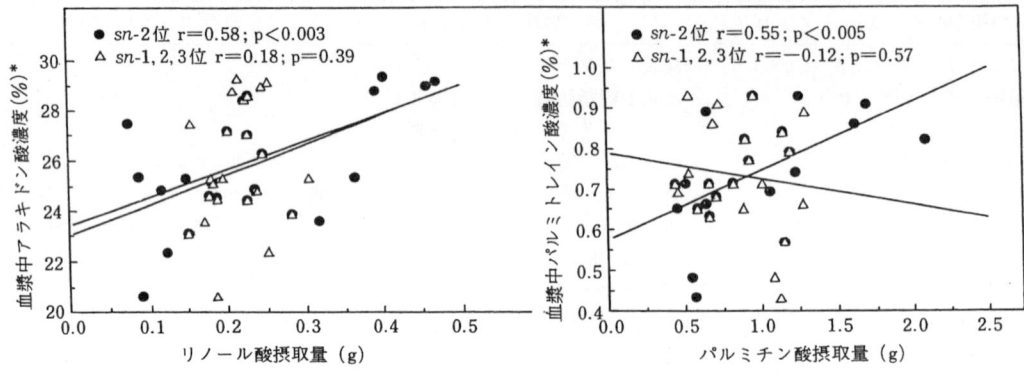

図1-1 摂取脂肪酸量,位置特異性と血漿中脂肪酸濃度の相関[27]

表1-5 摂取脂肪酸の種類と位置特異性と血漿中脂肪酸濃度の相関[27]

摂取脂肪酸		血漿中脂肪酸濃度					
		$C_{16:0}$	$C_{16:1}$	$C_{20:3}$	$C_{20:4}$	$C_{21:0}$	$C_{22:6}$
$C_{14:0}$	sn-2位	−0.44*					
$C_{16:0}$	sn-2位	0.66***	0.55**			0.83***	
$C_{16:0}$	sn-1,2,3位		−0.12				
$C_{18:0}$	sn-2位					0.52**	
$C_{18:1}$	sn-2位			0.98*		0.55***	
$C_{18:1}$	sn-1,2,3位			−0.81			
$C_{18:2}$	sn-2位				0.58**		
$C_{18:2}$	sn-1,2,3位			−0.65**	0.18		
$C_{18:3}$	sn-2位	−0.76***					0.86***

* $p<0.05$, ** $p<0.01$, *** $p<0.001$

であった[28]。血漿リン脂質画分へのパルミチン酸の取り込まれは,パーム油投与群に比較しBetapol® 投与群でやや増加したが,血漿トリグリセリド,コレステロール画分のように顕著ではなかった[28]。

また,パーム油から溶媒抽出して,パルミチン酸含量を高めた脂質(パルミチン酸含量29.9%,このうち,5.9%がsn-2位に存在;対照脂質),およびBetapol®(パルミチン酸30.4%,うちsn-2位に存在するパルミチン酸は72.7%)を含有する飼料を,一日2回の飼料投与で,その都度,飼料を食べ切るように訓練したラットに投与し,投与2,4時間後の小腸内容物中に含まれる未吸収のステアリン酸含量を測定した[29]。その結果,Betapol® 由来のステアリン酸は,対照油脂由来のステアリン酸に比較して小腸からの消失速度が速く(図1-2)[29],sn-2位に結合したステアリン酸の方が,sn-1,3位に結合したステアリン酸より容易に小腸から吸収されると推定された[29]。

同じ脂肪酸組成を有するオレイン酸とステアリン酸の位置特異性の異なる2種のトリグリセリド;2-オレオイル-ジステアリン酸(2-oleoyl-distearate)あるいは1-オレオイル-ジステアリン酸(1-oleoyl-distearate)を飼料中脂質の主成分とする飼料(飼料中の脂肪酸組成はいずれも,ステアリン酸;5%,オレイン酸;3.5%,リノール酸;3.5%,パルミチン酸;0.6%(いずれも重量%))および,それぞれにカルシウムを0.3gおよび1.0g/100g飼料添加し,ラットに3週間投与し,飼料中のオレイン酸,ステアリン酸の吸収

図1-2 Betapol®投与後の小腸内の未吸収ステアリン酸量[37]

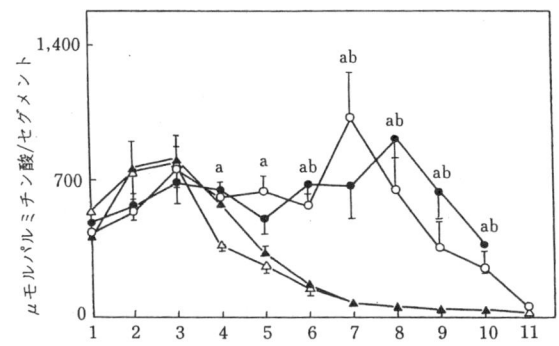

およびその吸収に及ぼすカルシウムの影響について検討した[30]。sn-1およびsn-3位にステアリン酸が結合する2-オレオイル-ジステアリン酸を含有する飼料を投与すると，ステアリン酸の吸収が低下し，その結果，脂肪の吸収率（摂取脂肪中の吸収された脂肪の割合）が低下した（表1-6）[30]。また飼料中に含まれるカルシウム含量が多い場合には脂肪酸の吸収率は著しく低下し，1-オレオイル-ジステアリン酸含有飼料投与群に比較すると，2-オレオイル-ジステアリン酸含有飼料投与群の方が，カルシウムの吸収が大幅に低下した[30]。しかし，マグネシウムの吸収に対しては，オレイン酸，ステアリン酸の位置特異性は，ほとんど影響を受けなかった[30]。これらの結果は，飽和脂肪酸の不溶性カルシウム石けんは，特にsn-1位およびsn-3位に結合している飽和脂肪酸を多く含有する飼料を投与した場合に形成されやすいことを示している。

ヒト母乳のエネルギーの約50%は脂質より供給されると推定されるが，その脂質の約45%は飽和脂肪酸で，全脂肪酸のうち約22～27%はパルミチン酸から構成されている（表1-7）。古くから母乳と類似の脂肪酸組成を有するように調製された人工調製乳の脂質は母乳脂質に比較して，吸収が悪いことが指摘されていた[31,32]。その理由は，母乳脂質中のパルミチン酸の約70%がsn-2位に存在しているのに対して[33]，人工調製乳の脂質に用いられるのは，大部分が，sn-1,3位に飽和脂肪酸を有する植物油がその原料であるためと推定されている[34]。現在ではラウリン酸を多く含有するココナッツ油およびパルミチン酸を多く含有するパームオレイン（palm olein，パーム油中の長鎖飽和脂肪酸含量を減少させた油）が人工調製乳の脂質源として用いられている[34]。

ココナッツ油とパームオレインを53:47の割合で，①そのまま混合した油脂，②ココナッツ油

表1-6 脂肪酸の吸収に及ぼす1-オレオイル-ジステアリン酸，2-オレオイル-ジステアリン酸およびカルシウムの影響[30]

脂肪酸	1-オレオイル-ジステアリン酸		2-オレオイル-ジステアリン酸	
	0.3%カルシウム	1.0%カルシウム	0.3%カルシウム	1.0%カルシウム
パルミチン酸	94.1 ±0.51%	76.7 ±0.78%	90.3 ±0.69%	55.5 ±0.98%
ステアリン酸	93.3 ±0.54	80.4 ±0.72	84.7 ±1.23	45.8 ±0.76
オレイン酸	99.46±0.072	96.37±0.269	99.48±0.047	94.37±0.182
リノール酸	99.86±0.015	99.02±0.086	99.81±0.012	97.46±0.106
総脂質	96.6 ±0.28	89.0 ±0.43	92.7 ±0.59	72.6 ±0.46

吸収率は5日間の平均値で示した。
すべての吸収率間でp<0.001の有意差を有している。

表1-7 ヒト母乳のトリグリセリド脂肪酸組成と sn-2 位脂肪酸組成

脂肪酸	Innis, S.M. et al. [脚注1] トリグリセリド脂肪酸	sn-2位脂肪酸	Jensen, R.G. et al. [脚注2] トリグリセリド脂肪酸	sn-2位脂肪酸	Lien, E.L. et al. [脚注3] トリグリセリド脂肪酸	sn-2位脂肪酸
$C_{10:0}$			2.9	1.6		
$C_{12:0}$	4.1±0.4	2.5±0.4	7.3	6.9		
$C_{14:0}$	5.5±0.4	6.2±0.8	9.7	15.4	4.9	5.3
$C_{16:0}$	21.0±0.5	54.2±1.5	27.0	57.1	6.6	11.3
$C_{16:0}$	3.1±0.2	3.5±0.3	3.6	1.6	21.8	44.5
$C_{18:0}$	7.1±0.3	2.9±0.4	7.1	4.9		
$C_{18:1}$	40.2±0.7	17.1±0.8	34.2	8.1	33.9	1.2
$C_{18:2}$	13.4±0.8	8.1±0.7	7.9	3.7	13.2	7.1
$C_{18:3}$	1.5±0.1	0.9±0.1			1.2	—
$C_{20:2}$	0.4±0.0	0.1±0.0				
$C_{20:2}$	0.4±0.0	0.2±0.0				
$C_{20:4}$	0.5±0.0	0.7±0.1				
$C_{20:5}$	0.1±0.0	0.1±0.0				
$C_{22:4}$	0.1±0.0	0.2±0.0				
$C_{22:5}$	0.2±0.0	0.3±0.0				
$C_{22:6}$	0.2±0.0	0.4±0.0				

1) Innis, S. M., Dyer, R., Nelson, C. M., Lipids **29**, 541 (1994)
2) Jensen, R. G., Jensen, G. L., J. Pediatr. Gastroenterol. Nutr. **15**, 232 (1992)
3) Lien, E. L., Boyle, F. G., Yuhas, R., Tomarelli, R. M., Quinlan, P., J. Pediatr. Gastroenterol. Nutr. **25**, 167 (1997)

とランダムエステル化したパームオレインを混合した油脂、③ココナッツ油とパームオレインを混合したのち、ランダムエステル化した油脂をラットに3日間投与して、それぞれの油脂中の脂肪酸吸収率を測定し、トリグリセリド中の脂肪酸の位置特異性の吸収率に及ぼす影響について検討されている[35]。ラットに投与した3種の脂質の脂肪酸組成およびその脂肪酸がsn-2位に占める割合に

ついては表1-8[35]に示した。3日間これらの油脂を投与したのち、糞便中への脂肪酸の排泄量を測定し、排泄量に対する割合を測定したところ、炭素数12以上の脂肪酸については、ココナッツ油とランダムエステル化したパームオレインを混合した油脂＞ココナッツ油とパームオレインの混合油脂＞ココナッツ油とパームオレイン混合物のエステル化油脂の順であり、おおむね、それぞれ

表1-8 ココナッツ油、パームオレイン（53：47）より構成される油脂の脂肪酸組成と sn-2位構成脂肪酸[35]

脂肪酸	ココナッツ油とパームオレインを混合した油脂 モル%	sn-2位%	ココナッツ油とランダムエステル化したパームオレインを混合した油脂 モル%	sn-2位%	ココナッツ油とパームオレインを混合したのちエステル化した油脂 モル%	sn-2位%
$C_{8:0}$	7.8	0	7.6	0	6.6	0
$C_{10:0}$	4.8	6.9	5.1	5.2	4.6	13.8
$C_{12:0}$	31.1	47.7	31.6	40.4	30.6	23.0
$C_{14:0}$	11.0	23.9	10.9	21.7	11.3	34.2
$C_{16:0}$	20.1	10.8	19.6	32.0	21.0	41.0
$C_{18:0}$	3.0	16.7	3.0	32.2	3.2	47.9
$C_{18:1}$ n-9	17.1	58.7	17.5	48.2	18.1	52.5
$C_{18:2}$ n-6	4.4	64.4	4.3	48.1	4.6	47.1

図1-3 種々の脂質投与後の糞便中への脂肪酸排泄量[35]

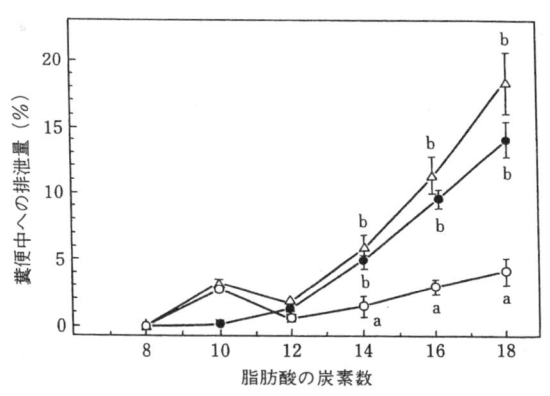

● ココナッツ油, パームオレイン混合油脂
△ ココナッツ油とランダム・エステル化したパームオレインを混合した油脂
○ ココナッツ油とパームオレインを混合化したのちエステル化した油脂

a, b；異なるアルファベットは有意差があることを示す（p<0.05）

図1-4 油脂中のミリスチン酸, パルミチン酸, ステアリン酸含量と糞便中への脂肪酸の排泄量[35]

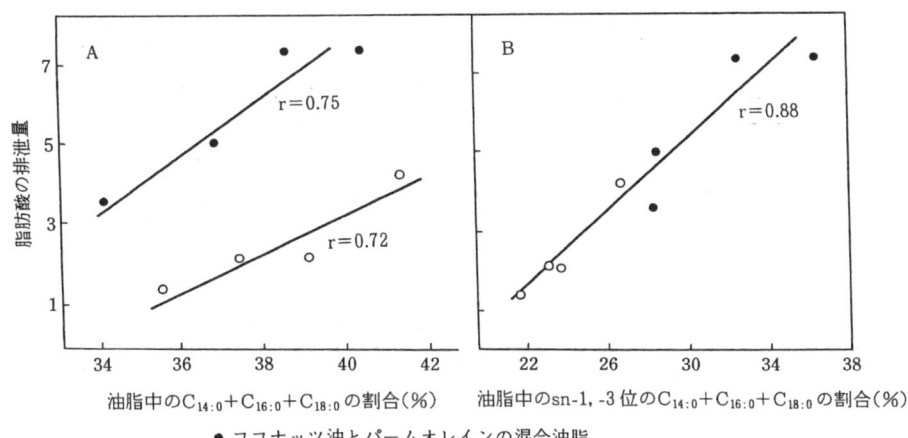

● ココナッツ油とパームオレインの混合油脂
○ ココナッツ油とパームオレインのエステル化油脂

の炭素数の脂肪酸のsn-2位の存在量に比例していた（図1-3, 表1-8）[35]。

ココナッツ油とパームオレインの混合率を53：47の他に, 44：56, 35：65, 25：75の油脂を調製し, 同様にラットに投与し糞便中への脂肪酸の排泄量を測定し, 油脂中のミリスチン酸, パルミチン酸, ステアリン酸の合計量と糞便中への脂肪酸排泄量の相関を求めたところ, そのまま混合した油脂でr=0.72, ココナッツ油とパームオレインのエステル化油脂でr=0.75と高い相関が認められた（図1-4A）[35]。さらに, sn-1, -3位に分布するミリスチン酸, パルミチン酸, ステアリン酸の合計量と糞便中への脂肪酸排泄量の相関を求めたところ, r=0.88という非常に高い相関が認められた（図1-4B）[35]。

これらの結果から, ココナッツ油とパームオレインの混合物より, 両油脂をエステル交換した油脂の方が糞便中への脂肪酸の排泄量が低い（腸管からの吸収率が高い）ことは, エステル交換により, sn-2位のミリスチン酸, パルミチン酸, ステアリン酸などの長鎖飽和脂肪酸含量が増加し, 小腸で膵リパーゼの加水分解により生じた2-長鎖飽和脂肪酸モノグリセリドが, 同時に生成したsn-1, sn-3位由来の遊離脂肪酸より速く吸収されたためと推定された[35]。

1-3) ストラクチャード・トリグリセリドとは

これまでのトリグリセリドの立体配位の研究の中から, トリグリセリドの特定の位置に特定の脂肪酸を結合させたり, 天然のトリグリセリドとは脂肪酸組成がほぼ同じだが, その立体構造が異なるトリグリセリド, 天然のトリグリセリドとは異

なる脂肪酸組成に変化させたトリグリセリドを，ストラクチャード・リピッド（structured lipid）あるいはストラクチャード・トリグリセリド（structured triglyceride），その他，様々な名称で呼んできており，日本語では「構造脂質」という訳語が当てられているが，「構造脂質」では意味があいまいであり，この研究分野では現在のところ，その研究対象の脂質のほとんどがトリグリセリドであることから，本書では「ストラクチャード・トリグリセリド」の名称を用いる。

ストラクチャード・トリグリセリドの栄養生理作用としてその主なものは，消化，吸収時の栄養生理学的特性を利用したもので，ある栄養生理学的特性を有する特定の脂肪酸を効率的に吸収させるストラクチャード・トリグリセリド，高融点の長鎖飽和脂肪酸をその構成成分とすることにより，脂肪酸の吸収を抑制する低カロリーのストラクチャード・トリグリセリドなどが挙げられるが，ストラクチャード・トリグリセリドの栄養生理学的特性をまとめると，次のものが挙げられる[36〜54]。

1) トリグリセリドの sn-2 位脂肪酸の吸収[27〜30,35]
2) 種々の脂質の吸収促進[37,38]
3) 血漿トリグリセリド，LDL-コレステロール，コレステロール濃度低下[38]
4) 細胞内皮増殖の抑制作用[39,40]
5) タンパク質異化作用抑制と窒素平衡の促進[39,41,42]
6) 火傷の場合の代謝過度反応[43]
7) 脂質カロリーの低減[44]
8) 免疫機能亢進[40,41]
9) 血栓症の予防[41]
10) 癌のリスク低減[42,45,46]
11) 経腸，経管栄養剤用の脂質エマルジョン素材[40,47]

文　献

1) 安田耕作, 福永良一郎, 松井宣也, 渡辺正男, 新版 油脂製品の知識, 幸書房 (1993)
2) 原 健次, 生理活性脂質の生化学と応用, p157, 幸書房 (1993)
3) 原 健次, 生理活性脂質 EPA・DHA の生化学と応用, 幸書房 (1996)
4) 熊谷 朗, EPA の医学——疫学・栄養学から臨床応用まで, 中山書店 (1994)
5) 鹿山 光 (編), AA, EPA, DHA —— 高度不飽和脂肪酸, 恒星社厚生閣 (1995)
6) 原 健次, 生理活性脂質 短鎖脂肪酸の生化学と応用, P233, 幸書房 (2000)
7) Xu, X., Eur. J. Lipid Sci. Technol. **102**, 287 (2000)
8) Xu, X., INFORM **11**, 1004 (2000)
9) Gunstone, F. D., J. Sci. Food Agric. **79**, 1535 (1999)
10) 山根恒夫, 化学と生物, **33**, 732 (1995)
11) 岩崎雄吾, 山根恒夫, オレオサイエンス, **1**, 825 (2001)
12) 池田郁男, バイオサイエンスとインダストリー, **59**, 229 (2001)
13) Christophe, A. B. (ed.), Structural Modified Food Fats: Synthesis, Biochemistry, and Use, AOCS Press (1998)
14) Gunstone, F. D., Prog. Lipid Res. **37**, 277 (1998)
15) 藤本健四郎, 化学と生物 **37**, 201 (1999)
16) Decker, E. A., Nutr. Rev. **54**, 108 (1996)
17) Small, D. M., Ann. Rev. Nutr. **11**, 413 (1991)
18) 池田郁男, 食品と開発 **31** (6), 13 (1996)
19) Hunter, J. E., Lipids **36**, 655 (2001)
20) Kubow, S., J. Nutr. Biochem. **7**, 530 (1996)
21) Brockerhoff, H., Yurkowski, M., J.Lipid Res. **7**, 62 (1966)
22) Nawar, W. W., Food Chemistry (Fennema, O.R. ed.), 3rd edn., p225, Marcel Dekker, Inc., New York (1996)
23) Padley, F. B., Gunstone, F.D., Harwood, J.L., The Lipid Handbook (Gunstone, F.D., Harwood, J.L., Padley, F. B., eds.), 2nd edn. p47, Chapman & Hall, London (1994)
24) Xu, X., Eur. J. Lipid Sci. Technol. **102**, 287 (2000)
25) Sonntag, N. O. V., Bailey's Industrial Oil and Fat Products (Swern, D., ed.), 4th ed. vol. 1, p289, Wiley, New York (1979)
26) Hannewijk, J., Haighton, A. J., J. Am. Oil Chem. Soc. **35**, 457 (1958)
27) Renaud, S. C., Ruf, J. C., Petithory, D., J. Nutr. **125**, 229 (1995)
28) Innis, S. M., Dyer, R., Quinlan, P., Diersen-Schade, D., J. Nutr. **125**, 73 (1995)
29) de Fouw, N. J., Kivits, G. A. A., Quinlan, P. T., van Nielen, W. G. L., Lipids **29**, 765 (1994)
30) Brink, E. J., Haddeman, E., de Fouw N. J., Weststrate, J. A., J. Nutr. **125**, 2379 (1995)
31) Widdowson, E. M., Lancet **2**, 1099 (1965)
32) Tomarelli, R. M., Dietary Fat Requirements in Health and Development (Beare-Rogers, J., ed.) p l. Am. Oil Chem. Soc. Champaign, IL. (1988)
33) Tomarelli, R. M., Meyers, B. J., Weaber, J. R., Bernhart, F. W., J. Nutr. **95**, 583 (1968)
34) Watkins, J. B., Health and Development (Beare-Rogers, J., ed.) p29. Am. Oil Chem. Soc. Champaign, IL. (1988)
35) Lien, E. L., Yuhas, R. J., Boyle, F. G., Tomavelli, R. M., J. Nutr. **123**, 1859 (1993)
36) Akoh, C. C., INFORM **6**, 1055 (1995)
37) Ikeda, I., Tomari, Y., Sugano, M., Watanabe, S., Nagata, J., Lipids **26**, 369 (1991)
38) Jandacek, R. J., Whiteside, J. A., Holcombe, B. N., Am. J. Clin. Nutr. **45**, 940 (1987)
39) Sandstrom, R. A., Hyltander, A., Korner, U., Lundholm,

40) Mascioli, E. A., Babayan, V. K., Bistrian, B. R., Blackburn, G. L., J. Parent. Enter. Nutr. **12**, 127S (1988)
41) DeMichele, S. J., Karlstad, M. D., Babayan, V. K., Istfan, N., Blackburn, G. L., Bristrian, B. R., Metabolism **8**, 788 (1988)
42) Babayan, V. K., Lipids **22**, 417 (1987)
43) Jensen, G. L., McGarvey, N., Tarasezwski, R., Wixson, S. K., Seidner, D. L., Pai, T., Yeh, Y.-Y., Lee, T. W., DeMichele, S. J., Am. J. Clin. Nutr. **60**, 518 (1994)
44) Miller, S. A., INFORM **6**, 461 (1995)
45) Crosby, L. E., Swenson, E. S., Babayan, V. K., Istfan, N., Blackburn, B. R., J. Nutr. Biochem. **1**, 41 (1990)
46) Mendez, B., Ling, P. R., Istfan, N., Babayan, V. K., Bistrain, B. R., J. Parent. Enter. Nutr. **16**, 545 (1992)
47) Sandstrom, R. A., Hyltander, A., Korner, U., Lundholm, K., J. Parent. Enter. Nutr. **17**, 153 (1993)
48) 青山敏明, 油脂, **51** (5), 38 (1998)
49) 青山敏明, 日本油化学会誌, **47**, 457 (1998)
50) 青山敏明, 食品と開発, **34** (12), 18 (1999)
51) 藤本健四郎, 日本油化学会誌, **48**, 971 (1999)
52) Merolli, A., Lindemann, J., Del Vecchio, A.J., INFORM, **8**, 597 (1997)
53) Gunstone, F. D., Prog. Lipid Res. **37**, 277 (1998)
54) 遠藤泰志, 機能性脂質の新展開 (鈴木 修, 佐藤清隆, 和田 俊, 監修), p185, シーエムシー (2001)

第2章 ストラクチャード・トリグリセリドの化学的合成（化学的エステル交換反応）

2-1）化学的エステル交換反応

　油脂は脂肪酸3分子と3価のアルコールであるグリセリン1分子から構成されるエステルであるが，適当な条件で油脂を反応させると，油脂の分子内または，分子間でアシル基の交換が起こり，脂肪酸の組み合わせの異なった油脂を製造することができる（図2-1）[1]。これを狭義のエステル交換反応（interestirification）という。油脂間のみならず，油脂（トリグリセリド）と脂肪酸の混合系でも適当な条件で反応させると，同様に脂肪酸の組み合わせの異なる油脂および遊離の脂肪酸を生じる（図2-1）[1]。この油脂と脂肪酸との置換反応をアシドリシス（acidolysis）という。さらに油脂とアルコールを適当な条件で反応させても，新しいエステルを製造することができ，この置換反応をアルコーリシス（alcoholysis）という（図2-1）[1]。広義のエステル交換反応は，以上のエステル交換反応，アシドリシス，アルコーリシスを総称している。

　油脂（トリグリセリド）は260℃以上の高温に長時間放置すると，脂肪酸の置換反応が一部起こるが，その時油脂の劣化が起こり，実用的ではない。そのためエステル交換反応を行うには触媒が不可欠であり，用いられる触媒の種類により，反応温度，脂肪酸の置換様式が異なる[2]。触媒としてはアルカリ金属（alkali metal），メチルアルキレート（methyl alkylates），金属石けん（metal soaps），金属塩（metal salts），金属水素化物（metal hydrides），金属アミド（metal amide）などの化学触媒とリパーゼがある。化学触媒の種類と添加量，反応温度，反応時間，反応条件について表2-1に示した[2,3]。

　エステル交換反応には，水酸化ナトリウムとナトリウムメチラート（sodium methylate, CH_3ONa）が多く使用されているが，化学触媒を用いたエステル交換反応では，グリセリンにおける脂肪酸の結合位置が無差別に変わることが特長で，ランダム エステル交換（random interestirification）と呼ばれている。ランダム エステル交換反応では，脂肪酸の位置選択性が認められない

図2-1 化学的エステル交換反応[1]

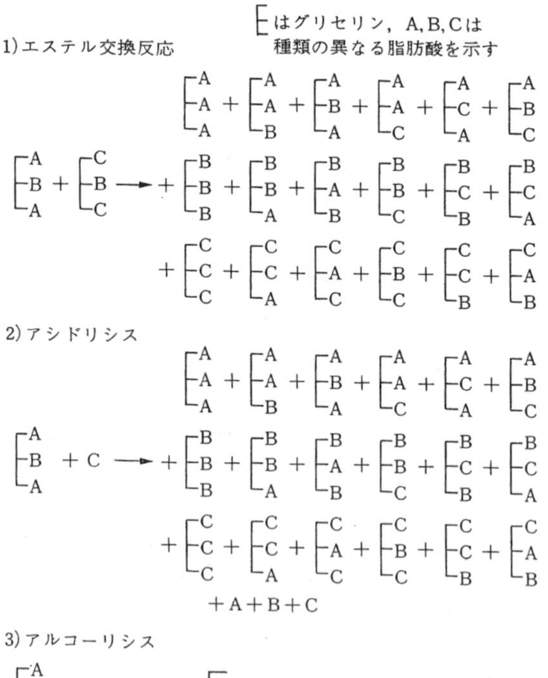

表2-1 エステル交換反応に用いられる触媒とその反応条件[2]

触媒		添加量(%)	反応温度(℃)	反応時間(分),他
メチルアルキレート	ナトリウムメチラート ナトリウムエチラート ナトリウム t-ブチラート	0.2～2.0	50～120	5～120
アルカリ金属	Na, K, Na/K アロイ	0.1～1.0	25～270	3～120
アルカリ水酸化物	NaOH, KOH, LiOH	0.5～2	250	90・真空
	アルカリ水酸化物 ＋ グリセリン	0.05～0.1 ＋ 0.1～0.2	60～160	30～45・真空
金属石けん	ステアリン酸ナトリウム	0.5～1.0	250	60・真空
	グリセリン LiAl ステアリン酸 NaTi ステアリン酸	0.2	250	60・真空
金属塩	Sn, Zn, Fe, Co, Pb の 酢酸塩,炭酸塩,塩化物 硝酸塩,酸化物	0.1～2	120～260	30～360・真空
金属水素化物	ナトリウムハイドライド	0.2～2.0	170	3～120
金属アミド	ナトリウムアミド	0.1～1.2	80～120	10～60

が,通常70～150℃で行うエステル交換反応の反応温度を下げ,低温で一部トリグリセリドの結晶化を伴いながら反応を行うと,結晶化したトリ飽和脂肪酸トリグリセリドと,結晶化しないトリ不飽和脂肪酸トリグリセリドの2成分を合成することも可能で,このようなエステル交換をダイレクトエステル交換(指向型エステル交換;direct interesterification)と呼んでいる。しかし,ダイレクトエステル交換で合成されるトリ飽和脂肪酸トリグリセリドとトリ不飽和脂肪酸トリグリセリドの脂肪酸配列もランダムで,位置特異性は認められない。

化学触媒を用いてエステル交換を行う場合には,油脂中に存在する水分,遊離脂肪酸,過酸化物が,触媒を分解したり,いわゆる石けんを生成させたりして,触媒を不活性化させるので,反応前には,油脂中に存在するこれらの触媒毒を極力除去する必要がある。そのためには水分0.01%,遊離脂肪酸0.05%,過酸化物1.0meq O_2/kg 油脂以下であることが望ましい[2]。エステル交換反応を行う装置は,バッチ式の場合,加熱,攪拌装置を備え,必要であれば,油脂の脱水のために真空にあるいは窒素ガスをバブリングできる装置を備えているものが良い(図2-2)[2]。油脂を加熱攪拌しながら真空下あるいは窒素ガスをバブリングし

図2-2 エステル交換用バッチ式反応装置の例[2]

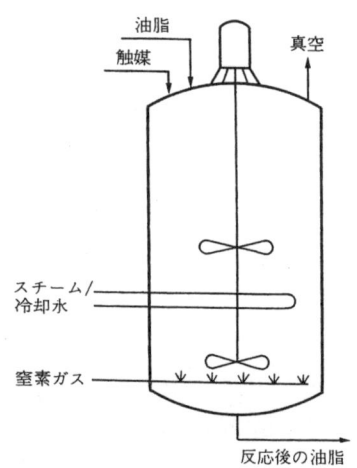

て充分水分を除去したのち,油脂の温度70～80℃でナトリウムメチラートを添加し,さらに攪拌を続けると反応油脂の色相が濃褐色に変化し,反応が終了する。また,ランダム・エステル交換を連続的に行うには,図2-3[2]のような装置を用いる。ダイレクト・エステル交換反応は,160℃程度の温度で行われるので,結晶析出を行う冷却装置が必要となる(図2-4)[2]。

図2-3 連続的ランダム・エステル交換反応装置の例[2)]

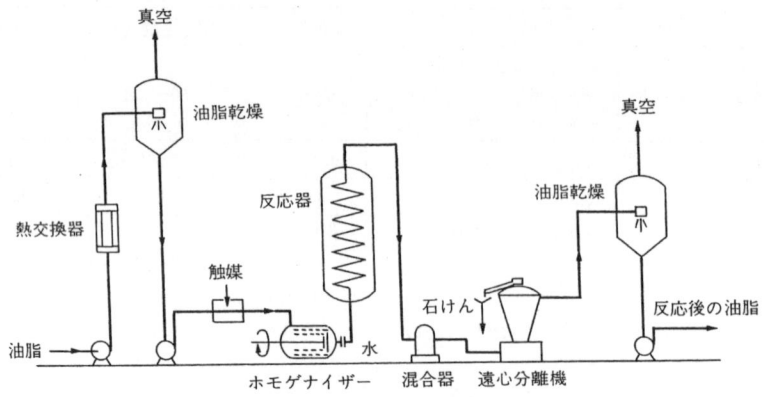

図2-4 ダイレクト・エステル交換反応装置の例（ラードの場合）[2)]

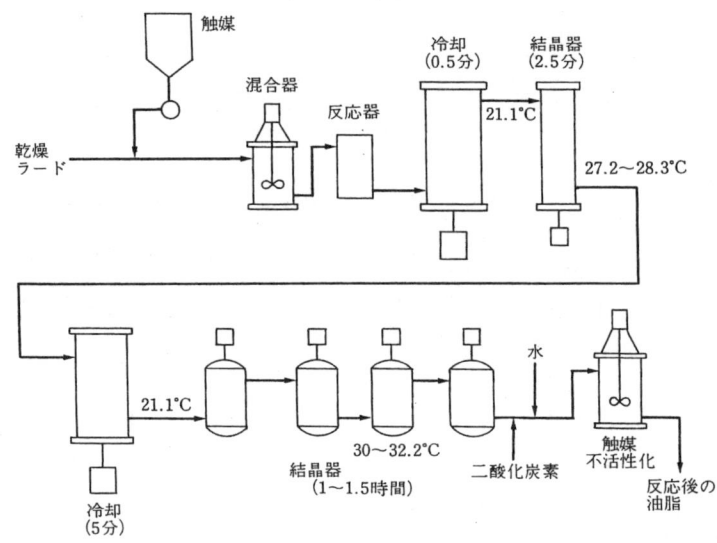

2-2）化学的エステル交換反応の応用

パーム油はその構成脂肪酸の約半分がパルミチン酸であるので，ランダム エステル交換反応を行うと，トリ飽和脂肪酸トリグリセリド含量が高まり，固体油脂含量がやや上昇する（図2-5）[2)]。この時，20℃で反応油脂を分別して得られた液体油脂の曇点は5℃であった[2)]。また，パーム油をダイレクト エステル交換反応を行うと，固体油脂の含量が上昇し（図2-5）[2)]，20℃で反応油脂を分別して得られた液体油脂の曇点は2.7℃であり，サラダ油に一部使用しても問題はなかった。エステル交換を行う前のパーム油の融点は39℃であったが，ランダム エステル交換パーム油の融点は43℃，ダイレクト エステル交換パーム油の融点は51℃と変化した[4)]。

また，エステル交換反応は，ゼロ-トランスマーガリン（zero-*trans* margarins）の製造にも用いられている[4～6)]。マーガリンや，ショートニングには牛脂，魚油，ヤシ油，パーム油，パーム核油，大豆油，綿実油などの部分水素添加油を用いることが多い[7)]。油脂の脂肪酸の二重結合に，還元ニッケルなどの触媒を用いて水素を付加させる水素添加により，不飽和脂肪酸は，より二重結合の少ない不飽和脂肪酸や飽和脂肪酸となり，ヨウ素価は低下し，融点が上昇し，固体油脂の量が増加するが，油脂の水素添加では，二重結合が飽和化するものと不飽和のまま，位置異性体と幾何異性体を生じるものがある[7)]。特にリノール酸，

図2-5　エステル交換前後のパーム油の固型油脂含量[2]

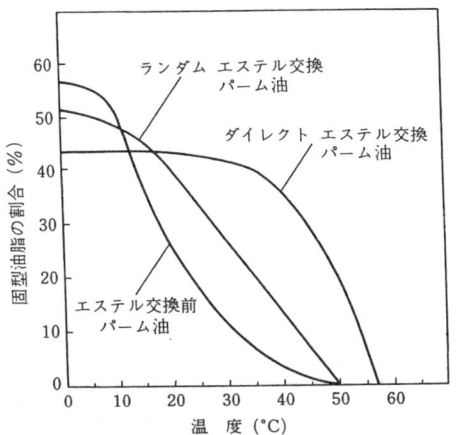

リノレン酸の場合には水素添加により位置異性化，幾何異性化が同時に起こり，シス，トランスのさまざまな組み合わせの異性化が起こる[7]。そこで，完全水素添加した大豆油と液状植物をエステル交換することにより，ゼロ-トランス マーガリンの製造が行われている[4～6]。

エステル交換反応で工業的に生産されているストラクチャード トリグリセリドとしてはサラトリム（SALATRIM）とカプレニン（Caprenin）が挙げられる[3]。両者については，それぞれの項で詳述するが，サラトリムは，ステアリン酸を主とする炭素数16～22の長鎖飽和脂肪酸と酢酸，プロピオン酸，酪酸などの短鎖脂肪酸をエステル交換反応させて製造されたストラクチャード トリグリセリド[8～11]であり，カプレニンは，約45％のベヘン酸，20～25％のカプリル酸，25～30％のカプリン酸をエステル交換させて製造されたストラクチャード トリグリセリド[10,12～15]である。いずれも低カロリー（サラトリム：4.5～5.5kcal/g，カプレニン：4.3kcal/g）を訴求した，代替脂質として開発されたものである。

文　献

1) 阿部島祀于，パーム油・パーム核油の利用（加藤秋男 編著），p81，幸書房（1990）
2) Sreenivasan, B., J. Am. Oil Chem. Soc. **55**, 796 (1978)
3) de Greyt, W., Huyghebaert, A., Kellens, M., Structural modified food fats; synthesis, biochemistry, and use (Christophe, A. B., ed.) p1, AOCS Press (1998)
4) Hustedt, H. H., J. Am. Oil Chem. Soc. **53**, 390 (1976)
5) Zeitoun, M. A. M., Neff, f W. E., List, G. R., Mounts, T. L., J. Am. Oil Chem. Soc. **70**, 461 (1993)
6) Hurtova, S., Schmidt, S., Zemanovic, J., Simon, P., Sekretar, S., Fett/Lipid **98**, 60 (1996)
7) 安田耕作，福永良一郎，松井宣也，渡辺正男，新版 油脂製品の知識，幸書房（1993）
8) Smith, R. E., Finley, J. W., Leveille, G. A., J. Agric. Food Chem. **42**, 432 (1994)
9) 菅野道廣，食品工業，**5下**, 67（1996）
10) 後藤直宏，日本油化学会誌，**46**, 1299（1997）
11) http://www.wral-tv.com/features/health-team/1997/0225-salatrim-part1/
12) Webb, D. R., Sanders, R. A., J. Am. Coll. Toxicol. **10**, 325 (1991)
13) Webb, D. R., Peters, J. C., Jandacek, R. J., Fortier, N. E., J. Am. Coll. Toxicol. **10**, 341 (1991)
14) Peters, J. C., Holcombe, B. N., Hiller, L. K., Webb, D. R., J. Am. Coll. Toxicol. **10**, 357 (1991)
15) チャールズ・ジェントリー，月刊フードケミカル **8**(5), 68（1992）

第3章 ストラクチャード・トリグリセリドのリパーゼによる合成

3-1) はじめに

トリグリセリドの特定の位置に特定のアシル基を有するストラクチャード・トリグリセリドの合成には,グリセロールの特定の水酸基をアシル化したり,特定の位置のアシル基を別のアシル基に交換するといった,位置特異的な反応が要求される[1~13]。このためには,主にグリセロール骨格の特定の位置のみに作用する位置特異性を有するリパーゼが知られており,これらのリパーゼを利用することにより,種々のストラクチャード・トリグリセリドの合成が行なわれる[1~13]。本書では主に,位置特異性を有するリパーゼを用いたストラクチャード・トリグリセリドの合成について紹介するが,一部,化学的合成法によるストラクチャード・トリグリセリドの合成についても紹介する。

トリグリセリドの分子種は,トリグリセリドを構成する脂肪酸がそれぞれ別々の脂肪酸(脂肪酸A,B,Cとする)とすると,単一の脂肪酸のみから構成されるAAA型(それぞれsn-1,2,3位の脂肪酸を示す),2種の脂肪酸から構成されるABA型,AAB型,BAA型,および3種の脂肪酸から構成されるABC型,BAC型,CAB型,ACB型,BCA型,CAB型である(図3-1)[1]。2種の脂肪酸から構成されるトリグリセリドABA型とAAB型は位置異性体(positional isomer)の関係にあり,AAB型とBAA型は,sn-2位の炭素が不斉中心となるので光学異性体(chiral isomer)の関係になる。また3種の脂肪酸から構成されるトリグリセリドは,ABC型の位置異性,光学異性を考慮すると,6種類の異性体が存在する(図3-1)[1]。

これらのトリグリセリドのうち,AAA型はほとんどストラクチャード・トリグリセリドとしての生理機能を示さず,またABC型は,天然のトリグリセリドがこの型のトリグリセリドの混合物であり,ストラクチャード・トリグリセリドの範疇にはあまり取り扱われていないことから,本書では主にABA型,AAB型のストラクチャード・トリグリセリドのリパーゼを用いた合成(一部化学的合成)について紹介する。

3-2) リパーゼ

リパーゼ(lipase;E.C. 3.1.1.3)は,動物,植物から微生物の組織や器官に局在し,アシルグリセリドの加水分解反応における触媒として働いている。リパーゼはこの反応の触媒として働くのみならず,酸とアルコールのエステル化[14],油脂や脂肪の分子内エステル化[15],脂肪酸アミド[16],庶糖エステル[17],チオールエステル[15]などの合成にも用いられている[14,15,18]。リパーゼの触媒する反応は,加水分解反応(hydrolysis)と合成反応(synthesis)の2つに大別され,合成反応は,さらにエステル化反応(esterification),インターエステル化反応(interesterification),トランス

図3-1 トリグリセリドの化学構造による分類[1]

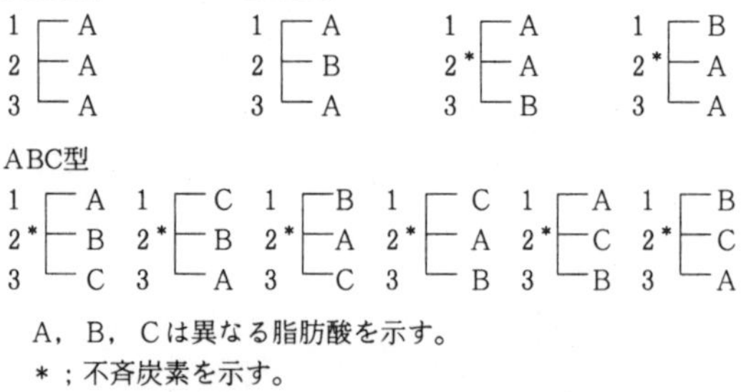

```
AAA型           ABA型
1 ┬ A         1 ┬ A         1 ┬ A         1 ┬ B
2 ┼ A         2 ┼ B         2*┼ A         2*┼ A
3 ┴ A         3 ┴ A         3 ┴ B         3 ┴ A

ABC型
1 ┬ A   1 ┬ C   1 ┬ B   1 ┬ C   1 ┬ A   1 ┬ B
2*┼ B   2*┼ B   2*┼ A   2*┼ A   2*┼ C   2*┼ C
3 ┴ C   3 ┴ A   3 ┴ C   3 ┴ B   3 ┴ B   3 ┴ A
```

A,B,Cは異なる脂肪酸を示す。
*:不斉炭素を示す。

図3－2　リパーゼにより触媒される油脂および脂肪の修飾反応[14]

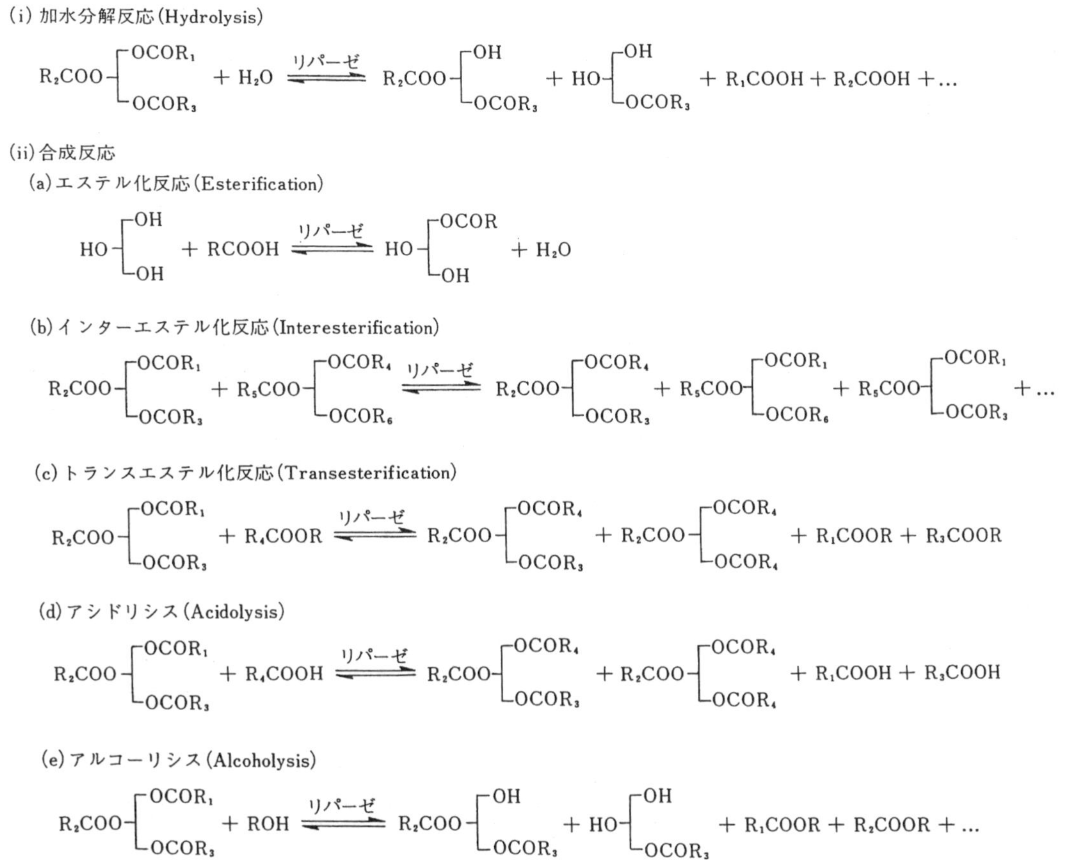

(i) 加水分解反応（Hydrolysis）

$$R_2COO\begin{bmatrix}OCOR_1\\OCOR_3\end{bmatrix} + H_2O \xrightleftharpoons{リパーゼ} R_2COO\begin{bmatrix}OH\\OCOR_3\end{bmatrix} + HO\begin{bmatrix}OH\\OCOR_3\end{bmatrix} + R_1COOH + R_2COOH + \cdots$$

(ii) 合成反応

(a) エステル化反応（Esterification）

$$HO\begin{bmatrix}OH\\OH\end{bmatrix} + RCOOH \xrightleftharpoons{リパーゼ} HO\begin{bmatrix}OCOR\\OH\end{bmatrix} + H_2O$$

(b) インターエステル化反応（Interesterification）

$$R_2COO\begin{bmatrix}OCOR_1\\OCOR_3\end{bmatrix} + R_5COO\begin{bmatrix}OCOR_4\\OCOR_6\end{bmatrix} \xrightleftharpoons{リパーゼ} R_2COO\begin{bmatrix}OCOR_4\\OCOR_3\end{bmatrix} + R_5COO\begin{bmatrix}OCOR_1\\OCOR_6\end{bmatrix} + R_5COO\begin{bmatrix}OCOR_1\\OCOR_3\end{bmatrix} + \cdots$$

(c) トランスエステル化反応（Transesterification）

$$R_2COO\begin{bmatrix}OCOR_1\\OCOR_3\end{bmatrix} + R_4COOR \xrightleftharpoons{リパーゼ} R_2COO\begin{bmatrix}OCOR_4\\OCOR_3\end{bmatrix} + R_2COO\begin{bmatrix}OCOR_4\\OCOR_4\end{bmatrix} + R_1COOR + R_3COOR$$

(d) アシドリシス（Acidolysis）

$$R_2COO\begin{bmatrix}OCOR_1\\OCOR_3\end{bmatrix} + R_4COOH \xrightleftharpoons{リパーゼ} R_2COO\begin{bmatrix}OCOR_4\\OCOR_3\end{bmatrix} + R_2COO\begin{bmatrix}OCOR_1\\OCOR_4\end{bmatrix} + R_1COOH + R_3COOH$$

(e) アルコーリシス（Alcoholysis）

$$R_2COO\begin{bmatrix}OCOR_1\\OCOR_3\end{bmatrix} + ROH \xrightleftharpoons{リパーゼ} R_2COO\begin{bmatrix}OH\\OCOR_3\end{bmatrix} + HO\begin{bmatrix}OH\\OCOR_3\end{bmatrix} + R_1COOR + R_2COOR + \cdots$$

エステル化反応（transesterification），油脂と脂肪酸を置換させるアシドリシス（acidolysis），油脂とアルコールを反応させて新しいエステルを製造するアルコーリシス（alcoholysis）に大別される（図3－2）[14]。

リパーゼの触媒する合成反応を次の4つに分類している例もある[19]。

(1) アシドリシス（acidolysis）
　　遊離脂肪酸 ＋ トリグリセリド
(2) トランスエステル化反応（transesterification）
　　トリグリセリド ＋ トリグリセリド
(3) 脂肪酸エステル化反応（fatty acid esterification）
　　遊離脂肪酸 ＋ モノ-またはジアシルグリセロール
(4) トリグリセリドエステル化反応（triglycerol esterification）
　　トリグリセリド ＋ モノ-またはジアシルグリセロール

　動物，植物に存在するリパーゼは，そのリパーゼが存在するそれぞれの組織や器官の形態，生理機能が様々であるように，酵素のタンパク質化学的性質，基質特異性も様々である。これは，それぞれの組織や器官の脂質の存在状態や分子構造などが多様であることに起因していると推定される。従って，動物，植物由来のリパーゼは，工業的に利用するのには生産量が低く，また高価であり，組織，器官外に取り出すと一般に不安定なものが多い。一方，微生物由来のリパーゼは，そのものの大量生産が可能なうえ，最適培養条件下，あるいは人為的に変異を起こさせて，さらに生産量を高めることが可能なうえ，遺伝子操作により，利用目的に合致したリパーゼを産生させることも可

図3-3 膵臓リパーゼ遺伝子ファミリー[21]

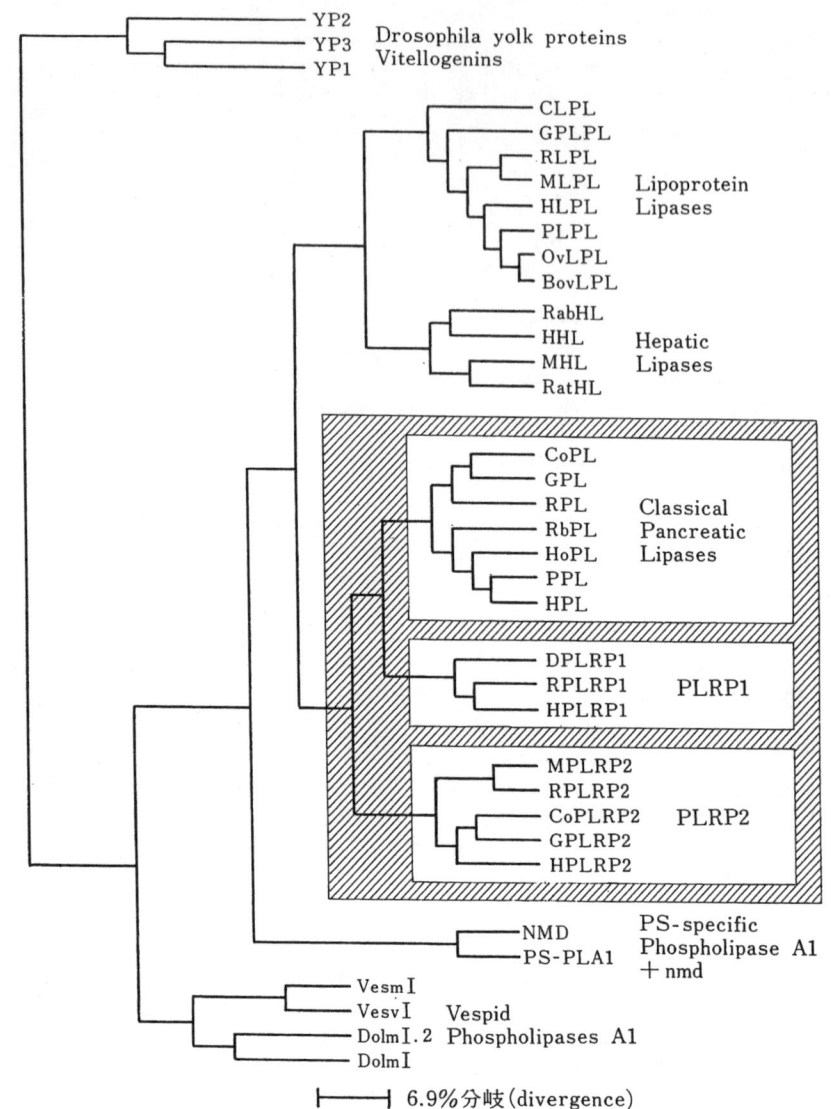

能になっている。これらのことから，動植物由来のリパーゼは，ごくわずか特殊な目的に使用されているにすぎないが，微生物由来のリパーゼは，工業的に生産され，油脂，脂肪の分解，改質，エステル合成，乳製品のフレーバー製造，洗剤，皮革製造，醸造への利用が行われている[18]。

動物由来のリパーゼはヒト，ウシ，ブタ，ラットの膵臓，肝臓，腎臓，胃，脂肪組織，唾液，乳などに由来するものが報告されており[18]，一般的に長鎖脂肪酸トリグリセリドのsn-1位とsn-3位に高い特異性を示すものが多い。これら臓器，消化管由来のリパーゼとは別に，リポタンパク質のグリセリド部分のエステル結合を加水分解するリポプロテインリパーゼ（lipoprotein lipase）が，動脈，脂肪組織，心筋，腎臓，肺，乳腺などの末梢血管内膜に存在している[20]。

動物由来のリパーゼで主なものは膵臓リパーゼであるが，最近の各種リパーゼのアミノ酸配列，遺伝子配列の研究から，膵臓リパーゼ遺伝子ファミリーは8サブファミリーに分類されることが分かってきている（図3-3）[21]。膵臓リパーゼは，約70％のアミノ酸配列の相同性をもつ，3サブ

ファミリーの中に含まれる（図3-3）[21]。すなわち
- 古典的な膵臓リパーゼ（classical pancreatic lipase）
- 膵臓リパーゼ関連タンパク質1（pancreatic lipase-related protein 1（PLRP1））
- 膵臓リパーゼ関連タンパク質2（pancreatic lipase-related protein 2（PLRP2））である。

膵臓リパーゼ遺伝子ファミリーのうち，酵素活性を有していないサブファミリーは，キイロショウジョウバエ（*Drosophila melanogaster*）の卵黄タンパク質・サブファミリーである。膵臓リパーゼ遺伝子の8サブファミリーは次の通りである[22]。

(1) キイロショウジョウバエ（*Drosophila melanogastenr*）の卵黄タンパク質・サブファミリー（YP1，YP2，YP3）
(2) リポタンパク質リパーゼ・サブファミリー
家鶏由来（CLPL），モルモット由来（GPLPL），ラット由来（RLPL），マウス由来（MLPL），ヒト由来（HLPL），ブタ由来（PLPL），ヒツジ由来（OvLPL），ウシ由来（BovLPL）
(3) 膵臓リパーゼ・サブファミリー
ウサギ由来（RabHL），ヒト由来（HHL），マウス由来（MHL），ラット由来（RatHL）
(4) 古典的膵臓リパーゼ・サブファミリー（classical pancreatic lipase）
ヌートリア（coypu）由来（CoPL），モルモット由来（GPL），ラット由来（RPL），ウサギ由来（RbPL），ウマ由来（HoPL），ブタ由来（PPL），ヒト由来（HPL）
(5) RP1膵臓リパーゼ・サブファミリー（pancreatic lipase-related protein1；PLRP1）
イヌ由来（DPLRP1），ラット由来（RPLRP1），ヒト由来（HPLRP1）
(6) RP2膵臓リパーゼ・サブファミリー（pancreatic lipase-related protein 2；PLRP2）
マウス由来（MPLRP2），ラット由来（RPLRP2），ヌートリア由来（CoPLRP2），モルモット由来（GPLRP2），ヒト由来（HPLRP2）
(7) ホスファチジルセリン特異性ホスホリパーゼA1・サブファミリー
ラット血小板由来（PS-PLA1），ヒトメラノーマ細胞由来（NMD）
(8) ハチ　ホスホリパーゼA1（vespid phospholipase A1）・サブファミリー
yellow jackets（*Vespula maculifrons*由来（VesmⅠ）），*Vespula vulgaris*由来（VesvⅠ）），whitefaced hornet（*Dolichovespula maculata*）由来（DolmⅠ，DolmⅠ.2）

植物由来のリパーゼは，ナタネ，カラシナ，ヒマ，落花生，大豆などの油脂を多く含む種子や，小麦，オーツ麦，米糠などの穀類から得られる[18,23,24]。植物のリパーゼは，通常，種子の発芽と共にその活性が上昇し，発芽が終わると低下あるいは消失する。この時，種子中の貯蔵脂質はこのリパーゼにより分解され，遊離した脂肪酸が発芽に必要なエネルギー源として用いられる。植物由来のリパーゼは，発芽中の活性の上昇に限られることが多いことから，大量に調製することが困難であり，工業的に利用されている例は，ほとんどない。最近，パパイヤ　ラテックス（乳液）（*Carica papaya* Latex）中に特異的なリパーゼが含有していることが見出され，ストラクチャード・トリグリセリドの合成に用いられている[25,26]。

工業的に利用しうる酵素資源としては，基質特異性，生化学的多様性（熱安定性，反応至適温度，pH安定性，反応至適pHなど），生産性の点から，カビ，酵母，細菌などの微生物に勝るものはない。

3-3）加水分解反応に用いられるリパーゼ

これまでに報告された加水分解を触媒するリパーゼを生産する微生物は実に多様である（表3-1）[15,18]。さらに同一菌株，同名のリパーゼでもタンパク質化学的性質のわずかに異なるアイソザイム（isozyme）を生産する例も多数報告されている[18,27]。

3-4）ストラクチャード・トリグリセリド合成反応に用いられるリパーゼ

3-4-1）エステル化反応に用いられるリパーゼ

リパーゼを用いたエステル化反応は通常脂肪酸とグリセロールを用いて，トリグリセリドの合成が行われる。30mgの微生物由来の種々の凍結乾燥リパーゼを用い，脱水イソオクタン中で，0.35

表3-1 加水分解を触媒する微生物由来のリパーゼ*

1. カビ, 酵母

リパーゼ	反応至適 pH	基　　質	脚注文献
Aspergillus flavus	6.2	トリグリセリド	1-1)
Aspergillus fumigatus	6.2	ピーナッツ油	1-2)
Aspergillus niger	5.6	魚油, バターオイル, トリグリセリド, トリアセチン, 合成エステル	1-3〜1-7)
Aspergillus wentii	5.5	バターオイル, トリグリセリド	1-8)
Candida curvate	6.0	トリグリセリド	1-9)
Candida cylindracea	5.2	トリグリセリド	1-10, 1-11)
Candida lipolytica	6.5	トリブチリン, バター, オリーブ油	1-12)
Candida rugosa	4.8〜7.2	魚油, 大豆油, オリーブ油, ヤシ油, ボラージ油, バターオイル, 牛脂, ラード, タラ肝油, トリアセチン, トリブチリン	1-5, 1-7, 1-13〜1-36)
Fuzarium lini Bolley	7.0	トリアセチン, トリブチリン, エチルアセテート, エチルブチレート, オリーブ油	1-37)
Fuzarium vasinfectum	6.8	オリーブ油, トリアセチン	1-38)
Geotrichum candidum	6.0	トリグリセリド, ソルビタンモノオレイン, 魚油	1-3, 1-4, 1-39〜1-41)
Geotrichum candidum	8.2	トリグリセリドの不飽和脂肪酸の *cis*-9 または *cis, cis*-9, 12	1-33, 1-42)
Humicola lanuginosa	8.0	トリラウリン	1-43, 1-44)
Mucor javanicus	7.0	トリグリセリド	1-43)
Mucor lipolyticus	8.0	トリカプロイン	1-45)
	9.0	トリカプリン	1-45)
Mucor miehei	8.0〜9.0	トリグリセリド, 牛脂, タラ肝油, オレイルオレート, 大豆ホスファチジルコリン	1-24, 1-25, 1-46〜1-49)
Mucor mucedo	6.4	大豆油	1-50)
Nocardia erythropolis	8.6	トリブチリン, オリーブ油, フタル酸エステル	1-52)
Penicillium caseicolum	8.5	トリブチリン, トリオレイン	1-53)
Penicillium cyclopium A	7.0	トリグリセリド	1-3, 1-4, 1-54)
Penicillium cyclopium B	6.0	モノグリセリド, ジグリセリド, トリグリセリド	1-55)
Penicillium oxalicum	5.0	コーン油, 綿実油, オリーブ油, トリアセチン	1-56)
Penicillium roqueforti	5.0〜5.5	トリグリセリド	1-7, 1-57)
Penicillium roqueforti	8.0	トリブチリン	1-58)
Phycomyces nitens	7.0	中鎖脂肪酸トリグリセリド	1-59)
Puccinia graminis tritici	6.7	トリグリセリド, メチルオリエート, ジパルミチン, モノパルミチン	1-60)
Rhizopus arrhizus	8.0	トリグリセリド	1-61, 1-62)
Rhizopus chinensis	6.5〜7.0	トリグリセリド	1-63)
Rhizopus delemar	5.6	トリグリセリド, パーム油	1-3, 1-4, 1-36), 1-64〜1-67)
Rhizopus japonicus	7.0〜8.5	中鎖脂肪酸トリグリセリド, オリーブ油	1-68)
Rhizopus niveus		魚油	1-7, 1-69)
Saccharomycopsis lipolitica	8.0	中鎖脂肪酸トリグリセリド	1-70)
Sclerotinia libertiana		動物脂	1-71)
Thermomyces lanuginosus		牛脂	1-72)
Torulopsis ernobii	6.5	トリグリセリド	1-73)

1-1) Hoover, R., Laurentius, S. H., Gunetileke, K. G., J. Am. Oil Chem. Soc. **50**, 64 (1973)
1-2) Ramakrishnan, C. V., Banerjee, B. N., Science, **113**, 125 (1951)
1-3) 岩井美枝子, 辻阪好夫, 奥村 晋, 葛本弘義, 油化学 **29**, 587 (1980)
1-4) Okumura, S., Iwai, M., Tsujisaka, Y., Agric. Biol. Chem. **40**, 655 (1976)
1-5) Hoshino, T., Yamane, T., Shimizu, S., Agric. Biol. Chem. **54**, 1459 (1990)
1-6) Malcata, F. X., Hill, C. G. Jr., Amundson, C. H., Biotechnol. Bioeng. **38**, 853 (1991)
1-7) Noureddini, H., Harmeier, S. H., J. Am. Oil Chem. Soc. **75**, 1359 (1998)
1-8) Choppa, A. K., Chander, H., Singh, J., Ranganathan, B., Milchwissenschaft. **35**, 228 (1980)

1-9) Montet, D., Ratomahenina, R., Galzy, P., Pina, M., Graille, J., Fette Seifen Anstrichm. **87**, 181 (1985)
1-10) Benzonana, G., Esposito, S., Biochim. Biophys. Acta. **231**, 15 (1971)
1-11) Shimada, Y., Sugihara, A., Maruyama, K., Nagao, T., Nakayama, S., Nakano, H., Tominaga, Y., J. Am. Oil Chem. Soc. **72**, 1323 (1995)
1-12) Wilcox, J. C., Nelson, W. O., Wood, W. A., J. Dairy Sci. **38**, 775 (1955)
1-13) Tanigaki, M., Sakata, M., Wada, H., J. Ferment. Bioeng. **75**, 53 (1993)
1-14) Slaughter, J. C., Weatherley, L. R., Wilkinson, A., Enzyme Microb. Technol. **15**, 293 (1993)
1-15) Hedstrom, G., Bucklund, M., Slotte, J. P., Biotechnol. Bioeng. **42**, 618 (1993)
1-16) Yang, D., Rhee, J. S., Biotechnol. Bioeng. **40**, 748 (1992)
1-17) Pronk, W., Van der Burgt, M., Boswinkel, G., Van't Riet, K., J. Am. Oil Chem. Soc. **68**, 852 (1991)
1-18) Garcia, H. S., Malcata, F. X., Hill, C. G.Jr., Amundson, C. H., Enzyme Microb. Technol. **14**, 535 (1992)
1-19) Tanaka, Y., Funada, T., Hirano, J., Hashizume, R., J. Am. Oil Chem. Soc. **70**, 1031 (1993)
1-20) Tsai, S.-W., Wu, G.-H., Chiang, C.-L., Biotechnol. Bioeng. **38**, 761 (19991)
1-21) Chen, J. P., Chang, K.-C., J. Ferment. Bioeng. **76**, 98 (1993)
1-22) Martinez, O., Wilhelm, A.-M., Riba, J.-P., J. Chem. Technol. Biotechnol. **53**, 373 (1992)
1-23) Tanaka, Y., Hirano, J., Funada, T., J. Am. Oil Chem. Soc. **69**, 1210 (1992)
1-24) Sonnet, P. E., Baillargeon, M. W., Lipids **26**, 295 (1991)
1-25) Bilyk, A., Bistline, R. G. Jr., Haas, M. J., Feairheller, S. H., J. Am. Oil Chem. Soc. **68**, 320 (1991)
1-26) Virto, M. D., Lascaray, J. M., Solozabal, R., De Renobales, M., J. Am. Oil Chem. Soc. **68**, 324 (1991)
1-27) Guit, R.P.M., Kloosterman, M., Meindersma, G. W., Mayer, M., Meijer, E. M., Biotechnol. Bioeng. **38**, 727 (1991)
1-28) Shaw, J.-F., Chang, R.-C., Wang, F. F., Wang, Y. J., Biotechnol. Bioeng. **35**, 132 (1990)
1-29) Chen, J.-P., Biotechnol. Lett. **2**, 633 (1989)
1-30) Dahod, S. K., Siuta-Mangano, P., Biotechnol. Bioeng. **30**, 995 (1987)
1-31) Huang, F.-C., Ju, Y.-H., Huang, C. W., J. Am. Oil Chem. Soc. **74**, 977 (1997)
1-32) Mileto, D., Arocca, S., Lotti, M., Takagi, M., Alquati, C., Alberghina, L., Chem. Phys. Lipids **93**, 47 (1998)
1-33) Holmquist, M., Chem. Phys. Lipids **93**, 57 (1998)
1-34) Gordillo, M. A., Montesinos, J. L., Casas, C., Valero, F., Lafuente, J., Solà, C., Chem. Phys. Lipids **93**, 131 (1998)
1-35) Lotti, M., Monticelli, S., Luis Montesinos, J., Brocca, S., Valero, F., Lafuente, J., Chem. Phys. Lipids **93**, 143 (1998)
1-36) Shimada, Y., Maruyama, K., Sugihara, A., Moriyama, S., Tominaga, Y., J. Am. Oil Chem. Soc. **74**, 1441 (1997)
1-37) Fiore, J. V., Nord, F. F., Arch. Biochem. **23**, 473 (1949)
1-38) Lakshminarayanan, F., Enzymologia **19**, 59 (1958)
1-39) Nelson, W. O., J. Daily Sci. **35**, 455 (1952)
1-40) Tsujisaka, Y., Imai, M., Tominaga, Y., Agric. Biol. Chem. **37**, 1457 (1973)
1-41) Shimada, Y., Maruyama, K., Nakamura, M., Nakayama, S., Sugihara, A., Tominaga, Y., J. Am. Oil Chem. Soc. **72**, 1577 (1995)
1-42) Marks, T. A., Quinn, J. G., Sampugna, J., Jensen, R. G., Lipid **9**, 149 (1974)
1-43) Liu, W. H., Beppu, T., Arima, K., Agric. Biol. Chem. **36**, 1919 (1972)
1-44) Liu, W. H., Beppu, T., Arima, K., Agric. Biol. Chem. **37**, 157 (1973)
1-45) Nagaoka, K., Yamada, Y., Agric. Biol. Chem. **37**, 2791 (1973)
1-46) Moskowitz, G. J., Issac, R. C., West, R., Shen, T., Feldman, L. I., Agric. Food Chem. **25**, 1146 (1977)
1-47) Haas, M. J., Cichowicz, D. J., Phillips, J., Moreau, R., J. Am. Oil Chem. Soc. **70**, 111 (1993)
1-48) Hayes, D. G., Kleiman, R., J. Am. Oil Chem. Soc. **70**, 1121 (1993)
1-49) Rostrup-Nielsen, T., Pedersen, L. S., Villadsen, J., J. Chem. Tech. Biotechnol. **48**, 467 (1990)
1-50) Stern, A. M., Ordal, Z. J., Halvorson, H. O., J. Bacteriol. **68**, 24 (1954)
1-51) Somkuti, G. A., Babel, F. J., Somkuti, A. C., Appl. Microbiol. **17**, 606 (1969)
1-52) Kurane, R., Suzuki, T., Fukuoka, S., Appl. Microbiol. Biotechnol. **20**, 378 (1984)
1-53) Lamberet, G., Lenoir, J., Lait **56**, 119 (1976)
1-54) Iwai, M., Okumura, S., Tsujisaka, Y., Agric. Biol. Chem. **39**, 1063 (1975)
1-55) Okumura, S., Iwai, M., Tsujisaka, Y., J. Biochem. **87**, 205 (1980)
1-56) Kirsh, D., J. Biol. Chem. **108**, 421 (1935)
1-57) Shipe, W. F., Arch. Biochem. **30**, 165 (1951)
1-58) Eitenmiller, R. R., Vakil, J. R., Shahani, K. M., J. Food Sci. **35**, 130 (1970)
1-59) Tomoda, K., Nakamura, M., Sasaki, M., J. Takeda Res. Lab. **39**, 3/4 (1980)
1-60) Knoche, A. W., Hormer, T. L., Plant Physiol. **46**, 401 (1970)
1-61) Semeriva, M., Benzonana, G., Desnuelle, P., Biochim. Biophys. Acta **191**, 598 (1969)
1-62) Kim, M. K., Rhee, J. S., Enzyme Microb. Technol. **15**, 612 (1993)
1-63) Iwai, M., Tominaga, Y., Nakanishi, K., U.S. Patent 4,665,029
1-64) Iwai, M., Tsujisaka, Y., Agric. Biol. Chem. **38**, 1241 (1974)
1-65) Iwai, M., Tsujisaka, Y., Agric. Biol. Chem. **38**, 1249 (1974)
1-66) Miyake, Y., Ohkube, M., Teramoto, M., Biotechnol. Bioeng. **38**, 30 (1991)
1-67) Holmberg, K., Osterberg, E., J. Am. Oil Chem. Soc. **65**, 1544 (1988)
1-68) Aisaka, K., Terada, O., J. Biochem. **89**, 817 (1981)
1-69) Yadwad, V. B., Ward, O. P., Noronha, L. C., Biotechnol. Bioeng. **38**, 956 (1991)
1-70) Ota, Y., Nakamiya, T., Yamada, K., Agric. Biol. Chem. **36**, 1895 (1972)
1-71) Satomura, Y., Ono, S., Oi, S., Fukumoto, J., Bull. Agr. Biol. Chem. Soc. Jpn. **25**, 15 (1961)

1-72) Taylor, F., Kurantz, M. J., Craig, J. C. Jr., J. Am. Oil Chem. Soc. **69**, 591 (1992)
1-73) Ichishima, E., Yoshida, F., Motai, H., Biochim. Biophys. Acta **154**, 586 (1968)

2. 細菌

リパーゼ	反応至適 pH	基 質	脚注文献
Achromobacter lipolyticum	7.0	トリグリセリド, コーン油, オリーブ油, 乳脂	1-74)
Anaerovibrio lipolytica	7.4	トリラウリン	1-75)
Chromobacterium viscosum	7.0	トリグリセリド, オリーブ油, ラード	1-76〜1-78)
Escherichia coli	6〜8.5	トリグリセリド, ジグリセリド, モノグリセリド	1-74)
lactic acid bacteria	6.5	トリブチリン, トリカプリリン	1-80)
Leptospirae pomana	7.0	トリグリセリド	1-81, 1-82)
Micotorula lipolytica	6.5	バター	1-83)
Pseudomonas aeruginosa	8.9	トリグリセリド	1-76, 1-84)
Pseudomonas flagi	5.7〜6.6	トリグリセリド, ヤシ油	1-85)
Pseudomonas flagi	8.6	トリグリセリド, ジオレイン, モノオレイン	1-86)
Pseudomonas fluorescens	8.0	トリグリセリド, 魚油	1-87〜1-90)
Pseudomonas putida		オリーブ油	1-91)
Propionibacterium Shermanii	7.2	短鎖脂肪酸トリグリセリド, 中鎖脂肪酸トリグリセリド	1-92)
Staphylococcus aureus	8.0	トリブチリン	1-93)
Staphylococcus aureus	8.0	ジグリセリド, モノグリセリド, トリグリセリド	1-94)
Staphylococcus aureus	5.5	トリオレイン	1-93)
Staphylococcus aureus B-120	8.3	トリグリセリド	1-95)
Staphylococcus thermophilus	9.0	トリブチリン	1-96)

＊章末の文献15), 18) を参考に作表した

1-74) Khan, I. M., Dill, C. W., Chandan, R. C., Shahani, K. M., Biochim. Biophys. Acta **132** 68 (1967)
1-75) Henderson, C., J. Gen. Microbiol. **65**, 81 (1971)
1-76) Shimada, Y., Maruyama, K., Sugihara, A., Moriyama, S., Tominaga, Y., J. Am. Oil Chem. Soc. **74**, 1441 (1997)
1-77) Sugiura, M., Isobe, M., Noriyuki, M., Yama-guchi, T., Agric. Biol. Chem. **38**, 947 (1974)
1-78) Prazeres, D. M. F., Lemos, F., Garcia, F. A. P., Cabral, J. M. S., Biotechnol. Bioeng. **42**, 759 (1993)
1-79) Nantel, G., Proulx, P., Biochim. Biophys. Acta **316**, 156 (1973)
1-80) Oterholm, A., Ordal, Z. J., Witter, L. D., Appl. Microbiol. **16**, 524 (1968)
1-81) Patel, C. V., Goldberg, H. S., Blenden, D. C., J. Bacteriol. **88**, 877 (1964)
1-82) Chorvath, B., Benzonana, G., Biochim. Biophys. Acta **231**, 277 (1971)
1-83) Peter, I. I., Nelson, F. E., J. Bacteriol. **55**, 581 (1948)
1-84) Finkerstein, A. E., Strawich, E. S., Sonnito, S., Biochim. Biophys. Acta **206**, 380 (1970)
1-85) Nashif, S. A., Nelson, F. E., J. Dairy Sci. **36**, 459 (1953)
1-86) Mencher, J. R., Alford, J. A., J. Gen. Microbiol. **48**, 317 (1967)
1-87) Sonnet, P. E.., Baillaregeon, M. W., Lipids **26**, 295 (1991)
1-88) Cutchins, E. C., Doctsch, R. N., Delezar, M. J., J. Bacteriol. **63**, 269 (1952)
1-89) Uemura, A., Nozaki, K., Yamashita, J.-I., Yasumoto, M., Tetrahedron Lett. **30**, 3819 (1989)
1-90) Kosugi, Y., Takahashi, K., Lopez, C., J. Am. Oil Chem. Soc. **72**, 1281 (1995)
1-91) Kim, M. K., Rhee, J. S., Enzyme Microb. Technol. **15**, 612 (1993)
1-92) Otelholm, A., Ordal, Z. J., Witter, L. D., Appl. Microbiol. **20**, 16 (1970)
1-93) Mates, A., Microbiol. **9**, 33 (1974)
1-94) Oleary, M., Weld, J. T., J. Bacteriol. **88**, 1356 (1964)
1-95) Vadehra, D. V., Harmon, L. G., Appl. Microbiol. **15**, 480 (1967)
1-96) Demoraes, J., Chandan, R. C., J. Food Sci. **47**, 1579 (1982)

モルのカプリン酸と, 0.025モルのグリセロールを反応させると, 試験に用いた21種類の起源の異なるリパーゼのうち, 11種類のリパーゼは, トリカプリンの合成能力を示した (表3－2)[28]。特に, *Pseudomonas aeruginosa* および *Rhizomucor miehei*, *Chromobacterium viscosum* 由来のリパーゼは, その合成能力が顕著であった (表3－2)[28]。また, 同じ反応系において, *Candida rugosa*, *Rhizopus delemer* 由来のリパーゼは, 高いトリカプリン, ジカプリン合成能を示した。これ以外の種々のリパーゼによるエステル化反応が検討されているが, エステル化反応の検討が行われた微生物由来のリパーゼ, 反応に用いられた脂肪酸の種類についてまとめた (表3－3)。

第3章 ストラクチャード・トリグリセリドのリパーゼによる合成

表3-2 種々のリパーゼによるカプリン酸グリセリドの合成能[28]

	反応生成物					
	モノカプリン		ジカプリン		トリカプリン	
	反応時間(時間)					
	2	18	2	18	2	18
Rhizopus javanicus (Lipase F-AP15)	+	++	++	+++++	+	++
Penicillium roquerforti (Lipase R)	−	−	−	−	−	−
Pseudomonas aeruginosa (Lipase PS)	+	+	+++	+++++	+	+++++
Rhizopus delemar (Lipase D)	+	+	+	++++	+	+
膵臓リパーゼ	−	−	−	−	−	−
Humicola lanuginosa (Lipase CE)	trace	+	trace	+	trace	+
Penicillium sp (Lipase G)	+	++	+	++	−	−
Penicillium javanicus (Lipase G)	+	++	+	++	trace	+
Candida cylindracea (Lipase CC)	++	+	+++	++++++	+	+++
Candida rugosa (Lipase MY)	+	++++	++	++++++	++	+++
Rhizomucor miehei	++	+	+++++	++++	++	++++++
Candida rugosa (Lipase OF-360)	++++	++++	+++	++++++	+	+
Chromobacterium viscosum (Lipase CV)	++	+	++++	+++	trace	+++++
Pseudomonas sp. (Lipase CES)	−	−	−	−	+	−
Candida lipolytica (Lipase L)	−	−	−	−	−	−
Candida rugosa (Lipase AY)	+	++	+++	+++	+	++
Geotrichum candidum (Lipase GC)	+	+	+	++	+	+++
Aspergillus niger (Lipase AP)	+	++	+	+++++	+	+++
Aspergillus niger (Lipase M-AP10)	trace	+	+	++++	trace	++
Penicillium cyclopium (Lipase GT-20)	trace	+	trace	+	trace	trace

a) +;0−10000, ++;10000−20000, +++;20000−35000, ++++;35000−50000, +++++;50000−65000, ++++++;over 65000
これらの数字は高性能液体クロマトグラフィーによる分析のそれぞれの画分のピーク面積を示す。
−;非検出, trace;微量

表3-3 エステル化反応に用いられるリパーゼ

リパーゼ	脂肪酸	アルコール	脚注文献
Aspergillus niger	オレイン酸, 他	グリセリン	3-1〜3-3)
Candida antarctica (Lipase SP382)	EPA, DHA	グリセリン	3-4)
(Lipase L2)	共役リノール酸, 魚油脂肪酸	グリセリン	3-19)
Candida rugosa (Lipase OF-360)	カプリン酸	グリセリン	3-5, 3-6)
(Lipase CC)	カプリン酸	グリセリン	3-5)
(Lipase MY)	カプリン酸	グリセリン	3-5)
(Lipase AY-30)	アザラシ油多価不飽和脂肪酸	グリセリン	3-7)
	カプリン酸	グリセリン	3-8)
Candida rugosa	オレイン酸	グリセリン	3-9, 3-10)
Geotrichum candidum	オレイン酸	グリセリン	3-3)
Mucor sp. (Lipase MAP-10)	EPA, DHA	グリセリン	3-11)
Mucor miehei (Lipase IM-60)	アザラシ油多価不飽和脂肪酸	グリセリン	3-7)
(Lipase L9)	共役リノール酸, 魚油脂肪酸	グリセリン	3-19)
Mucor pusillus	オレイン酸	グリセリン	3-12)
Penicillium sp. (Lipase G)	EPA, DHA	グリセリン	3-11)
Penicillium camemberti (Lipase G)	共役リノール酸, 魚油脂肪酸	グリセリン	3-19)
Penicillum cyclopium	オレイン酸	グリセリン	3-1, 3-2)
Phizopus arrhizus	オレイン酸	グリセリン	3-13)
Rhizopus delmer	オレイン酸, 他	グリセリン	3-1, 3-3)
	吉草酸	グリセリン	3-14)
(Lipase D)	カプリン酸	グリセリン	3-15)

Rhizopus oryzae (Lipase FAP-15)	アザラシ油多価不飽和脂肪酸	グリセリン	3-7)
Rizomucor miehei (Lipozyme IM-20)	カプリン酸	グリセリン	3-5)
(Lipozyme IM-20)	EPA, DHA	グリセリン	3-4)
(Lipozyme)	ペンタデカン酸	グリセリン	3-13)
(Lipozyme SP329)	魚油多価不飽和脂肪酸	グリセリン	3-15)
(Lipozyme)	オレイン酸	グリセリン	3-9, 3-10)
	魚油加水分解物	グリセリン	3-16)
	ヒマワリ油加水分解物	グリセリン	3-16)
Chromobacterium viscosum (Lipase CV)	カプリン酸	グリセリン	3-5)
(Lipase LP-401-AS)	アザラシ油多価不飽和脂肪酸	グリセリン	3-7)
(Lipase TOYO)	EPA, DHA	グリセリン	3-17)
(Lipase TOYO)	オレイン酸	グリセリン	3-13, 3-17)
	EPA, DHA, イワシ油多価不飽和脂肪酸	グリセリン	3-18)
Pseudomonas aeruginosa (Lipase PS)	カプリン酸	グリセリン	3-5)
Pseudomonas sp.	オレイン酸	グリセリン	3-3)
Psudemonas cepacia (Lipase PS)	共役リノール酸, 魚油脂肪酸	グリセリン	3-19)
(Lipase CES)	EPA, DHA	グリセリン	3-11)
(Lipase PS-30)	EPA, DHA	グリセリン	3-11)
	アザラシ油多価不飽和脂肪酸	グリセリン	3-11)

3- 1) Okumura, S., Iwai, M., Tsujisaka, Y., Biochim. Biophys. Acta **489**, 415 (1977)
3- 2) Okumura, S., Iwai, M., Tsujisaka, Y., Biochim. Biophys. Acta **575**, 156 (1979)
3- 3) Linfield, W. M., Barauskas, R. A., Sivieri, L., Serota, S., Stevenson, Sr. R. W., J. Am. Oil Chem. Soc. **61**, 191 (1984)
3- 4) Kosugi, Y., Azuma, N., J. Am. Oil Chem. Soc. **71**, 1397 (1994)
3- 5) Willis, W. M., Marangoni, A. G., J. Am. Oil Chem. Soc. **76**, 443 (1999)
3- 6) Van der Padt, A., Edema, M. J., Sewalt, J. J. W., Van't Riet, K., J. Am. Oil Chem. Soc. **67**, 347 (1990)
3- 7) He, Y., Shahidi, F., J. Am. Oil Chem. Soc. **74**, 1133 (1997)
3- 8) Wong, W. C., Basri, M., Razak, C. N. A., Salleh, A. B., J. Am. Oil Chem, Soc. **77**, 85 (2000)
3- 9) Hoq, M. M., Yamane, T., Shimizu, S., J. Am. Oil Chem. Soc. **61**, 776 (1984)
3-10) Hoq, M. M., Tagami, H., Yamane, T., Shimizu, S., Agric. Biol. Chem. **49**, 335 (1985)
3-11) Li, Z.-Y., Ward, O. P., J. Am. Oil Chem. Soc. **70**, 745 (1993)
3-12) Sonnet, P. E., McNeill, G. P., Jun, W., J. Am. Oil Chem. Soc. **71**, 1421 (1994)
3-13) Berger, M., Laumen, K., Schneider, M. P., J. Am. Oil Chem. Soc. **69**, 955 (1992)
3-14) Miller, C., Austin, H., Posorske, L., Geonzlez, J., J. Am. Oil Chem. Soc. **65**, 927 (1988)
3-15) Moore, S. R., McNeill, G. P., J. Am. Oil Chem. Soc. **73**, 1409 (1996)
3-16) McNeill, G. P., Ackman, R. G., Moore, S. R., J. Am. Oil Chem. Soc. **73**, 1403 (1996)
3-17) 田中幸久, 船田 正, 平野二郎, 油化学 **41**, 563 (1992)
3-18) Osada, K., Takahashi, K., Hatano, M., J. Jpn. Oil Chem. Soc. **39**, 50 (1990)
3-19) Torres, C. F., Garcia, H. S., Ries J. J., Hill, C. G., Jr. J. Am. Oil Chem. Soc. **78**, 1093 (2001)

3-4-2) インターエステル化反応に用いられるリパーゼ

リパーゼはその種類により, 基質特異性, 位置特異性が異なっており, この性質を利用して, インターエステル化反応を行うと選択的なエステル交換ができる (図3-4)[29]。リパーゼの油脂に対するエステル合成反応は通常次の4つに分類できる[30,31]。

1) トリグリセリドをその位置に関係なくランダムにエステル合成するリパーゼ
2) トリグリセリドの sn-1,3位のみを選択的にエステル合成するリパーゼ
3) 脂肪酸の種類, たとえばシス-Δ^9 多価不飽和脂肪酸[27], n-6脂肪酸のみを選択的にエス

図3-4 混合油脂系のインターエステル反応の反応生成物[29]

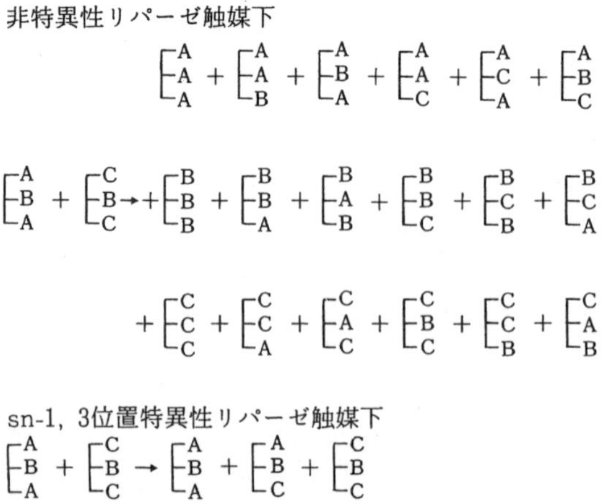

非特異性リパーゼ触媒下

$$\begin{bmatrix}A\\A\\A\end{bmatrix} + \begin{bmatrix}A\\A\\B\end{bmatrix} + \begin{bmatrix}A\\B\\C\end{bmatrix} + \begin{bmatrix}A\\A\\C\end{bmatrix} + \begin{bmatrix}A\\C\\A\end{bmatrix} + \begin{bmatrix}A\\B\\C\end{bmatrix}$$

$$\begin{bmatrix}A\\B\\A\end{bmatrix} + \begin{bmatrix}C\\B\\C\end{bmatrix} \rightarrow + \begin{bmatrix}B\\B\\B\end{bmatrix} + \begin{bmatrix}B\\B\\A\end{bmatrix} + \begin{bmatrix}B\\A\\C\end{bmatrix} + \begin{bmatrix}B\\B\\C\end{bmatrix} + \begin{bmatrix}B\\C\\C\end{bmatrix} + \begin{bmatrix}B\\C\\A\end{bmatrix}$$

$$+ \begin{bmatrix}C\\C\\C\end{bmatrix} + \begin{bmatrix}C\\C\\A\end{bmatrix} + \begin{bmatrix}C\\A\\C\end{bmatrix} + \begin{bmatrix}C\\B\\C\end{bmatrix} + \begin{bmatrix}C\\C\\B\end{bmatrix} + \begin{bmatrix}C\\A\\B\end{bmatrix}$$

sn-1, 3位置特異性リパーゼ触媒下

$$\begin{bmatrix}A\\B\\A\end{bmatrix} + \begin{bmatrix}C\\B\\C\end{bmatrix} \rightarrow \begin{bmatrix}A\\B\\A\end{bmatrix} + \begin{bmatrix}A\\B\\C\end{bmatrix} + \begin{bmatrix}C\\B\\C\end{bmatrix}$$

テル合成するリパーゼ
4) トリグリセリドよりも，モノグリセリド，ジグリセリドなどのエステル合成能が強いリパーゼ[28]

種々のリパーゼを用いて，トリグリセリドとトリグリセリドのインターエステル化反応が検討されているが，インターエステル化反応が検討された微生物由来のリパーゼ，反応に用いられたトリグリセリドについてまとめた（表3-4）。

表3-4　インターエステル化反応に用いられるリパーゼ

リパーゼ		第1トリグリセリド	第2トリグリセリド	脚注文献
Aspergillus niger	(Lipase A)	パーム油		4-1)
Candida antarctica	(Lipase SP435)	大豆油, ナタネ油, 魚油		4-2)
	(Lipase SP435)	大豆硬化油, ピーナッツ油		4-2)
	(Lipase SP435)	トリカプリン	トリリノレイン	4-3)
	(Lipase SP435)	トリカプロイン	トリリノレイン	4-4)
	(Lipase SP435)	トリステアリン	トリオレイン	4-5)
	(Lipase SP435)	ラード	高オレイン酸ヒマワリ油	4-6)
Candida cylindracea	(Lipase OF)	単細胞油		4-7)
	(Lipase OF)	ピーナッツ油	トリカプリン（$C_{18:0}$）	4-8)
	(Lipase OF)	月見草油		4-9)
	(Lipase OF)	ボラージ油		4-9)
	(Lipase OF)	ツナ油		4-10, 4-11)
	(Lipase OF)	魚油		4-11)
Candida rugosa		パーム油		4-1)
Candida sp.	(Lipase SP 382)	ピーナッツ油	トリカプリン（$C_{10:0}$）	4-8)
Fusarium heterosporum		単細胞油		4-7)
Geotrichum candidum		単細胞油		4-7)
	(Lipase GC)	ピーナッツ油	トリカプリン（$C_{10:0}$）	4-8)
Humicola lanuginosa		トリカプリン	ピーナッツ油	4-8)
Mucor javanicus	(Lipase M)	パーム油		4-1)
	(Lipase M)	バターファット		4-12)
Mucor miehei	(Lipozyme IM-20)	パーム油		4-12, 4-13)
	(Lipozyme IM-20)	トリカプロイン	トリリノレイン	4-4)
	(Lipozyme IM-49)	トリカプリン	ピーナッツ油	4-8)
	(Lipozyme IM-60)	大豆油, ピーナッツ油, 魚油		4-2)
	(Lipozyme IM-60)	ナタネ油, 大豆硬化油		4-2)
	(Lipozyme IM-60)	トリカプロイン（$C_{6:0}$）	トリリノレイン	4-4)
	(Lipozyme IM-60)	トリカプリル（$C_{8:0}$）	ナタネ油	4-14)
	(Lipozyme IM-60)	トリカプリン（$C_{10:0}$）	トリリノレイン	4-3)
	(Lipozyme IM-60)	トリカプリン（$C_{10:0}$）	トリステアリン	4-13)
	(Lipozyme IM)	DHA部分アシルグリセリン, 魚油		4-15)
	(Lipozyme IM)	パームステアリン	ココナッツ油	4-16, 4-17)
	(Lipozyme)	牛脂	ナタネ油	4-18)
	(Lipozyme)	牛脂	大豆油, ヒマワリ油	4-19)
	(Lipozyme)	バターファット	ヒマワリ油, 大豆油	4-19, 4-20)
	(Lipozyme)	月見草油, ボラージ油		4-9)
Rhizomucor miehei	(Lipozyme IM)	パームステアリン	パーム核オレイン	4-21)
	(Lipozyme IM)	大豆硬化油	トリアセチン	4-22)
Rhizopus delmar	(Lipozyme)	単細胞オイル		4-7)
Rhizopus javanicus	(Lipase F)	パーム油		4-1)
Rhizopus riveus	(Lipase N)	パーム油		4-1)
Rhizopus sp.		トリカプリン	ピーナッツ油	4-9)
Carica papaya		トリカプリン（$C_{10:0}$）	トリラウリン	4-23)
		大豆硬化油	トリアセチン	4-21)
Chromobacterium viscosum		トリカプリン	ピーナッツ油	4-9)
Pseudomonas fluorescens		トリカプリン	ピーナッツ油	4-9)

Pseudomonas sp. (Lipase PS30)	メロン種子油	高オレイン酸ヒマワリ油	4-24)
(Lipase PS)	トリカプロイン	トリリノレイン	4-4)
(Lipase AK)	トリカプロイン	トリリノレイン	4-4)
(Lipase P)	メンハーデン油,		4-25)
(Lipase P)	アンチョビー油		4-25)
(Lipase P)	パーム油		4-1)

4- 1) Ghazali, H. M., Hamidah, S., Che Man, Y. B., J. Am. Oil Chem. Soc. **72**, 633 (1995)
4- 2) Huang, K.-h., Akoh, C. C., J. Am. Oil Chem. Soc. **71**, 1277 (1994)
4- 3) Lee, K.-T., Akoh, C. C., J. Am. Oil Chem. Soc. **74**, 579 (1997)
4- 4) Fomuso, L. B., Akoh, C. C., J. Am. Oil Chem. Soc. **75**, 405 (1998)
4- 5) Seriburi, V., Akoh, C. C., J. Am. Oil Chem. Soc. **75**, 711 (1998)
4- 6) Seriburi, V., Akoh, C. C., J. Am. Oil Chem. Soc. **75**, 1339 (1998)
4- 7) Shimada, Y., Sugihara, A., Maruyama, K., Nagao, T., Nakayama, S., Nakano, H., Tominaga, Y., J. Am. Oil Chem. Soc. **72**, 1323 (1995)
4- 8) Soumanou, M. M., Bornscheuer, U. T., Menge, U., Schmid, R. D., J. Am. Oil Chem. Soc. **74**, 427 (1997)
4- 9) Rahmatullah, M. S. K. S., Shukla, V. S. K., Mukherjee, K. D., J. Am. Oil Chem. Soc. **71** 569 (1994)
4-10) Shimada, Y., Maruyama, K., Okazaki, S., Nakamura, M., Sugihara, A., Tominaga, Y., J. Am. Oil Chem. Soc. **71**, 951 (1994)
4-11) Tanaka, Y., Hirano, J., Funada, T., J. Am. Oil Chem. Soc. **69**, 1210 (1992)
4-12) Balcão, V. M., Kemppinen, A., Malcata, F. X., Kalo, P., J. Am. Oil Chem. Soc. **75**, 1347 (1998)
4-13) Akoh, C. C., Yee, L. N., J. Am. Oil Chem. Soc. **74**, 1409 (1997)
4-14) Willis, W. M., Marangoni, A. G., J. Am. Oil Chem. Soc. **76**, 443 (1999)
4-15) 細川雅史, 堀井亜希, 高橋是太郎, 日本油化学会誌 **48**, 51 (1999)
4-16) Zhang, H., Xu, X., Nilsson, J., Mu, H., Adler-Nissen, J., Høy, C.-E., J. Am. Oil Chem. Soc. **78**, 57 (2001)
4-17) Zhang, H., Xu, X., Mu, H., Nilsson, J., Adler-Nissen, J., Høy, C-E., Eur. J. Lipid Sci. Technol. **102**, 411 (2000)
4-18) Forssell, P., Kervinen, R., Lappi, M., Linko, P., Suortti, T., Poutanen, K., J. Am. Oil Chem. Soc. **69**, 126 (1992)
4-19) Foglia, T. A., Petruso, K., Feairheller, S. H., J. Am. Oil Chem. Soc. **70**, 281 (1993)
4-20) Pal, P. K., Bhattacharyya, D. K., Ghosh, S., J. Am. Oil Chem. Soc. **78**, 31 (2001)
4-21) Zainal, Z., Yusoff, M. S. A., J. Am. Oil Chem. Soc. **76**, 1003 (1999)
4-22) Mangos, T. J., Jones, K. C., Foglia, T. A., J. Am. Oil Chem. Soc. **76**, 1127 (1999)
4-23) Caro, Y., Villeneure, P., Pina, M., Reynes, M., Graille, J., J. Am. Oil Chem. Soc. **77**, 891 (2000)
4-24) Moussata, C. O., Akoh, C. C., J. Am. Oil Chem. Soc. **75**, 1155 (1998)
4-25) Maehr, H., Zenchoff, G., Coffen, D. V., J. Am. Oil Chem. Soc. **71**, 463 (1994)

3-4-3) トランスエステル化反応に用いられるリパーゼ

トランスエステル化反応(transesterification)はトリグリセリドと脂肪酸のエステルとの間で行われる反応[14]で,脂肪酸のエステルとしては通常エチルエステルが用いられることが多い。トランスエステル化反応に用いられるリパーゼ,トリグリセリド,脂肪酸のエステルを表3-5にまとめた。

3-4-4) アシドリシス反応に用いられるリパーゼ

アシドリシス(acidolysis)はトリグリセリドと脂肪酸との間で行われる反応[14]であるが,アシドリシスに用いられる脂肪酸としては,EPAやDHAなどの生理活性を有する多価不飽和脂肪酸や消化吸収に特長を有する中鎖脂肪酸が多く用いられている。アシドリシスに用いられるリパーゼ,トリグリセリド,脂肪酸を表3-6にまとめた。

3-4-5) アルコリシス反応に用いられるリパーゼ

アルコリシス(alcholysis)はトリグリセリドとアルコールとの間で行われる反応[14]である。この反応に用いられるリパーゼ,トリグリセリド,アルコールを表3-7にまとめた。

また,エステル化反応,トランスエステル化反応,アシドリシス反応,アルコリシス反応を含めストラクチャード・トリグリセリドの合成に用いられるリパーゼについて表3-8にまとめた。

3-5) リパーゼの特異性
3-5-1) トリグリセリドの分子種

トリグリセリドの分子種の表示法は各種あるが例えば,図3-5に示すトリグリセリドのR_1, R_2, R_3にそれぞれステアリン酸(S),オレイン酸(O),パルミチン酸(P)が結合した場合,そのトリグリセリドは通常 sn-SOP で示される[32]。この sn- は立体特異的番号法(stereospecific. num-

表3－5 トランスエステル化反応に用いられるリパーゼ

リパーゼ		トリグリセリド	脂肪酸エステル	脚注文献
Candida antarctica	(Lipase SP382)	トリリノレイン	カプリル酸エチル	5-1)
	(Lipase SP435)	大豆油, ナタネ油	EPAエチル	5-2)
	(Lipase SP435)	ピーナッツ油, 大豆硬化油	DHAエチル	5-2)
	(Lipase SP435)	メロン種子油	EPAエチル	5-3)
	(Novozyme)	トリカプリル	EPAエチル	5-4)
	(Novozyme)	トリリノレイン	EPAエチル	5-5)
			DHAエチル	5-5)
	(Novozyme)	トリリノレイン	カプリル酸エチル	5-1)
	(Novozyme)	トリカプリル, トリカプリン	EPAエチル	5-6)
	(Novozyme)	トリラウリン	EPAエチル	5-6)
	(Novozyme)	月見草油	EPAエチル	5-7)
	(Novozyme)	トリリノレイン	カプリン酸エチル	5-8)
	(Novozyme)	ヒマワリ油	ベヘン酸エチル	5-9)
Mucor miehei	(Lipozyme IM-20)	トリリノレイン	カプリル酸エチル	5-1)
	(Lipozyme IM-40)	大豆油, ナタネ油	EPAエチル	5-2)
	(Lipozyme IM-60)	ピーナッツ油, 大豆硬化油	DHAエチル	5-2)
	(Lipozyme IM-60)	トリリノレイン	カプリル酸エチル	5-1)
	(Lipozyme IM-60)	トリリノレイン	カプリン酸エチル	5-8)
	(Lipozyme IM-60)	トリリノレイン	EPAエチル	5-5)
	(Lipozyme IM-60)	トリリノレイン	DHAエチル	5-5)
	(Lipozyme IM-60)	トリカプリル, トリカプリン	EPAエチル	5-6)
	(Lipozyme IM-60)	トリラウリン	EPAエチル	5-6)
	(Lipozyme IM-60)	メロン種子油	EPAエチル	5-3)
	(Lipozyme IM-60)	タラ肝油, 精製イワシ油	EPAエチル, DHAエチル	5-10)
	(Lipozyme)	トリカプリル	EPAエチル	5-4)
	(Lipozyme)	グランドナッツオイル	高EPA,高DHA含有魚油脂肪酸エチル	5-11)
	(Lipozyme IM)	トリEPA	カプリル酸エチル	5-12)
Pseudomonas pseudoalkali	(Liposam)	トリカプリル	EPAエチル	5-4)
Pseudomonas sp.	(Lipase AK)	トリリノレイン	カプリル酸エチル	5-1)
Rhizomucor miehei	(Lipozyme IM)	トリEPA	カプリル酸エチル	5-13)
	(Lipozyme)	マグロ眼窩油	高DHA含有多価不飽和脂肪酸エチル	5-14)
Carica papaya		コプラトリグリセリド	ステアリン酸メチル	5-15)
		トリラウリン	カプリン酸メチル	5-15)
		トリパルチミン	カプリル酸メチル	5-3)
		トリパルチミン	カプリル酸エチル	5-16)
		トリパルチミン	カプリル酸プロピル	5-16)
		トリパルチミン	カプリル酸ブチル	5-16)

5- 1) Huang, K.-H., Akoh, C. C., J. Am. Oil Chem. Soc. **73**, 245 (1996)
5- 2) Huang, K.-H., Akoh, C. C., J. Am. Oil Chem. Soc. **71**, 1277 (1994)
5- 3) Irimescu, R., Yasui, M., Iwasaki, Y., Shimidzu, N., Yamane, T., J. Am. Oil Chem. Soc. **77**, 501 (2000)
5- 4) Han, J. J., Iwasaki, Y., Yamane, T., J. Am. Oil Chem. Soc. **76**, 31 (1999)
5- 5) Akoh, C. C., Jennings, B. H., Lillard, D. A., J. Am. Oil Chem. Soc. **72**, 1317 (1995)
5- 6) Lee, K.-T., Akoh, C. C., J. Am. Oil Chem. Soc. **73**, 611 (1996)
5- 7) Akoh, C. C., Jennings, B. H., Lillard, D. A., J. Am. Oil Chem. Soc. **73**, 1059 (1996)
5- 8) Lee, K.-T., Akoh, C. C., J. Am. Oil Chem. Soc. **74**, 579 (1997)
5- 9) Kanjilal, S., Prasad, R. B. N., Kaimal, T. N.B., Ghafoorunissa, Rao, S. H., Lipids **34**, 1045 (1999)
5-10) Yamane, T., Suzuki, T., Sahashi, Y., Vikersveen, L., Hoshino, T., J. Am. Oil Chem. Soc. **69**, 1104 (1992)
5-11) Sridhar, R., Lakshminarayana, G., J. Am. Oil Chem. Soc. **69**, 1041 (1992)
5-12) Irimescu, R., Hata, K., Iwasaki, Y., Yamane, T., J. Am. Oil Chem. Soc. **78**, 65 (2001)
5-13) Seriburi, V., Akoh, C. C., J. Am. Oil Chem. Soc. **75**, 1339 (1998)
5-14) 種 和彦, 原 節子, 戸谷洋一郎, 日本油化学会誌 **46**, 785 (1997)
5-15) Caro, Y., Villeneuve, P., Pina, M., Reynes, M., Graille, J., J. Am. Oil Chem. Soc. **77**, 891 (2000)
5-16) Gandhi, N,N., Mukherjee, K. D., J. Am. Oil Chem. Soc. **78**, 965 (2001)

表3-6 アシドリシス反応に用いられるリパーゼ

リパーゼ		トリグリセリド	脂肪酸	脚注文献
Candida antarctica	(Novozyme 435)	ボラージ油	DHA	6-1)
	(Novozyme 435)	トリカプリン	共役リノール酸	6-2)
	(Chireyme L-2, Lipase B)	トリアセチン	ステアリン酸	6-3)
Candida cylindracea	(Lipase OF)	トリカプリル，トリカプリン	EPA, DHA	6-4)
	(Lipase OF)	トリラウリン	オレイン酸	6-4)
Candida lipolytica		トリオレイン	酪酸 + カプロン酸	6-5)
Candida rugosa	(Lipase AY30)	トリオレイン	酪酸 + カプロン酸	6-5)
	(Lipase SP435)	トリカプリン	高EPA, 高DHA含有魚油脂肪酸	6-6)
	(Lipase SP435)	ボラージ油	カプリン酸	6-7)
	(Lipase SP435)	ボラージ油	EPA	6-7)
	(Lipase SP435)	トリオレイン	酪酸 + カプロン酸	6-5)
Candida rugosa		エルシン酸モノグリセリド	カプリン酸	6-8)
Fusarium heterosporum	(R275A Lipase)	トリパルミチン	オレイン酸	6-9)
Geotrichum candidum	(Lipase GC-20)	エルシン酸モノグリセリド	カプリル酸	6-8)
Mucor miehei	(Lipase NOVO)	トリカプリル，トリカプリン	EPA, DHA	6-4)
	(Lipase NOVO)	トリラウリン	オレイン酸	6-4)
	(Lipozyme IM20)	ボラージ油の加水分解物で加水分解されなかったアシルグリセロール	ボラージ油由来脂肪酸	6-10)
	(Lipozyme IM20)	ココナッツオレイン	カプリル酸，カプリン酸	6-11)
	(Lipozyme IM20)	ココナッツ油	カプリル酸，カプリン酸	6-11)
	(Lipozyme IM60)	タラ肝油	高n-3多価不飽和脂肪酸含有油	6-12)
	(Lipozyme IM60)	タラ肝油，精製イワシ油	EPA, DHA	6-13)
	(Lipozyme IM60)	魚油	カプリン酸	6-14)
	(Lipozyme IM60)	ボラージ油	ボラージ油加水分解 高γ-リノレン酸含有脂肪酸	6-15)
	(Lipozyme IM)	ボラージ油	DHA	6-16)
	(Lipozyme)	いわし油，大豆油	いわし油加水分解脂肪酸	6-17)
	(Lipozyme IM60)	トリオレイン	酪酸 + カプロン酸	6-5)
	(Lipozyme IM60)	トリオレイン	カプリン酸	6-17)
	(Lipozyme IM60)	ボラージ油	カプリン酸	6-7, 6-18)
	(Lipozyme IM60)	ピーナッツ油	カプリル酸	6-19)
		EPA25%含有トリグリセリド	いわし油加水分解脂肪酸	6-17)
Penicillium cyclopium	(Lipase G)	トリオレイン	酪酸 + カプロン酸	6-5)
Rhizopus delemar	(Ta-Lipase)	トリカプリル，トリカプリン，トリラウリン	EPA, DHA, オレイン酸	6-4)
	(Ta-Lipase)	サフラワー油，アマニ油	カプリル酸	6-20)
	(Ta-Lipase)	ボラージ油	カプリル酸	6-21)
	(Ta-Lipase)	ツナ油	カプリル酸	6-22)
	(Ta-Lipase)	2-モノオレイングリセリド	カプリル酸	6-23)
	(Ta-Lipase)	2-モノリノレングリセリド	カプリル酸	6-23)
	(Ta-Lipase)	魚油由来2-モノ不飽和脂肪酸グリセリド	カプリン酸，オレイン酸	6-24)
	(Ta-Lipase)	トリEPA, トリDHA	カプリン酸	6-25)
	(Lipase D, Amano 20)	トリパルミチン	ステアリン酸	6-26)
		トリパルミチン	アラキドン酸	6-27)
Rhizopus javanicus	(Lipase Saiken100)	トリパルミチン	ステアリン酸	6-26, 6-28〜6-30)
	(Lipase Saiken100)	大豆油	DHA	6-30)
	(Lipase Saiken100)	2-モノオレイングリセリド	カプリル酸	6-23)
	(Lipase Saiken100)	2-モノリノレングリセリド	カプリル酸	6-23)
Rhizopus niveus	(Lipase N)	トリオレイン	酪酸 + カプロン酸	6-5)
Rhizomucor miehei	(Lipozyme IM)	ナタネ油	カプリル酸	6-31〜6-35)
	(Lipozyme IM)	ナタネ油	カプリル酸	6-33, 6-36)
	(Lipozyme IM)	ナタネ油	カプリル酸	6-35)
	(Lipozyme IM)	ヒマワリ油	カプリル酸	6-35, 6-37, 6-38)

	(Lipozyme IM)	ヒマワリ油	カプリン酸	6-37)
	(Lipozyme IM)	ボラージ油 + MCT	カプリル酸	6-37)
	(Lipozyme IM)	サフラワー油, ボラージ油, アマニ油	カプリル酸	6-29,6-37)
	(Lipozyme IM)	サフラワー油	カプリン酸	6-32)
	(Lipozyme IM)	MCT	魚油由来n-3系多価不飽和脂肪酸	6-39)
	(Lipozyme IM)	トリステアリン	EPA	6-40)
	(Lipozyme IM)	米糖油	カプリン酸	6-41)
	(Lipozyme IM)	トリオレイン	ラウリン酸	6-42)
	(Lipozyme IM)	トリカプリン	共役リノール酸	6-3)
	(Lipozyme IM)	トリEPA	カプリル酸	6-43)
	(Lipozyme IM)	トリEPA, トリDHA	カプリル酸	6-25)
	(Lipozyme IM)	メンハーデン油	カプリル酸	6-44)
	(Lipozyme IM)	メンハーデン油	γ-リノレン酸	6-53)
	(Lipozyme IM)	アザラシ油	γ-リノレン酸	6-53)
	(Lipozyme IM60)	オリーブ油	カプリル酸	6-45)
	(Lipozyme IM60)	メンハーデン油	カプリル酸	6-46)
	(Lipozyme IM60)	トリステアリン	ラウリン酸+オレイン酸	6-47)
	(Lipozyme IM60)	トリステアリン	カプリル酸	6-48)
	(Lipozyme IM60)	トリステアリン	オレイン酸	6-48)
	(Lipozyme IM60)	トリパルミチン	カプリル酸	6-49)
	(Lipozyme 10000L)	トリパルミチン	ステアリン酸	6-26)
	(Lipozyme IM)	MCT	オレイン酸	6-32)
Chromobacterium viscosum	(Lipase TOYO)	トリカプリル, トリカプリン	EPA, DHA	6-4)
	(Lipase TOYO)	トリラウリン	オレイン酸	6-4)
	(Lipase TOYO)	トリパルミチン	ステアリン酸	6-29)
Psudomonas cepacia	(Lipase PS-30)	エルシン酸モノグリセリド	カプリル酸	6-8)
	(Lipase PS-C)	トリカプリン	共役リノール酸	6-3)
Psudomonas sp.	(Lipase PS)	トリオレイン	酪酸 + カプロン酸	6-5)
	(Lipase SP-30)	メンハーデン油	γ-リノレン酸	6-53)
	(Lipase SP-30)	アザラシ油	γ-リノレン酸	6-53)
	(Lipase KWI-56)	単細胞油	カプロン酸	6-50)
Carica papaya		家鶏油	カプリル酸	6-51)
		トリラウリン	カプリン酸	6-52)

6- 1) Senanayake, S. P. J. N., Shahidi, F., J. Am. Oil Chem. Soc. **76**, 1009 (1999)
6- 2) Kim, I.-H., Yoon, C.-S., Cho, S.-H., Lee, K.-W., Chung, S.-H., Tae, B.-S., J. Am. Oil Chem. Soc. **78**, 547 (2001)
6- 3) Yang, T. H., Jang, Y., Han, J. J., Rhee, J. S., J. Am. Oil Chem. Soc. **78**, 291 (2001)
6- 4) Shishikura, A., Fujimoto, K., Suzuki, T., Arai, K., J. Am. Oil Chem. Soc. **71**, 961 (1994)
6- 5) Fomuso, L. B., Akoh, C. C., J. Am. Oil Chem. Soc. **74**, 269 (1997)
6- 6) Lee, K.-T., Akoh, C. C., J. Am. Oil Chem. Soc. **75**, 495 (1998)
6- 7) Akoh, C. C., Moussata, C. O., J. Am. Oil Chem. Soc. **75**, 697 (1998)
6- 8) McNeill, G. P., Sonnet, P. E., J. Am. Oil Chem. Soc. **72**, 1301 (1995)
6- 9) Nagao, T., Shimada, Y., Sugihara, A., Murata, A., Komemushi, S., Tominaga, J. Am. Oil Chem. Sci. **78**, 167 (2001)
6-10) Huang, F.-C., Ju, Y.-H., Huang, C.-W., J. Am. Oil Chem. Soc. **74**, 977 (1997)
6-11) Ghosh, S., Bhattacharyya, D. K., J. Am. Oil Chem. Soc. **74**, 593 (1997)
6-12) Yamane, T., Suzuki, T., Hoshino, T., J. Am. Oil Chem. Soc. **70**, 1285 (1993)
6-13) Yamane, T., Suzuki, T., Sahashi, Y., Vikersveen, L., Hoshino, T., J. Am. Oil Chim Soc. **69**, 1104 (1992)
6-14) Jennings, B. H., Akoh, C. C., J. Am. Oil Chem. Soc. **76**, 1133 (1999)
6-15) Huang, F.-C., Ju, Y. H., Chiang, J. C., J. Am. Oil Chem. Soc. **76**, 833 (1999)
6-16) Senanayake, S. P. J. N., Shahidi, F., J. Am. Oil Chem. Soc. **76**, 1009 (1999)
6-17) Shieh, C.-J., Akoh, C. C., Koehler, P. E., J. Am. Oil Chem. Soc. **72**, 619 (1995)
6-18) Akoh, C. C., Sista, R. V., J. Food Lipids **2**, 1231 (1995)
6-19) Lee, K.-T., Akoh, C. C., J. Am. Oil Chem. Soc. **75**, 1533 (1998)
6-20) Shimada, Y., Sugihara, A., Nakano, H., Yokota, T., Nagao, T., Komemushi, S., Tominaga, Y., J. Am. Oil Chem. Soc. **73**, 1415 (1996)
6-21) Shimada, Y., Suenaga, M., Sugihara, A., Nakai, S., Tominaga, Y., J. Am. Oil Chem. Soc. **76**, 189 (1999)
6-22) Shimada, Y., Sugihara, A., Maruyama, K., Nagao, T., Nakayama, S., Nakano, H., Tominaga, Y., J. Ferment. Bioeng. **81**, 299 (1996)
6-23) Soumanou M. M., Bornscheuer, U. T., Schmid, R. D., J. Am. Oil Chem. Soc. **74**, 703 (1998)

6-24) Schmid, U., Bornscheuer, U. T., Soumanou, M. M., McNeill, G. P., Schmid, R. D., J. Am. Oil Chem. Soc. **75**, 1527 (1998)
6-25) Kawashima, A., Shimada, Y., Yamamoto, M., Sugihara, A., Nagao, T., Komemushi, S., Tominaga, Y. J. Am. Oil Chem. Soc. **78**, 611 (2001)
6-26) Mogi, K.-i, Nakajima, M., Mukataka, S., J. Am. Oil Chem. Soc. **76**, 1259 (1999)
6-27) Shimada, Y., Nagao, T., Hamasaki, Y., Akimoto, K., Sugihara, A., Fujikawa, S., Komemushi, S., Tominaga, Y., J. Am. Oil Chem. Soc. **77**, 89 (2000)
6-28) Green, K. D., Nakajima, M., J. Am. Oil Chem. Soc. **75**, 1179 (1998)
6-29) Murayama, T., Nakajima, M., Ichikawa, S., Nabetani, H., Furusaki, S., Seki, M., J. Am. Oil Chem. Soc. **77**, 1121 (2000)
6-30) Khare, S. K., Nakajima, M., Food Chem. **68**, 153 (2000)
6-31) Xu, X., Skands, A. R. H., Høy, C.-E., Mu, H., Balchen, S., Adler-Nissen, J., J. Am. Oil Chem. Soc. **75**, 1179 (1998)
6-32) Xu, X., Balchen, S., Høy, C.-E., Adler-Nissen, J., J. Am. Oil Chem. Soc. **75**, 1573 (1998)
6-33) Xu, X., Mu, H., Skands, A. R. H., Høy, C.-E., Adler-Nissen, J., J. Am. Oil Chem. Soc. **76**, 175 (1999)
6-34) Xu, X., Fomuso, L. B., Akoh, C. C., J. Agric. Food Chem. **48**, 3 (2000)
6-35) Mu, H., Kurvinen, J.-P., Kallio, H., Xu, X., Høy, C.-E., J. Am. Oil Chem. Soc. **78** 959 (2001)
6-36) Xu, X., Skands, A. R. H., Adler-Nissen, J., Høy, C.-E., Fett/Lipid **100**, 463 (1998)
6-37) Mu, H., Xu, X., Høy, C.-E., J. Am. Oil Chem. Soc. **75**, 1187 (1998)
6-38) Mu, H., Xu, X., Adler-Nissen, J., Høy, C.-E., Fett/Lipid **101**, 158 (1999)
6-39) Xu, X., Balchen, S., Jonsson, G., Adler-Nissen, J., J. Am. Oil Chem. Soc. **77**, 1035 (2000)
6-40) Haraldsson, G. G., Halldorsson, A., Kulas, E., J. Am. Oil Chem. Soc. **77**, 1139 (2000)
6-41) Jennings, B. H., Akoh, C. C., J. Agric. Food Chem. **48**, 4439 (2000)
6-42) Miura, S., Ogawa, A., Konishi, J. Am. Oil Chem. Soc. **76**, 927 (1999)
6-43) Irimescu, R., Hata, K., Iwasaki, Y., Yamane, T., J. Am. Oil Chem. Sci. **78**, 65 (2001)
6-44) Xu, X., Fomuso, L. B., Akoh, C. C., J. Am. Oil Chem. Soc. **77**, 171 (2000)
6-45) Fomuso, L. B., Corredig, M., Akoh, C. C., J. Am. Oil Chem. Soc. **78**, 771 (2001)
6-46) Jennings, B. H., Akoh, C. C., Food Chem. **72**, 273 (2001)
6-47) Sellappan, S., Akoh, C. C., J. Am. Oil Chem. Soc. **77**, 1127 (2000)
6-48) Yankah, V. V., Akoh, C. C., J. Am. Oil Chem. Soc. **77**, 495 (2000)
6-49) Gandhi, N. N., Mukherjee, K. D., J. Am. Oil Chem. Soc. **78**, 965 (2001)
6-50) Iwasaki, Y., Han, J. J., Narita, M., Rosu, R., Yamane, T., J. Am. Oil Chem. Soc. **76**, 563 (1999)
6-51) Lee, K.-T., Foglia, T. A., J. Am. Oil Chem. Soc. **77**, 1027 (2000)
6-52) Caro, Y., Villeneuve, P., Pina, M., Reynes, M., Graille, J., J. Am. Oil Chem. Soc. **79**, 891 (2000)
6-53) Spurvey, S. A., Senanayake, S. P. J. N., Shahidi, F., J. Am. Oil Chem. Soc. **78**, 1105 (2001)

表3-7 アルコリシス反応に用いられるリパーゼ

リパーゼ	脂肪酸	アルコール	脚注文献
Aspergillus niger	オレイン酸	1-ブタノール	7-1)
Candida rugosa (Lipase-OF)	単細胞油の分解脂肪酸	ラウリルアルコール	7-2)
	オレイン酸	1-ブタノール	7-1)
	$C_{4:0}$〜$C_{18:0}$	プロパノール 他	7-3)
Geotrichum candidum (Amano GC-20)	脂肪酸	1-ブタノール	7-1)
		2-メチル-1-プロパノール	7-1)
Humicola languinosa	オレイン酸	1-ブタノール	7-1)
Mucor javanicus	オレイン酸	1-ブタノール	7-4)
Penicillium cyclopium	オレイン酸	1-ブタノール	7-1)
Rhizopus arrhizus	パルミチン酸	オクタノール	7-5)
Rhizopus delemar (Ta-Lipase)	単細胞油の分解脂肪酸	ラウリルアルコール	7-2)
(Lipase D)	オレイン酸	1-ブタノール	7-1)
Rizopus javanicus	オレイン酸	1-ブタノール	7-1)
Rizopus miehei (Lipozyme)	ラウリン酸,他	1-ブタノール	7-1)
	$C_{4:0}$〜$C_{10:0}$	オクタノール	7-6)
Chromobacterium viscosum	オレイン酸	1-ブタノール	7-1)
Pseudomonas fluorescens	オレイン酸	1-ブタノール	7-1)
Carica papaya	トリパルミチン	オクタノール	7-7)

7-1) Willis, W. M., Marangoni, A, G., J. Am. Oil Chem. Soc. **76**, 443 (1999)
7-2) Shimada, Y., Sugihara, A., Minamigawa, Y., Higashiyama, K., Akimoto, K., Fujikawa, S., Komemushi, S., Tominaga, Y., J. Am. Oil Chem, Soc. **75**, 1213 (1998)
7-3) Basri, M., Ampon, K., Wan Yunus, W. M. Z., Pazak, C. N. A., Salleh, A. B., J. Am. Oil Chem. Soc. **72**, 407 (1995)

7-4) Linfield, W. M., Barauskas, R. A., Sivieri, L., Serota, S., Stevenson, Sr. R. W., J. Am. Oil Chem. Soc. 61, 191 (1984)
7-5) Bell, B., Blain, J. A., Patterson, J. D. E., Shaw, C. E. L., Todd, R., FEMS Microbiol. Letters 3, 223 (1978)
7-6) Miller, C., Austin, H., Posorske, L., Geonzlez, J., J. Am. Oil Chem. Soc. 65, 927 (1988)
7-7) Gandhi, N. N., Mukherjee, K. D., J. Am. Oil Chem. Soc. 78, 965 (2001)

表3-8 ストラクチャード・トリグリセリドの合成に用いられるリパーゼ

リパーゼ	エステル化反応	トランスエステル化反応	アシドリシス反応	アルコリシス反応
Aspergillus niger	○			○
Candida antarctica		○		
Candida lipolytica			○	
Candida rugosa	○		○	○
Geotrichum candidum	○		○	○
Humicola languinosa				○
Mucor javanicus				○
Mucor miehei		○	○	
Mucor pusiilus				
Penicillium cyclopium	○		○	○
Rhizopus arrhizus	○			○
Rhizopus delmar	○		○	○
Rhizopus javanicus			○	○
Rhizopus miehei				○
Rhizopus niveus			○	
Rizomucor miehei	○		○	
Chromobacterium viscosum	○		○	○
Pseudomonas aeruginosa	○			
Pseudomonas capacia			○	
Pseudomonas fluorescens				○
Pseudomonas pseudoalkali		○		
Pseudomonas sp.	○	○	○	

bered system) であり，sn-SOPは，sn-Glycerol-1-stearate-2-oleate-3-palmitate, 1-Stearoyl-2-oleoyl-3-palmitoyl-sn-glycerolまたは，sn-1-Stearo-2-oleo-3-palmitinなどと表記される[32]。

3-5-2) リパーゼの特異性

リパーゼをその作用特異性から分類すると，次の5つに分類される[14,33]（表3-9）[14]。

1) 基質特異的リパーゼ (substrate selective lipase)
2) 位置特異的リパーゼ (positionally selective lipase, regioselective lipase)
3) 非特異的リパーゼ (nonselective lipase)
4) 脂肪酸特異的リパーゼ (fatty acid selective lipase, acylselective lipase)
5) 立体特異的リパーゼ (stereoselective lipase, sn-glycerol specific lipase)

トリグリセリドを加水分解する酵素はリパーゼのみであるので，リパーゼの通常の基質はトリグリセリドであると考えられるが，リパーゼは，トリグリセリドのみならず，ジグリセリド，モノグリセリド，リン脂質も加水分解する。従って，基質特異的リパーゼは，特に特定のグリセロールエステルのみを選択的に加水分解するリパーゼである。例えば動物消化管由来のリパーゼは，摂取されたトリグリセリドを消化管内で加水分解するが，消化管内でトリグリセリドは完全に加水分解されず，加水分解産物としてジグリセリドが生じるが，ジグリセリドからモノグリセリドへの加水分解反応は，非常に遅い[34]。また，ラット脂肪組織由来のモノグリセリド特異的リパーゼは，モノグリセリドを良く加水分解するが，ジグリセリド，トリグリセリドにはほとんど作用しない[35]し，*Penicillium camembertii*由来のリパーゼは，トリ

表 3 − 9 リパーゼの特異性の分類[41]

特異性	リパーゼの起源	脚注文献
1) 基質特異的 (substrate specific)		
モノグリセリド	ラット脂肪組織	9-1)
モノおよびジグリセリド	*Penicillium camembertii*	9-2)
トリグリセリド	*Penicillium* sp.	9-3)
2) 位置特異的 (regiospecific)		
sn-1,-3 位特異的	*Aspergillus niger*	9-4)
	Fusarium heterosporum	9-5)
	Rhizopus arrhizus	9-6)
	Rhizopus japonicus	9-7)
	Mucor miehei	9-8)
	Thermomyces lanuginosa	9-9)
	Candida antarctica A	9-10)
	Caria Papaya	9-11, 9-12)
3) 非特異的 (nonspecific)		
	Penicillium expansum	9-13)
	Aspergillus sp.	9-14)
	Pseudomonas cepacia	9-15)
4) 脂肪酸特異的 (fatty acylspecific)		
短鎖脂肪酸特異的	*Penicillium roqueforti*	9-16)
	未熟児胃　ヒツジ前胃	9-17, 9-18)
シス-9不飽和脂肪酸特異的	*Geotrichum candidum*	9-19, 9-20)
長鎖不飽和脂肪酸特異的	*Botrytis cinerea*	9-21)
5) 立体特異的 (stereospecific)		
sn-1 位 立体特異的	*Humicola lanuginosa*	9-10)
	Pseudomonas aeruginosa	9-10)
sn-3 位 立体特異的	*Fusarium solani* クチナーゼ	9-10)
	家兎胃	9-22)
Carica papaya	ラテックスリパーゼ	9-23)

9- 1) Tornquist, H., Blefrage, P., J. Biol. Chem. **251**, 813 (1976)
9- 2) Yamagushi, S., Mase, T., Appl. Microbial. Biotechnol. **34**, 720 (1991)
9- 3) Gulomova, K. E., Ziomek, E., Schrag, J. D., Davranov, K., Cygler, M. Lipids **31**, 379 (1996)
9- 4) Semeriva, M., Benzonana, G., Desnuelle, P., Bull. Soc. Chim. Biol. **49**, 71 (1967)
9- 5) Nagao, T., Shimada, Y., Sugihara, A., Murata, A., Komemushi, S., Tominaga, Y., J. Am. Oil Chem. Soc. **78**, 167 (2001)
9- 6) Okumura, S., Iwai, M., Tsujisaka, Y., Agric. Biol. Chem. **40**, 655 (1976)
9- 7) Maruyama, T., Nakajima, M., Ichikawa, S., Nabetani, H., Furusaki, S., Seki, M., J. Am. Oil Chem. Soc. **77**, 1121 (2000)
9- 8) Moskowitz, G. J., Issac, R. C., West, R., Shen, T., Feldman, L. I., Agric. Food Chem. **25**, 1146 (1977)
9- 9) Zhang, H., Xu, X., Nilsson, J., Mu, H., Adler-Nissen, J., Hϕy, C.-E., J. Am. Oil Chem. Soc. **78**, 57 (2001)
9-10) Rogalska, E., Cudrey, C., Ferrato, F., Verger, R., Chirality **5**, 24 (1993)
9-11) Lee, K.-T., Foglia, T. A., J. Am. Oil Chem. Soc. **77**, 1027 (2000)
9-12) Caro, Y., Villeneuve, P., Pina, M., Reynes, M., Graille, J., J. Am. Oil Chem. Soc. **77**, 891 (2000)
9-13) Stocklein, W., Sztajer, H., Menge, U., Schmidt, R. D., Biochim. Biophys. Acta **1168**, 181 (1993)
9-14) Fu, X., Zhu, X., Gao, Duan, J., J. Am. Oil Chem. Soc. **72**, 527 (1995)
9-15) Sonnet, P. E., Foglia, T. A., Fearheller, S. H., J. Am. Oil Chem. Soc. **70**, 387 (1993)
9-16) Mase, T., Matsumiya Y., Matsuura, A., Biosci. Biotech. Biochem. **59**, 329 (1995)
9-17) Jensen, R. G., Dejong, F. A., Lambert-Davis, L. G., Hamosh, M., Lipids **29**, 433 (1994)
9-18) Barton, R. H., O'Connor, C. J., Turner, K. W., J. Dairy Sci. **79**, 27 (1996)
9-19) Jensen, R. G., Dejong, F. A., Clark, R. M., Lipids **18**, 239 (1983)
9-20) Jensen, R. G., Lipids **9**, 149 (1974)
9-21) Commenil, P., Belingheri, L., Sancholle, M., Dehorter, B., Lipids **30**, 351 (1995)
9-22) Villeneuve, P., Pina, M., Montet, D., Graille, J., Chem. Phys. Lipids **76**, 109 (1995)
9-23) Villeneuve, P., Pina, M., Montet, D., Graille, J., J. Am. Oil Chem. Soc. **72**, 753 (1995)

図3-5 トリグリセリドの表示法

$$sn\text{-}1 \rightarrow CH_2COOR_1$$
$$R_2COO - C - H \leftarrow sn\text{-}2$$
$$sn\text{-}3 \rightarrow CH_2COOR_3$$

図3-6 *Botrytis cinerea* 由来のリパーゼの基質特異性[54]

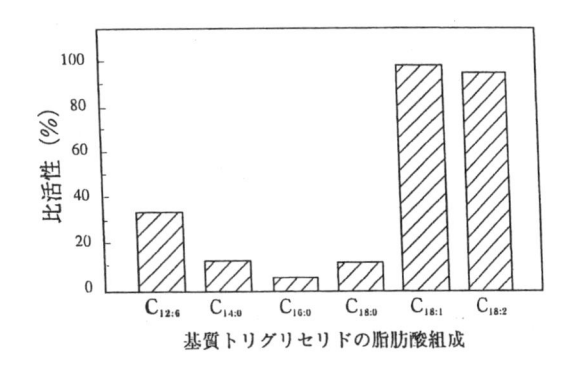

基質トリグリセリドの脂肪酸組成

グリセリドにはほとんど作用しないが，ジグリセリド，トリグリセリドを加水分解し[36]，*Penicillium* sp. UZLM-A 由来のリパーゼは，ジグリセリドを識別して作用する[37]。

位置特異的リパーゼは，トリグリセリドの外側の2つのエステル結合（sn-1位，sn-3位）を認識するか，内部のエステル結合（sn-2位）を認識するかである。sn-1,-3位特異的リパーゼは，微生物由来のものが多く，*Aspergillus niger*[38]，*Rhizopus arrhizus*[39]，*Mucor miehei*[40] 由来のリパーゼは代表的な sn-1,-3位特異的リパーゼで，特に *Mucor miehei* 由来のリパーゼは，工業的にストラクチャード・トリグリセリドを合成するのに多く用いられている[41~45]。sn-1,-3位特異的リパーゼをトリグリセリドに作用させると，sn-2位のエステル結合には作用しないので等モルの1,2-ジグリセリドと2,3-ジグリセリドの混合物がまず生成し，次いで2-モノグリセリドが生成する。一方，sn-2位に特異的に作用するリパーゼは少なく，*Candida antarctica* A由来のリパーゼがこれまで唯一知られているのみである[46]。

非特異的リパーゼは多数存在し，その主なものは微生物由来のリパーゼが多く，主なものとしては *Penicillium expansum*[47]，*Aspergillus* sp.[48]，*Pseudomonas cepacia*[49] 由来のリパーゼがある。ところがリパーゼの中には，特定の脂肪酸あるいはある範中の脂肪酸に作用するものもある。

脂肪酸特異的リパーゼは，トリグリセリドを構成する脂肪酸のグリセロールの結合位置にはかかわらず，特定の脂肪酸を特異的に加水分解する。短鎖脂肪酸を特異的に加水分解するリパーゼとして *Penicillium roqueforti* 由来のリパーゼ[50]，未熟児胃由来のリパーゼ[51]，ヒツジ前胃由来のリパーゼが見出されている。また，この脂肪酸特異的リパーゼのうち最も特異的なリパーゼは，*Geotrichum candidum*[52,53] 由来のリパーゼで，シス-9不飽和脂肪酸を特異的に加水分解し，例えばトリグリセリド $C_{18:1}/C_{16:0}/C_{16:0}$ を基質とした場合，トリグリセリドの構成成分のオレイン酸（$C_{18:1}$）の89.7モル％が加水分解される[52,53]。さらに，*Botrytis cinerea* 由来のリパーゼの脂肪酸特異性を検討したところ，オレイン酸，リノール酸などの炭素数18の二重結合を有する脂肪酸に対して特異性が高く，オレイン酸エステルに対する比活性に比較して，ラウリン酸エステルの場合は約33％，ステアリン酸エステルの場合は約12％，パルミチン酸エステルの場合は約5％の活性しか示さなかった（図3-6）[54]。

立体特異的リパーゼは，トリグリセリドの sn-1位あるいは sn-3位に結合している脂肪酸を識別できるリパーゼで，sn-1位立体特異的リパーゼとしては *Humicola lanuginosa*，*Pseudomonas fluorescens* 由来のリパーゼ[46]，牛乳由来のリポタンパク質リパーゼ（lipoprotein lipase）[46]が，sn-2位立体特異的リパーゼとして *Candida antarctica* 由来のリパーゼ[46]，イヌ胃リパーゼ[46]，*Fusarium solani* 由来のクチナーゼ（cutinase）[46]が見出されている。

3-5-3) リパーゼの特異性の決定法

リパーゼの特異性を決定するためには，その目的に応じて種々の方法が検討されている（表3-10）[14]。リパーゼの特異性を検討するためには，そのリパーゼによる加水分解反応が20％以下に制御しうる条件下での検討が望ましいとされている[14]。加水分解の程度が上昇すると，アシル基転移が起こったり，リパーゼの加水分解により生じ

たトリグリセリドの部分加水分解物が，リパーゼの特異性の推定を誤まらせる可能性があるからである[14]。

リパーゼの特異性を検討するのに最も良く用いられるのは，天然由来の油脂，脂肪を基質として用いることで，位置特異性，脂肪酸特異性が決定できる。リパーゼと油脂あるいは脂肪を反応させたのち，反応生成物中の1,2-ジグリセリドおよび2,3-ジグリセリド含有あるいは，1,3-ジグリセリド含量を測定することにより，そのリパーゼが，トリグリセリドのsn-1,3位特異的リパーゼか，sn-2位特異的リパーゼか判別できる。例えば，Candida parapsilosis由来のリパーゼをナタネ油に作用させると，遊離脂肪酸が生成し，1,3-ジグリセリド，1,2-ジグリセリドがほぼ等量見出され，モノグリセリドは，ほとんど検出されない（図3-7）[55]。このことは，2分子の1,3-ジグリセリドが生成される時間に，1分子の1,2-グリセリドが生成されることを示し，sn-2位に結合している脂肪酸が，sn-1,3位に結合している脂肪酸より容易に加水分解されることを示しており，モノグリセリドが反応系からほとんど検出されないのは，ジグリセリドが加水分解されモノグリセリドを生じると，非常にすみやかに加水分解され，遊離脂肪酸を生じることを示している（図3-7）[55]。

さらにこのことを確認する目的で，トリオレイン，ジオレイン（1,2-ジオレインと1,3-ジオレインの混合物），1,3-ジオレイン，モノオレインを基質としてCandida parapsilosis由来のリパーゼを作用させると，1,2-および1,3-ジオレインの混合物の方が，1,3-ジオレインより分解されやすく，

この酵素が，sn-2位特異的リパーゼであることを示している（図3-8）[55]。

また，アザラシ胃リパーゼを，アザラシ乳トリグリセリドに作用させると，遊離の多価不飽和脂肪酸を生じるが，アザラシ乳トリグリセリドの構成脂肪酸のうち多価不飽和脂肪酸はsn-1位，-3位に結合しており，アザラシ胃リパーゼはsn-1,3位特異的リパーゼと同定された[56]。またAspergillus sp. 由来のリパーゼを，オリーブ油，大豆油，コナッツ油，ミンク油，ラードに作用させた結果，非特異的リパーゼと同定された[48]し，高エルカ酸ナタネ油を基質として，Pseudomonas cepaciaあるいは，Geotricum candidum由来のリパーゼを作用させると，Geotricum candidum由来のリパーゼは，$C_{20:1}$，エルカ酸（$C_{22:1}$）などの炭素数20，22のモノ不飽和脂肪酸を良く加水分解したが，Pseudomonas cepacia由来のリパーゼは遊離される脂肪酸割合にほとんど差が認められないことから，非特異的リパーゼと同定された[49]。このように，天然油脂はリパーゼの特異性を決定するのに汎用されるが，その特異性の発現が，リパーゼに拠るものか，基質に拠るものかの判断のあいまいさは残る[14]。

これらの問題を解決する目的で特定の脂肪酸のみから構成される均一なトリグリセリド（モノ脂肪酸トリグリセリド）によるリパーゼの特異性の検討が行われている。Bacillus Strain A30-1（ATCC 53841）から得られたリパーゼは，トリブチリンに対して非常に高い活性を示し，トリブチリンに対する比活性を100%とすると，トリアセチン43%，トリカプロイン25%，トリカプリリ

表3-10　リパーゼの特異性の決定法[14]

方　　　　法	検討リパーゼの由来	脚注文献
1）天然油脂の加水分解		
ナタネ油，トリオレイン，ジオレイン	Candida parapsilosis	10-1)
アザラシ乳トリグリセリド	アザラシ消化管	10-2)
オリーブ油，大豆油，ココナッツ油，ミンク油，ラード	Aspergillus sp.	10-3)
高エルカ酸ナタネ油	Pseudomonas cepacia	10-4)
	Geotricum candidum	10-4)
2）均一なトリグリセリドの加水分解		
アシル基選択性の決定	Bacillus Strain A30-1	10-5)
	Vernonia galamensisの種子	10-6)
	トウモロコシ，ヒマ，ナタネ，ニレの種子	10-7)
	Carica papaya ラテックス	10-8)
	オーツ麦	10-9)

3) 位置特異性の決定		
均一なトリグリセリドを用いた決定	ブタ膵臓リパーゼ	10-10)
	Rhizopus delemar	
	Rhizopus niveus	
	Mucor miehei 他	
プロキラル化合物としての均一な	動物および微生物	10-11, 10-12)
トリグリセリドを用いた決定		
4) 脂肪酸エステルの利用		
メチルエステルの加水分解	*Mucor miehei*	10-13)
エチルエステルのトランスエステル化	*Candida antarctica*	10-14)
ウンベリフェロンエステルの加水分解	*Botrytis cinerea*	10-15)
P-ニトロフェニルエステルの加水分解	ヒマワリ種子	10-16)
	Penicillium roqueforti	10-17)
アルコールによる脂肪酸のエステル化	微生物	10-18)
5) 合成トリグリセリド同族体の加水分解		
放射性同位元素標識混合トリグリセリド	ラット舌, ラット脂肪組織	10-19)
アルキルアシルグリセロール	動物の胃, 膵臓	10-20)
アルキルアシルグリセロール　アシルグリセロール	*Fusarium solani*	10-21)
カルバトリグリセリド同族体	動物および微生物	10-22)
蛍光アルキルアシルグリセロール	微生物	10-23)
6) 不均一な合成トリグリセリドの加水分解		
キラルジ脂肪酸トリグリセリド	未熟児舌	10-24)
トリグリセリドラセミ体	未熟児胃	10-25)
トリ脂肪酸トリグリセリドラセミ体	微生物	10-26)
キラルトリ脂肪酸トリグリセリド,	動物, 微生物, 植物	10-27〜10-29)
トリ脂肪酸トリグリセリドラセミ体		

10- 1) Riaublanc, A., Ratomahenina, R., Galzy, P., Nicolas, M., J. Am. Oil Chem. Soc. **70**, 497 (1993)
10- 2) Iverson, S. J., Sampugna, J., Oftedal, O. T., Lipids **27**, 870 (1992)
10- 3) Fu, X., Zhu, X., Gao, Duan, J., J. Am. Oil Chem. Soc. **72**, 527 (1995)
10- 4) Sonnet, P. E., Foglia, T. A., Fearheller, S. H., J. Am. Oil Chem. Soc. **70**, 387 (1993)
10- 5) Wang, Y., Saha, B. C., J. Am. Chem. Soc. **70**, 1135 (1993)
10- 6) Ncube, I., Gitlesen, T., Adlercreutz, P., Read, J. S., Mattiasson, Biochim. Biophys. Acta **1257**, 149 (1995)
10- 7) Lin, Y. H., Charles, Y. U., Huang, A. H. C., Arch. Biochem, Biophys. **244**, 346 (1986)
10- 8) Giordani, R., Moulin, A., Verger, R., Phytochem. **30**, 1069 (1991)
10- 9) Piazza, G. J., Bilyk, A., Brower, D. P., Haas, M. J., J. Am. Oil Chem. Soc. **69**, 978 (1992)
10-10) Ota, Y., Itabashi, Y., Hasuo, M., Biosci. Biotech. Biochem. **60**, 145 (1996)
10-11) Rogalska, E., Cudrey, C., Ferrato, F., Verger, R., Chirality **5**, 24 (1993)
10-12) Rogalska, E., Ransac, S., Verger, R., J. Biol. Chem. **265**, 20271 (1990)
10-13) Aggelis, G., Komaitis, M., Pina, M., Graille, J., Grasas Aceites **44**, 331 (1993)
10-14) Huang, K.-H., Akoh, C. C., J. Am. Oil Chem. Soc. **71**, 1277 (1994)
10-15) Commenil, P., Belingheri, L., Sancholle, M., Dehorter, B., Lipids **30**, 351 (1995)
10-16) Teissere, M., Borel, M., Caillol, B., Nari, J., Gardies, A. M., Noat, G., Biochim. Biophys. Acta **1255**, 105 (1995)
10-17) Xu, X., Skands, A. R. H., Høy, C.-E., Mu, H., Balchen, S., Adler-Nissen, J., J. Am. Oil Chem. Soc. **75**, 1179 (1998)
10-18) Jachmanian, I., Schulte, E., Mukherjee, K. D., Appl. Microbiol. Biotech. **44**, 563 (1996)
10-19) Paltauf, F., Esfandi, F., Holasek, A., FEBS Lett. **446** , 119 (1997)
10-20) Ransac, S., Rogalska, E., Gargoury, Y., Deveer, A. M. T., Paltauf, F., de Haas, G. H., Verger, R., J. Biol. Chem. **265**, 20263 (1990)
10-21) Mannese, M. L. M., Cox, R. C., Koops, B. C., Verheij, H. M., de Hass, G. H., Egmond, M. R., van der Hijden, H. T. W. M., de Vlieg, J., Biochemistry **34**, 6400 (1995)
10-22) Berger, M., Jakob, B., Schneider, M. P., Bioorg. Med. Chem. **2**, 573 (1994)
10-23) Zandonella, G., Haalck, L., Spener, F., Faber, K., Paltauf, F., Hermetter, A., Eur. J. Biochem. **231**, 50 (1995)
10-24) Jensen, R. G., Dejong, F. A., Clarck, R. M., Palmgren, L., Liao, T. H., Hamosh, M., Lipids **17**, 570 (1982)
10-25) Jensen, R. G., Dejong, F. A., Lambert-Davis, L. G., Hamosh, M., Lipids **29**, 433 (1994)
10-26) Sonnet, P. E., Gazzillo, J. A., J. Am. Oil Chem. Soc. **68**, 11 (1991)
10-27) Villeneuve, P., Pina, M., Montet, D., Graille, J., Chem. Phys. Lipids **76**, 109 (1995)
10-28) Villeneuve, P., Pina, M., Montet, D., Graille, J., J. Am. Oil Chem. Soc. **72**, 753 (1995)
10-29) Villeneuve, P., Pina, M., Graille, J., Chem. Phys. Lipids **83**, 161 (1996)

図3-7 Candida parapsilosis リパーゼによるナタネ油の分解産物[55]

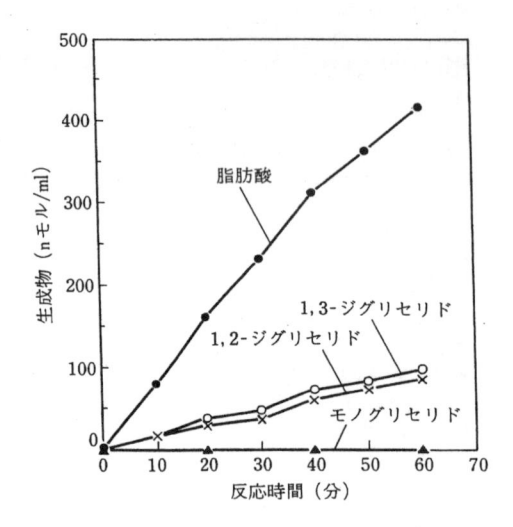

図3-8 Candida parapsilosis リパーゼのトリオレイン，ジオレイン，モノオレインに対する作用[55]

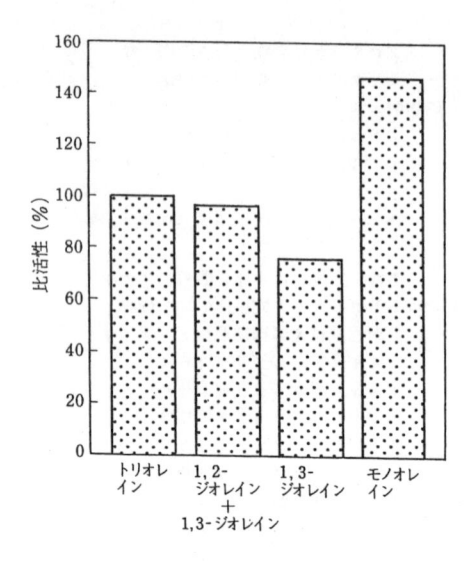

ン8％，トリカプリン4％であり，トリラウリン，トリパルミチンに対しては活性を示さなかった[57]。この Bacillus strain A30-1 由来の基質特異性は，ブタ肝臓リパーゼに類似している[57]。ブタ肝臓リパーゼのトリブチリンに対する比活性を100％とすると，トリアセチン85％，トリカプロイン43％，トリカプリリン2％，トリカプリン，トリラウリン，トリパルミチンに対しては活性を示さなかった[57]。

均一なトリグリセリドを用いたリパーゼのアシル基選択性は特に植物由来のリパーゼで多く検討されている[58～61]。Vernoia galamensis 種子は精油成分であるエポキシ脂肪酸のベルノリン酸（vernolic acid : cis-12,13-epoxy cis-9-octadecenoic acid）を多く含有しているが，この種子由来のリパーゼの特異性をトリベルノリン（tribernolin）および他の均一なトリグリセリドを用いて検討したところ，トリベルノリンに高い選択性を示した[58]。同様にトウモロコシ種子由来のリパーゼはトリリノレインとトリオレインに[59]，ヒマ種子由来のリパーゼはトリリシノレイン（triricinolein）に[59]，ナタネ種子由来のリパーゼはトリエルシン（trierucin）に[59]，ニレ（elm）種子由来のリパーゼは，トリカプリン（tricaprin）に[59]，Carica papaya ラテックス由来のリパーゼ（latice lipase）はトリブチリンに[60]高い選択性を示した。それぞれの種子に多く含まれる脂質に対する選択性が高いようである。

均一なトリグリセリドを用いたリパーゼの特異性の検討の中で注意しなければならないのは，速く加水分解されるトリグリセリドが必ずしもそのリパーゼに対して特異性が高いとはいえない場合があるからである[14]。均一な脂肪酸から構成されるトリグリセリドはその融点がさまざまであり，一般的に固体の脂質より，液体の脂質の方がリパーゼにより速く加水分解され，また，リパーゼの特異性は，トリグリセリドの可溶化に用いられた界面活性剤の種類，反応溶液のミセルの状態によっても異なるので，反応の物理化学的状態を同一にしたうえで検討を行う必要がある[14]。

また，均一なトリグリセリドは，部分加水分解により生成する1,2-(2,3)-ジグリセリドと1,3-ジグリセリドの量を比較することにより，位置特異性を決定するのにも用いられる。トリオレインに種々の微生物由来のリパーゼを作用させたのち，生成する1,2-ジグリセリド，2,3-ジグリセリド，1,3-ジグリセリドをキラル フェイス高圧液体クロマトグラフィー（chiral phase high-pressure liquid chromatography；光学異性体分離 HPLC）で正確に分析することにより，リパーゼの位置特異性を指標として示す試みがなされている[62,63]。この指標は，positional specificity index（PSI）と名付けられ，その算出法は次の通りである[62]。

表3-11 微生物および関連リパーゼのPositional Specificity Index (PSI)[62]

酵素の起源	測定pH	PSI
ブタ膵臓	7.2	100.0
Phycomyces nitens	7.0	99.1
Rhizopus arrhizus	7.0	98.9
Rhizopus delemar	7.2	98.4
Rhizopus niveus	7.2	97.2
Mucor miehei	7.2	93.3
Chromobacterium viscosum	7.2	88.7
Pseudomonas cepacia	6.0	86.1
Pseudomonas sp.	8.0	78.2
Pseudomonas fluorescens（コレステロール エステラーゼ）	7.0	37.2
Candida cylindracea（コレステロール エステラーゼ）	7.0	-5.0
Candida cylindracea（リパーゼ）	7.0	-14.6

$$\mathrm{PSI}=\frac{(sn\text{-}1,2\text{-}DG + sn\text{-}2,3\text{-}DG - sn\text{-}1,3\text{-}DG\times 2)}{(sn\text{-}1,2\text{-}DG + sn\text{-}2,3\text{-}DG + sn\text{-}1,3\text{-}DG\times 2)}\times 100$$

(DG：ジグリセリド)

トリオレインに種々のリパーゼを作用させPSIを測定し，リパーゼの位置特異性を検討したところ，ブタ膵臓リパーゼのPSIは100で完全にsn-1,3位特異的リパーゼといえるが，これまでsn-1,3位特異的リパーゼといわれてきた*Rhizopus arrhizus*, *Rhizopus delemar*, *Mucor miehei*, *Chromobacterium viscosum*由来のリパーゼは，いずれもPSIが100以下であり，わずかではあるが，sn-2位の脂肪酸も加水分解することが認められた（表3-11）[62]。

リパーゼの位置特異性の検討に均一なトリグリセリドを用いるのは，トリグリセリドの物理化学的性質が異なることから，その結果の解釈を困難にする場合があるので，その1つの解決法として脂肪酸エステルの利用が検討されている[54,64~68]。この方法は，脂肪酸エステルの加水分解を利用する方法と，遊離脂肪酸のエステル化を利用する方法がある[14]。*Mucor miehei*由来のリパーゼはボラージ油のメチルエステルを基質として用い反応させた結果から，短鎖脂肪酸特異的リパーゼと位置付けられ[66]，*Candida antarctica*由来のリパーゼは，n-3多価不飽和脂肪酸エチルエステルの種々の脂質への取り込まれを検討した結果，n-3多価不飽和脂肪酸の特異性の高いリパーゼと位置付け

図3-9 3種の微生物由来のリパーゼの基質特異性[65]

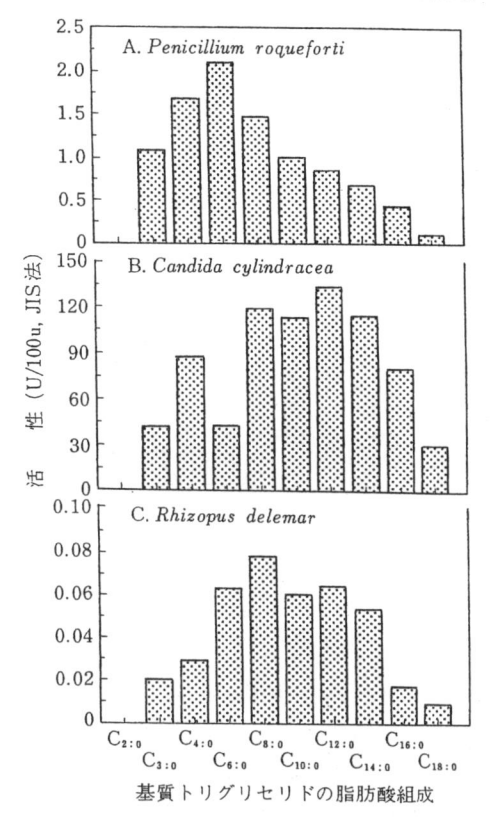

(グラフ: 縦軸 活性 (U/100u, JIS法); 横軸 基質トリグリセリドの脂肪酸組成 $C_{2:0}$, $C_{3:0}$, $C_{4:0}$, $C_{6:0}$, $C_{8:0}$, $C_{10:0}$, $C_{12:0}$, $C_{14:0}$, $C_{16:0}$, $C_{18:0}$)

A. *Penicillium roqueforti*
B. *Candida cylindracea*
C. *Rhizopus delemar*

られた[64]。他のエステルとして，脂肪酸のウンベリフェロン エステル（umbelliferous ester）を用いて*Candida antarctica*由来のリパーゼの特異性が[54]，P-ニトロフェニールエステルを用いて種々のリパーゼの特異性が検討されている[65,67]。

Penicillium roqueforti, *Candida cylindracea*, *Rhizopus delemar*由来のリパーゼの基質特異性をP-ニトロフェニールエステルを基質に検討したところ，*Penicillium roqueforti*由来のリパーゼは短鎖脂肪酸に，*Candida cylindracea*, *Rhizopus delemar*由来のリパーゼは主に中鎖脂肪酸を中心に基質特異性を示した（図3-9）[65]。また，n-ブタノールとトリグリセリド構成脂肪酸のエステル化反応もリパーゼの特異性の検討に用いられている[68]。

天然のトリグリセリドをリパーゼの特異性の検討に用いた場合，アシル基転移が起こることから，合成のトリグリセリドを用いたリパーゼの特異性の検討も行われている[14]。まず，アルキルアシルグリセロールの混合物（1-オクチル-2,3-ジオクタノイル-sn-グリセロールと1-デカノイル-2-デ

図3-10 合成トリグリセリド同族体[69～72]

```
C7H15COO―|―OC8H17         C9H19CONH―|―OCOC9H19
         |―H                        |―H
         |―OCOC7H15                 |―OH

1-octyl-2,3-dioctanoyl-sn-glycerol   1-decanoyl-2-decanoylamino-2-deoxy-sn-glycerol
                        A
```

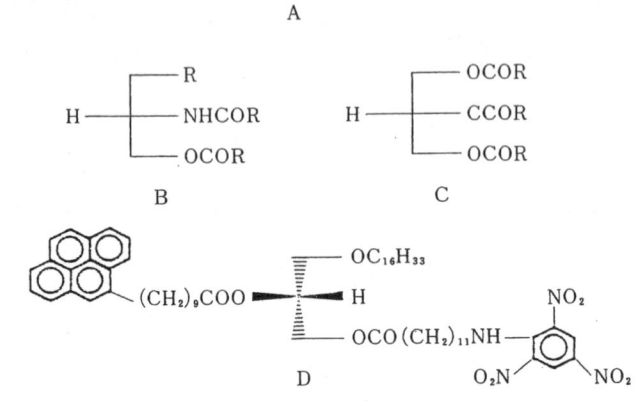

```
    R                      OCOR
H―|―NHCOR          H―|―CCOR
    OCOR                   OCOR
     B                       C
```

(R)-3-trinitrophenylaminolauroyl-2-pyrenedecanoyl-1-O-hexadecyl-sn-glycerol (D)

カノイルアミノ-2-デオキシ-sn-グリセロール）（図3-10, A)[69]を用いた胃および膵臓由来リパーゼの基質特異性の検討が行われた[69]。Fusarium solani 由来のクチナーゼの基質特異性が，sn-1位のアシル基をアルキル基に，sn-2位のアシル基をアミド基で置換したトリグリセリドの同族体（図3-10, B)[70]で検討されているし，sn-2位の酸素を炭素に置換したカルバ（carba）同族体（図3-10, C）も用いられている[71]。また，蛍光プローブであるピレン（pyrene）および蛍光クエンチャーであるトリニトロフェニルアミノ（trinitrophenylamino）基を有するトリグリセリドも合成され（図3-10, D)[72]，この化合物はリパーゼによる加水分解を受けると蛍光強度が増加する[72]。これらの合成トリグリセリドを用いたリパーゼの特異性検討では，アシル基転移は防止できるが，トリグリセリドとは異なる化合物であることを念頭に置いておく必要はある[14]。

最後にキラル（chiral；光学異性体）sn-トリグリセリドの加水分解を応用したリパーゼの特異性の検討を挙げる。光学異性トリグリセリドである1-オレオイル-2,3-パルミトイル-sn-グリセロール（1-oleoyl-2,3-palmitoyl-sn-glycerol）と1-パルミトイル-2,3-オレオイル-sn-グリセロール（1-palmitoyl-2,3-oleoyl-sn-glycerol）を基質として未熟児舌リパーゼの特異性を検討したところ，sn-3位のエステル結合の方が，sn-1位のエステル結合より4倍速く加水分解されることが分かった[73]。また同じ基質を用いて未熟児胃リパーゼの特異性を検討したところ，短鎖脂肪酸に特異性を示すことが分かった[51]。また，1（3）-パルミトイル-2-オレオイル-3（1）-ステアロイル-rac-グリセロール（1（3）-palmitoyl-2-oleoyl-3（1）-stearoyl-rac-glycerol）のラセミ体を用いて，Candida cylindracea と Geotrichum candidum 由来のリパーゼの特異性を検討したところ，Candida cylindracea 由来のリパーゼは，sn-1,2位のパルミチン酸，ステアリン酸に特異性を示したが，Geotrichum candidum 由来のリパーゼには特異性は認められなかった[74]。光学異性を有する1-ブチロイル-2-ステアロイル-3-パルミトイル-sn-グリセロール（1-butyroyl-2-stearoyl-3-palmitoyl-sn-glycerol）とそのラセミ体である1（3）-ブチロイル-2-ステアロイル-3（1）-パルミトイル-rac-グリセロールを用いて種々のリパーゼの特異性が検討されている[75～77]。その結果，Pseudomonas aeruginosa 由来のリパーゼは sn-1位立体特異性を有し[75]，家兎胃リパーゼ[75]および Carica papaya ラテックス由来のリパーゼ[76]は，sn-3位立体特異性を，また仔牛およびヒツジ前胃リパー

ゼはsn-3位立体特異性を有すると共に，短鎖脂肪酸に対しても特異性を示した[77]。

3-6) エステル交換反応でのリパーゼ活性に影響を及ぼす因子

3-6-1) エステル交換反応の反応条件

エステル交換反応でリパーゼ活性に影響を及ぼす因子は種々あるが，特に反応系での水分含量，反応温度，反応pH，反応に用いる溶媒の種類，反応時間，酵素量，反応させるトリグリセリドと脂肪酸あるいは脂肪酸誘導体の混合比，添加物の種類，反応系の攪拌強度などがある[78]。

リパーゼの触媒する反応系での水分含量は重要で，一般的には，グリセロールの加水分解反応は高水分含量下で行われ，グリセロールのエステル化反応は低水分含量下（通常5〜10%の水分含量下）で行われる[78]。従って，エステル化反応では水を生成し，反応系の水分含量が上昇してくるとエステル化反応は抑制されてくるので，通常エステル化反応は，真空ポンプを用いたり，あるいはその他の方法により，水分を除去しながら実施される。しかし，用いるリパーゼの種類，リパーゼの固定化の方法，その他の条件により反応に最適な水分含量はまちまちである[78,79]（表3-12）。また，完全に乾燥した固定化リパーゼはほとんど酵素活性は示さず，その活性化には少量の水分の添加が必要である[78]。エステル化反応に汎用される *Mucor miehei* 由来のリパーゼ（リポザイムIM 60）と *Candida antarctica* 由来のリパーゼSP 435の反応に及ぼす水分含量の影響を比較すると，リポザイムIM 60によるエステル化反応は，水分含量にあまり影響を受けないが[64,65,80~83]，リパーゼSP 435の場合は水分含量が上昇するとエステル化反応が抑制される[64,80,82~84]。

トリオレインとカプリル酸エチルエステルとのトランスエステル化反応において，リポザイムIM 60とリパーゼSP 435を用いて，水分含量（使用酵素重量に対する水分重量）の及ぼす影響について検討した[84]。トリオレインとカプリル酸エチルエステルとのトランスエステル化反応では，ストラクチャード・トリグリセリドとして，総炭素数37（C_{37}）のトリオレインの脂肪酸の2個がカプリル酸と置換したトリグリセリドと総炭素数47（C_{47}）のトリオレインの脂肪酸の1個がカプリル酸と置換したトリグリセリドが生成する（図3-11, A）[84]。また反応系にはこれら生成したストラクチャード・トリグリセリド以外にも未反応のトリオレイン（総炭素数57（C_{57}））およびオレイン酸エチルエステルが含有される。反応系の水分含量を62%（リパーゼに対する重量%）まで上昇させた場合，リポザイムIM 60を触媒に用いると，反応系中のC_{37}, C_{47}含量は水分含量増加と共にやや増加したが，リパーゼSP 435を触媒に用いた場合は，水分含量11.2%（リパーゼに対する重量%）以上では，C_{37}, C_{47}の生成は，ほとんど認められなかった（図3-11, B）[84]。これは，リパーゼSP 435の場合，水分含量11.2%（リパーゼに対する重量%）以上の場合，カプリル酸エチルエステルの加水分解が促進され，生成したカプリル酸がリパーゼSP 435の活性を阻害

表3-12 固定化リパーゼの触媒する反応に最適な水分含量[78]

リパーゼの起源	反応の種類	固定化担体	溶媒	反応温度（℃）	最適水分含量（%, W/V）
Rhizopus delemer	インターエステル化反応	セライト	n-ヘキサン	40	3.0
Rhizopus delemer	インターエステル化反応	ポリプロピレングリコール	n-ヘキサン	40	3.0
Rhizopus arrhizus	加水分解反応	セライト	n-ヘキサン	36.5	0.75*
Rhizopus arrhizus	加水分解反応	藻類菌糸	ジイソプロピルエーテル	50	0.2
Rhizopus niveus	エステル合成反応	Dowex	グリセリン/米糠油	40	1
Mucor miehei	インターエステル化反応	樹脂	オリーブ油	60	11
Pseudomonas mephitica	エステル合成反応	Dowex	グリセリン/米糠油	60	2.2
Chromobacterium viscosum	エステル合成反応	ポリプロピレン	グリセリン/オレイン酸	40	4
Chromobacterium viscosum	エステル合成反応	Dowex	グリセリン/米糠油	60	1.1
Chromobacterium viscosum	エステル合成反応	Spherosil DEA	グリセリン/米糠油	60	0.75
Chromobacterium viscosum	エステル合成反応	DEAEセルロファイン	グリセリン/米糠油	60	1.7

* a_w'

するためと推定される[64,84]。一般的にはリパーゼの表面で水が単層膜を形成した時に，リパーゼの活性発現に必要な3次構造が維持され，水分含量が増加するとトリグリセリドの加水分解作用が発現する[85]。

また，それぞれのリパーゼは，エステル化反応の至適pH，至適温度がほぼ定まっており[78]，この至適pHより高すぎるpH，低すぎるpHでは当然酵素活性は低下する。リパーゼの至適pHは通常6〜9であるが，この至適pHは，反応系に乳化剤や塩が存在すると，酸性側に傾く。また，加水分解反応中は遊離脂肪酸の生成によりpHは低下し，エステル化反応の場合は緩衝液がない場合は，pHはアルカリ側に上昇する[78]。また，反応温度もリパーゼの活性に及ぼす影響は大きいが，工業的には25〜65℃が用いられるが，高い温度の方が，基質，生成物の粘度が低下し，反応が容易になる[65,78,81,84,86]。

反応条件の中で水分含量，pH，温度に加えてエステル化に影響を及ぼすのが，反応時間，エステル交換を行うトリグリセリドと脂肪酸，脂肪酸エステル，トリグリセリドとの混合比，反応に用いる酵素量，有機溶媒を反応系に用いる場合の溶媒の種類と量などである。反応時間は，酵素の種類，エステル化に用いる脂質の種類，その他の反応条件によっても異なるが，短くて6〜10時間前後，長くて20〜24時間前後で平衡に達する傾向が認められる[80〜82,84,86〜88]。月見草油とEPAエチルエステルをリパーゼSP 435を用いてトランスエステル化反応を行った場合，EPAの月見草油への取り込まれ量は，反応開始後24時間目まではほぼ直線的に43％まで増加し，48時間目ではやや減少した（図3-12）[87]。

エステル交換を行うトリグリセリドと脂肪酸[65,82,86,89]，脂肪酸のエステル[84,87,88]，トリグリセリド[80,81]との混合比によっても生成するストラクチャード・トリグリセリド量は異なるが，エステル交換を行うトリグリセリドの量に対して，脂肪酸，脂肪酸エステル，トリグリセリドの添加量が5〜15倍位までは反応が促進される例が多い。月見草油とEPAエチルエステルをリパーゼSP 435を用いてトランスエステル化反応を行った場合，EPAの月見草油への取り込まれ量は，月見草油とEPAエチルエステルの混合比1:1〜1:6までほぼ直線的に増加した（図3-12）[87]。

エステル交換反応に用いるリパーゼの添加量は

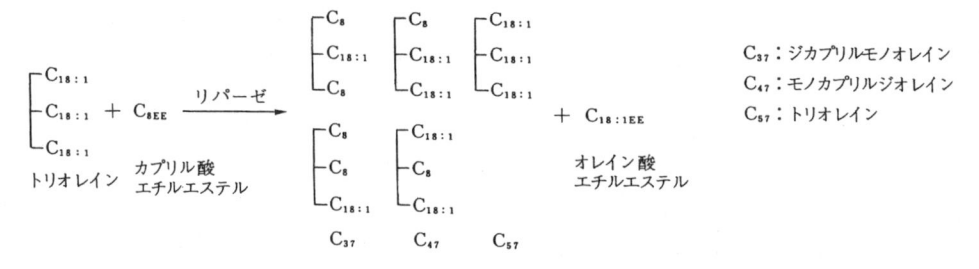

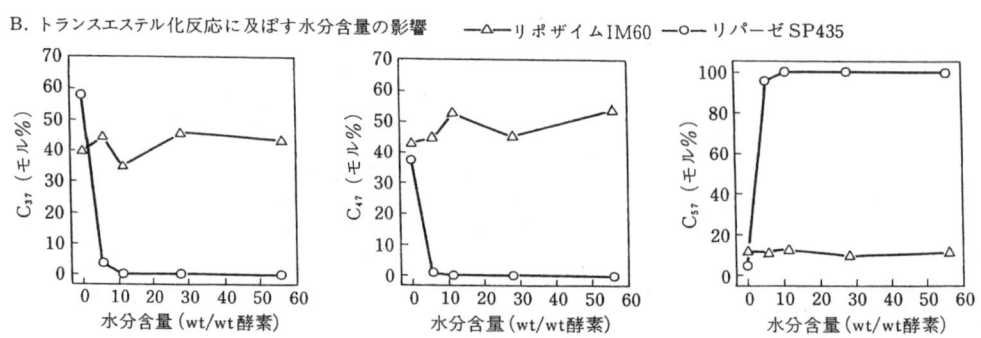

図3-11 トリオレインとカプリル酸エステルとのトランスエステル化反応に及ぼす反応系の水分含量の影響[84]

A. トリオレインとカプリル酸エチルエステルとのトランスエステル化反応の模式図

B. トランスエステル化反応に及ぼす水分含量の影響　—△—リポザイムIM60　—○—リパーゼSP435

図3-12 月見草油とEPAエチルエステルとのトランスエステル化反応に及ぼす反応時間の影響[87]

図3-14 月見草油とEPAエチルエステルとのトランスエステル化反応における酵素添加量の影響[87]

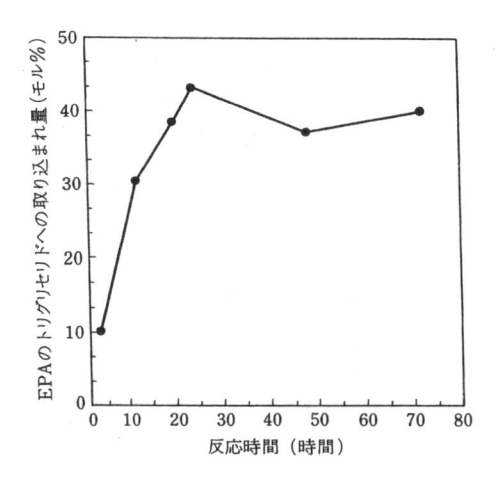

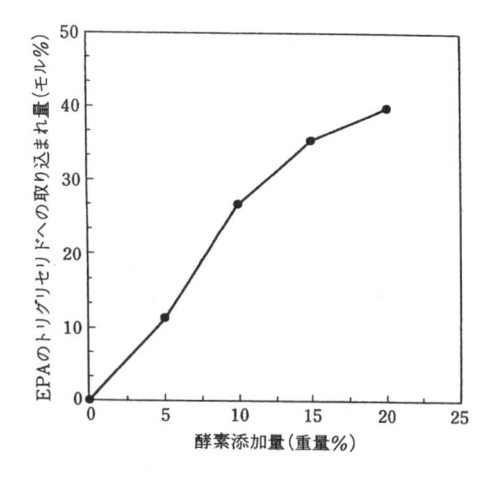

図3-13 月見草油とEPAエチルエステルとのトランスエステル化反応に及ぼす月見草油とEPAエチルエステルの混合比の影響[87]

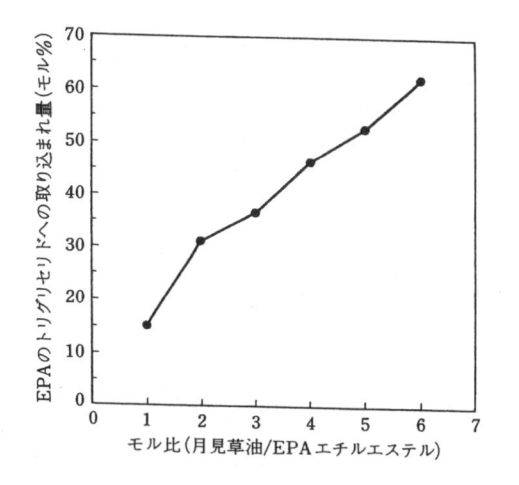

ある程度までは，添加量の増加と共に反応も促進される。添加量は基質に対して5％程度[65,80,86,89]が多いが，20％程度[82,87]の場合もある。月見草油とEPAエチルエステルをリパーゼSP 435を用いてトランスエステル化反応を行った場合の酵素添加量を検討したところ，20％添加まではほぼ直線的に増加した（図3-13）[87]。エステル化反応系で用いる溶媒の影響についても検討されているが，おおむね log P 値（水とオクタノールの間の分配係数[90]）が3.5〜4以上のヘキサン（log P=3.5）[80~82,86~88]，イソオクタン（log P=4.5）[80~82,86~88]，ヘプタン（log P=4.0）[80]などでは高い酵素活性が認められるが，log P値が2以下のトルエン（log P=2.5）[80~88]，ベンゼン（log P=2.0）[81,86]，アセトニトリル（log P=−0.33）[81,82,86~88]，アセトン（log P=−0.23）などでは酵素活性は抑制されるか，まったく認められない場合もある。またエチル酢酸（log P=0.68）[87,88]，クロロホルム（log P=2.0）[80]，エチルエーテル（log P=0.85）[80]を反応系の溶媒として用いた時は，酵素活性は発現されなかった。

月見草油とEPAエチルエステルをリパーゼSP 435を用いてトランスエステル化反応を行った場合のEPAの月見草油への取り込まれ量に及ぼす反応系の溶媒の影響を検討したところ，無溶媒系でのEPAの取り込まれ量が23％であったのに対して，ヘキサンを溶媒として用いた場合には30％，イソオクタン，アセトニトリル，トルエンを溶媒として用いた場合は，無溶媒系に比較して取り込まれ量はやや減少し，エチル酢酸を用いた場合には，取り込まれはまったく認められなかった（図3-15）[87]。

ナタネ油とカプリル酸を Rhizomucor miehei 由来のリパーゼ，リポザイムIMを用いてアシドリシス反応を行う場合，ナタネ油の sn-2 位へのカプリル酸の取り込まれ量に及ぼす反応温度，酵素量，反応時間，水分含量，ナタネ油とカプリル酸の混合比を検討したところ，反応温度では50〜70℃で，酵素量，反応時間，水分含量と，ナタネ油の sn-2 位へのカプリル酸の取り込まれ量については，限定され

図3-15 月見草油とEPAエチルエステルとのトランスエステル化反応における溶媒の影響[87]

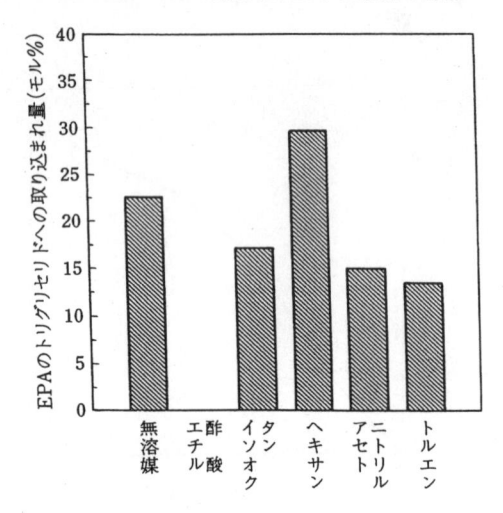

図3-16 ナタネ油とカプリル酸とのアシドリシス反応におけるsn-2位へのカプリル酸の取り込まれに及ぼす種々の因子の影響[65]

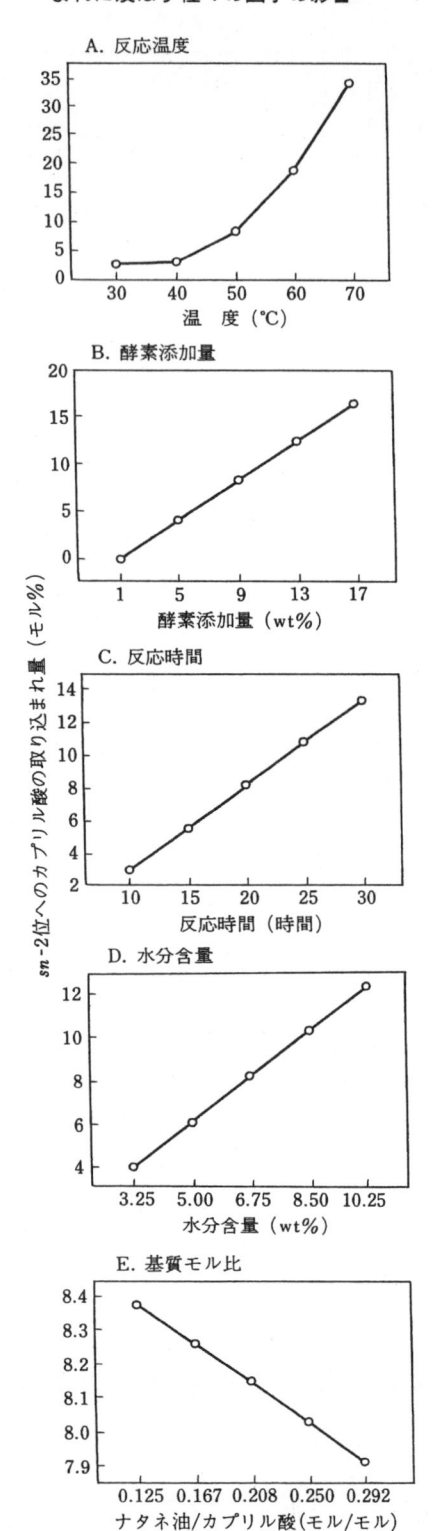

た範囲で正の相関が認められた（図3-16, A～D）[65]。ナタネ油とカプリル酸の混合比とナタネ油のsn-2位へのカプリル酸の取り込まれ量の間には負の相関，すなわち，カプリル酸の添加量が増加するに従って取り込まれ量が増加するのが認められた（図3-16, E）[65]。

またピーナッツ油とカプリル酸をRhizomucor miehei由来のリパーゼ（リポザイムIM60）を用いてアシドリシス反応を行う場合の反応系の攪拌強度のカプリル酸のピーナッツ油への取り込まれ量，リパーゼIM60のトランスエステル化活性に及ぼす影響が検討されている[89]。1 l のバッチ式の反応器に，500 ml のピーナッツ油とカプリル酸の1：2（モル比）の混合物（粘度0.0429kg/m·s）に10gのリポザイムIM60を添加し，50℃で，200, 640, 750 rpmで攪拌を行うと，640 rpm, 750 rpmではピーナッツ油へのカプリル酸の取り込まれが促進されたが，200 rpmでは，ごくわずかであった（図3-17, A）[89]。また，リポザイムIM60のトランスエステル化活性に及ぼす影響も同様の傾向であったが，750 rpmの場合の方が640 rpmの場合に比較して，トランスエステル化活性の立ち上がりが速かった（図3-17, B）[89]。

3-6-2）リパーゼ活性に及ぼす酵素固定化の影響

エステル化反応では通常，エステル化反応を制御したり，反応後の酵素の除去を容易にしたり，

図3-17 ピーナッツ油とカプリル酸とのアシドリシス反応における攪拌強度の影響[89]

A. カプリル酸のトリグリセリドへの取り込まれ量に対する影響

B. トランスエステル化活性に及ぼす影響

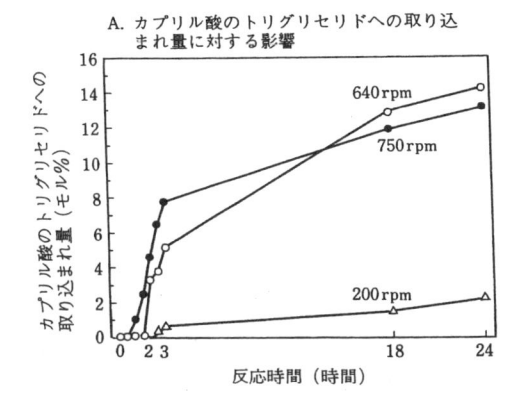

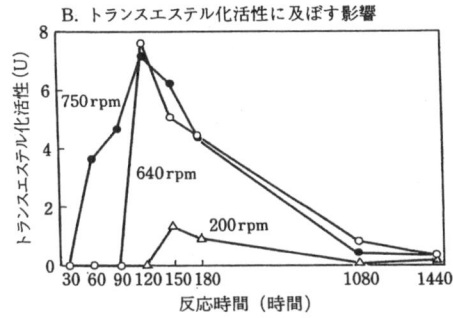

また酵素を再利用するなどの目的で固定化リパーゼが用いられる。さらに，リパーゼを固定化することにより，酵素の耐熱性も上昇する場合も多い[78]。リパーゼの固定化については，固定化後の機械的強度，耐熱性，親油性/親水性特性，コスト，再生性などの観点から固定化担体，固定化の方法が選択される[79]。

不溶性の固定化担体としては多孔性ガラス，珪藻土（diatomaceous earth），活性炭，セルロース，珪素，粘土，カオリン，アルミナ，チタニア，ステンレススチール，ナイロン，ポリエチレン，ポリプロピレン，ポリスチレン，アクリル共重合物，ポリアクリルアミド，ポリアミド，ポリフェニルパラフェニレン オキシド（polyphenyl-paraphenylene oxide），ポリウレタン，セファロース（Sepharose®），セファデックス（Sephadex®），ダウエックス（Dowex®），アガロース，ゼラチン，コラーゲン，細菌細胞壁などが用いられている[79]。最も簡単なリパーゼの固定化方法は，アセトンを用いたリパーゼの沈殿法である。例えば珪藻土を固定化担体として用いる場合，リパーゼ溶液を珪藻土に吸収させたあと，アセトンを少しずつ添加したのち，珪藻土を濾過で集め，アセトンで洗浄したのち乾燥，保存する[78]。反応に使用する場合は少量の水で活性化する[90]。

固定化したのちのリパーゼのエステル合成活性およびインターエステル合成活性を表3-13[79]，表3-14[79]に示した。

3-7）ストラクチャード・トリグリセリドのリパーゼによる合成

3-7-1）短鎖脂肪酸をその構成成分とするストラクチャード・トリグリセリドの合成

3-7-1-1）短鎖脂肪酸をその構成成分とするストラクチャード・トリグリセリド，「サラトリム」の合成

短鎖脂肪酸をその構成成分とするストラクチャード・トリグリセリドの代表的なものとして，ファイザーフード サイエンス グループ（Pfizer Food Science Group）（現カルター フード サイエンス㈱，（Cultor Food Science, Inc.））が開発したサラトリム（SALATRIM®）が挙げられる[92]。しかし，サラトリムは，リパーゼを用いて合成されるのではなく，化学合成で製造されている。サラトリムはステアリン酸を主とする炭素数16～22の長鎖脂肪酸と酢酸，プロピオン酸，酪酸の短鎖脂肪酸から構成されるストラクチャード・トリグリセリドの総称で，サラトリム（SALATRIM®）の名称はShort And Long Acyl Triglyceride Molecules）に由来しており，低カロリー（約4.2 kcal/g）油脂として，クッキー，クラッカー，チョコレート，アイスクリーム，焼菓子などへ応用されている[91,93~95]。サラトリムの開発の背景には，油脂を含有する食品は美味しく，この美味しい食品を好んで食べたいという欲求と，油脂の過剰摂取による個人的および社会的諸問題を少しでも解決する目的で，通常の食用油脂とほぼ同等の食感，使用感を保持したまま，過エネルギー状態になることを回避することを意図したものである[91]。

サラトリムのステアリン酸を主とする炭素数16～22の長鎖脂肪酸の脂肪源としては，ナタネ油（カノーラ油）硬化油（hydrogenated canola

表 3-13 固定リパーゼのエステル合成活性[79]

固定化後の活性	固定化後の酵素活性/固定化前の酵素活性	リパーゼ源	固定化担体	担体への結合法	温度 (℃)	脚注文献
0.9〜1.5[b]	41〜70	Candida cylindracea	Spherosil XOB	吸着	n.a.	13-1)
1.3[b]	59	C. cylindracea	多孔性ガラス	吸着	n.a.	13-1)
1.3[b]	60	C. cylindracea	アルミナ	吸着	n.a.	13-1)
0.5[b]	22	C. cylindracea	セライト	吸着	n.a.	13-1)
1.8[b]	82	C. cylindracea	チタニア	吸着	n.a.	13-1)
1.1[b]	52	C. cylindracea	ポリウレタン	エントラップメント	n.a.	13-1)
0.021[c]	n.a.[a]	Candida rugosa	セルロース	吸着	25	13-2)
5.5[c]	n.a.	Rhizopus delemar	ポリプロピレン	吸着	40	13-3)
15.1[c]	n.a.	Pseudomonas fluorescens	ポリプロピロン	吸着	40	13-3)
22.0[c]	n.a.	Mucor miehei	ポリプロピレン	吸着	40	13-3)
44.1[c]	n.a.	Chromobacterium viscosum	ポリプロピレン	吸着	40	13-3)
34.2[b]	n.a.	Mucor miehei	樹脂	イオン交換	60	13-4)

a:データ未記載
b:μmol生成物/(min・g担体)
c:μmol生成物/(min・cm²担体)

13-1) Morlot, C., Landgrand, G., Triantaphy lides, C., Baratti, J., Biotechnol. Lett. **7**, 647 (1985)
13-2) Van der Padt, A., Edema, M. J., Sewalt, J. J. W., Van't Riet, K., J. Am. Oil. Chem. Soc. **67**, 347 (1990)
13-3) Hoq, M. M., Tagami, H., Yamane, T., Shimizu, S., Agric. Biol. Chem. **49**, 335 (1985)
13-4) Miller, C., Austin, H., Posorske, L., Gonzalez, J., J. Am. Oil Chem. Soc, **65**, 927 (1988)

表 3-14 固定化リパーゼのインターエステル合成活性[79]

固定化後の活性 [μmol生物/(min・g担体)]	固定化後の酵素活性/固定化前の酵素活性	リパーゼ源	固定化担体	担体への結合法	温度 (℃)	脚注文献
n.a.[a]	16	Rhizopus delemar	Spherosil XOB 15	吸着	40	14-1)
n.a.	28	R. delemar	Spherosil QMA	イオン交換	40	14-1)
n.a.	9	R. delemar	Spherosil XOB 15	共有結合	40	14-1)
n.a.	13〜20	R. delemar	ポリエチレングリコール	エントラップメント	40	14-1)
n.a.	29〜82	R. delemar	ポリプロピレングリコール	エントラップメント	40	14-1)
n.a.	3〜19	R. delemar	ポリウレタン	エントラップメント	40	14-1)
106	n.a.	Aspergillus	セライト	吸着	n.a.	14-2)
320	n.a.	Rhizopus arrhizus	セライト	吸着	40	14-3)
n.a.	85〜90	R. arrhizus	セライト	吸着	n.a.	14-4)
20	n.a.	Mucor miehei	樹脂	イオン交換	60	14-5)
120	13	Aspergillus	Controlled pore silica	吸着	n.a.	14-6)
63	n.a.	Aspergillus	Filtercel	吸着	n.a.	14-6)
68	n.a.	Aspergillus	Hyflo Supercel	吸着	n.a.	14-6)
32〜860	n.a.	Aspergillus	セライト 560	吸着	n.a.	14-6)

a:データ未記載

14-1) Yokozeki, K., Yamanaka, S., Takimani, K., Hirose, Y., Tanaka, A., Sonomoto, K., Kukui, S., Eur. J. Appl. Microbiol. Biotechnol. **17**, 107 (1983)
14-2) Wisdom, R. A., Dunnill, P., Lilly, M. D., Enzyme Microb, Technol. **7**, 567 (1985)
14-3) Wisdom, R. A., Dunnill, P., Lilly, M. D., Biotechnol. Bioeng. **29**, 1081 (1987)
14-4) Goderis, H. L., Ampe, G., Feyten, M. P., Fouwé, B. L., Guffens, W. M., Biotechnol. Bioeng. **30**, 258 (1987)
14-5) Hansen, T. T., Eigtved, P., Proceedings of the World Conference on Emerging Trends in the Fats and Oil Industry (Baldwin A. R. Ed.) p365, Am. Oil Chem. Soc. (1986)
14-6) Wisdom, R. A., Dunnill, P., Lilly, M. D., Macrae, A., Enzyme Microb. Technol. **6**, 443 (1984)

第3章　ストラクチャード・トリグリセリドのリパーゼによる合成

表3-15　サラトリムの種類と短鎖脂肪酸源，長鎖脂肪酸源とその構成モル比[96]

種　類*	短鎖脂肪酸源	長鎖脂肪酸源	モル比**
サラトリム 4 CA	トリブチリン	カノーラ硬化油	2.5:1
サラトリム 23 CA	トリアセチン トリプロピオニン	カノーラ硬化油	11:1:1
サラトリム 234 CS	トリアセチン トリプロピオニン トリブチリン	綿実硬化油	4:4:4:1
サラトリム 234 CA	トリアセチン トリプロピオニン トリブチリン	カノーラ硬化油	4:4:4:1
サラトリム 23 SO	トリアセチン トリプロピオニン	大豆硬化油	11:1:1

* 「サラトリム」の後の記号：数字は短鎖脂肪酸の炭素鎖数を，
　ローマ字は長鎖脂肪酸源の略号を示している。
** モル比の記載は短鎖脂肪酸源，長鎖脂肪酸記載順である。
　例えばサラトリム23CAでは
　トリアセチン：トリプロピオニン：カノーラ硬化油＝11：1：1

oil），綿実油硬化油（hydrogenated cottonseed oil），大豆油硬化油（hydrogenated soybean oil）が用いられ，短鎖脂肪酸源としては，短鎖脂肪酸のトリエステルであるトリアセチン（triacetin），トリプロピオニン（tripropionin），トリブチリン（tributyrin）が用いられ，両者をナトリウムメトキサイド（sodium methoxide）を触媒としてエステル交換反応を経て調製される。すなわち，長短脂肪酸源と短鎖脂肪酸源の種類と割合を種々組み合わせることにより，種々の物性あるいは生理的特性を有する短鎖脂肪酸をその構成成分とするストラクチャード・トリグリセリドの合成が可能であり，これまでその原料組成を異にする5種類のサラトリムが公表されている（表3-15）[96]。この表のなかで，サラトリムのあとの記号は，数字は短鎖脂肪酸源のトリグリセリドを構成する脂肪酸の炭素数（トリアセチンの場合は2，トリプロピオニンの場合は3，トリブチリンの場合は4）を，ローマ字は長鎖脂肪酸（カノーラ硬化油の場合はCA，綿実硬化油の場合はCS，大豆硬化油の場合はSO）を示している[92]。また，長鎖脂肪酸源と短鎖脂肪酸源のエステル交換後，目的に応じてモノおよびジ長鎖脂肪酸トリグリセリド画分を分別蒸留したり，また別の分別蒸留物を混合して多様な製品を調製することも可能である[92]。

サラトリムの脂肪酸組成は短鎖脂肪酸源と長鎖脂肪酸源の混合モル比を反映しており（表3-16）[96]，この短鎖脂肪酸と長鎖脂肪酸のモル比（S/Lモル比）は，サラトリムの吸収率，カロリー効率と密接な関係があり，サラトリムの性質を説明するうえで重要な指標となっている。また，サラトリムをエステル交換により合成する前のS/Lモル比とエステル交換後の生成物の間には相関関係が成り立っている[97]。すなわち生成するサラトリムのトリグリセリドの構成脂肪酸を短鎖脂肪酸（S）と長鎖脂肪酸（L）で表わすと（例えばSSLは sn-1位，sn-2位が短鎖脂肪酸，sn-3位が長鎖脂肪酸であることを示す）。S/Lモル比が大きくなるに従いSSLとSLSの和は増加し，LLSとLSLの和，およびLLLは減少した（図3-18）[97]。この時，1.0＜S＜L　モル比＜2.0では非常に高い相関が認められている（図3-18）[97]。

サラトリムは短鎖脂肪酸源と長鎖脂肪酸源のエステル交換反応により調製されるので，多くの分子種が生成する。例えばサラトリム234CAでは多くの分子種が見出されるが，しかし，その主成分はかなり限定されている（表3-17）[96]。トリアシルグリセロールを構成する基をそれぞれアセチル基（A），プロピオニル基（P），ブチリル基（B），ステアリル基（S）で表示すると，それぞれのサラトリムの主成分は，サラトリム 4 CAの場合はBBS，BSB，BSS，サラトリム 23 CA，23 SOの場合はAAS，ASA，サラトリム 234 CAの場合はPPS，BPS，PASであり，サラトリム 234

表3-16 サラトリムの原料油と各種サラトリムの脂肪酸組成（重量％*）[96]

脂肪酸	カノーラ油	大豆油	綿実油	23CA	23SO	4CA	234CS	234CA
$C_{2:0}$				25.95±0.12	26.14±2.88		8.39 ±NC[e]	10.06 ±0.21
$C_{3:0}$				3.07±0.04	3.38±0.42		9.33 ±NC	10.90 ±0.43
$C_{4:0}$						21±2.0	12.38 ±NC	13.68 ±0.65
$C_{12:0}$	0.019 ±0.001	0.026±0.001	<0.015	<0.015	<0.015	0.019±0.003	0.025±0.001	<0.015
$C_{14:0}$	0.061 ±0.002	<0.015	<0.015	0.078±0.071	0.078±0.071	NC	0.534±0.029	0.056±0.004
$C_{16:0}$	4.952 ±0.224	12.24 ±0.73	25.80±0.05	2.37 ±0.04	7.97 ±0.13	2.75 ±0.08	12.30 ±0.14	3.23 ±0.08
$C_{18:0}$	81.53 ±0.43	79.59 ±4.75	72.30±0.11	57.0 ±0.00	55.68 ±1.11	58.0 ±4.0	41.81 ±0.48	49.11 ±5.48
$C_{18:1}$	1.597 ±0.151	0.13 ±0.01	0.18±0.00	0.572±0.005	0.04 ±0.01	0.56 ±0.022	0.06 ±0.11	0.77 ±0.08
$C_{18:2}$	0.0867±0.341	<0.015	0.34±0.07	0.066±0.0004	<0.015	0.124±0.003	0.01 ±0.01	0.13 ±0.02
$C_{20:0}$	1.8443±0.0714	0.63 ±0.03	0.09±0.07	1.50 ±0.03	0.47 ±0.07	1.51 ±0.05	0.26 ±0.009	2.17 ±0.13
$C_{22:0}$	0.629 ±0.01109	0.38 ±0.02		0.668±0.007	0.29 ±0.04	0.64 ±0.02	0.11 ±0.01	0.63 ±0.05
$C_{24:0}$	0.30 ±0.061	0.14 ±0.01		0.335±0.03	0.11 ±0.02	0.299±0.008	0.08 ±0.010	0.31 ±0.02

＊3回測定の平均

図3-18 サラトリムの合成前の短鎖脂肪酸と長鎖脂肪酸のモル比（S/Lモル比）とエステル交換後の生成物組成[97]

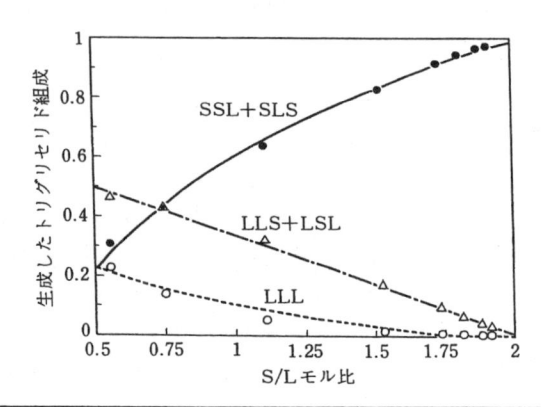

トリグリセリド組成	1.0<S/L<2.0でのS/Lと生成トリグリセリド組成と直線式	1.0<S/L<2.0でのS/Lと生成トリグリセリド量の相関
LSS/SLS	$X_{LSS/SLS}=0.4362(S/L)+0.1440$	r=0.999
LLS/LSL	$X_{LLS/LSL}=-0.3560(S/L)+0.7107$	−0.999
LLL	$X_{LLL}=-0.08022(S/L)+0.1453$	−0.957

CSの場合は，ABS, PBS, ASPであった[96]。これらの主要な分子種の炭素数は22, 23および38であり，サラトリムの主成分は長鎖脂肪酸1分子と短鎖脂肪酸2分子あるいは長鎖脂肪酸2分子と短鎖脂肪酸1分子より構成されている（図3-19）[96,98]。

3-7-1-2）短鎖脂肪酸をその構成成分とするストラクチャード・トリグリセリドのリパーゼによる合成

リパーゼを用いた短鎖脂肪酸をその構成成分とするストラクチャード・トリグリセリド合成の報告は非常に少ない[86]。トリオレインとカプロン酸，酪酸（1：2：2）からアシドリシス反応により

図3-19 サラトリムの構造式[96,98]

$$CH_2-COO-C_nH_{2n+1}\ (n=16\sim22)$$
$$CH-COO-C_nH_{2n+1}\ (n=1\sim3,\ \text{または}\ n=16\sim22)$$
$$CH_2-COO-C_nH_{2n+1}\ (n=1\sim3)$$

低カロリーのストラクチャード・トリグリセリドの合成が種々の酵素を用いて検討されている[86]。*Penicillium cyclopium* 由来のリパーゼG, *Pseudomonas* sp. 由来のリパーゼPS, *Candida lipolytica* 由来のリパーゼL, *Rhizopus niveus* 由来のリパーゼN, *Pseudomonas* sp. 由来のリパーゼAK, *Candida rugosa* 由来のリパーゼAY-30, *Rhizomucor miehei* 由来のリパーゼ（リポザイム

表3-17 サラトリム234CAの組成[96]

アシルグリセロール	重量%
1,2-dipropionyl-3-stearoylglycerol	24.81±0.18
2-Propionyl-1-butyryl-3-stearoylglycerol	16.93±0.34
1,3-dibutyryl-2-stearoylglycerol	9.76±0.02
1,2-diacetyl-3-stearoyl-glycerol	4.53±0.06
2-acetyl-1-propionyl-3-stearoylglycerol	15.10±0.20
1,3-diacetyl-2-stearoylglycerol	2.19±0.02
1-butyryl-2,3-distearoylglycerol	1.96±0.18
1-acetyl-2,3-distearoylglycerol	1.7 ±0.01
1,3-distearoyl-2-butyrylglycerol	1.09±0.01
1,3-stearoyl-2-propionylglycerol	0.99±0.018
1,3-distearoyl-2-acetylglycerol	0.8 ±0.01
2-propionyl-1-butyryl-3-palmitoylglycerol	1.31±0.03
1-acetyl-2-palmitoyl-3-propionylglycerol	0.72±0.01
1-acetyl-2-butyryl-3-palmitoylglycerol	1.64±0.08
tristearoylglycerol	0.37±0.03
1,2-dibutyryl-3-palmitoylglycerol	0.79±0.04
1-propionyl-2-palmitoyl-3-butyrylglycerol	0.20±0.00
1-acetyl-2-palmitoyl-3-butyrylglycerol(1)	0.33±0.03
1,2-diacetyl-3-palmitoylglycerol	0.2 ±0.00
1,3-dibutyryl-2-palmitoylglycerol	0.38±0.001
1-acetyl-2-palmitoyl-3-stearoylglycerol	0.18±0.01
2-propionyl-1-palmitoyl-3-stearoylglycerol	0.19±0.00
1-propionyl-2-palmitoyl-3-stearoylglycerol	0.19±0.005
1-butyryl-2-stearoyl-3-palmitoylglycerol	0.21±0.001
total diacylglycerols	2.08±0.50
total acylglycerols	88.35±0.72

図3-20 ストラクチャード・トリグリセリドの生成に及ぼすトリオレイン:酪酸:カプロン酸混合比の影響[86]

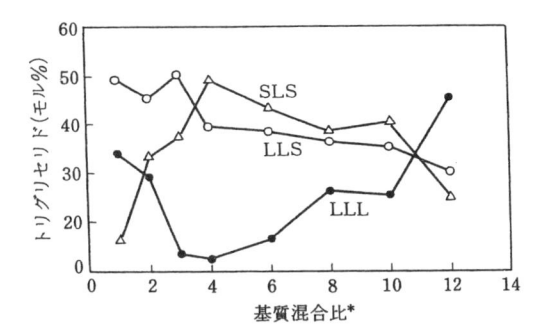

*トリオレイン:酪酸:カプロン酸は1:1:1〜1:12:12を示す

IM60, リポザイムIM20), *Candida antarctica* 由来のリパーゼSP 435のアシドリシス反応活性を検討したところ, リポザイムIM 60のみで活性が認められた[86]。

リポザイムIM 60を用い合成されるストラクチャード・トリグリセリド（オレイン酸をL, カプロン酸および酪酸をSで表わすと, SLS（ジ置換体）とLLS（モノ置換体）で表わされる）の基質の混合比の影響をトリオレイン:酪酸:カプロン酸の1:1:1から1:12:12まで検討したところ, ストラクチャード・トリグリセリドの生成量は混合比の上昇に伴って増加し, 1:4:4の混合比で最高生成濃度を示し, 49%のSLSおよび38%のLLS（モル%）のストラクチャード・トリグリセリドが生成された（図3-20）[86]。それ以上の混合比では, トリオレインの残存量が増加するが, これは, 酪酸, カプロン酸の濃度増加により酵素活性が阻害された結果と推定される[99,100]。

トリオレイン, 酪酸, カプロン酸の混合比を1:4:4に固定し, ストラクチャード・トリグリセリドの生成に及ぼす反応温度, 反応時間, 酵素添加量の影響について検討した[86]。反応温度の影響については, 55℃でLLSが44%, SLSが43%生成され, 未反応のLLLは12.4%であり, それ以上の温度ではSLSの生成は抑制された（図3-21, A）[86]。反応時間については, 反応温度55℃で検討した結果, 反応開始後48時間までは, 酪酸, カプロン酸はトリグリセリド中に良く取り込まれたが, それ以後の取り込まれは減少した（図3-21, B）[86]。酵素添加量は, 10%まではSLS, LLSの生成は促進されたが, それ以上の酵素添加では, ほぼ平衡状態であった（図3-21, C）[86]。反応系での溶媒の影響については, 非極性溶媒のイソオクタン, n-ヘキサン中でSLSの生成が促進され, それぞれ53%, 49%の生成が認められた[86]。

3-7-2) 中鎖脂肪酸をその構成成分とするストラクチャード・トリグリセリドの合成

3-7-2-1) はじめに

現在, 市販されている中鎖脂肪酸をその構成成分とするストラクチャード・トリグリセリドとしては, カプレニン（Caprenin®）[101〜104], カプテックス（Captex®）[105], ネオビー（Neobee®）[106]などで, いずれも, ストラクチャード・トリグリセリドの構成脂肪酸の3脂肪酸のうち, 2脂肪酸はカ

表3-18 ココナッツ油と中鎖脂肪酸メチルエステルとの化学触媒あるいは固定化リパーゼを用いた分子内交換反応[91]

	油脂	脂肪酸メチルエステル	脂肪酸組成（%, W/W）								
			$C_{6:0}$	$C_{8:0}$	$C_{10:0}$	$C_{12:0}$	$C_{14:0}$	$C_{16:0}$	$C_{18:0}$	$C_{18:1}$	$C_{18:2}$
化学触媒	ココナッツ油	—	0.9	4.9	6.2	50.3	19.2	8.3	1.3	6.3	2.6
	ストラクチャード・トリグリセリド	$C_{8:0}$	0.8	23.3	5.0	41.5	17.8	6.7	1.1	4.2	1.2
	ストラクチャード・トリグリセリド	$C_{10:0}$	1.0	3.8	21.3	39.1	18.8	7.1	1.4	5.1	2.4
固定化リパーゼ	ココナッツ油	—	0.9	4.9	6.2	50.3	19.2	8.3	1.3	6.3	2.6
	ストラクチャード・トリグリセリド	$C_{8:0}$	0.9	17.9	7.1	38.4	19.1	6.7	2.0	5.8	2.1
	ストラクチャード・トリグリセリド	$C_{10:0}$	1.3	4.1	18.0	41.3	18.5	6.8	1.1	6.1	2.8

図3-21 ストラクチャード・トリグリセリド生成に及ぼす反応温度，反応時間，酵素添加量の影響[86]

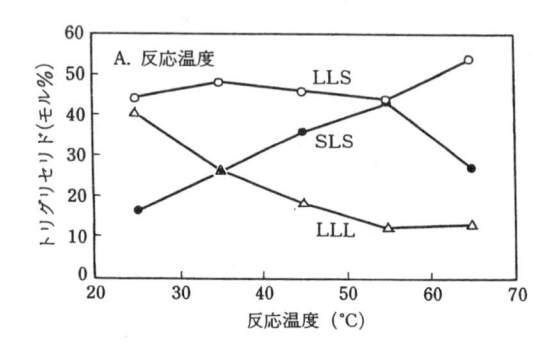

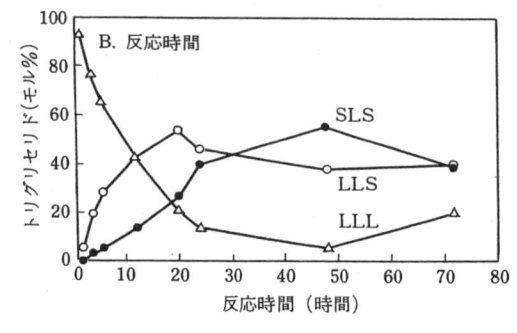

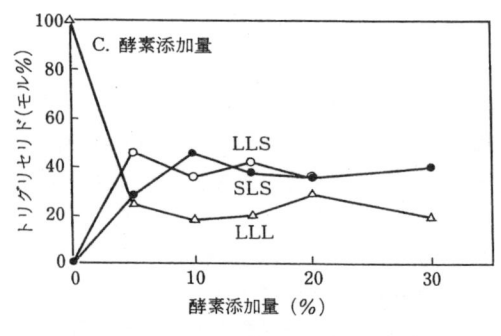

プリル酸あるいはカプリン酸の中鎖脂肪酸であり，残りの脂肪酸は，カプレニンの場合は炭素数22の脂肪酸であるベヘン酸であり，カプテックスの場合はリノール酸，ネオビーの場合は長鎖脂肪酸混合物である[107]。いずれのストラクチャード・トリグリセリドも化学合成で合成されている（表3-19）[107]。

カプレニンは，その製造ロットによって構成脂肪酸組成がやや異なるが，約45％のベヘン酸，20～25％のカプリル酸，25～30％のカプリン酸，および，ごくわずかのラウリン酸，パルミチン酸，アラキドン酸，リグロセリン酸（ligroceric acid；$C_{24:0}$）より構成されている（表3-20）[108]。その脂肪酸組成の一例をココナッツ油，ピーナッツ油の脂肪酸組成と共に示した（表3-20）[108]。ベヘン酸，リグロセリン酸などのカプレニン構成脂肪酸は，天然の脂肪，油脂に普通に見出される脂肪酸である[109]。

カプテックスも，カプレニン同様，化学的エステル交換反応により調製されているストラクチャード・トリグリセリドで，その脂肪酸構成は中鎖脂肪酸，長鎖脂肪酸のみで，カプテックス810Dの場合，主要脂肪酸組成は，カプリル酸；12％，カプリン酸；12％，パルミチン酸；5％，オレイン酸；13％，リノール酸；54％であった[105]。市販の中鎖脂肪酸をその構成成分とするストラクチャード・トリグリセリドはこれまでのところ，以上の3種であるが，中鎖脂肪酸それ自身が，特異的な消化吸収特性，生理的特性を示すため，ストラクチャード・トリグリセリドの構成脂肪酸として取り込まれ，研究の対象となることが多いと推定さ

表3-19 市販の中鎖脂肪酸を構成成分とするストラクチャード・トリグリセリド[107]

商品名	構成脂肪酸	製造元
カプレニン（Caprenin）	$C_{8:0}$, $C_{10:0}$, $C_{22:0}$	Procter & Gamble, Cincinnati, Ohio
カプテックス（Captex）	$C_{8:0}$, $C_{10:0}$, $C_{18:2}$	ABITEC, Columbus, Ohio
ネオビー（Neobee）	$C_{8:0}$, $C_{10:0}$, LCFA[a]	Stepan Company, Maywood, New Jersey

a LCFA＝長鎖脂肪酸（long-chain fatty acids）

表3-20 カプレニン，ココナッツ油，ピーナッツ油の脂肪酸組成[108]

脂肪酸	脂肪酸濃度（重量％）		
	カプレニン	ココナッツ油	ピーナッツ油
$C_{8:0}$	23.3	7.1	―
$C_{10:0}$	24.9	5.8	―
$C_{12:0}$	0.5	46.3	―
$C_{14:0}$	―	19.2	―
$C_{16:0}$	―	9.8	10.2
$C_{18:0}$	0.4	2.9	2.3
$C_{18:1}$	―	7.0	47.3
$C_{18:2}$	―	1.9	31.8
$C_{20:0}$	3.6	―	1.3
$C_{20:1}$	―	―	1.5
$C_{22:0}$	46.6	―	3.6
$C_{24:0}$	0.7	―	2.0

れた。中鎖脂肪酸を含有するストラクチャード・トリグリセリドのリパーゼを用いた実験室での合成報告は多いが，実用化レベルでは不明である。

3-7-2-2）中鎖脂肪酸をその構成成分とするストラクチャード・トリグリセリドの合成に用いられるリパーゼ

中鎖脂肪酸をその構成成分とするストラクチャード・トリグリセリドの合成には，エステル化反応，インターエステル化反応，トランスエステル化反応，アシドリシス反応，アルコーリシス反応が用いられている（表3-21）。

中鎖脂肪酸をその構成成分とするストラクチャード・トリグリセリドの中鎖脂肪酸以外の脂肪酸としては，リノレン酸[80,110,111]，オレイン酸[86,112〜116]，ステアリン酸[80]，酪酸[86]，エルシン酸[117]，EPA[112,118,119]，DHA[112]，ボラージ油構成脂肪酸[82,120〜122]，ピーナッツ油構成脂肪酸[89,123]，ナタネ油構成脂肪酸[19,65,83,111,123]，ココナッツ油構成脂肪酸[113]，サフラワー油構成脂肪酸[83,122,124]，アマニ油構成脂肪酸[122,125]，ヒマワリ油構成脂肪酸[122]，MCT構成脂肪酸[83]など多様である（表3-21）。

表3-21 中鎖脂肪酸をその構成成分とするストラクチャード・トリグリセリドの合成に用いられるリパーゼ

A．エステル化反応

リパーゼの起源	脂肪酸	アルコール	脚注文献
Aspergillus niger	カプリン酸	グリセリン	21-1)
Candida cylindracea	カプリン酸	グリセリン	21-1)
Candida rugosa (Lipase OF-360)	カプリン酸	グリセリン	21-2, 21-3)
(Lipase CC)	カプリン酸	グリセリン	21-2)
(Lipase MY)	カプリン酸	グリセリン	21-1, 21-2)
Rhizopus delmer (Lipase D)	カプリン酸	グリセリン	21-2)
Rhizomucor miehei	カプリン酸	グリセリン	21-1)
(Lipozyme IM-20)	カプリン酸	グリセリン	21-2)
Chromobacterium viscosum (Lipase CV)	カプリン酸	グリセリン	21-1, 21-2)
Pseudomonas aeruginosa (Lipase PS)	カプリン酸	グリセリン	21-1)

21-1) Kwon, D. Y., Song, H. N., Yoon, S. H., J. Am. Oil Chem. Soc. **73**, 1521 (1996)
21-2) Willis, W. M., Marangoni, A. G., J. Am. Oil Chem. Soc. **76**, 443 (1999)
21-3) Van der Padt, A., Edema, M. J., Sewalt, J. J. W., Van't Riet, K., J. Am. Oil Chem. Soc. **67**, 347 (1990)

B. インターエステル化反応

リパーゼの起源	第1トリグリセリド	第2トリグリセリド	脚注文献
Candida antarctica (Lipase SP435)	トリカプリン	トリリノレイン	21-4)
(Lipase SP435)	トリカプロイン	トリリノレイン	21-5)
Candida cylindraces (Lipase OF)	トリカプリン	ピーナッツ油	21-6)
Candida sp. (SP382)	トリカプリン	ピーナッツ油	21-6)
Geotrichum candidum (Lipase GC)	トリカプリン	ピーナッツ油	21-6)
Humicola lanuginosa	トリカプリン	ピーナッツ油	21-6)
Mucor miehei (Lipozyme IM-20)	トリカプロイン	トリリノレイン	21-5)
(Lipozyme IM-49)	トリカプリン	ピーナッツ油	21-6)
(Lipozyme IM-60)	トリカプロイン	トリリノレイン	21-5)
(Lipozyme IM-60)	トリカプリル	ナタネ油	21-7)
(Lipozyme IM-60)	トリカプリン	トリリノレイン	21-4)
(Lipozyme IM-60)	トリカプリン	トリステアリン	21-8)
Rhizopus sp.	トリカプリン	ピーナッツ油	21-6)
Chromobacterium viscosum	トリカプリン	ピーナッツ油	21-6)
Pseudomonas fluorescens	トリカプリン	ピーナッツ油	21-6)
Pseudomonas sp. (Lipase PS)	トリカプロイン	トリリノレイン	21-5)
(Lipase AK)	トリカプロイン	トリリノレイン	21-5)

21-4) Lee, K.-T., Akoh, C. C., J. Am. Oil Chem. Soc. **74**, 579 (1997)
21-5) Fomuso, L. B., Akoh, C. C., J. Am. Oil Chem. Soc. **75**, 405 (1998)
21-6) Soumanou, M. M., Bornscheuer, U. T., Menge, U., Schmid, R. D., J. Am. Oil Chem. Soc. **74**, 427 (1997)
21-7) Willis, W, M., Marangoni, A. G., J. Am. Oil Chem. Soc. **76**, 443 (1999)
21-8) Akoh, C. C., Yee, L. N., J. Am. Oil Chem. Soc. **74**, 1409 (1997)

C. トランスエステル化反応

リパーゼの起源	トリグリセリド	脂肪酸エステル	脚注文献
Candida antarctica (Lipase SP382)	トリリノレイン	カプリル酸エチル	21-9)
(Novozyme)	トリカプリル	EPAエチル	21-10)
(Novozyme)	トリリノレイン	カプリル酸エチル	21-9)
(Novozyme)	トリリノレイン	カプリン酸エチル	21-11)
(Novozyme)	トリカプリル	EPAエチル	21-12)
(Novozyme)	トリカプリン	EPAエチル	21-12)
Mucor miehei (Lipozyme IM-40)	トリリノレイン	カプリル酸エチル	21-9)
(Lipozyme IM-60)	トリリノレイン	カプリル酸エチル	21-9)
(Lipozyme IM-60)	トリリノレイン	カプリン酸エチル	21-11)
(Lipozyme IM-60)	トリカプリル	EPAエチル	21-12)
(Lipozyme IM)	トリカプリン	EPAエチル	21-12)
	トリエイコサペンタエン	カプリル酸エチル	21-13)
(Lipozyme)	トリカプリル	EPAエチル	21-10)
Pseudomonas pseudoalkali (Liposam)	トリカプリル	EPAエチル	21-10)
Pseudomonas sp. (Lipase-AK)	トリリノレイン	カプリル酸エチル	21-9)
Caria Papaya	トリパルミチン	カプリル酸エチル	21-14)
	トリパルミチン	カプリル酸メチル	21-14)
	トリパルミチン	カプリル酸プロピル	21-14)
	トリパルミチン	カプリル酸ブチル	21-14)

21- 9) Huang, K.-H., Akoh, C. C., J. Am. Oil Chem. Soc. **73**, 245 (1996)
21-10) Han, J. J., Iwasaki, Y., Yamane, T., J. Am. Oil Chem. Soc. **76**, 31 (1999)
21-11) Lee, K.-T., Akoh, C. C., J. Am. Oil Chem. Soc. **74**, 579 (1997)
21-12) Lee, K.-T., Akoh, C. C., J. Am. Oil Chem. Soc. **73**, 611 (1996)
21-13) Irimescu, R., Hata, K., Iwasaki, Y., Yamane, T., J. Am. Oil Chem. Soc. **78**, 65 (2001)
21-14) Gandhi, N. N., Mukherjee, K. D., J. Am. Oil Chem. Soc. **78**, 965 (2001)

D. アシドリシス反応

リパーゼの起源	トリグリセリド	脂 肪 酸	脚注文献
Candida antactica (Novozyme 435)	トリカプリン	共役リノール酸	21-15)
Candida cylindracea (Lipase OF)	トリカプリル	EPA, DHA, オレイン酸	21-16)
(Lipase OF)	トリカプリン	EPA, DHA, オレイン酸	21-16)
Candida Lipolytica	トリオレイン	酪酸 + カプロン酸	21-17)
Candida rugosa (Lipase AY30)	トリオレイン	酪酸 + カプロン酸	21-17)
(Lipase SP435)	トリカプリル	高EPA, DHA含有魚油脂肪酸	21-18)
(Lipase SP435)	トリカプリン	高EPA, DHA含有魚油脂肪酸	21-18)
(Lipase SP435)	ボラージ油	カプリン酸	21-19,21-20)
(Lipase SP435)	トリオレイン	酪酸 + カプロン酸	21-17)
Candida rugosa	エルシン酸モノグリセリド	カプリル酸	21-21)
Caria papaya	トリパルミチン	カプリル酸	21-22)
Geotrichum candidum (Lipase GC-20)	エルシン酸モノグリセリド	カプリル酸	21-21)
Mucor miehei (Lipase NOVO)	トリカプリル	EPA, DHA, オレイン酸	21-16)
(Lipase NOVO)	トリカプリン	EPA, DHA, オレイン酸	21-16)
(Lipozyme IM20)	ココナッツオレイン	カプリル酸, カプリン酸	21-23)
(Lipozyme IM20)	ココナッツ油	カプリル酸, カプリン酸	21-23)
(Lipozyme IM60)	トリオレイン	酪酸 + カプロン酸	21-17)
(Lipozyme IM60)	トリオレイン	カプリン酸	21-24)
(Lipozyme IM60)	ボラージ油	カプリン酸	21-19,21-20)
(Lipozyme IM60)	ピーナッツ油	カプリル酸	21-25)
(Lipozyme IM60)	MCT	オレイン酸	21-26)
Penicillium cydopium (Lipase G)	トリオレイン	カプロン酸	21-17)
Rhizopus delemer (Ta-Lipase)	トリカプリル	EPA, DHA, オレイン酸	21-16)
(Ta-Lipase)	トリカプリン	EPA, DHA, オレイン酸	21-16)
(Ta-Lipase)	サフラワー油, アマニ油	カプリル酸	21-27)
(Ta-Lipase)	ボラージ油	カプリル酸	21-28)
(Ta-Lipase)	ボラージ油	カプリル酸	21-29)
(Ta-Lipase)	2-モノオレイングリセリド	カプリル酸	21-29)
(Ta-Lipase)	2-モノリノレングリセリド	カプリル酸	21-29)
Rhizopus javanicus (Lipase Saiken 100)	2-モノオレイングリセリド	カプリル酸	21-29)
(Lipase Saiken 100)	2-モノリノレングリセリド	カプリル酸	21-30)
Rhizopus niveus (Lipase N)	トリオレイン	酪酸 + カプロン酸	21-17)
Rhizomucor miehei (Lipozyme IM)	ナタネ油	カプリル酸	21-31〜21-34)
(Lipozyme IM)	ナタネ油	カプリン酸	21-33,21-35)
(Lipozyme IM)	ヒマワリ油	カプリル酸	21-34, 21-36,21-37)
(Lipozyme IM)	ヒマワリ油	カプリン酸	21-36)
(Lipozyme IM)	ボラージ油 + MCT	カプリル酸	21-36)
(Lipozyme IM)	サフラワー油, ボラージ油	カプリル酸	21-34,21-36)
(Lipozyme IM)	アマニ油	カプリル酸	21-34,21-36)
(Lipozyme IM)	サフラワー油	カプリル酸	21-32)
(Lipozyme IM)	MCT	オレイン酸	21-32)
(Lipozyme IM)	トリEPA	カプリル酸	21-38)
(Lipozyme IM)	トリカプリン	共役リノール酸	21-15)
(Lipozyme IM)	MCT	魚油由来n-3系多価不飽和脂肪酸	21-39,21-40)
Chromobacterium Viscosum (Lipase TOYO)	トリカプリル	EPA, DHA, オレイン酸	21-16)
(Lipase TOYO)	トリカプリン	EPA, DHA, オレイン酸	21-16)
Psudomonas cepacia (Lipase PS-30)	エルシン酸モノグリセリド	カプリル酸	21-21)
(Lipase PS-C)	トリカプリン	共役リノール酸	21-15)
Psudomonas sp. (Lipase PS)	トリオレイン	酪酸 + カプロン酸	21-17)
(Lipase KW1-56)	単細胞油	カプロン酸	21-41)

21-15) Kim, I.-H., Yoon, C.-S., Cho, S.-H., Lee, K.-W., Chung, S.-H., Tae, B. S., J. Am. Oil Chem. Soc. **78**, 547 (2001)

21-16) Shishikura, A., Fujimoto, K., Suzuki, T., Arai, K., J. Am. Oil Chem. Soc. **74**, 269 (1997)

21-17) Fomuso, L. B., Akoh, C. C., J. Am. Oil Chem. Soc. **74**, 269 (1997)
21-18) Lee, K.-T., Akoh, C. C., J. Am. Oil Chem. Soc. **75**, 495 (1998)
21-19) Akoh, C. C., Monssata, C. O., J. Am. Oil Chem. Soc. **75**, 697 (1998)
21-20) Akoh, C. C., Sista, R. V., J. Food Lipids **2**, 231 (1995)
21-21) McNeill, G. P., Sonnet, P. E., J. Am. Oil Chem. Soc. **72**, 1301 (1995)
21-22) Gandhi, N, N., Mukherjee, K, D., J. Am. Oil Chem. Soc. **78**, 965 (2001)
21-23) Ghosh, S., Bhattacharyya, D. K., J. Am. Oil Chem. Soc. **74**, 593 (1997)
21-24) Shieh, C.-J., Akoh, C. C., Koehler, P. E., J. Am. Oil Chem. Soc. **72**, 619 (1995)
21-25) Lee, K.-T., Akoh, C. C., J. Am. Oil Chem. Soc. **75**, 1533 (1998)
21-26) Xu, X., Mu, H., Hφy, C.-E., Adler-Nissen, J., Fett/Lipid **101**, 207 (1999)
21-27) Shimada, Y., Sugihara, A., Nakano, H., Yokota, T., Nagao, T., Komemushi, S., Tominaga, Y., J. Am. Oil Chem. Soc. **73**, 1415 (1996)
21-28) Shimada, Y., Suenaga, M., Sugihara, A., Nakai, S., Tominaga, Y., J. Am. Oil Chem. Soc. **76**, 189 (1999)
21-29) Shimada, Y., Sugihara, A., Maruyama, K., Nagao, T., Nakayama, S., Nakano, H., Tominaga, Y., J. Ferment. Bioeng. **81**, 299 (1996)
21-30) Soumanou, M. M., Bornscheuer, U. T., Schmid, R. D., J. Am. Oil Chem. Soc. **75**, 703 (1998)
21-31) Xu, X., Skands, A. R. H., Hφy, C.-E., Mu, H., Balchen, S., Adler-Nissen, J., J. Am. Oil Chem. Soc. **75**, 1179 (1998)
21-32) Xu, X., Balchen, S., Hφy, C.-E., Adler-Nissen, J., J. Am. Oil Chem. Soc. **75**, 1573 (1998)
21-33) Xu, X., Mu, H., Skands, A. R. H., Hφy, C.-E., Adler-Nissen, J., J. Am. Oil Chem. Soc. **76**, 175 (1999)
21-34) Mu, H., Kurvinen, J.-P., Kallio, H., Xu, X., Hφy, C.-E., J. Am. Oil Chem. Soc. **78**, 959 (2001)
21-35) Xu, X., Skands, A. R. H., Adler-Nissen, J., Hφy, C.-E., Fett/Lipid **100**, 463 (1998)
21-36) Mu, H., Xu, X., Hφy, C.-E., J. Am. Oil Chem. Soc. **75**, 1187 (1998)
21-37) Mu, H., Xu, X., Adler-Nissen, J., Hφy, C.-E., Fett/Lipid **101**, 158 (1999)
21-38) Irimescu, R., Hata, K., Iwasaki, Y., Yamane, T., J. Am. Oil Chem. Soc. **78**, 65 (2001)
21-39) Xu, X., Balchen, S., Jonsson, G., Adler-Nissen, J., J. Am. Oil Chem. Soc. **77**, 1035 (2000)
21-40) Xu, X., Skands, A., Jonsson, G., Adler-Nissen, J., Biotech. Letters **22**, 1667 (2000)
21-41) Iwasaki, Y., Han, J.J., Narita, M., Rosu, R., Yamane, T., J. Am. Oil Chem. Soc. **76**, 563 (1999)

E. アルコーリシス反応

リパーゼの起源	脂肪酸	アルコール	脚注文献
Candida rugosa (Lipase OF)	カプリル酸	プロパノール, 他	21-43)
	カプリン酸	プロパノール, 他	21-43)
Rhizopus miehei (Lipozyme)	カプリル酸	オクタノール	21-44)
	カプリン酸	オクタノール	21-44)
Carica papaya	トリパルミチン	オクタノール	21-45)

21-43) Basri, M., Ampon, K., Wan Yunus, W. M. Z., Pazak, C. N. A., Salleh, A. B., J. Am. Oil Chem. Soc. **72**, 407 (1995)
21-44) Miller, C., Austin, H., Posorske, L., Geonzlez, J., J. Am. Oil Chem. Soc. **65**, 927 (1988)
21-45) Gandhi, N. N., Mukhrejee, K. D., J. Am. Oil Chem. Soc. **78**, 965 (2001)

3-7-2-3) 中鎖脂肪酸とトリグリセリドのアシドリシス反応

Rhizopus delemer の産生するリパーゼは，sn-1位，3位に特異性を有するリパーゼであるが，このリパーゼをセラミック担体上に通常の方法により固定化し[121]，冷アセトンで脱水，減圧下で乾燥した[121,124]。この固定化リパーゼを次の方法により活性化した[124]。0.6gの固定化リパーゼを，5gのサフラワー油またはアマニ油，10gのカプリル酸，0.3gの脱イオン水の混合物中に添加し，30℃で2日間振盪し，活性化した[124]。この活性化の段階でカプリル酸はサフラワー油あるいはアマニ油にそれぞれ，約43，44％取り込まれた（表3-22)[124]。この結果は，固定化リパーゼの活性化の段階でアシドリシス反応が充分進行することが示されたが，ジグリセリド，モノグリセリドも反応系に検出されることから部分的加水分解が起こっていることも示された（表3-22)[124]。

この活性化固定化リパーゼを前記と同じサフラワー油またはアマニ油，カプリル酸混合物中に添加し（脱イオン水は無添加），中鎖脂肪酸をその構成成分とするストラクチャード・トリグリセリドを合成する[124]。サフラワー油を用いた場合，トリグリセリド中のリノール酸，オレイン酸，パルミチン酸含量は減少し，カプリル酸含量は増加し，反応開始後15時間で平衡状態に達し，カプリル

表3-22 固定化リパーゼの活性化と，それに引き続くアシドリシス反応[124]

脂 質	反応回数	カプリル酸取り込まれ量（モル%）	グリセリド含量（モル%）		
			トリグリセリド	ジグリセリド	モノグリセリド
サフラワー油	活性化後	43.3	72	26	2
	2回目	46.6	92	8	非検出
	3回目	45.7	99	1	非検出
アマニ油	活性化後	44.3	73	25	2
	2回目	49.6	89	10	1
	3回目	48.4	98	2	非検出

図3-22 固定化リパーゼを用いたアシドリシスによるトリグリセリドの脂肪酸組成の変化[12]

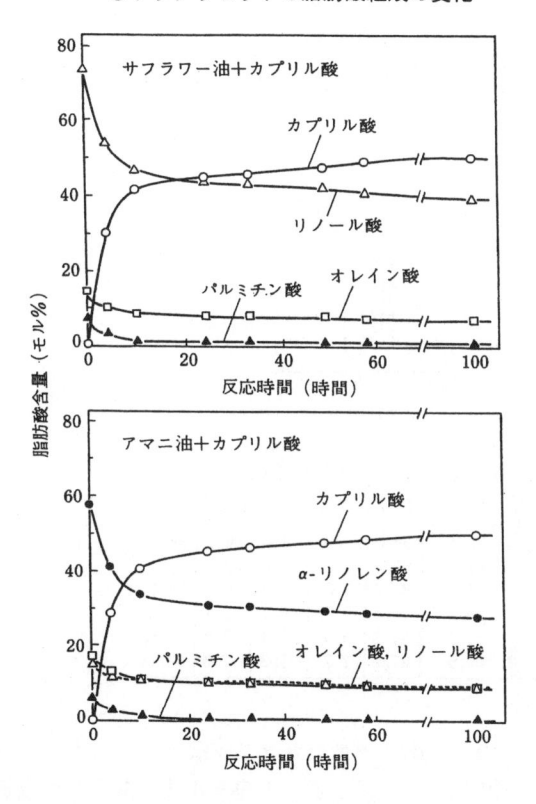

酸のトリグリセリド画分への取り込まれは約45～46%であった（図3-22）[124]。アマニ油を用いた場合も同様で50時間の反応でカプリル酸のトリグリセリド画分への取り込まれは約48～49%であった[78]。

このアシドリシス反応で生成したストラクチャード・トリグリセリドのカプリル酸の取り込まれ位置を分析したところ，サフラワー油を用いた場合は，sn-1位および3位に49.7モル%，sn-2位には0%，アマニ油を用いた場合にはsn-1位および3位に45.6モル%，sn-2位に0.7モル%であり，生成したストラクチャード・トリグリセリドの高性能液体クロマトグラフィーによる分離および分析から，カプリル酸は，sn-1位および3位に2分子，およびsn-1位あるいはsn-3位に1分子取り込まれているのが認められている（図3-23）[124]。

サフラワー油あるいはアマニ油とカプリル酸のアシドリシス反応は，第1回の反応でそれぞれ73.3%，69.9%終了し，この時カプリル酸はsn-1位または3位に取り込まれる（表3-23）[124]。さらにカプリル酸を添加し，2回目，3回目のアシドリシス反応を行うと，反応はさらに進行し，3回目の反応で，sn-1位および3位は，すべてカプリル酸に置換する（表3-23）[124]。

この固定化リパーゼの安定性は2日毎に未反応のサフラワー油あるいはアマニ油とカプリル酸混合油中に移し替えることにより検討され，カプリル酸のサフラワー油あるいはアマニ油への取り込まれ量から，サフラワー油の場合は45回，アマニ油の場合は55回使用でもその活性が維持されていた（図3-23）[124]。

また，同じ固定化リパーゼを用い，ボラージ油とカプリル酸（混合比1:2，W/W）のアシドリシス反応を行い，生成するストラクチャード・トリグリセリドのsn-1位または3位，およびsn-2位の脂肪酸組成分析を行ったところ，カプリル酸は，sn-1位または3位にのみ存在することが認められた（表3-24）[125]。

表3-23 反復反応によるアシドリシス反応の進行度[124]

脂質	反応回数	脂肪酸含量（モル%）						アシドリシス反応進行度（%）
		$C_{8:0}$	$C_{16:0}$	$C_{18:0}$	$C_{18:1}$	$C_{18:2}$	$C_{18:3}$	
サフラワー油	無反応	ND*	7.7	2.5	13.5	74.3	ND	—
	1回目	48.9	1.4	0.5	7.2	41.9	ND	73.3
	2回目	59.8	0.5	ND	5.7	34.0	ND	89.7
	3回目	67.4	ND	ND	5.2	27.4	ND	101.2
アマニ油	無反応	ND	6.0	2.9	16.7	15.4	57.6	—
	1回目	46.6	1.3	0.6	10.0	10.5	30.9	69.9
	2回目	60.8	0.4	ND	7.6	8.4	22.7	91.2
	3回目	66.7	ND	ND	6.3	7.3	19.7	100.0

＊非検出

図3-23 ストラクチャード・トリグリセリドの高性能液体クロマトグラフィーによる分析[124]

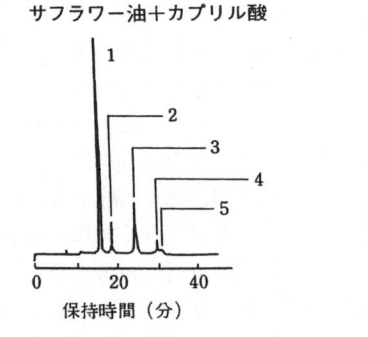

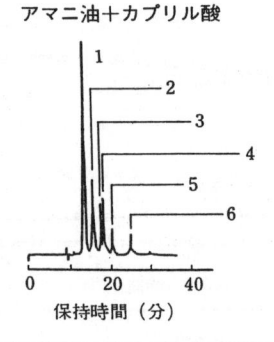

サフラワー油＋カプリル酸

アマニ油＋カプリル酸

ピークNo.	保持時間（分）	脂肪酸組成（モル%）					保持時間（分）	脂肪酸組成（モル%）				
		$C_{8:0}$	$C_{16:0}$	$C_{18:1}$	$C_{18:2}$	$C_{18:3}$		$C_{8:0}$	$C_{16:0}$	$C_{18:1}$	$C_{18:2}$	$C_{18:3}$
ピーク1	16.1	64.0	ND*	ND	36.0	ND	14.2	64.5	ND	1.0	0.2	34.2
ピーク2	19.0	62.5	0.7	35.3	1.6	ND	16.2	65.3	ND	0.8	32.0	1.8
ピーク3	24.8	31.6	ND	0.4	68.0	ND	18.3	31.2	ND	3.7	0.4	64.7
ピーク4	30.4	31.6	1.4	31.3	35.6	ND	19.0	60.4	0.8	35.7	0.4	2.6
ピーク5	31.5	31.8	30.4	3.2	34.5	ND	21.2	32.3	0.9	1.4	32.5	32.9
ピーク6							25.5	27.9	2.7	27.3	7.6	34.5

＊ND：非検出

3-7-2-4) 中鎖脂肪酸をその構成成分とするストラクチャード・トリグリセリドの生成機構

トリグリセリドの sn-1, 3位特異性を有する Rhizomucor miehei の産生するリパーゼ（リポザイム IM 60）および，トリグリセリドに非特異的に作用する Candida antarctica の産生するリパーゼ SP 435 を用い，トリカプリンとトリリノレインより，およびカプリン酸エチルエステルとトリリノレインよりストラクチャード・トリグリセリドの合成およびその生成機構の検討が行われている[110]。トリカプリンとトリリノレインを1：1のモル比で，またカプリン酸エチルエステルとトリリノレインを3：1のモル比で混合した脂質に固定化リポザイム IM 60 あるいはリパーゼ SP 435 を添加し，ヘキサン中で55℃，12時間反応させたのち，反応混合物中のトリグリセリドを逆相高性能高速液体クロマトグラフィーにより分析すると，合成されたストラクチャード・トリグリセリドの2つの画分（SL1 および SL2）が得られる（図3-25）[110]。SL1およびSL2の分子種を分析すると，SL1はトリグリセリド分子中の1分子がリノール酸，2分子がカプリン酸であり，SL2はトリグリセリド分子中の2分子がリノー

図3-24 固定化リパーゼの安定性[124]

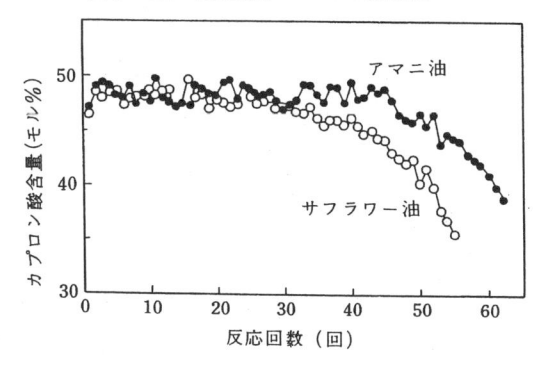

図3-25 トリカプリンとトリリノレインより固定化リパーゼにより生成するストラクチャード・リピッドの高性能液体クロマトグラフィーによる分離[110]

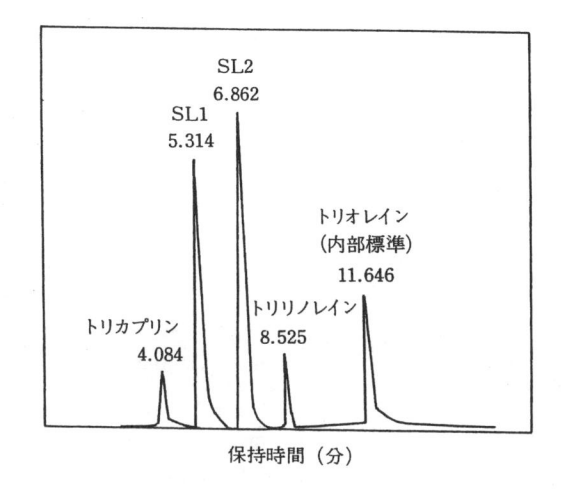

ル酸，1分子がカプリン酸であった[110]。

さらに膵臓リパーゼを用いて，sn-2位の脂肪酸の種類を検討したところ，トリカプリンとトリリノレインから，sn-1,3位特異性のリポザイムIM 60を用いてストラクチャード・トリグリセリドを合成した場合は，SL 1のsn-2位の57.7モル％がカプリン酸，42.3モル％がリノール酸であったのに対して，SL 2の場合は，sn-2位の43.3モル％がカプリン酸，56.7モル％がリノール酸であった[110]。また非特異性リパーゼSP 435を用いて，トリカプリンとトリリノレインよりストラクチャード・トリグリセリドを合成した場合のSL 1のsn-2位の43.6モル％がカプリン酸，56.4モル％がリノール酸であり，SL 2のsn-2位の56.6モル％はカプリン酸，43.4モル％はリノール酸であった[110]。

これらの結果から，トリカプリンとトリリノレインを出発物質とした場合のストラクチャード・トリグリセリドの生成経路は，それぞれの酵素の基質特異性および生成物のsn-2位の脂肪酸の種類により，図3-26のように，反応の第1段階から，SL 1，SL 2が生成し，それらの生成量が平衡状態に達するまで反応が継続されると推定された[110]。

トリカプリンの代わりに，カプリン酸エチルエステルを用いトリリノレインとの混合物を基質として，固定化リポザイムIM 60およびリパーゼSP 435を用いてストラクチャード・トリグリセリドの合成を行うと，リポザイムIM 60の方がリパーゼSP 435より速い反応速度を示し，リポザイム

表3-24 ボラージ油とストラクチャード・トリグリセリドのsn-1(3)位とsn-2位の脂肪酸組成[125]

脂肪酸	脂肪酸組成（モル％）					
	ボラージ油			ストラクチャード・トリグリセリド		
	計	sn-1(3)位	sn-2位	計	sn-1(3)位	sn-2位
$C_{8:0}$	—	—	—	52.7	52.8	n.d.*
$C_{16:0}$	10.6	10.6	n.d.	1.6	1.5	0.1
$C_{18:0}$	3.9	3.9	n.d.	0.6	0.6	n.d.
$C_{18:1}$	17.5	12.2	5.3	6.9	1.7	5.2
$C_{18:2}$	38.4	24.4	14.0	17.4	3.5	13.9
$C_{18:3}$	22.4	6.0	16.4	19.6	3.2	16.4
$C_{20:1}$	3.9	3.8	0.1	0.7	0.7	n.d.
$C_{22:1}$	2.1	2.2	n.d.	0.3	0.4	n.d.
$C_{24:1}$	1.2	1.1	0.1	0.1	n.d.	0.1

＊非検出

図3-26 トリカプリンとトリリノレインからのストラクチャード・トリグリセリドの生成機構[110]

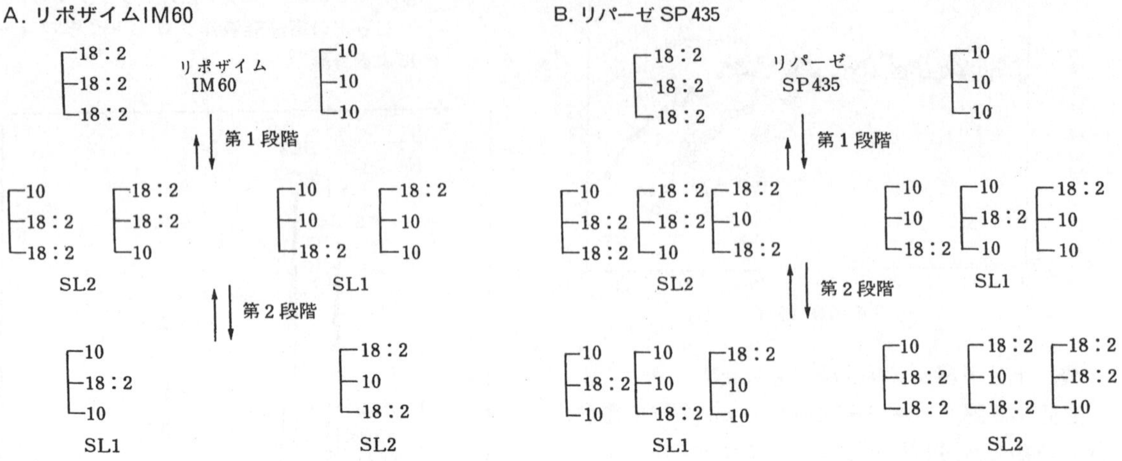

A. リポザイムIM60

```
[18:2      [10
 18:2   リポザイム  10
 18:2]  IM60   10]
         ↕ 第1段階

[10    [18:2   [10    [18:2
 18:2   18:2   10     10
 18:2]  10]    18:2]  18:2]
  SL2    SL1

         ↕ 第2段階

[10           [18:2
 18:2          10
 10]           18:2]
 SL1           SL2
```

B. リパーゼSP435

```
[18:2      [10
 18:2   リパーゼ 10
 18:2]  SP435  10]
         ↕ 第1段階

[10    [18:2  [18:2   [10    [10    [18:2
 18:2   18:2   18:2    18:2   18:2   10
 18:2]  10]    10]     18:2]  10]    10]
  SL2                          SL1

         ↕ 第2段階

[10    [10    [18:2   [18:2  [18:2  [18:2
 10     18:2   10      10     18:2   18:2
 18:2]  10]    10]     18:2]  10]    18:2]
        SL1                   SL2
```

図3-27 カプリン酸をその構成成分とするストラクチャード・トリグリセリドの合成に及ぼすリパーゼの影響[110]

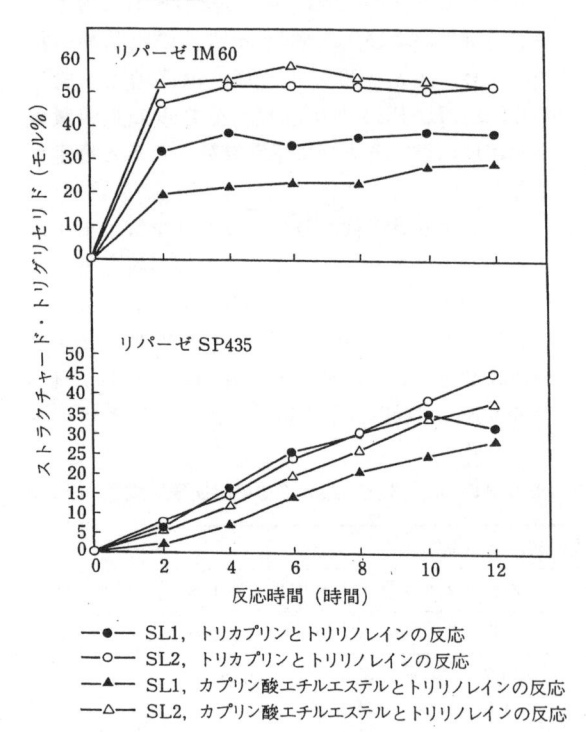

（グラフ：リパーゼIM60およびリパーゼSP435、縦軸：ストラクチャード・トリグリセリド（モル％）、横軸：反応時間（時間））

- ●— SL1，トリカプリンとトリリノレインの反応
- ○— SL2，トリカプリンとトリリノレインの反応
- ▲— SL1，カプリン酸エチルエステルとトリリノレインの反応
- △— SL2，カプリン酸エチルエステルとトリリノレインの反応

IM60の場合はアシドリシス反応は反応開始後約2時間で終了し，リパーゼSP435の場合は，アシドリシス反応は12時間後も継続していた（図3-27）[110]。

また，リパーゼIM60の場合，カプリン酸エチルエステルを基質として用いると，トリカプリンを用いた場合に比較して，反応開始12時間後までのSL1の生成量は少なく，SL2の生成量の方が多かった[110]。反応開始24時間後は，SL1の生成量はカプリン酸エチルエステルを用いた場合（32.1モル％）と，トリカプリンを用いた場合（31.6モル％）は，ほぼ同量であったが，SL2の生成量はトリカプリンを用いた場合（58.9モル％）の方が，カプリン酸エチルエステルを用いた場合（50.9モル％）より多かった[110]。これらの結果から，ストラクチャード・トリグリセリドを合成する場合，トリリノレインのアシル受容体（acyl donor）として，カプリン酸エチルエステルを用いると，反応の第1段階としてSL2が生成し，このSL2がSL1の合成に使われると推定された（図3-28）[110]。

3-7-2-5) 中鎖脂肪酸をその構成成分とするストラクチャード・トリグリセリドの合成に影響を及ぼす因子

中鎖脂肪酸をその構成成分とするストラクチャード・トリグリセリドの合成に影響を及ぼす因子としては，反応系での水分含量，反応温度，反応pH，反応に用いる溶媒の種類，反応時間，酵素の添加量，反応させるトリグリセリドと脂肪酸あるいは脂肪酸誘導体の混合比，添加物の種類，反応系の攪拌強度などが挙げられる[78]。

ボラージ油とカプリン酸，エイコサペンタエン酸（EPA）を1:1:1，1:2:2，1:3:3に混合した脂質に固定化リパーゼSP435

図3-28 カプリン酸エチルエステルとトリリノレインからのストラクチャード・トリグリセリドの生成機構[110]

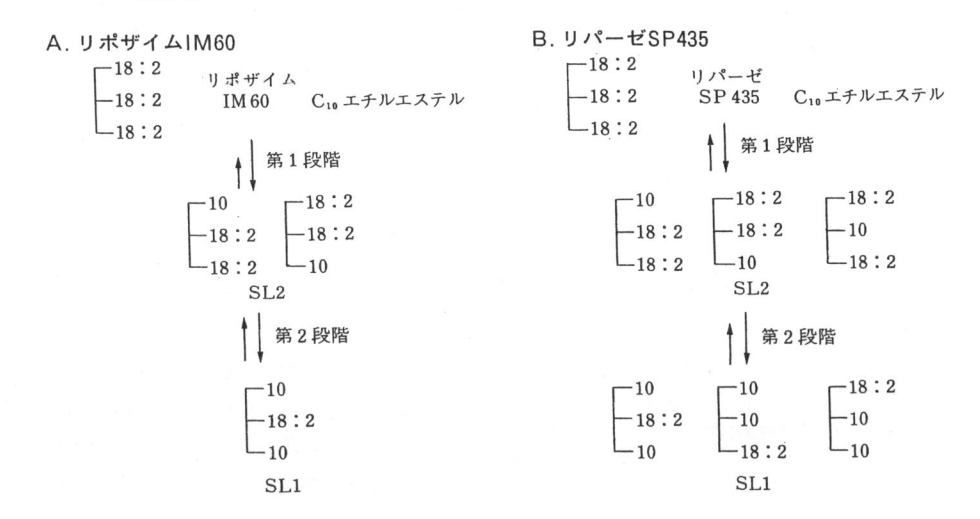

A. リポザイムIM60

```
 ┌18:2
 ├18:2     リポザイム
 └18:2     IM60    C₁₀エチルエステル
```
↑↓ 第1段階

```
 ┌10      ┌18:2
 ├18:2    ├18:2
 └18:2    └10
      SL2
```
↑↓ 第2段階

```
 ┌10
 ├18:2
 └10
   SL1
```

B. リパーゼSP435

```
 ┌18:2
 ├18:2     リパーゼ
 └18:2     SP435   C₁₀エチルエステル
```
↑↓ 第1段階

```
 ┌10      ┌18:2    ┌18:2
 ├18:2    ├18:2    ├10
 └18:2    └10      └18:2
      SL2
```
↑↓ 第2段階

```
 ┌10    ┌10    ┌18:2
 ├18:2  ├10    ├10
 └10    └18:2  └10
      SL1
```

図3-29 ストラクチャード・トリグリセリドへのカプリン酸の取り込まれ量に及ぼす種々の因子[*82]

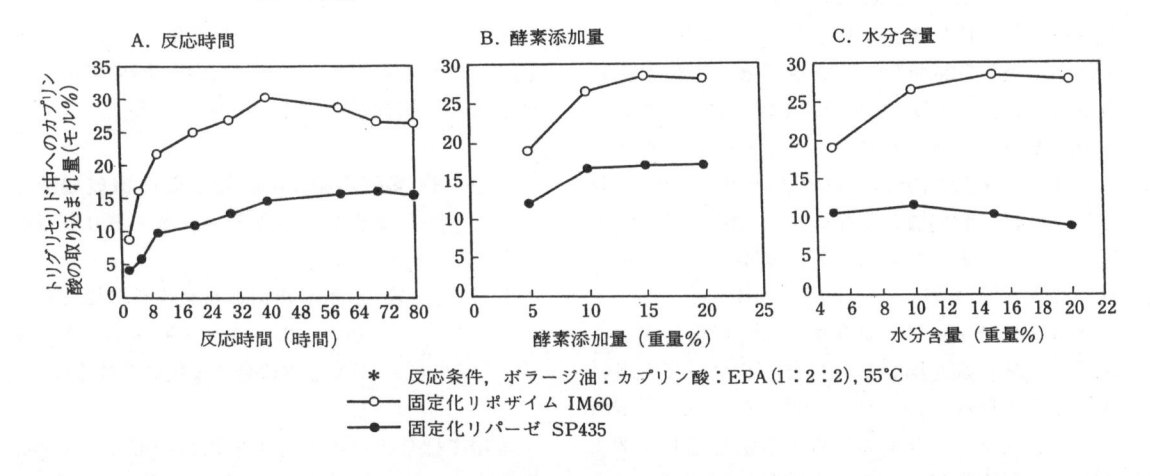

A. 反応時間 　　B. 酵素添加量 　　C. 水分含量

（縦軸：トリグリセリド中へのカプリン酸の取り込まれ量（モル%））

* 反応条件，ボラージ油：カプリン酸：EPA（1：2：2），55℃
○ 固定化リポザイム IM60
● 固定化リパーゼ SP435

（*Candida antarctica* 由来）あるいはリポザイムIM60（*Rhizomucor miehei* 由来）を用い，ストラクチャード・トリグリセリドの合成に及ぼす種々の影響が検討されている[82]。ボラージ油へのカプリン酸の取り込まれ量は，いずれの条件下でも固定化リポザイム IM60を用いた場合の方が高かった[82]。固定化リパーゼIM60を用いた場合のボラージ油へのカプリン酸の取り込まれ量は，ボラージ油：カプリン酸：EPAの混合比が1：1：1の場合21.5モル%，1：2：2の場合26.3モル%，1：3：3の場合31.6モル%であった（水分5%，酵素添加量10%，55℃，反応時間24時間）（図3-29，A）[82]。また，酵素の添加量について の影響は，固定化リパーゼIM60，リパーゼSP435いずれも添加量の増加に伴って，カプリン酸のボラージ油への取り込まれ量は増加した（図3-29，B）[82]。また，水分添加量については，固定化リポザイムIM60の場合はカプリン酸のボラージ油への取り込まれ量に影響を与えたが，固定化リパーゼSP435の場合は，ほとんど影響を及ぼさなかった（図3-29，C）[82]。また，反応系の溶媒の影響については，ヘキサン，イソオクタン中では，反応は阻害されなかったが，ペンタン，トルエン，アセトン，アセトニトリル中では抑制された[82]。

ストラクチャード・トリグリセリドを合成する

図3-30 中鎖脂肪酸トリグリセリドとエイコサペンタエン酸の超臨界二酸化炭素中での分子内エステル化[126]

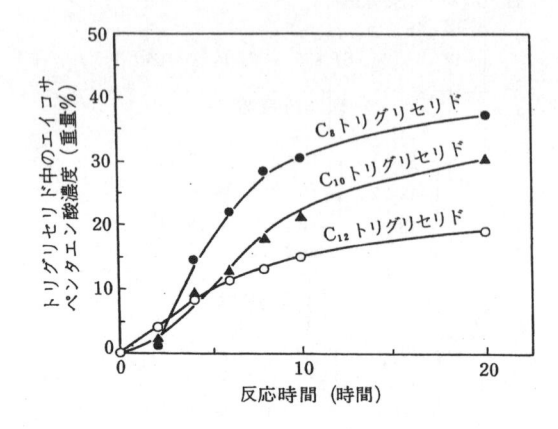

溶媒としてヘキサン以外に，超臨界二酸化炭素（supercritical carbon dioxide）の使用も検討されている[126]。MCTとEPAあるいはDHAを固定化リパーゼを用いて超臨界二酸化炭素中で，60℃，100kg／cm^2で20時間反応させると，中鎖脂肪酸とEPAあるいはDHAをその構成成分とするストラクチャード・トリグリセリドを生成する[126]。この時，例えばEPAのトリグリセリド中への取り込まれは，脂肪酸の鎖長の短いMCTをその反応出発化合物とした場合の方が高かった（トリカプリル＞トリカプリン）（図3-30)[126]。

ストラクチャード・トリグリセリドを合成する場合，化学触媒を用いる方法と，リパーゼを用いる方法とを比較した場合，いずれも一長一短があるが，トリグリセリドの位置を限定してトリグリセリド分子内交換反応を行う場合は，リパーゼを用いた合成が有利であるし，ランダム合成の場合は，化学触媒を用いた場合の方が，中鎖脂肪酸をその構成成分とするストラクチャード・トリグリセリドを合成しやすいようである[113]。

ココナッツ油にカプリル酸メチルエステル，カプリン酸メチルエステルあるいはカプリル酸メチルエステルとカプリン酸メチルエステルの混合物をナトリウムメトキシド触媒を用いて，トリグリセリド−モノエステル分子内交換反応を行った場合と，*Mucor miehei*由来のリパーゼを固定化し同様の反応を行った場合のストラクチャード・トリグリセリドの脂肪酸組成が検討されている[113]。ココナッツ油に含有されている中鎖脂肪酸は11.1％（カプリル酸4.9％，カプリン酸6.2％）であるが，化学触媒を用いたカプリル酸メチルエステルとの反応により28.3％（カプリル酸23.3％，カプリン酸5％）と，中鎖脂肪酸含量は17.1％増加した（表3-25)[113]。同様に固定化リパーゼを用いた場合は，中鎖脂肪酸含量は13.9％増加し，いずれの場合も，この中鎖脂肪酸の増加分だけラウリン酸含量が減少していた（表3-25)[113]。

3-7-3) 多価不飽和脂肪酸をその構成成分とするストラクチャード・トリグリセリドの合成

3-7-3-1) 多価不飽和脂肪酸をその構成成分とするストラクチャード・トリグリセリドの合成に用いられるリパーゼ

本項で採り上げる多価不飽和脂肪酸は，EPA，DHA，アラキドン酸，γ-リノレン酸，リノレン

表3-25 ココナッツ油と中鎖脂肪酸メチルエステルとの化学触媒あるいは固定化リパーゼを用いた分子内交換反応[113]

	油脂	脂肪酸メチルエステル	脂肪酸組成（％W/W）								
			$C_{6:0}$	$C_{8:0}$	$C_{10:0}$	$C_{12:0}$	$C_{14:0}$	$C_{16:0}$	$C_{18:0}$	$C_{18:1}$	$C_{18:2}$
化学触媒	ココナッツ油	−	0.9	4.9	6.2	50.3	19.2	8.3	1.3	6.3	2.6
	ストラクチャード・トリグリセリド	$C_{8:0}$	0.8	23.3	5.0	41.5	17.8	6.7	1.1	4.2	1.2
	ストラクチャード・トリグリセリド	$C_{10:0}$	1.0	3.8	21.3	39.1	18.8	7.1	1.4	5.1	2.4
固定化リパーゼ	ココナッツ油	−	0.9	4.9	6.2	50.3	19.2	8.3	1.3	6.3	2.6
	ストラクチャード・トリグリセリド	$C_{8:0}$	0.9	17.9	7.1	38.4	19.1	6.7	2.0	5.8	2.1
	ストラクチャード・トリグリセリド	$C_{10:0}$	1.3	4.1	18.0	41.3	18.5	6.8	1.1	6.1	2.8

酸に特定し，ストラクチャード・トリグリセリドの合成に基質として用いられるトリグリセリドとしてはこれらの多価不飽和脂肪酸を含有する魚油，メンハーデン油，アンチョビー油，ツナ油，タラ肝油，イワシ油，単細胞油，ボラージ油，月見草油，ピーナッツ油が挙げられる[127]。多価不飽和脂肪酸をその構成成分とするストラクチャード・トリグリセリドの合成には，エステル化反応，インターエステル化反応，トランスエステル化反応，アシドリシス反応，アルコリシス反応が用いられるが，これら反応に用いられる酵素およびその基質としてのトリグリセリド，脂肪酸および脂肪酸誘導体について表3-26にまとめた。

3-7-3-2) 多価不飽和脂肪酸とグリセリンのエステル化反応

EPA，DHAとグリセリンとのエステル化反応が種々のリパーゼを用いて検討されている[128〜131]。タラ肝油を加水分解して得られたEPA，DHAを高濃度に含有する脂肪酸混合物とグリセリンとのエステル化反応を8種類の酵素を用いて，同じ条件下で検討したところ，*Pseudomonas* sp. 由来の位置非特異的リパーゼ（リパーゼPS-30），*Mucor miehei* 由来の sn-1,3 位特異的リパーゼ（リポザイム IM-60）はトリグリセリド合成率が非常に高く，それぞれ85.5，87.6%であった[130]。sn-1,3位特異的リパーゼである *Penicillium* sp. 由来のリパーゼ（リパーゼG），ブタ膵臓リパーゼ（リパーゼPPL），*Mucor* sp. 由来のリパーゼ

表3-26 多価不飽和脂肪酸をその構成成分とするストラクチャード・トリグリセリドの合成に用いられるリパーゼ

A. エステル化反応に用いられるリパーゼ

リパーゼの起源	脂肪酸	アルコール	脚注文献
Candida antarctica（Lipase SP382）	EPA, DHA	グリセリン	26-1)
（Lipase SP382）	EPAエチルエステル，DHAエチルエステル	グリセリン	26-1)
（Lipase L2）	共役リノール酸，魚油脂肪酸	グリセリン	26-7)
Candida rugosa	アザラシ油由来多価不飽和脂肪酸	グリセリン	26-2)
Mucor sp.（Lipase MAP-10）	EPA, DHA	グリセリン	26-3)
Mucor miehei（Lipozyme IM-60）	EPA, DHA	グリセリン	26-3)
（Lipozyme IM-60）	アザラシ油由来多価不飽和脂肪酸	グリセリン	26-2)
（Lipase L9）	共役リノール酸，魚油脂肪酸	グリセリン	26-7)
Penicillum sp.（Lipase G）	EPA, DHA	グリセリン	26-3)
Penicillium camemberti（Lipase G）	共役リノール酸，魚油脂肪酸	グリセリン	26-7)
Rhizopus oryzae（Lipase FAP-15）	アザラシ油由来多価不飽和脂肪酸	グリセリン	26-2)
Rizomucor miehei（Lipozyme IM-60）	EPA, DHA	グリセリン	26-1)
（Lipozyme IM-60）	EPAエチルエステル，DHAエチルエステル	グリセリン	26-1)
（Lipase SP397）	魚油由来多価不飽和脂肪酸	グリセリン	26-4)
（Lipase SP397）	魚油由来多価不飽和脂肪酸（含トリグリセリド，ジグリセリド，モノグリセリド）	グリセリン	26-5)
Chromobacterium viscosum（Lipase LP-401-AS）	アザラシ油由来多価不飽和脂肪酸	グリセリン	26-2)
（Lipase LP-401-AS）	EPA, DHA	グリセリン	26-6)
（Lipase LP-401-AS）	イワシ油由来多価不飽和脂肪酸	グリセリン	26-6)
Pseudomonas cepacia（Lipase PS）	共役リノール酸，魚油脂肪酸	グリセリン	26-7)
Pseudomonas sp.（Lipase CES）	EPA, DHA	グリセリン	26-3)
（Lipase PS-30）	EPA, DHA	グリセリン	26-3)
（Lipase PS-30）	アザラシ油由来多価不飽和脂肪酸	グリセリン	26-2)

26-1) Kosugi, Y., Azuma, N., J. Am. Oil Chem. Soc. **71**, 1397 (1994)
26-2) He, Y., Shahidi, F., J. Am. Oil Chem. Soc. **74**, 1133 (1997)
26-3) Li, Z.-Y., Ward, O. P., J. Am. Oil Chem. Soc. **70**, 745 (1993)
26-4) Moore, S. R., McNeill, G. P., J. Am. Oil Chem. Soc. **73**, 1409 (1996)
26-5) McNeill, G. P., Ackman, R. G., Moore, S. R., J. Am. Oil Chem. Soc. **73**, 1403 (1996)
26-6) Osada, K., Takahashi, K., Hatano, M., 油化学 **39**, 50 (1990)
26-7) Torres, C. F., Garcia, H. S., Ries, J. J., Hill, C. G., Jr. J. Am. Oil Chem. Soc. **78**, 1093 (2001)

B. インターエステル化反応に用いられるリパーゼ

リパーゼの起源	第1トリグリセリド	第2トリグリセリド	脚注文献
Candida antarctica (Lipase SP435)	魚油	大豆油, ナタネ油	26-8)
Candida cylindracea (Lipase OF)	月見草油		26-9)
(Lipase OF)	ボラージ油		26-9)
(Lipase OF)	ツナ油		26-10), 26-11)
(Lipase OF)	魚油		26-11)
(Lipase OF)	単細胞油		26-12)
Fusarium heterosporum	単細胞油		26-12)
Geotrichum candidum	単細胞油		26-12)
Mucor miehei (Lipozyme IM-60)	魚油	大豆油, ピーナッツ油	26-8)
(Lipozyme IM)	魚油	DHA部分アシルグリセリド	26-13)
(Lipozyme IM)	月見草油		26-9)
(Lipozyme IM)	ボラージ油		26-9)
Rhizopus delmar	単細胞油		26-12)
Pseudomonas sp. (Lipase P)	メンハーデン油		26-14)
	アンチョビー油		26-14)

26- 8) Huang, K.-H., Akoh, C. C., J. Am. Oil Chem. Soc. **71**, 1277 (1994)
26- 9) Rahmatullah, M. S. K. S., Shukla, V. S. K., Mukherjee, K. D., J. Am. Oil Chem. Soc. **71**, 569 (1994)
26-10) Shimada, Y., Maruyama, K., Okazaki, S., Nakamura, M., Sugihara, A., Tominaga, Y., J. Am. Oil Chem. Soc. **71**, 951 (1994)
26-11) Tanaka, Y., Hirano, J., Funada, T., J. Am. Oil Chem. Soc. **69**, 1210 (1992)
26-12) Shimada, Y., Sugihara, A., Maruyama, K., Nagao T., Nakayama, S., Nakano, H., Tominaga, Y., J. Am. Oil Chem. Soc. **72**, 1323 (1995)
26-13) 細川雅史, 堀井亜希, 高橋是太郎, 日本油化学会誌 **48**, 51 (1999)
26-14) Maehr, H., Zenchoff, G., Coffen, D. V., J. Am. Oil Chem. Soc. **71**, 463 (1994)

C. トランスエステル化反応に用いられるリパーゼ

リパーゼの起源	トリグリセリド	脂肪酸エステル	脚注文献
Candida antarctica (Lipase SP435)	大豆油, ナタネ油	EPAエチルエステル	26-15)
(Lipase SP435)	ピーナッツ油, 大豆硬化油	DHAエチルエステル	26-15)
(Novozyme)	トリカプリル	EPAエチルエステル	26-16)
(Novozyme)	トリリノレイン	EPAエチルエステル	26-17)
(Novozyme)	トリリノレイン	DHAエチルエステル	26-17)
(Novozyme)	トリカプリル, トリカプリン	EPAエチルエステル	26-18)
(Novozyme)	トリラウリン	EPAエチルエステル	26-18)
(Novozyme)	月見草油	EPAエチルエステル	26-19)
Mucor miehei (Lipozyme IM-60)	大豆油, ナタネ油	EPAエチルエステル	26-15)
(Lipozyme IM-60)	ピーナッツ油, 大豆硬化油	DHAエチルエステル	26-15)
(Lipozyme IM-60)	トリリノレイン	EPAエチルエステル	26-17)
(Lipozyme IM-60)	トリリノレイン	DHAエチルエステル	26-17)
(Lipozyme IM-60)	トリカプリル, トリカプリン	EPAエチルエステル	26-18)
(Lipozyme IM-60)	トリラウリン	EPAエチルエステル	26-18)
(Lipozyme IM-60)	タラ肝油, イワシ油	EPAエチルエステル	26-20)
(Lipozyme IM-60)	タラ肝油, イワシ油	DHAエチルエステル	26-20)
(Lipozyme)	グランドナッツ油	高EPA, 高DHA含有魚油脂肪酸エチルエステル	26-21)
Rizomucor miehei (Lipozyme)	マグロ眼窩油	高DHA含有魚油脂肪酸エチルエステル	26-22)
(Lipozyme)	トリEPA	カプリル酸エチルエステル	26-23)
Pseudomonas pseudoalkali (Liposam)	トリカプリル	EPAエチルエステル	26-16)

26-15) Huang, K.-H., Akoh, C. C., J. Am. Oil Chem. Soc. **71**, 1277 (1994)
26-16) Han, J. J., Iwasaki, Y., Yamane, T., J. Am. Oil Chem. Soc. **76**, 31 (1999)
26-17) Akoh, C. C., Jennings, B. H., Lillard, D. A., J. Am. Oil Chem. Soc. **72**, 1317 (1995)
26-18) Lee, K.-H., Akoh, C. C., J. Am. Oil Chem. Soc. **73**, 611 (1996)
26-19) Akoh, C. C., Jennings, B. H., Lillard, D. A., J. Am. Oil Chem. Soc. **73**, 1059 (1996)
26-20) Yamane, T., Suzuki, T., Sahashi, Y., Vikersveen, L., Hoshino, I., J. Am. Oil Chem. Soc. **69**, 1104 (1992)

26-21) Sridhar, R., Lakshminarayana, G., J. Am. Oil Chem. Soc. **69**, 1041 (1992)
26-22) 種 和彦, 原 節子, 戸谷洋一郎, 日油化学誌 **46**, 785 (1997)
26-23) Irimescu, R., Yasui, M., Iwasaki, Y., Shimidzu, N., Yamane, T., J. Am. Oil Chem. Soc. **77**, 501 (2000)

D. アシドリシス反応に用いられるリパーゼ

リパーゼの起源		トリグリセリド	脂肪酸	脚注文献
Candida antarctica		ボラージ油	DHA	26-24)
Candida cylindracea	(Lipase OF)	トリカプリル, トリカプリン	EPA, DHA	26-25)
Candida rugosa	(Lipase SP435)	トリカプリン	高EPA, 高DHA含有魚油脂肪酸	26-26)
	(Lipase SP435)	ボラージ油	カプリン酸	26-27)
	(Lipase SP435)	ボラージ油	EPA	26-27)
Mucor miehei	(Lipase NOVO)	トリカプリル, トリカプリン	EPA, DHA	26-25)
	(Lipase IM20)	ボラージ油の加水分解で加水分解されなかったアシルグリセリン	ボラージ油由来脂肪酸	26-28)
	(Lipozyme IM-60)	タラ肝油	高n-3多価不飽和脂肪酸含有油	26-29)
	(Lipozyme IM-60)	タラ肝油, イワシ油	EPA, DHA	26-30)
	(Lipozyme IM-60)	魚油	カプリン酸	26-31)
	(Lipozyme IM-60)	ボラージ油	ボラージ油加水分解脂肪酸	26-32)
	(Lipozyme IM-60)	ボラージ油	カプリン酸	26-27, 26-33)
	(Lipozyme IM)	ボラージ油	DHA	26-24)
	(Lipozyme)	イワシ油	イワシ油加水分解脂肪酸高EPA含有油, 高DHA含有油	26-34)
	(Lipozyme)	EPAを25%含有するトリグリセリド	イワシ油加水分解脂肪酸高EPA含有油, 高DHA含有油	26-34)
Rhizopus delemar	(Ta-Lipase)	トリカプリル, トリカプリン, トリラウリン	EPA, DHA	26-25)
	(Ta-Lipase)	マグロ油	カプリル酸	26-35)
	(Ta-Lipase)	ボラージ油	カプリル酸	26-36)
	(Ta-Lipase)	トリEPA, トリDHA	カプリル酸	26-37)
	(Ta-Lipase)	ツナ油	カプリル酸	26-35)
	(Ta-Lipase)	魚油より製造された2-モノ不飽和脂肪酸グリセリド	オレイン酸	26-38)
Rhizomucor miehei		ボラージ油＋MCT	カプリル酸	26-39)
		ボラージ油	カプリル酸	26-39)
	(Lipozyme IM)	メンハーデン油	カプリル酸	26-40)
	(Lipozyme IM)	メンハーデン油	γ-リノレン酸	26-45)
	(Lipozyme IM)	アザラシ油	γ-リノレン酸	26-45)
	(Lipozyme IM60)	メンハーデン油	カプリル酸	26-41)
	(Lipozyme RMIM)	トリEPA, トリDHA	カプリル酸	26-37)
Chromobacterium viscosum	(Lipase TOYO)	トリカプリル, トリカプリン	EPA, DHA	26-25)
	(Lipase TOYO)	魚油加水分解アシルグリセリン混合物（トリグリセリド, ジグリセリドのみ含有）	DHA	26-42)
	(Lipase TOYO)	ツナ油加水分解アシルグリセリン混合物（トリグリセリド, ジグリセリドのみ含有）	DHA	26-42)
	(Lipase TOYO)	高DHA含有トリグリセリド	マグロ油加水分解高DHA含有脂肪酸	26-43)
Pseudomonas sp.	(Lipase KWI-56)	単細胞油	カプロン酸	26-44)
	(Lipase SP-30)	メンハーデン油	γ-リノレン酸	26-45)
	(Lipase SP-30)	アザラシ油	γ-リノレン酸	26-45)
	(Lipase KWI-56)	ボラージ油	DHA	26-24)

26-24) Senanayake, S. P. J. N., Shahidi, F., J. Am. Oil Chem. Soc. **76**, 1009 (1999)
26-25) Shishikura, A., Fujimoto, K., Suzuki, T., Arai, K., J. Am. Oil Chem. Soc. **71**, 961 (1994)
26-26) Lee, K.-T., Akoh, C. C., J. Am. Oil Chem. Soc. **75**, 495 (1998)

26-27) Akoh, C. C., Moussata, C. O., J. Am. Oil Chem. Soc. **75**, 697 (1998)
26-28) Huang, F.-C., Ju, Y.-H., Huang, C.-W., J. Am. Oil Chem. Soc. **74**, 977 (1997)
26-29) Yamane, T., Suzuki, T., Hoshino, T., J. Am. Oil Chem. Soc. **70**, 1285 (1993)
26-30) Yamane, T., Suzuki, T., Sahashi, Y., Vikersveen, L., Hosino, I., J. Am. Oil Chem. Soc. **69**, 1104 (1992)
26-31) Jennings, B. H., Akoh, C. C., J. Am. Oil Chem. Soc. **76**, 1133 (1999)
26-32) Huang, F.-C., Ju, Y.-H., Chiang, J.-C., J. Am. Oil Chem Soc. **76**, 833 (1999)
26-33) Akoh, C. C., Sista, R. V., J. Food Lipids **2**, 1231 (1995)
26-34) 豊島 尊, 原 節子, 戸谷洋一郎, 油化学 **42**, 30 (1993)
26-35) Shimada, Y., Sugihara, A., Maruyama, K., Nagao, T., Nakayama, S., Nakano, H., Tominaga, Y., J. Ferment. Bioeng. **81**, 299 (1996)
26-36) Shimada, Y., Suenaga, M., Sugihara, A., Nakai, S., Tominaga, Y., J. Am. Oil Chem. Soc. **76**, 189 (1999)
26-37) Kawashima, A., Shimada, Y., Yamamoto, M., Sugihara, A., Nagao, T., Komemushi, S., Tominaga, Y., J. Am. Oil Chem. Soc. **78**, 611 (2001)
26-38) Schmid, U., Bornscheuer, U. T., Soumanou, M. M., McNeill, G. P., Schmid, R. D., J. Am. Oil Chem. Soc. **75**, 1527 (1998)
26-39) Mu, H., Xu, X., Hφy, C.-E., J. Am. Oil Chem. Soc. **75**, 1187 (1998)
26-40) Xu, X., Fomuso, L. B., Akoh, C. C., J. Am. Oil Chem. Soc. **77**, 171 (2000)
26-41) Jennings, B. H., Akoh, C. C., Food Chem. **72**, 273 (2001)
26-42) 田中幸久, 船田 正, 油化学 **43**, 39 (1994)
26-43) Tanaka, Y., Hirano, J., Funada, T., J. Am. Oil Chem. Soc. **71**, 331 (1994)
26-44) Iwasaki, Y., Han, J. J., Narita, M., Rosu, R., Yamane, T., J. Am. Oil Chem. Soc. **76**, 563 (1999)
26-45) Spurvey, S. A., Senanayake, S. P. J. N., Shahidi, F., J. Am. Oil Chem. Soc. **78**, 1105 (2001)

E. アルコリシス反応に用いられるリパーゼ

リパーゼの起源	トリグリセリド	アルコール	脚注文献
Pseudomonas sp.	EPAあるいはDHAを1分子含有するトリグリセリド	エタノール	26-46)

26-46) Breivik, H., Haraldsson, G. G., Kristinsson, B. J. Am. Oil Chem. Soc. **74**, 1425 (1997)

（リパーゼMAP-10）および位置非特異的リパーゼの*Pseudomonas* sp. 由来のリパーゼ（リパーゼCES）は，中程度のトリグリセリド合成率を示し，それぞれ43.4，41.5，68.9，42.0％であった[130]。また，位置非特異的リパーゼの*Candida cylindracea*由来のリパーゼ（リパーゼCCL），*Geotrichum candidum*由来のリパーゼ（リパーゼGC）はエステル合成能はほとんど示さず，そのトリグリセリド合成率はそれぞれ0，5.6％であった[130]。

また，アザラシ油（seal blubber oil）から調製されたEPA，DHAを高濃度に含有するn-3脂肪酸混合物とグリセリンとのエステル化反応を検討したところ，*Chromobacterium viscosum*由来のリパーゼ（リパーゼLP-401-AS）が最もトリグリセリド合成率が高く68.5％であり，*Mucor miehei*由来のリパーゼ（リポザイムIM-60），*Pseudomonas* sp. 由来のリパーゼ（リパーゼPS-30），*Rhizopus oryzae*由来のリパーゼ（リパーゼFAP-15）が中程度のトリグリセリド合成率を示し，それぞれ44.1，46.0，39.8％であった[129]。この時，*Candida rugosa*由来のリパーゼ

（リパーゼAY-30）のエステル合成能は弱く（トリグリセリド合成率13.9％），*Rizopus niveus*由来のリパーゼ（リパーゼN）および*Aspergillus niger*由来のリパーゼ（リパーゼAP-12）は，まったくエステル合成能を示さなかった[129]。

*Chromobacterium viscosum*由来のリパーゼ（リパーゼTOYO）を用い，EPAあるいはDHAとグリセリンとのエステル化反応を最適条件下で行うと，それぞれのトリグリセリド合成率は91.3，94.9％であった[131]。この時，エステル化反応で生成した反応生成物中のトリグリセリド/1,3-ジグリセリド/1,2-ジグリセリド/モノグリセリド/遊離脂肪酸の割合は，EPAとグリセリンのエステル化反応の場合26.1：19.0：18.7：15.5：20.7であり，DHAとグリセリンのエステル化反応の場合は29.7：18.5：17.8：16.8：17.1であった[131]。またこの酵素を用いて，EPA，DHAを高濃度に含有するイワシ油加水分解物由来の脂肪酸混合物とグリセリンでエステル化反応を行った場合のトリグリセリド合成率は97.7％で，この時の反応生成物中のトリグリセリド/1,3-ジグリセリド/1,2-ジグリセリド/モノグリセリド/遊離脂肪酸

の割合は 44.9：13.9：11.4：14.3：15.1 であり，EPA あるいは DHA とグリセリンとのエステル化反応の場合に比較して，トリグリセリド含量が高かった[131]。

また，EPA あるいは DHA とグリセリンとのエステル化反応と，EPA エチルエステルあるいは DHA エチルエステルとのエステル化反応では異なる結果が得られている[128]。*Rhizomucor miehei* 由来のリパーゼ（リポザイム IM-60）を用いてエステル化反応を行うと，EPA とグリセリンとのエステル化反応の場合のみ約80%のトリグリセリド合成率を示したが，DHA，EPA エチルエステル，DHA エチルエステルとグリセリンでのエステル化反応では，ほとんどトリグリセリドは合成されなかった（表 3 - 27）[128]。一方 *Candida antarctica* 由来のリパーゼ（リパーゼ SP382）を用いてエステル化反応を行うと，いずれの脂肪酸，脂肪酸エチルエステルでも 80% 前後のトリグリセリド合成率が得られた（表 3 - 27）[128]。

多価不飽和脂肪酸とグリセリンとのエステル化反応では，酵素の特異性の検討[128〜131]の他にも，反応条件（反応温度，反応系の水分含量，溶媒の種類，脂肪酸とグリセリンの混合割合，酵素添加量など）の検討も行われている[129,130]。添加する有機溶媒としてはイソオクタン，ヘキサンを用いた場合がトリグリセリド合成率は高く[129,130]，ベンゼン，アセトン，クロロホルムを用いた場合は低かった[130]。また至適反応温度は酵素の種類により異なり，*Pseudomonas* sp. 由来のリパーゼ PS-30 を用いた場合は 30℃[130]，*Mucor miehei* 由来のリパーゼ IM-60 と，*Chromobacterium viscosum* 由来のリパーゼ LP-401-AS を用いた場合は 50℃であった[129,130]。

3－7－3－3）多価不飽和脂肪酸エステルとトリグリセリドのトランスエステル化反応

Rhizomucor miehei 由来のリパーゼ（リポザイム IM-60）あるいは *Candida antarctica* 由来のリパーゼ（リパーゼ SP 435）を用いてトリリノレイン（trilinolein）と EPA エチルエステルあるいは DHA エチルエステルとのトランスエステル化反応を行ったところ，いずれの酵素を用いた場合も，EPA エチルエステルをアシルドナー（acyl donor，アシル供与体）として用いた場合，トリリノレインへの EPA の取り込まれは約 35% であったが，DHA エチルエステルをアシルドナーとした場合の DHA のトリリノレインへの取り込まれは，リポザイム IM-60 を用いた場合 19.0%，リパーゼ SP 435 の場合 26.8% であった[88]。

トリリノレインと EPA エチルエステルとのトランスエステル化反応で生成されるストラクチャード・トリグリセリドは，EPA がトリグリセリド中に 2 分子取り込まれた総炭素数 61（C-61）のトリグリセリドと，EPA が 1 分子取り込まれた総炭素数 59（C-59）のトリグリセリドである（図 3 - 31）[88]。同様に DHA エチルエステルをアシルドナーとして用いた場合はそれぞれ総炭素数 65（C-65）と総炭素数 61（C-61）のトリグリセリドが生成する。リパーゼ SP 435 を用い，トリリノレインと EPA エチルエステルとのトランスエステル化反応を行った場合に生成するトリグリセリド分子種の経時的変化を測定したところ，反応開始後 12 時間で反応はほぼ平衡に達し，EPA のトリグリセリド中への取り込まれ量は反応開始後 24 時間目で 71.5% に達した（図 3 - 32，A）[88]。同じ傾向は炭素数 59（C-59）のモノエイコサペ

表 3 - 27　トリグリセリド合成率に及ぼす酵素の基質特異性の影響[128]

基　質	トリグリセリド合成率（%） *Rhizomucor miehei* 由来の リポザイム IM-60	*Candida antarctica* 由来の リパーゼ SP382
EPA ＋ グリセリン	80.7*	79.0
DHA ＋ グリセリン	0.0	84.0
EPA エチルエステル ＋ グリセリン	1.5	78.5
DHA エチルエステル ＋ グリセリン	0.5	78.1

＊反応時間24時間

図3-31 トリリノレインとEPAエチルエステルとのトランスエステル化反応[88]

$$\begin{bmatrix}C_{18:2}\\C_{18:2}\\C_{18:2}\end{bmatrix} + \text{EEPA} \xrightarrow{\text{リパーゼ}} \begin{bmatrix}EPA\\C_{18:2}\\EPA\end{bmatrix}\begin{bmatrix}EPA\\C_{18:2}\\C_{18:2}\end{bmatrix}\begin{bmatrix}C_{18:2}\\C_{18:2}\\C_{18:2}\end{bmatrix}$$

トリリノレイン

$$\begin{bmatrix}EPA\\EPA\\C_{18:2}\end{bmatrix}\begin{bmatrix}C_{18:2}\\EPA\\C_{18:2}\end{bmatrix}\begin{bmatrix}EPA\\EPA\\EPA\end{bmatrix} + EC_{18:2}$$

C-61　C-59　C-57

EEPA；EPAエチルエステル
EC$_{18:2}$；リノール酸エチルエステル

ンタエノイルリノレイン(monoeicosapentaenoyl-linolein)と炭素数61（C-61）のジエイコサペンタノイルリノレイン(dieicosapentaenoyllinolein)でも認められた（図3-32，A）[88]。また，トリリノレインとDHAエチルエステルとのトランスエステル化反応を行った場合のトリグリセリド分子種の変化も同様の経緯が認められた（図3-32，B）[88]。酵素添加量を一定にして，EPA・DHAエチルエステルとトリリノレインの混合比を変化させEPA，DHAのトリグリセリドへの取り込まれ量を検討したところ，EPA・DHAエチルエステルとトリリノレインの混合比が増加するに従い，取り込まれ量は増加したが，EPAの取り込まれ量の方が，DHAの取り込まれ量より常に多かった（図3-33）[88]。

大豆油とEPAあるいはEPAエチルエステルとのトランスエステル化反応におけるEPAのトリグリセリドの取り込まれ量に及ぼす反応系の水分含量の影響が検討されている[64,121]。Mucor miehei由来のリポザイムIM-60を用いた場合，トランスエステル化反応に反応系の水分含量はほとんど影響を及ぼさなかったが，Candida antarctica由来のリパーゼSP 435を用いた場合，反応系中の水分含量が上昇すると，EPA，およびEPAエチルエステルをアシルドナーとしたいずれの反応でも，EPAの取り込まれは抑制された（図3-34）[64]。

3-7-3-4) インターエステル化反応を用いた高濃度多価不飽和脂肪酸含有トリグリセリド合成

多価不飽和脂肪酸を高濃度に含有するトリグリセリドを得る目的で，トリグリセリド間のインターエステル化反応ではなく，ジグリセリドとモノグ

図3-32 トリリノレインとEPAエチルエステル，DHAエチルエステルとのトランスエステル化反応におけるトリグリセリド分子種の影響[88]

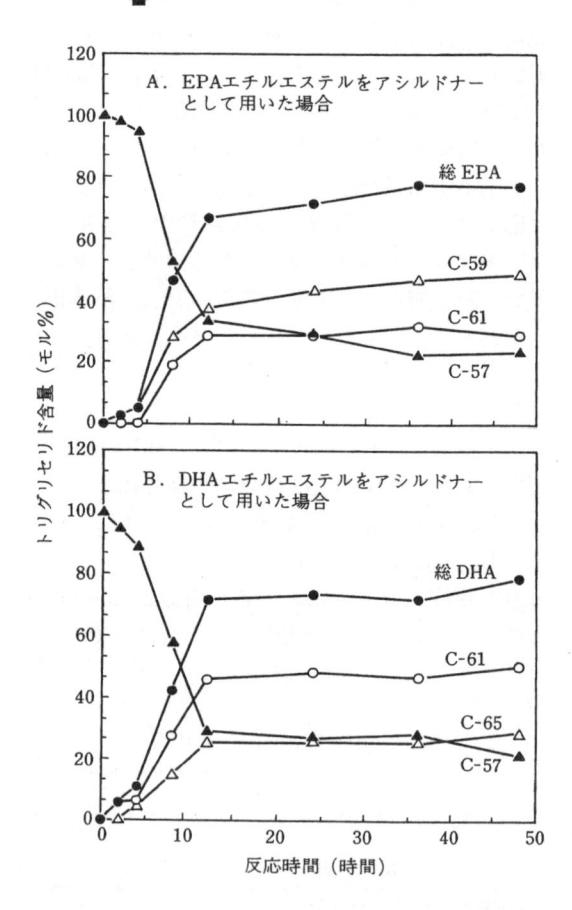

リセリドを用いたインターエステル化反応も検討されている[132]。このインターエステル化反応はリパーゼによる加水分解反応の副生成物として生じるジグリセリドやモノグリセリドなどの部分アシ

図3-33 トランスエステル化反応における脂肪酸エチルエステルとトリリノレインの混合モル比の影響[88]

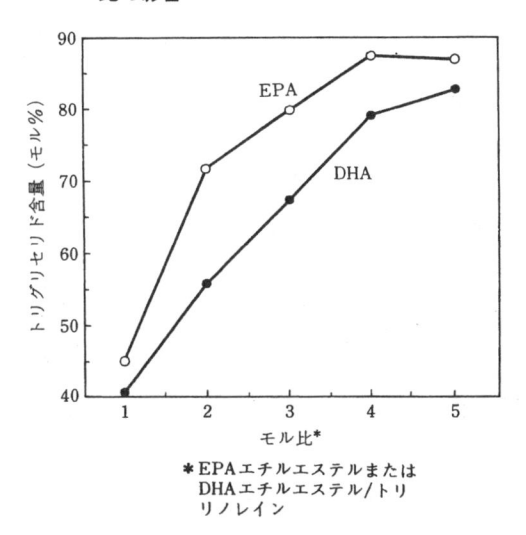

図3-34 トランスエステル化反応における水分含量の影響[64]

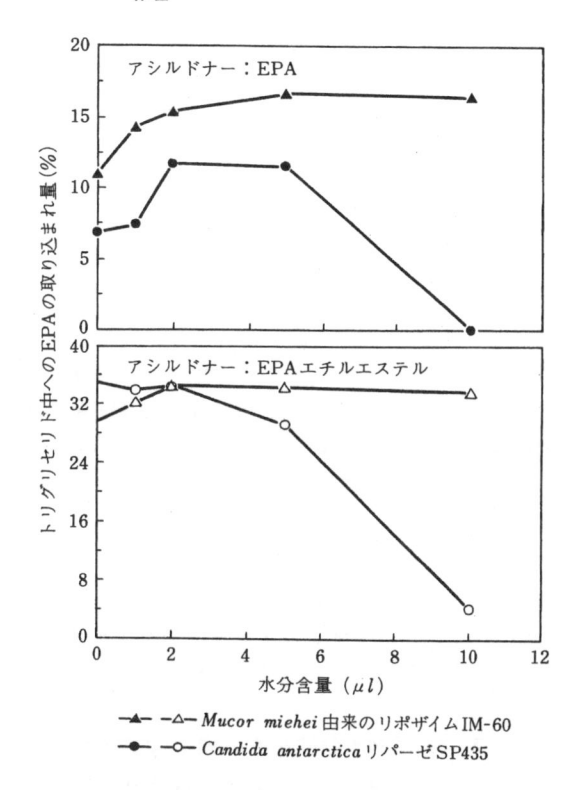

ルグリセリド混合物を基質として，部分アシルグリセリン混合物中の脂肪酸残基を他の部分アシルグリセリンに移行させるエステル交換反応である[132]。DHAを72%含有するトリグリセリド，ジグリセリドを含有する部分アシルグリセリド混合物（この場合はモノアシルグリセリドはほとんど含有しない）に Rhizomucor miehei 由来のリポザイム IM および遊離脂肪酸の生成を抑制する目的でモレキュラーシーブを添加して48時間反応を行うと，反応系のトリグリセリド含量は反応前（部分アシルグリセリド混合物中）の49.3%から，反応後は81.0%に上昇し，トリグリセリド中のDHA含量も反応前65.3%から反応後73.7%へと上昇した[132]。

3-7-3-5) 多価不飽和脂肪酸の関与するアシドリシス反応

ボラージ油とDHA（純度97%）とのアシドリシス反応が数種のリパーゼを用いて検討されている[133]。DHAのボラージ油への取り込まれ量を検討したところ，Candida antarctica 由来のリパーゼ（ノボザイム-435）を用いた場合は25.8%，Pseudomonas sp. 由来のリパーゼ（リパーゼPS-30）を用いた場合は16.8%，Mucor miehei 由来のリパーゼ（リポザイム-IM）を用いた場合は13.1%であった[133]。また Aspergillus niger 由来のリパーゼAP-12，Candida rugosa 由来のリパーゼAY-30，Thermomyces lanuginousus 由来のノボザイム-677BG，Achromobacter lunatus 由来のリパーゼYL-15を用いた場合は，いずれも1.7～2.7%と低いDHAの取り込まれ量であった[133]。Candida antarctica 由来のノボザイム-435を用いて，ボラージ油とDHAとのアシドリシス反応を行った場合に生成するトリグリセリドの構成脂肪酸組成を検討したところ，γ-リノレン酸は sn-2位に19.84±0.90%，sn-1位＋sn-3位に16.83±0.56%，DHAは sn-2位に28.51±0.50%，sn-1位＋sn-3位に30.31±0.80%含有されていた[133]。

Mucor miehei 由来のリパーゼ（リポザイム）を用い，EPAを25%含有するトリグリセリドとイワシ油加水分解脂肪酸（EPA 35.5%，DHA 33.7%）とのアシドリシス反応を行う場合のトリグリセリドと脂肪酸の最適混合モル比の検討を行ったところ（反応時間2時間），イワシ油加水分解脂肪酸のモル比の増加に伴いアシドリシス反応は進行し，エステル交換率は上昇した（図3-35）[134]。トリグリセリドと脂肪酸の混合モル比が1：6の時にエステル交換率は31.7%と最大になり，

この時に得られたトリグリセリドのEPAおよびDHAの含有率はそれぞれ38.3, 22.4%であった[134]。また, *Mucor miehei* 由来のリポザイムのEPAおよびDHAの基質特異性を検討したところ, リポザイムはDHAよりEPAの方が作用しやすいことが認められた[134]。

また, EPAを25%含有するトリグリセリドとEPA 32.6%, DHA 37.0%を含有する脂肪酸混合物との *Mucor miehei* 由来のリポザイムによるアシドリシス反応で得られるトリグリセリド中のEPAおよびDHAの含有率の経時変化を検討した結果, 反応の初期にはEPAがトリグリセリド中に取り込まれ, 反応の進行に伴ってDHAが取り込まれることが認められた（図3－36)[134]。これらの結果から, *Mucor miehei* 由来のリポザイムを用いて, アシドリシス反応により, トリグリセリド中にEPAを取り込ませる際は反応時間を2時間程度（反応温度60℃)に, DHAを取り込ませる際には反応時間を5～6時間とすることが有効であることが判った（図3－36)[134]。

3-7-4）長鎖脂肪酸をその構成成分とするストラクチャード・トリグリセリドの合成

3-7-4-1）長鎖脂肪酸をその構成成分とするストラクチャード・トリグリセリドの合成に用いられるリパーゼ

本項で採り上げる長鎖脂肪酸は炭素数12から24までの飽和脂肪酸であるラウリン酸, ミリスチン酸, パルミチン酸, ステアリン酸, アラキジン酸, ベヘン酸, リグノセリン酸, モノ不飽和脂肪酸であるパルミトレイン酸, オレイン酸, エライジン酸, ジ不飽和脂肪酸のリノール酸などの脂肪酸に特定する。長鎖脂肪酸をその構成成分とするストラクチャード・トリグリセリドの合成に用いられるトリグリセリドは, 前記脂肪酸のみから構成されるトリラウリン, トリパルミチン, トリステアリン, トリオレイン, トリリノレインおよび, 長鎖脂肪酸を含有する大豆油[135], ナタネ油[136], コーン油[137], ピーナッツ油, ヒマワリ油, ココナッツ油[138], サフラワー油[139]などが挙げられる。

長鎖脂肪酸をその構成成分とするストラクチャード・トリグリセリドの合成には, エステル化反応, インターエステル化反応, トランスエステル化反

図3－35 アシドリシス反応に及ぼす脂肪酸とトリグリセリドの混合モル比の影響[134]

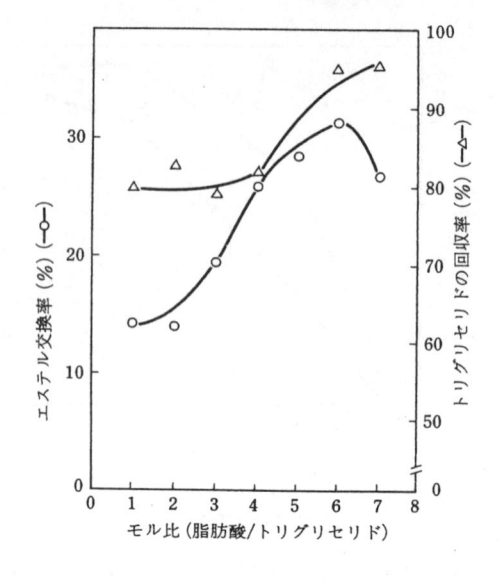

図3－36 アシドリシス反応でのトリグリセリド中のEPAおよびDHA含量の変化[134]

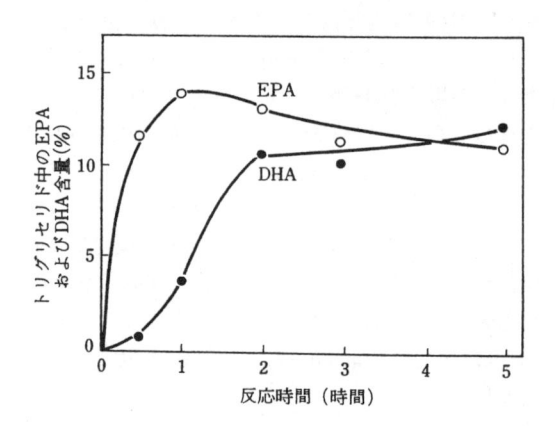

応, アシドリシス反応が用いられるが, これらの反応に用いられる酵素およびその基質としてのトリグリセリド, 脂肪酸および脂肪酸誘導体について表3－28にまとめた。

3-7-4-2）長鎖脂肪酸をその構成成分とするストラクチャード・トリグリセリドのインターエステル化反応による合成

トリステアリン（SSS）（Sはステアリン酸を, SSSは, 順にトリグリセリドの sn-1,2,3位の脂肪

表3-28 長鎖脂肪酸をその構成成分とするストラクチャード・トリグリセリドの合成に用いられるリパーゼ

A. エステル化反応に用いられるリパーゼ

リパーゼの起源	脂肪酸	アルコール	脚注文献
Aspergillus niger	オレイン酸	グリセリン	28-1)～28-3)
Candida rugosa	オレイン酸	グリセリン	28-4)～28-5)
Geotrichum candidum	オレイン酸	グリセリン	28-3)
Mucor pusillus	オレイン酸	グリセリン	28-6)
Penicillium cyclopium	オレイン酸	グリセリン	28-1, 28-2)
Rhizopus arrhizus	オレイン酸	グリセリン	28-7)
Rhizopus delmar	オレイン酸	グリセリン	28-1)～28-3)
Rhizomucor miehei	オレイン酸	グリセリン	28-4, 28-5)
Chromobacterium viscosum	オレイン酸	グリセリン	28-7, 28-8)
Pseudomonas sp.	オレイン酸	グリセリン	28-3)

28-1) Okumura, S., Iwai, M., Tsujisaka, Y., Biochim. Biophys. Acta **489**, 415 (1977)
28-2) Okumura, S., Iwai, M., Tsujisaka, Y., Biochim. Biophys. Acta **575**, 156 (1979)
28-3) Linfield, W. M., Barauskas, R. A., Sivieri, L., Serota, S., Stevenson, Sr. R. W., J. Am. Oil Chem. Soc. **61**, 191 (1984)
28-4) Hoq, M. M., Yamane, T., Shimizu, S., J. Am. Oil Chem. Soc. **61**, 776 (1984)
28-5) Hoq, M. M., Tagami, H., Yamane, T., Shimizu, S., Agric. Biol. Chem. **49**, 335 (1985)
28-6) Sonnet, P. E., McNeill, G. P., Jun, W., J. Am. Oil Chem. Soc. **71**, 1421 (1994)
28-7) Berger, M., Laumen, K., Schneider, M. P., J. Am. Oil Chem. Soc. **69**, 955 (1992)
28-8) 田中幸久, 船田 正, 平野二郎, 油化学 **41**, 563 (1992)

B. インターエステル化反応に用いられるリパーゼ

リパーゼの起源	第1トリグリセリド	第2トリグリセリド	脚注文献
Aspergillus niger	パームオレイン		28-9)
Candida antarctica	大豆油, ナタネ油	魚油	28-10)
	大豆硬化油, ピーナッツ油		28-11)
	トリリノレイン	トリカプリン	28-12)
	トリリノレイン	トリカプロイン	28-12)
	トリステアリン	トリオレイン	28-13)
	高オレイン酸ヒマワリ油	ラード	28-14)
Candida cylindracea	ピーナッツ油	トリカプリン	28-15)
Candida rugosa	パームオレイン		28-9)
Candida sp. (Lipase SP382)	ピーナッツ油	トリカプリン	28-15)
Geotrichum candidum (Lipase GC)	ピーナッツ油	トリカプリン	28-15)
Humicola lanuginosa	ピーナッツ油	トリカプリン	28-15)
Mucor javanicus	バターファット		28-16)
(Lipase M)	パームオレイン		28-9)
Mucor miehei (Lipozyme IM-20)	トリリノレイン	トリカプロイン	28-12)
(Lipozyme IM-49)	ピーナッツ油	トリカプリン	28-15)
(Lipozyme IM-60)	大豆油, ナタネ油	魚油	28-10)
(Lipozyme IM-60)	大豆硬化油, ピーナッツ油		28-10)
(Lipozyme IM-60)	パームステアリン	パーム核オレイン	28-17)
(Lipozyme IM-60)	トリリノレイン	トリカプロイン	28-12)
(Lipozyme IM-60)	ナタネ油	トリカプリル	28-18)
(Lipozyme IM-60)	トリリノレイン	トリカプリン	28-11)
(Lipozyme IM-60)	トリステアリン	トリカプリン	28-19)
(Lipozyme IM)	パームステアリン	ココナッツ油	28-20, 28-21)
(Lipozyme IM)	大豆硬化油	トリアセチン	28-22)
(Lipozyme)	ナタネ油	牛脂	28-23)
(Lipozyme)	大豆油, ヒマワリ油	牛脂	28-24)
(Lipozyme)	ヒマワリ油	バターファット	28-24, 28-25)

Rhizopus japonicus	トリパルミチン		28-25, 28-26)
Rhizopus javanicus (Lipase F)	パームオレイン		28-9)
Rhizopus miehei (Lipozyme IM-20)	パームオレイン		28-9)
Rhizopus niveus (Lipase N)	パームオレイン		28-9)
Rhizopus sp.	ピーナッツ油	トリカプリン	28-14)
Thermomyces lanuginosa (Lipozyme TLIM)	パームステアリン	ココナッツ油	28-20)
Chromobacterium viscosum	ピーナッツ油	トリカプリン	28-15)
Pseudomonas fluorescens	ピーナッツ油	トリカプリン	28-15)
Pseudomonas sp. (Lipase PS30)	高オレイン酸ヒマワリ油	メロン種子油	28-27)
(Lipas PS)	トリリノレイン	トリカプロイン	28-12)
(Lipase AK)	トリリノレイン	トリカプロイン	28-12)
(Lipase P)	パームオレイン		28-9)
Carica papaya	トリカプリン	トリラウリン	28-28)
	大豆硬化油	トリアセチン	28-22)

28- 9) Ghazali, H. M., Hamidah, S., Che Man, Y. B., J. Am. Oil Chem. Soc. **72**, 633 (1995)
28-10) Huang, K.-H., Akoh, C. C., J. Am. Oil Chem. Soc. **71**, 1277 (1994)
28-11) Lee, K.-T., Akoh, C. C., J. Am. Oil Chem. Soc. **74**, 579 (1997)
28-12) Fomuso, L. B., Akoh, C. C., J. Am. Oil Chem. Soc. **75**, 405 (1998)
28-13) Seriburi, V., Akoh, C. C., J. Am. Oil Chem. Soc. **75**, 711 (1998)
28-14) Seriburi, V., Akoh, C. C., J. Am. Oil Chem. Soc. **75**, 1339 (1998)
28-15) Soumanou, M. M., Bornscheuer, U. T., Menge, U., Schmid, R. D., J. Am. Oil Chem. Soc. **74**, 427 (1997)
28-16) Balcão, V. M., Kemppinen, A., Malcata, F. X., Kalo, P., J. Am. Oil Chem. Soc. **75**, 1347 (1998)
28-17) Zainal, Z., Yusoff, M. S. F., J. Am. Oil Chem. Soc. **76**, 1003 (1999)
28-18) Willis, W. M., Marangoni, A. G., J. Am. Oil Chem. Soc. **76**, 443 (1999)
28-19) Akoh, C. C., Yee, L. N., J. Am. Oil Chem. Soc. **74**, 1409 (1997)
28-20) Zhang, H., Xu, X., Nilsson, J., Mu, H., Adler-Nissen, J., Hϕy, C.-E., J. Am. Oil Chem. **78**, 57 (2001)
28-21) Zhang, H., Xu, X., Mu, H., Nilsson, J., Adler-Nissen, J., Hϕy, C.-E., Eur. J. Lipid Sci. Technol. **102**, 411 (2000)
28-22) Mangos, T. J., Jones, K. C., Foglia, T. A., J. Am. Oil Chem. Soc. **76**, 1127 (1999)
28-23) Forssell, P., Kervinen, R., Lappi, M., Linko, P., Suortti, T., Poutanen, K., J. Am. Oil Chem. Soc. **69**, 126 (1992)
28-24) Foglia, T. A., Petruso, K., Feairheller, S. H., J. Am. Oil Chem. Soc. **70**, 281 (1993)
28-25) Pal, P. K., Bhattacharyya, D. K., Ghosh, S., J. Am. Oil Chem. Soc. **78**, 31 (2001)
28-26) Green, K. D., Nakajima, M., J. Am. Oil Chem. Soc. **75**, 1519 (1998)
28-27) Moussata, C. O., Akoh, C. C., J. Am. Oil Chem. Soc. **75**, 1155 (1998)
28-28) Caro, Y., Villeneuve, P., Pina, M., Reynes, M., Graille, J., J. Am. Oil Chem. Soc. **77**, 891 (2000)

C. トランスエステル化反応に用いられるリパーゼ

リパーゼの起源	トリグリセリド	脂肪酸エステル	脚注文献
Candida antarctica (Lipase SP382)	トリリノレイン	カプリル酸エチル	28-28)
(Lipase SP435)	大豆油, ナタネ油	EPAエチル	28-29)
(Lipase SP435)	ピーナッツ油, 大豆硬化油	DHAエチル	28-29)
(Lipase SP435)	メロン種子油	EPAエチル	28-30)
(Novozyme)	トリリノレイン	EPAエチル	28-31)
(Novozyme)	トリリノレイン	DHAエチル	28-31)
(Novozyme)	トリリノレイン	カプリル酸エチル	28-28)
(Novozyme)	トリリノレイン	カプリン酸エチル	28-32)
(Lipozyme IM20)	ヒマワリ油	ベヘン酸エチル	28-33)
Mucor miehei (Lipozyme IM-40)	トリリノレイン	カプリル酸エチル	28-28)
(Lipozyme IM-60)	大豆油, ナタネ油	EPAエチル	28-29)
(Lipozyme IM-60)	ピーナッツ油, 大豆硬化油	DHAエチル	28-29)
(Lipozyme IM-60)	トリリノレイン	カプリル酸エチル	28-28)
(Lipozyme IM-60)	トリリノレイン	カプリン酸エチル	28-32)
(Lipozyme IM-60)	トリリノレイン	EPAエチル	28-31)
(Lipozyme IM-60)	トリリノレイン	DHAエチル	28-31)
(Lipozyme IM-60)	メロン種子油	EPAエチル	28-30)
Pseudomonas sp. (Lipase AK)	トリリノレイン	カプリル酸エチル	28-28)
Carica papaya	コプラトリグリセリド	ステアリン酸メチル	28-34)
	トリラウリン	カプリン酸メチル	28-34)

28-28) Huang, K.-H., Akoh, C. C., J. Am. Oil Chem. Soc. **73**, 245 (1996)
28-29) Huang, K.-H., Akoh, C. C., J. Am. Oil Chem. Soc. **71**, 1277 (1994)
28-30) Huang, K.-h., Akoh, C. C., Erickson, M. C.,J. Agric. Food Chem. **42**, 2646 (1994)
28-31) Akoh, C. C., Jennings, B. H., Lillard, D. A., J. Am. Oil Chem. Soc. **72**, 1317 (1995)
28-32) Lee, K.-T., Akoh, C. C.,J. Am. Oil Chem. Soc. **74**, 579 (1997)
28-33) Kanjilal, S., Prasad, R. B. N., Kaimal, T. N. B., Ghafoorunissa, Rao, S. H., Lipids **34**, 1045 (1999)
28-34) Caro, Y., Villeneuve, P., Pina, M., Reynes, M., Graille, J., J. Am. Oil Chem. Soc. **77**, 891 (2000)

D. アシドリシス反応に用いられるリパーゼ

リパーゼの起源	トリグリセリド	脂肪酸	脚注文献
Candida cylindracea	トリラウリン	オレイン酸	28-35)
Candida lipolytica	トリオレイン	酪酸+カプロン酸	28-36)
Candida rugosa（Lipase AY30）	トリオレイン	酪酸+カプロン酸	28-36)
Fusarium heterosporum（R275A Lipase）	トリパルミチン	オレイン酸	28-37)
Mucor miehei（Lipase NOVO）	トリラウリン	オレイン酸	28-35)
（Lipozyme IM-20）	ココナッツオレイン	カプリル酸，カプリン酸	28-38)
	ココナッツ油	カプリル酸，カプリン酸	28-38)
（Lipazyme IM-60）	トリオレイン	酪酸+カプロン酸	28-36)
	トリオレイン	カプリン酸	28-39)
	ピーナッツ油	カプリル酸	28-40)
Penicillium cyclopium（Lipase G）	トリオレイン	酪酸+カプロン酸	28-36)
Rhizopus delemar（Ta-lipase）	トリカプリル，トリカプリン	オレイン酸	28-35)
	サフラワー油	カプリル酸	28-41)
	魚油より製造された2-モノ不飽和脂肪酸グリセリド	オレイン酸	28-42)
（Lipase D Amano 20）	トリパルミチン	ステアリン酸	28-43)
	トリパルミチン	アラキドン酸	28-44)
Rhizopus javanicus（Lipase Saiken 100）	トリパルミチン	ステアリン酸	28-43,28-45,28-46)
（Lipase Saiken 100）	大豆油	DHA	28-47)
	2-モノオレイングリセリド	カプリル酸	28-48)
	2-モノリノレイングリセリド	カプリル酸	28-48)
Rhizopus niveus（Lipase N）	トリオレイン	酪酸+カプロン酸	28-36)
Rhizomucor miehei（Lipozyme IM）	ナタネ油	カプリル酸	28-49〜28-51)
	ナタネ油	カプリン酸	28-51〜28-53)
	ヒマワリ油	カプリル酸	28-54, 28-55)
	ヒマワリ油	カプリル酸	28-54)
	サフラワー油	カプリル酸	28-54)
	サフラワー油	カプリル酸	28-50)
（Lipozyme IM）	オリーブ油	カプリル酸	28-56)
（Lipozyme IM）	トリオレイン	ラウリン酸	28-57)
（Lipozyme IM）	MCT	魚油由来n-3多価不飽和脂肪酸	28-58)
（Lipozyme IM）	米糠油	カプリン酸	28-59)
（Lipozyme）	トリステアリン	EPA	28-60)
	MCT	オレイン酸	28-50)
（Lipazyme IM60）	トリステアリン	カプリン酸	28-61)
（Lipazyme IM60）	トリステアリン	オレイン酸	28-61)
（Lipazyme IM60）	トリステアリン	ラウリン酸+オレイン酸酸	28-62)
（Lipozyme 10000L）	トリパルミチン	ステアリン酸	28-43)
Chromobacterium viscosum（Lipase TOYO）	トリラウリン	オレイン酸	28-35)
（Lipase TOYO）	トリパルミチン	ステアリン酸	28-46)
Pseudomonus sp.（Lipase PS）	トリオレイン	酪酸+カプロン酸	28-36)
Carica papaya	家鶏脂	カプリル酸	28-63)
	トリラウリン	カプリン酸	28-64)

28-35) Shishikura, A., Fujimoto, K., Suzuki, T., Arai, K., J. Am. Oil Chem. Soc. **71**, 961 (1994)
28-36) Fomuso, L. B., Akoh, C. C., J. Am. Oil Chem. Soc. **74**, 269 (1997)
28-37) Nagao, T., Shimada, Y., Sugihara, A., Murata, A., Komemushi, S., Tominaga, Y., J. Am. Oil Chem. Soc. **78**, 167 (2001)
28-38) Ghosh, S., Bhattacharyya, D. K., J. Am. Oil Chem. Soc. **74**, 593 (1997)
28-39) Shieh, C.-J., Akoh, C. C., Koehler, P. E., J. Am. Oil Chem. Soc. **72**, 619 (1995)
28-40) Lee, K.-T., Akoh, C. C., J. Am. Oil Chem. Soc. **75**, 1533 (1998)
28-41) Shimada, Y., Sugihara, A., Nakano, H., Yokota, T., Nagao, T., Komemushi, S., Tominaga, Y., J. Am. Oil Chem. Soc. **73**, 1415 (1996)
28-42) Schmid, U., Bornscheuer, U. T., Soumanou, M. M., McNeill, G. P., Schmid, R. D., J. Am. Oil Chem. Soc. **75**, 1527 (1998)
28-43) Mogi, K.-i., Nakajima, M., Mukataka, S., J. Am. Oil Chem. Soc. **76**, 1259 (1999)
28-44) Shimada, Y., Nagao, T., Hamasaki, Y., Akimoto, K., Sugihara, A., Fujikawa, S., Komemushi, S., Tominaga, Y., J. Am. Oil Chem. Soc. **77**, 89 (2000)
28-45) Green, K. D., Nakajima, M., J. Am. Oil Chem. Soc. **75**, 1179 (1998)
28-46) Maruyama, T., Nakajima, M., Ichikawa, S., Nabetani, H., Furusaki, S., Seki, M., J. Am. Oil Chem. Soc. **77**, 1121 (2000)
28-47) Khare, S. K., Nakajima, M., Food Chem. **68**, 153 (2000)
28-48) Soumanou, M. M., Bornscheuer, U. T., Schmid, R. D., J. Am. Oil Chem. Soc. **74**, 703 (1998)
28-49) Xu, X., Skands, A. R. H., Høy, C.-E., Mu, H., Balchen, S., Adler-Nissen, J., J. Am. Oil Chem. Sci. **75**, 1179 (1998)
28-50) Xu, X., Balchen, S., Høy, C.-E., Adler-Nissen, J., J. Am. Oil Chem. Sci. **75**, 1573 (1998)
28-51) Xu, X., Mu, H., Skands, A. R. H., Høy, C.-E., Adler-Nissen, J., J. Am. Oil Chem. Soc. **76**, 175 (1999)
28-52) Xu, X., Skands, A., Jonsson, G., Adler-Nissen, J., Biotech. Letters **22**, 1667 (2000)
28-53) Xu, X., Skands, A. R. H., Adler-Nissen, J., Høy, C.-E., Fett/Lipid **100**, 463 (1998)
28-54) Mu, H., Xu, X., Høy, C.-E., J. Am. Oil Chem. Soc. **75**, 1187 (1998)
28-55) Mu, H., Xu, X., Adler-Nissen, J., Høy, C.-E., Fett/Lipid **101**, 158 (1999)
28-56) Fomuso, L. B., Corredig, M., Akoh, C. C., J. Am. Oil Chem. Soc. **78**, 771 (2001)
28-57) Xu, X., Fomuso, L. B., Akoh, C. C., J. Agric. Food Chem. **48**, 3 (2000)
28-58) Miura, S., Ogawa, A., Konishi, H., J. Am. Oil Chem. Soc. **76**, 927 (1999)
28-59) Jennings, B. H., Akoh, C. C., J. Agric. Food Chem. **48**, 4439 (2000)
28-60) Haraldsson, G. G., Halldorsson, A., Kuluäs, E., J. Am. Oil Chem. Soc. **77**, 1139 (2000)
28-61) Yankah, V. V., Akoh, C. C., J. Am. Oil Chem. Soc. **77**, 495 (2000)
28-62) Sellappan, S., Akoh, C. C., J. Am. Oil Chem. Soc. **77**, 1127 (2000)
28-63) Lee, K.-T., Foglia, T. A., J. Am. Oil Chem. Soc. **77**, 1027 (2000)
28-64) Caro, Y., Villeneuve, P., Pina, M., Reynes, M., Graille, J., J. Am. Oil Chem. Soc. **77**, 891 (2000)

酸の種類を示す）と，トリオレイン（OOO，はオレイン酸を示す）を等モル混合し，Candida antarctica 由来のリパーゼ SP435 を用いてインターエステル化反応を行うと，反応系中には反応生成物として3種のジオレオイル－ステアロイル－グリセリド（dioleoyl-stearoyl-glyceride；OOS，OSO，SOO），オレオイル－ジステアロイル－グリセリド（oleoyl-distearoyl-glyceride；SSO，SOS，OSS），ジグリセリド，モノグリセリド，ステアリン酸，オレイン酸，および未反応あるいは再エステル化されたトリステアリン，トリオレインが含有される[81,140]（図3-37）[81]。

Candida antarctica 由来のリパーゼ SP 435 を固定化したリパーゼ（固定化リパーゼ SP 435）の添加量のトリステアリンとトリオレインのインターエステル化反応に及ぼす影響が検討されている[81]。インターエステル化反応は，固定化リパーゼ SP435 の添加量を基質に対して 2.5～25％添加し，55℃，n-ヘキサン中で24時間行い検討した[81]。その結果，固定化リパーゼ SP435 の 10％ の添加量までは添加量の増加と共にジオレオイル－ステアロイル－およびオレオイル－ジステアロイル－グリセリドの生成量が増加し，反応系中のトリステアリン，トリオレイン含量は減少した（3-38）[81]。固定化リパーゼ SP435 の添加量が 10％ の場合，インターエステル化反応の総生成物量は 72.7％ であり，添加量 25％ の場合は 73.4％ とごくわずかしか増加しなかった（図3-38）[81]。

また，基質としてトリオレインとトリステアリンの混合比を 0.5～4 まで変化させ，固定化リパーゼ SP435 添加量 10％，n-ヘキサン中，55℃ で24時間インターエステル化反応を行い，反応生成物組成変化が検討されている[81]。生成物中のトリグリセリドの分子種の分析については，まずジオレオイル-ステアロイル-およびオレオイル-ジステアロイル-グリセリドの定量を高性能液体クロマトグラフィーの分析により，ステアリン酸とオレイン酸の定量をガスクロマトグラフィー分析により行った。ついで次の計算式を用いて各トリグリセリド含量の算出を行った[81]。

図3-37 トリステアリンとトリオレインのインターエステル化反応で生成するトリグリセリド分子種[81]

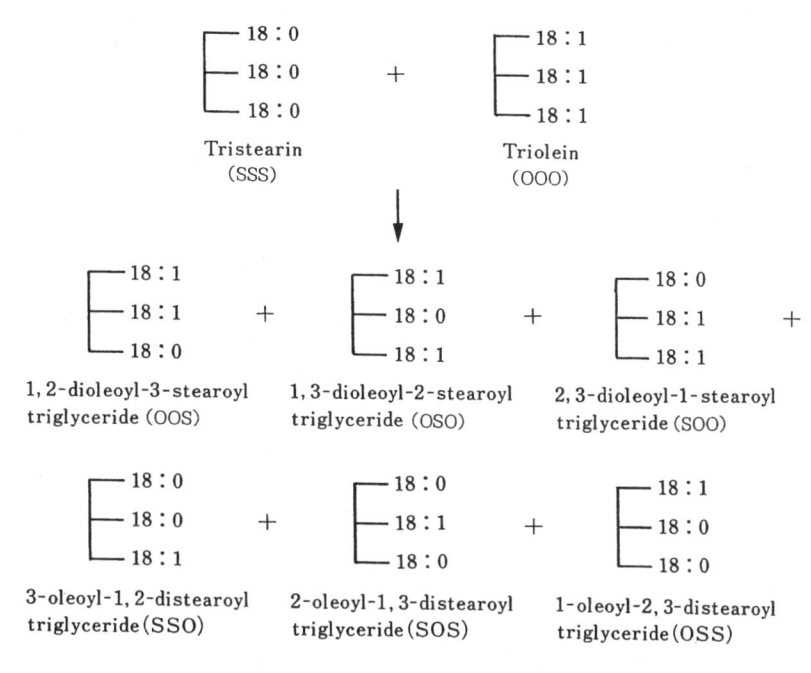

$$\begin{bmatrix}18:0\\18:0\\18:0\end{bmatrix} + \begin{bmatrix}18:1\\18:1\\18:1\end{bmatrix}$$

Tristearin (SSS)　　Triolein (OOO)

↓

$\begin{bmatrix}18:1\\18:1\\18:0\end{bmatrix}$ + $\begin{bmatrix}18:1\\18:0\\18:1\end{bmatrix}$ + $\begin{bmatrix}18:0\\18:1\\18:1\end{bmatrix}$ +

1,2-dioleoyl-3-stearoyl triglyceride (OOS)　　1,3-dioleoyl-2-stearoyl triglyceride (OSO)　　2,3-dioleoyl-1-stearoyl triglyceride (SOO)

$\begin{bmatrix}18:0\\18:0\\18:1\end{bmatrix}$ + $\begin{bmatrix}18:0\\18:1\\18:0\end{bmatrix}$ + $\begin{bmatrix}18:1\\18:0\\18:0\end{bmatrix}$

3-oleoyl-1,2-distearoyl triglyceride (SSO)　　2-oleoyl-1,3-distearoyl triglyceride (SOS)　　1-oleoyl-2,3-distearoyl triglyceride (OSS)

図3-38 トリステアリンとトリオレインのインターエステル化反応に及ぼすリパーゼ添加量の影響[81]

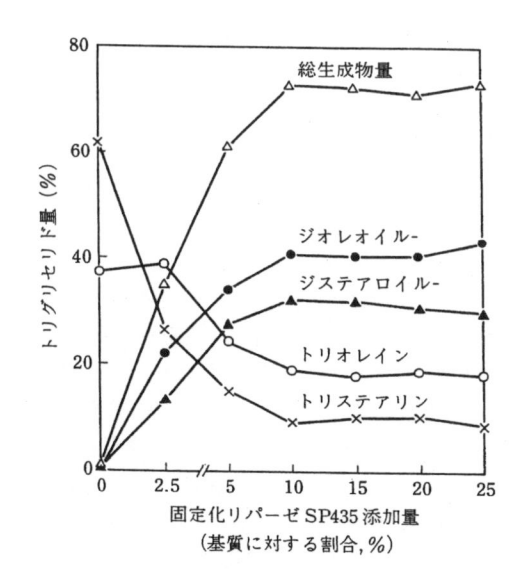

本式でのSはステアリン酸, Oはオレイン酸, DSはオレオイル-ジステアロイル-グリセリド, DOはジオレオイル-ステアロイル-グリセリドを表わす。

トリオレインのトリステアリンの混合比を変化させ, 固定化リパーゼSP435を用いてインターエステル化反応を行い, その反応生成物の検討を行ったところ, SOSとOSOの産生量はそれぞれ0.2%, 1.2%と非常に低かった（図3-39）[81]。また, SOOとOOSの産生量はトリオレイン添加量が低下するに従って減少したが, これは基質としてのトリオレインが減少したためと推定される[81]。一方OSSとSSOの産生量はトリオレインとトリステアリンの混合比が1:2の場合46.9%となり, インターエステル化反応の生成物総産生量はトリオレインとトリステアリンの等モル混合の場合71.8％と最高生成量の結果を得た（図3-39）[81]。

トリオレインとトリステアリンを等モル混合しナトリウムメトキサイド（sodium methoxide）を触媒として80℃で化学的インターエステル化反応を行い, 反応生成物の分析を行ったところ, 反応の生成物総産量は73.9%, トリグリセリドの各分子種の生成量は, OSOが12.6%, SOSが12.7%, SOO+OOSが24.4%, OSS+SSOが24.2

すなわち

% (SSO + OOS) = (% DS) × (% S) / 100
% SOS   = (% DS) × (% O) / 100
% (OOS + SOO) = (% DO) × (% O) / 100
% OSO   = (% DO) × (% S) / 100

図3-39 トリステアリンとトリオレインのインターエステル化反応におけ基質混合比の影響[81]

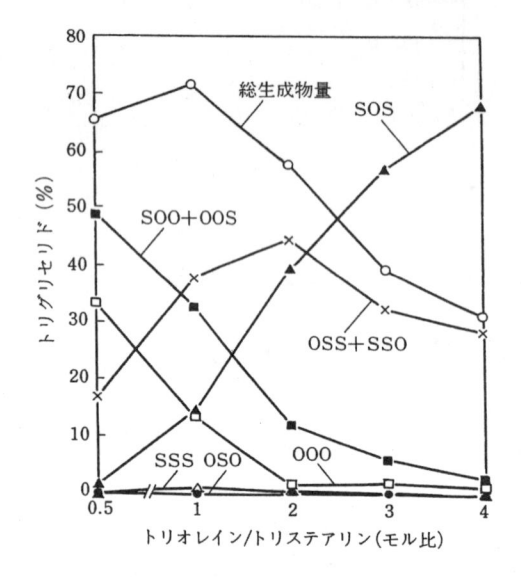

図3-40 トリリノレインとトリカプロインのインターエステル化反応に及ぼす酵素の影響[110]

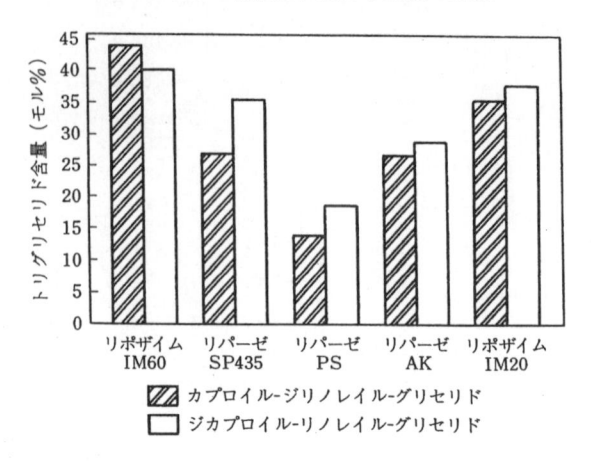

%[141]と固定化リパーゼSP435を用いたインターエステル化反応の場合とは，異なるトリグリセリド分子種の生成量を示していた[81,141]。

8種類の酵素を用いトリリノレインとトリカプロインとのインターエステル化反応に及ぼす影響についても検討されている[16]。トリリノレインとトリカプロインを等モル混合し，8種類の酵素を用い，55℃で24時間，インターエステル化反応を行い生成するジカプロイル-リノレイルおよびカプロイル-ジリノレイル-グリセリドの生成量を検討した[110]。Rhizomucor miehei 由来のリパーゼ，リポザイムIM20およびIM60を固定化したリパーゼ（固定化リポザイムIM20，IM60），Candida antarctica 由来のリパーゼSP435（固定化リパーゼSP435）および固定化されていないPseudomonas sp. 由来のリパーゼPS（sn-1,3位特異的リパーゼ），リパーゼAK（非特異的リパーゼ）は，インターエステル化能を有することが示された（図3-40）[110]。しかし，Candida lipolytica 由来のリパーゼN，Rhizopus niveus 由来のリパーゼN，ウシ舌基部および唾液腺由来のプレガストリック エステラーゼ（pregastric esterase）ではジカプロイル-リノレイルおよびカプロイル-ジリノレイル-グリセリドの生成が認められず，これら3種の酵素には，トリリノレインとトリカプロインとのインターエステル化能は有しないと推定された[110]。

精製，脱臭パームオレイン（palm olein；その主構成脂肪酸は，パルミチン酸(P) 36.6%，ステアリン酸(S) 4.0%，オレイン酸(O) 45.6%，リノール酸(L) 2.6%その主トリグリセリド分子種は，POP 25.1%，POO 30.8%，PLP 11.2%，POL 14.1%）を基質として，8種類の酵素を用いインターエステル化反応を行い，反応により生成するトリグリセリド分子種の検討，パームオレイン中のPOPよりのインターエステル化反応によるPPP生成の機序について検討されている[142]。

セライトに固定化された3種の非特異的リパーゼ（Candida rugosa 由来のリパーゼ（Sigma 製およびAmano 製），Pseudomonas sp. 由来のリパーゼP），5種のsn-1,3位特異的リパーゼ（Mucor javanicus 由来のリパーゼM，Rhizomucor miehei 由来のリポザイムIM20，Aspergillus niger 由来のリパーゼA，Rhizopus javanicus 由来のリパーゼF，Rhizopus niveus 由来のリパーゼN）を，10%パームオレインを含有する水飽和ヘキサン溶液に添加し，30℃でインターエステル化反応を行った[142]。

パームオレインの固定化リパーゼのインターエステル化反応により生成すると推定される新しいトリグリセリド分子種(PPP，OOO，OOL，OLL，SOS，反応前のパームオレインには，PPP，SOSは非含有，OOOは4.6%，OOLは2.3%，OLLは0.6%含有されている[142])の生成量を経時的に測定した[142]。その結果，8種類の酵素いずれでもインターエステル化反応の進行が認められた（図3-

第3章 ストラクチャード・トリグリセリドのリパーゼによる合成

図3-41 パームオレインのインターエステル化反応に及ぼすリパーゼの影響[142]

*PPP, OOO, OOL, OLL, SOSの合計濃度

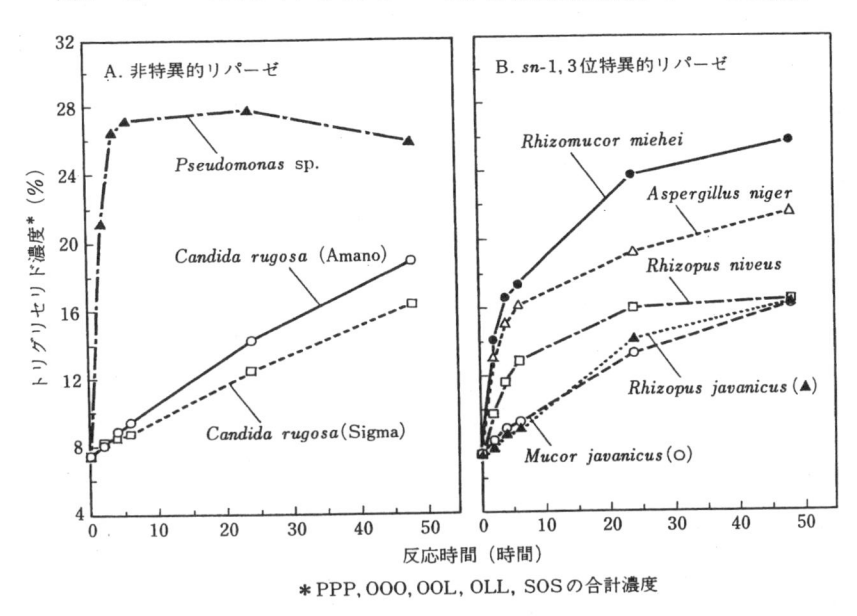

表3-29 パームオレインのインターエステル化反応におけるPPPとOOOの生成に及ぼす酵素の影響[142]

リパーゼの起源	特異性	酵素活性(トリグリセリドの加水分解割合, %)	PPP* (% w/w)					OOO* (% w/w)					インターエステル化率 (×時間$^{-1}$)
			2時間	4時間	6時間	24時間	48時間	2時間	4時間	6時間	24時間	48時間	
Candida rugosa (Sigma)	非特異的	8.4	0	0	0	1.6	3.0	4.0	3.3	3.1	3.5	4.2	3.3
Candida rugosa (Amano)	非特異的	9.5	0	0	0	1.5	3.3	3.6	3.5	3.6	3.7	4.3	3.6
Pseudomonas sp. (リパーゼP)	非特異的	8.0	4.8	5.4	6.0	6.3	6.2	6.3	7.0	6.3	5.8	6.0	59.4
Mucor javanicus (リパーゼM)	sn-1,3位特異的	6.4	0	0	0	1.3	1.9	3.7	3.8	3.7	4.3	5.0	5.6
Rhizomucor miehei (リポザイムIM20)	sn-1,3位特異的	10.5	1.5	2.4	2.3	4.0	5.8	4.8	5.2	5.0	5.8	6.2	21.9
Aspergillus niger (リパーゼA)	sn-1,3位特異的	11.8	0	1.4	1.8	1.9	3.3	4.6	4.8	4.8	5.2	5.3	16.3
Rhizopus javanicus (リパーゼF)	sn-1,3位特異的	3.3	0	0	0	1.6	2.6	3.6	3.6	3.8	5.0	5.4	7.7
Rhizopus niveus (リパーゼN)	sn-1,3位特異的	14.9	0	0	1.0	2.3	2.1	3.8	4.0	4.3	4.9	4.9	7.0

*P:パルミチン酸　O:オレイン酸

41)[142]。PPP, OOO, OLL, OOLの生成は，いずれの酵素由来のリパーゼを触媒として用いた場合でも認められたが，SOSの生成は*Pseudomonas* sp.由来のリパーゼPあるいは*Rhizomucor miehei*由来のリポザイムIM 20を触媒として用いた場合のみ認められた（反応開始後24時間後の濃度はそれぞれ1.6%および1.3%）[142]。

8種類の酵素を用いた場合のPPP（反応開始時非検出），OOO（反応開始時3.7%含有）の生成量を反応開始後48時間目まで測定したところ，*Pseudomonas* sp. 由来のリパーゼP, *Rizomucor miehei* 由来のリポザイムIM 20を用いた場合には他の微生物由来のリパーゼを用いた場合と異なりPPPの生成が反応開始2時間後から認められ，PPPおよびOOOの生成速度も速かった（表3-29）[142]。*Aspergillus niger*由来のリパーゼAを用いた場合はPPPの生成が反応開始4時間後から認められたが，生成量は反応開始後24時間目までほとんど増加しなかった（表3-29）[142]。

オレオイル-ジパルミトイル-グリセリド（POP）からのPPPの生成経路についてはいくつかの推定が行われている（図3-42）[142]。まず*Pseudomo-

図3-42 パームオレインのインターエステル化反応におけるPOPからPPPへの推定生成経路[142]

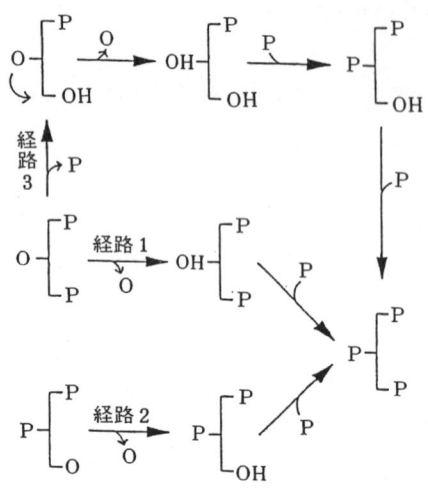

P：パルミチン酸，O：オレイン酸

図3-43 ヒマワリ油とカプリン酸のアシドリシス反応に及ぼす反応時間の影響[142]

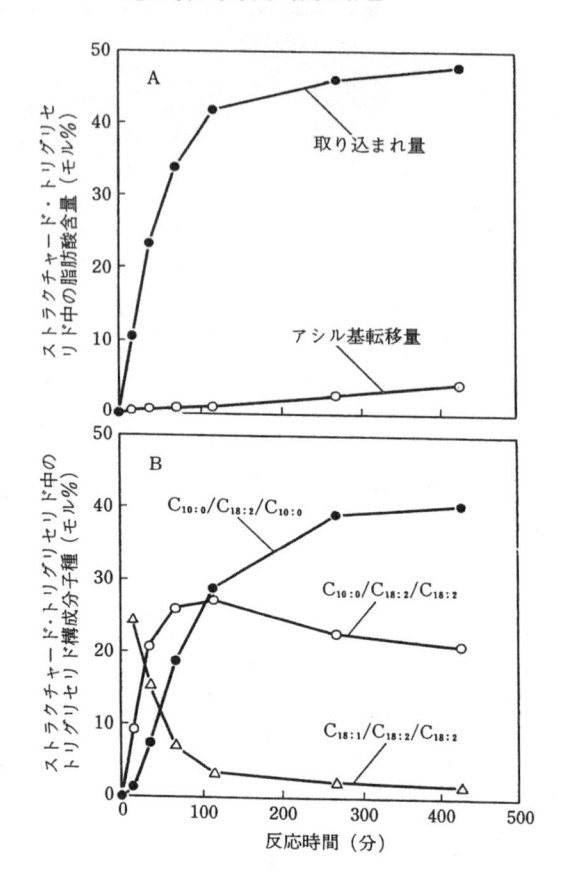

nas sp. 由来のリパーゼPあるいは，*Rhizomucor miehei* 由来のリポザイム IM20 が sn-2位特異的リパーゼだと仮定すると，パームオレイン中のPOPの sn-2位のオレイン酸(O)が加水分解され，そこに別に加水分解され生成していたパルミチン酸(P)がエステル結合し，PPPを生成する機構が推定されるが（図3-42，経路1）[142]，これまで，これらの酵素には sn-2位特異性は見出されていないので，この生成経路であるとは推定し難い。第2の経路（図3-42，経路2）[142]は，PPPの sn-1位または3位の(P)が加水分解されPP-OHを生じ，sn-2位の(P)が sn-1または3位にアシル基転移する以前に，別に加水分解されて生成していた(P)がエステル結合すると推定される経路である。第3の経路（図3-42，経路3）[142]は，POPの sn-1位または3位の(P)が加水分解されPO-OHを生じたのち，sn-2位の(O)が sn-1または3位にアシル基転移し，その後この(O)が加水分解され，パルミチン酸モノグリセリドを生じる。このパルミチン酸モノグリセリドに，別に加水分解され生成していた(P)がランダムにエステル結合するという経路である。PPPあるいはOOOも同様に経路2あるいは経路3を経るかは定かではないが，PPPの生成は，ジパルミトイル-オレオイル-グリセリドおよびジパルミトイル-リノレオイル-グリセリドの減少を伴う（表3-30

)[142]。またPPPの生成と同様に，パームオレインのインターエステル化反応時のOOO, OOL, OLL, SOSの増加は，パームオレイン中に存在していたPOO, SOO, POL, PLLの減少を伴う（表3-30)[142]。

パームオレインのトランスエステル化反応に用いる酵素の種類により，生成物の種類と量が異なるが，いずれの酵素を用いた場合でも飽和トリグリセリド（PPP），トリ不飽和トリグリセリド（OOO, POL），多価不飽和トリグリセリド（PLL, LOL, LOO）含有量は増加し，モノ不飽和トリグリセリド（POP, POS, SOS），ジ不飽和トリグリセリド（POO, SOO, PLP, MLP）含量は減少するのが認められた（表3-30)[142]。同様のインターエステル化反応の生成物含量の変化は，牛脂とヒマワリ油[143]，牛脂と大豆油[143]，牛脂とナタネ油[144]のインターエステル化反応でも認められた。

表3-30 パームオレインのインターエステル化反応におけるトリグリセリド生成量に及ぼす酵素の影響[142]

リパーゼの起源 トリグリセリド (%)	対照群	Rhizomucor miehei	Pseudomonas sp.	Rhizopus niveus	Rhizopus javanicus	Aspergillus niger	Mucor javanicus	Candida rugosa (Sigma)	Candida rugosa (Amano)
PPP	0	3.5	5.9	1.9	1.3	2.2	1.1	1.5	1.6
POP	25.1	20.2	20.3	23.0	23.3	21.4	23.1	23.7	22.7
POS	4.5	3.6	3.9	4.4	4.2	3.8	4.4	4.4	4.2
SOS	0.0	1.3	1.6	0.0	0.0	0.0	0.0	0.0	0.0
POO	30.8	25.2	22.8	26.4	27.6	26.6	28.1	29.9	29.2
SOO	3.1	2.2	2.1	2.3	2.7	2.2	3.1	2.9	2.2
PLP	11.2	7.5	6.3	9.0	9.6	7.8	9.2	9.0	8.7
MLP	0.8	0.7	0.6	0.9	0.5	0.5	0.7	0.7	0.7
POL	14.1	15.0	13.3	15.1	14.8	15.6	14.9	14.2	14.7
OOO	4.6	8.9	9.5	7.1	6.8	8.5	6.6	5.9	6.5
PLL	3.5	3.0	2.8	2.8	3.1	3.0	3.0	2.9	3.2
OLL	0.6	1.8	2.6	1.5	1.3	1.7	1.2	1.0	1.4
OOL	2.3	7.2	8.6	5.6	4.9	6.7	4.4	4.0	4.8
計	100	100	100	100	100	100	100	100	100
飽和トリグリセリド(PPP)	0	3.5	5.9	1.9	1.3	2.2	1.1	1.5	1.6
モノ不飽和トリグリセリド (POP, POS, SOS)	29.6	25.1	25.8	27.4	27.5	25.2	27.5	28.1	26.9
ジ不飽和トリグリセリド (POO, SOO, PLP, MLP)	45.9	35.6	31.8	38.6	40.4	37.1	41.1	42.5	40.8
トリ不飽和トリグリセリド (POL, OOO)	18.7	23.9	22.8	22.2	21.6	24.1	21.5	20.1	21.2
多価不飽和トリグリセリド (PLL, OLL, OOL)	6.4	12.0	14.0	9.9	9.3	11.4	8.6	7.9	9.4

3-7-4-3) 長鎖脂肪酸をその構成成分とするストラクチャード・トリグリセリドのアシドリシス反応による合成

Rhizomucor miehei 由来のリパーゼ（リポザイム IM）を固定化した，カラムに充填したのち，その中を一定の流量でヒマワリ油とカプリル酸あるいはカプリン酸の混合物を通過させ，アシドリシス反応に及ぼす反応時間，反応温度，反応系中の水分含量，トリグリセリドと脂肪酸の混合比に及ぼす影響が検討されている[122]。反応に用いたヒマワリ油の主構成脂肪酸はトリグリセリド全体でオレイン酸（$C_{18:1}$）21.9％，リノール酸（$C_{18:2}$）61.0％であり，sn-2位の構成脂肪酸の 20.9％はオレイン酸，71.3％はリノール酸であった[142]。

ヒマワリ油とカプリル酸のアシドリシス反応における反応時間の影響を検討する目的で，ヒマワリ油とカプリン酸を1：6で混合し，60℃で13～425分反応させ，カプリン酸のヒマワリ油トリグリセリド中への取り込まれ量，生成するストラクチャード・トリグリセリド（$C_{10:0}/C_{18:2}/C_{10:0}$，$C_{10:0}/C_{18:2}/C_{18:2}$，脂肪酸の位置非特定）量および，ヒマワリ油由来トリグリセリド（$C_{18:1}/C_{18:2}/C_{18:2}$）含量変化について検討した[142]。その結果，アシドリシス反応開始後2時間以内に 42％のカプリン酸はトリグリセリド中に取り込まれ，その後，反応時間の延長と共に徐々に取り込まれ量は増加し，反応開始後7時間後で 48％取り込まれた（図3-43, A）[142]。この時のトリグリセリド分子種の変化を検討すると，反応開始後2時間で，1,3-ジカプロイル-2-リノレオイル-グリセリド（1,3-dicaproyl-2-linoleoyl-glyceride）および1(3)-カプロイル-2,3(1,2)-ジリノレオイル-グリセリド（1(3)-caproyl-2,3(1,2)-dilinoleoyl-glyceride）の生成量はほぼ同量生成されたが，その後，1,3-ジカプロイル-2-リノレオイル-グリセリド生成量は反応時間の延長と共に増加したが，1(3)-カプロイル-2,3(1,2)-ジリノレオイル-グリセリドの生成量は減少した（図3-43, B）[142]。

このアシドリシス反応の反応温度の及ぼす影響を検討する目的で，ヒマワリ油とカプリル酸を1：4で混合し，30℃～70℃でアシドリシス反応を行った[142]。反応温度を30℃から60℃に変化させることにより，カプリル酸の取り込まれ量は13％から40％に増加し，この時，sn-1位あるいは3位に取り込まれたカプリル酸の sn-2位への転位は，0.3％から0.6％へと変化したのみであった

図3-44 ヒマワリ油とカプリン酸のアシドリシス反応に及ぼす反応温度の影響[142]

図3-45 ヒマワリ油とカプリル酸のアシドリシス反応に及ぼす基質混合比の影響[142]

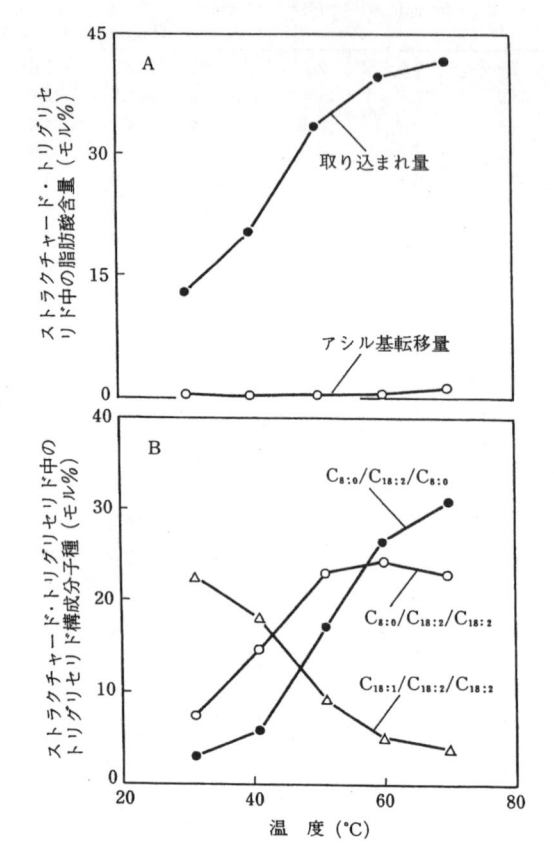

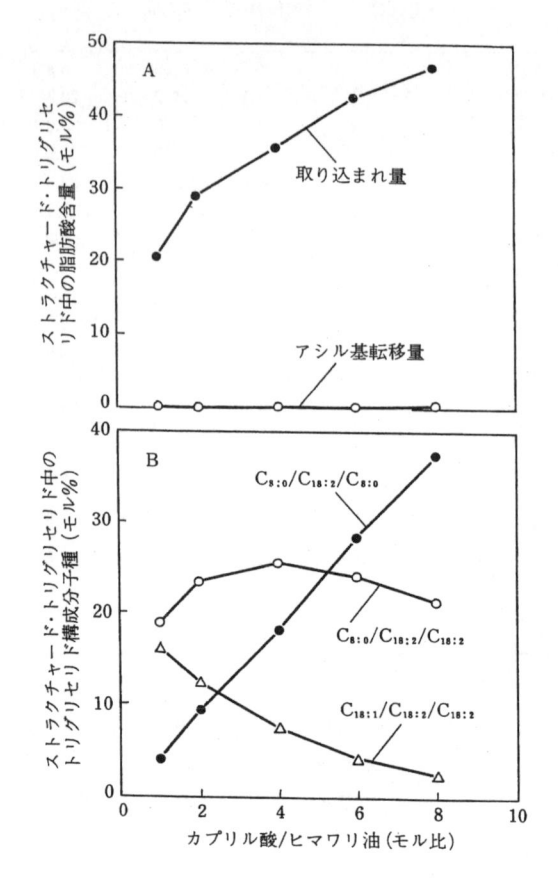

（図3-44，A）[142]。1,3-ジカプロイル-2-リノレオイル-グリセリドの生成量は，反応温度の上昇と共に上昇した（図3-44，B）[142]。さらに，アシドリシス反応に用いるヒマワリ油とカプリル酸の混合比を1:1から1:8まで変化させ，60℃で行ったところ，混合比の増加と共にカプリル酸のトリグリセリドへの取り込まれ量は増加し（図3-45，A）[142]，これは1,3-ジカプロイル-2-リノレオイル-グリセリドの生成量の増加に比例していた（図3-45，B）[142]。

また，アシドリシス反応に及ぼす反応系中の水分含量の影響については，0.03～0.11％まで変化させ検討したところ，カプリル酸のトリグリセリドへの取り込まれ量，1,3-ジカプロイル-2-リノレオイル-グリセリドの生成量には影響を及ぼさなかった[142]。ヒマワリ油の代わりに，サフラワー油，ボラージ油，アマニ油とカプリル酸のアシド

リシス反応をトリグリセリドとカプリル酸の混合比1:6，60℃，反応系水分含量0.03％で検討したところ，カプリル酸のトリグリセリドへの取り込まれ量は，サフラワー油で47％，ボラージ油で35％，アマニ油で39％であった[142]。

トリグリセリドと脂肪酸のアシドリシス反応では，反応初期のリパーゼの加水分解により生じるジアシルグリセロールが反応中間体として重要な役割を果たしている[111,123,145]。リパーゼが触媒するアシドリシス反応はトリグリセリドの加水分解とそれにより生じたジアシルグリセロールのエステル化の2段階の反応を含み[146]，従って，第1段階の反応で生じたジアシルグリセロールは第2段階の反応の基質となる（図3-46）[111]。つまり反応系中のジアシルグリセロール含量はアシドリシス反応に影響を与える因子となるが，ジアシルグリセロールはアシル基転移を起こしたり，副生成

図3-46 リパーゼが触媒するアシドリシス反応でのストラクチャード・トリグリセリドおよび副生成物の生成経路[111]

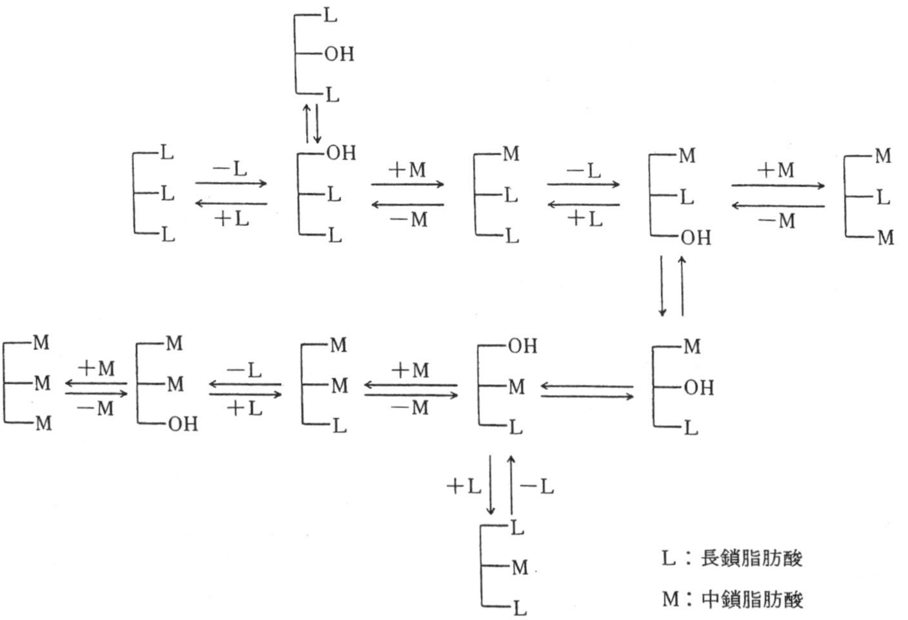

L：長鎖脂肪酸
M：中鎖脂肪酸

物を生じその結果，ストラクチャード・トリグリセリドの生成を阻害する場合もある[65]。

　Rhizomucor miehei 由来のsn-1,3位特異性を有するリパーゼ（リポザイムIM）を用い，ナタネ油とカプリン酸のアシドリシス反応におけるジアシルグリセロール含量およびsn-1,3-ジアシルグリセロールとsn-1,2(2,3)-ジアシルグリセロールの比に及ぼす反応系の水分含量，反応温度，使用する酵素量，反応時間，基質としてのナタネ油とカプリン酸の混合比，ナタネ油中へのカプリン酸の取り込まれ量に及ぼすジアシルグリセロールの影響が検討されている[111]。反応系の水分含量を3.25～10.25％，反応温度を30～70℃，使用酵素量を1～17％，ナタネ油とカプリン酸の混合比を0.125～0.292モル/モルまで変化させた時，これらのパラメーターの増加に比例して，ジアシルグリセロールの含量は増加した[111]。このうち，ジアシルグリセロール含量の増加に大きく影響を及ぼした因子は，反応系の水分含量，反応温度，使用酵素量で，例えば反応系の水分含量を3.25％から10.25％に上昇させると，ジアシルグリセロールの含量は5.5％から17.5％に上昇した[111]。基質のナタネ油とカプリン酸の混合比のジアシルグリセロール含量に及ぼす影響は少なかった[111]。しかし，反応時間を5時間から90時間まで変化させてもジアシルグリセロール含量は，ほとんど変化は認められなかった[111]。これは，加水分解反応とエステル化反応が反応の初期の段階で平衡状態に達するためで，加水分解反応よりエステル化反応の方が速く進行し，生成したジアシルグリセロールが，すみやかに新しいトリグリセリドに変換されることによると推定される[111,122]。

　生成するsn-1,3-ジアシルグリセロールとsn-1,2(2,3)-ジアシルグリセロールの比に及ぼすアシドリシス反応の各因子の検討を行ったところ，反応系中の水分含量，ナタネ油とカプリン酸の混合比は，ほとんど影響を及ぼさなかったが，反応温度と反応時間は大きく影響した[111]。反応温度を30℃から70℃まで変化させると，反応温度の上昇と共にsn-1,3-ジアシルグリセロール/sn-1,2(2,3)-ジアシルグリセロールは上昇し，30℃では1.3であり，50℃で3.2，70℃で3.8であった[111]。反応時間を10時間から25時間まで変化させると，反応時間の延長と共にsn-1,3-ジアシルグリセロール/sn-1,2(2,3)-ジアシルグリセロールは上昇し，反応時間10時間では2.0，17.5時間で3.0，25時間で3.3であった[111]。sn-1,3-ジアシルグリセロール含量は反応開始後24時間まで増し，それ以後

図3－47 アシドリシス反応系でのジアシルグリセロール含量と，カプリン酸の取り込まれ量，アシル基転移量の関係[111]

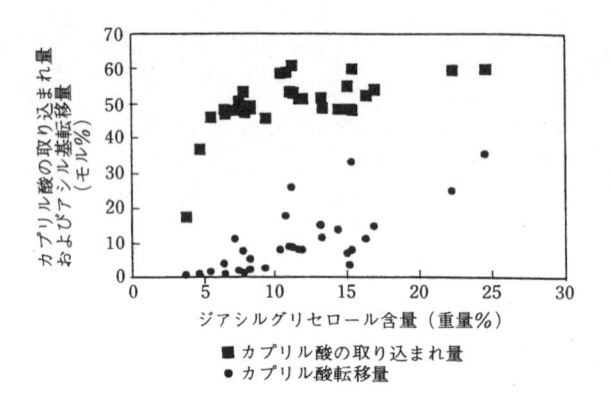

図3－48 アシドリシス反応系での sn-1,3-ジアシルグリセロール/ sn-1,2(2,3)-ジアシルグリセロールと，ジアシルグリセロール含量の関係[111]

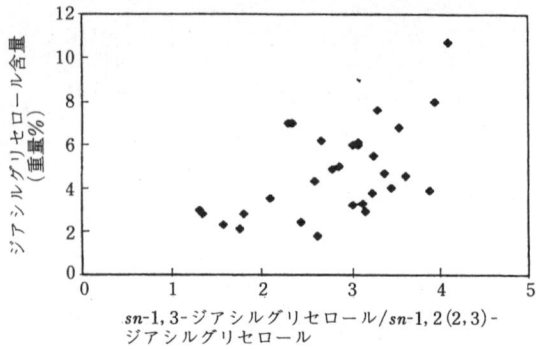

は一定であった。一方 sn-1,2(2,3)-ジアシルグリセロール含量は反応開始後1時間まで増加したが，その後は減少した[111]。sn-1,2(2,3)-ジアシルグリセロールから sn-1,3-ジアシルグリセロールへの変換は，アシル基転移の程度と密接に関係している[65,111]，従って，sn-1,3-ジアシルグリセロール/ sn-1,2(2,3)-ジアシルグリセロールは，アシル基転移を最小に抑えるうえで重要なパラメーターとなる[111]。

アシドリシス反応系中のジアシルグリセロール含量とカプリン酸のナタネ油トリグリセリド中への総取り込まれ量およびカプリン酸の転移量の関係を検討したところ，カプリン酸の取り込まれ量はジアシルグリセロール含量が5％前後で急速に促進され，それ以上の含量ではほぼ定常となった（図3－47）[111]。アシル基転移量は，ジアシルグリセロール含量の増加と共に増加した（図3－47）[111]。また，反応系中のジアシルグリセロール含量と sn-1,3-ジアシルグリセロール/ sn-1,2(2,3)-ジアシルグリセロールとの間にも相関が認められた（図3－48）[111]。これは，sn-1,3-ジアシルグリセロールは，sn-1,3位特異的リパーゼであるリポザイムIMの基質とはならないからである。従って，ストラクチャード・トリグリセリドをリポザイムIMを用いて効率良く産生するためには，sn-1,3-ジアシルグリセロール/ sn-1,2(2,3)-ジアシルグリセロールをできるだけ低くするために，反応温度をできるだけ低くする必要がある[111]。

アシドリシス反応を用いて，ストラクチャード・トリグリセリドを合成するもう1つの方法として高純度の sn-2-モノアシルグリセロールをトリグリセリドからアルコリシス反応，結晶化で得たのち，この sn-2-モノアシルグリセロールと脂肪酸から sn-1,3位特異的リパーゼを用いて，アルコリシスを行う方法が検討されている[116,147,148]。例えば sn-2-モノオレオイルグリセリド，あるいは sn-2-モノリノレイルグリセリドとカプリル酸のアシドリシス反応[116]，sn-2-モノパルミトイルグリセリドとオレイン酸のアシドリシス反応[147,148]が検討されている。まず sn-2-モノアシルグリセリドを得る目的で，トリオレインと無水エタノールをメチル t-ブチル エーテル（methyl $tert$-butyl ether）存在下エーテル溶媒中で固定化した Rhizomucor miehei, Rhizopus delemar, Rhizopus japonicus 由来のリパーゼを用いてアシドリシス反応を行うと，sn-2-モノオレインの生成量は，Rhizomucor miehei 由来のリパーゼを用いた場合40.5％，Rhizopus delemar 由来のリパーゼを用いた場合71.8％，Rhizopus javanicus 由来のリパーゼを用いた場合は56.9％であった。

この2-モノオレインとカプリル酸のアシドリシス反応における2-モノオレインとカプリル酸の最適混合比を検討する目的で，カプリル酸と2-モノオレインの混合比を2：1から6：1まで変化させ，Rhizomucor miehei 由来のリパーゼを固定化したリポザイムIMを用いてアシドリシス反応を行ったところ，3：1が最適の反応条件であり，混合比が高くなると反応は抑制された[116]。中鎖脂肪酸と2-モノオレインの混合比を3：1

図3-49 2-モノオレインと脂肪酸とのアシドリシス反応によるストラクチャード・トリグリセリド合成に及ぼす脂肪酸鎖長の影響[116]

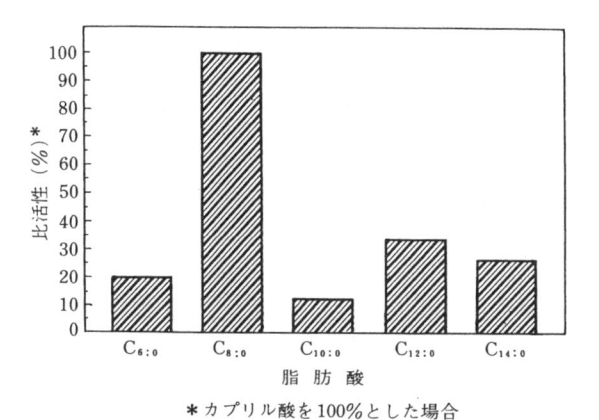

*カプリル酸を100%とした場合

図3-50 2-モノオレインとカプリル酸とのアシドリシス反応における生成物の変化[116]

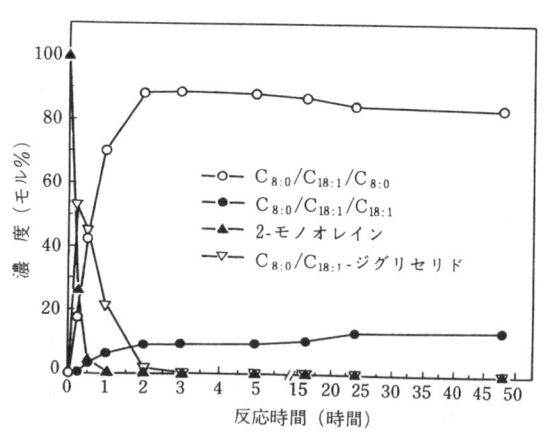

とし,リポザイムIMを用い,脂肪酸の炭素数を6～14まで変化させ,アシドリシス反応の基質特異性を検討したところ,炭素数8のカプリル酸の反応性が最も高く,それ以下,それ以上の炭素数の脂肪酸では反応性は低かった(図3-49)[116]。

リポザイムIMを用い,モレキュラーシーブ添加のn-ヘキサン中,38℃で,2-モノオレインとカプリル酸のアシドリシス反応を行い,反応系中の基質および生成物の検討を行ったところ,反応開始後2時間以内にカプリル酸とオレイン酸を構成成分とするジグリセリド($C_{8:0}/C_{18:1}$)が生成され,このジグリセリドが,ストラクチャード・トリグリセリドである$C_{8:0}/C_{18:1}/C_{8:0}$に変換された(図3-50)[116]。この反応は,開始3時間でほぼ定常状態に達し,この時の生成物は$C_{8:0}/C_{18:1}/C_{8:0}$が88.5%,$C_{8:0}/C_{18:1}/C_{18:1}$が9.0%であった[116]。またピーナッツ油より調製された2-モノグリセリドとカプリル酸をリポザイムIMを用いてアシドリシス反応を行った場合のストラクチャード・トリグリセリドの生成も,2-モノオレインとカプリル酸のアシドリシス反応の場合とほぼ同じ反応様式が認められた(図3-51,A)[116]が,同酵素によるピーナッツ油とカプリル酸の直接のアシドリシス反応では,生成物の生成割合が大きく異なっていた(図3-51,B)[116]。2-モノオレインとカプリル酸のアシドリシス反応では,数種の副生成物($C_{8:0}/C_{18:1}/C_{18:1}$, $C_{8:0}/C_{8:0}/C_{18:1}$, $C_{8:0}/C_{8:0}/C_{8:0}$, $C_{18:1}/C_{18:1}/C_{18:1}$)(図3-52)[116]が産生する可能性があるが,リポザイムIMを用いた反応では,$C_{8:0}/C_{18:1}/C_{18:1}$以外の副生成物は見出されなかった[116]。

また,トリオレインとカプリル酸とのアシドリシス反応を行ったところ,$C_{8:0}/C_{18:1}/C_{8:0}$の生成量は,2-モノオレインとカプリル酸とのアシドリシス反応に比較して低く,また最大生成量(40%)に達するまで20時間を要した(図3-53)[116]。この時,副生成物の$C_{8:0}/C_{18:1}/C_{18:1}$生成量も22%と高く,未反応のトリオレインも7%残存していた(図3-53)[116]。

トリオレインと同様にアルコリシス反応によりピーナッツ油より,2-モノグリセリドを含む画分(sn-2位の主脂肪酸組成は,オレイン酸64.3%,リノール酸34.4%)を得て,カプリル酸とのアシドリシス反応をリポザイムIMを用いてアシドリシス反応を行ったところ,反応開始後3時間でsn-1,3位をカプリル酸,sn-2位をオレイン酸またはリノール酸とするストラクチャード・トリグリセリドを約80%の収率で得た[116]。ピーナッツ油とカプリル酸を同条件でアシドリシス反応を行った場合は,反応中の生成物はトリオレインとカプリル酸を用いた図3-51に示すアシドリシス反応とほぼ同様であったが,カプリル酸はピーナッツ油に60.5%と,高濃度に取り込まれた[116]。この時,カプリル酸のsn-1位および3位への取り込まれは90.9%と非常に高く,sn-2位取り込まれたカプリル酸は約0.1%であった[116]。この時,sn-2位の脂肪酸組成は,オレイン酸59.3%,リノール酸39.2%,合計で98.5%であった[116]。

また同様に,リポザイムIMを用いて,トリパ

図3-51 ピーナッツ油より調製された2-モノグリセリドとカプリル酸，ピーナッツ油とカプリル酸のアシドリシス反応によるストラクチャード・トリグリセリドの生成[116]

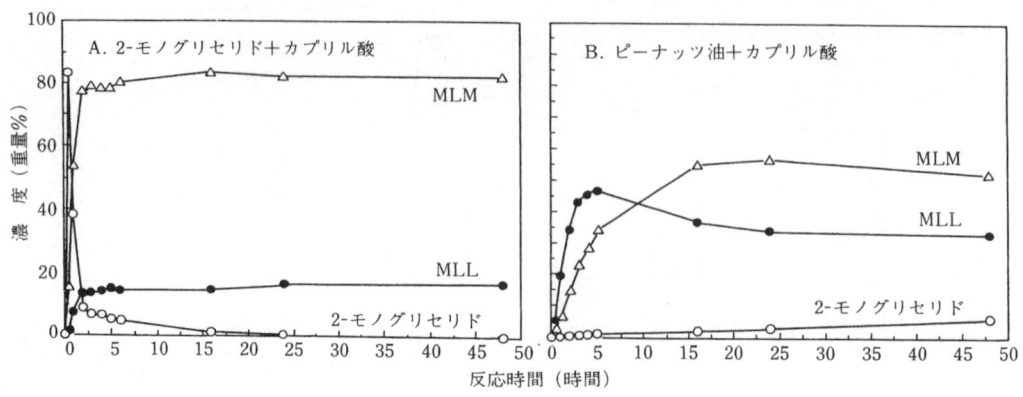

A. 2-モノグリセリド＋カプリル酸
B. ピーナッツ油＋カプリル酸

M：$C_{8:0}$，L：長鎖不飽和脂肪酸

図3-52 2-モノオレインとカプリル酸との推定アシドリシス反応[116]

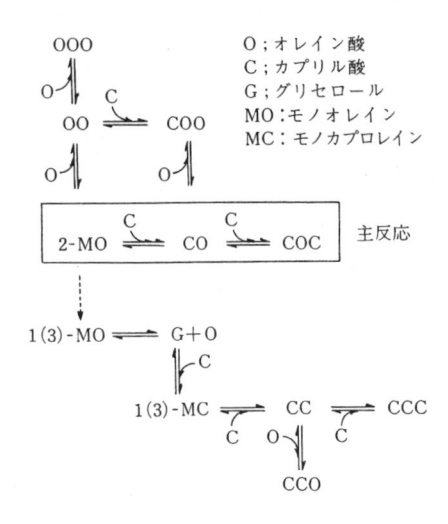

O；オレイン酸
C；カプリル酸
G；グリセロール
MO：モノオレイン
MC：モノカプロレイン

主反応

図3-53 トリオレインとカプリル酸とのアシドリシス反応における生成物の変化[116]

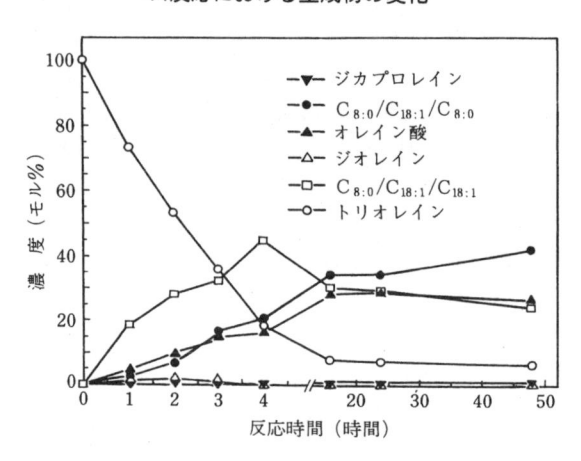

- ジカプロレイン
- $C_{8:0}/C_{18:1}/C_{8:0}$
- オレイン酸
- ジオレイン
- $C_{8:0}/C_{18:1}/C_{18:1}$
- トリオレイン

ルミチンからアルコリシス反応により，2-モノパルミチンを生成し，この2-モノパルミチンとオレイン酸とのアシドリシス反応を行ったところ，反応開始後2-モノパルミチンは，反応系から消失し，反応中間物のジパルミチンも反応開始後2時間で，ほぼ全量1,3-ジオレオイル-2-パルミチンに変換された（図3-54）[147]。

3-8) sn-1,3-ジアシルグリセロールの合成

sn-1,3-ジアシルグリセロールは，実験動物に投与したり，ヒトが摂食した場合，血中トリグリセリド濃度上昇抑制作用[149]，内臓脂肪や皮下脂肪の増加抑制作用[150]，プラスミノーゲン アクチベーター インヒビター タイプ-1 上昇抑制作用[151] などの特異的な栄養生理学的特性が知られている。sn-1,3-ジアシルグリセロールは，通常，*Rhizopus delemar*, *Rhizomucor miehei*, *Chromobacterium viscosum* などの sn-1,3-位特異的リパーゼを用いて合成される[152〜154]。

コーン油とグリセリンを基質に種々のリパーゼのグリセロリシス反応（glycerolysis reaction）によるジグリセリドの生成が検討されている[152]。コーン油1部に対し，リパーゼ，水を含有する3部のグリセリンを反応させた場合，ジグリセリドの生成の多かったリパーゼは，検討した13種の微生物由来のリパーゼのうち，*Arthrobacter urea-*

図3-54 2-モノパルミチンとオレイン酸のアシドリシス反応による1,3-ジオレオイル-2-パルミチンの生成[147]

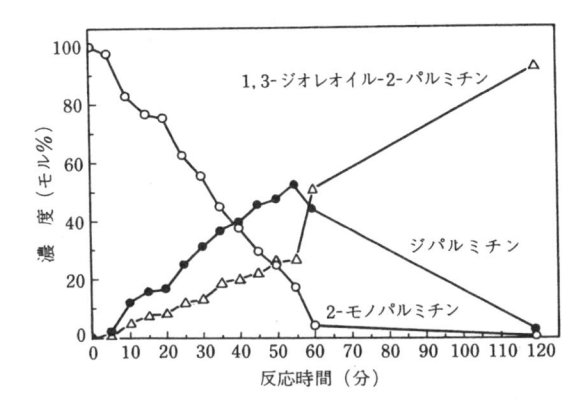

faciens, Chromobacterium viscosum, Phycomyces nitens, Pseudomonas fluorescens, Rhizopus delemar由来のリパーゼであった（表3-31）[153]。このときジグリセリド生成の経時変化を検討したところ，反応の初期には，sn-1(3),2-ジアシルグリセロールが，sn-1,3-ジアシルグリセロールより多く生成したが，反応後期には，この生成比率は逆転していた[152]。

sn-1,3-位特異的リパーゼであるChromobacterium viscosum, Rhizopus delemar, Rhizomucor miehei由来のリパーゼを用い，グリセリンの酵素的エステル化反応が，脂肪酸，脂肪酸アルキルエステル，脂肪酸ビニルエステル（fatty acid vinyl ester）をアシル供与体として検討されている[153]。この酵素的エステル化反応は，グリセリンをシリカゲルなどの担体に吸着させたのち，低水分含量の非プロトン性有機溶媒（aprotic organic solvents）（n-ヘキサン，ジエチルエーテル，t-メチル酪酸など）中に添加したのち，さらにこの有機溶媒中にアシル供与体とリパーゼを添加し，室温で24時間以上行なう[5]。この条件下の反応で生じた反応生成物は，sn-1,3-ジアシルグリセロール85～90％，モノアシルグリセロール3～8％，sn-1(3),2-ジアシルグリセロール2～7％を含有していた（表3-32)[154]。また，アシル供与体の種類による酵素的エステル化反応速度の検討を行なったところ，sn-1,3-ジラウリン合成の場合，ラウリン酸ビニルエステル＞ラウリン酸＞ラウリン酸メチルエステルであった（図3-55)[154]。同様のことはsn-1,3-ジパルミチル，sn-1,3-ジステアリンの合成時にも認められた[5]。

sn-1,3特異的なRhizomucor miehei由来のリパーゼ（Lipozyme）を用いたグリセリンとカプリル酸からsn-1,3-ジカプリロイルグリセロール合成に関する詳細な検討が行なわれる[154]。グリセリン1部とカプリル酸2部をLipozyme存在下，25℃で反応させ，その反応生成物の測定を行なったところ，反応開始後8時間目までに95％のカプリル酸が消費され，反応開始後8時間後のsn-1,3-ジカプリロイルグリセロールの含量は84.6％に達した（図3-56)[154]。sn-1(3),2-ジカプリロ

表3-31 微生物由来の種々のリパーゼのグリセロリシス反応活性[153]

リパーゼ由来の微生物	変換率 %	ジアシルグリセロール含量（％）	モノアシルグリセロール含量（％）	遊離脂肪酸含量（％）
Alkaligenes sp	59.6	20.2	16.9	22.5
Arthrobacter ureafaciens	58.0	41.5	15.8	0.7
Aspergillus niger	3.28	1.35	1.93	0.0
Candida cylindracea	1.90	0.24	0.36	0.0
Chromobacterium viscosum	69.7	43.8	23.4	2.5
Mucor miehei	30.3	17.5	12.8	0.0
Mucor javanicus	6.89	5.54	1.35	0.0
Penicillium cyclopium	5.12	0.98	2.38	1.76
Phycomyces nitens	47.1	36.0	9.8	1.3
Pseudomonas fluorescens	50.0	33.1	15.9	0.0
Rhizopus delemar	48.7	36.7	12.0	0.0
Rhizopus japonicus	13.3	9.31	1.65	2.35
Rhizopus javanicus	34.8	26.8	8.0	0.0

表3-32 sn-1,3-ジアシルグリセロールの合成[154]

生成sn-1,3-ジアシルグリセロール	リパーゼの由来	アシル供与体	反応時間（時間）	変換率（%）	反応生成物組成 (%)			生成率（%）	純度（%）
					sn-1,3-ジアシルグリセロール	sn-1(3),2-ジアシルグリセロール	モノアシルグリセロール		
sn-1,3-ジバレリン	Rhizopus delemar	吉草酸	96	95	85	2	8	74	98.5f
sn-1,3-ジカプリリン	Rhizopus delemar	カプリル酸ビニルエステル	96	>98	91	2	6	80	98f
sn-1,3-ジカプリン	Rhizomucor miehei	カプリン酸ビニルエステル	24	>98	90	5	4	84	>99.5g
sn-1,3-ジラウリン	Rhizomucor miehei	ラウリン酸ビニルエステル	24	>98	93	4	3	85	>99.5g
sn-1,3-ジミリスチン	Rhizomucor miehei	ミリスチン酸ビニルエステル	24	>98	91	5	4	82	>99.5b
sn-1,3-ジペンタデカノイン	Rhizomucor miehei	ペンタデカン酸	48	95	88	4	4	79	>99.5
sn-1,3-ジパルミチン	Rhizomucor miehei	パルミチン酸ビニルエステル	24	>98	89	4	3	80	>99.5
sn-1,3-ジステアリン	Rhizomucor miehei	ステアリン酸ビニルエステル	24	>98	88	4	7	81	>99.5g
sn-1,3-ジオレイン	Chromobacterium viscosum	オレイン酸（>99%）	120	95	82	4	9	70	98f

図3-55 酵素的エステル化反応速度に及ぼすアシル供与体の影響[154]

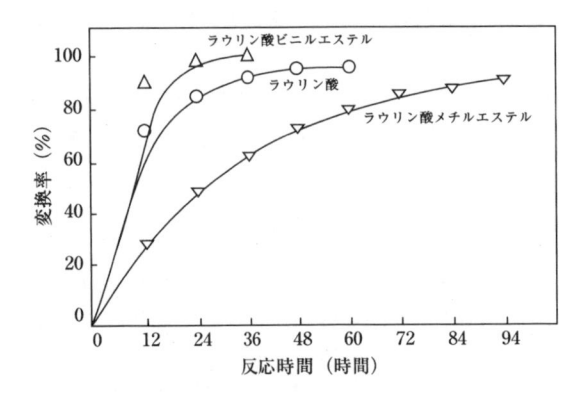

図3-56 グリセリンとカプリル酸の酵素的エステル化反応における反応系組成変化[154]

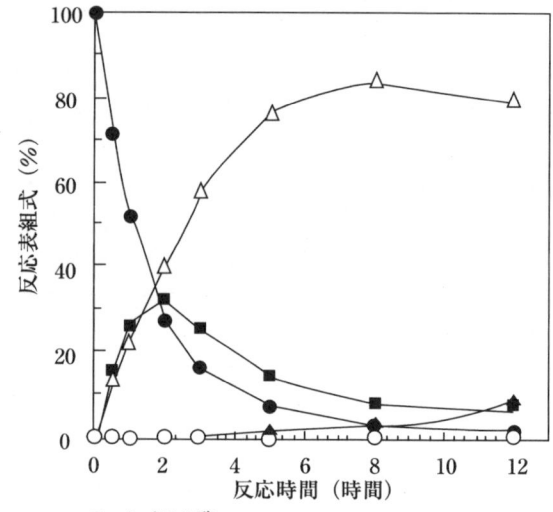

- ● カプリル酸
- △ sn-1,3-ジカプリロイルグリセロール
- ○ sn-1(3),2-ジカプリロイルグリセロール
- ■ モノカプリロイルグリセロール
- ▲ トリカプリロイルグリセロール

イルグリセロール含量は，12時間の反応時間中1%以下であり，sn-2-モノカプリロイルグリセロールは検出されなかった（図3-56)[154]。sn-1,3-ジカプリロイルグリセロールの生成に及ぼす反応温度の影響を検討したところ，その生成は25～35℃の間で最大約85％に達した（図3-57)[154]。また，カプリル酸とグリセリンの混合比のsn-1,3-ジカプリロイルグリセロール生成に及ぼす影響を検討したところ，4：1のモル比混合物を基質に用いた場合，最大約98％のsn-1,3-ジカプリロイルグリセロールの生成が認められた（図3-58)[154]。この時，反応物中のsn-1(3)-モノカプリロイルグリセロール，トリカプリロイルグリセロールの含量は1%以下であった（図3-58)[154]。

この酵素的エステル化反応において，カプリル酸以外を基質として用いた場合のsn-1,3-ジアシルグリセロールを検討したところ，酪酸，カプロン酸などの短鎖脂肪酸は，まったく反応性を示さなかった[6]。カプリル酸，ラウリン酸，オレイン酸，リノール酸，エイコサペンタエン酸をアシル供与体として反応に用いた場合の，反応生成物中のsn-1,3-ジアシルグリセロールの含量はそれぞれ，84.4，67.4，61.1，74.3，71.7%であった[6]。

3-9）ストラクチャード・トリグリセリドの化学的エステル交換反応による合成とリパーゼによるエステル交換反応による合成の比較

ストラクチャード・トリグリセリドの合成には化学的なエステル交換反応あるいは，リパーゼを用いた酵素的なエステル交換反応が用いられるが，

図3-57 sn-1,3-ジアシルグリセロール生成に及ぼす反応温度の影響[154]

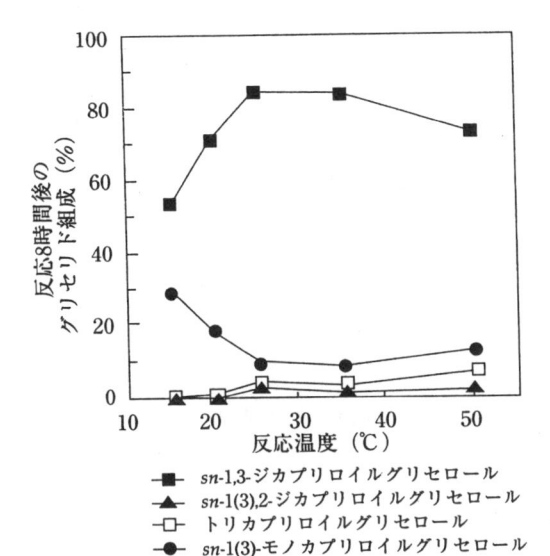

図3-58 sn-1,3-ジアシルグリセロール生成に及ぼす反応系のカプリル酸/グリセリンの影響[154]

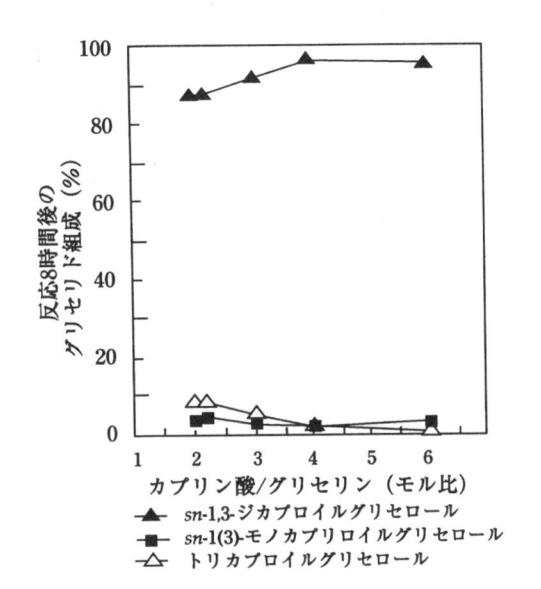

図3-57 凡例:
- ■ sn-1,3-ジカプリロイルグリセロール
- ▲ sn-1(3),2-ジカプリロイルグリセロール
- □ トリカプリロイルグリセロール
- ● sn-1(3)-モノカプリロイルグリセロール

図3-58 凡例:
- ▲ sn-1,3-ジカプロイルグリセロール
- ■ sn-1(3)-モノカプロイルグリセロール
- △ トリカプロイルグリセロール

ここでは同一原料を化学的,あるいは酵素的にエステル交換した場合に生成されるグリセリド分子種の比較を行う[113,141,155,156]。

精製ココナッツ油とカプリル酸エチルあるいはカプリン酸エチルとの化学的および酵素的トランスエステル交換反応が検討されている[113]。化学的トランスエステル交換反応は,ナトリウムメトキサイドを触媒に,精製ココナッツ油と精製ココナッツ油の2倍モルのカプリル酸エチルあるいはカプリン酸エチルを混合し,減圧下,60℃で1時間反応を行い,未反応のモノエステルは水蒸気蒸留で除去した[113]。酵素を用いたエステル交換反応は化学的エステル交換反応の場合と同モルの基質を用い,Mucor miehei 由来のリパーゼを固定化したリポザイムIMを用い,減圧下,60℃で5時間反応を行った[113]。基質の精製ココナッツ油は11.1%の中鎖脂肪酸(カプリル酸4.9%,カプリン酸6.2%)を含有しており,精製ココナッツ油とカプリル酸エチルとの化学的エステル交換反応では,精製ココナッツ油中の中鎖脂肪酸含量は28.3%(カプリル酸23.3%,カプリン酸5%)まで増加し,この時,主として精製ココナッツ油中のラウリン酸含量が減少した(表3-33)[113]。このことは,カプリン酸エチルとの化学的トランスエステル交換反応の場合にも認められた(表3-33)[113]。酵素を用いたトランスエステル交換反応でも,化学的トランスエステル交換反応とほぼ同等の中鎖脂肪酸の取り込まれが認められ,カプリル酸エチルとの反応の場合,精製ココナッツ油中のカプリン酸含量は13.9%,カプリン酸エチルとの反応の場合11.8%増加した(表3-33)[113]。

表3-33 精製ココナッツ油と中鎖脂肪酸エチルエステルとのトランスエステル交換反応方法の生成物に及ぼす影響[113]

トリグリセリド	脂肪酸メチルエステル	脂肪酸組成 (重量%)								
		$C_{6:0}$	$C_{8:0}$	$C_{10:0}$	$C_{11:0}$	$C_{14:0}$	$C_{16:0}$	$C_{18:0}$	$C_{18:1}$	$C_{18:2}$
精製ココナッツ油(基質)	—	0.9	4.9	6.2	50.3	19.2	8.3	1.3	6.3	2.6
化学的トランスエステル交換	$C_{8:0}$	0.8	23.3	5.0	41.5	17.8	6.7	1.1	4.2	1.2
反応後の精製ココナッツ油	$C_{10:0}$	1.0	3.8	21.3	39.1	18.8	7.1	1.4	5.1	2.4
酵素的トランスエステル交換	$C_{8:0}$	0.9	17.9	7.1	38.4	19.1	6.7	2.0	5.8	2.1
反応後の精製ココナッツ油	$C_{10:0}$	1.3	4.1	18.0	41.3	18.5	6.8	1.1	6.1	2.8

表3－34 パーム油のインターエステル化反応方法の生成物に及ぼす影響[155]

トリグリセリド	融点 (℃)	脂肪酸	脂肪酸組成（重量%）		
			総トリグリセリド	sn-2位	sn-1,3位
パーム油（基質）	34.5	$C_{16:0}$	46.6	17.1	61.3
		$C_{18:0}$	3.5	2.0	4.2
		$C_{18:1}$	40.9	61.2	30.7
		$C_{18:2}$	8.9	19.0	3.8
化学的インターエステル化反応後のパーム油	41.0	$C_{16:0}$	46.1	44.9	46.7
		$C_{18:0}$	3.6	3.2	3.8
		$C_{18:1}$	41.2	40.0	41.7
		$C_{18:2}$	8.9	10.7	8.0
酵素的インターエステル化反応後のパーム油	37.0	$C_{16:0}$	45.6	28.8	54.0
		$C_{18:0}$	4.0	3.9	4.0
		$C_{18:1}$	41.5	52.8	35.6
		$C_{18:2}$	8.9	13.8	6.4

精製ココナッツ油に3倍量のアセトンを添加し，8℃に3時間放置すると，固相と液相に分かれ，固相（収率16%）はココナッツ ステアリン（coconut stearin），液層はココナッツ オレイン（coconut olein）と呼ばれ[157]，ココナッツ オレインの融点は22.9℃，その主脂肪酸組成は，$C_{8:0}$ 5.4%，$C_{10:0}$ 6.8%，$C_{12:0}$ 48.2%，$C_{14:0}$ 18.1%，$C_{16:0}$ 7.8%，$C_{18:1}$ 7.8%である。このココナッツ オレインを用いて，精製ココナッツ油の場合と同様に，カプリル酸エチル，カプリン酸エチルと，化学的，酵素的トランスエステル交換反応を行ったところ，精製ココナッツ油を用いた場合とほぼ同等の中鎖脂肪酸の取り込まれが認められた[113]。

パーム油の化学的および酵素的インターエステル化反応も検討されている[155]。化学的インターエステル化反応はナトリウムメトキサイドを触媒とし，90℃で45分間行い，酵素を用いたインターエステル化反応は，Mucor miehei 由来のリパーゼを固定化したリポザイム IM20を触媒とし，60℃で4時間行った[155]。化学的および酵素的インターエステル化反応で得られたトリグリセリドの脂肪酸組成，sn-2位および sn-1,3位の脂肪酸組成を検討したところ，総脂肪酸組成は，基質のパーム油と化学的，酵素的インターエステル化反応で得られたトリグリセリド，いずれもほぼ同等であった（表3－34）[155]。しかし，酵素によるインターエステル化反応で得られたトリグリセリドの sn-1,3位の主脂肪酸はパルミチン酸であり，sn-2位の主脂肪酸はオレイン酸，リノール酸などの不飽和脂肪酸であった。これに対して化学的インターエステル化反応で得られたトリグリセリドでは，パルミチン酸および不飽和脂肪酸は sn-1,2,3位にそれぞれ，ほぼ等量ずつ分布していた（表3－34）[155]。これらの結果から一般的には，化学的なエステル化反応では，脂肪酸の位置が特定されないランダムなトリグリセリドが，また酵素を用いたエステル化反応では，化学的エステル化反応より低い温度で，特に sn-1,3位特異性のリパーゼを用いると，基質の sn-2位の脂肪酸を保存したままストラクチャード・トリグリセリドを合成できる[3,158]。

3-10) ストラクチャード・トリグリセリドの物理化学的性質

3-10-1) ストラクチャード・トリグリセリドの融点

トリグリセリドの融点は，そのトリグリセリドを構成する脂肪酸の種類，脂肪酸のトリグリセリド中の位置により異なる。脂肪酸の融点もまちまちで，例えば炭素数18の脂肪酸でも不飽和結合の数，シス体，トランス体でも異なり，ステアリン酸（$C_{18:0}$）69.6℃，エライジン酸（トランス9）43.7℃，オレイン酸（シス9）16.2℃，リノール酸（シス9,12）−6.5℃，リノレン酸（シス5,9,

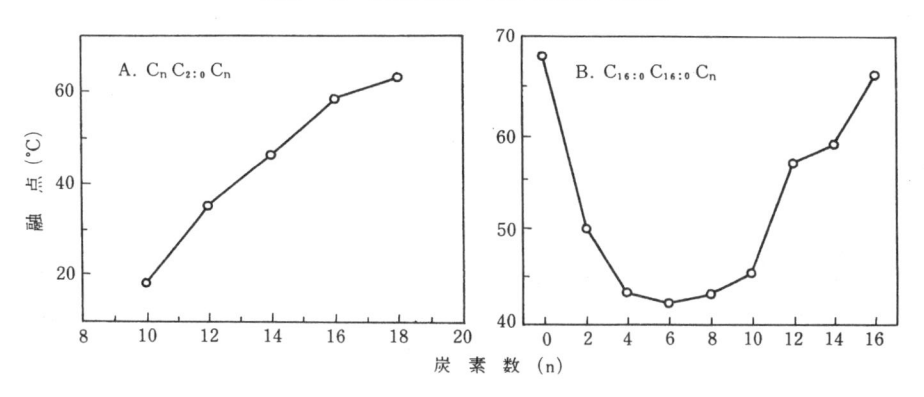

図3-59 $C_nC_{2:0}C_n$, $C_{16:0}C_{16:0}C_n$ の融点[161,162]

A. $C_nC_{2:0}C_n$

B. $C_{16:0}C_{16:0}C_n$

融点（℃）／炭素数（n）

12) −12.8℃である[159]。単一酸型トリグリセリド（同じ脂肪酸のみから構成されるトリグリセリド）の融点は，構成脂肪酸の融点とほぼ同様の融点を示す[160]。例えばトリステアリンは73.1℃，トリエライジンは42℃，トリオレインは5.5℃，トリリノールは−13.1℃，トリリノレインは−24.2℃である[160]。しかし，種類の異なる脂肪酸が結合した混酸型トリグリセリドは，アシル基の結合様式（対称型，非対称型），脂肪酸の差異（鎖長の違い，飽和脂肪酸か不飽和脂肪酸）など種々の組み合わせがあり，融点もさまざまに変化する[161]。

2本のアシル鎖長が同じで，もう1本のアシル鎖長が異なる飽和脂肪酸型トリグリセリドの融点を対称型と非対称型で比較してみると，トリグリセリドの sn-2位に炭素数2の酢酸を，sn-1,3位に炭素数10から18までの長鎖飽和脂肪酸を結合したトリグリセリド（$C_nC_{2:0}C_n$, n=10:0〜18:0）の融点は，ほぼ炭素数に比例していた（図3-59, A）[161,162]。一方，sn-1,2にパルミチン酸（$C_{16:0}$），sn-3位に炭素数0から16までの長鎖飽和脂肪酸を結合したトリグリセリド（$C_{16:0}C_{16:0}C_n$, C_n = 0 〜16:0）の融点は，炭素数0のジパルミトイルグリセリドと炭素数16のトリパルミトイルグリセリド（トリパルミチン）で最も高く，炭素数が0から増加するか，16から減少するに従って低下した（図3-59, B）[161,162]。

ラードと高オレイン酸ヒマワリ油（high-oleic sunflower oil）を種々の割合で混合し，Candida antarctica 由来のリパーゼSP435を固定化したリパーゼを用い，インターエステル化反応を55℃で24時間行い，反応後トリグリセリド画分を精製し，生成トリグリセリド画分の融点を測定した[163]。インターエステル化反応の初期の段階では加水分解反応が起こると推定され，ジグリセリド，モノグリセリド，脂肪酸の生成が認められる[143]。このラードと高オレイン酸ヒマワリ油とのインターエステル化反応でも，高オレイン酸ヒマワリ油の混合割合が増加するに従い，生成するトリグリセリド量は減少し，ジグリセリド量，モノグリセリド量，脂肪酸量が増加し，ラードと高オレイン酸ヒマワリ油の混合比40：60のインターエステル化反応では，脂肪酸含量は15.4％であった（表3-53）[163]。このインターエステル化反応で得られたトリグリセリドの脂肪酸組成と sn-2位の脂肪酸組成およびその融点を測定した[163]。ラードとのみインターエステル化反応で生成したトリグリセリドの融点も出発物質のラードに比較して低下し，高オレイン酸ヒマワリ油の混合比が増加するに従い，融点は低下した（表3-35）[163]。この測定から，出発物質のラードの主たるトリグリセリド分子種は SPS, OPO, POS（S；$C_{18:0}$, P；$C_{16:0}$, O；$C_{18:1}$, アルファベットの順に sn-1,2,3位の脂肪酸を示す）であり，高オレイン酸ヒマワリ油の主トリグリセリド分子種はOOOであり，これらのトリグリセリド分子種のインターエステル化反応による変化が，融点変化に反映されている（表3-35）[163]。

次いで，このインターエステル化反応で生成したトリグリセリンを示差走査熱量測定法（differential scanning calorimetry）を用いて熱的性質の解析を行った[163]。高オレイン酸ヒマワリ油の混合比が増加すると，最低の融点を示す化合物が増加してくるのが認められた（図3-60）[162]。また，ラードの最高融点を示す化合物は29.2℃であっ

表3-35 ラードと高オレイン酸ヒマワリ油の混合比を変化させたインターエステル化反応における生成物組成およびトリグリセリド脂肪酸組成，融点に及ぼす影響[163]

ラード/高オレインヒマワリ油 混合比 (重量/重量)	組成物，生成物組成 (%)				トリグリセリド 脂肪酸組成 （モル%）							トリグリセリド 不飽和脂肪酸/飽和脂肪酸*	トリグリセリド 融点 (℃)
	トリグセリド	ジグリセリド	モノグリセリド	脂肪酸	14:0	16:0	16:1	18:0	18:1	18:2	18:3		
ラード（未反応）	100	0.0	0.0	0.0	2.2	23.7	2.1	10.2	40.9	19.2	1.7	1.8	47.0
100：0	88.6	5.0	2.2	4.1	3.1	34.6	2.3	13.5	29.7	16.0	0.8	1.0	42.8
80：20	85.9	5.8	3.0	5.3	2.9	40.4	0.9	18.7	28.7	8.0	0.4	0.6	39.6
60：40	83.1	7.4	3.6	5.9	1.8	24.6	1.2	11.5	50.2	10.6	0	1.6	36.6
40：60	71.4	9.6	3.6	15.4	1.3	21.1	0.7	10.5	59.0	7.3	0.1	2.0	33.5
0：100	91.7	3.7	0.9	3.7	0	3.3	0	3.5	87.3	5.9	0	13.6	N.D.**
高オレイン酸ヒマワリ油（未反応）	100	0.0	0.0	0.0	0	3.6	0.4	2.3	84.3	6.5	0	15.4	N.D.
sn-2位の脂肪酸													
ラード（未反応）					5.2	63.5	3.3	3.4	17.6	7.2	0	0.4	—
100：0					3.5	52.7	2.4	9.4	26.5	5.4	0	0.5	—
80：20					3.5	48.2	1.6	9.0	37.6	0	0	0.6	—
60：40					0	38.6	0.9	7.0	52.4	1.1	0	1.2	—
40：60					0.7	26.2	0.7	4.4	64.3	0.6	0	2.1	—
0：100					0	3.2	0	2.8	89.5	4.5	0	15.7	—
高オレイン酸ヒマワリ油（未反応）					0	1.2	0	0.4	92.2	6.2	0	62.1	—

*不飽和脂肪酸（$C_{16:1}+C_{18:1}+C_{18:2}+C_{18:3}$）/飽和脂肪酸（$C_{14:0}+C_{16:0}+C_{18:0}$）
**N.D.＝非測定，高オレイン酸ヒマワリ油および0：100は0℃で液体

たが，このピークはラードのみのインターエステル化反応で消失した（図3-60）[162]。

Mucor miehei 由来のリポザイム，*Rhizopus delemar*，および *Geotrichum candidum* 由来のリパーゼを固定化した酵素を用い，牛脂，牛脂とヒマワリ油，牛脂と大豆油，バターファットとヒマワリ油を60℃で一定時間インターエステル化反応を行い，生成するトリグリセリドの融点変化，示差走査熱量測定から得られた各温度における固体脂の割合の変化を測定した[143]。牛脂を *Mucor miehei* 由来のリポザイムを用いインターエステル化反応を行うと融点は2～3℃低下した[143,144]。牛脂とヒマワリ油とのインターエステル化反応では酵素の種類にかかわらず，生成したトリグリセリドの融点は3～4℃低下し，この時，牛脂とヒマワリ油の物理的混合物に比較して，低温部の固体脂含量減少が認められた（図3-61，表3-36）[143]。牛脂と大豆油とのインターエステル化反応でも同様の傾向が認められた）[143]。

リパーゼによるエステル化反応の結果生成するトリグリセライドの融点変化の測定は，これら以外にも，牛脂とナタネ油[144]，バターファット[164]，バターファットとナタネ油[165]の種々の条件下でのインターエステル化反応により生じるトリグリセリドについて行われている。

図3-60 高オレイン酸ヒマワリ油とラードのインターエステル化反応で生成するトリグリセリドの示差走査熱量測定結果[162]

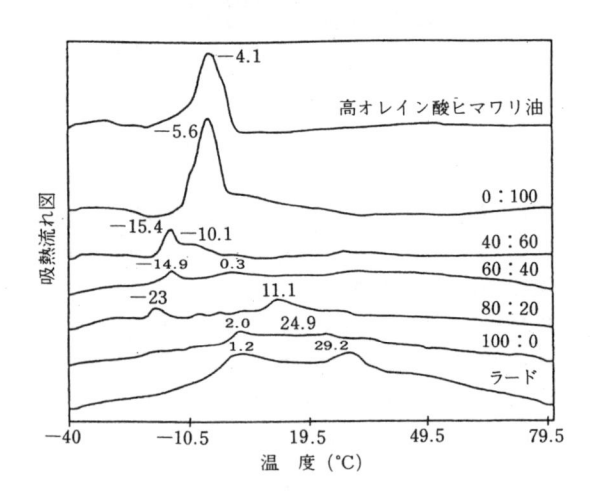

3-10-2）ストラクチャード・トリグリセリドの酸化安定性

ストラクチャード・トリグリセリドの酸化安定性は，それを構成する脂肪酸の酸化安定性を反映している。例えば炭素数18の脂肪酸の比酸化安定性を比較すると，ステアリン酸を1とした場合，オレイン酸は10，リノール酸は100～120，リノ

図3-61 インターエステル化反応で生成したトリグリセリドおよび牛脂,ヒマワリ油の固体脂の割合曲線[143]

A. 牛脂
B. ヒマワリ油
C. 牛脂とヒマワリ油混合物(1:1)
D. 牛脂をリポザイムでインターエステル化したトリグリセリド
E. 牛脂とヒマワリ油混合物(1:1)をリポザイムでインターエステル化したトリグリセリド
F. 牛脂を *R. delemar* 由来のリパーゼでインターエステル化したトリグリセリド

固体脂の割合 (%)
温 度 (℃)

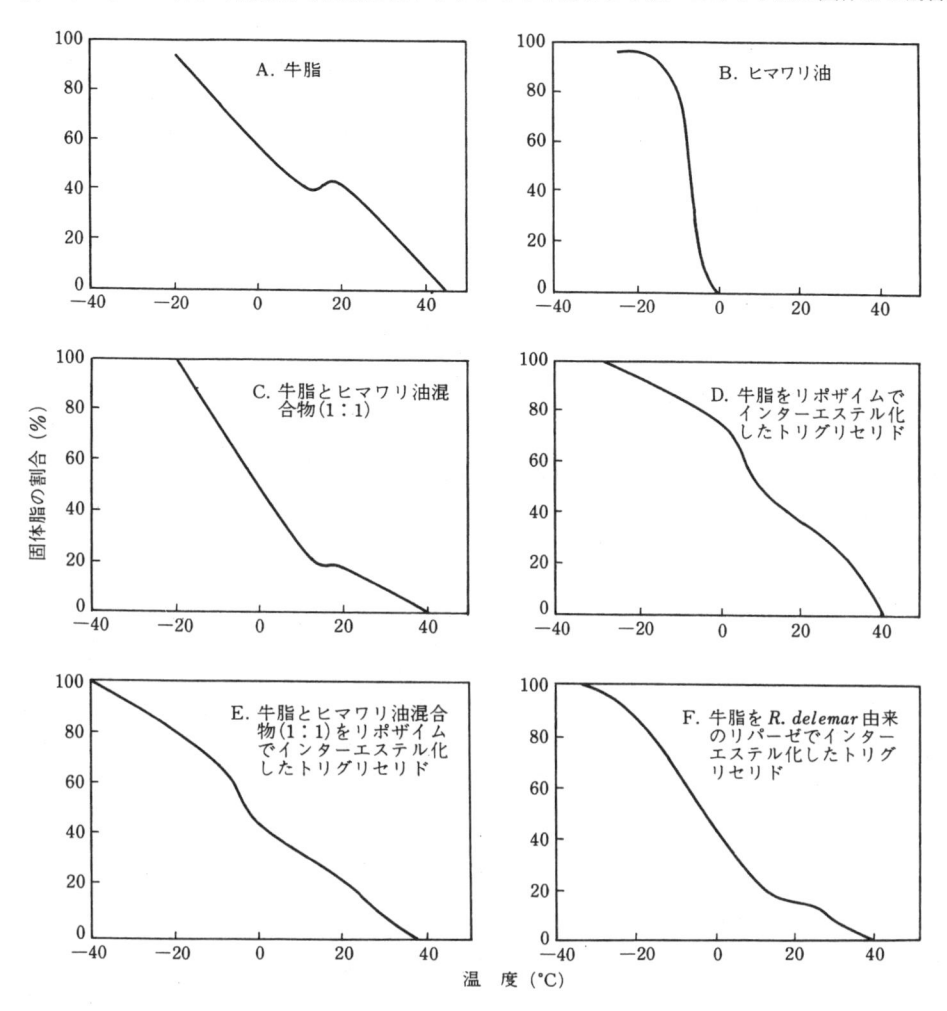

表3-36 インターエステル化反応で生成したトリグリセリドの融点と各温度での固体脂の割合[143]

グリセリド	融点 ℃	それぞれの温度での固体脂の割合 (%)					
		−10	0	10	20	30	40
牛脂	43.6	88.0	69.6	51.2	46.5	23.6	3.8
ヒマワリ油	1.0	81.7	0.1	—	—	—	—
大豆油	2.7	6.9	0.4	—	—	—	—
バターファット	41.2	97.1	84.8	59.5	36.9	14.5	0.4
牛脂 (*M. miehei*)	41.6	80.2	65.0	50.0	49.0	25.1	2.6
牛脂 (*R. delemar*)	40.4	80.5	61.4	54.4	58.7	20.7	0.2
牛脂 + ヒマワリ油 (混合物)	42.0	80.8	39.7	26.6	18.0	8.0	0.2
牛脂 + ヒマワリ油 (*R. delemar*)	40.2	46.7	10.7	2.4	18.9	11.6	0.2
牛脂 + ヒマワリ油 (*G. Candidum*)	41.3	47.1	17.1	9.3	18.6	18.1	0.2
牛脂 + ヒマワリ油 (*M. miehei*)	39.8	66.0	35.1	18.5	29.7	18.0	—
牛脂 + 大豆油 (混合物)	30.0	42.1	20.0	8.2	2.5	—	—
牛脂 + 大豆油 (*R. delemar*)	39.5	47.0	37.9	18.6	10.9	2.9	—
牛脂 + 大豆油 (*M. miehei*)	40.3	46.0	36.1	14.2	8.9	1.8	0.2
バターファット + ヒマワリ油 (混合物)	36.9	70.7	49.3	26.7	10.5	2.1	—
バターファット + ヒマワリ油 (*M. miehei*)	37.7	63.0	43.2	18.5	6.8	0.4	—

レン酸は160〜250であり，リノール酸，リノレン酸はオレイン酸の約10倍，20倍酸化されやすい[153,160,161]。トリオレイン（OOO），ジミリストイル-モノオレイルグリセロール（MOM），ジステアロイル-モノオレイルグリセロール（SOS），ジパルミトイル-モノオレイルグリセロール（POP）の50℃での酸化安定性を検討したところ，MOM，SOS，POPは，ほぼ同等の酸化安定性を示し，OOOは，これら3種のトリグリセリドより酸化されやすかった（図3－62）[141]。

トリステアリンとトリオレインを等モル混合しナトリウムメトキサイドを触媒にしてランダムなインターエステル化反応を行うと，約74％がエステル交換されたトリグリセリド混合物を得ることができる（ジオレオイル-モノステアリルグリセロール37.0％，モノオレオイル-ジステアリルグリセロール36.9％，トリオレイン13.7％，トリステアリン12.8％）[141]。このインターエステル化反応により生成されたトリグリセリド混合物と，トリステアリンとトリオレインの等モル混合物の50℃における酸化安定性を比較したところ，インターエステル化反応より得られたトリグリセリド混合物の酸化安定性の方が，トリステアリンとトリオレインの混合物の酸化安定性より高かった（図3－63）[141]。

メロン種子油（melon seed oil，リノール酸65.9±0.4％含有）と高オレイン酸ヒマワリ油（オレイン酸79.6±0.7％含有）を種々の割合で混合した油を $Pseudomonas$ sp. 由来のリパーゼ PS30 を用いてインターエステル化反応を行い，生成したトリグリセリド混合物の60℃保存時の過酸化値（peroxide value）の測定を行い酸化安定性が検討されている[168]。メロン種子油と高オレイン酸ヒマワリ油を物理的に混合した油ではメロン種子油と高オレイン酸ヒマワリ油の混合比が，9：1，8：2では酸化安定性はメロン種子油とほぼ同等であったが，混合比が7：3，1：1となるに従い，酸化安定性は向上した（図3－64，A）[168]。一方，インターエステル化反応により得られた油は，いずれのメロン種子油と高オレイン酸ヒマワリ油の混合比でもその酸化安定性の向上が認められた（図3－64，B）[168]。メロン種子油と高オレイン酸ヒマワリ油のインターエステル化反応で生成した油脂のオレイン酸とリノール酸の比は，総脂肪酸組成および sn-2位脂肪酸組成いずれも，メロン種子油と高オレイン酸ヒマワリ油の混合油に比較して有意に上昇した[168]。

また，イワシ油を $Chromobacterium\ viscosum$ 由来のリパーゼ TOYO あるいは $Pseudomonas\ fluorescens$ 由来のリパーゼを固定化したリパーゼ PG を用い40℃で24時間インターエステル化反応を行い，生成するトリグリセリドを精製し，その酸化安定性，脂肪酸組成，sn-2位脂肪酸組成の変化が検討されている[169]。それぞれのトリグリセリドの40℃での酸化安定性を検討したところ，イワシ油が最も酸化されやすく，リパーゼでインターエステル化したイワシ油のトリグリセリド画分では酸化安定性が増加した（図3－65）[169]。酸化が開始されるまでの日数は，イワシ油，リパーゼ TOYO を用いてインターエステル化されたイワシ油，リパーゼ PG を用いてインターエステル化されたイワシ油でそれぞれ6，8，10日であっ

図3－62　トリグリセリドの酸素吸収量[141]

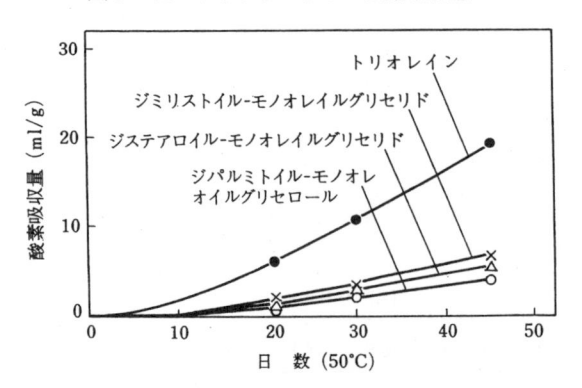

図3－63　トリステアリンとトリオレインの混合物とインターエステル化反応生成したトリグリセリドの酸素吸収量[141]

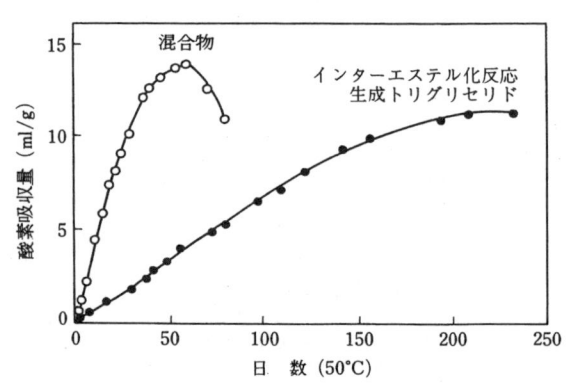

図3-64 メロン種子油と高オレイン酸ヒマワリ油の混合物とインターエステル化反応生成物の60℃保存時の過酸化値の変化[168]

A. 混合物
B. インターエステル化反応生成物

▽ メロン種子油
▼ 9:1（メロン種子油：高オレイン酸ヒマワリ油）
□ 8:2
■ 7:3
△ 1:1
▲ 高オレイン酸ヒマワリ油

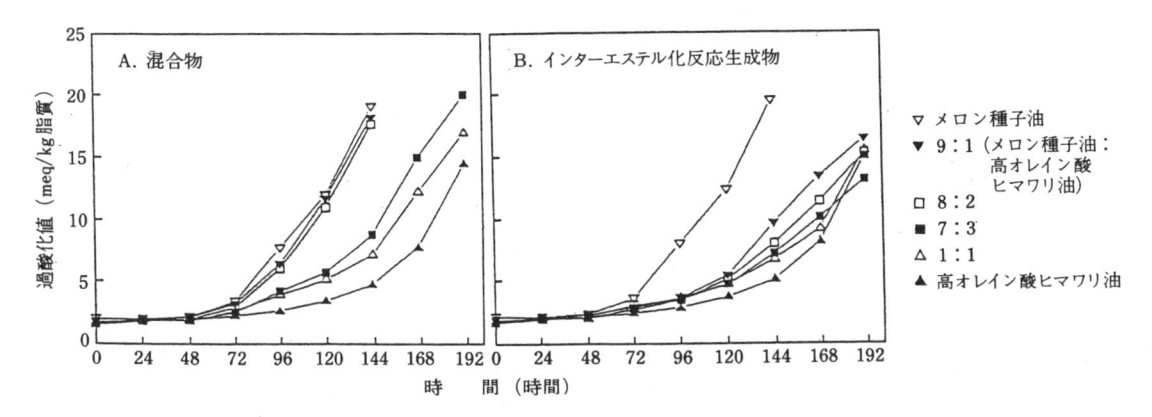

図3-65 リパーゼによるインターエステル化反応生成物の酸化安定性[169]

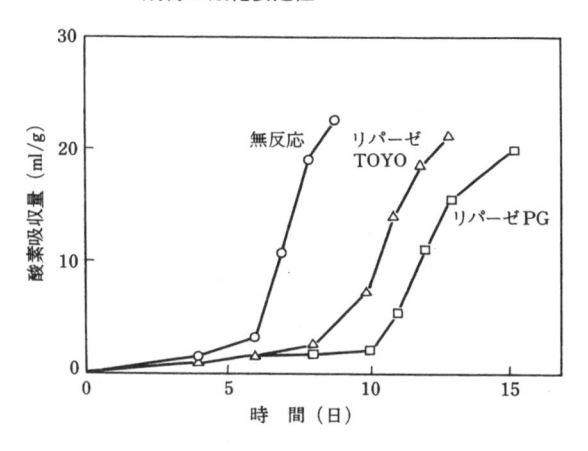

た（図3-65）[169]。

これらの酸化安定性の差は、トリグリセリド中の脂肪酸の分布の差によると推定される[169]。インターエステル化反応を行ったトリグリセリドではイワシ油に比較して、sn-2位のDHA含量が減少した（表3-37）[169]。また、リパーゼPGを用いてインターエステル化されたイワシ油では、それぞれの脂肪酸の分布が均一化されていた。これはリパーゼPGの触媒活性が、飽和脂肪酸、モノ不飽和脂肪酸、多価不飽和脂肪酸のいずれに対しても高いためと推定される（表3-37）[169]。

これらの他にもトリカプリンとEPA、DHA高含有魚油由来の脂肪酸混合物の Candida rugosa 由来のリパーゼSP435によるトランスエステル化反応で生成したトリグリセリドの酸化安定性[170]、大豆油とパームオレインの化学的インターエステル化[171]、トリオレインとアマニ油の化学的インターエステル化[172]で生成したトリグリセリドの酸化安定性も検討されている。

3-10-3) sn-1,3-ジアシルグリセロールの酸化安定性

大豆油となたね油を原料油として、sn-1,3位特異性を有する Mucor miehei 由来のリパーゼを用いて調製された[173] sn-1,3-ジアシルグリセロールを主構成成分とするジグリセリドの酸化安定性が、このジグリセリドとほぼ同じ脂肪酸組成を有するように調製された、なたね油、しそ油、サフラワー油の混合油との比較において検討されている[174]。酸化安定性は、常温・紫外線照射なし、あり、高温・紫外線照射なし、および、これらの油脂を用いて揚げたポテトチップス保存中の変化を検討した[174〜176]。試験に用いたジグリセリドは、ジグリセリド含量87.1%（sn-1(3),3(1)-ジアシルグリセロール65%、sn-1(3),2-ジアシルグリセロール35%）、トリグリセリド含量11.9%であり、トリグリセリドは、トリグリセリド含量98.4%、ジグリセリド含量1.4%であった（表3-38）[174]。また、両試験油中のトコフェロール同族体（トコフェロールα, β, γ, δ）含量に差は認められなかった。（表3-38）[174]。両試験油の酸価（acid value；AV）、過酸化物価（peroxide value；POV）、カルボニル価（carbonyl value；COV）、共役多価不飽和脂肪酸（conjugated polyunsaturated fatty acids）含量、および粘度（viscosity）は、多少のばらつきはあるものの差は認められな

表3-37 リパーゼのインターエステル化反応生成物の総脂肪酸, sn-2位脂肪酸組成[169]

	脂 肪 酸（モル％）								
	$C_{14:0}$	$C_{16:0}$	$C_{16:1}$	$C_{18:0}$	$C_{18:1}$	$C_{20:1}$	$C_{22:1}$	$C_{20:5}$	$C_{22:6}$
無反応									
総脂肪酸	6.3	15.5	8.0	3.2	14.5	11.1	15.0	11.5	6.1
sn-2位脂肪酸	8.4	16.4	6.8	0.9	8.4	10.0	10.4	11.4	15.9
リパーゼTOYOインターエステル化反応生成トリグリセリド									
総脂肪酸	4.6	14.6	7.3	2.4	16.6	14.3	20.7	8.8	5.9
sn-2位脂肪酸	6.6	16.3	8.0	0.7	10.2	14.0	10.8	9.7	10.7
リパーゼPGインターエステル化反応生成トリグリセリド									
総脂肪酸	3.7	11.7	7.0	2.7	15.8	15.4	19.9	9.8	5.5
sn-2位脂肪酸	2.8	7.5	6.0	1.9	13.2	12.2	23.2	13.3	5.2

表3-38 トリグリセリドおよびジグリセリドの性質[174]

		トリグリセリド	ジグリセリド
脂肪酸組成（％）			
	$C_{16:0}$	5.7	3.1
	$C_{18:0}$	2.2	1.3
	$C_{18:1}$	36.2	37.8
	$C_{18:2}$	46.7	48.6
	$C_{18:3}$	8.2	8.5
	$C_{20:1}$	0.9	0.7
	合　計	100.0	100.0
トコフェロール含量（ppm）			
	α	324.9	305.2
	β	54.5	35.9
	γ	497.7	534.1
	δ	181.0	153.5
	合　計	1058.0	1028.7
アシルグリセロール組成（％）			
	モノグリセリド	0.2	1.0
	ジグリセリド	1.4	87.1
	トリグリセリド	98.4	11.9
	合　計	100.0	100.0
過酸化物価（POV）(meq/kg)		0.90	0.48
共役多価不飽和脂肪酸含量（％）		0.46	0.97
カルボニル価（COV）(meq/kg)		12.4	7.1
酸化（AV）		0.05	0.14
粘度（mPa・s）		63.8	78.6

かった（表3-38)[174]。

両試験油を光を遮断して，40℃で30日間自動酸化し過酸化物価（POV）を測定したところ，ジグリセリドは約25日間の誘導期ののち，トリグリセリドは約12日間の誘導期ののち増加し，ジグリセリドはトリグリセリドに比較して，自動酸化に対する安定性が高かった（図3-66, A)[174]。紫外線を照射しながらの40℃での自動酸化でも，上昇率は，トリグリセリドに比較してジグリセリドの方が低く，いずれの条件においても，ジグリ

図3-66 トリグリセリドおよびジグリセリドの保存中の過酸化物価の変化[174]

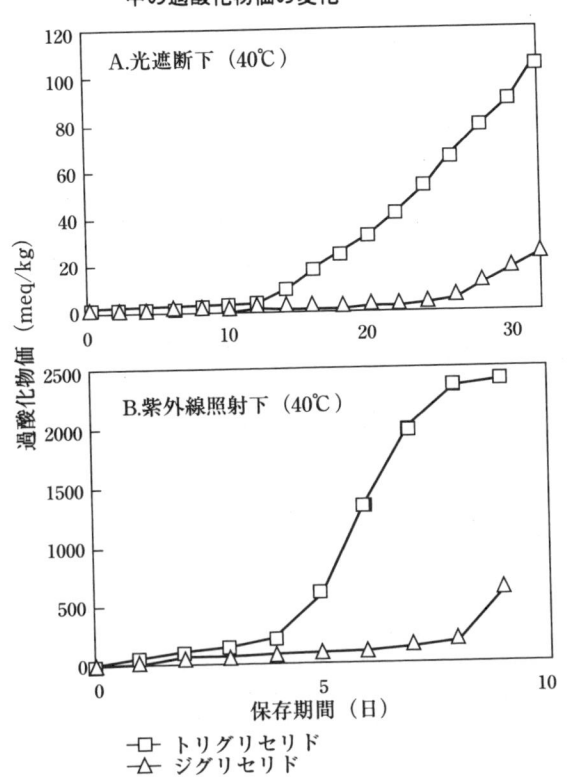

セリドはトリグリセリドに比較して，40℃における酸化に安定性が高いことが認められた（図3-66，B）[174]。また酸化（AV），カルボニル価（COV）は，トリグリセリド，ジグリセリド共に徐々に増加したが，その程度は，トリグリセリドの方がおおむね大きかった（図3-67）[174]。

トリグリセリド油あるいはジグリセリド油を用いて厚さ1.5mmのジャガイモを揚げて作ったポテトチップスにB紫外線（1.5mW/cm^2）を60分照射し，ポテトチップス中のフリーラジカル量を測定したところ，ジグリセリド油で揚げたポテトチップスの方がトリグリセリド油で揚げたものより，その上昇率がやや低かったが，ほぼ同等であった[174]。これらの結果から，40℃における酸化安定性は，紫外線照射の有無にかかわらず，ジグリセリドの方がトリグリセリドより優れていたが，高温では両試験油間にほとんど差は認められなかった[174]。ジグリセリドの酸化安定性は，ジグリセリドのヒドロキシル基が寄与しているのではないかと推定されているが，定かではない[174]。

図3-67 トリグリセリドおよびジグリセリド保存中の酸化，カルボニル価の変化[174]

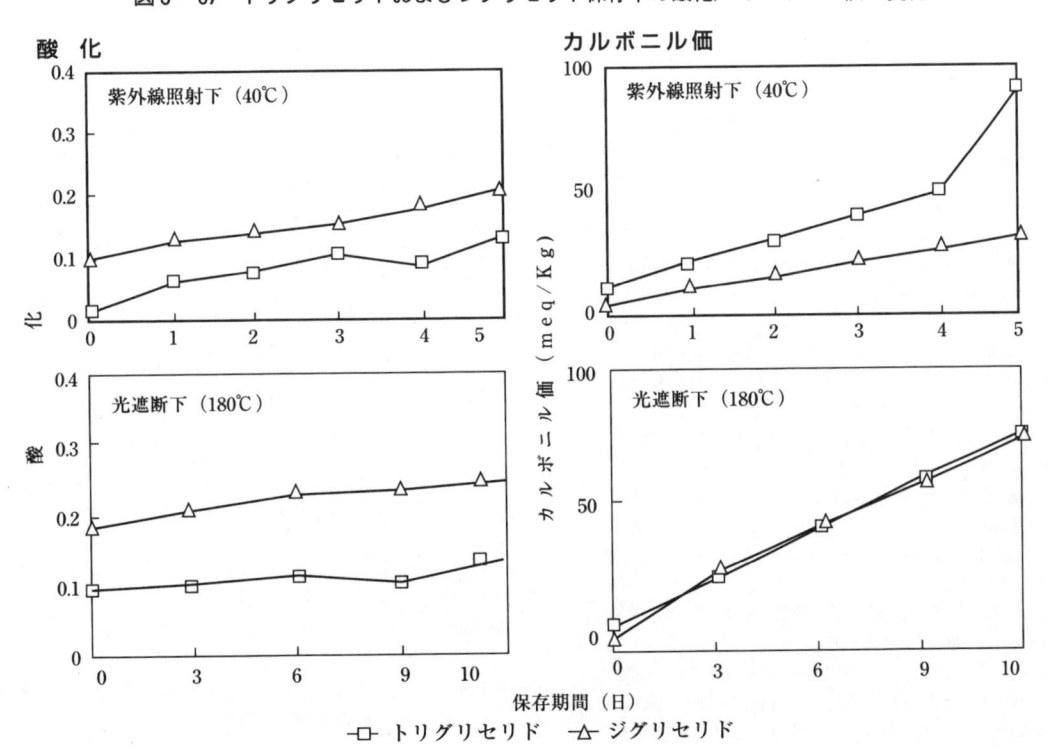

文　献

1) 岩崎雄吾, 山根恒夫, オレオサイエンス **1**, 825 (2001)
2) 西元次雄, 和泉次夫, 久保田隼人, 油化学 **41**, 960 (1992)
3) Akoh, C. C., Lee, K. -T., Fomuso, L. B., Structural modified food fats: synthesis, biochemistry, and use (Christophe, A. B., ed.), p46, AOCS Press, Champaign, IL (1998)
4) Shimada, Y., Sugihara, A., Tominaga, Y., Structural modified food fats: synthesis, biochemistry, and use (Christophe, A. B., ed.), p73, AOCS Press, Champaign, IL (1998)
5) 島田裕司, Foods Food Ingredient J. Jap. **184**, 6 (2000)
6) 山根恒夫, 岩崎雄吾, バイオサイエンスとインダストリー **58**, 839 (2000)
7) Xu, X., INFORM **11**, 1004 (2000)
8) Xu, X., INFORM **11**, 1121 (2000)
9) Xu, X., Eur. J. Lipid Sci. Technol. **102**, 287 (2000)
10) 山根恒夫, 化学と生物 **33**, 732 (1995)
11) Gunstone, F. D., J. Sci. Food Agric. **79**, 1535 (1999)
12) 大門浩作, オレオサイエンス **1**, 851 (2001)
13) 簀島良一, オレオサイエンス **1**, 857 (2001)
14) Villeneuve, P., Foglia, T. A. INFORM **8**, 640 (1997)
15) Gandhi, N. N., J. Am. Oil Chem. Soc. **74**, 621 (1997)
16) Bistline, R. G., Bilyk, A., Fearheller, S. H., J. Am. Oil. Chem. Soc. **68**, 95 (1991)
17) Khaled, N., Montet, D., Pina, M., Graille, J., Biotech. Lett. **13**, 167 (1991)
18) 岩井美枝子, リパーゼ —— その基礎と応用, 幸書房 (1991)
19) Willis, W. M., Morangoni, A. G., J. Am. Oil Chem. Soc. **76**, 443 (1999)
20) Shepherd, J., Drugs **47** (Suppl. 2), 1 (1994)
21) Kirchgessner, T. G., Chuat, J. C., Heinzmann, C., Etienne, J., Guilhot, S., Svenson, K., Ameis, D., Pilon, C., d'Auriol, L., Andalibi, A., Schotz, M. C., Galibert, F., Lusis, A. L., Proc. Natl. Acad. Sci. USA **86**, 9647 (1989)
22) Carrière, F., Withers-Martinez, C., Van Tilbeurgh, H., Roussel, A., Cambillau, C., Verger, R., Fett/Lipid **100**, 96 (1998)
23) Mukherjee, K. D., Prog. Lipid Res. **33**, 165 (1994)
24) Huang, A. H. C., Lin, Y.-H., Wang, S.-M., J. Am. Oil Chem. Soc. **65**, 897 (1988)
25) Mukherjee, K. D., Kiewitt, I., J. Agric. Food Chem. **44**, 1948 (1996)
26) Foglia, T. A., Villeneuve, P., J. Am. Oil Chem. Soc. **74**, 1447 (1997)
27) Diks, R. M. M., Lee, M. J., J. Am. Oil Chem. Soc. **76**, 455 (1999)
28) Kwon, D. Y., Song, H., N., Yoon, S. H., J. Am. Oil Chem. Soc. **73**, 1521 (1996)
29) Macrae, A. R., J. Am. Oil Chem. Soc. **60**, 291 (1983)
30) Sonnet, P. E., J. Am. Oil Chem. Soc. **65**, 900 (1988)
31) 阿部島祀千, パーム油・パーム核油の利用（加藤秋男　編　著) p 76, 幸書房(1990)
32) 和田　俊, 総合脂質科学（鹿山　光　編) p 110, 恒星社厚生閣(1989)
33) Kovac, A., Scheib, H., Pleiss, J., Schmid, R. D., Paltauf, F, Eur. J. Lipid Sci. Technol. **102**, 61 (2000)
34) Constantin, M. J., Pasero, L., Desnuelle, P., Biochim. Biophys. Acta **43**, 55 (1960)
35) Tornquist, H., Blefrage, P., J. Biol. Chem. **251**, 813 (1976)
36) Yamagushi, S., Mase, T., Appl. Microbial. Biotechnol. **34**, 720 (1991)
37) Gulomova, K. E., Ziomek, E., Schrag, J. D., Davranov, K., Cygler, M. Lipids **31**, 379 (1996)
38) Semeriva, M., Benzonana, G., Desnuelle, P., Bull. Soc. Chim. Biol. **49**, 71 (1967)
39) Okumura, S., Iwai, M., Tsujisaka, Y., Agric. Biol. Chem. **40**, 655 (1976)
40) Moskowitz, G. J., Issac, R. C., West, R., Shen, T., Feldman, L. I., Agric. Food Chem. **25**, 1146 (1977)
41) Sonnet, P. E., Baillargeon, M. W., Lipids **26**, 295 (1991)
42) Bilyk, A., Bistline, Jr. R. G., Haas, M. J., Feairheller, S. H., J. Am. Oil Chem. Soc. **68**, 320 (1991)
43) Haas, M. J., Cichowicz, D. J., Phillips, J., Moreau, R., J. Am. Oil Chem. Soc. **70**, 111 (1993)
44) Hayes, D. G., Kleiman, R., J. Am. Oil Chem. Soc. **70**, 1121 (1993)
45) Ghosh, M., Bhattacharyya, D. K., Fett/Lipid **101**, 214 (1999)
46) Rogalska, E., Cudrey, C., Ferrato, F., Verger, R., Chirality **5**, 24 (1993)
47) Stocklein, W., Sztajer, H., Menge, U., Schmidt, R. D., Biochim. Biophys. Acta **1168**, 181 (1993)
48) Fu, X., Zhu, X., Gao, Duan, J., J. Am. Oil Chem. Soc. **72**, 527 (1995)
49) Sonnet, P. E., Foglia, T. A., Fearheller, S. H., J. Am. Oil Chem. Soc. **70**, 387 (1993)
50) Mase, T., Matsumiya Y., Matsuura, A., Biosci. Biotech. Biochem. **59**, 329 (1995)
51) Jensen, R. G., Dejong, F. A., Lambert-Davis, L. G., Hamosh, M., Lipids **29**, 433 (1994)
52) Jensen, R. G., Dejong, F. A., Clark, R. M., Lipids **18**, 239 (1983)
53) Jensen, R. G., Lipids **9**, 149 (1974)
54) Commenil, P., Belingheri, L., Sancholle, M., Dehorter, B., Lipids **30**, 351 (1995)
55) Riaublanc, A., Ratomahenina, R., Galzy, P., Nicolas, M., J. Am. Oil Chem. Soc. **70**, 497 (1993)
56) Iverson, S. J., Sampugna, J., Oftedal, O. T., Lipids **27**, 870 (1992)
57) Wang, Y., Saha, B. C., J. Am. Chem. Soc. **70**, 1135 (1993)
58) Ncube, I., Gitlesen, T., Adlercreutz, P., Read, J. S., Mattiasson, Biochim. Biophys. Acta **1257**, 149 (1995)
59) Lin, Y. H., Charles, Y. U., Huang, A. H. C., Arch. Biochem, Biophys. **244**, 346 (1986)

60) Giordani, R., Moulin, A., Verger, R., Phytochem. **30**, 1069 (1991)
61) Piazza, G. J., Bilyk, A., Brower, D. P., Haas, M. J., J. Am. Oil Chem. Soc. **69**, 978 (1992)
62) Ota, Y., Itabashi, Y., Hasuo, M., Biosci. Biotech. Biochem. **60**, 145 (1996)
63) Matori, M., Asahara, T., Ota, Y., J. Ferment. Bioeng. **72**, 397 (1991)
64) Huang, K.-H., Akoh, C. C., J. Am. Oil Chem. Soc. **71**, 1277 (1994)
65) Xu, X., Skands, A. R. H., Hϕy, C.-E., Mu, H., Balchen, S., Adler-Nissen, J., J. Am. Oil Chem. Soc. **75**, 1179 (1998)
66) Aggelis, G., Komaitis, M., Pina, M., Graille, J., Grasas Aceites **44**, 331 (1993)
67) Teissere, M., Borel, M., Caillol, B., Nari, J., Gardies, A. M., Noat, G., Biochim. Biophys. Acta **1255**, 105 (1995)
68) Jachmanian, I., Schulte, E., Mukherjee, K. D., Appl. Microbiol. Biotech. **44**, 563 (1996)
69) Ransac, S., Rogalska, E., Gargoury, Y., Deveer, A. M. T., Paltauf, F., de Haas, G. H., Verger, R., J. Biol. Chem. **265**, 20263 (1990)
70) Mannese, M. L. M., Cox, R. C., Koops, B. C., Verheij, H. M., de Hass, G. H., Egmond, M. R., van der Hijden, H. T. W. M., de Vlieg, J., Biochemistry **34**, 6400 (1995)
71) Berger, M., Jakob, B., Schneider, M. P., Bioorg. Med. Chem. **2**, 573 (1994)
72) Zandonella, G., Haalck, L., Spener, F., Faber, K., Paltauf, F., Hermetter, A., Eur. J. Biochem. **231**, 50 (1995)
73) Jensen, R. G., Dejong, F. A., Clarck, R. M., Palmgren, L., Liao, T. H., Hamosh, M., Lipids **17**, 570 (1982)
74) Sonnet, P. E., Gazzillo, J. A., J. Am. Oil Chem. Soc. **68**, 11 (1991)
75) Villeneuve, P., Pina, M., Montet, D., Graille, J., Chem. Phys. Lipids. **76**, 109 (1995)
76) Villeneuve, P., Pina, M., Montet, D., Graille, J., J. Am. Oil Chem. Soc. **72**, 753 (1995)
77) Villeneuve, P., Pina, M., Graille, J., Chem. Phys. Lipids **83**, 161 (1996)
78) Van Camp, J., Huyghebaert, A., Goeman, P., Structural modified food fats: Synthesis, Biochemistry., and Use (Christophe, A. B. ed.) p 20, AOCS Press (1998)
79) Malcata, F. X., Reyes, H. R., Garcia, H. S., Hill, C. G., Jr., Amundson, C. H., J. Am. Oil Chem. Soc. **67**, 890 (1990)
80) Akoh, C. C., Yee, L. M., J. Am. Oil Chem. Soc. **74**, 1409 (1997)
81) Fomuso, L. B., Akoh, C. C., J. Am. Oil Chem. Soc. **75**, 405 (1998)
82) Akoh, C. C., Moussata, C. O., J. Am. Oil Chem. Soc. **75**, 697 (1998)
83) Xu, X., Balchen, S., Hϕy, C.-E., Adler-Nissen, J., J. Am. Oil Chem. Soc. **75**, 1573 (1998)
84) Huang, K.-H., Akoh, C. C., J. Am. Oil Chem. Soc. **73**, 245 (1996)
85) Zaks, A., Klibanov, A. M., J. Biol. Chem. **263**, 3194 (1988)
86) Fomuso, L. B., Akoh, C. C., J. Am. Oil Chem. Soc. **74**, 269 (1997)
87) Akoh, C. C., Jennings, B. H., Lillard, D. A., J. Am. Oil Chem. Soc. **73**, 1059 (1996)
88) Akoh, C. C., Jennings, B. H., Lillard, D. A., J. Am. Oil Chem. Soc. **72**, 1317 (1995)
89) Lee, K.-T., Akoh, C. C., J. Am. Oil Chem. Soc. **75**, 1533 (1998)
90) Wisdom, A. A., Dunill, P., Lilly, M. D., Biotechnol. Bioeng. **29**, 1081 (1987)
91) Auerbach, M. H., Chang, P. W., Kosmark, R., O'Neill, J. J., Philips, J. C., Klemann, L. P., Structural Modified Food Fats ; Synthesis, Biochemistry, and Use (Christophe, A.B. ed.) p 89, AOCS Press (1998)
92) Smith, R. E., Finley, J. W., Leveille, G. A., J. Agric. Food Chem. **42**, 432 (1994)
93) 浜中正樹, 食品工業 **40**(12), 32 (1997)
94) 浜中正樹, Bio. Ind. **15**(2), 26 (1998)
95) 浜野弘昭, 健康・栄養食品研究, **1**, 24 (1998)
96) Softly, B. J., Huang, A. S., Finley, J. W., Petersheim, M., Yarger, R. G., Chrysam, M. M., Wieczorek, R. L., Otterburn, M. S., Manz, A., Templeman, C. J., J. Agr. Food Chem. **42**, 461 (1994)
97) Klemann, L. P., Aji, K., Chrysam, M. M., D'Amelia, R. P., Henderson, J. M., Huang, A. S., Otterburn M. S., Yarger, R. G., Boldt, G., Roden, A., J. Agric. Food Chem. **42**, 442 (1994)
98) Yan, Z.-Y., Huhn, S. D., Klemann, L. P., Otterburn, M. S., J. Agric. Food Chem. **42**, 447 (1994)
99) Nishio, T., Kamimura, M., Agric. Biol. Chem. **52**, 2933 (1988)
100) Kuo, S. J., Parkin, K. L., J. Am. Oil Chem. Soc. **70**, 393 (1993)
101) Webb, D. R., Sanders, R. A., J. Am. Coll. Toxicol. **10**, 325 (1991)
102) チャールズ・ジェントリー, 月刊フードケミカル **8**(5), 68 (1992)
103) Wardlaw, G. M., Snook, J. T., Park, S., Patel, P. K., Pendley, F. C., Lee, M.-S., Jandacek, R. J., Am. J. Clin. Nutr. **61**, 535 (1995)
104) Webb, D. R., Wood, F. E., Bertram, T. A., Fortier, N. E., Food Chem. Toxicol. **31**, 935 (1993)
105) Akoh, C. C., Long, K. D., Flatt, W. P., Rose, B. S., Martin, R. J., J. Nutr. Biochem. **9**, 267 (1988)
106) Kumar, S., Malick, A. W., Meltzer, N. M., Mouskountakis, J. D., Behl, C. R., J. Pharm. Sci. **81**, 631 (1992)
107) Akoh, C. C., INFORM **6**, 1055 (1995)
108) Webb, D. R., Peters, J. C., Jandacek, R. J., Fortier, N. E., J. Am. Coll. Toxicol. **10**, 341 (1991)
109) Sonntag, N. O. V., Bailey's Industrial Oil and Fat Products, 4 th ed. (Swern, D., ed.), Vol. 1, p19, John Wiley & Sons, New York (1979)

110) Lee, K.-T., Akoh, C. C., J. Am. Oil Chem. Soc. **74**, 579 (1997)
111) Xu, X., Mu, H., Skands, A. R. H., Hφy, C.-E., Adler-Nissen, J., J. Am. Oil Chem. Soc. **76**, 175 (1999)
112) Shishikura, A., Fujimoto, K., Suzuki, T., Arai, K., J. Am. Oil Chem. Soc. **74**, 269 (1997)
113) Ghosh, S., Bhattacharyya, D. K., J. Am. Oil Chem. Soc. **74**, 593 (1997)
114) Shieh, C.-J., Akoh, C. C., Koehler, P. E., J. Am. Oil Chem. Soc. **72**, 619 (1995)
115) Xu, X., Mu, H., Hφy, C.-E., Adler-Nissen, J., Fett/Lipid **101**, 207 (1999)
116) Soumanou, M. M., Bornscheuer, U. T., Schmid, R. D., J. Am. Oil Chem. Soc. **75**, 703 (1998)
117) McNeill, G. P., Sonnet, P. E., J. Am. Oil Chem. Soc. **72**, 1301 (1995)
118) Han, J. J., Iwasaki, Y., Yamane, T., J. Am. Oil Chem. Soc. **76**, 31 (1999)
119) Lee, K.-T., Akoh, C. C., J. Am. Oil Chem. Soc. **73**, 611 (1996)
120) Akoh, C. C., Sista, R. V., J. Food Lipids **2**, 231 (1995)
121) Shimada, Y., Sugihara, A., Maruyama, K., Nagao, T., Nakayama, S., Nakano, H., Tominaga, Y., J. Ferment. Bioeng. **81**, 299 (1996)
122) Mu, H., Xu, X., Hφy, C.-E., J. Am. Oil Chem. Soc. **75**, 1187 (1998)
123) Xu, X., Skands, A. R. H., Adler-Nissen, J., Hφy, C.-E., Fett/Lipid **100**, 463 (1998)
124) Shimada, Y., Sugihara, A., Nakano, H., Yokota, T., Nagao, T., Komemushi, S., Tominaga, Y., J. Am. Oil Chem. Soc. **73**, 1415 (1996)
125) Shimada, Y., Sugihara, M., Sugihara, A., Nakai, S., Tominaga, Y., J. Am. Oil Chem. Soc. **76**, 189 (1999)
126) Shishikura, A., Fujimoto, K., Suzuki, T., Arai, K., J. Am. Oil Chem. Soc. **71**, 961 (1994)
127) Akoh, C. C., Omega-3 Fatty Acids, Chemistry, Nuth-tion, and Health Effects (Shahidi, F., Finley, J. W., eds.), p151, Am. Chem. Soc. (2001)
128) Kosugi, Y., Azuma, N., J. Am. Oil Chem. Soc. **71**, 1397 (1994)
129) He, Y., Shahidi, F., J. Am. Oil Chem. Soc. **74**, 1133 (1997)
130) Li, Z.-Y., Ward, O. P., J. Am. Oil Chem. Soc. **70**, 745 (1993)
131) Osada, K., Takahashi, K., Hatano, M., 油化学 **39**, 50 (1990)
132) 細川雅夫, 堀井亜希, 高橋是太郎, 日本油化学会誌 **48**, 51 (1999)
133) Senanayake, S. P. J. N., Shahidi, F., J. Am. Oil Chem. Soc. **76**, 1009 (1999)
134) 豊島 尊, 原 節子, 戸谷洋一郎, 油化学 **42**, 30 (1993)
135) 小原淳志, 鈴木俊久, 油脂 **50**(4), 44 (1997)
136) 小原淳志, 鈴木俊久, 油脂 **50**(7), 50 (1997)
137) 横溝和久, 油脂 **50**(10), 42 (1997)
138) 舛井賢治, 油脂 **52**(6), 49 (1999)
139) 岡田孝宏, 岩田敏夫, 油脂 **51**(7), 51 (1998)
140) Sreenivasan, B., J. Am. Oil Chem. Soc. **55**, 796 (1978)
141) Wada, S., Koizumi, C., J. Am. Oil Chem. Soc, **60**, 1105 (1983)
142) Ghazali, H. M., Hamidah, S., Che Man, Y. B., J. Am. Oil Chem. Soc. **72**, 633 (1995)
143) Foglia, T. A., Petruso, K., Feairheller, S. H., J. Am. Oil Chem. Soc. **70**, 281 (1993)
144) Forssell, P., Kervinen, R., Lappi, M., Linko, P., Suortti, T., Poutanen, K., J. Am. Oil Chem. Soc. **69**, 126 (1992)
145) Green, K. D., Nakajima, M., J. Am. Oil Chem. Soc. **75**, 1519 (1998)
146) Xu, X., Balchen, S., Hφy, C.-E., Adler-Nissen, J., J. Am. Oil Chem. Soc., **75**, 301 (1998)
147) Schmid, U., Bornscheuer, U. T., Soumanou, M. M., McNeil, G. P., Schmid, R. D., J. Am. Oil Chem. Soc., **75**, 1527 (1998)
148) Schmid, U., Bornscheuer, U. T., Soumanou, M. M., McNeill, G. P., Schmid, R. D., Biotechnol. Bioeng. **64**, 678 (1999)
149) 本書, 第14章 14-5-2, 14-5-3
150) 本書, 第14章 14-5-4
151) 本書, 第14章 14-6
152) Yamane, T., Hog, M. M., Itoh, S., Shimizu, S., 日本油化学会誌 **35**, 625 (1986)
153) Berger, M., Lauman, K., Schneider, M, P., J. Am. Oil Chem. Soc. **69**, 955 (1992)
154) Rosu, R., Yasui, M., Iwasaki, Y., Yamane, T., J. Am. Oil Chem. Soc. **76**, 839 (1999)
155) Ray, S. S., Bhattacharyya, D. K., J. Am. Oil Chem. Soc., **72**, 327 (1995)
156) Ray, S. S., Bhattacharyya, D. K., J. Am. Oil Chem. Soc., **70**, 1239 (1993)
157) Rossell J. B., J. Am. Oil Chem. Soc., **62**, 385 (1985)
158) De Greyt, W., Huyghebaert, A., Kellens, M., Structural modified food fat: synthesis, biochemistry, and use (Christophe, A. B., ed.). p 1, AOCS Press, Champaign, IL (1998)
159) Mag, T. K., Development and processing of vegetable oils for human nutrition (Przybylski, R., McDonald, B., eds.). p 36, AOCS Press, Champaign, IL.(1995)
160) Small, D. M., Annu. Rev. Nutr. **11**, 413 (1991)
161) 佐藤清隆, 油化学 **44**, 702 (1995)
162) Zachais, H. M., Mitcham, D., Lovegren, N., Gray, M., Adv. X-ray Anal. **18**, 535 (1975)
163) Seriburi, V., Akoh, C. C., J. Am. Oil Chem. Soc., **75**, 1339 (1998)
164) Balcão, V. M., Kemppinen, A., Malcata, F. X., Kalo, P. J., J. Am. Oil Chem. Soc. **75**, 1347 (1998)
165) Rousseau, D., Forestière, K., Hill, A. R., Marangoni, A. G., J. Am. Oil Chem. Soc., **73**, 963 (1996)
166) Neff, W. E., Mounts, T. L., Rinsch, W. H., Konishi, H., El-Agaimy, M. A., J. Am. Oil Chem. Soc. **71**, 1101 (1994)

167) Senanayake, S. P. J. N., Shahidi, F., Omega-3 Fatty Acids, Chemistry, Nutrition and Health Effects (Shahidi, F., Finley, J. W., eds.), p162, Am. Chem. Soc. (2001)
168) Moussata, C. O., Akoh, C. C., J. Am. Oil Chem. Soc. **75**, 1155 (1998)
169) Kimoto, H., Endo, Y., Fujimoto, K., J. Am. Oil Chem. Soc. **71**, 469 (1994)
170) Lee, K.-T., Akoh, C. C., J. Am. Oil Chem. Soc. **75**, 495 (1998)
171) Neff, W, E., El-Agaimy, M. A., Mounts, T. L., J. Am. Oil Chem. Soc. **71**, 1111 (1994)
172) Tautorus, C. L., McCurdy, A. R., J. Am. Oil Chem. Soc. **69**, 538 (1992)
173) Huge-Jensen, B., Galluzzo, D. R., Jensen, R. G. J. Am. Oil Chem. Soc., **65**, 905 (1988)
174) 中津川研一，大橋きょう子，島田淳子，日食工誌, **48**, 436 (2001)
175) Ohno, Y., J. Oleo Sci., **51**, 275 (2002)
176) 福田ひとみ，木村智恵，杉本智美，入谷信子，日本調理科学会誌, **35**, 172 (2002)

第4章 ストラクチャード・トリグリセリドの消化・吸収,排泄および消化・吸収に及ぼす影響

4-1) ストラクチャード・トリグリセリドの消化・吸収の特徴

4-1-1) トリグリセリドの消化・吸収

通常の食事に由来する脂肪は炭素数14〜18の長鎖脂肪酸トリグリセリド（long chain fatty acid triglyceride；LCT）が大部分であり，LCTを含有する食事を摂取すると，30〜60分以内に胆汁酸塩の排泄と膵リパーゼの分泌が十二指腸で起こる[1]。摂食されたトリグリセリドの一部は，胃リパーゼの作用により sn-3位の脂肪酸が加水分解され，sn-1,2-ジアシルグリセロールと脂肪酸を生じるが，この作用はあまり強いものではない。しかし，乳脂中の sn-3位に多い，中鎖および短鎖脂肪酸はこの胃リパーゼで効率良く加水分解される[2]。一部の胃リパーゼで分解された sn-1,2-ジアシルグリセロール，脂肪酸と大部分のトリグリセリドの混合物は胆汁酸塩により乳化され，この乳化物と膵リパーゼを含む消化粥は十二指腸，次いで小腸に送られ膵リパーゼの作用を受ける。

十二指腸および小腸で脂肪乳化物は，膵リパーゼにより，sn-1位，3位の脂肪酸が加水分解されるが，わずかに優先的に sn-1位の脂肪酸が加水分解され，sn-2,3-ジアシルグリセロールと脂肪酸を生じ，この sn-2,3-ジアシルグリセロールは，膵リパーゼおよびカルボキシエステルリパーゼの作用により，最終的には sn-2-モノアシルグリセロールと脂肪酸を生成する[3]。胃リパーゼの加水分解により生成した sn-1,2-ジアシルグリセロールも膵リパーゼにより sn-1位が加水分解され，同様に sn-2-モノアシルグリセロールと脂肪酸を生じる。生成した sn-2-モノグリセロールは場合によっては，sn-1-または sn-3-モノアシルグリセロールにアシル基転移され，その後膵リパーゼの作用により，グリセリンと脂肪酸に加水分解されることもある。

多価不飽和脂肪酸のアラキドン酸や EPA,DHA を含有するジアシルグリセロールに対しては膵リパーゼの加水分解作用はやや弱く，これは，カルボキシエステルリパーゼにより効率的に加水分解される[4,5]。このようにして生じた sn-2-モノアシルグリセロール，脂肪酸と胆汁酸塩は複合ミセル（complex micelle）を形成し，水相中に拡散し，小腸上皮細胞の微絨毛膜より小腸上皮細胞に取り込まれるが，そのままでは取り込まれず，sn-2-モノアシルグリセロールと脂肪酸は，複合ミセルより分離され，単純拡散により，微絨毛膜を通過する[1,6]。一般的に sn-2-モノアシルグリセロールは脂肪酸よりも複合ミセルに溶解しやすく，より速く吸収される[7]。複合ミセル中の胆汁酸塩は回腸下部で吸収され，いわゆる胆汁酸の腸肝循環が行われる。このようにして LCT の吸収には複合ミセルの形成が必須であり，複合ミセルの形成には膵リパーゼと胆汁酸が不可欠である[1]。

小腸上皮細胞内に吸収された sn-2-モノグリセリドはモノグリセリドアシルトランスフェラーゼ（monoglyceride acyltransferase）により sn-1,2-ジアシルグリセロールと sn-2,3-ジアシルグリセロールに再アシル化されるが，その優先性は sn-1位の方が sn-3位よりも高く，sn-1,2-ジアシルグリセロールの方が sn-2,3-ジアシルグリセロールに比較して約3倍生成する[8]。また小腸上皮細胞内に吸収された脂肪酸は，脂肪酸アシル CoA に変換され再アシル化に用いられるが，再アシル

第4章 ストラクチャード・トリグリセリドの消化・吸収,排泄及び消化・吸収に及ぼす影響

図4-1 LCT および MCT の消化吸収および一部の代謝経路[14]

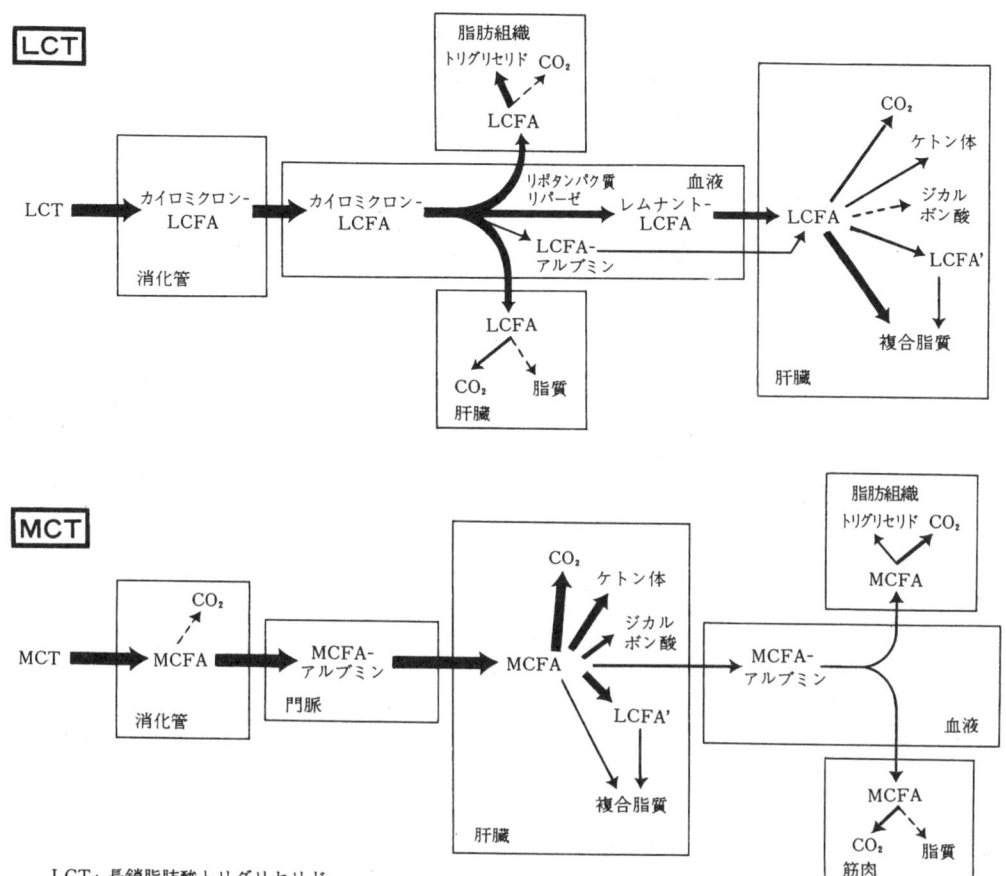

LCT; 長鎖脂肪酸トリグリセリド
LCFA; 長鎖脂肪酸
LCFA'; *de novo* 合成,鎖長延長,あるいは不飽和化された長鎖脂肪酸トリグリセリド
MCT; 中鎖脂肪酸トリグリセリド
MCFA; 中鎖脂肪酸

化には吸収された脂肪酸のみならず,細胞内で新たに生合成された脂肪酸も用いられる。生成した sn-1,2-, sn-2,3-ジアシルグリセロールは,ジグリセリドアシルトランスフェラーゼ(diglyceride acyltransferase)でさらにアシル化され,新しいトリグリセリドに変換される。この時,新しく生合成されたトリグリセリドの sn-2 位の脂肪酸の約80%は食事由来のトリグリセリドの sn-2 位の脂肪酸と同じである[9]。このトリグリセリドの sn-1 位と 3 位の脂肪酸は小腸上皮細胞内に存在していた脂肪酸が活性化されランダムに結合すると推定されている。

このトリグリセリド合成の経路は 2-モノグリセリド経路と呼ばれ,脂肪酸の約80%はこの経路でトリグリセリドに合成される[10]。2-モノグリセリド経路以外のもう 1 つの経路はグリセリン-3-リン酸経路で,この経路でトリグリセリドは約20%合成される[10]。この経路は解糖系で生じるグリセリン-3-リン酸の1,2位に脂肪酸が結合し,ホスファチジン酸を生成し,このホスファチジン酸のリン酸が外れ,1,2-ジアシルグリセロールが生成したのち,sn-3 位に脂肪酸が結合してトリグリセリドが合成される。

細胞内ミクロソームで再構成されたトリグリセリドは,リン脂質,コレステロール,アポタンパク質と共にカイロミクロン(chylomicron)を形成する[1]。その後このカイロミクロンは小腸上皮細胞からリンパ管中へ分泌され,胸管を通って大静脈に入り,代謝を受けながら臓器や組織に取り込まれる。

中鎖脂肪酸トリグリセリド（medium chain fatty acid triglyceride；MCT）の消化吸収経路はLCTの場合とはかなり異なる。MCTの場合は腸管内で胆汁酸塩との複合ミセルを形成する必要がなく，胃リパーゼおよび膵リパーゼにより，LCTより速く，また sn-1,2,3 位の脂肪酸が加水分解される。また膵リパーゼの分泌が不足している場合には，MCTはトリグリセリドのままでも吸収され，小腸上皮細胞中に存在するリパーゼによっても加水分解される。十二指腸および小腸で加水分解された sn-2-モノ中鎖脂肪酸グリセロールと中鎖脂肪酸はLCTの場合と同様，微絨毛膜を経て小腸上皮細胞に取り込まれる。小腸上皮細胞に取り込まれた sn-2-モノ中鎖脂肪酸グリセリドと中鎖脂肪酸の大部分はLCTと異なり，再エステル化される量は少なく，その結果としてカイロミクロンの形成も非常に少ない。MCTの小腸管腔内，小腸上皮細胞内での加水分解による生成物の大部分はそのまま門脈内に移行し，門脈内で血清アルブミンと結合して血液中を移行する[11～13]。LCTとMCTの消化吸収および一部の代謝経路をそれぞれ示すと図4-1のようになる[15,16]。

　トリグリセリドの脂肪酸組成や構造によって消化・呼吸は影響を受ける。通常，トリグリセリドの消化・呼吸の程度は，リンパ液中に出現する脂肪酸量を定量することにより測定が可能である。しかし，トリグリセリドの種類によっては，リンパ液中に出現するには脂肪酸には外因性脂肪酸（endogenous fatty acids）のみならず，内因性脂肪酸（exogenous fatty acids）を含有する場合もある[17]。ラットにほぼ同量の9種類の食餌性脂質を投与して，消化管吸収に及ぼす影響が検討されている[17]。投与に用いられた9種類の食餌性脂質は，低リノレン酸ナタネ油，高リノレン酸ナタネ油，オリーブ油，コーン油，パーム油，メンハーデン油，バターオイル，カカオバター，ラードである。これらの脂質の脂肪酸組成および sn-2位脂肪酸組成は表4-1[17]に示した。

　ラットの腸管リンパ管（mesenteric lymph duct）と，胃内にカテーテルを留置したのち，胃内留置カテーテルを通じて脂質エマルジョンの投与と，脂質エマルジョン投与後の生理食塩水の投与を行ない，腸管リンパ管留置カテーテルからは，一定時間毎にリンパ液を採取し，リンパ液中の脂肪酸含量測定と，脂肪酸組成分析が行なわれている[17]。投与脂質は投与時の乳化状態により，その消化・吸収が大きく影響を受けることから，それぞれの投与脂質の吸収量が最大量になるように各脂質の乳化条件が検討された[17]。その結果，低リノール酸ナタネ油，高リノール酸ナタネ油，オリーブ油，コーン油，メンハーデン油については，0.3mlの脂質と10mgのホスファチジルコリン，0.3mlの生理食塩水を超音波処理した脂質エマルジョンを，パーム油，バターオイル，カカオバター，ラードについては，0.3mlの脂質と20mモル/lのタウロコール酸と10g/lのコリンを含有する0.3mlの蒸留水を超音波処理した脂質エマルジョンを調製した。なお，バターオイル，カカオバター，ラードは脂質エマルジョン調製前に液状化する程度に加温してエマルジョン調製に用いた[17]。

　それぞれの脂質エマルジョン0.3mlを胃内留置カテーテルを通じて投与したのち，0.6mlの生理食塩水を投与し，引き続き，試験終了後まで3ml/時間投与した[17]。0.3mlの脂質エマルジョンは，バターオイルを除いて約270mgのそれぞれの脂質を含有しており，バターオイルは18％の水分を含有していたので，投与脂質エマルジョンは221mgの脂質を含有していた[17]。脂質エマルジョン投与8時間後までのリンパ液中への脂肪酸の出現量は，オリーブ油と低リノレン酸ナタネ油投与群でコーン油投与群を除き，他の脂質投与群に比較して有意（$p<0.05$）に高かった（図4-2）[17]。コーン油投与群では，カカオバター，メンハーデン油投与群に比較してリンパ液中への脂肪酸出現量は有意（$p<0.05$）に高く，ラード投与群は，カカオバター，メンハーデン油投与群に比較してリンパ液中への脂肪酸出現量は有意（$p<0.03$）に高かった（図4-2）[17]。脂質エマルジョン投与8時間後のリンパ液中への脂肪酸組成は，おおむね投与脂質の脂肪酸組成を反映していた（表4-1，C）[17]。

　各脂質エマルジョン投与後の8時間後および24時間後までのリンパ液中の脂肪酸出現量を投与脂質脂肪酸量に対する割合で測定したところ，投与8時間後までの脂肪酸回収率は，カカオバター投与群27.5％からオリーブ油投与群72.1％まで投与脂質によって異なっていた（表4-2）[17]。投与24時間後までのリンパ液中の脂肪酸回収率

第4章 ストラクチャード・トリグリセリドの消化・吸収,排泄及び消化・吸収に及ぼす影響

表4-1 投与脂質の脂肪酸組成および,投与後のリンパ液中脂肪酸の脂肪酸組成[17]

	低リノレン酸ナタネ油	高リノレン酸ナタネ油	オリーブ油	コーン油	パーム油	メンハーデン油	バターオイル	カカオバター	ラード
A. 投与脂質の脂肪酸組成									
$C_{<10:0}$	—	—	—	—	—	—	6.5	—	—
$C_{10:0}$	—	—	—	—	—	—	3.8	—	—
$C_{12:0}$	—	—	—	—	0.6	—	3.7	—	0.8
$C_{14:0}$	0.1	—	—	—	1.1	10.5	10.8	—	2.0
$C_{16:0}$	4.8	5.4	11.9	11.2	33.9	18.6	28.6	27.8	23.9
$C_{16:1}$	0.2	0.3	1.1	0.1	0.3	13.1	2.2	0.3	2.5
$C_{18:0}$	1.7	1.7	3.3	1.9	3.3	3.2	11.3	36.8	17.2
$C_{18:1trans}$	—	—	—	—	—	—	3.3	0.1	0.4
$C_{18:1 n-9}$	58.4	56.5	72.4	26.8	45.0	7.2	21.6	29.4	36.2
$C_{18:1 n-7}$	2.9	4.2	1.9	0.6	1.3	3.5	0.9	0.5	2.9
$C_{18:2 n-6}$	26.3	20.6	8.0	57.6	13.7	1.3	2.0	3.1	10.3
$C_{18:3 n-3}$	3.7	9.6	0.6	0.9	0.3	0.9	0.6	1.1	1.1
$C_{18:4 n-3}$	—	—	—	—	—	2.8	—	—	—
$C_{20:1 n-9}$	1.0	1.1	0.2	0.2	0.2	0.9	1.0	0.2	0.8
$C_{20:5 n-3}$	—	—	—	—	—	18.2	—	—	—
$C_{22:5 n-3}$	—	—	—	—	—	2.7	—	—	—
$C_{22:6 n-3}$	—	—	—	—	—	12.6	—	—	—
B. 投与脂質のsn-2位脂肪酸組成									
$C_{<10:0}$	—	—	—	—	—	—	1.1	—	—
$C_{10:0}$	—	—	—	—	—	—	4.1	—	—
$C_{12:0}$	—	—	—	—	0.3	—	5.4	—	0.8
$C_{14:0}$	0.1	—	—	—	0.4	14.3	18.2	—	3.9
$C_{16:0}$	0.3	—	0.1	0.7	1.3	6.0	22.5	34.3	1.3	68.6
$C_{16:1}$	0.2	0.1	0.9	0.1	0.2	13.4	2.9	0.3	3.5
$C_{18:0}$	0.1	—	0.1	0.2	0.4	4.1	6.1	1.5	3.7
$C_{18:1trans}$	—	—	—	—	—	—	2.1	—	0.2
$C_{18:1 n-9}$	52.7	50.1	84.6	29.5	66.3	2.6	17.1	86.0	11.9
$C_{18:1 n-7}$	0.4	1.3	—	0.4	—	1.6	0.7	0.5	0.8
$C_{18:2 n-6}$	41.1	33.9	12.6	67.4	26.1	1.0	2.1	7.8	3.9
$C_{18:3 n-3}$	4.8	14.4	0.9	0.9	0.4	0.8	0.8	0.6	0.8
$C_{20:1 n-9}$	0.1	—	—	—	0.1	—	2.7	2.1	2.0	1.8
$C_{20:5 n-3}$	—	—	—	—	—	14.6	—	—	—
$C_{22:5 n-3}$	—	—	—	—	—	5.1	—	—	—
$C_{22:6 n-3}$	—	—	—	—	—	14.8	—	—	—
C. 投与8時間後のリンパ液中脂肪酸の脂肪酸組成									
$C_{14:0}$	0.5±0.0	0.4±0.0	0.4±0.1	0.5±0.0	0.6±0.1	3.0±0.6[a]	3.0±0.7[a]	0.5±0.1	1.5±0.1
$C_{16:0}$	15.4±1.9	15.4±1.0	18.9±1.3	18.3±1.0	24.3±0.5[a]	22.3±0.7[a]	25.2±0.2[a]	25.0±0.4[a]	26.4±0.7[a]
$C_{16:1}$	1.2±0.1	0.8±0.1	1.6±0.1	1.2±0.1	0.7±0.1	5.0±0.8[a]	2.0±0.2	1.3±0.1	2.3±0.1
$C_{18:0}$	5.5±0.7	6.2±0.4	7.0±0.8	6.7±0.3	7.7±0.5	7.5±0.6	9.9±0.3[a]	14.6±1.1[b]	11.1±0.6[a]
$C_{18:1trans}$	—	—	—	—	—	—	1.0±0.2	—	—
$C_{18:1 n-9}$	30.8±4.6[a]	28.6±2.2[a]	34.6±6.1[a]	13.0±1.0[c]	22.7±2.9[b]	7.1±0.4[d]	11.1±1.1[c]	19.5±2.0	25.1±2.5[c]
$C_{18:1 n-7}$	4.5±0.3	4.5±0.3	4.5±0.5	3.4±0.1	4.8±0.2	3.8±0.2	3.0±0.4	4.0±0.1	
$C_{18:2 n-6}$	27.1±0.5[b]	25.9±0.7[b]	18.8±1.9[d]	37.8±1.6[a]	24.7±0.5[b,c]	21.5±2.0[c]	23.2±1.2[c]	22.2±1.1[c]	17.8±1.3[d]
$C_{18:3 n-3}$	2.1±0.2[b]	4.8±0.4[a]	1.0±0.1[c]	1.1±0.1[c]	0.9±0.2[c]	1.2±0.2[c]	0.9±0.1[c]	0.6±0.1[c]	0.9±0.0[c]
$C_{18:4 n-3}$	3.6±0.7	3.6±0.5	3.8±0.8	6.0±0.9[a]	3.7±0.4	0.9±0.2[b]	4.0±0.7	—	2.0±0.3
$C_{20:1 n-9}$	0.1±0.1	—	—	—	—	0.5±0.1	—	0.2±0.0	—
$C_{20:1 n-7}$	0.6±0.1	0.6±0.0	0.2±0.0	0.2±0.0	0.2±0.1	4.5±0.5[a]	0.5±0.1	2.2±0.6	0.8±0.3
$C_{20:4 n-6}$	4.9±0.9	5.4±0.5	5.6±1.0	5.6±0.5	6.8±1.2	7.4±0.9	8.8±1.3	7.2±0.9	4.8±0.8
$C_{20:5 n-3}$	0.4±0.1	0.5±0.1	0.6±0.1	0.5±0.0	0.6±0.1	6.0±1.3[a]	0.7±0.1	0.5±0.1	0.3±0.1
$C_{22:6 n-3}$	0.2±0.0	0.2±0.0	0.3±0.0	0.3±0.0	0.1±0.0	1.1±0.2[a]	0.3±0.0	0.3±0.0	
$C_{22:6 n-3}$	1.2±0.2	1.4±0.2	1.4±0.3	1.5±0.2	1.7±0.2	4.9±0.6[a]	2.1±0.2	1.7±0.3	1.1±0.1

異なるアルファベット間およびアルファベットと無アルファベットの値の間には有意差あり($P<0.05$)

図4-2 脂質エマルジョン投与後のリンパ液中への脂肪酸の出現量[17]

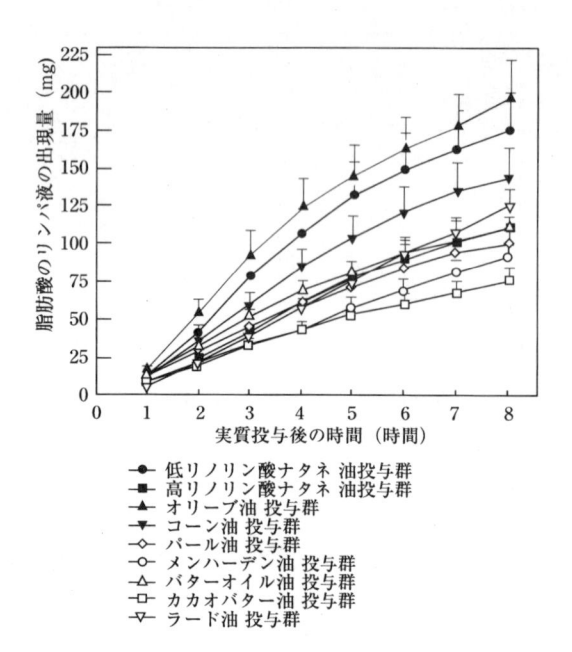

表4-2 脂質エマルジョン投与8時間, 24時間目までの, リンパ液中への累積脂肪酸出現量[17]

投与群	投与8時間後までの脂肪酸出現量	投与24時間後までの脂肪酸出現量
低リノレン酸ナタネ油	63.6±9.6%	93.7±12.8%
高リノレン酸ナタネ油	40.7±5.7[a]	78.4±9.6[a]
オリーブ油	72.1±9.0	121.2±9.7
コーン油	52.5±7.2	91.4±10.6
パーム油	36.5±4.8[a,b,c]	66.8±9.1[a,c]
メンハーデン油	33.0±3.2[a,b,c,d,e]	72.3±3.5[a,c]
バターオイル	49.8±2.9	98.5±7.1
カカオバター	27.5±3.2[a,b,c,d,e]	66.5±5.2[a,c]
ラード	45.3±4.4[a]	82.5±8.3[a]

は, カカオバター投与群で66.5%, オリーブ油投与群で121.2%であった (表4-2)[17]。この時, リンパ液中の脂肪酸回収率が90%以上であったのは, オリーブ油投与群以外では, 低リノレン酸ナタネ油, コーン油, バターオイル投与群であった (表4-2)[17]。

オリーブ油投与群で, 脂質エマルジョン投与24時間後までのリンパ管脂肪酸回収率が121.2±9.7%であったが, これは, 投与脂質由来の外因性脂質のみならず, 内因性脂質も関与していると推定されている[17]。オリーブ油は, オレイン酸がその主たる構成成分であることから, 他の投与脂質より速く吸収され, 生体内の脂肪酸貯蔵組織に蓄積されたのち, 脂質代謝に関与するホルモン等により脂肪酸の放出が促進されるのではないかと推定されている[17]。

4-1-2) 食餌中トリグリセリド sn-2位脂肪酸と血漿脂質トリグリセリド sn-2位脂肪酸の相関

体内に摂取されたトリグリセリドは, 消化管内でリパーゼにより加水分解され, 主として2-モノグリセリドと sn-1,3位由来の遊離脂肪酸を生成し, 吸収される[6]。パルミチン酸 ($C_{16:0}$) は炭素数14以下の飽和脂肪酸あるいは, 炭素数18のオレイン酸 ($C_{18:1}$) やリノール酸 ($C_{18:2}$) などの不飽和脂肪酸に比較して吸収性が悪い[18〜20]。これは, パルミチン酸の融点が体温より高く (>60℃), 小腸内のpHでは2価のカルシウムやマグネシウムなどの陽イオンと不溶性の金属セッケンを生成するためと推定されている[18,21]。

ヒト母乳中の乳脂肪トリグリセリドは約20〜30%のパルミチン酸を含有しており, そのうち70〜80%は sn-2位に結合している[22〜26]。一方, 植物油や, 乳脂肪以外の脂肪では, パルミチン酸は主に sn-1位および3位に結合しており, sn-2位には主にオレイン酸やリノール酸が結合している[3]。母乳のトリグリセリドでは大部分のオレイン酸とリノール酸, 約50%のアラキドン酸 ($C_{20:4}$, n-6)とドコサヘキサエン酸 ($C_{22:6}$, n-3) が, sn-1,3位にエステル結合している。ヒト母乳中のトリグリセリドの主な分子種は $C_{12:0}/C_{16:0}/C_{16:0}$ (それぞれ順に sn-1,2,3位の脂肪酸を示し, この場合は $C_{16:0}/C_{16:0}/C_{12:0}$, $C_{16:0}/C_{12:0}/C_{16:0}$ の異性体を含む), $C_{16:0}/C_{16:0}/C_{18:1}$, $C_{18:2}/C_{18:2}/C_{16:0}$, $C_{18:0}/C_{18:0}/C_{18:1}$, $C_{18:2}/C_{16:0}/C_{12:0}$ であった[27]。このトリグリセリドの構造の特殊性が, 乳児での母乳中のトリグリセリドの高吸収性に寄与していると推定されている[27]。

成熟乳児に生後2週目から12週目まで, 母乳あるいは母乳のトリグリセリド脂肪酸組成類似の脂肪酸組成を有するように調製された人工乳を投与し, 血漿トリグリセリド, 血漿リン脂質, 血漿コレステリルエステルの脂肪酸組成, sn-2位の脂肪酸組成変化が検討されている[27]。投与した母乳

の主脂肪酸組成は，パルミチン酸21.0%，オレイン酸40.2%，リノール酸13.4%であり，sn-2位の脂肪酸組成はパルミチン酸54.2%，オレイン酸17.1%，リノール酸8.1%で，母乳トリグリセリド中のパルミチン酸の80%以上は，sn-2位にエステル化されている（表4-3）[27]。またオレイン酸，リノール酸の約14%，20%がsn-2位にエステル化されており，アラキドン酸，EPA，DHAなどの多価不飽和脂肪酸は，sn-2位とsn-1,-3位にほぼ同量エステル化されていた（表4-3）[27]。一方人工乳では，パルミチン酸含量は22.3%と母乳の場合とほぼ同含量であったが，sn-2位のパルミチン酸含量は4.8%と低く，sn-2位の主たる構成脂肪酸はオレイン酸，リノール酸であった（表4-3）[27]。

乳児に生後2週目から12週目まで母乳または人工乳を投与し，血漿トリグリセリド脂肪酸組成，sn-2位脂肪酸組成を測定したところ，総パルミチン酸含量は母乳投与群26.0±0.6%，人工乳投与群26.2±0.6%と差は認められなかったが，sn-2位のパルミチン酸含量は母乳投与群で23.3±3.3%，人工乳投与群では7.4±0.7%であった（表4-4）[27]。母乳投与群でのsn-2位のパルミチン酸量の増加の結果，sn-2位でのオレイン酸含量は減少していた（表4-4）[27]。また，人工乳では，sn-2位のオレイン酸，リノール酸含量が母乳より高いことから，人工乳投与の乳児血漿トリグリセリドのsn-2位に母乳投与群より高いオレイン酸，リノール酸含量が認められた（表4-4）[27]。これらの結果から，母乳投与の乳児血漿トリグリセリドのsn-2位に見出された高いパルミチン酸含量は，投与された母乳トリグリセリドが，sn-2-モノパルミチンとして吸収されたと推定された[27]。

ブタ獣乳中のトリグリセリド脂肪酸組成，sn-2位脂肪酸組成は，ヒト母乳中のトリグリセリド脂肪酸組成，sn-2位脂肪酸組成と類似している[28]。すなわち，パルミチン酸，オレイン酸，リノール酸の含量はそれぞれ30.7，40.4，8.2%であり，これら脂肪酸のsn-2位の含量はそれぞれ62.5，21.1，5.5%であった[28]。このブタ獣乳のトリグリセリドの脂肪酸組成類似の人工乳を調製し，生後直後から生後8日目あるいは18日目まで授乳したのちの血漿あるいはカイロミクロン中のトリグリセリドの脂肪酸組成，sn-2位の脂肪酸組成変化と，投与トリグリセリドの脂肪酸組成およびsn-2位脂肪酸組成変化との相関が検討されている[28~32]。パームオレイン48%，大豆油26%，高オレイン酸含有ヒマワリ油14%，ココナッツ油12%を混合して調製された人工乳（パームオ

表4-3 ヒト母乳と人工乳の総脂肪酸組成とsn-2位脂肪酸組成[27]

脂肪酸	ヒト母乳		人工乳	
（重量%）	総脂肪酸	sn-2位脂肪酸	総脂肪酸	sn-2位脂肪酸
$C_{12:0}$	4.1±0.4	2.5±0.4	8.9	4.5
$C_{14:0}$	5.5±0.4	6.2±0.8	4.7	1.0
$C_{16:0}$	21.0±0.5	54.2±1.5	22.3	4.8
$C_{16:1}$	3.1±0.2	3.5±0.3	0.2	0.2
$C_{18:0}$	7.1±0.3	2.9±0.4	5.1	1.3
$C_{18:1}$	40.2±0.7	17.1±0.8	37.1	58.8
$C_{18:2}$	13.4±0.8	8.1±0.7	17.9	27.1
$C_{18:3}$	1.5±0.1	0.9±0.1	2.1	1.8
$C_{20:2}$	0.4±0.0	0.1±0.0	nd*	nd
$C_{20:3}$	0.4±0.0	0.2±0.0	nd	nd
$C_{20:4}$	0.5±0.0	0.7±0.1	nd	nd
$C_{20:5}$	0.1±0.0	0.1±0.0	nd	nd
$C_{22:4}$	0.1±0.0	0.2±0.0	nd	nd
$C_{22:5}$	0.2±0.0	0.3±0.0	nd	nd
$C_{22:6}$	0.2±0.0	0.4±0.0	nd	nd

*nd 非検出

表4-4 ヒト母乳と人工乳投与後の血漿トリグリセリドの総脂肪酸組成とsn-2位脂肪酸組成[27]

脂肪酸	ヒト母乳投与群		人工乳投与群	
（重量%）	総脂肪酸	sn-2位脂肪酸	総脂肪酸	sn-2位脂肪酸
$C_{12:0}$	0.5±0.1	0.2±0.2	1.0±0.2	0.5±0.1
$C_{14:0}$	2.9±0.3	1.8±0.8	2.2±0.2[b]	0.7±0.2
$C_{16:0}$	26.0±0.6	23.3±3.3	26.2±0.6	7.4±0.7[c]
$C_{16:1}$	2.7±0.1	2.6±0.1	1.2±0.0[b]	1.3±0.2[c]
$C_{18:0}$	6.6±0.3	4.4±0.5	5.2±0.2[b]	6.0±1.0
$C_{18:1}$	44.0±0.6	41.8±2.5	42.7±0.6	53.3±1.6[c]
$C_{18:2}$	12.8±0.8	19.5±1.7	17.7±0.4[b]	27.4±0.6[c]
$C_{18:3}$	0.7±0.1	0.9±0.1	0.9±0.1	1.1±0.1
$C_{20:2}$	0.3±0.1	0.2±0.1	0.3±0.1	0.2±0.1
$C_{20:3}$	0.3±0.1	0.4±0.1	0.3±0.1	0.2±0.0[c]
$C_{20:4}$	0.8±0.2	2.0±0.1	0.3±0.0[b]	0.5±0.1[c]
$C_{20:5}$	0.1±0.0	0.1±0.0	0.0±0.0[b]	0.0±0.0[c]
$C_{22:4}$	0.2±0.2	0.2±0.1	0.1±0.0	0.1±0.1
$C_{22:5}$	0.1±0.0	0.0±0.0	0.0±0.0[b]	0.0±0.0
$C_{22:5}$	0.2±0.2	0.7±0.2	0.2±0.1	0.1±0.0[c]
$C_{22:6}$	0.3±0.2	0.9±0.1	0.2±0.0	0.1±0.0[c]

b, cはそれぞれヒト母乳投与群の総脂肪酸，sn-2位脂肪

表4-5 パームオレイン人工乳，合成人工乳，ブタ獣乳のトリグリセリド，およびその sn-2位脂肪酸組成[29]

脂肪酸	パームオレイン人工乳		合成人工乳		ブタ獣乳	
	総脂肪酸	sn-2位脂肪酸	総脂肪酸	sn-2位脂肪酸	総脂肪酸	sn-2位脂肪酸
$C_{8:0}$	1.1	—	1.3	—	0.1	—
$C_{10:0}$	0.9	—	1.0	—	0.2	—
$C_{12:0}$	6.0	4.0	6.8	7.2	0.2	0.7
$C_{14:0}$	3.1	0.7	3.3	3.7	3.1	4.5
$C_{16:0}$	23.3	4.2	22.4	31.6	30.7	55.3
$C_{18:0}$	4.7	0.6	4.1	5.6	4.4	4.0
$C_{18:1}$	36.8	59.5	37.0	30.0	40.4	18.7
$C_{18:2}$	20.3	25.1	19.9	14.2	8.2	4.9
$C_{18:3}$	2.2	5.4	2.1	1.8	0.8	0.3

図4-3 パームオレイン人工乳，合成人工乳，ブタ獣乳投与時のカイロミクロントリグリセリド，およびその sn-2位脂肪酸組成[29]

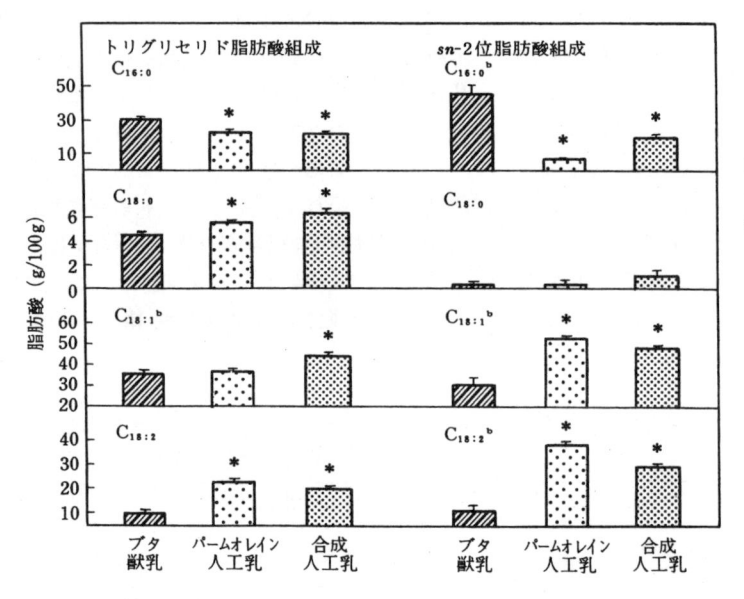

レイン人工乳）とパーム油から調製された高トリパルミチン含有油とヒマワリ油とナタネ油由来の脂肪酸とのアシドリシス反応により得られた人工乳（合成人工乳），およびブタ獣乳を生後直後から18日間仔ブタに投与し，カイロミクロントリグリセリドの脂肪酸組成，このトリグリセリドの sn-2位脂肪酸組成変化を検討した[29]。パームオレイン人工乳と合成人工乳のパルミチン酸含量は22～23％でほぼ同含量であったが，sn-2位のパルミチン酸含量はパームオレイン人工乳で4.2％，合成人工乳で31.6％と大きく異なっていた（表4-5）[29]。

パームオレイン人工乳，合成人工乳，ブタ獣乳を仔ブタに18日間投与した場合，いずれの群でも体重増加量に差は認められなかった[29]。この時，血漿トリグリセリド濃度はブタ獣乳投与群で 0.80±0.12 mモル/l とパームオレイン人工乳投与群（0.37±0.04 mモル/l），合成人工乳投与群（0.28±0.04 mモル/l）と有意に高かった[29]。カイロミクロントリグリセリドの総脂肪酸組成はパームオレイン人工乳投与群，合成人工乳投与群でブタ獣乳投与群に比較して，パルミチン酸含量が低く，ステアリン酸，リノール酸含量が高かった（図4-3）[29]。また sn-2位脂肪酸含量は，両人工

図4-4 サラトリムのS／Lモル比とカロリー値との関係[39]

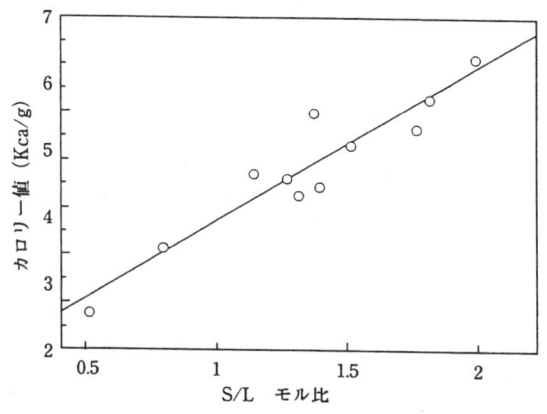

図4-5 サラトリムのS／Lモル比とステアリン酸の吸収率との関係[39]

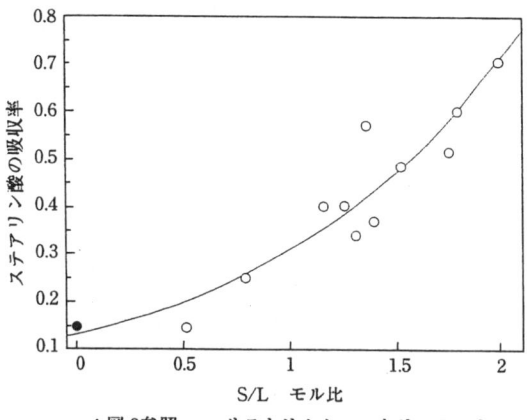

＊S/Lモル比の異なるサラトリムはトリブチリンとカノーラ硬化油の割合を変えエステル交換により調整した

＊図-3参照　○ サラトリウム　● トリステアリン

乳投与群でブタ獣乳投与群に比較してステアリン酸含量が低く，オレイン酸，リノール酸含量が高かった（図4-3）[29]。パームオレイン人工乳投与群と合成人工乳投与群のカイロミクロン　トリグリセリド中の総パルミチン酸含量は，ほぼ同量であったが，sn-2位のパルミチン酸含量は，それぞれの人工乳のsn-2位のパルミチン酸含量を反映していた（図4-3）[29]。またLDLおよびHDLコレステリルエステルのトリグリセリドの総脂肪酸組成変化を検討したところ，パームオレイン人工乳投与群，合成人工乳投与群，ブタ獣乳投与群いずれの群でも，パルミチン酸，オレイン酸，リノール酸含量については，カイロミクロン　トリグリセリドの脂肪酸含量変化と同傾向の変化を示した[29]。これらの結果は，ブタ獣乳，両人工乳いずれも，その中に含有されるトリグリセリドは，加水分解されたのち，2-モノグリセリドと遊離脂肪酸として細胞に取り込まれ，2-モノグリセリドの脂肪酸の種類がsn-2位脂肪酸の種類に反映されトリグリセリドに再構成され，カイロミクロン　トリグリセリドの脂肪酸組成に反映されると推定された[29,33]。

同様の検討は，ナタネ油（カノーラ），ココナッツ油と大豆油よりランダムエステル化反応により製造された油脂とナタネ油の混合油，ココナッツ油，大豆油，ナタネ油よりランダムエステル化反応により製造された油脂，ブタ獣乳の4種の脂質を仔ブタに投与した場合[28]，中鎖脂肪酸トリグリセリド，ココナッツ油，パーム油，合成人工乳，ブタ獣乳の5種の脂質を仔ブタに投与した場合[18,30〜32]，乳児に母乳と合成人工乳を投与した場合[34]などにおいても行われている。

4-2）ストラクチャード・トリグリセリドの消化・吸収

4-2-1）短鎖脂肪酸をその構成成分とするストラクチャード・トリグリセリド・「サラトリム」の消化・吸収・排泄

短鎖脂肪酸をその構成成分とするストラクチャード・トリグリセリドの代表例は酢酸，プロピオン酸，酪酸の短鎖脂肪酸とステアリン酸を主とする炭素数16〜22の長鎖脂肪酸から構成されるサラトリム（SALATRIM®）である[35〜38]。サラトリムの消化・吸収については，酪酸と長鎖脂肪酸の種々の割合から構成されるサラトリムを用いてラットでの消化・吸収が検討されているが，この場合はステアリン酸の吸収率のみ検討され，酪酸の吸収率は検討されていない[39]。

トリブチリンとカノーラ硬化油を種々の割合で混合し，エステル交換したのち過剰のトリブチリンを除去し，S／Lモル比0.51〜1.99のサラトリムを調製し，サラトリム21％を含有する飼料を2週間投与し，カロリー値を測定したところ直線関係（r=0.9438）が認められた（図4-4）[39]。また同じ実験系でサラトリム中のステアリン酸の吸収率とS／Lモル比との関係を検討したところ，

表4-6 ラットでのサラトリムの摂取量と糞便中へのステアリン酸排泄量およびカロリー値[40]

試験脂肪	ステアリン酸 摂取量 (g/日)	ステアリン酸 排泄量 (g/日)	カロリー価 (kcal/g)
10%コーン油	0	0.04±0.01	9.0
5%サラトリム	0.56	0.40±0.12	4.2
10%サラトリム	1.03	0.67±0.18	4.3
15%サラトリム	0.49	1.01±0.10	4.2

これらの間には指数関数の関係が見出され，ステアリン酸の吸収率をAbs_{st}とすると

$$Abs_{st} = 0.13085 e^{(0.84109 \times S/L)} \quad (r=0.9466)$$

であった（図4-5）[39]。これらの結果からサラトリムのカロリー値はサラトリムのS/Lモル比，すなわち脂肪酸組成から推定することができる。

サラトリム23SOを餌料中に5，10，15％添加し若齢ラットに10日間投与し，投与後6〜10日間糞便を採取し，糞便中に排泄されるステアリン酸量を測定したところ，サラトリム23SOの摂取量に伴い増加するのが認められた（表4-6）[40]。この糞便中のステアリン酸の回収率から算出したサラトリム23SOカロリー値は平均4.2kcal/gであり，対照のコーン油の9.0kcal/gに比較して半分以下であった。また，ステアリン酸（St）とオレイン酸（O），およびステアリン酸と酪酸（B）をその構成成分とするトリグリセリドを合成し，ステアリン酸の吸収率を測定すると，トリグリセリド中のステアリン酸含量が57％以上になると，ステアリン酸の吸収率とトリグリセリド中のステアリン酸の重量％の間には負の相関（r=−0.986）が認められる（図4-6）[39]。つまり，トリグリセリド中のステアリン酸含量57％以下で，ステアリン酸の吸収は飽和点（約0.70）に達しており，ステアリン酸を含むサラトリムからのステアリン酸の吸収を推定する場合も，通常のステアリン酸を含有するトリグリセリドの消化吸収と同様の考え方を適応できる[39]。

また，健常人に摂食熱量の37％を脂質から摂食するように設計された1日当たり1,800kcalあるいは2,500kcalの食事を7日間摂食してもらったのち，8日目から7日間サラトリムをそれぞれ45gあるいは60g含有する食事を摂ってもらい，摂食期間中の糞便を採取し糞便中のステアリン酸含量を測定した[40]。この時ステアリン酸の摂食量と糞便中の排泄量から求められたステアリン酸の見掛けの吸収率は1,800kcal/日摂取の場合で72.4％，2,500kcal/日摂取の場合で63.5％であり，こ

図4-6 ステアリン酸をその構成成分とする種々のモデルトリグリセリド中のステアリン酸含量とステアリン酸の吸収率との関係[39]

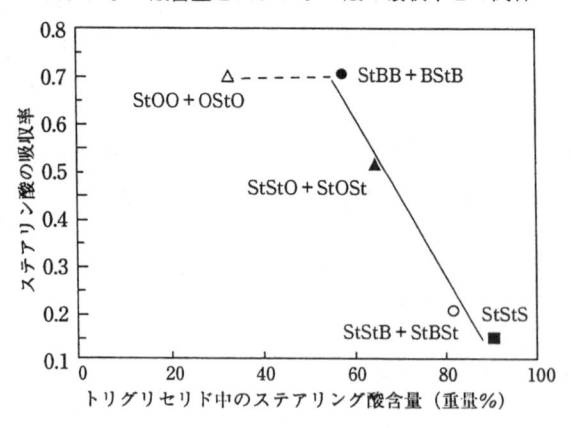

記号	略号	構成脂肪酸	ステアリン酸含量 (重量%)	ステアリン酸吸収率
△	StOO + OStO	ステアリン酸　オレイン酸	32.0	0.89
▲	StStO + StOSt	ステアリン酸　オレイン酸	64.0	0.51
●	StBB + BStB	ステアリン酸　酪酸	57.0	0.70
○	StStB + StBSt	ステアリン酸　酪酸	81.8	0.20
■	StStSt	ステアリン酸	89.7	0.15

第4章 ストラクチャード・トリグリセリドの消化・吸収，排泄及び消化・吸収に及ぼす影響

表4-7 サラトリム23CA摂取時におけるステアリン酸とエネルギー効率[40]

パラメーター	1日当たり 1,800kcal	1日当たり 2,500kcal
サラトリム摂取量（g/日）	45	60
ステアリン酸摂取量（g/日）	27.4	34.2
糞便中ステアリン酸量（g/日）	7.6	12.3
ステアリン酸の吸収率（%）	72.4	63.5
ステアリン酸由来のカロリー（kcal/g）*	3.90	3.44
ステアリン酸以外の脂肪酸及びグリセロールの由来カロリー（kcal/g）	1.23	1.23
サラトリムのカロリー（kcal/g）	5.1	4.7

*ステアリン酸のカロリー（kcal/g）＝％吸収率×9.5kcal/g×サラトリム中のステアリン酸の％値

図4-7 サラトリムあるいはココナッツ油，60g摂取時の糞便中の脂肪酸分布[42]

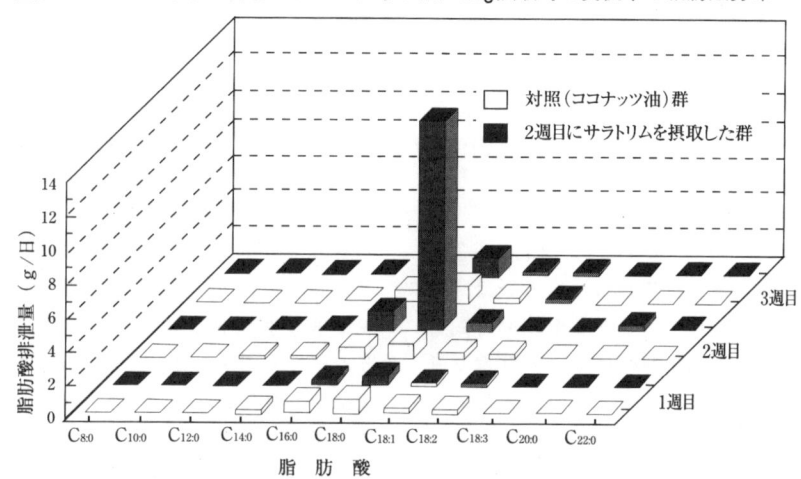

のサラトリムのカロリー値は，それぞれ5.1kcal/g，4.7kcal/gであった（表4-7）[40]。この時，サラトリムのステアリン酸部分由来のカロリーは73～76％，ステアリン酸以外の短鎖脂肪酸，グリセリン骨格由来のカロリーは24～27％であった[40]。

雌雄ラットにサラトリム23CAあるいは32CAを10％含有する飼料を13週間投与し，盲腸内容物のpH変化，盲腸内容物中の細菌数変化を検討した[41]。盲腸内容物中のpHは対照群の雄性ラットで7.80±0.35，雌性ラットで7.74±0.34であった[41]。サラトリム32CA投与の雌性ラットで7.91±0.24と有意に上昇した以外は対照群との間に差は認められなかった[41]。また走査型電子顕微鏡で検討した盲腸内容物中の細菌数，細菌形態もサラトリム投与群と対照群との間で差は認められなかった[41]。

健常人18名に対しサラトリム23CAを60g/日（総摂取熱量2,500kcal/日）無作為二重盲検非クロスオーバー試験で7日間摂取してもらい，糞便中の脂肪酸組成を検討した[42]。サラトリム23CAを摂取する前後1週間ずつは対照としてココナッツ油を60g/日（総摂取熱量2,500kcal/日）を摂取してもらった。その結果，サラトリム摂取期間中にステアリン酸の排泄量が非常に増加し，同時にパルミチン酸，オレイン酸の排泄量もやや増加した（図4-7）[42]。サラトリム摂取終了後の1週間のステアリン酸の糞便中の排泄量もやや増加していた（図4-7）[42]。

4-2-2) 中鎖脂肪酸をその構成成分とするストラクチャード・トリグリセリドの消化・吸収

中鎖脂肪酸をその構成成分とするストラクチャード・トリグリセリド（$C_{18:2}/C_{8:0}/C_{18:2}$ および $C_{8:0}/$

図4-8 ストラクチャード・トリグリセリドおよびストラクチャード・トリグリセリドと同脂肪酸組成のトリグリセリド混合物投与後の胸管リンパ液中へのカプリル酸の吸収率[43]

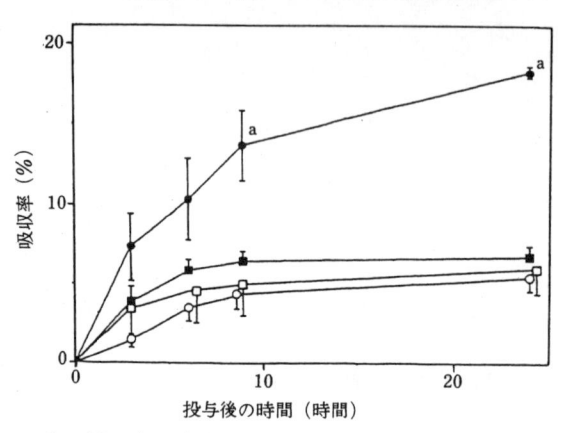

[グラフ: 横軸「投与後の時間（時間）」0〜20、縦軸「吸収率（%）」0〜20]

- ● $C_{18:2}/C_{8:0}/C_{18:2}$ 投与群
- ■ $C_{8:0}/C_{18:2}/C_{8:0}$ 投与群
- ○ $C_{8:0}/C_{8:0}/C_{8:0}$ と $C_{18:2}/C_{18:2}/C_{18:2}$ の1：2の混合物投与群
- □ $C_{8:0}/C_{8:0}/C_{8:0}$ と $C_{18:2}/C_{18:2}/C_{18:2}$ の2：1の混合物投与群
- a：●□○に対して有意差あり（p＜0.05）

$C_{18:2}/C_{8:0}$；それぞれ順に sn-1位，-2位，-3位の脂肪酸であることを示している）あるいは，これらのストラクチャード・トリグリセリドと同じ脂肪酸組成のトリグリセリド混合物（トリカプリル；$C_{8:0}/C_{8:0}/C_{8:0}$ とトリリノレイン；$C_{18:2}/C_{18:2}/C_{18:2}$ の1：2あるいは2：1の混合物）をラット胃内に投与した場合の胸管リンパへのカプリル酸，リノール酸の出現が検討されている[43]。リンパ液中への脂肪酸の吸収率はリノール酸の方がカプリル酸より非常に高く，ストラクチャード・トリグリセリドの方が，トリグリセリド混合物より高かった。カプリル酸の投与24時間後までの吸収率は $C_{18:2}/C_{8:0}/C_{18:2}$ 投与群で最も高く 18.3±0.4% であり，$C_{8:0}/C_{18:2}/C_{8:0}$ 投与群で 6.7±0.6%，トリリノレインとトリカプリルの2：1混合物投与群で 5.4±0.9%，1：2混合物投与群で 5.9±1.6% であった（図4-8）[43]。この時，投与24時間後までのリノール酸の吸収率は $C_{8:0}/C_{18:2}/C_{8:0}$ で最も高く，次いでトリリノレインとトリカプリルの1：2の混合油であり，$C_{18:2}/C_{8:0}/C_{18:2}$ とトリリノレインとトリカプリルの2：1混合油の場合は最も低くほぼ同等であった[43]。カプリル酸あるいはリノール酸の吸収率の結果から，sn-2位に結合している脂肪酸の方が，sn-1,3位に結合している脂肪酸よりも吸収されやすいことが示された[43]。しかし，この場合，いずれの脂質を投与しても胸管リンパ液の液流量変化は認められなかった[43]。

トリカプリン，トリカプリルを対照として $C_{18:2}/C_{10:0}/C_{18:2}$，$C_{10:0}/C_{18:2}/C_{10:0}$，$C_{18:2}/C_{8:0}/C_{18:2}$，$C_{8:0}/C_{18:2}/C_{8:0}$ をラット胃内に投与した場合の胸管リンパへのカプリン酸，カプリル酸，リノール酸の吸収率を同様に測定した[43]。投与24時間後までの吸収率はいずれの場合もリノール酸の方がカプリン酸，カプリル酸より高く，中鎖脂肪酸ではカプリル酸よりカプリン酸の方が高い傾向が認められた[43]。投与24時間後までのカプリン酸の吸収率は $C_{18:2}/C_{10:0}/C_{18:2}$ 投与群で 34.3±4.9%，$C_{10:0}/C_{18:2}/C_{10:0}$ 投与群で 26.4±2.9%，対照のトリカプリン投与群で 25.9±7.8% であり，カプリル酸の吸収率は $C_{18:2}/C_{8:0}/C_{18:2}$ 投与群で 15.0±2.9%，$C_{8:0}/C_{18:2}/C_{8:0}$ 投与群で 6.5±1.7%，対照のトリカプリルで 4.3±1.0% であった[43]。

sn-1,3位に中鎖脂肪酸を有するトリグリセリド（sn-1,3ジ中鎖脂肪酸ストラクチャード・トリグリセリド），sn-2位に中鎖脂肪酸を有するトリグリセリド（sn-2モノ中鎖脂肪酸ストラクチャード・トリグリセリド），およびこれら2種のストラクチャード・トリグリセリドをそれぞれインターエステル化反応したトリグリセリド（sn-1,3ジ中鎖脂肪酸インターエステル化トリグリセリド，および sn-2モノ中鎖脂肪酸インターエステル化トリグリセリド）をラットに投与し，トリグリセリドに含有される中鎖脂肪酸の総合位置の差が，脂質吸収にどの様に影響するかが検討されている[44]。これら2種のストラクチャード・トリグリセリドと2種のインターエステル化トリグリセリドの総脂肪酸組成，sn-1,3位，sn-2位脂肪酸組成は表4-8[44] に示す通りである。

これらトリグリセリドを10.3重量%含有する飼料にカカオバターを添加し，摂取エネルギーが40エネルギー%になるように調製された飼料を4週間ラットに投与して，各トリグリセリドの吸収率の測定を行なった。その結果，トリグリセリドの吸収率は，sn-2モノ中鎖脂肪酸ストラクチャード・トリグリセリド含有飼料投与群 81.8±0.26%，sn-1,3ジ中鎖脂肪酸インターエステル化トリグリセリド含有飼料投与群 82.5±0.79%，sn-2モノ中鎖脂肪酸インターエステル化トリグリセリド

表4-8 投与脂質の脂肪酸組成[44]

脂肪酸	sn-1,3ジ中鎖脂肪酸 ストラクチャード・トリグリセリド			sn-1,3ジ中鎖脂肪酸 インターエステル化トリグリセリド			sn-2モノ中鎖脂肪酸 ストラクチャード・トリグリセリド			sn-2モノ中鎖脂肪酸 インターエステル化トリグリセリド		
	総脂肪酸	sn-2位 脂肪酸	sn-1,3位 脂肪酸	総脂肪酸	sn-2位 脂肪酸	sn-1,3位 脂肪酸	総脂肪酸	sn-2位 脂肪酸	sn-1,3位 脂肪酸	総脂肪酸	sn-2位 脂肪酸	sn-1,3位 脂肪酸
$C_{8:0}$	15.3	1.5	22.2	12.4	8.0	14.6	19.1	22.0	17.7	23.3	14.8	27.6
$C_{10:0}$	9.9	1.2	14.3	8.5	6.6	9.5	14.2	18.3	12.2	15.2	12.1	16.8
$C_{12:0}$	0.2	0.0	0.3	0.2	0.0	0.3	0.4	0.9	0.2	0.2	0.0	0.3
$C_{14:0}$	0.1	0.0	0.2	0.1	0.0	0.2	0.3	0.6	0.2	0.1	0.0	0.2
$C_{16:0}$	14.2	3.1	19.4	16.0	4.1	22.0	14.9	4.6	19.5	13.3	3.6	17.2
$C_{18:0}$	15.9	3.2	21.8	16.7	3.7	23.2	15.9	4.7	20.9	14.7	3.8	19.2
$C_{18:1}$	21.7	46.3	9.4	23.2	46.3	11.7	20.7	36.6	12.8	19.6	41.3	8.8
$C_{18:2n-6}$	20.2	35.5	12.6	19.9	24.0	17.9	13.1	5.5	16.9	11.9	15.3	10.2
$C_{18:3}$	2.5	9.2	0.0	3.0	7.3	0.0	1.4	6.8	0.0	1.7	9.1	0.0

表4-9 血清,肝臓,脂肪酸組織の脂肪酸組成に及ぼす投与脂質の影響[44]

脂肪酸	sn-1,3ジ中鎖脂肪酸トリグリセリド (+ココアバター) 含有飼料投与群		sn-モノ中鎖脂肪酸トリグリセリド (+ココアバター) 含有飼料投与群	
	ストラクチャード・ トリグリセリド	インターエステル化 トリグリセリド	ストラクチャード・ トリグリセリド	インターエステル化 トリグリセリド
血清				
$C_{8:0}$	0.16 ± 0.03^a	0.51 ± 0.20^a	1.67 ± 0.39^b	1.73 ± 0.12^b
$C_{10:0}$	0.82 ± 0.27^a	1.2 ± 0.44^a	4.49 ± 0.67^b	5.09 ± 0.27^b
$C_{18:2n-6}$	27.8 ± 0.60^c	23.9 ± 1.10^b	19.0 ± 0.80^a	20.1 ± 0.50^a
肝臓				
$C_{8:0}$	0.0 ± 0.0^a	0.0 ± 0.0^a	0.37 ± 0.04^b	0.43 ± 0.09^b
$C_{10:0}$	0.03 ± 0.01^a	0.02 ± 0.01^a	1.01 ± 0.18^b	1.56 ± 0.11^c
$C_{18:2n-6}$	23.0 ± 0.60^b	19.6 ± 1.2^a	17.1 ± 1.40^a	18.2 ± 1.0^a
脂肪組織				
$C_{8:0}$	0.19 ± 0.03^a	0.23 ± 0.50	3.01 ± 0.72^b	2.39 ± 0.37^b
$C_{10:0}$	1.77 ± 0.06^a	1.82 ± 0.10^a	14.3 ± 2.10^b	15.8 ± 2.20^b
$C_{18:2n-6}$	28.4 ± 0.40^b	27.0 ± 0.50^b	19.6 ± 0.80^a	20.9 ± 0.60^a

異なるアルファベット間には有意差が存在する ($p<0.05$)

含有飼料投与群84.2±0.39%, sn-1,3ジ中鎖脂肪酸ストラクチャード・トリグリセリド86.3±0.41%の順であった[44]。この時,糞便中に排泄されたのは,主にステアリン酸,パルミチン酸などの飽和脂肪酸であった[44]。また,血清,肝臓,脂肪細胞での,トリグリセリドの中鎖脂肪酸およびリノール酸含量を測定したところ,いずれの臓器においても中鎖脂肪酸含量はsn-1,3ジ中鎖脂肪酸ストラクチャード・トリグリセリド含有飼料投与群,同インターエステル化トリグリセリド含有飼料投与群よりも,sn-2モノ中鎖脂肪酸ストラクチャード・トリグリセリド含有飼料投与群,同インターエステル化トリグリセリド含有飼料投与群の方が有意（$p<0.05$）に高かった（表4-9）[44]。これは,sn-2位の中鎖脂肪酸が,消化・吸収,再構成の過程で良く保存されていたことによると推定された。また中鎖脂肪酸のうちでは,いずれの臓器でもカプリン酸含量の方がカプリル酸含量より高く,この理由については不明である。

ナタネ油とトリカプリンをナトリウムメトキシドでランダムインターエステル化したストラクチャード・トリグリセリド,あるいはナタネ油をラットに投与し,リンパ液中のトリグリセリド濃度変化,トリグリセリド中の脂肪酸濃度変化が検討されている[45]。ストラクチャード・トリグリセリドの主脂肪酸組成は,カプリン酸40.8%,オレイン酸33.0%,リノール酸12.7%であり,ナタネ油の主脂肪酸組成はオレイン酸55.3%,リノール酸21.8%であった[45]。ラット胃内に0.3mlのストラクチャード・トリグリセリドあるいはナ

図4-9 ナタネ油,ナタネ油とトリカプリンから合成されたストラクチャード・トリグリセリド投与後のリンパ液トリグリセリド画分中総脂肪酸濃度変化[45]

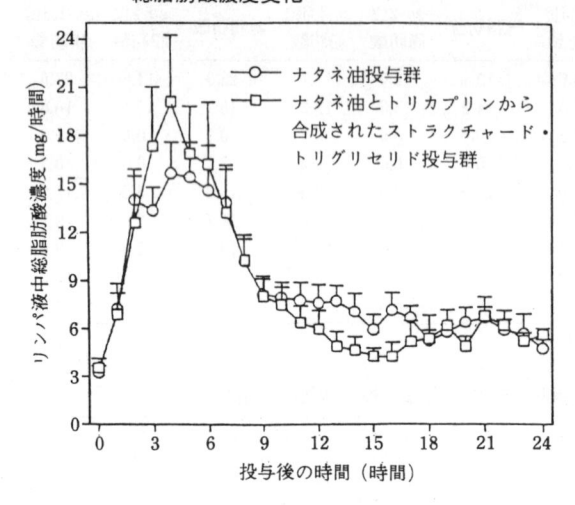

タネ油を投与したのち,1時間毎にリンパ液を採取し,リンパ液中のトリグリセリド濃度を測定したところ,最高リンパ液中濃度には投与後,約4時間で達し,ストラクチャード・トリグリセリド投与の場合20.1±4.2mg/時間,ナタネ油投与の場合15.7±1.9mg/時間であった(図4-9)[45]。この時,両脂質投与群間で,リンパ液流量の差は認められなかった[45]。このトリグリセリド中の脂肪酸濃度変化を検討したところ,それぞれの脂肪酸の最高リンパ液中濃度に達したのは投与約4時間後であったが,最高リンパ液中濃度持続時間は,ナタネ油投与の場合の方が,ストラクチャード・トリグリセリド投与の場合より長かった(図4-10)[45]。また,いずれの脂質投与群でもリンパ液中のオレイン酸,リノール酸濃度は,投与前濃度に比較して,投与後24時間でも高いことが認められたが,この原因については不明である(図4-10)[45]。

主として中鎖脂肪酸と魚油由来のn-3系脂肪酸を主構成成分とするストラクチャード・トリグリセリド(カプリル酸含有量40.16±0.51%,カプリン酸含有量12.74±0.13%,中鎖脂肪酸含有量合計53.41±0.64%,うちsn-2位のカプリル酸含有量34.7%,カプリン酸含有量13.5%,sn-2位の中鎖脂肪酸含有量合計48.5%)あるいは,ストラクチャード・トリグリセリドとほぼ同じ脂肪酸組成を有するように調製された中鎖脂肪酸トリグリセリドと魚油の混合油(カプリル酸含有量43.03±0.62%,カプリン酸含有量13.46±0.52%,中鎖脂肪酸含有量合計は57.03±0.98%,うちsn-2位のカプリル酸含有量50.2%,カプリン酸含有

図4-10 ナタネ油,ナタネ油とトリカプリンから合成されたストラクチャード・トリグリセリド投与後のリンパ液中のカプリン酸,オレイン酸,リノール酸濃度変化[45]

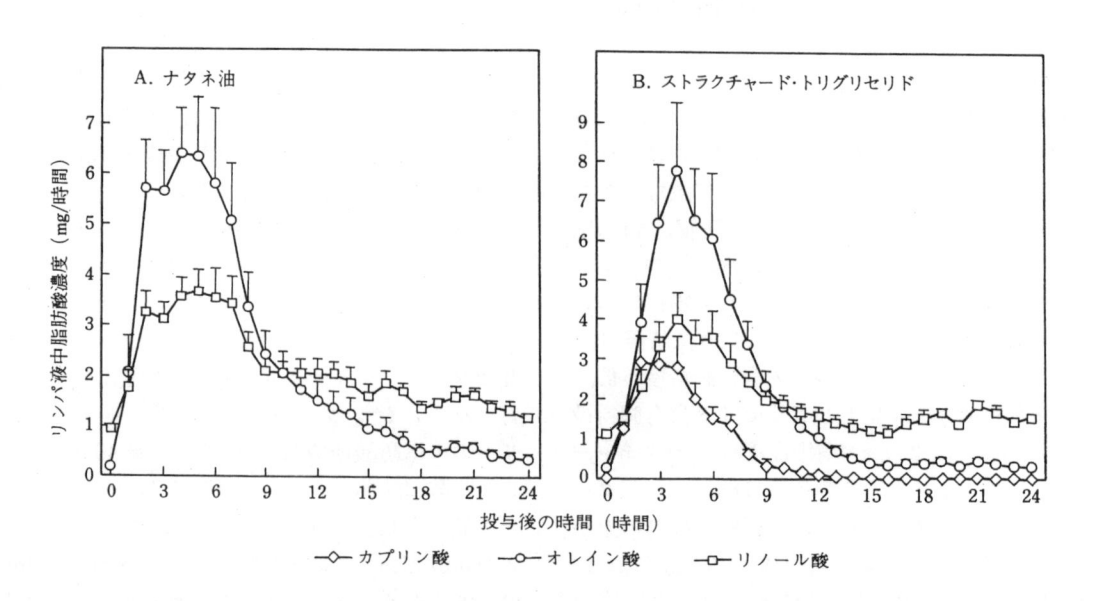

図4-11 ストラクチャード・トリグリセリドあるいは同脂肪酸組成のトリグリセリド混合物投与後のリンパ液トリグリセリドの脂肪酸組成変化[46]

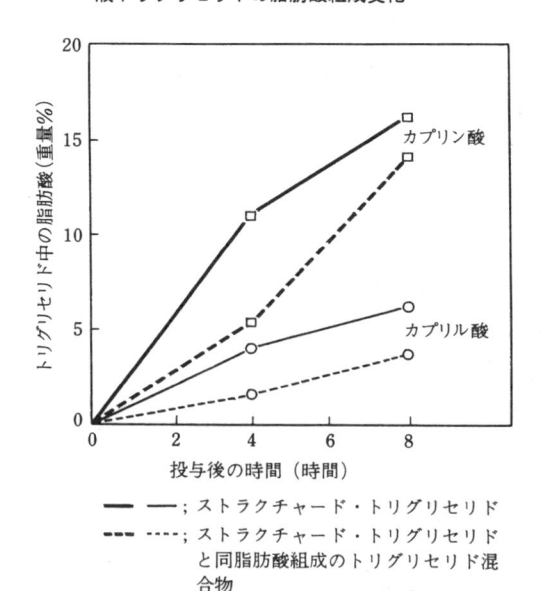

量16.1%, sn-2位中鎖脂肪酸含有量合計は66.7%）を，イヌに経腸栄養剤として投与し，リンパ液中への脂質の吸収量，脂肪酸組成について検討した[45]。リンパ液トリグリセリド中のカプリル酸，カプリン酸含量は，投与8時間後まで増加し，ストラクチャード・トリグリセリド，中鎖脂肪酸トリグリセリドと魚油の混合油いずれも，カプリン酸の方がカプリル酸より吸収量が多かった（図4-11）[46]。また，ストラクチャード・トリグリセリドと中鎖脂肪酸トリグリセリドと魚油の混合油からのカプリル酸，カプリン酸の吸収量を比較すると，ストラクチャード・トリグリセリドからの方が多かった（図4-11）[46]。

オリーブ油37%，グレープシード油31%，パーム油29%，コーン油3%から構成される植物油混合油と中鎖脂肪酸（カプリル酸とカプリン酸の混合物）からsn-1,3位特異的リパーゼを用いて，sn-1,3位が主にカプリル酸，カプリン酸から，sn-2位が主にオレイン酸，リノール酸から構成されるストラクチャード・トリグリセリドが合成された[47]。また，この植物油混合油と中鎖脂肪酸をストラクチャード・トリグリセリドを合成した場合と同じ割合で混合し，化学的にランダムエステル化反応を行いランダムエステル化トリグリセリドが合成された[47]。ストラクチャード・トリグリセリドは，66モル%の中鎖脂肪酸（カプリル酸45%，カプリン酸21%）から構成され，そのうち99%はsn-1位または3位に結合していた（図4-12, C)[47]。また，オレイン酸，リノール酸，リノレン酸をそれぞれ8, 20, 2%含有していた（図4-12, A)[47]。ランダムエステル化トリグリセリドは，すべての脂肪酸が，グリセリドのそれぞれの位置にほぼ均一に分布していた（図4-12, B, D)[47]。これらの脂質を20%含有する飼料をラットに4週間投与したのち，16時間絶食し，その後ストラクチャード・トリグリセリドおよびランダムエステル化トリグリセリドを胃内投与し，リンパ液中の脂質の脂肪酸組成を測定した[47]。カプリル酸，カプリン酸のリンパ液中への吸収はランダムエステル化トリグリセリド投与の場合の方がストラクチャード・トリグリセリド投与の場合より高かったが，両トリグリセリド間では有意差は認められなかった（図4-13）[47]。

このリンパ液中へ吸収されたトリグリセリドの脂肪酸組成およびsn-2位脂肪酸組成を検討したところ，全脂肪酸組成では，ストラクチャード・トリグリセリド投与群で，ランダムエステル化トリグリセリド投与群に比較して，カプリル酸，カプリン酸含量が有意（$p<0.05$）に高く，リノール酸含量が有意（$p<0.05$）に低かった（図4-14, A)[47]。またsn-2位脂肪酸組成では，ストラクチャード・トリグリセリド投与群で，ランダムエステル化トリグリセリド投与群に比較して，カプリル酸，カプリン酸，パルミチン酸含量が有意に高く，オレイン酸，リノール酸含量が有意に低かった（図4-14, B)[47]。中鎖脂肪酸の吸収をストラクチャード・トリグリセリドとランダムエステル化トリグリセリドで比較すると，ランダムエステル化トリグリセリドの方が高かった（図4-13）[47]。ランダムエステル化トリグリセリドでは，sn-2位に中鎖脂肪酸が約66%存在しているが（図4-12）[47]，リンパ液中への中鎖脂肪酸の回収率は25%以下であった。このことはsn-2位に中鎖脂肪酸を有するこのストラクチャード・トリグリセリドをラットに投与した場合，その消化吸収の過程では，sn-2位の中鎖脂肪酸は40%以下しか保持

図4-12 ストラクチャード・トリグリセリドとランダムエステル化トリグリセリドのsn-2位および sn-1,3位の脂肪酸組成[47]

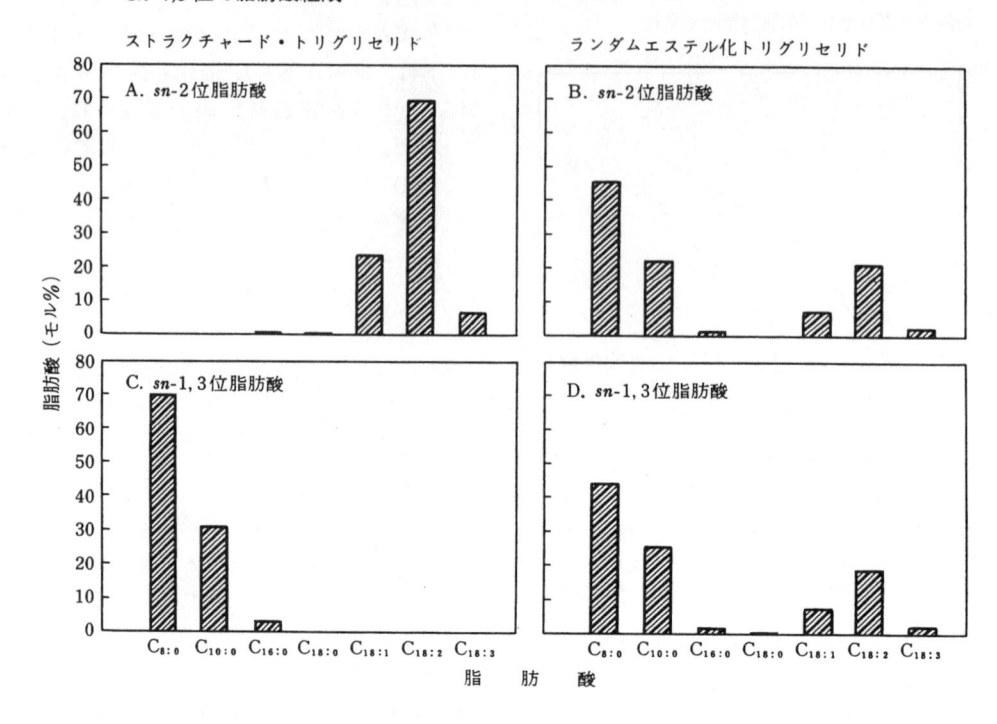

されていないことになる[47]。sn-2位に長鎖脂肪酸が存在するストラクチャード・トリグリセリドの場合はその消化吸収の過程でsn-2位の長鎖脂肪酸は約75％保持されていること[10,48]から, sn-2位の中鎖脂肪酸の方が長鎖脂肪酸よりその保持率が低かった[10,48]。

一般にパルミチン酸（$C_{16:0}$），ステアリン酸（$C_{18:0}$），ベヘン酸（$C_{22:0}$）などの長鎖飽和脂肪酸は高融点で低吸収性であり，これら脂肪酸は単独では食品として利用するのは難しい。これら長鎖脂肪酸を低融点の中鎖脂肪酸との組み合わせで，常温で液体であるストラクチャード・トリグリセリドを合成し，その構成成分である中鎖脂肪酸，長鎖脂肪酸の吸収率が検討されている[49,50]。Rhizopus属由来のsn-1,3位特異性リパーゼを触媒として，カプロン酸トリグリセリドと長鎖脂肪酸エチルエステルをモル比1:2で混合し，1(3),2-ジカプロイル-3(1)-ステアロイル グリセロール（1,(3),2-dicaproyl-3(1)-stearoyl-glycerol; $C_{18:0}$/$C_{6:0}$/$C_{6:0}$），1(3),2-ジカプロイル-3(1)-ベヘノイル グリセロール（1(3),2-dicaproyl-3(1)-behenoyl glycerol; $C_{22:0}$/$C_{6:0}$/$C_{6:0}$）を，またベヘン酸トリグリセリドとカプロン酸エチルエステ

図4-13 ストラクチャード・トリグリセリドとランダムエステル化トリグリセリド投与後のリンパ中カプリン酸濃度変化[47]

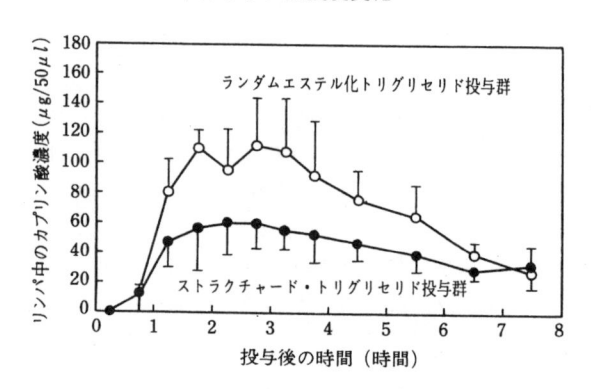

ルをモル比1:4で混合し1,3-ジカプロイル-2-ベヘノイル グリセロール（1,3-dicaproyl-2-behenoyl glyerol; $C_{6:0}$/$C_{22:0}$/$C_{6:0}$）を合成した[49]。またベヘン酸トリグリセリドとカプロン酸あるいはカプリン酸をモル比1:2で混合し，ナトリウムメトキシドを触媒とし，ベヘン酸1分子と中鎖脂肪酸2分子から構成される結合位置がランダムなベヘノイル-ジカプロイル グリセロール（beheno

第4章　ストラクチャード・トリグリセリドの消化・吸収,排泄及び消化・吸収に及ぼす影響

図4-14　ストラクチャード・トリグリセリドとランダムエステル化トリグリセリド投与後のリンパ中トリグリセリドの総脂肪酸およびsn-2位脂肪酸組成[47]

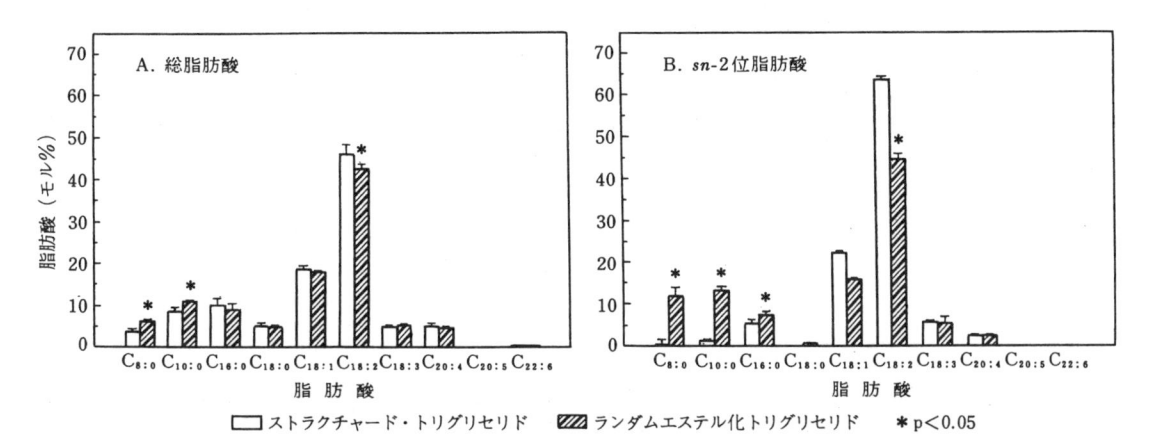

yl-dicaproyl glycerol；ランダム-$C_{22:0}/C_{6:0}/C_{6:0}$)およびベヘノイル-ジカプリノイル グリセロール（behenoyl-dicaprinoyl glycerol；ランダム-$C_{22:0}/C_{10:0}/C_{10:0}$）を合成した[49]。

これらの脂質を18%含有する飼料をラットに1週間投与し,投与5～7日目の脂質摂取量と排泄量の差から,カプロン酸および長鎖脂肪酸の吸収率を測定した[49]。その結果,中鎖脂肪酸は$C_{6:0}/C_{22:0}/C_{6:0}$を除きほとんどが吸収されるのに対して,ベヘン酸の吸収率は低かった（表4-10）[49]。$C_{22:0}/C_{6:0}/C_{6:0}$と$C_{6:0}/C_{22:0}/C_{6:0}$のカプロン酸の吸収率を比較すると$C_{22:0}/C_{6:0}/C_{6:0}$投与の場合が$C_{6:0}/C_{22:0}/C_{6:0}$投与の場合に比較して高かった（表4-10）[49]。

sn-2位がリノール酸,sn-1,3位がカプリル酸,カプリン酸,ラウリン酸から構成されるストラクチャード・トリグリセリドをラットの胃内に投与し,腸管膜リンパ液中へのカプリル酸,カプリン酸,ラウリン酸の出現量が測定されている[51]。これらのストラクチャード・トリグリセリドは,サフラワー油（リノール酸含量75.5%,sn-2位リノール酸含量85.6%）と,カプリル酸,カプリン酸,ラウリン酸を一定割合で混合し,固定化リパーゼ（Rhizomucor miehei 由来）を用いアシドリシス反応[51]を行ったのち,高性能液体クロマトグラフィーを用いて精製されている。それぞれの主成分は1,3-ジオクタノイル-2-リノレイル グリセロール（1,3-dioctanoyl-2-linoleyl glycerol；$C_{8:0}/C_{18:2}/C_{8:0}$,順にsn-1,2,3位の脂肪酸を示す）,1,3-ジデカノイル-2-リノレイル グリセロール（1,3-didecanoyl-2-linoleyl glycerol；$C_{10:0}/C_{18:2}/C_{10:0}$）,1,3-ジドデカノイル-2-リノレイル グリセロール（1,3-didodecanoyl-2-linoleyl glycerol；$C_{12:0}/C_{18:2}/C_{12:0}$）である。また,サフ

表4-10　中鎖脂肪酸,長鎖飽和脂肪酸から構成されるストラクチャード・トリグリセリド,ランダムエステル化トリグリセリドの吸収率[49]

トリグリセリド	吸収率（%）		
	総脂質	長鎖飽和脂肪酸	中鎖脂肪酸
ランダム化-$C_{22:0}/C_{6:0}/C_{6:0}$	38.8 ± 2.3^b	<1	98.6 ± 0.2^a
ランダム化-$C_{22:0}/C_{10:0}/C_{10:0}$	57.6 ± 2.3^c	13.3 ± 4.6^b	98.5 ± 0.3^a
$C_{22:0}/C_{6:0}/C_{6:0}$	39.2 ± 1.2^b	8.3 ± 1.4^{ab}	99.5 ± 0.1^a
$C_{6:0}/C_{22:0}/C_{6:0}$	24.7 ± 2.1^d	<1	82.3 ± 1.5^b
$C_{18:0}/C_{6:0}/C_{6:0}$	63.2 ± 1.4^c	36.5 ± 2.4^c	100.0 ± 0.0^a

異なるアルファベット間には有意差が存在することを示す（$p<0.05$）

表4-11 sn-2位がリノール酸から構成され，中鎖脂肪酸およびリノール酸をその構成成分とするストラクチャード・トリグリセリドの脂肪酸組成とsn-2位脂肪酸組成[51]

脂肪酸	サフラワー油 トリグリセリド脂肪酸	サフラワー油 sn-2位脂肪酸	$C_{8:0}/C_{18:2}/C_{8:0}$ トリグリセリド脂肪酸	$C_{8:0}/C_{18:2}/C_{8:0}$ sn-2位脂肪酸	$C_{10:0}/C_{18:2}/C_{10:0}$ トリグリセリド脂肪酸	$C_{10:0}/C_{18:2}/C_{10:0}$ sn-2位脂肪酸	$C_{10:0}/C_{18:2}/C_{18:2}$ トリグリセリド脂肪酸	$C_{10:0}/C_{18:2}/C_{18:2}$ sn-2位脂肪酸	$C_{12:0}/C_{18:2}/C_{12:0}$ トリグリセリド脂肪酸	$C_{12:0}/C_{18:2}/C_{12:0}$ sn-2位脂肪酸
$C_{8:0}$			64.4	2.6						
$C_{10:0}$					60.7	1.9	33.4	1.2		
$C_{12:0}$									65.8	6.3
$C_{16:0}$	7.1	0.3	0.1	0.2	2.4	0.1	0.2	0.5		
$C_{18:0}$	2.4	0.1								
$C_{18:1}\ n-9$	11.2	10.9	0.1	0.2	2.3	0.2	0.6	1.4		
$C_{18:2}$	75.5	85.6	35.1	94.4	31.8	94.7	64.9	90.8	33.4	87.4
その他	3.8	3.1	0.3	2.6	7.5	3.4	1.7	8.1	0.8	6.3

ラワー油とカプリン酸のアシドリシス反応を行うと，$C_{10:0}/C_{18:2}/C_{10:0}$ とほぼ同量の1(3)-デカノイル-2,3(1)-ジリノレイル グリセロール（1(3)-decanoyl-2,3(1)-dilinoleyl glycerol；$C_{10:0}/C_{18:2}/C_{18:2}$）が生成するので，このストラクチャード・トリグリセリドも同様に精製し，カプリン酸のリンパ液中への出現量が測定されている[51]。これらストラクチャード・トリグリセリドの脂肪酸組成とsn-2位脂肪酸組成は表4-11[51]に示す通りである。

300μlのこのストラクチャード・トリグリセリドを含有するエマルジョンを胃内に投与したのち，1時間当たり2mlの生理食塩水を連続的に投与しながら，投与24時間後までのリンパ液の採取を行った[51]。腸管膜リンパ液流量はいずれのストラクチャード・トリグリセリドエマルジョン投与群間でも差はなく，投与前1.6±0.1g/時間，投与2～3時間後が最高流量2.7±0.1g/時間となり，投与24時間後には1.7±0.1g/時間にもどった[51]。腸管膜リンパ液中へのカプリル酸，カプリン酸，ラウリン酸の出現量，最高リンパ液中濃度到達時間は，投与したストラクチャード・トリグリセリドの種類によって異なっていた（図4-15, A）[51]。腸管膜リンパ液中への出現量は $C_{12:0}/C_{18:2}/C_{12:0}>C_{10:0}/C_{18:2}/C_{10:0}>C_{8:0}/C_{18:2}/C_{8:0}$ で有意（p=0.0005）に異なっており，最高リンパ液中濃度到達時間は $C_{8:0}/C_{18:2}/C_{8:0}>C_{10:0}/C_{18:2}/C_{10:0}>C_{12:0}/C_{18:2}/C_{12:0}$ であった（図4-15, A）[51]。この時カプリン酸はトリグリセリド画分にのみ見出された[51]。

図4-15 ストラクチャード・トリグリセリド投与後のカプリル酸，カプリン酸，ラウリン酸の腸管膜リンパ液中への出現量と累積出現量[51]

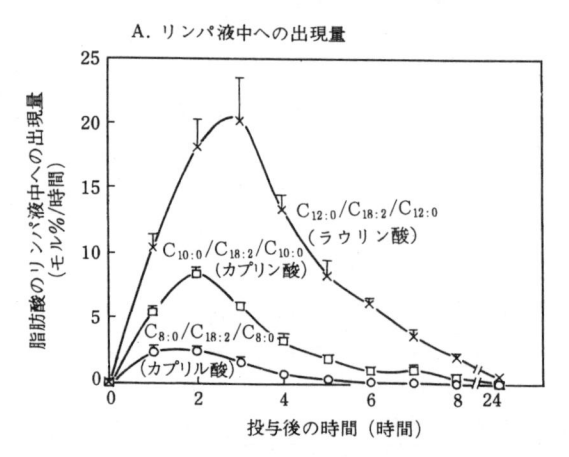

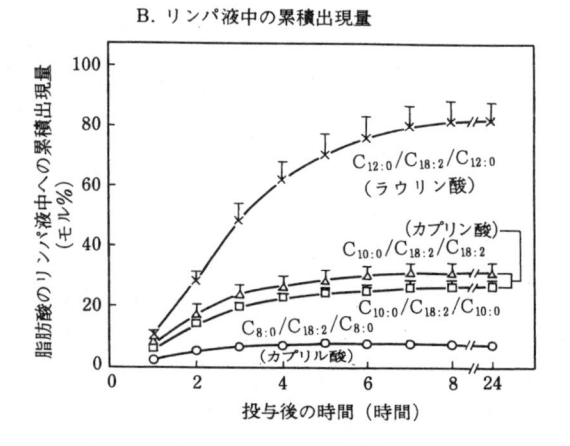

第4章 ストラクチャード・トリグリセリドの消化・吸収,排泄及び消化・吸収に及ぼす影響

図4-16 中鎖脂肪酸をその構成成分とするストラクチャード・トリグリセリド投与後の腸管膜リンパ液脂質画分中の主トリグリセリド分子種の変化[52]

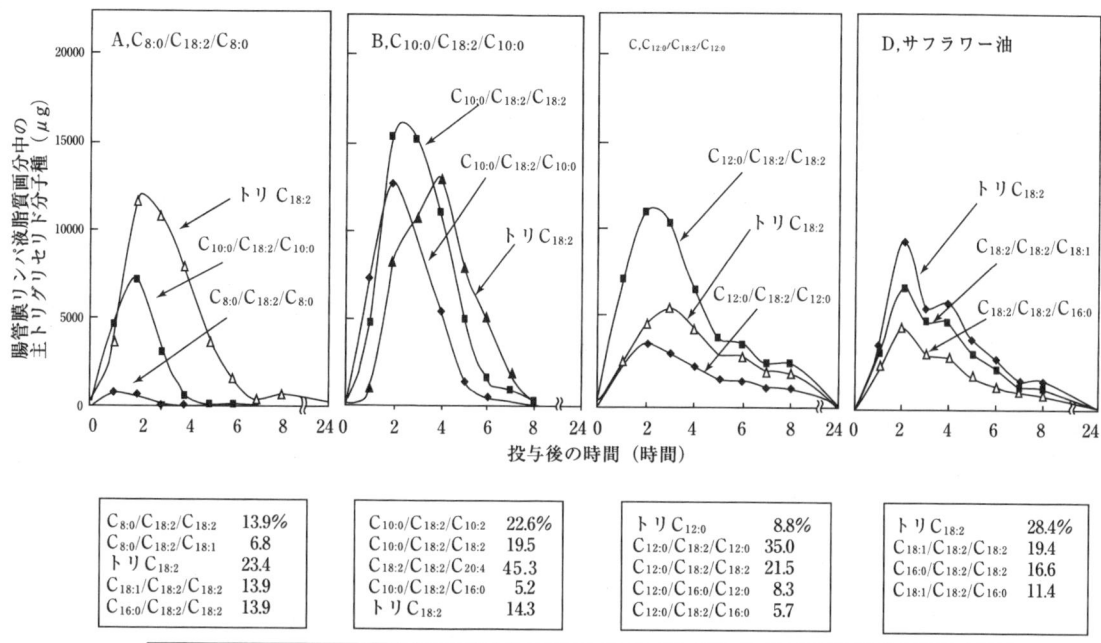

A, $C_{8:0}/C_{18:2}/C_{8:0}$	
$C_{8:0}/C_{18:2}/C_{18:2}$	13.9%
$C_{8:0}/C_{18:2}/C_{18:1}$	6.8
トリ $C_{18:2}$	23.4
$C_{18:1}/C_{18:2}/C_{18:2}$	13.9
$C_{16:0}/C_{18:2}/C_{18:2}$	13.9

B, $C_{10:0}/C_{18:2}/C_{10:0}$	
$C_{10:0}/C_{18:2}/C_{10:2}$	22.6%
$C_{10:0}/C_{18:2}/C_{18:2}$	19.5
$C_{10:0}/C_{18:2}/C_{20:4}$	45.3
$C_{10:0}/C_{18:2}/C_{16:0}$	5.2
トリ $C_{18:2}$	14.3

C, $C_{12:0}/C_{18:2}/C_{12:0}$	
トリ $C_{12:0}$	8.8%
$C_{12:0}/C_{18:2}/C_{12:0}$	35.0
$C_{12:0}/C_{18:2}/C_{18:2}$	21.5
$C_{12:0}/C_{18:2}/C_{16:0}$	8.3
$C_{12:0}/C_{18:2}/C_{16:0}$	5.7

D, サフラワー油	
トリ $C_{18:2}$	28.4%
$C_{18:1}/C_{18:2}/C_{18:2}$	19.4
$C_{16:0}/C_{18:2}/C_{18:2}$	16.6
$C_{18:1}/C_{18:2}/C_{16:0}$	11.4

投与2時間後の腸管膜リンパ液脂質画分中の主トリグリセリド分子種の種類と含量(5%以上のもの)

　腸管膜リンパ液中への累積出現量は,ストラクチャード・トリグリセリドを構成する脂肪酸の炭素鎖長が増加するに従い増加した(図4-15,B)[51]。例えば $C_{12:0}/C_{18:2}/C_{12:0}$ 投与後のラウリン酸の回収率は $81.7±6.9\%$, $C_{8:0}/C_{18:2}/C_{8:0}$ 投与後のカプリル酸の回収率は $7.3±0.9\%$ であった[51]。また $C_{10:0}/C_{18:2}/C_{10:0}$ と $C_{10:0}/C_{18:2}/C_{18:2}$ 投与後のカプリン酸の回収率はそれぞれ 26%, 31% と同程度であった[51]。これらの結果は, $C_{8:0}/C_{18:2}/C_{8:0}$ 投与時は,このストラクチャード・トリグリセリドは膵臓リパーゼに加水分解されたのち,大部分が門脈(portal vein)を通じ吸収され,腸管膜リンパ液中へは6〜7%しか出現しないし, $C_{12:0}/C_{18:2}/C_{12:0}$ 投与時は,ラウリン酸は,ごくわずかしか,門脈に転送されないことを示している[51]。

　さらに同様の方法で $C_{10:0}/C_{18:2}/C_{18:2}$ を除くストラクチャード・トリグリセリドと対照のサフラワー油を投与したときの,腸管膜リンパ液中へのトリグリセリドの出現量およびその分子種の変化が測定され,中鎖脂肪酸をその構成成分とするストラクチャード・トリグリセリドの消化・吸収,小腸粘膜細胞での再エステル化の動態が検討されている[52]。 $C_{8:0}/C_{18:2}/C_{8:0}$, $C_{10:0}/C_{18:2}/C_{10:0}$, $C_{12:0}/C_{18:2}/C_{12:0}$ を投与した場合の同トリグリセリド分子種の腸管膜リンパ液中への累積回収率は,それぞれ0.6,12,5%であった[52]。 $C_{8:0}/C_{18:2}/C_{8:0}$ 投与の場合, $C_{8:0}/C_{18:2}/C_{8:0}$ の最高リンパ液中濃度には投与1時間後に達し,投与4時間後では見い出されなかった(図4-16,A)[52]。この時,腸管膜リンパ液中に見い出された最大量のトリグリセリド分子種はトリリノレイン(トリ $C_{18:2}$)であり,次いで $C_{8:0}/C_{18:2}/C_{18:2}$ であり,いずれも,投与2時間後に最高リンパ液中濃度に達し, $C_{8:0}/C_{18:2}/C_{8:0}$ の出現量に比較すると,非常に高い出現量であった(図4-16,A)[52]。また,これらのトリグリセリド分子種以外にも, $C_{8:0}/C_{18:2}/C_{18:1}$, $C_{18:1}/C_{18:2}/C_{18:2}$, $C_{16:0}/C_{18:2}/C_{18:2}$, $C_{18:1}/C_{18:2}/C_{16:0}$ が見い出されている[52]。

　$C_{10:0}/C_{18:2}/C_{10:0}$ を投与した場合は, $C_{8:0}/C_{18:2}/C_{8:0}$ 投与の場合と異なり, $C_{10:0}/C_{18:2}/C_{10:0}$, $C_{10:0}/C_{18:2}/C_{18:2}$, トリリノレインが主トリグリセリド分子種として見い出され,最高リンパ液中濃度に達したのは, $C_{10:0}/C_{18:2}/C_{10:0}$, $C_{10:0}/C_{18:2}/C_{18:2}$ は

投与2時間後，トリリノレインは投与4時間後であった（図4-16, B）[52]。これ以外のトリグリセリド分子種としてはトリカプリン（トリ$C_{10:0}$），$C_{10:0}/C_{18:2}/C_{16:0}$, $C_{18:2}/C_{18:2}/C_{20:4}$が見い出されているが，長鎖脂肪酸をその構成成分とするトリグリセリド分子種の含量は$C_{8:0}/C_{18:2}/C_{8:0}$投与の場合より低かった[52]。$C_{12:0}/C_{18:2}/C_{12:0}$を投与した場合に腸管膜リンパ液中に見い出されたトリグリセリド分子種は，$C_{10:0}/C_{18:2}/C_{10:0}$投与の場合と類似しており$C_{12:0}/C_{18:2}/C_{12:0}$, $C_{12:0}/C_{18:2}/C_{18:2}$, トリリノレイン，$C_{12:0}/C_{16:0}/C_{12:0}$, $C_{12:0}/C_{18:2}/C_{16:0}$, トリラウリン（トリ$C_{12:0}$）であった（図4-16, C）[52]。トリラウリンの出現量は，$C_{10:0}/C_{18:2}/C_{10:0}$投与時のトリカプリンの出現量に比較してかなり高かった[52]。サフラワー油投与の場合は，サフラワー油を構成するトリグリセリド分子種を反映して，トリリノレイン，$C_{18:2}/C_{18:2}/C_{18:1}$, $C_{18:2}/C_{18:2}/C_{16:0}$および$C_{18:1}/C_{18:2}/C_{16:0}$であった（図4-16, D）[52]。

サフラワー油を構成するトリグリセリド分子種は主にトリリノレイン，$C_{18:2}/C_{18:2}/C_{18:1}$, $C_{18:2}/C_{18:2}/C_{16:0}$で，これはリンパ液中に見い出されるトリグリセリド分子種に類似している[52]。このことは，サフラワー油を投与した場合，小腸上皮細胞でのトリグリセリドの加水分解後，主トリグリセリド分子種として，投与したものと類似のものが再合成された結果と推定される[42,52,53]。一方，sn-1, 3位が中鎖脂肪酸，sn-2位がリノール酸から構成される3種のストラクチャード・トリグリセリドを投与した場合には，リンパ液脂質画分中に多くの新トリグリセリド分子種が見い出された[52]。これらのうち，中鎖脂肪酸をその構成成分とするトリグリセリドは，投与されたストラクチャード・トリグリセリドが加水分解され，遊離の中鎖脂肪酸の形で吸収され，小腸上皮細胞で再合成されたものと推定された[52]。また，$C_{8:0}/C_{18:2}/C_{8:0}$投与時の$C_{8:0}/C_{18:2}/C_{8:0}$の累積回収率が0.6％と非常に低いのは，このストラクチャード・トリグリセリドの易加水分解性とカプリル酸の門脈への速い転送，脂肪酸結合タンパク質への低結合力，アシルトランスフェラーゼへの低親和性などによると推定される[52,54]。一方，$C_{10:0}/C_{18:2}/C_{10:0}$投与時の$C_{10:0}/C_{18:2}/C_{10:0}$の累積回収率が12％と高いのは，カプリン酸をその構成成分とするストラクチャード・トリグリセリドがカプリル酸をその構成成分とするストラクチャード・トリグリセリドより加水分解速度が遅く，また門脈系への移送が少ないため，モノアシルグリセロール経路により再合成されたためと推定されている[52,54]。

また，$C_{8:0}/C_{18:2}/C_{8:0}$と$C_{8:0}/C_{8:0}/C_{18:0}$の消化・吸収の比較[55]，Caco-2細胞での$C_{8:0}/C_{18:2}/C_{8:0}$の細胞内の取り込みに及ぼす種々の影響[56]も検討されている。

4-2-3）多価不飽和脂肪酸をその構成成分とするストラクチャード・トリグリセリドの消化・吸収

sn-2位がリノール酸，sn-1, 3位がカプリル酸あるいはカプリン酸であるストラクチャード・トリグリセリド（$C_{8:0/10:0}/C_{18:2}/C_{8:0/10:0}$），このストラクチャード・トリグリセリドとほぼ同じ脂肪酸組成を有するランダムエステル化トリグリセリド，MCTと大豆油の混合油，大豆油をラットに投与し，胸管リンパに吸収されるリノール酸の量が測定されている[57]。ランダムエステル化トリグリセリドは43.5％の中鎖脂肪酸から構成されているが，その36.2％はsn-2位に存在している（表4-12）[57]。これら4種の脂質はタウロコール酸でエマルジョン化したのち消化管内に投与し，投与後4時間目までは胸管リンパ液を30分毎に，それ以後は1時間毎に投与後8時間目まで採取した[57]。リンパ液中のリノール酸濃度はいずれの脂質も投与2時間後で約26％に達し，投与4時間後にはいずれの脂質でも平衡状態に達した（図4-17）[57]。平衡状態でのリンパ液中のリノール酸濃度はストラクチャード・トリグリセリド投与の場合で45.1±1.6％で，これはストラクチャード・トリグリセリド中のリノール酸含量37.8％より高かった（図4-17）[57]。また，ランダムエステル化トリグリセリド，MCTと大豆油の混合油，大豆油投与の場合のリンパ液中リノール酸平衡濃度は，それぞれ40.7±3.5％，34.8±2.4％，39.7±2.2％であり，大豆油投与の場合のリンパ液中リノール酸平衡濃度は，大豆油中のリノール酸含量52.7％より，かなり低かった（図4-17）[57]。また，この時，リンパ液中の総リノール酸回収率（投与脂質中のリノール酸に対する回収率）は，ストラクチャード・トリグリセリドで9.9±1.7％

第4章 ストラクチャード・トリグリセリドの消化・吸収,排泄及び消化・吸収に及ぼす影響

表4-12 ストラクチャード・トリグリセリド,ランダムエステル化トリグリセリド,MCTと大豆油の混合油,大豆油の脂肪酸組成[57]

脂肪酸	ストラクチャード・トリグリセリド		ランダムエステル化トリグリセリド		MCTと大豆油の混合物		大豆油	
	トリグリセリド脂肪酸組成	sn-2位脂肪酸組成	トリグリセリド脂肪酸組成	sn-2位脂肪酸組成	トリグリセリド脂肪酸組成	sn-2位脂肪酸組成	トリグリセリド脂肪酸組成	sn-2位脂肪酸組成
$C_{8:0}$	27.0	ND	27.2	18.9	19.1	13.5	ND[a]	ND
$C_{10:0}$	13.7	ND	16.3	17.3	12.0	11.8	ND	ND
$C_{16:0}$	2.2	2.5	2.0	2.6	7.3	0.4	10.6	0.6
$C_{18:0}$	0.8	ND	0.7	0.9	2.5	ND	3.6	ND
$C_{18:1, n-9}$	14.2	24.9	13.6	14.6	17.1	16.8	24.9	23.4
$C_{18:2, n-6}$	37.8	67.9	35.6	40.0	36.3	52.0	52.7	68.9
$C_{18:3, n-3}$	4.2	6.6	4.5	4.7	5.2	5.4	7.5	7.1

a; 非検出

図4-17 ストラクチャード・トリグリセリド,ランダムエステル化トリグリセリド,MCTと大豆油の混合油,大豆油投与後のリンパ液中リノール酸濃度変化[57]

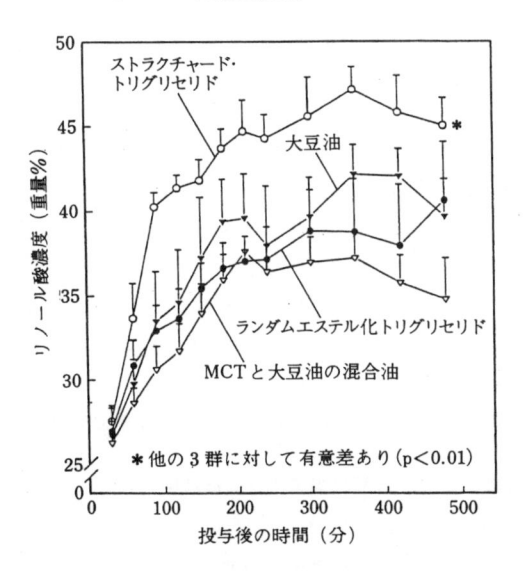

図4-18 ストラクチャード・トリグリセリド,ランダムエステル化トリグリセリド,MCTと大豆油の混合物,大豆油投与後のリンパ液中のリノール酸出現量[57]

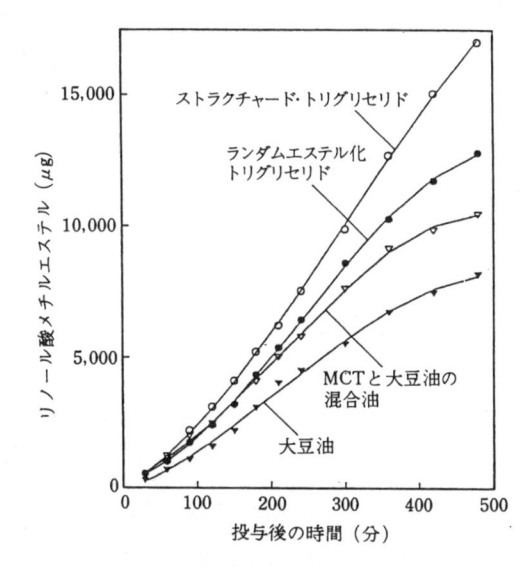

と,ランダムエステル化・トリグリセリド5.7±1.7%,MCTと大豆油混合油6.6±1.6%,大豆油3.7±1.3%に比較して有意(例えばランダムエステル化・トリグリセリドに対してはp=0.07)に高かった[57]。

胸管リンパ液中へのリノール酸の吸収量を測定したところ,ストラクチャード・トリグリセリドで,他の3種の脂質に比較して高く,投与8時間後でも,直線的に吸収が増加する傾向が認められたが,他の3種の脂質の場合は,投与7時間目からリノール酸の吸収がやや抑制される傾向が認められた(図4-18)[57]。リノール酸の吸収率は大豆油を投与した場合より,ストラクチャード・トリグリセリド($C_{8:0/10:0}/C_{18:2}/C_{8:0/10:0}$)を投与した場合の方が高かったが,$C_{8:0}/C_{18:2}/C_{8:0}$あるいは$C_{18:1}/C_{18:2}/C_{18:1}$をラットの小腸灌流ループ内に投与すると,リノール酸の吸収は$C_{8:0}/C_{18:2}/C_{8:0}$投与の場合の方が高いことから[43,58],sn-1,3位の構成脂肪酸が中鎖脂肪酸の場合の方が,オレイン酸,リノール酸の場合に比較して,リノー

図4-19 ストラクチャード・トリグリセリドおよびストラクチャード・トリグリセリドと同脂肪酸組成のトリグリセリド混合物投与後の胸管リンパ液中へのリノール酸の吸収率[43]

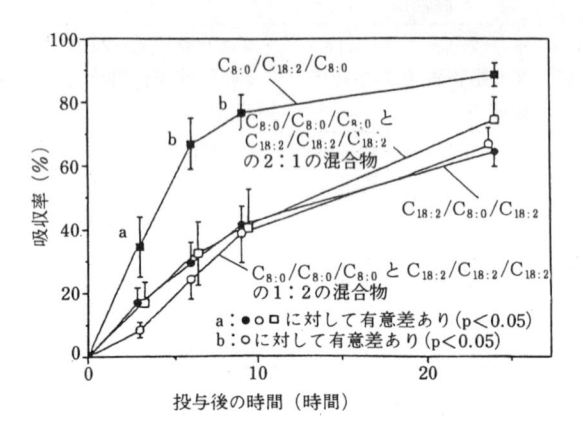

酸の吸収が促進されることが認められたが，その機序は明らかではない[57]。

リノール酸とカプリル酸をその構成成分とするストラクチャード・トリグリセリド（$C_{18:2}/C_{8:0}/C_{18:2}$ および $C_{8:0}/C_{18:2}/C_{8:0}$）あるいは，これらのストラクチャード・トリグリセリドと同じ脂肪酸組成のトリグリセリド混合物（トリカプリル；$C_{8:0}/C_{8:0}/C_{8:0}$ とトリリノレイン；$C_{18:2}/C_{18:2}/C_{18:2}$ の1：2あるいは2：1の混合油）をラットの胃内に投与した場合の胸管リンパへのリノール酸の吸収も検討されている[43]。投与24時間後までのリノール酸の吸収率は $C_{8:0}/C_{18:2}/C_{8:0}$ で最も高く 87.2±3.8%，$C_{18:2}/C_{8:0}/C_{18:2}$ で 63.1±4.6%，トリリノレインとトリカプリルの1：2混合油の場合は 73.2±6.8%，2：1混合油の場合は 65.5±5.0%であった（図4-19）[43]。

sn-2位がリノール酸，sn-1,3位がカプリル酸，カプリン酸，ラウリン酸から構成されるストラクチャード・トリグリセリドをラット胃内に投与し，腸管膜リンパ液中に出現するリノール酸の量が測定されている[51]。これらのストラクチャード・トリグリセリドの製造法，精製法，脂肪酸組成，sn-2位脂肪酸組織については前節に示した通りである（表4-11）[51]。ストラクチャード・トリグリセリド投与後の腸管膜リンパ液中へのリノール酸の出現は，投与2～3時間後に最高リンパ液中濃度（25.6±1.5%）に達し，これは，構成脂肪酸の異なるストラクチャード・トリグリセリドおよび対照のサフラワー油投与群でも差は認められなかった（図4-20，A）[51]。腸管膜リンパ液中へのリノール酸の累積出現量はサフラワー油投与群に比較して $C_{10:0}/C_{18:2}/C_{10:0}$，$C_{10:0}/C_{18:2}/C_{18:2}$，$C_{12:0}/C_{18:2}/C_{12:0}$ 投与群で高く，$C_{8:0}/C_{18:2}/C_{8:0}$ 投与群で低かったが，$C_{10:0}/C_{18:2}/C_{10:0}$ 投与群以外では有意差（p=0.034）は認められなかった（図4-20，B）[51]。

魚油とアザラシ油のトリグリセリド中の EPA，DHA の分布は異なっており，魚油の場合は sn-2位に，アザラシ油の場合は sn-1位あるいは sn-3位に多く分布していることが知られている[57,58]。例えば魚油としてカナディアンサーモン（Canadian salmon, *Oncorhynchus tshawytscha*）由来のトリグリセリド，アザラシ油としてグリーンランドアザラシ（Greenlandic seal, *Pagophilus gr-*

図4-20 ストラクチャード・トリグリセリド投与後のリノール酸の腸管膜リンパ液中への出現量と累積出現量[51]

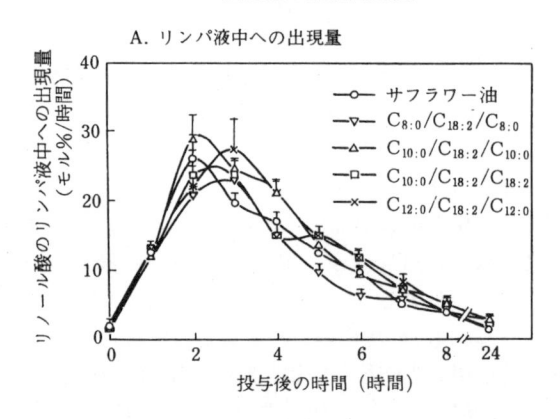

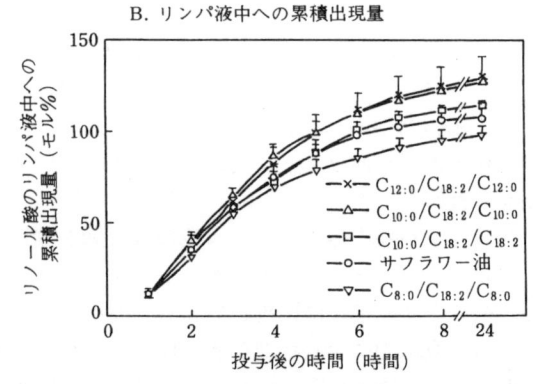

第4章　ストラクチャード・トリグリセリドの消化・吸収,排泄及び消化・吸収に及ぼす影響

表4-13　魚油,アザラシ油の脂肪酸組成,sn-2位脂肪酸組成[59]

脂肪酸	魚油		アザラシ油	
	トリグリセリド脂肪酸組成	sn-2位脂肪酸組成	トリグリセリド脂肪酸組成	sn-2位脂肪酸組成
$C_{14:0}$	6.5	3.6	4.9	7.4
$C_{16:0}$	16.1	8.5	10.5	14.9
$C_{16:1, n-7}$	8.7	11.9	18.9	30.3
$C_{18:0}$	2.6	1.1	1.3	1.2
$C_{18:1}$	19.0	21.7	24.3	31.0
$C_{18:2, n-6}$	4.4	6.6	1.3	2.6
$C_{18:3, n-3}$	1.5	2.7	0.5	0.9
$C_{18:4, n-3}$	2.8	5.2	1.7	0.9
$C_{22:1, n-11}$	0.9	0.3	0.9	0.2
$C_{22:1, n-9}$	6.9	3.4	5.0	1.1
$C_{20:4, n-6}$	0.6	0.7	0.7	0.3
$C_{20:4, n-3}$	1.7	1.6	0.5	0.1
$C_{20:5, n-3}$	6.0	8.3	10.0	1.6
$C_{22:1, n-11}$	5.6	1.4	1.2	0.2
$C_{22:1, n-9}$	0.6	n.d.	0.8	n.d.
$C_{22:5, n-3}$	2.0	2.6	4.0	0.4
$C_{22:6, n-3}$	10.8	16.4	9.5	1.1

aenlandicus)由来のトリグリセリドの脂肪酸組成およびsn-2位脂肪酸組成を検討したところ,魚油ではn-3系多価不飽和脂肪酸の47%がsn-2位に存在していたが,アザラシ油では,sn-2位に存在するn-3系多価不飽和脂肪酸は6%であった(表4-13)[59]。この魚油またはアザラシ油をラットの胃内に投与したのち,投与後24時間目まで一定時間毎に腸管膜リンパ液(mesenteric lymph)を採取し,リンパ液中カイロミクロントリグリセリド中のEPA,DHA濃度の測定を行った[59]。その結果,魚油,アザラシ油投与後30分から,リンパ液中のEPA,DHAのモル濃度は増加し,投与2〜2.5時間で定常状態に達した(図4-21)[59]。EPAのリンパ液中への吸収速度(μg/分)は,アザラシ油投与の場合の方が,魚油投与の場合に比較して,投与2〜2.5時間以後増加するのが認められた(図4-21,A)[59]。これは,アザラシ油中のEPA含量が魚油中の含量より高いためと推定された[59]。DHAのリンパ液中への吸収速度は逆で,魚油投与の場合の方が,アザラシ油投与の場合に比較して,投与2〜2.5時間以後増加する傾向が認められた(図4-21,B)[59]。

魚油,アザラシ油からのEPA,DHAの吸収が定常状態になる投与後3〜6時間後のEPA,DHAの吸収率(リンパ液中のEPA,DHAのモル%と魚油,アザラシ油中のEPA,DHAのモル%の比)を比較すると,EPAの吸収率は魚油投与の場合0.78±0.02,アザラシ油投与の場合0.58±0.04,DHAの吸収率は魚油投与の場合0.64±0.01,アザラシ油投与の場合0.57±0.03と,EPA,DHAいずれも魚油投与の方がアザラシ油投与の場合より有意($p<0.05$)に高かった[59]。また,アザラシ油投与の場合,EPAとDHAの吸収率に差は認められなかったが,魚油投与の場合は,EPAの吸収率の方がDHAの吸収率に比較して有意

図4-21　魚油,アザラシ油投与後の腸管膜リンパ液中のEPA,DHA濃度変化[59]

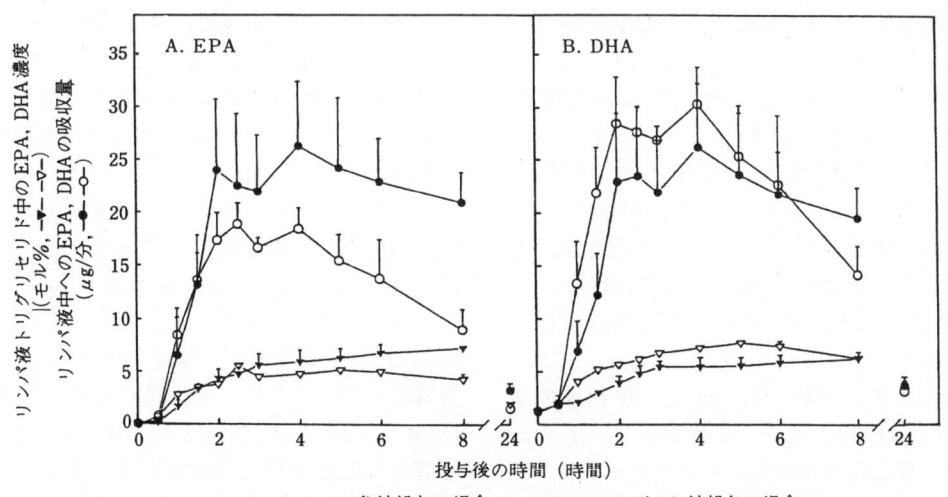

（p＜0.05）に高かった[59]。これらの吸収率の差は，魚油とアザラシ油のトリグリセリド分子種の違いによるものと推定される[59]。

同様な比較が，魚油としてマグロ眼窩油とイワシ油の混合油，アザラシ油としてタテゴトアザラシ（herp seal）の油をラット胃内に投与し，胸腺リンパへの EPA，DHA の吸収が検討されている[60]。この魚油は EPA を 18.5％（sn-2 位 20.7％，sn-1,3 位 17.3％），DHA を 16.0％（sn-2 位 25.0％，sn-1,3 位 8.5％）を含有し，アザラシ油は EPA を 14.1％（sn-2 位 2.1％，sn-1,3 位 20.3％），DHA を 16.8％（sn-2 位，1.7％，sn-1,3 位 20.9％）含有している[60]。この魚油およびアザラシ油を脂肪酸非含有ウシ血漿アルブミンとタウロコール酸ナトリウムでエマルジョンを調製し，ラット胃内に投与し，投与24時間後までの胸管リンパへの EPA，DHA の吸収率を測定した[60]。その結果，魚油，アザラシ油からの投与24時間後までの EPA，DHA の吸収率は，魚油投与の場合の方が，アザラシ油投与の場合より常に高かったが，両投与間では有意差は認められなかった。また，魚油，アザラシ油からの EPA，DHA の吸収率は，投与24時間後でほぼ100％に達した[60]。

非常に類似した脂肪酸組成を有する3種の脂質，魚油，この魚油をナトリウムメトキシドを触媒に75℃で3時間ランダムエステル化反応を行って得たランダムエステル化魚油，およびこの魚油から調製された魚油脂肪酸混合物をラットに24日間投与し，投与脂質および EPA，DHA の吸収率が検討されている[61]。吸収率は摂取された脂質量あるいは脂肪酸量に対する脂質あるいは脂肪酸の摂取量と排泄量の差の割合から算出されている[61]。魚油，ランダムエステル化魚油，魚油脂肪酸混合物の吸収率はそれぞれ 92.7±3.1，93.5±1.3，90.9±2.2％で魚油脂肪酸混合物の場合がやや低かったが有意差は認められなかった[61]。EPA，DHA の吸収率は，魚油，ランダムエステル化魚油，魚油脂肪酸混合物いずれの場合も約99.5％で，いずれの脂質間，EPA，DHA 間でも有意差は認められなかった[61]。

サケ油とカプリン酸から，sn-1,3位特異性リパーゼ（Lypozyme）を用いて酵素的アシドリシス反応により合成されたストラクチャード・トリグリセリド（主として sn-1,3位にカプリン酸，sn-2位に EPA，DHA を有する）および，同脂質からナトリウムエトキサイド（sodium ethoxide）を触媒に合成された，ほぼ同等の脂肪酸組成を有するランダムエステル化トリグリセリドをラット胃内に投与し，胸管リンパに放出される EPA，DHA の測定が行われている[62]。ストラクチャード・トリグリセリド，ランダムエステル化トリグリセリドいずれも約64％のカプリン酸と，20～22％の EPA，DHA をその構成脂肪酸としているが，sn-2位脂肪酸は，ストラクチャード・トリグリセリドでは EPA30.7モル％，DHA24.2モル％（合計54.9モル％），カプリン酸0.7モル％であり，ランダムエステル化トリグリセリドではカプリン酸46.6モル％，EPA 17.6モル％，DHA14.1モル％（合計31.7モル％）であった[62]。

このストラクチャード・トリグリセリドとランダムエステル化トリグリセリドを 0.5ml ラット胃内に投与し，胸管リンパへの EPA，DHA の放出量を測定したところ，EPA，DHA いずれもストラクチャード・トリグリセリド投与の場合の方が，ランダムエステル化トリグリセリド投与の場合に比較して，リンパ液脂質中の割合が高く，特に投与後6時間目までの濃度は，ストラクチャード・トリグリセリド投与の場合が約2倍（p＜0.01）高かった（図4－22）[62]。また，胸管リンパ中への時間当たりの放出量（放出速度）は，EPA，DHA いずれも，ストラクチャード・トリグリセリドの場合は投与3時間後に，ランダムエステル化トリグリセリドの場合は投与5時間後に最大放出量値を示した（図4－23）[62]。投与8時間後までの EPA，DHA の総放出量は，ストラクチャード・トリグリセリド投与の場合がランダムエステル化トリグリセリド投与の場合に比較して有意（p＜0.01）に多かったが，投与24時間後までの総放出量では差は認められなかった[62]。

ストラクチャード・トリグリセリドの EPA，DHA がランダムエステル化トリグリセリドの EPA，DHA より速くまた効率良く吸収されるのは，ストラクチャード・トリグリセリドの sn-1,3位に存在するカプリン酸はリパーゼにより加水分解されやすく[63〜64]，sn-2位に存在する EPA，DHA が，sn-1,3位の EPA，DHA より効率良く吸収されるため[63,65]と推定される。また，in vitro で示されている膵臓リパーゼの EPA，DHA に対

図4-22 ストラクチャード・トリグリセリド，ランダムエステル化トリグリセリド投与後の胸管リンパ脂質中のEPA，DHAの割合[62]

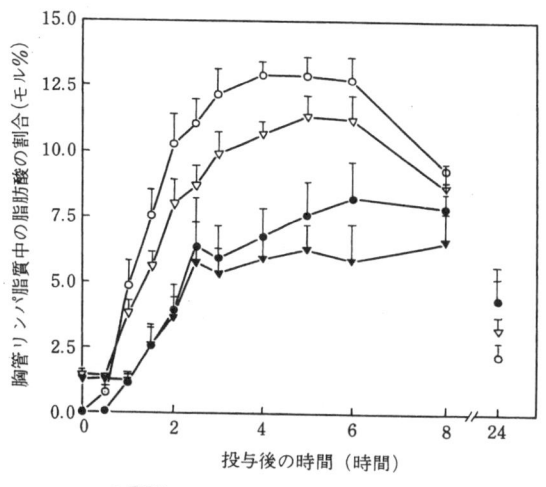

○ EPA ┐ストラクチャード
▽ DHA ┘トリグリセリド
● EPA ┐ランダムエステル化
▼ DHA ┘トリグリセリド

図4-23 ストラクチャード・トリグリセリド，ランダムエステル化トリグリセリド投与後の胸管リンパへのEPA，DHAの放出速度[62]

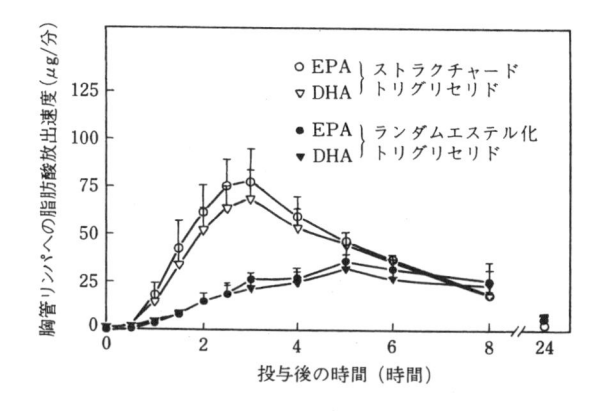

図4-24 サラトリムの短鎖脂肪酸/長鎖脂肪酸モル比とステアリン酸の吸収率との関係[39]

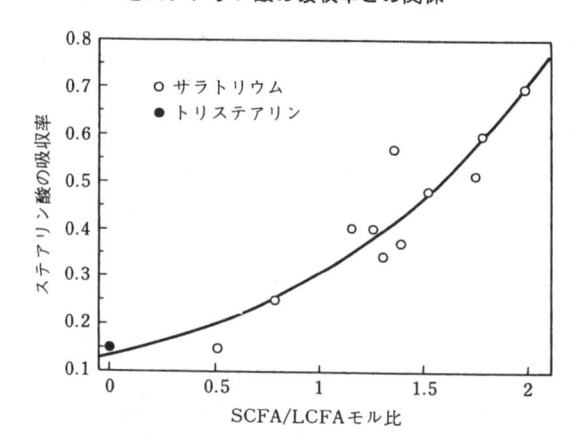

する弱い加水分解作用も[66,67]，ランダムエステル化トリグリセリドからのEPA，DHAの吸収を抑制している原因の1つとも考えられる[62]。

4-2-4) 長鎖脂肪酸をその構成成分とするストラクチャード・トリグリセリドの消化・吸収・排泄

サラトリムはステアリン酸を主とする炭素数16～22の長鎖脂肪酸と短鎖脂肪酸（酢酸，プロピオン酸，酪酸）をその構成成分とするストラクチャード・トリグリセリドの総称で，長鎖脂肪酸源としては硬化ナタネ油（カノーラ）(hydrogenated canola oil)，硬化綿実油 (hydrogenated cottonseed oil)，硬化大豆油（hydrogenated soybean oil) が用いられ，短鎖脂肪酸源としては短鎖脂肪酸のトリエステルであるトリアセチン (triacetin)，トリプロピオニン (tripropionin)，トリブチリン (tributyrin) が用いられ，両者をナトリウムメトキシドを触媒としエステル交換することにより調製されている[68,69]。

ナタネ油硬化油とトリブチリンを種々の割合で混合し，エステル交換したのち過剰のトリブチリンを除去し，短鎖脂肪酸（酪酸）と長鎖脂肪酸のモル比（SCFA/LCFAモル比）が0.51～1.99の

サラトリムを調製し，このサラトリムを21%含有する飼料をラットに2週間投与した。この時ステアリン酸の投与量と糞便中の排泄量の測定から，ステアリン酸の吸収率とSCFA/LCFAモル比との関係を検討したところ，これらの間には指数関数の関係が見出されている（図4-24）[39]。すなわち，ステアリン酸の吸収率をAbs_{st}とすると

$$Abs_{st} = 0.13085\, e^{(0.84109 \times SCFA/LCFA)}$$
$$(r = 0.9466)$$

であった（図4-24）[39]。また，ステアリン酸（S）とオレイン酸（O），およびステアリン酸（S）と酪酸（B）をその構成成分とするトリグリセリドを合成し，若齢ラットに10日間投与し，糞便中に排泄されるステアリン酸量を測定し，ステアリン酸の吸収率を測定した[69]。その結果，トリグリ

図4-25 ステアリン酸をその構成成分とする種々のモデルトリグリセリド中の
ステアリン酸含量とステアリン酸の吸収率との関係[39]

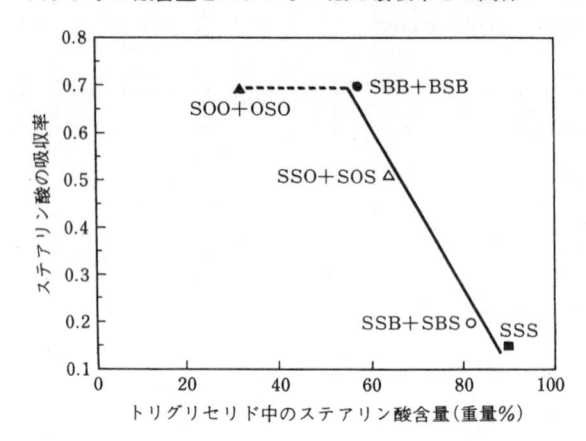

記号	略号	構成脂肪酸	ステアリン酸含量 (重量%)	ステアリン酸 吸収率
▲	SOO+OSO*	ステアリン酸, オレイン酸	32.0	0.69
△	SSO+SOS	ステアリン酸, オレイン酸	64.0	0.51
●	SBB+BSB	ステアリン酸, 酪酸	57.0	0.70
○	SSB+SBS	ステアリン酸, 酪酸	81.8	0.20
■	SSS	ステアリン酸	89.7	0.15

＊S：ステアリン酸，O：オレイン酸，B：酪酸
SOOは順に sn-1, (3)位, sn-2位, sn-3, (1)位の脂肪酸から
構成されるトリグリセリドを示す.

セリド中のステアリン酸含量が57％以上になると，ステアリン酸の吸収率とトリグリセリド中のステアリン酸の重量％の間には負の相関（r＝－0.986）が認められた（図4-25）[39]。つまり，トリグリセリド中のステアリン酸含量57％以下で，ステアリン酸の吸収率は飽和点（吸収率約0.70）に達していると推定された[39]。

酵素によるインターエステル化反応で合成された1,3-ジステアロイル-2-オレオイル グリセロール（1,3-distearoyl-2-oleoyl glycerol；ステアリン酸を(S)，オレイン酸を(O)の略号で表わすと，このトリグリセリドはSOSで表記される）を主成分とする脂質，あるいは1(3), 2-ジステアロイル-3(1)-オレオイル グリセロール（1(3), 2-distearoyl-3(1)-oleoyl glycerol；SSO）を主成分とする脂質をラットに投与し，ステアリン酸およびオレイン酸の吸収率が測定されている[70]。SOSを主成分とする脂質は，SOS 77.9％，SSO 3.8％，SOO 3.8％から構成されており，SSOを主成分とする脂質は，SSO 59.1％，SSL 14.3％（L：リノール酸），OOO 7.2％，SOS 3.5％から構成されていた[70]。SSOを主成分とする脂質投与後のステアリン酸の吸収率は93.3±0.54％，オレイン酸の吸収率は99.46±0.07％であり，SOSを主成分とする脂質投与後のステアリン酸の吸収率は84.7±1.23％，オレイン酸の吸収率は99.48±0.05％であった[64]。この結果は，ステアリン酸の吸収率はSSO投与の場合の方がSOS投与の場合に比較して有意（$p<0.001$）に高く，オレイン酸の吸収率はSOS投与の場合は99.48±0.05％，SSO投与の場合は99.46±0.07％で両投与群間で有意差は認められなかった[70]。sn-2位脂肪酸の易吸収性はSOSとSSOの場合，ステアリン酸では認められたが，オレイン酸では認められなかった[70]。またこの時，総脂質の吸収率はSSOで96.6±0.3％，SOSで92.7±0.6％であった[70]。

また，1,3-ジオレオイル-2-パルミトイル グリセロール（1,3-dioleooyl-2-palmitoyl glycerol；OPO）あるいは1(3), 2-ジオレオイル-3(1)-パルミトイル グリセロール（1(3), 2-dioleoyl-3(1)-palmitoyl glycerol；OOP）を主成分とするトリグリセリドをラット胃内に投与し，胸管リ

表4-14 OPOおよびOOPの分子種, 脂肪酸組成と, それを投与した場合の
カイロミクロン トリグリセリドの分子種とsn-2位脂肪酸組成[71]

	OPO投与群	OOP投与群
A. トリグリセリド分子種（g/100g）		
OPO	65.7	
OPP	10.9	
OOP		65.7
POP		6.1
OOO	23.4	28.2
脂肪酸組成（g/100g脂肪酸）		
$C_{16:0}$	21.9	18.8
$C_{18:1}$	78.1	81.2
B. カイロミクロン トリグリセリドの sn-2位脂肪酸（g/100g脂肪酸）		
$C_{16:0}$	44.3±6.0*	12.1±3.7
$C_{18:1}$	40.9±4.7*	73.4±6.7
その他	14.8±9.9	16.0±6.5
C. カイロミクロン トリグリセリドの 分子種（g/100g）		
ジオレオイル-パルミトイル グリセロール	55.1±1.4*	48.1±1.8
ジパルミトイル-オレオイルグリセロール	16.9±0.7	16.0±1.9
トリオレイン	28.0±1.4*	36.0±1.8

* $p<0.01$

ンパへのトリグリセリドの放出量, パルミチン酸, オレイン酸の吸収率の測定が行われている[71]。OPOを主成分とするトリグリセリドはトリパルミチンとオレイン酸から, OOPを主成分とするトリグリセリドはトリオレインとパルミチン酸から, sn-1,3位特異性を有する Mucor miehei 由来のリパーゼを用いてアシドリシス反応で合成され, OPO, OOPのパルミチン酸, オレイン酸含量はほぼ同含量であった[71]。OPOは, 65.7%のOPO, 23.4%のOOO, 10.9%のOPPから構成され, OOPは, OPO 65.7%, OOO 28.2%, POP 6.1%から構成されている（表4-14, A）[71]。OPOおよびOOPをラット胃内に投与し, 胸管リンパ液を1時間毎に採取し, リンパ液中のカイロミクロン トリグリセリド濃度を測定したところ, OPO投与群, OOP投与群いずれも同様のカイロミクロン トリグリセリド濃度変化を示したが, 投与2～3時間後でOPO投与群でOOP投与群に比較して有意に高いカイロミクロン トリグリセリド濃度を示した（図4-26, A）[71]。また投与12時間後までの放出速度はOPO投与群の方がOOP

図4-26 OPO, OOPの胸管リンパカイロミクロン トリグリセリドへの吸収量[71]

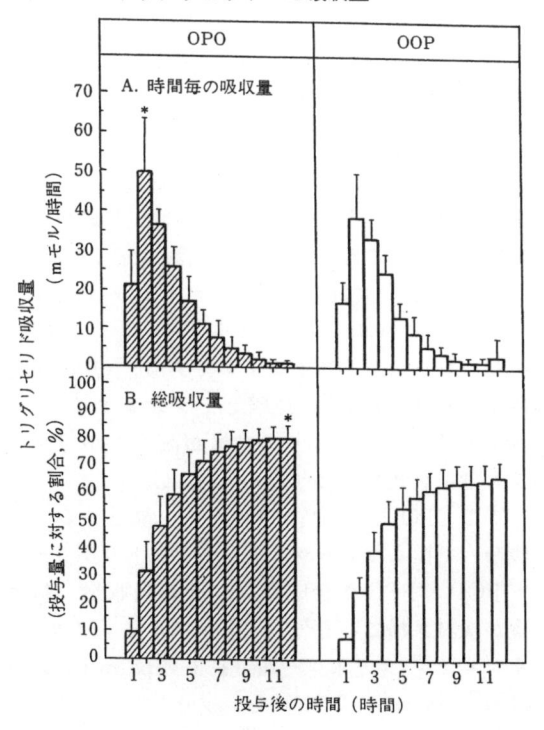

図4-27 OPOとOOPからのパルミチン酸,オレイン酸の総吸収率[71]

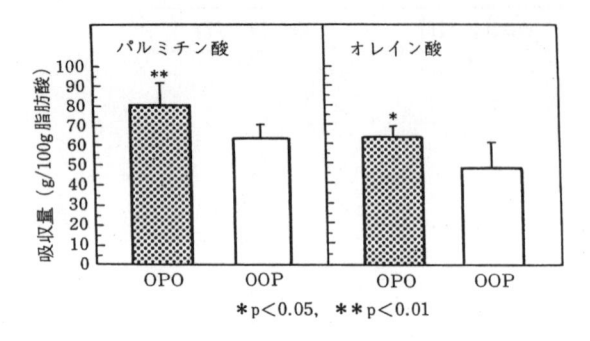

投与群より速く,総吸収量もOPO投与群で約80%,OOP投与群で約67%であった(図4-26,B)[71]。また投与12時間後までのOPO投与群,OOP投与群からのパルミチン酸の吸収量はそれぞれ80%,63%で,OPO投与群の方が有意($p<0.01$)に高かった(図4-27)[71]。

このカイロミクロン トリグリセリドのsn-2位の脂肪酸組成を投与2~3時間後のリンパ液で検討したところ,OPO投与群では,sn-2位脂肪酸の約44%がパルミチン酸であり,OOP投与群では,sn-2位脂肪酸の約73%がオレイン酸であった(表4-14,B)[71]。投与したOPOを主成分とするトリグリセリドのsn-2位脂肪酸の76.6%がパルミチン酸であり,OOPを主成分とするトリグリセリドのsn-2位脂肪酸の100%がオレイン酸であることから,投与されたトリグリセリドのsn-2位脂肪酸の60~70%は,カイロミクロン トリグリセリドの同じ位置で再構築されていた[71]。また,カイロミクロン トリグリセリドの分子種を検討したところ,その主成分は,OPO投与群,OOP投与群いずれも,ジオレオイル-パルミトイル グリセロール,ジパルミトイル-オレオイル グリセロール,トリオレインであり,OPO投与群ではOOP投与群に比較してジオレオイル-パルミトイル グリセロール含量が高く,トリオレイン含量が低かった(表4-14,C)[71]。

このOPOとOOPのパルミチン酸とオレイン酸を入れ換えたストラクチャード・トリグリセリドPOPとPPOが合成され,その吸収量,排泄量が検討されている[72]。1,3-ジパルミトイル-2-オレオイル グリセロール(1,3-dipalmitoyl-2-oleoyl glycerol;POP)を主成分とするトリグリセリドは,トリオレインとパルミチン酸エチルから*Rhizopus niveus*由来のリパーゼを用いてトランスエステル化反応により合成され,1(3),2-ジパルミトイル-3(1)-オレオイル グリセロール(1(3),2-dipalmitoyl-3(1)-oleoyl glycerol;PPO)を主成分とするトリグリセリドは,POP合成の場合と同じ酵素を用いトリパルミチンとオレイン酸エチルから合成された[72]。POPを主成分とするトリグリセリドはPOPを80.2%,PPOを主成分とするトリグリセリドはPPOを84.8%含有しており,その脂肪酸組成は,類似していた[72]。

POPあるいはPPOを含有する飼料をラットに2週間投与し,投与12日目から14日目の3日間の糞便を採取し,脂質の摂取量と排泄量から脂質および脂肪酸の吸収率を測定した[72]。その結果,POP投与の場合の吸収率は79.3±0.93%,PPO投与の場合の吸収率は87.6±0.59%で,PPO投与の場合の方が有意($p<0.05$)に高かった[72]。パルミチン酸の吸収率は,POP投与群で69.4±1.40%,PPO投与群で85.0±0.68%であり,オレイン酸の吸収率はPOP投与群で96.2±0.21%,PPO投与群で92.8±0.48%であり,両脂肪酸の吸収率とも,両脂質投与群間で有意($p<0.05$)な差が認められた[72]。

これらのSOSとSSO[70],OPOとOOP[71],POPとPPO[72]の投与試験の結果から,パルミチン酸はsn-2位に結合している場合に吸収率が上昇するが,オレイン酸の場合は,トリグリセリドの結合位置に吸収率はあまり影響を受けないことが分かった。これは遊離のパルミチン酸の融点は体温より高く,腸内pHでは金属セッケンを形成するため[3]と推定される。

ココナッツ油とパームオレインを53:47,44:56 35:65,25:75の割合で次の3種類の油脂を調製した[73~75]。
①そのまま混合した油脂
②ココナッツ油とランダムエステル化したパームオレインを混合した油脂
③ココナッツ油とパームオレインを混合したのち,ランダムエステル化した油脂

これらの3種類の油脂を3日間ラットに投与し,それぞれの油脂中の脂肪酸の吸収率を測定し,トリグリセリド中の脂肪酸の位置特異性の吸収率に及ぼす影響について検討した[73~75]。3日間投与し

たのちの糞便中へのラウリン酸，ミリスチン酸，パルミチン酸，ステアリン酸の排泄量を測定したところ，ココナッツ油とパームオレインの53：47の混合群では②＞①＞③，44：56，35：65，25：75の混合群では①＞②＞③であり，おおむね，それぞれの炭素数の脂肪酸のsn-2位の存在量に比例していた[75]（本書第1章，表1-8，図1-3参照）。

これらの油脂をラットに投与した場合の糞便中への脂肪酸の排泄量を測定し，油脂中のミリスチン酸，パルミチン酸，ステアリン酸の合計含量と糞便中への脂肪酸排泄量との相関を求めたところ，ココナッツ油とパームオレインの混合油脂でr＝0.72，ココナッツ油とパームオレインのエステル化油脂でr＝0.75という高い相関が認められ，さらにココナッツ油とパームオレインの混合油およびエステル化油のsn-1,3位に分布するミリスチン酸，パルミチン酸，ステアリン酸の合計含量と糞便中への脂肪酸排泄量との相関を求めたところr＝0.88という非常に高い相関が認められた[75]（本書第1章，図1-4参照）。これらの結果は，ココナッツ油とパームオレインの混合物より，両油脂をエステル交換した油脂の方が糞便中への脂肪酸の排泄量が少なく，吸収率が高いことを示しており，このことは，エステル交換により，sn-2位のミリスチン酸，パルミチン酸，ステアリン酸などの長鎖飽和脂肪酸含量が増加し，小腸で膵リパーゼの加水分解によりsn-2長鎖飽和脂肪酸モノグリセリドが同時に生成したsn-1位，sn-3位由来の遊離脂肪酸より速く吸収されるためと推定された[75]。

母乳類似の脂肪酸組成とsn-2位脂肪酸組成を有する人工乳配合目的で調製されたストラクチャード・トリグリセリドにBetapol®（Loders Grok-laan，オランダ）がある[18,29,30,32,34]。Betapol®はトリパルミチン高含有パーム油とヒマワリ油，ナタネ油（カノーラ）の混合油を原料としてRhizomucor miehei由来のsn-1,3位特異性リパーゼを用いたインターエステル化反応により調製され[32]，パルミチン酸含量30.4％，オレイン酸含量51.5％，sn-2位のパルミチン酸含量は72.7％，オレイン酸含量は14.7％である（表4-15）[18]。対照脂質として，パーム油より溶媒抽出により得られたsn-1,3位にパルミチン酸を多く含有するトリグ

表4-15 Betapol®と対照脂質の総脂肪酸組成，sn-2位脂肪酸組成[18]

脂肪酸	対照脂質		Betapol®	
	総脂肪酸組成	sn-2位脂肪酸組成	総脂肪酸組成	sn-2位脂肪酸組成
$C_{14:0}$	0.9	0.4	1.0	1.9
$C_{16:0}$	29.9	5.9	30.4	72.7
$C_{16:1}$	0.3	0.2	0.1	c
$C_{18:0}$	3.4	0.5	3.2	6.9
$C_{18:1}$	50.0	68.2	51.5	14.7
$C_{18:2}$	13.4	24.2	13.3	3.6
$C_{18:3}$	0.3	0.4	0.1	c

リセリド画分に，11％の高オレイン酸含有ヒマワリ油および1.5％のサフラワー油を混合した脂質が調製された[18]。この対照脂質はパルミチン酸含量29.9％，オレイン酸含量50.0％であり，sn-2位のパルミチン酸含量は5.9％，オレイン酸含量は68.2％であり（表4-15）[18]，総脂肪酸組成はBetapol®の総脂肪酸組成類似であるが，sn-2位脂肪酸組成は異なる。また，Betapol®は$C_{18:1}/C_{16:0/18:0}/C_{18:1}$（主にOPO）を54.1％，対照脂質は$C_{16:0/18:0}/C_{18:1}/C_{18:1}$あるいは$C_{18:1}/C_{18:1}/C_{16:0/18:0}$（主にPOO，OOP）を43.9％含有していた[18]。

Betapol®および対照脂質を含有する飼料を，1日2回の飼料投与で，その都度，飼料を食べ切るように訓練されたラットに投与し，投与2および4時間後の小腸内容物中に含有される未吸収のパルミチン酸，ステアリン酸，オレイン酸，リノール酸量を測定した[18]。この時，総脂質吸収率はBetapol®投与群で97.2±0.5％，対照脂質投与群では95.6±0.5％，総脂肪酸吸収率はBetapol®投与群で99.2±0.3％，対照脂質投与群で97.9±0.5％で，いずれの吸収率もBetapol®投与群で有意（$p<0.001$）に高かった[18]。

Betapol®あるいは対照脂質を含有する飼料をラットに6週間投与したのち，最終飼料投与2時間後，6時間後に屠殺し，空腸および小腸を10cm毎にセグメントを調製し，空腸および小腸内に残存する未吸収の脂肪酸量の測定を行った[18]。その結果，パルミチン酸吸収量については，セグメント4～10で，Betapol®投与群の方が対照脂質投与群に比較して，非常に促進されていることが認められた（図4-28）[18]。ステアリン酸について

図4-28 小腸セグメント中の非吸収脂肪酸量[18]

パルミチン酸
ステアリン酸
オレイン酸
リノール酸

小腸セグメント(×10cm)

―○― 対照群,投与2時間後
―●― 対照群,投与6時間後
―△― Betapol®投与群,投与2時間後
―▲― Betapol®投与群,投与6時間後

a, b；それぞれ対照群とBetapol®投与群との間に有意差が存在することを示す($p<0.05$)

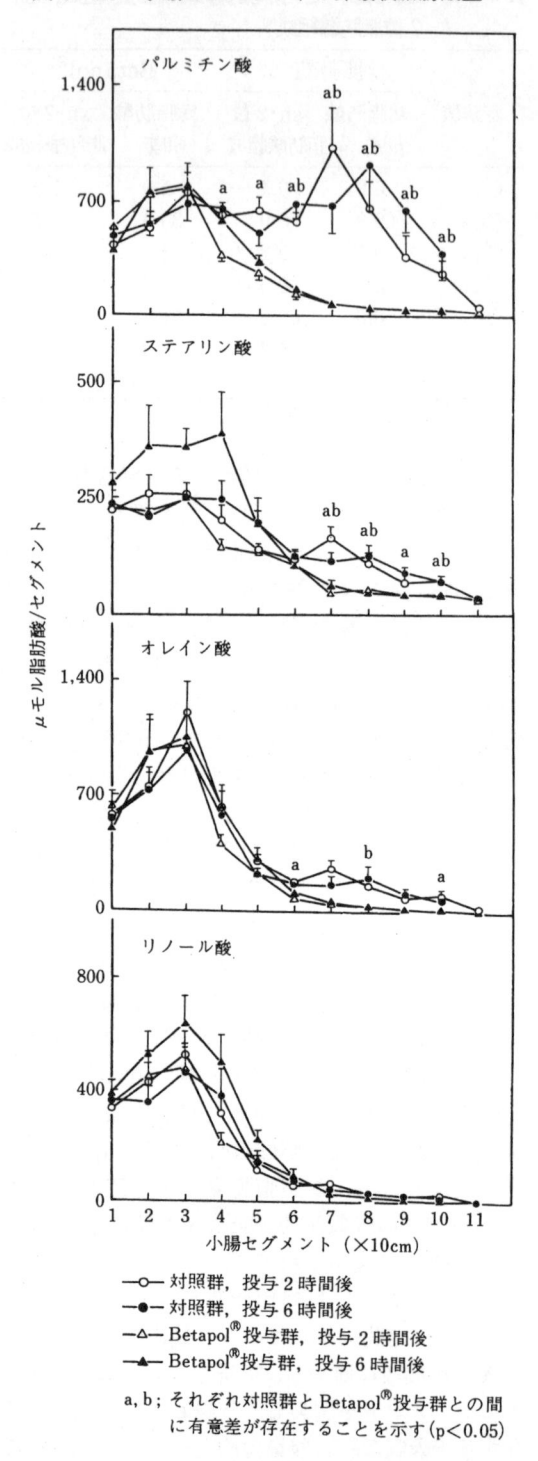

はセグメント7～10で，オレイン酸についてはセグメント6,8,10で同様の傾向が認められたが，その差はステアリン酸の場合に比較して少なかった（図4-28）[18]。Betapol®と対照脂質の脂肪酸の吸収量のこの差は次の機序によると推定されている[18]。すなわち，トリグリセリドのsn-1,3位に存在する不飽和脂肪酸は，同位置に存在する飽和脂肪酸より，リパーゼの加水分解を受けやすく，またより速く吸収される[3,73]。またBetapol®が加水分解されるとオレイン酸とsn-2-パルミトイルグリセロールを生じ，対照脂質の場合は，パルミチン酸，オレイン酸およびsn-2-オレオイルグリセロールを生じる。この時，sn-2-不飽和脂肪酸グリセロールは，sn-2-飽和脂肪酸グリセロールより親水性（hydrophilicity）が高く吸収されやすい[76]。さらに，パルミチン酸はその融点が63℃と高く，吸収され難く，ミセルを形成するのにより多くの胆汁酸が必要となり，胆汁酸が不足するとカルシウム石けんを形成し，このカルシウム石けんは相当する脂肪酸に比較して溶解度が約1/6である[77]。また不飽和脂肪酸の金属石けんは飽和脂肪酸の金属石けんに比較して，腸内pHでの溶解度も高く，さらにミセル中での溶解度も高く，吸収されやすい[78]ことなどの機序が重なった結果ではないかと推定されている[18]。

Betapolを主脂質源とする人工乳（Betapol含有人工乳）を，未熟児で出生した生後35日前後（体重約1800g）の乳児に5日間授乳し，人工乳中の脂質および構成各脂肪酸の吸収率が検討されている[79]。Betapolはパルミチン酸を23.9%含有しており，sn-2位の構成脂肪酸のうち73.9%がパルミチン酸であった[79]。対照には，2種の人工乳，人工乳Aおよび人工乳Bが用いられ，人工乳Aの脂質中の14.7%がパルミチン酸で，sn-2位には8.4%が存在しており，人工乳Bの脂質中にはBetapolと同じ23.9%のパルミチン酸を含有していたが，sn-2位に存在していたのは27.8%であった（表4-16）[79]。人工乳中の脂質含量はBetapol含有人工乳と人工乳Bで4.2g/100g人工乳，人工乳Aで4.4g/100g人工乳であった[79]。3種の人工乳を各群10名の乳児に1日当り180ml/kg体重，5日間授乳し，脂質および構成各脂肪酸の吸収率の測定を行った[79]。

その結果，総脂肪酸の吸収率は，Betapol含有人工乳授乳群で93.5±1.8%，人工乳A授乳群で92.0±1.3%，人工乳B授乳群で88.7±2.5%であった（表4-17）[79]。構成各脂肪酸の吸収率は，パルミチン酸の吸収率が，Betapol含有人工乳群で，

表4-16 投与人工乳の組成, 脂肪酸組成, sn-2位脂肪酸組成[79]

	Betapol含有 人工乳授乳群	人工乳A授乳群	人工乳B授乳群
組成（100g人工乳）			
脂質（g）	4.2	4.4	4.2
タンパク質（g）	2.0	2.0	2.1
炭水化物（g）	8.3	8.2	8.2
カルシウム（mg）	76	77	77
リン（mg）	41	42	42
熱量（キロカロリー）	79	79	79
脂肪酸組成（重量%）			
$C_{8:0}$	1.7	3.4	1.7
$C_{10:0}$	1.3	2.3	1.2
$C_{12:0}$	10.1	14.0	10.0
$C_{14:0}$	4.2	5.3	4.0
$C_{16:0}$	23.9	14.7	23.9
$C_{16:1}$	0.4	0.1	0.2
$C_{18:0}$	3.1	3.8	3.9
$C_{18:1}$	36.0	36.6	35.9
$C_{18:2}$	16.3	16.2	16.4
$C_{18:3}$	2.1	2.0	1.8
$C_{20:0}$	0.2	1.2	0.5
$C_{20:1}$	0.4	0.2	0.3
sn-2位脂肪酸組成（重量%）			
$C_{16:0}$	73.9	8.4	27.8
総飽和脂肪酸	74.8	31.3	39.6
総モノ不飽和脂肪酸	14.1	43.1	37.3
総多価不飽和脂肪酸	10.4	25.0	22.0

表4-17 脂肪酸の吸収に及ぼす人工乳脂質の影響[79]

	Betapol含有 人工乳授乳群	人工乳A授乳群	人工乳B授乳群
総脂肪酸吸収率	93.5±2.1%	92.0±1.3%	88.7±2.5%
脂肪酸石鹸の糞便中への排泄率	3.3±0.7	5.6±1.1	7.2±0.8
脂肪酸吸収率			
$C_{12:0}$	97.4±1.1	97.3±0.5	96.7±0.9
$C_{14:0}$	93.6±2.4	90.7±1.6	88.5±2.1
$C_{16:0}$	91.4±2.1	79.3±3.2**	78.9±3.1***
$C_{18:0}$	81.0±4.5	69.0±4.3	66.2±4.2*
$C_{18:1}$	94.6±1.7	95.9±0.8	93.9±3.0
$C_{18:2}$	95.2±1.8	96.9±1.0	95.0±2.3
$C_{18:3}$	96.3±1.5	97.7±0.9	96.0±1.8
$C_{20:0}$	66.2±9.9	51.5±8.4	49.5±5.5

*p<0.05　**p<0.03　***p<0.01

人工乳A授乳群，人工乳B授乳群に対して有意（それぞれp＜0.03，p＜0.01）に高かった（表4－17)[79]。また，ステアリン酸の吸収率にも同様の傾向が認められた。これは，Betapolの場合，構成脂肪酸のパルミチン酸の73.9％がsn-2位に存在し，消化管腔内での膵臓リパーゼの加水分解の結果，遊離のパルミチン酸が生成する割合が少なく，パルミチン酸カルシウムなどの脂肪酸石鹸の生成が抑制され（表4－17)[79]，その結果，吸収率が上昇したと推定された[79]。

ピーナッツ油あるいはランダムエステル化されたピーナッツ油をラットに投与し，胸管リンパ液中の脂質量，脂質中のオレイン酸含量，各脂質画分の脂肪酸組成が検討されている[80]。胸管リンパ液中の脂肪酸分布は，トリグリセリド画分に62～71％，リン脂質画分に13～19％，遊離脂肪酸画分に7～9％であったが，ピーナッツ油投与群とランダムエステル化ピーナッツ油投与群の間には差は認められなかった[80]。また胸管リンパ液中のオレイン酸の回収率を測定したところ，両投与群間に差は認められなかった[80]。投与前のピーナッツ油のランダムエステル化ピーナッツ油の脂肪酸組成はほぼ同じであるが，胸管リンパ液中のカイロミクロン中の脂肪酸組成を検討したところ，パルミチン酸含量が，ランダムエステル化ピーナッツ油投与群でピーナッツ油投与群に比較して有意（p＜0.05）に高かった[80]。これは，ピーナッツ油では，パルミチン酸は大部分がsn-1,3位に分布しており[81]，このピーナッツ油をランダムエステル化することにより，sn-2位のパルミチン酸含量が増加し，これがカイロミクロン中の脂肪酸組成に反映されたものと推定された[80]。

4－2－5) sn-1,3-ジアシルグリセロールの消化・吸収（第14章，14－3参照）

4－2－6) 囊胞性線維症患者でのストラクチャード・トリグリセリドの消化・吸収

囊胞性線維症[82] (cystic fibrosis)[注1]患者や膵臓機能不全（pancreatic insufficiency）患者では健常人と比較して血漿や組織中のリノール酸含量が減少し，オレイン酸，パルミトオレイン酸，エイコサトリエン酸（eicosatrienoic acid, $C_{20:3 n-9}$）が増加するのが認められている[83～85]。この血漿中や組織中のリノール酸含量の低下は，囊胞性線維症患者での膵臓機能不全による膵液の外分泌液減少による脂質の吸収不全および，肝臓での不飽和化脂肪酸合成酵素活性の低下を含む脂肪酸代謝活性の低下が関与していると推定されている[86]。さらに血漿や組織中のリノール酸含量の減少は，囊胞性線維症患者では摂取熱量が少なく，摂取されたリノール酸がエネルギー源として使用されることにも起因していると推定されている[87,88]。囊胞性線維症患者に，リノール酸と中鎖脂肪酸から構成されるストラクチャード・トリグリセリド（Captex 810D）を投与し，トリグリセリドおよびリノール酸の吸収に及ぼす影響が検討されている[89]。Captex 810 Dはココナッツ油とヒマワリ油の混合油を加水分解して得られた脂肪酸とグリセリンをランダムエステル化して調製されたトリグリセリドで，その構成脂肪酸の40％がリノール酸である[89]。対照脂質としてはサフラワー油を用いた。このサフラワー油の構成脂肪酸の74％がリノール酸であった[89]。

サフラワー油36gを含有するエマルジョンあるいはCaptex 810 Dを囊胞性線維症患者および健常人に摂取してもらい，血漿中の総脂肪酸量，リノール酸含量の変化を測定した[89]。なお，囊胞性線維症患者には，これら脂質摂取と同時に常用している膵臓酵素製剤を飲用してもらった[89]。サフラワー油エマルジョンを摂取してもらった場合の血漿中総脂肪酸量の変化については，囊胞性線維症患者群と健常人群間には差は認められず，いずれも投与4時間後に最高血漿中脂肪酸濃度を示した（図4－29，A)[89]。囊胞性線維症患者群で健常

注1）囊胞性線維症（cystic fibrosis）
　種々の外分泌腺の機能異常により多彩な臨床像をもたらす先天性疾患であり，常染色体性劣性遺伝で発生し，白人では1,000～2,000回の出産に1回の頻度でみられるが，有色人ではまれである。

　粘稠な分泌液によって気管支が閉塞され，汗に高濃度のNaClが含まれる。小膵管内の粘稠な膵液の貯留，小膵管の囊胞状拡張，膵線維化は消化吸収障害をもたらす。その他，消化性潰瘍，肝硬変，糖尿病なども随伴する。治療上，抗生物質や消化酵素薬の投与が主体となるが，予後は不良である。

（南山堂医学大辞典，p1097，南山堂（1998）より抜粋）

図4-29 囊胞性線維症患者および健常人でのサフラワー油エマルジョン摂取後の血漿中総脂肪酸濃度,リノール酸濃度変化[89]

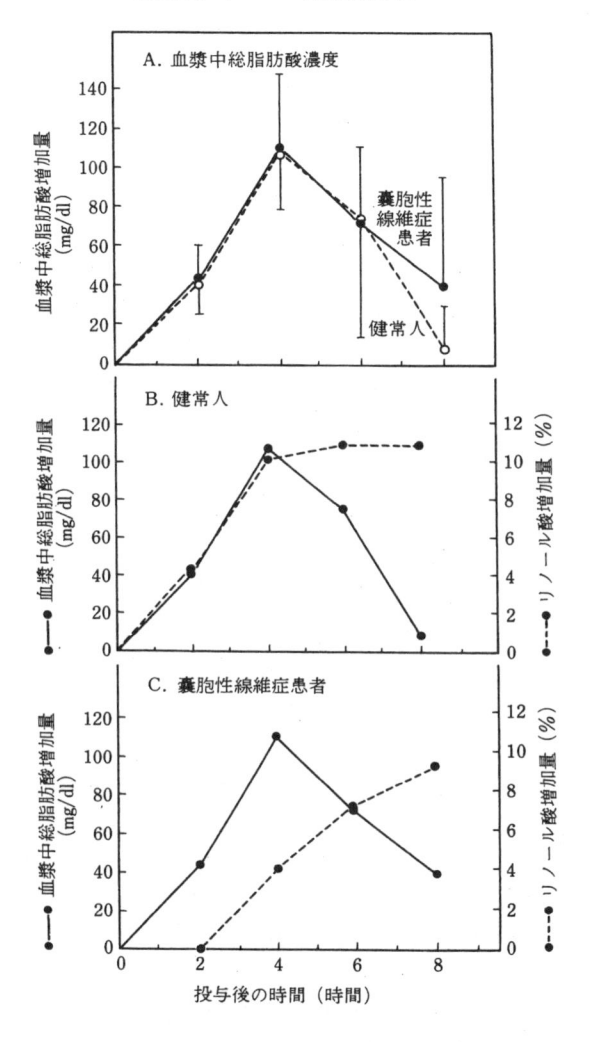

図4-30 囊胞性線維症患者および健常人での Captex 810D 摂取後の血漿中総脂肪酸濃度,リノール酸濃度変化[89]

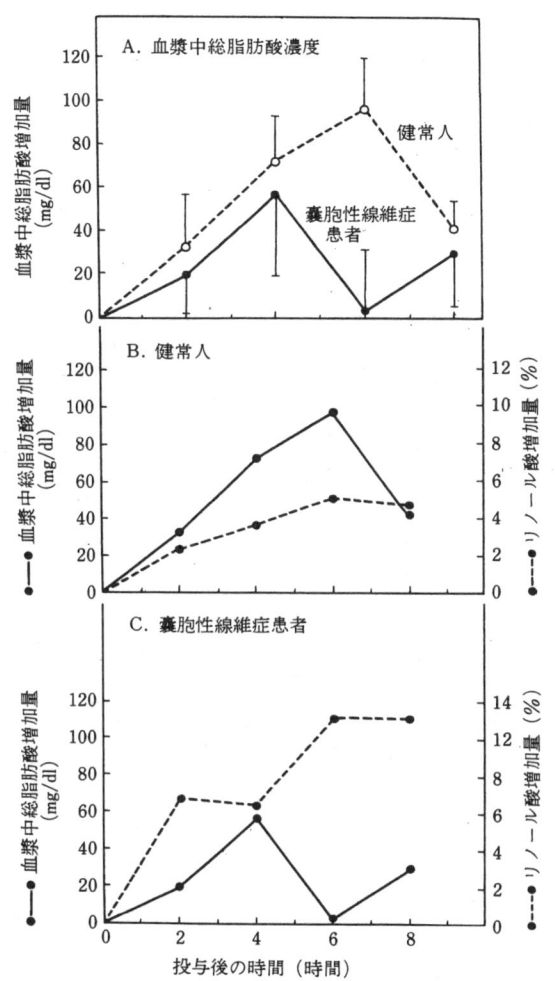

人群と同等の血漿中総脂肪酸含量の推移が認められたのは,サフラワー油エマルジョン摂取時に摂取した膵臓酵素製剤の作用が発揮されたことによると推定された[89]。血漿中リノール酸濃度の変化は,健常人群では血漿中総脂肪酸濃度の上昇に比例した上昇を示したが(図4-29,B)[89],囊胞性線維症患者群では,投与2時間後まで,血漿中へのリノール酸の吸収は認められず,投与2時間後以降血漿中で見出された(図4-29,C)[89]。しかし,最高血漿リノール酸濃度に達するまでの時間に差はあるものの最高血漿リノール酸濃度は,健常人群10.95%,囊胞性線維症患者群9.36%で同等であった[89]。

サフラワー油エマルジョン摂取の場合と同条件で Captex 810D を摂取してもらった場合の血漿中総脂肪酸濃度変化は,健常人群に比較して囊胞性線維症患者群でやや上昇濃度が遅く,総脂肪酸濃度が低い傾向が認められたものの,両群間に有意差は認められなかった(図4-30,A)[89]。血漿中リノール酸濃度変化は,健常人群では血漿中総脂肪酸濃度変化にほぼ比例していた(図4-30,B)[89]。しかし,Captex 810D のリノール酸含量(74%)を考慮すると,サフラワー油エマルジョン(リノール酸含量40%)からのリノール酸の吸収率は低下している[89]。一方,囊胞性線維症患者群では,血漿リノール酸濃度は摂取直後より上

昇し，サフラワー油エマルジョン摂取の場合とは異なっており（図4-30, C)[89]，健常人群投与の場合の血漿リノール酸濃度変化に比較しても有意（p＜0.02）な差が認められた[89]。

嚢胞性線維症患者群で Captex 810 D 摂取で健常人群に比較して血漿中総脂肪酸濃度変化がやや低いにもかかわらず，血漿中リノール酸濃度が，健常人群に比較して有意に高く推移する理由については不明であるが，嚢胞性線維症患者では膵液の分泌が不全であることから，その代償として口腔リパーゼや胃リパーゼの分泌が促進されていることが認められている[90,91]。Captex 810 D は主として中鎖脂肪酸，リノール酸から構成されており，このうち中鎖脂肪酸はリノール酸に比較してリパーゼで加水分解されやすいことから，Captex 810 D が十二指腸に達する以前に，口腔リパーゼ，胃リパーゼで中鎖脂肪酸が優先的に加水分解され，結果として，小腸で吸収されるグリセリドにリノール酸が結合したものが残った結果ではないかと推定されている[89]。

4-3）ストラクチャード・トリグリセリドの消化管機能に及ぼす影響

sn-2位にステアリン酸，sn-1,3位にカプロン酸を有する1,3-ジカプロイル-2-ステアロイル グリセロール（1,3-dicaproyl-2-stearoyl glycerol；$C_{6:0}/C_{18:0}/C_{6:0}$）は，1(3),2-ジカプロイル-3(1)-ステアロイル グリセロール（1(3),2-dicaproyl-2-stearoyl glycerol；$C_{18:0}/C_{6:0}/C_{6:0}$），1,3-ジカプロイル-2-パルミトイル グリセロール（$C_{6:0}/C_{16:0}/C_{6:0}$）や，1,3-ジカプロイル-2-ベヘノイル グリセロール（$C_{6:0}/C_{22:0}/C_{6:0}$）に比較して，ラットでの摂食抑制作用が認められている[92]。これらの脂質を18％，コーン油を2％含有する飼料を1週間ラットに投与し，飼料摂取量を測定すると，$C_{18:0}/C_{6:0}/C_{6:0}$含有飼料投与群で17.0±0.5g/日，$C_{6:0}/C_{16:0}/C_{6:0}$含有飼料投与群で16.7±0.3g/日，$C_{6:0}/C_{22:0}/C_{6:0}$含有飼料投与群で20.0±0.7g/日であったのに対して，$C_{6:0}/C_{18:0}/C_{6:0}$含有飼料投与群では8.6±0.4g/日で他の脂質投与群に比較して有意（p＜0.05）に低かった[92]。この $C_{6:0}/C_{18:0}/C_{6:0}$ 含有飼料投与群のラットでは，体重増加量は飼料摂取量の影響を受けてほとんど増加せず，飼料効率（food efficiency ratio）も

ゼロに近い値であったが，このストラクチャード・トリグリセリドのラットでの摂食抑制作用の機序については不明である[92]。

$C_{6:0}/C_{18:0}/C_{6:0}$ を18％，コーン油2％を含有する飼料（$C_{6:0}/C_{18:0}/C_{6:0}$ 含有飼料）をラットに7日間投与したのち，総胆管開口部付近にカテーテルを挿入したのち，45分間基礎分泌液を採取後，静脈内にコレシストキニン（cholecystokinin；消化管ホルモンの1つで，膵臓における消化酵素の分泌促進作用を有する）を投与し，刺激分泌液を採取し，総胆管分泌液量，分泌液中のアミラーゼ，トリプシン，リパーゼ活性の測定を行った[93]。対照群としては，コーン油20％を含有する飼料（コーン油含有飼料）を用いた[93]。その結果，$C_{6:0}/C_{18:0}/C_{6:0}$ 含有飼料投与群の平均1日摂食量は，コーン油含有飼料投与群の約70％であり，体重増加量は約半分であった[93]。$C_{6:0}/C_{18:0}/C_{6:0}$ 含有飼料あるいはコーン油含有飼料を1週間投与したラットの膵外分泌の基礎分泌液量は $C_{6:0}/C_{18:0}/C_{6:0}$ 含有飼料投与群の方がコーン油含有飼料投与群に比較してやや多くなっていた（図4-31，D)[93]。$C_{6:0}/C_{18:0}/C_{6:0}$ 含有飼料投与群のアミラーゼの基礎分泌量は，コーン油含有飼料投与群の約半分に低下していたが，コレシストキニン投与後の分泌量に差は認められなかった（図4-31, A)[93]。またトリプシン分泌量は基礎分泌量，コレシストキニン投与後分泌量共に，$C_{6:0}/C_{18:0}/C_{6:0}$ 含有飼料投与群の方がコーン油含有飼料投与群より有意（p＜0.05）に高かった（図4-31，B)[93]。リパーゼ分泌量は両投与群共，基礎分泌量，コレシストキニン刺激分泌量に差は認められなかった（図4-31, C)[93]。

また，$C_{6:0}/C_{18:0}/C_{6:0}$ の膵外分泌刺激能を測定する目的で，ラットの総胆管開口部付近にカニューレを挿入し，45分間基礎分泌液を採集したのち，$C_{6:0}/C_{18:0}/C_{6:0}$ あるいはコーン油を2ml胃内に投与し，75分間分泌液を採取し，分泌液量，アミラーゼ，トリプシン，リパーゼの分泌量を測定した[93]。その結果，いずれの分泌量も $C_{6:0}/C_{18:0}/C_{6:0}$ 投与群の方がコーン油投与群に比較して低値であることが認められ，$C_{6:0}/C_{18:0}/C_{6:0}$ の膵外分泌刺激作用は，コーン油より弱いと推定された（図4-32)[93]。

$C_{6:0}/C_{18:0}/C_{6:0}$ の膵外分泌刺激作用はコーン油

図4-31　$C_{6:0}/C_{18:0}/C_{6:0}$ あるいはコーン油含有飼料投与のコレシストキニン刺激膵外分泌機能変化[93]

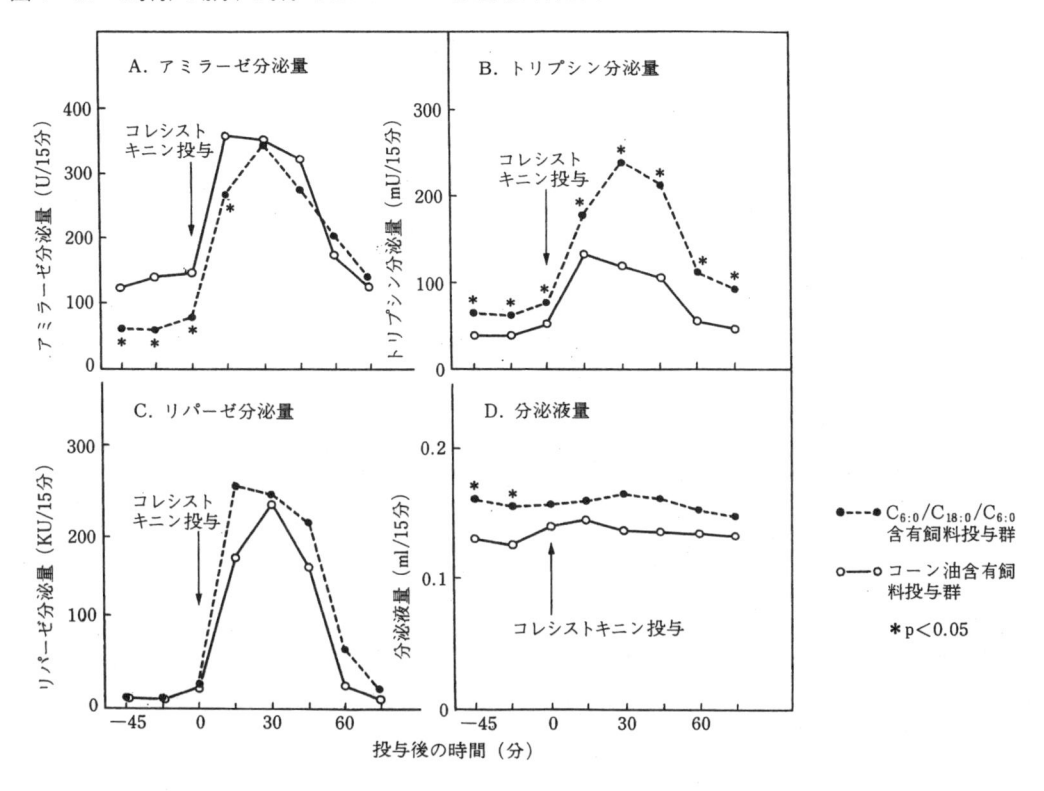

図4-32　$C_{6:0}/C_{18:0}/C_{6:0}$ あるいはコーン油投与による膵外分泌機能変化[93]

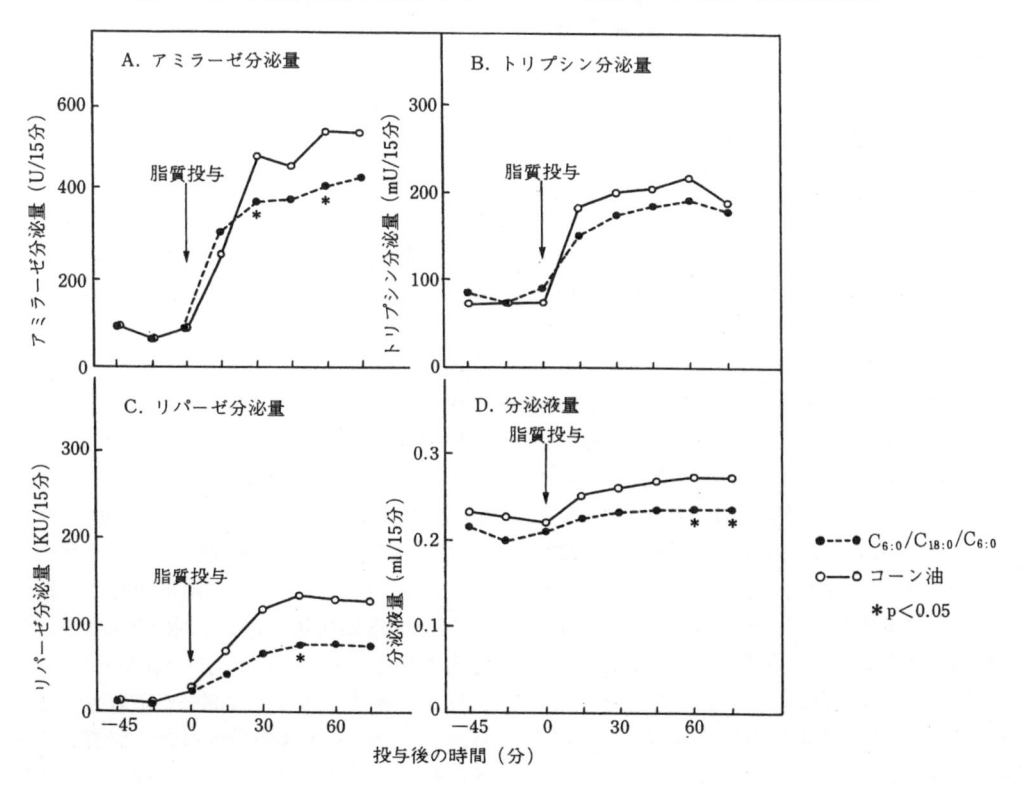

図4-33 サラトリム投与後の血漿中，肝臓中の脂溶性ビタミン濃度[95]

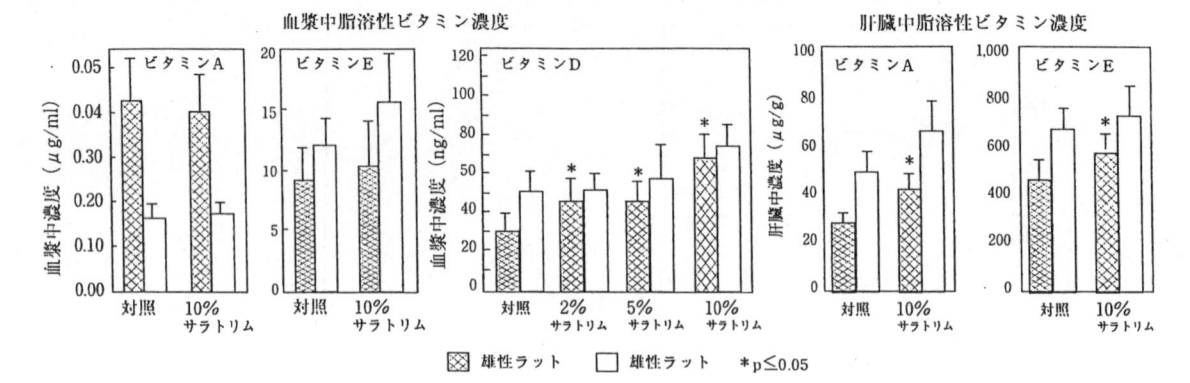

より弱いにもかかわらず，$C_{6:0}/C_{18:0}/C_{6:0}$含有飼料を1週間投与すると，アミラーゼ，トリプシン，リパーゼの分泌能が変化すること，また，コレシストキニン刺激による消化酵素の分泌量は，膵臓組織内の消化酵素含有量を反映していると推定されることから，$C_{6:0}/C_{18:0}/C_{6:0}$含有飼料のラットへの1週間の投与は，膵臓組織での酵素産生能を変化させた結果と推定されるが，その機序は不明である[93]。

4-4) ストラクチャード・トリグリセリドの脂溶性ビタミンの吸収に及ぼす影響

4-4-1) 短鎖脂肪酸をその構成成分とするストラクチャード・トリグリセリド「サラトリム」の脂溶性ビタミンの吸収に及ぼす影響

ビタミンA，E，Dなどの脂溶性ビタミンの吸収は共有する脂質の影響を受ける。サラトリム4CA，サラトリム23CA，23SO，サラトリム234CA，234CSを2，5，10％含有する飼料を雄性，雌性ラットに13週間投与し，血漿中のビタミンA，E，D濃度および肝臓中のビタミンA，E濃度の変化を検討した[94〜96]。血漿中脂溶性ビタミンについては，サラトリム234CA，2％含有飼料投与の雄性ラットでビタミンA濃度の有意な上昇[94]が，サラトリム4CAの2，5，10％含有飼料投与の雄性ラットおよび10％含有飼料投与の雌性ラットでビタミンD濃度の有意な上昇が認められた（図4-33）[95]。肝臓中ビタミンA濃度の上昇は，サラトリム4CA，10％含有飼料投与の雄性ラット（図4-33）[95]，サラトリム234CS，234CA，10％含有飼料投与の雄性ラット[94]，サラトリム234CS，10％含有飼料投与の雌性ラット[94]で認められた。またビタミンE濃度の上昇はサラトリム4CA，5，10％含有飼料投与の雄性ラットで認められた（図4-33）[95]。

サラトリム23SOを3，6，10％含有飼料（必須脂肪酸源として2％コーン油添加）を雄性，雌性のミニブタに28日間投与し，血漿中，肝臓中の脂溶性ビタミン濃度の変化を検討した[97]。その結果，6％サラトリム23SO含有飼料投与の雄性ミニブタで血漿ビタミンA濃度の上昇と，肝臓ビタミンE濃度の低下が認められた。

4-4-2) ストラクチャード・トリグリセリドの脂溶性ビタミンの吸収に及ぼす影響

α-トコフェロール（α-tocopherol）やレチノール（retinol）などの脂溶性ビタミン類は消化管からの吸収率が低く，これまで吸収を促進させる研究が数多く行われてきた[98〜101]。脂溶性ビタミン類は，脂質と共にカイロミクロンに取り込まれ，通常の脂質と同様リンパ系を通じて循環するので，その吸収性は，キャリアーとなるトリグリセリドの吸収性に依存していると推定される。これまでの検討の結果，トコフェロールの腸管吸収は，トコフェロールを中鎖脂肪酸トリグリセリド（MCT）に溶解した場合の方が長鎖脂肪酸トリグリセリド（LCT）に溶解した場合に比較して促進される[98〜101]。これは，LCT，長鎖脂肪酸に比較して，MCT，中鎖脂肪酸の方が，水溶性が高いためと推定されている[98]。しかし，MCTは，リンパ系よりも門脈系を通じて大部分が吸収されることから，トコフェロール吸収促進は，脂質のリンパ系への転送の促進が伴わなくても認められる[99〜101]。

表4-18 ストラクチャード・トリグリセリドおよび魚油, MCTとその混合油の脂肪酸組成

脂肪酸	MCT	魚油	魚油とMCT (55:45, W/W) の混合油		ストラクチャード・トリグリセリド	
	脂肪酸組成	脂肪酸組成	脂肪酸組成	sn-2位脂肪酸組成	脂肪酸組成	sn-2位脂肪酸組成
$C_{8:0}$	59.8	0.0	39.3	33.8	38.7	21.8
$C_{10:0}$	39.5	0.0	25.1	31.1	25.0	28.2
$C_{12:0}$	0.6	0.5	0.5	0.9	0.5	0.7
$C_{14:0}$	0.1	8.0	2.8	4.5	2.7	3.8
$C_{16:0}$	0.0	11.6	4.1	5.0	3.9	5.4
$C_{16:1 n-7}$	0.0	10.2	3.5	4.3	3.5	4.9
$C_{18:0}$	0.0	1.3	0.5	0.1	0.5	0.7
$C_{18:1 n-9}$	0.0	13.0	4.6	1.6	4.4	5.9
$C_{18:2 n-6}$	0.0	1.9	0.7	0.5	0.6	0.8
$C_{18:4 n-3}$	0.0	3.2	1.2	1.1	1.2	1.5
$C_{20:1 n-9}$	0.0	1.9	0.7	0.3	0.7	0.9
$C_{20:4 n-6}$	0.0	2.9	1.1	0.7	1.1	1.4
$C_{20:5 n-3}$	0.0	29.9	10.5	6.2	10.8	15.4
$C_{22:5 n-3}$	0.0	3.1	1.1	1.7	1.2	1.6
$C_{22:6 n-3}$	0.0	12.6	4.5	8.2	5.3	6.9

ストラクチャード・トリグリセリドによるα-トコフェロールとレチノールの吸収促進作用は, 魚油とMCTの混合油から調製されたストラクチャード・トリグリセリドを用いて, 脂質吸収不全 (lipid malabsorption) モデルラットで検討されている[102]。魚油とMCTの混合油 (55:45, W/W) をメトキシドナトリウムを触媒にインターエステル化反応を行なうことにより, ストラクチャード・トリグリセリドは合成された[102]。合成に用いた魚油, MCT, 魚油とMCTの混合油 (55:45, W/W), ストラクチャード・トリグリセリドの脂肪酸組成および, 魚油とMCTの混合油とストラクチャード・トリグリセリドのsn-2位脂肪酸組成は表4-18に示した[102]。ストラクチャード・トリグリセリドは, LML, LMM, LLM, MLM (Lは長鎖あるいは長鎖多価不飽和脂肪酸を, Mは中鎖脂肪酸を示す) を主成分としており, MMM, LLLの含量は少なかった。

脂肪吸収不全モデルラットは, 上向腸管動脈 (superior mesenteric artery) をミクロブルドッククランプ (microbulldog clamp) で20分間虚血状態にすることにより, 小腸虚血障害により作成した[103, 104]。対照群には偽手術 (sham-operated) ラットを用いた。α-トコフェロールあるいはレチノールは, それぞれ1mlの魚油とMCTの混合油およびストラクチャード・トリグリセリドと混合し, 胃内留置カニューレを用いて投与した。投与脂質は35.7mgのα-トコフェロール (1μCiの [5-メチル ^{14}C] α-トコフェロール) あるいは0.15mgのレチノール (10μCiの [11,12-^{3}H(N)] レチノール含有) を含有していた[102]。α-トコフェロールあるいはレチノール含有脂質投与後のリンパ液の採取は, 腸管リンパ管 (intestinal lymph duct) に留置したカニューレにより投与後8時間目まで行なった[102]。

対照ラット (偽手術ラット) および脂質吸収不全モデルラットの空腹時リンパ液流量は2.2～2.4 ml/時間であったが, 脂質投与により投与後3～4時間で最大リンパ液流量3.4～4.1ml/時間に達し, その後漸次減少し, 投与7～8時間後に約3 ml/時間の定常状態に達した[102]。^{14}C-α-トコフェロールのリンパ液中への出現量は, 対照群では魚油/MCT混合油との投与群, ストラクチャード・トリグリセリドとの投与群とも, 投与4時間目まで増加し, それ以後, 定常状態に達したが, ストラクチャード・トリグリセリドとの投与群の方が, 魚油/MCT混合油との投与群に比較して投与2～8時間目において有意 ($p<0.01$) に高出現量

図4-34 α-トコフェロール，レチノールの吸収に及ぼす脂質の影響[102]

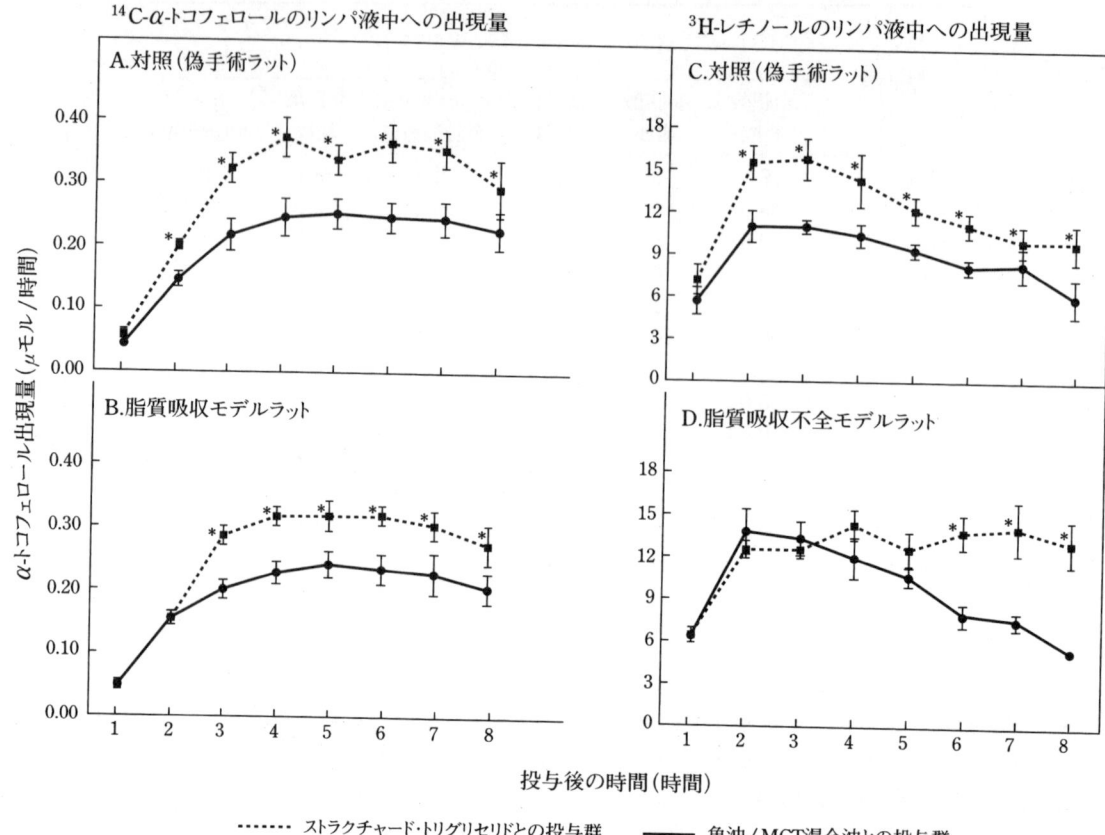

^{14}C-α-トコフェロールのリンパ液中への出現量

A. 対照（偽手術ラット）

B. 脂質吸収モデルラット

^{3}H-レチノールのリンパ液中への出現量

C. 対照（偽手術ラット）

D. 脂質吸収不全モデルラット

投与後の時間（時間）

・・・・・・ ストラクチャード・トリグリセリドとの投与群　──── 魚油/MCT混合油との投与群

＊ 魚油/MCT混合油との投与群に対して有意差あり（$p<0.01$）

を示した（図4-34, A）[102]。また脂質吸収不全モデルラットでも同様の傾向を示した（図4-34, B）[102]。また^{3}H-レチノールのリンパ液中への出現量は，対照群では魚油/MCT混合油との投与群，ストラクチャード・トリグリセリドとの投与群とも，投与2時間後まで上昇し，定常状態に達したのち，投与4時間後から漸次減少した（図4-34, C）[102]。この時，ストラクチャード・トリグリセリドとの投与群の方が，魚油/MCT混合油との投与群に比較して，投与1，7時間後を除いて有意（$p<0.01$）に高出現量を示した（図4-34, C）[102]。脂質吸収不全モデルラットでは，ストラクチャード・トリグリセリドとの投与群では，投与2時間後まで出現量は増加し，その後，定常状態を維持していたが，魚油/MCT混合油との投与群では投与2時間後まで出現量は増加したが，その後，減少した（図4-34, D）[102]。

魚油由来脂肪酸と中鎖脂肪酸をその構成成分とするストラクチャード・トリグリセリドに溶解した脂溶性ビタミンが，魚油/MCT混合油に溶解した脂溶性ビタミンに比較して，脂質吸収不全モデルラットおよび偽手術対照ラットで，吸収が促進される機構については不明な点が多い[98]。おそらく，ストラクチャード・トリグリセリドを構成する中鎖脂肪酸が小腸管腔内で加水分解を受け易く，吸収が速いこと，水に対する溶解度が高いこと，また，ストラクチャード・トリグリセリドの代謝物から再エステル化されたトリグリセリドから構成されるカイロミクロンが，α-トコフェロールやレチノールを取り込み易いのではないかと推定されている[102]。

文　献

1) 武藤泰敏, 新版　消化・吸収 p238, 第一出版 (1988)
2) 青山敏明, 日本油化学会誌, **47**, 457 (1998)

3) Small, D. M., Annu. Rev. Nutr. **11**, 413 (1991)
4) Chen, Q., Sternby, B., Nilsson, A., Biochim. Biophys. Acta **1004**, 372 (1989)
5) Chen, Q., Sternby, B., Akesson, B., Nilsson, A., Biochim. Biophys. Acta **1044**, 111 (1990)
6) 池田郁男, 菅野道廣, Mebio **10**, 16 (1993)
7) Mattson, F. H., Volpenhein, R. A., J. Biol. Chem. **239**, 2772 (1964)
8) O'Doherty, P. J. A., Kuksis, A., Buchnea, D., Can. J. Biochem. **50**, 881 (1972)
9) Kodali, D. R., Atkinson, D., Small, D. M., Chem. Phys. Lipids **52**, 163 (1990)
10) Yang, L.-Y., Kuksis, A., J. Lipid Res., **232**, 1173 (1991)
11) Ashbrook, J. D., Spector, A. A., Fletcher, J. E., J. Biol. Chem. **247**, 7038 (1972)
12) Pathway of Nutritional Biochemistry, Medium Chain Triglyceride Mutabolism, J. Nutr. Biochem. **3**, 261 (1992)
13) Velázquez, D. C., Seto, R. W., Rombeau, J. L., Proc. Nutr. Soc. **55**, 49 (1996)
14) Bach, A. C., Ingenbleek, Y., Frey, A., J. Lipid Res. **37**, 708 (1996)
15) Høy, C.-E., Mu, H., Fat Digestion and Aosorption (Christophe, A. B., De Vriese, S., eds.), p218, AOCS Press, Champaign, IL. (2000)
16) Ikeda, I., Fat Digestion and Absorption (Christophe, A. B., De Vriese, S., eds.), p235, AOCS Press, Champaign, IL. (2000)
17) Porsgaard, T., Høy, C.-E., J. Nutr. **130**, 1619 (2000)
18) de Fouw, N., Kivits, G. A. A., Quinlan, P. T., van Nielen, W. G. L., Lipids **29**, 765 (1994)
19) Jensen, C., Buist, N. R. M., Wilson, T., Am. J. Clin. Nutr. **43**, 745 (1986)
20) Lien, E. L., Boyle, F. G., Yuhas, R., Tomarelli, R. M., Quinlan, P., J. Pediatr. Gastroenterol. Nutr. **25**, 167 (1997)
21) Chappell, J. E., Clandinin, M. T., Kearney-Volp, C., Reichman, B., Swyer, P. W., J. Pediatr. **108**, 439 (1986)
22) Martin, J.-C., Bougnoux, P., Antoine, J.-M., Lanson, M., Clouet, C., Lipids **28**, 630 (1993)
23) Jensen, R. G., Prog. Lipid Res. **35**, 53 (1996)
24) Jensen, R. G., Lipids **34**, 1243 (1999)
25) Martin, J.-C., Bougnoux, P., Antoine, J.-M., Lanson, M., Couet, C., Lipids **28**, 637 (1993)
26) Dotson, K. D., Jerrel, J. P., Picciano, M. F., Perkins, E. G., Lipids **27**, 933 (1992)
27) Innis, S. M., Dyer, R., Nelson, C. M., Lipids **29**, 541 (1994)
28) Innis, S. M., Dyer, R. A., Lin, E. L., J. Nutr. **127**, 1362 (1997)
29) Innis, S. M., Dyer, R., J. Nutr. **127**, 1311 (1997)
30) Innis, S. M., Dyer, R., Quinlan, P., Diersen-Schade, D., J. Nutr. **125**, 73 (1995)
31) Innis, S. M., Dyer, R., Quinlan, P. T., Diersen-Schade, D., Lipids **31**, 492 (1996)
32) Innis, S. M., Quinlan, P., Diersen-Schade, D., Am. J. Clin. Nutr, **57**, 382 (1993)
33) Summers, L. K., Fielding, B. A., Ilic,V., Quinlan, P. T., Frayn, K. N., Br. J. Nutr. **79**, 141 (1998)
34) Carnielli, V. P., Luijendijk, I. H. T., van Beek, R. H. T., Boerma, G. J. M., Degenhart, H. J., Sauer, P. J. J., Am. J. Clin. Nutr. **62**, 776 (1995)
35) Smith, R. E., Finley, J. W., Leveille, G. A., J. Agric. Food Chem. **42**, 432 (1994)
36) Auerbach, M. H., Chang, P. W., Kosmark, R., ONeill, J. J., Philips, J. C., Klemann, L. P.,Structural Modified Food Fats; Synthesis,Biochemistry, and Use (Christophe, A. B., ed.) p89, AOCS Press, Champaign. IL (1998)
37) 本書, 第3章, 3-7
38) 浜野弘昭, 健康・栄養食品研究 **1**, 24 (1998)
39) Klemann, L. P., Finley, J. W., Leveille, G. A., J. Agric. Food Chem. **42**, 484 (1994)
40) Finley, J. W., Klemann, L. P., Leveille, G. A., Otterburn, M. S., Walchak, C. G., J. Agric. Food Chem. **42**, 495 (1994)
41) Scheinbach, S., Hayes, J. R., Carman, R. J., zhou, D., Van Tassell, R. L., Wilkins, T. D., J. Agric Food Chem. **42**, 572 (1994)
42) Finley, J. W., Leveilley, G. A., Dixon, R. M., Walchak, C. G., Sourby, J.C., Smith, R. E., Francis, K. D., Otterburn, M. S., J. Agric. Food Chem. **42**, 581 (1994)
43) Ikeda, I., Tomari, Y., Sugano, M., Watanabe, S., Nagata, J., Lipids **26**, 369 (1991)
44) Carvajal, O., Sakono, M., Sonoki, H., Nakayama, M., Kishi, T., Sato, M., Ikeda, I., Sugano, M., Imaizumi, K., Biosei. Biotechnol. Biochem. **64**, 793 (2000)
45) Porsgaard, T., Straarup, E. M., Høy, C.-E., Lipids **34**, 103 (1999)
46) Jensen, G. L., McGarvey, N., Taraszewski, R., Wixson, S. K., Seidner, D. L., Pai, T., Yeh, Y.-Y., Lee, T.W., DeMichele, S. J., Am. J. Clin. Nutr. **60**, 518 (1994)
47) Jensen, M. M., Christensen, M. S., Høy, C.-E., Ann. Nutr. Metab. **38**, 104 (1994)
48) Akesson, B., Gronowitz, S., Herslif, B., Ohlson, R., Lipids **13**, 338 (1978)
49) 吉田隆治, 前田裕一, 青山敏明, 山本孝史, 消化と吸収 **14**, 27 (1991)
50) 吉田隆治, 前田裕一, 樋口直美, 山本孝史, 青山敏明, 柴田美雪, 特許出願公開 平3-220123 (1991)
51) Mu, H., Høy, C.-E., Lipids **35**, 83 (2000)
52) Mu, H., Høy, C.-E., J. Lipid Res. **42**, 792 (2001)
53) Porsgaard, T., Straarup. E. M., Brand, C. L., Høy, C.-E., Nutr. Res. **20**, 559 (2000)
54) Carlien, H., Bernard, A., Fat Digestion and Absorption (Christophe, A. B., De Vriese, S. eds.) p182, AOCS Press, Champaign, IL. (2000)
55) Tso, P., Karlstad, M. D., Bistrian, B. R., DeMichele, S. J., Am. J. Physiol. **268**, G568 (1995)
56) Spalinger, J. H., Seidman, E. G., Lepage., G., Menard, D., Gavino, V., Levy, J., Am. J. physiol. **275**, G 652 (1998)

57) Christensen, M. S., Müllertz, A., Hφy, C.-E., Lipids **30**, 521 (1995)
58) Jandacek, R. J., Whiteside, J. A., Holcombe, B. N., Volpenhein, R. A., Taulbee, J. D., Am. J. Clin. Nutr. **45**, 940 (1987)
59) Christensen, M. S., Hφy, C.-E., Redgrave, T. G., Biochim. Biophys. Acta **1215**, 198 (1994)
60) Yoshida, H., Kumamaru, J., Mawatari, M., Ikeda, I., Imaizumi, K., Tsuji, H., Seto, A., Biosci. Biotech. Biochem. **60**, 1293 (1996)
61) Schrijver, R. D., Vermeulen, D., Backx, S., Lipids **26**, 400 (1991)
62) Christensen, M. S., Hφy, C.-E., Becker, C.C., Redgrave, T, G., Am. J. Clin. Nutr. **61**, 56 (1995)
63) Filer, L. J., Mattson, F. H., Fomon, S. J., J. Nutr. **99**, 293 (1969)
64) Myrup Jensen, M., Christensen, M. S., Hφy, C.-E., Ann. Nutr. Metab. **38**, 104 (1994)
65) Mattson, F. H., Nolen, G. A., Webb, M. R., J. Nutr. **109**, 1682 (1979)
66) Bottino, N. R., Van den Burg G. A., Reiser, R., Lipids **2**, 489 (1967)
67) Yang, L.-Y., Kuksis, A., Myher, J. J., J. Lipid Res. **31**, 137 (1990)
68) Softly, B. J., Huang, A. S., Finley, J. W., Petersheim, M., Yarger, R. G., Chrysam, M. M., Wieczorek, R. L., Otterburn, M. S., Manz, A., Templeman, G. J., J. Agric. Food Chem. **42**, 461 (1994)
69) 本書, 第3章, 3-7-1
70) Brink, E. J., Haddeman, E., de Fouw, N. J., Weststrate, J. A., J. Nutr. **125**, 2379 (1995)
71) Aoe, S., Yamamura, J., Matsuyama, H., Hase, M., Shiota, M., Miura, S., J. Nutr. **127**, 1269 (1997)
72) Aoyama, T., Fukui, K., Taniguchi, K., Nagaoka, S., Yamamoto, T., Hashimoto, Y., J. Nutr. **126**, 225 (1996)
73) Lien, E. L., Yuhas, R. J., Boyle, F. G., Tomarelli, R. M., J. Nutr. **123**, 1859 (1993)
74) Lien, E. L., J. Pediatr. **125**, S62 (1994)
75) 本書, 第1章, 1-2
76) Wilson, F. A., Sallee, V. L., Dietschy, J. M., Science **174**, 1031 (1971)
77) Graham, D. Y., Sackman, J. W., Gastroenterol. **83**, 638 (1982)
78) Jandacek, R. J., Lipids **26**, 250 (1991)
79) Lucas, A., Quinlan, P., Abrams, S., Ryan, S., Meah, S., Lucas, P. J., Arch. Dis. Child. **77**, F178 (1997)
80) Satchithanandam, S., Flynn, T. J., Calvert, R. J., Kritchevsky, D., Lipids **34**, 1305 (1999)
81) Tso, P., Pinkston, G., Klurfeld, K., Kritchevsky, D., Lipids **19**, 11 (1984)
82) バーバー 生化学, 原書25版 (上代淑人 監訳), p921, 丸善 (2001)
83) Rogiers, V., Vercruysse, A., Dab, I., Baran, D., Eur. J. Pediatr. **141**, 39 (1983)
84) Durie, P. R., Gaskin, K. J., Kopelman, H. R., Corey, M., Forstner, G. G., Heim, T., Pediatr. Res. **17**, 186A (1983)
85) Hubbard, V. S., Eur. J. Pediatr. **141**, 68 (1983)
86) McKenna, M. C., Hubbard, V. S., Bieri, J. G., J. Pediatr. Gastroenterol, Nutr. **4**, 45 (1985)
87) Hubbard, V. S., Mangrum, P. J., J. Am. Diet Assoc. **80**, 127 (1982)
88) Pencharz, P. B., J. Pediatr. Gastroenterol. Nutr. **2**, 400 (1983)
89) Hubbard, V. S., McKenna, M. C., Lipids **22**, 424 (1987)
90) Abrams, C. K., Hamosh, M., Hubbard, V. S., Dutta, S. K., Hamosh, P., J. Clin. Invest. **73**, 374 (1984)
91) Fink, C. S., Hamosh, M., Hamosh, P., DeNigris, S. J., Kasbekar, D. K., Am. J. Physiol. **248**, 668 (1985)
92) 青山敏明, 山本孝史, 吉田隆治, 前田裕一, 消化と吸収 **14**, 23 (1991)
93) 中坊幸弘, 上原順子, 炭田統子, 萩原 博, 消化と吸収 **14**, 31 (1991)
94) Hayes, J. R., Wilson, N. H., Pence, D. H., Williams, K. D., J. Agric. Food Chem. **42**, 552 (1994)
95) Hayes, J. R., Wilson, N. H., Pence, D. H., Williams, K. D., J. Agric. Food Chem. **42**, 528 (1994)
96) Hayes, J. R., Wilson, N. H., Pence, D. H., Williams, K. D., J. Agric. Food Chem. **42**, 539 (1994)
97) Hayes, J. R., Wilson, N. H., Roblin, M. C., Mann, P. C., Kiorpes, A. L., J. Agric. Food Chem. **42**, 563 (1994)
98) Gallo-Torres. E., Ludorf, J., Brain, M., Int. J. Vitam. Nutr. Ras. **48**, 240 (1978)
99) Kimura, T., Jukui, E., Kageyu, A., Kurohara, H., Kurohara, Y., Nakayama, T., Morita, Y., Shibusawa, K., Ohsawa, S., Takeda, Y., Chem. Pharm. Bull. **37**, 439 (1989)
100) Fukui, E., Kurohara, H., Kageyu, A., Kurosaki, Y., Nakayama, T., Kimura, T., J. Pharmacobio-Dyn. **12**, 80 (1989)
101) Fukui, E., Tabuchi, H., Kurosaki, Y., Nakayama, T., Kimura, T., J. Pharmaco-Dyn. **12**, 754 (1989)
102) Tso, P., Lee, T., DeMichele, S. J., J. Nutr. **131**, 2157 (2001)
103) Tso, P., Lee, T., DeMichele, S. J., Am. J. Physiol. **277**, G333 (1999)
104) Fujimoto, K., Price, V. H., Granger, D. N., Specian, R., Bergstedt, S., Tso, P., Am, J. Physiol. **260**, G595 (1991)

第5章 ストラクチャード・トリグリセリドの代謝

5-1) ストラクチャード・トリグリセリドを含有するエマルジョンを投与した場合の代謝

ストラクチャード・トリグリセリドを実験動物に経口投与したり，この脂質を含有する飼料を投与して代謝を検討した例は少ない[1〜3]。ストラクチャード・トリグリセリドをリン脂質，コレステロールの脂肪酸エステル，コレステロールと共にカイロミクロン類似の脂質エマルジョンを調製し，このエマルジョンをラットの静脈内に投与してその代謝が検討されている[4〜6]。検討されたストラクチャード・トリグリセリドは，それぞれの脂肪酸を，ミリスチン酸（M），パルミチン酸（P），ステアリン酸（S），オレイン酸（O）で表記するとOSO（順にsn-1位，2位，3位の脂肪酸を示す）とOOOの比較[4]，SOS, OSS, SOO, POS, POP, MOM, OMMの比較[6]などである。

トリオレイン（OOO）あるいは1,3-ジオレイル-2-ステアリル グリセロール（1,3-dioleyl-2-stearyl glycerol；OSO）を70％，ジオレオイルホスファチジルコリン(dioleylphosphatidylcholine)を25％，コレステリル オレイト（cholesteryl oleate）を3％，遊離コレステロール2％の混合物を緩衝液中で超音波処理し，OOOエマルジョンおよびOSOエマルジョンを調製した[4]。OOOエマルジョンの平均粒径は160±3.5nm，OSOエマルジョンの平均粒径は158±6.0nmであった[4]。これらのエマルジョンをラット静脈内に投与し，血液中からのOOOあるいはOSOの消失速度，それぞれの脂質エマルジョン中に含まれるコレステリル オレイトの消失速度，および，投与エマルジョン中のトリグリセリド，コレステリル オレイトの肝臓，脾臓中への取り込まれ量を測定した[4]。その結果，エマルジョン投与後，12分間で，トリグリセリド（OOOおよびOSO）はすみやかに血液中より消失し，両トリグリセリド間に差は認められなかった（図5-1，A，表5-1）[4]。これに対して，エマルジョン中のコレステリル オレイトの消失速度は，OSOエマルジョン投与の場合遅く，投与後30分でOOOエマルジョン投与の場合に比較して，約30％であった（図5-1，B，表5-1）[4]。コレステリル オレイトの血液中からの消失速度の差は，肝臓への取り込まれ量にも反映されておりOOOエマルジョン投与の場合の方が，OSOエマルジョン投与の場合より有意（$p<0.05$）に高かった（表5-1）[4]。

この脂質エマルジョンの粒子は，トリグリセリドとコレステリル オレイトが核物質となり，表面にジオレイルホスファチジルコリンが存在していると推定される[7]。このエマルジョンでトリグリセリド組成がOSOの時，コレステリル オレイトの血液中からの消失速度が抑制されるが，その機序について次のように推定されている[4,7]。この脂質エマルジョンは核物質がトリグリセリドとコレステリル オレイトから形成され，表面にはリン脂質が存在し，遊離コレステロールは核物質とリン脂質の間にも存在しているが大部分は表面に存在している[8]。カイロミクロンの代謝と同様に，この脂質エマルジョンもリポタンパク質リパーゼにより加水分解されたのち，肝臓に取り込まれ代謝される。この時，OSOからリポタンパク質リパーゼにより生成されるsn-2位にステアリン酸を有する部分グリセリドを有する脂質エマルジョン粒子は，肝臓レセプターに対する親和性

図5-1 OOOおよびOSOエマルジョンの血漿からの消失速度[4]

A. トリグリセリド　　B. コレステリル オレイト

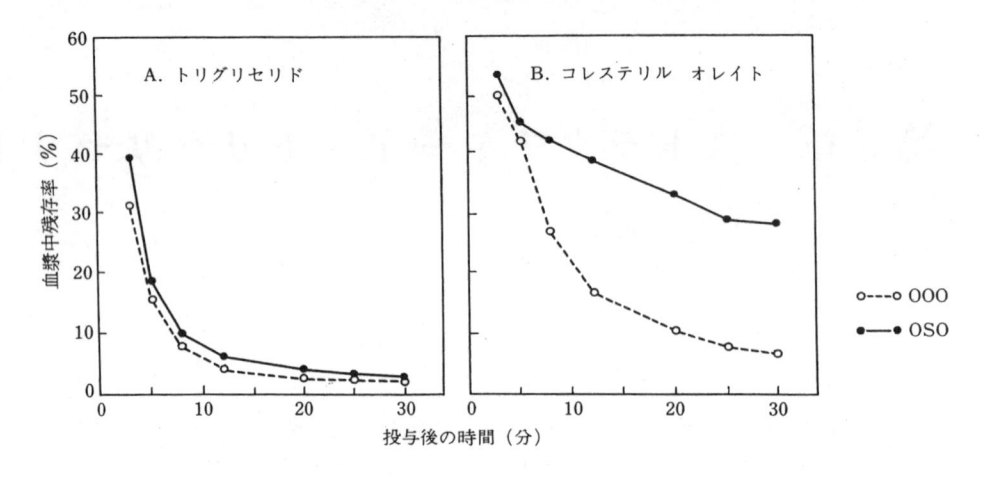

縦軸：血漿中残存率（%）　横軸：投与後の時間（分）

○---○ OOO
●—● OSO

表5-1 OOOおよびOSOエマルジョンの血漿からの消失速度および臓器への取り込まれ量[4]

エマルジョン	血漿からの消失速度		臓器への取り込まれ量			
			トリグリセリド		コレステリル オレイト	
	トリグリセリド	コレステリル オレイト	肝臓	脾臓	肝臓	脾臓
	分$^{-1}$		投与量に対する割合（%）			
OOO	0.253±0.020	0.123±0.016	9.6±0.76	0.24±0.02	59.7±2.65	0.97±0.08
OSO	0.221±0.049	0.034±0.005*	11.4±0.56	0.50±0.20	39.5±3.08*	1.53±0.26

* $p<0.05$

が，OOOから同様にリポタンパク質リパーゼにより生成される sn-2 位にオレイン酸を有する部分グリセリドより弱いためではないかと推定されているが定かではない[4]。

OOOおよびOSOエマルジョンを調製したのと同様の方法でOOS, SOO, MOM, OMM, POP, OPP, SOS, OSS, POS, カカオバターを含有するエマルジョン（トリグリセリド70%, ホスファチジルコリン25%, コレステリル オレイト3%, コレステロール2%含有する溶液から超音波処理にて調製，超遠心分離にて精製）を調製し，ラット静脈内に投与し，血漿中からのトリグリセリドおよび，コレステリル オレイトの消失速度，肝臓，脾臓への取り込まれ量を測定した[6]。

その結果，血漿中からのトリグリセリドの消失速度がOOOエマルジョンとほぼ同等に速かったエマルジョンはOMM, OPP, SOSおよびカカオバターを含有するエマルジョンで，血漿中からのトリグリセリドの消失速度は，おおむねトリグリセリドの肝臓への取り込まれ量の結果に類似していた（表5-2）[7]。すなわち，血漿からのトリグリセリドの消失速度がOOOエマルジョンより遅かったのは，SOO, MOM, POP, OSS, POSを含有するエマルジョンであり，各エマルジョンのトリグリセリドの肝臓への取り込まれ量がOOOエマルジョンと同等であったのは，MOM, POP, OPP, POSを含有するエマルジョンであり，取り込まれ量が多かったのはSOSエマルジョン，少なかったのはSOO, OMM, OSSを含有するエマルジョンであった（表5-2）[6]。またコレステリル オレイトの血漿中からの消失速度は，OOOエマルジョンと同等であったのはSOSエマルジョンと，カカオバター エマルジョンのみで，その他のSOO, MOM, OMM, POP, OPP, OSS, POSを含有するエマルジョンは遅かった（表5-2）[6]。肝臓へのコレステリル オレイトの取り込まれ量は，POPエマルジョンでOOOエマルジョンに比較して少なかったが，それ以外のエマルジョンはすべてOOOエマルジョ

表5-2　各エマルジョンの血漿よりの消失速度および肝臓への取り込まれ量[6]

エマルジョン	血漿よりの消失速度（分$^{-1}$）		肝臓への取り込まれ量（投与量に対する割合，%）	
	トリグリセリド	コレステリル オレイト	トリグリセリド	コレステリル オレイト
OOO	0.248±0.01	0.188±0.02	17.7±1.9	74.1±4.6
SOO	0.016±0.01a	0.014±0.01a	8.0±0.4a	11.0±0.9a
MOM	0.182±0.03a	0.078±0.02a	15.2±0.9	50.6±4.4a
OMM	0.213±0.03	0.102±0.02a	7.1±5.4a	43.7±4.4a
POP	0.158±0.02a	0.111±0.01a	12.2±1.2	67.5±2.0
OPP	0.236±0.03	0.101±0.01a	9.7±0.7	48.8±3.7a
SOS	0.218±0.01	0.187±0.02	46.0±5.4a	81.0±4.4
OSS	0.169±0.01a	0.104±0.08a	7.8±0.8a	35.3±2.8a
POS	0.123±0.04a	0.062±0.02a	14.5±1.5	64.4±7.4
ココナッツ油	0.209±0.02	0.160±0.01	8.8±0.7a	74.8±4.2

a ; p＜0.01, b ; p＜0.05
OOO ; triolein
SOO ; 1-stearoyl-2,3-dioleoylglycerol
MOM ; 1,3-dimyristoyl-2-oleoylglycerol
OMM ; 1-oleoyl-2,3-dimyristoylglycerol
POP ; 1,3-dipalmitoyl-2-oleoylglycerol
OPP ; 1-oleoyl-2,3-dipalmitoylglycerol
SOS ; 1,3-distearoyl-2-oleoylglycerol
OSS ; 1-oleoyl-2,3-distearoylglycerol
POS ; 1-palmitoyl-2-oleoyl-3-stearoylglycerol

ンと同等であった[6]。

　sn-2位にオレイン酸，sn-1,3位に鎖長の異なる飽和脂肪酸から構成されるトリグリセリド（SOS，POP，MOM，POS）から調製されたエマルジョン（トレーサーとして放射線同位元素で標識されたOOOを含有）を投与した場合の血漿からの標識OOOおよびコレステリル オレイトの消失速度を測定したところ，いずれもSOSエマルジョンからの消失速度が最も速く，POSエマルジョンからの消失速度が最も遅かった（図5-2）[6]。これらの結果から，ストラクチャード・トリグリセリドの構造と投与後の血漿トリグリセリドの消失速度の相関を推定すると，種々のストラクチャード・トリグリセリドの融点，あるいはこれらを構成成分とするエマルジョンの粒子径と，血漿トリグリセリドの消失速度の間に相関は認められなかった[6]。飽和脂肪酸を1分子有するストラクチャード・トリグリセリドに着目すると飽和脂肪酸がsn-1位あるいは3位に存在すると血漿中からのトリグリセリドの消失速度が遅くなるが，sn-2位に存在すると，血漿中からのトリグリセリドの消失速度には影響を及ぼさないが，肝臓への取り込まれが阻害される傾向が認められた[6]。

図5-2　POS，MOM，POP，SOSエマルジョン中のコレステリル オレイトとトリオレインの血漿中濃度変化[6]

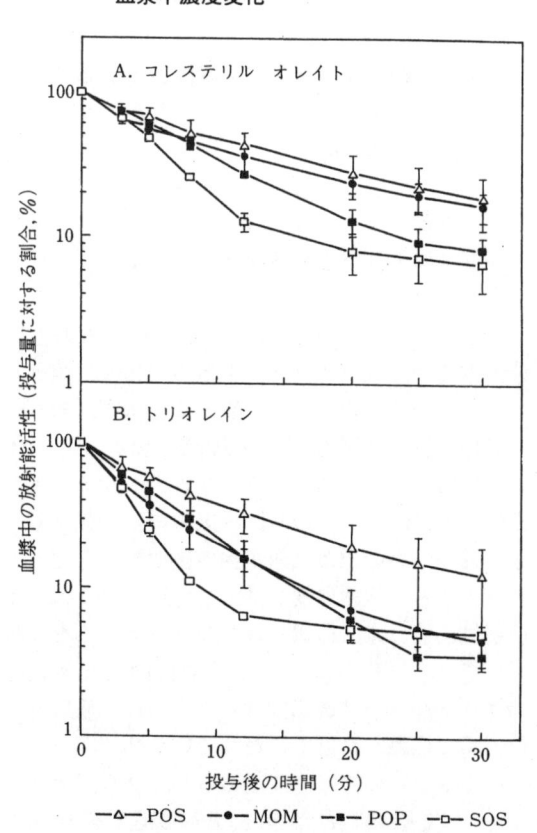

図5-3 サラトリム23CAとトリオレインのCO₂への代謝[9]

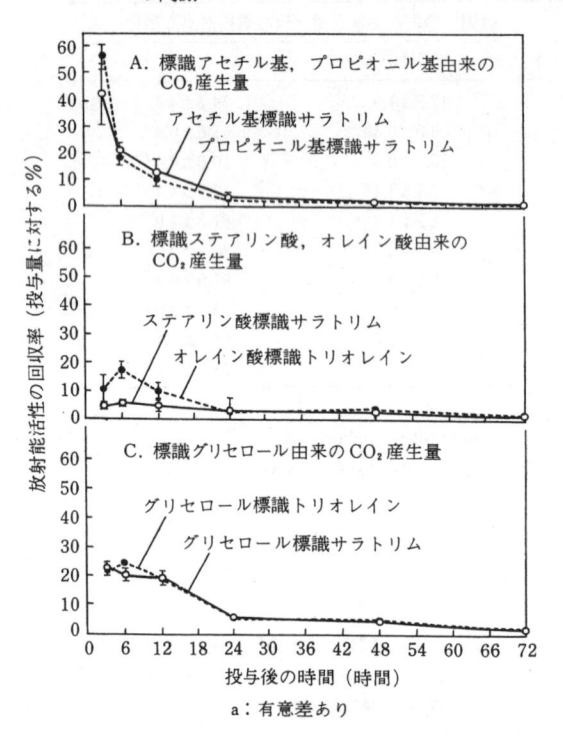

A. 標識アセチル基，プロピオニル基由来のCO₂産生量
 アセチル基標識サラトリム
 プロピオニル基標識サラトリム

B. 標識ステアリン酸，オレイン酸由来のCO₂産生量
 ステアリン酸標識サラトリム
 オレイン酸標識トリオレイン

C. 標識グリセロール由来のCO₂産生量
 グリセロール標識トリオレイン
 グリセロール標識サラトリム

横軸：投与後の時間（時間）
縦軸：放射能活性の回収率（投与量に対する％）
a：有意差あり

図5-4 アセチル基標識サラトリム23CAのCO₂への代謝[9]

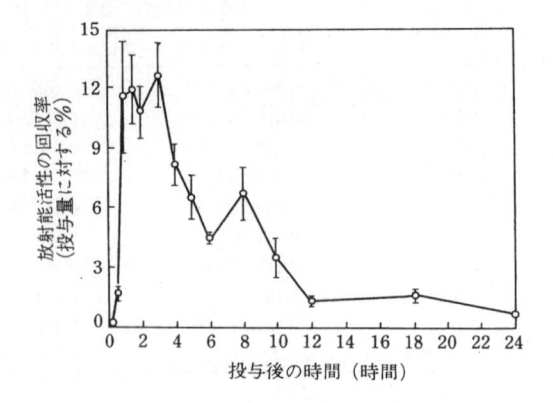

横軸：投与後の時間（時間）
縦軸：放射能活性の回収率（投与量に対する％）

5-2) 短鎖脂肪酸をその構成成分とするストラクチャード・トリグリセリド「サラトリム」の代謝

トリアセチン，トリプロピオニン，トリステアリンを2.5：2.5：1.0の混合物からランダムエステル交換により得られるサラトリム23CA（ロットA014）の酢酸あるいはプロピオン酸，ステアリン酸，グリセロール骨格をそれぞれ放射性同位元素で標識したサラトリムあるいは，対照としてトリオレインのオレイン酸あるいはグリセロール骨格を放射性同位元素で標識したトリオレインを作製し，この標識サラトリム，トリオレインをラットに投与したのち，呼気中の二酸化炭素，尿，糞便中への標識代謝産物の排泄量を測定し，サラトリムの代謝速度を推定した[9]。この測定は放射性同位元素で標識したサラトリムのみを投与した群と，飼料中に10％の放射性同位元素非標識サラトリムを2週間投与したのちに，放射性同位元素で標識した群で行われている[9]。

サラトリムのアセチル基あるいはプロピオニル基を^{14}Cで標識したサラトリム23CAをラットに経口投与し，投与後72時間までの呼気中への$^{14}CO_2$の排泄量を測定したところ，投与後3時間以内に最高呼気中濃度に達した（図5-3，A）[9]。このことはサラトリム23CAが投与後すみやかに代謝されることを示している[9]。さらに詳細に検討する目的でアセチル基を^{14}Cで標識したサラトリム23CAを経口投与し，投与15分後から24時間後までの呼気中への$^{14}CO_2$の排泄量を測定したところ，投与30分後から1時間後にかけて急激に排泄量が増加し，投与1時間後には最大呼気中濃度に近似する排泄量に達し，3時間後まで継続した（図5-4）[9]。

このことは，サラトリムが胃中ですみやかに加水分解され，産生した短鎖脂肪酸が吸収，代謝された結果と推定された[9]。また，投与したサラトリムは投与後3時間以内に胃から小腸に移送され，加水分解により産生した短鎖脂肪酸の大部分は小腸上部で吸収されたものと推定された[9]。また飼料中に10％の放射性同位元素非標識サラトリムを含有する飼料を2週間投与したのち，サラトリムのアセチル基あるいはプロピオニル基を^{14}Cで標識したサラトリム23CAをラットに経口投与し，投与後72時間までの呼気中への$^{14}CO_2$の排泄量を測定したところ，サラトリムを前投与しなかった場合と比較して差は認められなかった[9]。

サラトリムのステアリン酸のカルボニル基，トリオレインのオレイン酸のカルボニル基を^{14}Cで標識したサラトリム23CAあるいはトリオレインをラットに経口投与し，投与後72時間までの呼気中への$^{14}CO_2$の排泄量を測定したところ，投与後6時間で最高呼気濃度に達したが，ステアリン酸由来の$^{14}CO_2$はオレイン酸由来のものに比較し

図5-5 標識サラトリム23CAとトリオレイン由来の放射能活性物質の尿中への排泄量[9]

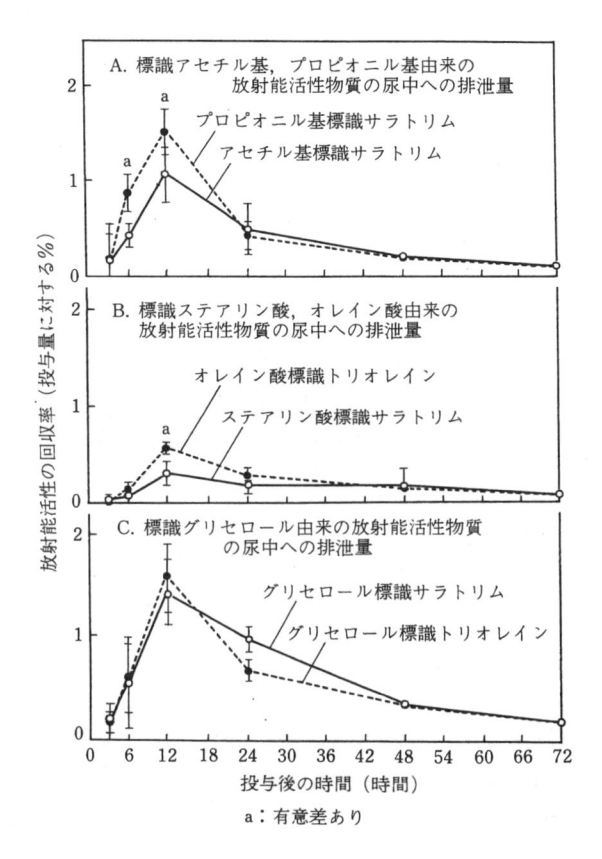

A. 標識アセチル基，プロピオニル基由来の放射能活性物質の尿中への排泄量
　プロピオニル基標識サラトリム
　アセチル基標識サラトリム

B. 標識ステアリン酸，オレイン酸由来の放射能活性物質の尿中への排泄量
　オレイン酸標識トリオレイン
　ステアリン酸標識サラトリム

C. 標識グリセロール由来の放射能活性物質の尿中への排泄量
　グリセロール標識サラトリム
　グリセロール標識トリオレイン

a：有意差あり

図5-6 標識サラトリム23CAとトリオレイン由来の放射能活性物質の糞便中への排泄量[9]

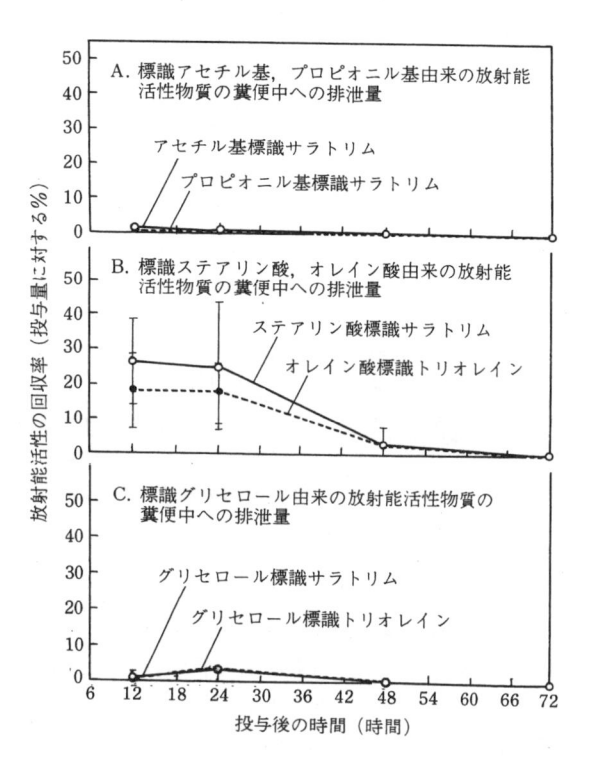

A. 標識アセチル基，プロピオニル基由来の放射能活性物質の糞便中への排泄量
　アセチル基標識サラトリム
　プロピオニル基標識サラトリム

B. 標識ステアリン酸，オレイン酸由来の放射能活性物質の糞便中への排泄量
　ステアリン酸標識サラトリム
　オレイン酸標識トリオレイン

C. 標識グリセロール由来の放射能活性物質の糞便中への排泄量
　グリセロール標識サラトリム
　グリセロール標識トリオレイン

て非常に低かった（図5-3，B）[9]。これはサラトリムの構成成分であるステアリン酸の小腸粘膜からの吸収が少ないためと推定される。また，サラトリムのグリセロール骨格（sn-1位あるいはsn-3位の炭素），トリオレインのグリセロール骨格（sn-1位あるいはsn-3位の炭素）を^{14}Cで標識したサラトリム23CAあるいはトリオレインをラットに経口投与し，投与後72時間までの呼気中への$^{14}CO_2$の排泄量を測定したところ，サラトリムのグリセロール由来の$^{14}CO_2$は投与後3時間以内に最高呼気中濃度に達し，トリオレインのグリセロール由来の$^{14}CO_2$は投与後6時間で最高呼気中濃度に達した（図5-3，C）[9]。

ラットに投与したサラトリム23CAあるいはトリオレインが胃リパーゼにより加水分解され，遊離のグリセロールを生成し胃壁より吸収され代謝されたとは推定しにくいので，グリセロール由来の$^{14}CO_2$は小腸で加水分解され吸収されたモノアシルグリセロールに由来すると推定された[9]。こ

のことはラットに経口投与されたサラトリムあるいはトリオレインは3時間以内に達していると推定される[9]。

サラトリムのアセチル基あるいはプロピオニル基，ステアリン酸のカルボニル基，グリセロールのsn-1位あるいはsn-3位の炭素，トリオレインのオレイン酸のカルボニル基，グリセロールのsn-1位あるいはsn-3位の炭素を^{14}Cで標識したサラトリム23CAあるいはトリオレインをラットに経口投与し，投与72時間後までの尿中，糞便中への^{14}C含有化合物の排泄量が測定されている。尿中への^{14}C含有化合物の最高排泄量は投与12時間後に認められた（図5-5，A）[9]。糞便中への^{14}C含有化合物の排泄量を測定した場合は，短鎖脂肪酸由来の放射能活性物質はごくわずか見出されたのみであったが，ステアリン酸あるいはオレイン酸由来の放射能活性物質は投与量の約40～60％相当量が検出された（図5-6）[9]。この時，グリセロール由来の放射能活性物質の糞便中

図 5−7 ^{14}C 標識サラトリムの投与 72 時間後までの累積代謝量[9]

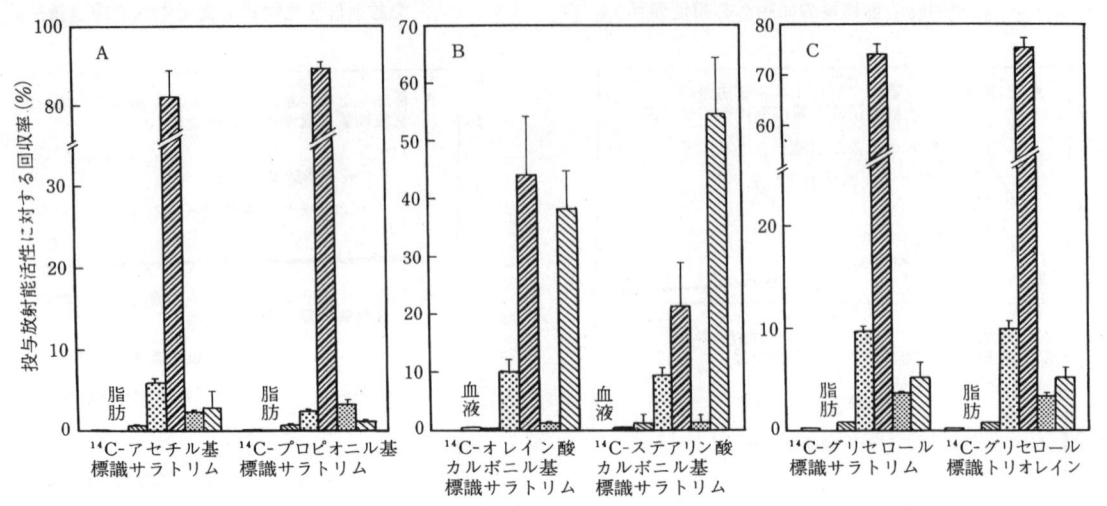

凡例: 血液　脂肪　肝臓　からだ全体　二酸化炭素　尿　糞便

への排泄もごくわずかであった[9]。グリセロール由来の放射能活性物質の糞便中への排泄量がごくわずかであることから，糞便中のステアリン酸あるいはオレイン酸の放射能活性物質は，モノグリセリド，ジグリセリド，トリグリセリドなどのグリセロールとステアリン酸，オレイン酸のエステル体ではなく，遊離脂肪酸の形態で存在していると推定されている[9]。

さらにサラトリムのアセチル基あるいはプロピオニル基，ステアリン酸のカルボニル基，グリセロールの sn-1 位，-3 位の炭素，あるいはトリオレインのオレイン酸のカルボニル基，グリセロールの sn-1 あるいは sn-3 位の炭素を ^{14}C で標識したサラトリム 23CA あるいはトリオレインをラットに経口投与し，投与後 72 時間までの累積代謝量の検討が行われた[9]。サラトリムのアセチル基あるいはプロピオニル基の炭素を ^{14}C で標識したサラトリムを経口投与した場合，酢酸は 82.2% が，プロピオン酸は 89.3% が二酸化炭素に変換された（図 5−7，A）[9]。これは短鎖脂肪酸が小腸粘膜，肝臓ですみやかに代謝され，エネルギーを産生する過程で産生されたものと推定される。二酸化炭素以外ではアセチル基由来の放射能活性物質は，からだ全体（carcasses）で 6.0%，糞便と尿中に 5.3%，肝臓に 0.7%，血液に 0.1%，脂肪組織に 0.05% が見出された（図 5−7）[9]。

サラトリムのステアリン酸のカルボニル基，あるいはオレイン酸のカルボニル基の炭素を ^{14}C で標識したサラトリム，あるいはオレイン酸のカルボニル基を標識したトリオレインを経口投与した場合の放射能活性の分布を検討したところ，二酸化炭素で見出された放射能活性は，サラトリムのオレイン酸由来のものは 44.3% で，サラトリムのステアリン酸由来のものは 21.5% で，オレイン酸由来のものが，ステアリン酸由来のもののほぼ倍量であった（図 5−7，B）[9]。仮にオレイン酸とステアリン酸の小腸からの吸収が同程度であるとすれば，放射能活性物質の二酸化炭素としての排泄量はほぼ同程度になるはずであるが，放射能活性物質の糞便中への排泄を検討するとトリオレインのオレイン酸由来のものは 38.4%，サラトリムのステアリン酸由来のものは 54.8% で，サラトリム由来のステアリン酸の小腸からの吸収率は，トリオレイン由来のオレイン酸に比較してかなり低いと推定された（図 5−7，B）[9]。また，サラトリムを投与した場合糞便中に検出される放射能活性物質の同定を行ったところ，86.2±11.4% がステアリン酸であった[9]。

サラトリムあるいはトリオレインのグリセロールの sn-1 位あるいは sn-3 位の炭素を ^{14}C で標識したサラトリム，あるいはトリオレインを経口投与した場合，それぞれの放射能活性の 74.2%，75.8% が二酸化炭素中に見出されている（図 5−7，C）[9]。二酸化炭素に次いで多く放射能活性が検出されたのが，からだ全体（carcasses）で，それぞれ 9.9%，10.2% であった[9]。これらの結果か

ら，サラトリム，トリオレインのグリセロール部分は，小腸粘膜から2-モノグリセロールの形で吸収されたのち，小腸上皮細胞内のリパーゼによりグリセリンと脂肪酸に加水分解され，大部分がエネルギー産生に利用され，一部分はトリグリセリドとして再構成され，からだ全体に分布したものと推定された[9]。

5-3) 中鎖脂肪酸をその構成成分とするストラクチャード・トリグリセリドの代謝

中鎖脂肪酸は，特異な代謝，生理作用を有していることから，中鎖脂肪酸をその構成成分とするストラクチャード・トリグリセリドも，中鎖脂肪酸以外の脂肪酸をその構成成分とするストラクチャード・トリグリセリドとは異なる特異的な代謝，生理作用が期待され，代謝特性を含め種々の検討が行なわれている[10,11]。

sn-1,3位が中鎖脂肪酸（Mと表記）で，sn-2位が長鎖脂肪酸（Lと表記）から構成されるストラクチャード・トリグリセリド（MLM；順にsn-1,2,3位の脂肪酸を示す）の in vitro でのリポプロテイン リパーゼ（lipoprotein lipase）による加水分解が，長鎖脂肪酸トリグリセリド（LLLと表記）および中鎖脂肪酸トリグリセリド（MMMと表記）と長鎖脂肪酸トリグリセリドの等モル混合物（MMM/LLL）を対照として検討されている[12]。MLM，LLL および MMM/LLL をリン脂質を用いて，ほぼ等しい粒子径の脂質エマルジョンとしたのち，牛乳リポプロテイン リパーゼを pH 7.4，25℃で10分間反応させると，主生成物として遊離脂肪酸，モノグリセリドが見出され，ジグリセリドはごくわずかしか見出されなかった[12]。MLM および MMM/LLL エマルジョンからは，ほぼ同様に中鎖脂肪酸が生成されるが，生成するモノグリセリドは分子種が異なっており，MLM エマルジョンからは長鎖脂肪酸モノグリセリド，MMM/LLL エマルジョンからは中鎖脂肪酸モノグリセリドを生じた[12]。

長鎖脂肪酸として[^{3}H]オレイン酸を用い，これら3種類の脂質エマルジョンを調製し，4mg脂質相当量を一夜絶食あるいは非絶食ラットの胸管（thoracic duct）中に投与し，in vivo での代謝速度の検討を行った[12]。[^{3}H]-LLL の代謝速度は，M[^{3}H]LM，MMM/[^{3}H]-LLL よりやや遅

図5-8 各種エマルジョン投与後の代謝速度[12]

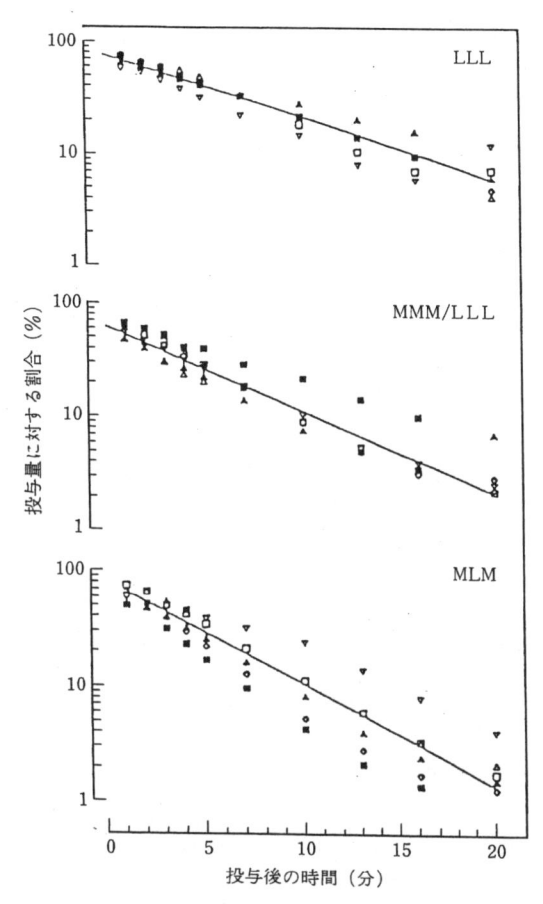

	非絶食（min^{-1}）	絶食（min^{-1}）
[^{3}H]-LLL	0.142 ± 0.007	0.167 ± 0.013[a]
MMM/[^{3}H]-LLL	0.191 ± 0.013[b]	0.195 ± 0.008
M-[^{3}H]L-M	0.211 ± 0.025[c]	0.187 ± 0.022

a：非絶食群に対して有意差あり（$p<0.05$）
b：LLL投与群に対して有意差あり（$p<0.01$）
c：LLL投与群に対して有意差あり（$p<0.05$）

かったが有意差は認められず，M[^{3}H]LM と MMM/[^{3}H]-LLL の代謝速度はほぼ同等であった（図5-8）[12]。絶食，非絶食の影響は M[^{3}H]LM，MMM/[^{3}H]-LLL 投与群では認められず，[^{3}H]-LLL 投与群では，絶食群で非絶食群に比較して代謝速度は有意に抑制された（図5-8）[12]。この場合，投与脂質エマルジョン中の[^{3}H]オレイン酸の投与後20分間の酸化量は絶食群で非絶食群に比較して，また無麻酔群で麻酔群に比較して有意に促進された（図5-9）[12]。MMM/[^{3}H]-LLL と M[^{3}H]LM エマルジョン中の[^{3}H]オレイン酸

図5-9 種々のエマルジョン中のオレイン酸の酸化[12]

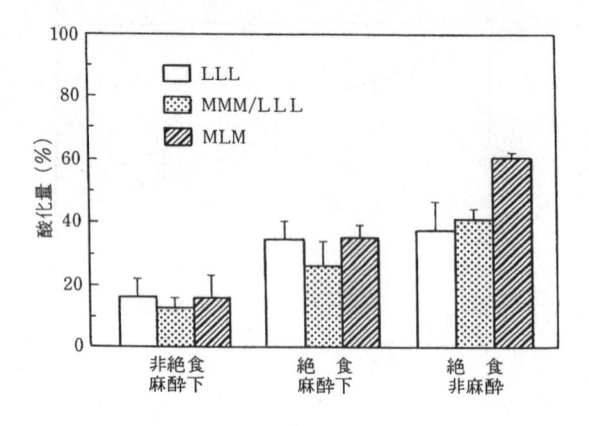

図5-10 中鎖脂肪酸をその構成成分とするストラクチャード・トリグリセリド乳剤投与後の呼気中の$^{14}CO_2$の累積回収率[13]

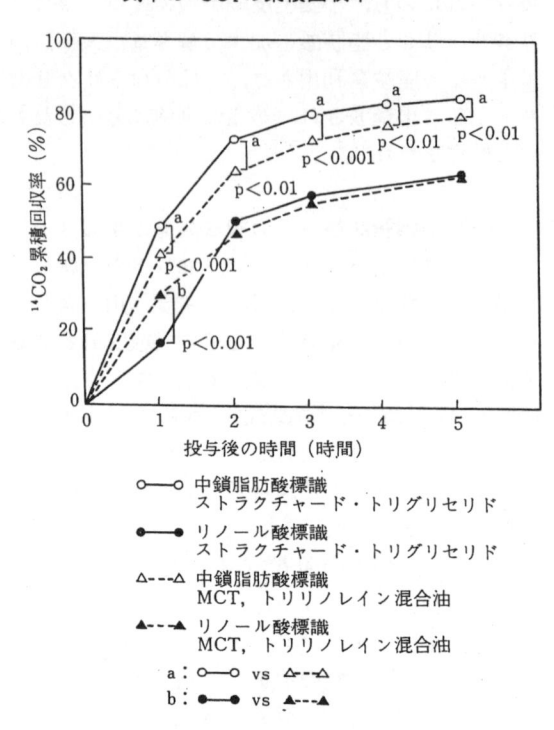

の投与後20分間の酸化量はM〔^{3}H〕LMエマルジョン投与群で有意に促進され,麻酔ラットではその差は少なかったが,無麻酔ラットではM〔^{3}H〕LMエマルジョン投与群では約60%,MMM/〔^{3}H〕-LLLエマルジョン投与群では約41%が酸化された(図5-9)[12]。

sn-1,3位が中鎖脂肪酸($C_{8:0/10:0}$),sn-2位がリノール酸($C_{18:2}$)から構成されるストラクチャード・トリグリセリド($C_{8:0/10:0}/C_{18:2}/C_{8:0/10:0}$;順に$sn$-1,2,3位を構成する脂肪酸を示す)の中鎖脂肪酸,リノール酸をそれぞれ放射線同位元素で標識し,脂肪乳剤化したのち,ラット静脈内に投与し,呼気中の$^{14}CO_2$回収率を測定した[13]。対照としては,ストラクチャード・トリグリセリドと同脂肪酸組成の中鎖脂肪酸トリグリセリドとトリリノレインの混合物を用いた[13]。脂肪乳剤投与後の呼気中の$^{14}CO_2$累積回収率は,ストラクチャード・トリグリセリド,ストラクチャード・トリグリセリドと同脂肪酸組成の対照の脂質混合乳剤においても,ストラクチャード・トリグリセリド中の標識中鎖脂肪酸の回収率が最も高く,中鎖脂肪酸標識MCT,トリリノレイン混合油より高かった(図5-10)[13]。また,ストラクチャード・トリグリセリド中の標識リノール酸の回収率は,対照の脂質混合乳剤中の標識リノール酸の回収率とほぼ同程度であった(図5-10)[13]。

中鎖脂肪酸を約20%,大豆油由来の長鎖脂肪酸約80%をその構成脂肪酸とするストラクチャード・トリグリセリドを,18〜28才の健常女性に単回摂食してもらい,摂食6時間後までの総エネルギー消費量(postingestive total energy expenditure)および熱効果(thermic effects)に及ぼす影響が検討されている[14]。摂食してもらったストラクチャード・トリグリセリドは,20%MCT,80%大豆油の混合油からトランスエステル化反応により調製され,その脂肪酸組成およびトリグリセリド分子種組成は表5-3[14]に示す通りであるが,モノ中鎖脂肪酸・ジ長鎖脂肪酸トリグリセリドを約44%,ジ中鎖脂肪酸・モノ長鎖脂肪酸トリグリセリドを約16%含有していた。また,対照の摂食脂質としては大豆油を用いた。

健常女性15名に,1夜絶食後,1680kJに相当するストラクチャード・トリグリセリドあるいは大豆油を摂食してもらい,摂食6時間後までの酸素摂取量(oxygen uptake)および呼吸商の測定を行なった[14]。酸素摂取量の増加はストラクチャード・トリグリセリド摂食群の方が速く,大豆油摂食群に比較して高値に推移した(図5-11)[14]。また呼吸商は,いずれの脂質摂食群でも摂食後,すみやかに低下し,その後,大豆油摂食群がやや高値に推移したが,ストラクチャード・トリグリセリド摂食群との間に有意差は認められなかった

表5-3 ストラクチャード・トリグリセリドの脂肪酸組成およびトリグリセリド分子種[14]

摂食脂質の脂肪酸組成（g/100g）

脂肪酸	大豆油	ストラクチャード・トリグリセリド
$C_{8:0}$	—	13.7
$C_{10:0}$	—	4.7
$C_{16:0}$	10.4	3.6
$C_{16:1\ n-9}$	0.1	0.2
$C_{18:0}$	4.0	1.8
$C_{18:1\ n-9}$	23.9	50.1
$C_{18:2\ n-6}$	52.9	16.1
$C_{18:3\ n-3}$	7.8	7.4
$C_{20:0}$	0.3	0.5
$C_{20:1\ n-9}$	0.2	1.1
$C_{22:0}$	0.4	0.3
$C_{22:1\ n-9}$	—	0.3
$C_{24:0}$	—	0.1
$C_{24:1\ n-9}$	—	0.1
合計	100.0	100.0

摂食脂質のトリグリセリド分子種

トリグリセリド分子種	大豆油	ストラクチャード・トリグリセリド
LLL	100.0	38.4
LLM	—	44.2
LMM	—	15.9
MMM	—	1.5
合計	100.0	100.0

＊Lは長鎖脂肪酸，Mは中鎖脂肪酸を示す。

図5-11 ストラクチャード・トリグリセリド摂食の酵素摂取量，呼吸商に及ぼす影響[14]

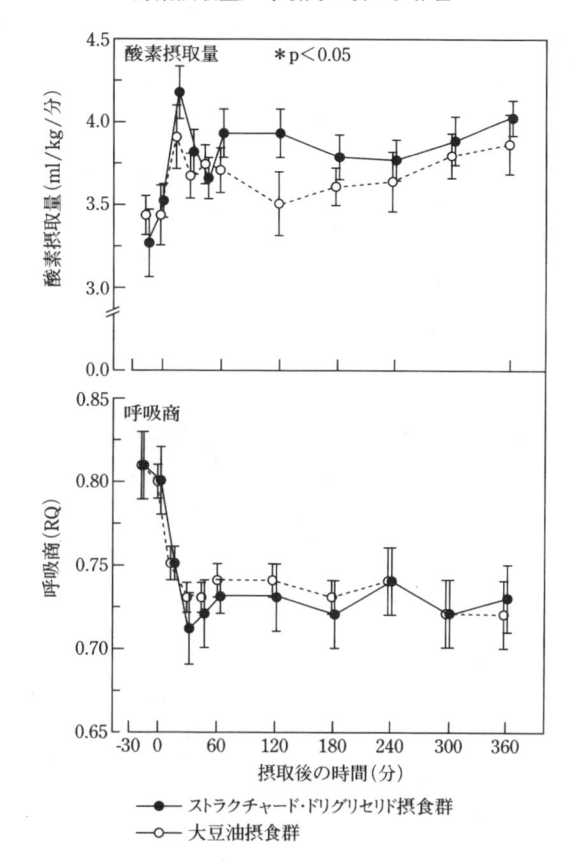

（図5-11）[14]。この時，摂食6時間後までの総エネルギー消費量はストラクチャード・トリグリセリド摂食群26.9±1.0kJ/kg体重/6時間で，大豆油摂食群の25.5±1.1kJ/kg体重/6時間に比較して有意（$p<0.05$）に高かった。また，熱効率も，ストラクチャード・トリグリセリド摂食群で3.02±0.49kJ/kg体重/6時間と，大豆油摂食群1.47±0.82kJ/kg体重/6時間と有意（$p<0.01$）に高かった[14]。本例は，ストラクチャード・トリグリセリドの単回摂食の検討例であるが，長期間このストラクチャード・トリグリセリドを摂食すると体脂肪低減効果が期待出来ると推定された[14]。

中鎖脂肪酸をその構成成分とするストラクチャード・トリグリセリドを肥満ツッカーラット（obese Zucker rat）に21日間投与し，血清脂質および肝臓，鼡径部脂肪組織（inguinal adipose tissue）の総トリグリセリド脂肪酸組成に及ぼす影響が検討されている[15]。中鎖脂肪酸をその構成成分とするストラクチャード・トリグリセリドは，*Rizomucor miehei* 由来のリパーゼ Lypozyme IM60 を触媒に，大豆油とカプリル酸の混合油（20：28.8，重量比）から合成された[15]。対照には，大豆油とトリカプリリン（純度97～98％）の混合油，および大豆油を用いた。これら3種の脂質の脂肪酸組成，sn-2位脂肪酸組成は表5-4[15]に示したが，ストラクチャード・トリグリセリドと大豆油とトリカプリリン混合油の脂肪酸組成は類似していたが，sn-2位の脂肪酸組成は異っていた（表5-4）[15]。

これら3種の脂質を20％含有する飼料を21日間投与したところ，体重増加率はストラクチャード・トリグリセリド含有飼料投与群で36.4％，大豆油とトリカプリリン混合油含有飼料投与群で35.2％と，大豆油含有飼料投与群41.6％であった[15]。また呼吸商（respiratory exchange ratio）は，ストラクチャード・トリグリセリド含有飼料投与群，大豆油とトリカプリリン混合油含有飼料

表5-4 ストラクチャード・トリグリセリド，大豆油とトリカプリリンの混合油，および大豆油の脂肪酸組成，sn-2位脂肪酸組成[15]

脂肪酸	ストラクチャード・トリグリセリド		大豆油とトリカプリリンの混合油		大豆油	
	総脂肪酸	sn-2位脂肪酸	総脂肪酸	sn-2位脂肪酸	総脂肪酸	sn-2位脂肪酸
$C_{8:0}$	23.4±1.2 モル%	2.5±0.4^e モル%	23.4±1.1 モル%	8.1±0.4^d モル%	nd モル%	nd モル%
$C_{16:0}$	6.3±0.2^f	2.6±0.1	9.8±0.8^e	2.2±0.01^e	12.9±0.5^d	2.5±0.2
$C_{18:0}$	3.1±0.1^e	2.4±0.1^d	1.8±0.02^f	1.8±0.02^e	4.6±0.2^d	1.5±0.3^e
$C_{18:1\ n-9}$	16.3±0.8^e	23.1±0.8^{de}	15.2±0.5^e	21.4±0.9^e	19.6±0.9^d	24.0±0.6^d
$C_{18:2\ n-6}$	44.7±1.5^e	62.9±2.1^{de}	43.4±1.8^e	61.0±2.6^e	54.4±0.8^d	66.4±0.7^d
$C_{18:3\ n-3}$	6.2±0.2^e	5.9±0.8	6.4±0.2^e	4.8±0.2	8.5±0.8^d	5.1±0.2

d～f 総脂肪酸，sn-2位脂肪酸それぞれに，同じアルファベット間では有意差は存在しない（p＜0.05）
nd；非検出

表5-5 血清グルコース濃度，脂質濃度に及ぼす投与脂質の影響[15]

	ストラクチャード・トリグリセリド含有飼料投与群	大豆油とトリカプリリンの混合油含有飼料投与群	大豆油含有飼料投与群
グルコース（mモル/l）	8.0±1.4	9.3±1.7	9.1±0.4
総コレステロール（mモル/l）	4.2±0.6^a	4.0±0.8^a	2.5±0.2^b
総トリグリセリド（mモル/l）	5.9±2.1^a	5.6±1.5^a	3.8±0.6^b
HDLコレステロール（mg/dl）	2.5±0.6	2.3±0.5	1.8±0.2
VLDL+LDLコレステロール（mg/dl）	1.5±0.4	1.4±0.3	0.8±0.3

同じアルファベット間では有意差は存在しない（p＜0.05）

投与群，大豆油含有飼料投与群の順に大きかった[15]。血清グルコース濃度，血清HDLコレステロール濃度，血清VLDL+LDLコレステロール濃度は各投与群間で差は認められなかったが，血清トリグリセリド濃度，血清コレステロール濃度は，ストラクチャード・トリグリセリド含有飼料投与群，大豆油とトリカプリリン混合油含有飼料投与群の方が，大豆油含有飼料投与群に比較して有意（p＜0.05）に高かった（表5-5）[15]。

肝臓および鼡径部脂肪組織の脂肪酸組成については，カプリル酸含量を除いては，いずれの脂質含有飼料投与群間でもほとんど差は認められなかった（表5-6）[15]。組織中のカプリル酸はストラクチャード・トリグリセリド含有飼料投与群でのみ認められた（表5-6）[15]。これは，肥満ツッカー ラットにおいて，ほぼ同じ脂肪酸組成を有するストラクチャード・トリグリセリドと，大豆油とトリカプリリンの混合油で代謝が異なるためとカプリル酸の結合位置がその代謝に関与しているためと推定される[15]。

CaCo-2細胞培養系にストラクチャード・トリグリセリドを添加し，細胞への取り込まれ，細胞内での代謝に関する検討が行なわれてる[16]。CaCo-2細胞は大腸癌由来の株化細胞で，大腸由来にもかかわらず，培養すると小腸上皮細胞様に分化し[17,18]，ヒト腸管上皮のモデル系として用いられている。CaCo-2細胞は透過性膜上に培養するとコンフルエント（confluent）状態（単層培養した細胞が培養器の表面を覆い，細胞同志が接している状態）となり，単層を形成し[19]，細胞間にはタイト結合（tight junction）を構築し，粘膜側には小腸上皮に存在するような微絨毛が形成され，スクラーゼやプロテアーゼなどの消化酵素，糖やアミノ酸のトランスポーターも発現する細胞である。

コンフルエント状態に達したCaCo-2細胞培養系に，1,3-ジオクタノイル-2〔1-^{14}C〕リノレオイル グリセロール（1,3-dioctanoyl-2〔1-^{14}C〕linoleoyl glycerol）を添加し，細胞への取り込まれが検討されている[16]。対照には〔^{14}C〕トリオレイン（〔^{14}C〕triolein）を添加した。両脂質添加後18時間培養し，放射能の細胞への取り込まれ量を測定したところ，ヒト胃リパーゼ（gastric lipase）無添加時には，両脂質添加群間で差は認められな

表5-6 各脂質投与後の肝臓,鼡径部脂肪組織の総トリグリセリド脂肪酸組成[15]

脂肪酸	肝臓			鼡径部脂肪組織		
	ストラクチャード・トリグリセリド含有飼料投与群	大豆油とトリカプリリンの混合油含有飼料投与群	大豆油含有飼料投与群	ストラクチャード・トリグリセリド含有飼料投与群	大豆油とトリカプリリンの混合油含有飼料投与群	大豆油含有飼料投与群
$C_{8:0}$	0.4±0.2	nd	nd	0.5±0.3	nd	nd
$C_{10:0}$	nd	nd	nd	0.3±0.0	0.3±0.0	0.3±0.1
$C_{12:0}$	nd	nd	nd	0.3±0.2	0.4±0.2	0.5±0.1
$C_{14:0}$	nd	nd	nd	2.6±0.3^{bc}	1.7±0.6^c	3.3±0.5^b
$C_{14:1}$	nd	nd	nd	0.6±0.4	0.4±0.3	0.7±0.2
$C_{16:0}$	22.3±1.1	20.1±0.2	23.8±0.8	27.4±1.7^b	29.4±1.4^b	25.1±1.5^c
$C_{16:1\,n-7}$	4.3±0.5	3.8±1.3	3.8±0.5	7.3±1.6^b	4.4±0.9^c	7.9±0.8^b
$C_{18:0}$	18.4±1.1	20.1±1.0	18.8±0.8	5.7±0.7	4.9±0.3	5.7±0.5
$C_{18:1\,n-9}$	14.2±0.3^b	12.7±0.4^c	13.9±0.4^{bc}	26.1±1.0	26.0±1.2	28.6±1.0
$C_{18:2\,n-6}$	11.3±0.1^c	15.2±1.7^b	17.1±1.2^b	20.2±1.4	23.1±1.0	20.3±1.1
$C_{18:3\,n-3}$	1.1±0.8^c	0.8±0.3^c	3.3±0.4^b	3.7±0.3	3.9±0.6	5.2±0.3
$C_{20:3\,n-6}$	0.7±0.2	0.7±0.1	0.4±0.1	nd	nd	nd
$C_{20:4\,n-6}$	14.7±0.8^c	17.2±0.4^b	18.4±1.2^b	2.6±0.2	2.2±0.7	5.2±0.3
$C_{20:5\,n-3}$	0.6±0.3	0.3±0.1	0.7±0.2	nd	nd	nd
$C_{22:5\,n-6}$	0.4±0.0	0.5±0.3	0.3±0.2	nd	nd	nd
$C_{22:5\,n-3}$	0.6±0.2	0.6±0.4	0.7±0.2	nd	nd	nd
$C_{22:6\,n-3}$	6.7±0.8	6.8±0.9	7.1±0.2	1.7±0.5^b	2.2±1.1^b	0.9±0.1^c

同じアルファベット間では有意差は存在しない($p<0.05$)
nd;非検出

かったが,ヒト胃リパーゼ添加時には,1,3-ジオクタノイル-2〔1-^{14}C〕リノレオイル グリセロール添加群の方が〔^{14}C〕トリオレイン添加群に比較して,有意($p<0.05$)に増加した(図5-12)[16]。放射能の取り込まれ量は,脂質の添加量の増加,培養時間の延長に比例して増加した。

1,3-ジオクタノイル-2〔1-^{14}C〕リノレオイル グリセロールの放射能がヒト胃リパーゼ添加時に大幅に上昇するのは,おそらく,胃リパーゼにより sn-1,3位のオクタン酸(カプリル酸)が加水分解され,sn-2位に〔1-^{14}C〕リノール酸を有するsn-2モノグリセリドが取り込まれ易くなっているのではないかと推定された[15]。細胞内に取り込まれた放射能の分布を測定したところ,1,3-ジオクタノイル-2〔1-^{14}C〕リノレオイル グリセロール添加時は,主にリン脂質画分に,〔^{14}C〕トリオレイン添加時は,トリグリセリド画分への分布が多かった(表5-7,A)[16]。また,放射能のCaCo-2細胞の基底外側への分泌(basolateral secretion)は,細胞内取り込まれ量の約2.5%で,分泌された脂質は,1,3-ジオクタノイル-2〔1-^{14}C〕リノレオイル グリセロール添加の場合,〔^{14}C〕トリオレイン添加の場合に比較して,ジアシルグ

図5-12 CaCo-2細胞への脂質取り込まれに及ぼす脂質の影響[16]

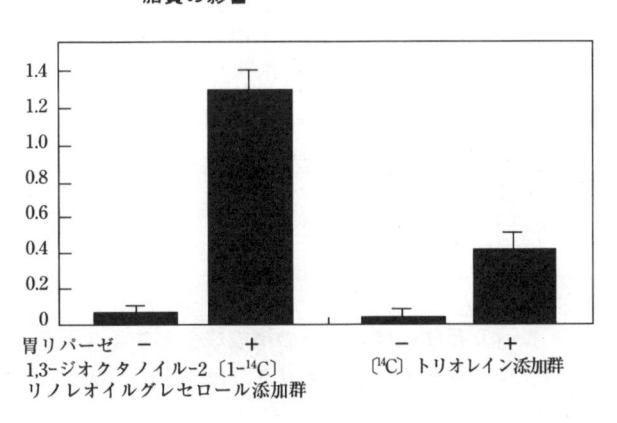

a: 1,3-ジオクタノイル-2〔1-^{14}C〕リノレオイルグリセロール添加群(胃リパーゼ-)に対して有意差あり($p<0.001$)
b: 〔^{14}C〕トリオレイン添加群(胃リパーゼ-)に対して有意差あり($p<0.001$)
c: 〔^{14}C〕トリオレイン添加群(胃リパーゼ+)に対して有意差あり($p<0.05$)

リセロール,遊離脂肪酸が多かった(表5-7,B)[16]。

表 5-7 CaCo-2 細胞培養系の細胞内脂質合成,基底外側への分泌に及ぼす脂質添加の影響[16]

A. 細胞内脂質合成量

	1,3-ジオクタノイル-2リノレオイル グリセロール添加物	トリオレイン添加群
脂質		
リン脂質	65.17±7.14%	19.31±0.82*%
モノグリセリド	17.31±2.32	8.89±0.50*
ジグリセリド	1.60±0.03	8.9±7.01
脂肪酸	3.36±0.15	1.8±0.60
トリグリセリド	10.6±3.27	66.7±0.71*
コレステリルエステル	0.94±0.30	2.0±0.05
リン脂質		
スフィンゴミエリン	3.64±0.20%	1.20±0.10*%
ホスファチジルコリン	66.4±0.49	67.0±0.70
ホスファチジルセリン	5.45±0.15	5.10±0.71
ホスファチジルイノシトール	5.79±1.17	5.80±0.70
ホスファチジルエタノールアミン	18.7±0.63	19.7±0.63

B. 基底外側への分泌量

	1,3-ジオクタノイル-2リノレオイル グリセロール添加物	トリオレイン添加群
脂質		
リン脂質/モノグリセリド	17.60±1.40%	15.6±1.71%
ジグリセリド	1.28±0.21	0.63±0.12*
脂肪酸	3.71±0.50	2.26±0.14*
トリグリセリド	71.21±2.75	82.16±2.58
コレステリルエステル	6.20±0.25	4.45±2.54

*1,3-ジオクタノイル-2リノレオイル グリセロール添加群に対して有意差あり($p<0.05$)

5-4) 長鎖脂肪酸をその構成成分とするストラクチャード・トリグリセリドの代謝

5-4-1) 分子種の異なるジオレオイル-パルミトイル グリセリドの代謝

主成分として1(3),2-ジオレオイル-3(1)-パルミトイル グリセロール (1(3),2-dioleoyl-3(1)-palmitoyl glycerol ; OOP, O はオレイン酸, P はパルミチン酸を示し, 順にトリグリセリドの sn-1, 2, 3 位の脂肪酸を示す) あるいは 1,3-ジオレオイル-2-パルミトイル グリセロール (1,3-dioleoyl-2-palmitoyl glycerol ; OPO, Betapol®) を18.6%含有する飼料をラットに1週間投与し,

OOP および OPO の代謝が検討されている[3]。投与した OOP の主構成成分は SatOO 43.9% (Sat ; 飽和脂肪酸), SatOLn 13.6% (Ln ; リノール酸), OOO 12.6%, SatOSat 12.0% であり, OPO は OSatO 54.1%, OSatLn 22.8% を主構成成分としていたが, 両脂質の脂肪酸組成に差は認められなかったが (図 5-13, A)[3], sn-2 位の脂肪酸組成は異なっており, OOP では, オレイン酸が主構成脂肪酸であり OPO ではパルミチン酸が主構成脂肪酸であった (図 5-13, C)[3]。

OOP および OPO を含有する飼料を1週間投与したのち, カイロミクロンを採取し, そのトリグリセリドの分子種および脂肪酸組成を検討した。OOP 含有飼料投与群のカイロミクロン中のトリグリセリド主分子種は SatOO 35.7±1.8%, SatOSat 15.3±1.1% であり, OPO 含有飼料投与群では OSatO 35.9±1.0%, OSatSat 21.6±0.7% であった[3]。カイロミクロンのトリグリセリド脂肪酸組成は, 投与脂質の脂肪酸組成に比較して, OOP 含有飼料投与群でステアリン酸, オレイン酸, リノール酸含量が有意に上昇し, OPO 含有飼料投与群ではパルミチン酸含量が有意 ($p<0.005$) に上昇した (図 5-13, B)[3]。また sn-2 位脂肪酸組成については, 投与脂質とカイロミクロンのトリグリセリドの間では同じ傾向が認められた (図 5-13, D)[3]。これらの結果は, sn-2 位にパルミチン酸を有する OPO の方が OOP より, リパーゼで加水分解されやすく, また吸収後, 再構成されやすいことを示していると推定される[3~6]。

OOP あるいは OPO 含有飼料を1週間投与したラットにヘパリンを投与し, ヘパリン投与後血漿 (post-heparin plasma) を採取し, in vitro でのカイロミクロン トリグリセリドの加水分解速度を測定した[3]。その結果, カイロミクロン トリグリセリドの加水分解速度は OOP および OPO 含有飼料投与群いずれもほぼ同等で, 反応初期の分解速度は4.87%/分であった (図 5-14, A)[3]。また, モノパルミトイルグリセロール (monopalmitoylglycerol) の生成量は OPO 含有飼料投与群から得られたカイロミクロン トリグリセリドの方が OOP 含有飼料投与群より得られたカイロミクロン トリグリセリドより多く (図 5-14, B)[3], これを反映して遊離のパルミチン酸生

図5-13 OOPおよびOPOの脂肪酸組成, sn-2位脂肪酸組成, OOPおよびOPO投与後の
カイロミクロン トリグリセリドの脂肪酸組成, sn-2位脂肪酸組成[3]

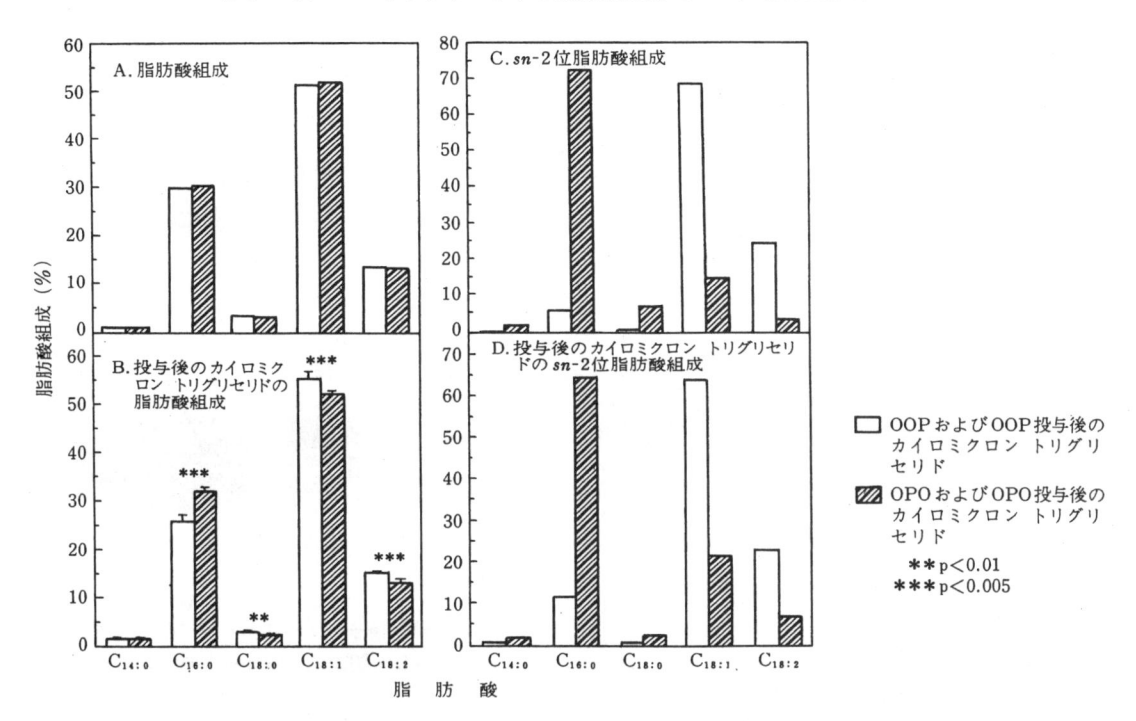

成量はその逆であった（図5-14, C）[3]。

　放射性同位元素で標識した分子種の異なる2種のジオレオイル-パルミトイル-グリセロールを乳獣ラットおよび離乳後ラットに投与し, 投与後一定時間毎の全身オートラジオグラム（whole body autoradiogram）を作成し, 代謝産物の臓器分布が検討されている[22]。また, 離乳後ラットについては, 投与後, 代謝ケージ（metabolism cage）中で飼育し, 放射性同位元素標識 CO_2 の累積排泄量の測定が行なわれている[22]。放射性同位元素で標識した分子種の異なる2種のジオレオイル-パルミトイル-グリセロールは, 1-[1-^{14}C]パルミトイル-2,3-ジオレオイル-グリセロール（1-[1-^{14}C] palmitoyl-2,3-dioleoyl glycerol；[^{14}C] POO）と, 1,3-ジオレオイル-2-[1-^{14}C]-パルミトイル-グリセロール（1,3-dioleoyl-2-[1-^{14}C]-palmitoyl-glycerol；O[^{14}C] PO）であり, 人工乳に混合し, 生後13日目の乳獣ラットには, [^{14}C] POOあるいはO[^{14}C] POを約4μCi含有する人工乳を0.1ml, 体重68〜81gの離乳後ラットには[^{14}C] POOあるいはO[^{14}C] POを約17μCi含有する人工乳を1.5ml投与した[22]。乳獣ラットは投与2, 4, 8, 24時間後に, 離乳後ラットでは, 投与4, 8, 24, 48, 96時間後に屠殺し, 各臓器の放射能（radioactivity）分布を測定し, 投与8時間後の両ラットで全身オートラジオグラムを作成し, 放射能分布を検討した[1]。また, 離乳後ラットについては投与96時間後までの$^{14}CO_2$の累積排泄量の測定を行なった[21]。

　その結果, 乳獣ラットでは, 放射能の分布に[^{14}C] POO含有人工乳投与群とO[^{14}C] PO含有人工乳投与群の間でほとんど差は認められなかった（図5-15）[22]。放射能が特に強かった臓器は胃, 小腸中部の消化管粘膜, 肝臓, 褐色脂肪で, 血液は他の臓器より弱かった。また大腸の放射能は非常に弱いことから投与脂質の大部分は胃, 小腸中部で吸収されていると推定された（図5-15）[22]。

　離乳後ラットでも, [^{14}C] POO含有人工乳投与群とO[^{14}C] PO含有人工乳投与群の間で放射能の分布にほとんど差は認められなかった（図5-16）[22]。離乳後ラットへの[^{14}C] POO含有人工乳投与後の呼気中への$^{14}CO_2$の排泄量を投与96時間後まで測定したところ, 投与3時間後までに急

図5-14 OOP, OPO 投与ラットから得られたカイロミクロン トリグリセリドの in vitro での加水分解速度[3]

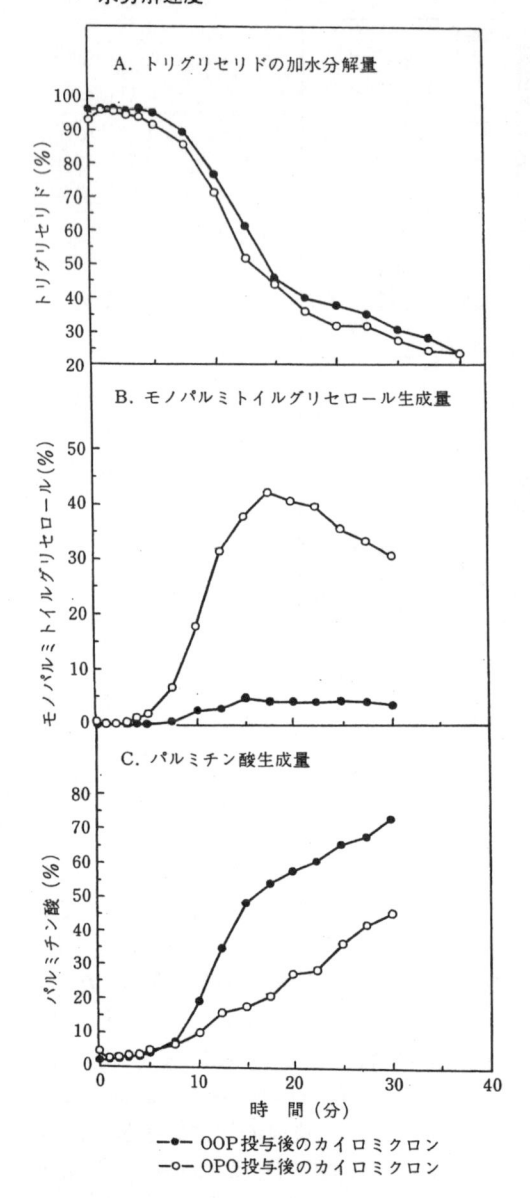

A. トリグリセリドの加水分解量
B. モノパルミトイルグリセロール生成量
C. パルミチン酸生成量

時間（分）
―●― OOP 投与後のカイロミクロン
―○― OPO 投与後のカイロミクロン

図5-15 乳獣ラットへの[^{14}C]POO, O[^{14}C]PO 投与8時間後の全身オートラジオグラム[22]

^{14}C POO 投与乳獣ラット
脳／褐色脂肪／胃／血液／肝臓

O ^{14}C PO 投与乳獣ラット
脳／褐色脂肪／胃／血液／肝臓

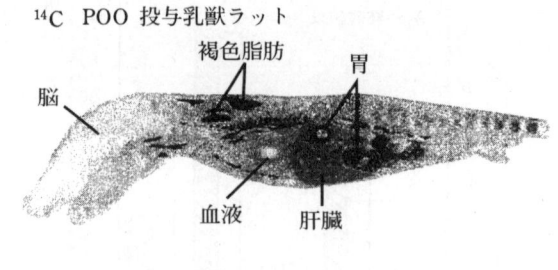

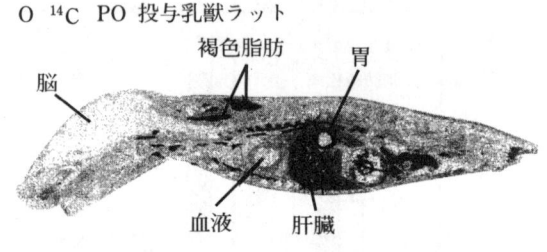

図5-16 離乳後ラットへの[^{14}C]POO, O[^{14}C]PO 投与8時間後の全身オートラジオグラム[22]

^{14}C POO 投与離乳後ラット
脳／褐色脂肪／血液／肝臓／胃

O ^{14}C PO 投与離乳後ラット
脳／褐色脂肪／血液／肝臓／胃

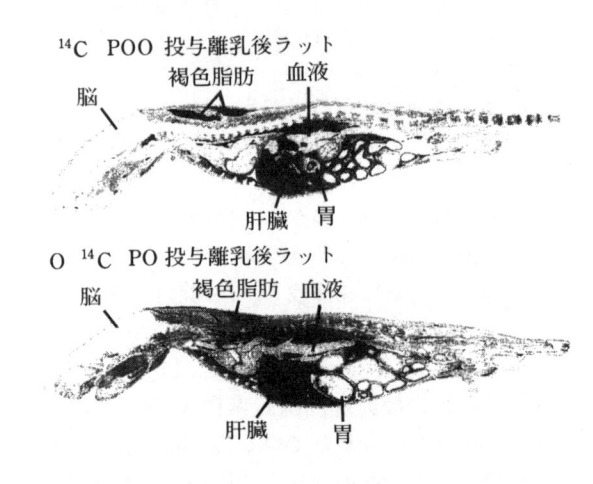

速に排泄され，その量は投与量の約41％であった（図5-17）[22]。投与24時間後までは投与量の約65％の放射能が回収され，投与後72〜96時間では投与量の約2％の放射能が回収された。投与96時間後までの総放射能回収率は82％で，大部分が呼気からの回収で，尿からは約1％，糞便からは約5％回収された[22]。O[^{14}C]PO 含有人工乳投与後の呼気中への$^{14}CO_2$の排泄量も，ほぼ同様であった（図5-16）[22]。臓器への放射能の分布はいずれの投与群でも，投与4〜8時間後では肝臓と褐色脂肪に見い出され，その後，これらの放射能は白色脂肪で認められた（図5-17）[22]。臓器の中でも脳と血液は最も低い放射能しか見い出されなかった。

これらの結果から，乳獣ラットと離乳後ラットでは，POO も OPO もほぼ同等の挙動を示すことから，sn-1位または sn-2位にパルミチン酸が結合したトリグリセリドに対して，消化管リパーゼはほぼ同様の酵素活性を示すこと，POO, OPO は，ほとんど血液脳関門（blood-brain barrier）

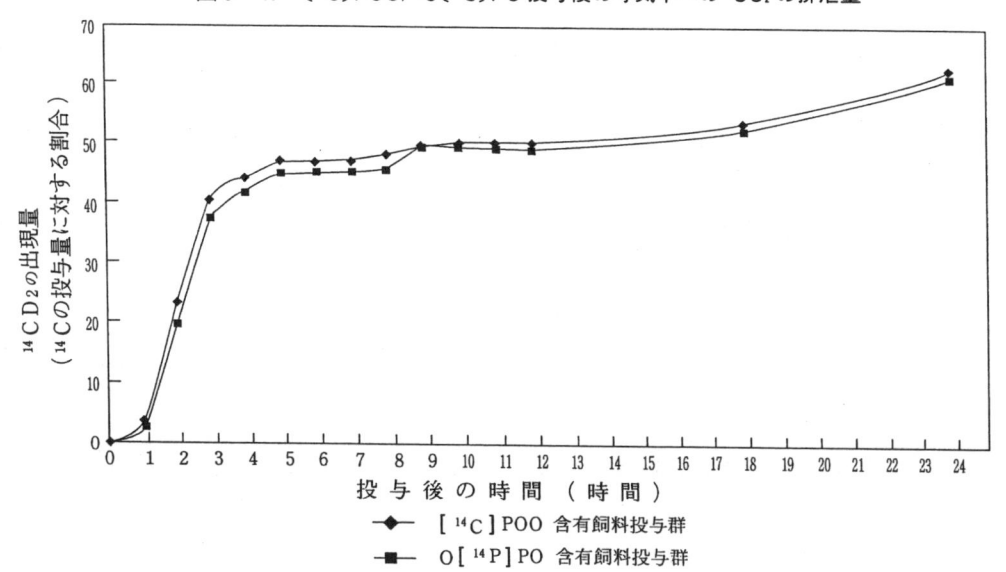

図5-17 [^{14}C]POO, O[^{14}C]PO 投与後の呼気中への $^{14}CO_2$ の排泄量[22]

- ◆ [^{14}C]POO 含有飼料投与群
- ■ O[^{14}P]PO 含有飼料投与群

を通過しない事が分った[22]。これまでの実験動物,乳児での検討では OPO の方が POO より速く吸収・代謝される事が知られているが[23~25],この検討では両脂質での吸収・代謝には,ほとんど差は認められなかった。これは,投与人工乳中のカルシウム含量が低かったことに拠るのではないかと推定されている[22]。

5-4-2) 長鎖脂肪酸をその構成成分とするストラクチャード・トリグリセリドの代謝

1,3-ジオレオイル-2-ステアロイル グリセロール (1,3-dioleoyl-2-stearoyl glycerol ; OSO) あるいは 1,2-ジオレオイル-3-ステアロイル グリセロール (1,2-dioleoyl-3-stearoyl glycerol ; OOS) およびトリオレイン (OOO) を含有する飼料を投与したラットの腸管リンパ液から調製されたカイロミクロンを,ラットの静脈内に投与し,カイロミクロンのトリグリセリドおよびコレステリルエステルの消失速度が測定されている[26]。カイロミクロン投与後のカイロミクロン中のトリグリセリドおよびコレステリルエステルの消失速度は OOS 投与のラットから得られたカイロミクロンを投与した場合の方が OSO 投与のラットから得られたカイロミクロンを投与した場合より速かった(図5-18)[26]。この時,カイロミクロン中のトリグリセリドの消失速度は,静脈内投与後20

図5-18 OOS, OSO 含有飼料投与ラットから得られたカイロミクロンをラットに投与した場合のカイロミクロン中トリグリセリド,コレステリル エステル消失速度[26]

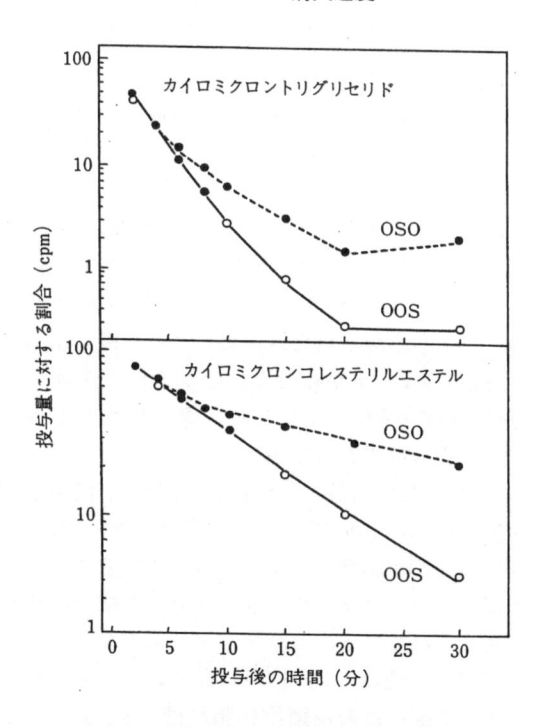

分で定常状態に達した(図5-18)[26]。また投与15分後までのカイロミクロン中のトリグリセリドの消失速度は,OOS 投与のラットから得られたカイロミクロン投与群>OOO 投与のラットか

表5-8 sn-1,3位に長鎖飽和脂肪酸, sn-2位に不飽和脂肪酸をその構成成分とするトリグリセリドのエネルギー値[7]

脂質名	sn-1,3長鎖飽和脂肪酸, sn-2不飽和脂肪酸トリグリセリド型脂質含量	消化吸収率	(Ca共存時)	エネルギー価[**]	(Ca共存時)	脚注文献
ココアバター	85%	75%	(65%)	7.1Kcal	(6.1Kcal)	8-1)
POP高含有脂質[***]	85%		(63%)		(6.0Kcal)	8-1)
ココアバター	81%[*]	60%		5.7Kcal		8-2)
ココアバター	81%[*]	89%		8.4Kcal		8-3)
SOS高含有脂質[***]	95%	79%	(57%)	7.5Kcal	(5.4Kcal)	8-4)
POP高含有脂質	86%	79%		7.5Kcal		8-5)
ココアバター	81%[*]	63-82%		6.0-7.7Kcal		8-6)
ココアバター	81%[*]	59-72%		5.6-6.8Kcal		8-7)
SOP＋ヒマワリ油[****]	-		(73%)		(6.9Kcal)	8-8)
	84%			7.0Kcal	(6.1Kcal)	

[*] 文献8-9)のココアバターの平均sn-1,3位に長鎖飽和脂肪酸, sn-2位に不飽和脂肪酸トリグリセリド型脂質含量を用いた。
[**] 消化吸収率×9.45Kcal
[***] P;パルミチン酸, S;ステアリン酸, O;オレイン酸, アルファベット順にそれぞれsn-1,2,3位の脂肪酸を示す
[****] SOS高含有脂質とヒマワリ油の2:1混合脂質。

8-1) Aoyama, T., Fukui, K., Nagaoka, S., Yamamoto, T., Hashimoto, Y., Nutr. Res. **15**, 1005 (1995)
8-2) Chen, I. S., Subramaniam, S., Vahouny, G. V., Cassidy, M. M., Ikeda, I., Krichevsky, D., J. Nutr. **119**, 1569 (1989)
8-3) Mitchell, D. C., McMahon, K. E., Shively, C. A., Apger, J. L., Kris-Etherton, P. M., Am. J. Clin. Nutr. **50**, 983 (1989)
8-4) Mattson, F. H., Nolen, G. A., Webb, M. R., J. Nutr. **109**, 1682 (1979)
8-5) Aoyama, T., Fukui, K., Taniguchi, K., Nagaoka, S., Yamamoto, T., Hashimoto, Y., J. Nutr. **126**, 225 (1996)
8-6) Hoagland, R., Snider, G. G., J. Nutr. **25**, 295 (1943)
8-7) Finley, J. W., Leveille, G. A., Klemann, L. P., Sourby, J. C., Ayres, P. H., Appleton, S., J. Agric. Food Chem. **42**, 489 (1994)
8-8) Brink, E. J., Haddeman, E., Fouw, N, J., Weststrate, J. A., J. Nutr. **125**, 2379 (1995)
8-9) Tallmadge, D. H., Lin, P. Y. T., J. AOAC International. **76**, 1396 (1993)

ら得られたカイロミクロン投与群＞OSO投与のラットから得られたカイロミクロン投与群であり、コレステリル エステルの消失速度はOOO投与のラットから得られたカイロミクロン投与群＞OOS投与のラットから得られたカイロミクロン投与群＞OSO投与のラットから得られたカイロミクロン投与群であった[26]。

ココアバターは古くから消化吸収率が低いことが知られているが[27～29]、この要因として、融点の高い長鎖飽和脂肪酸を多く含有していることに加えて、ココアバターのトリグリセリド構造の関与が考えられている。ココアバターの主なトリグリセリド分子種は、sn-1,3位にパルミチン酸やステアリン酸などの長鎖飽和脂肪酸、sn-2位にオレイン酸などの不飽和脂肪酸が結合したsn-1(3)-パルミトイル-2-オレオイル-3(1)-ステアロイルグリセロール (sn-1(3)-palmitoyl-2-oleoyl-3(1)-stealoyl glycerol) で、sn-2位に結合した脂肪酸の易吸収性[30]、ココアバターの吸収率から算出された実際のヒトにおけるエネルギー値は、6.8～8.4Kcalと見積もられている[27,31]。

ココアバター以外にもsn-1,3位に多くの長鎖飽和脂肪酸をその構成成分とするトリグリセリドの吸収率はおおむね低く[32]、これまで検討されたsn-1,3位に長鎖脂肪酸, sn-2位に不飽和脂肪酸をその構成成分とするトリグリセリドのエネルギー値をまとめ平均すると、平均7.0Kcal (5.6～8.4Kcal) と算出されている (表5-8)[7]。

小腸内でこれらの脂肪の加水分解で生成した長鎖飽和脂肪酸の吸収は、消化管腔内に共存するカルシウムイオンやマグネシウムイオンにより、カルシウム塩やマグネシウム塩を形成し、不溶化するため吸収が顕著に抑制される[34]。これらの脂質が、カルシウムイオンと併存する場合、平均6.1Kcal (5.4～6.9Kcal) と算出されている (表5-8)[7]。

文　献

1) Christophe, A., Structural modified food fat: Synthesis, biochemistry, and use. (Christophe, A. B. ed.) p139, AOCS Press (1998)
2) Hφy, C.-E., Christensen, M. S.Redgrave, T., Tso, P., Structural modified food fat: Synthesis biochemistry, and use. (Christophe, A. B. ed.) p160, AOCS Presss (1998)
3) Pufal, D, A., Quinlan, P. T., Salter, A. M., Biochim. Biophys. Acta **1258**, 41 (1995)
4) Mortimer, B.-C., Simmonds, W. J., Joll, C. A., Stick, R. V., Redgrave, T. G., J. Lipid Res. **29**, 713 (1988)
5) Mortimer, B.-C., Simmonds, W. J., Joll, C. A., Stick, R. V., Redgrave, T. G., Biochim. Biophys. Acta **1046**, 46 (1990)
6) Mortimer, B.-C., Holthouse, D. J., Mortins, I. J., Stick, R. V., Redgrave, T. G., Biochim. Biophys. Acta **1211**, 171 (1994)
7) Miller, K. W., Small, D. M., Biochemistry **22**, 443 (1983)
8) Miller, K. W., Small, D. M., J. Biol. Chem. **258**, 13772 (1983)
9) Hayes, J. R., Finley, J. W., Leveille, G. A., J. Agric. Food Chem. **42**, 500 (1994)
10) Christophe, A. B., Structural modified food fats: synthesis, biochemistry, and use. (Christophe, A. B., ed.) p139, AOCS Press, Champaign, IL. (1998)
11) Hφy, C.-E., Christensen, M. S., Redgrave, T., Tso, P., Structural modified food fats: synthesis, biochemistry, and use. (Christophe, A. B., ed.) p160, AOCS Press, Champaign, IL. (1998)
12) Hultin, M., Müllertz, A., Zundel, M. A., Olivecrona, G., Hansen, T. T., Deckelbaum, R. J., Carpentier, Y. A., Olivecrona, T., J. Lipid Res. **35**, 1850 (1994)
13) 平松義文, 中川　学, Jap. J. Parenter. Enter. Nutr. **14**, 1637 (1992)
14) Matsuo, T., Matsuo, M., Taguchi, N., Takeuchi, H., Metabolism **50**, 125 (2001)
15) Lee, K.-T., Akoh, C. C., Flatt, W, P., Lee, J.-H., J. Agric. Food Chem. **48**, 5696 (2000)
16) Spalinger, J. H., Seidman, E, G., Lepage, G., Ménard, D., Cavino, V., Levy, E., Am. J. Physiol. **275**, (Gastrointest. Liver Physiol. **38**) G652 (1998)
17) Hidalgo, I, J., Raub, T. J., Borchardt, R. T., Gastroenterology **96**, 736 (1989)
18) 清水　誠, バイオサイエンスとインダストリー **55**, 852 (1997)
19) Mehran, M., Levy, E., Gurbindo, C., Bendayan, M., Seidman, E. G., In Vitro Cell. Dev. Biol. **33**, 118 (1997)
20) Mortimer, B.-C., Simmonds, W. J., Joll, C. A., Stick, R. V., Redgrave, T. G., Biochim. Biophys. Acta **1002**, 359 (1989)
21) Mortimer, B.-C., Kenrick, M. A., Holthouse, D. J., Stick, R. V., Redgrave T. G., Biochim. Biophys. Acta **1127**, 67 (1992)
22) Sanders, D. J., Howes, D., Earl, L.K., Food Chem. Toxicol. **39**, 709 (2001)
23) de Fouw, N. J., Kivits, G.A.A., Quinlan, P. T., van Nielan, W. G. L., Lipids **29**, 765 (1994)
24) Lien, E. L., Boyle, F. G., Yuhas, R., Tomarelli, R. M., Quinlan, P., J. Pediat. Gastroenterol. Nutr. **25**, 167 (1997)
25) Lucas, A., Quinlan, P., Abrams, S., Ryan, S., Meah, S., Lucas, P. J., Arch. Dis. Child hood **77**, F178 (1997)
26) Redgrave, T. G., Kodali, D. R., Small, D. M., J. Biol. Chem. **263**, 5118 (1988)
27) Chen, I. S., Subramaniam, S., Vahouny, G. V., Cassidy, M. M., Ikeda, I., Krichevsky, D., J. Nutr. **119**, 1569 (1989)
28) Apger, J., Shively, C. A., Tarka, S. M., J. Nutr. **117**, 660 (1987)
29) Morrissey, R. B., Burkholder, B. D., White, D. M., Tarka, S. M., Nutr. Res. **6**, 319 (1986)
30) Small, D. M., Ann. Rev. Nutr. **11**, 413 (1991)
31) Mitchell, D. C., McMahon, K. E., Shively, C. A., Apger, J. L., Kris-Etherton, P. M., Am, J, Clin. Nutr. **50**, 983 (1989)
32) Aoyama, T., Fukui., K., Taniguchi, K., Nagaoka, S., Yamamoto, T., Hashimoto, Y., J. Nutr. **126**, 225 (1996)
33) 青山敏明, 健康・栄養食品研究 **2**, 47 (1999)
34) Mattsom, F. H., Nolen, G. A., Webb, M. R., J. Nutr. **109**, 1682 (1979)

第6章 ストラクチャード・トリグリセリドの脂質代謝への影響

6-1) はじめに

通常の食事に由来するトリグリセリドを構成する脂肪酸のうち、これまでの動物実験の結果から、sn-2位に存在する脂肪酸が、sn-1位およびsn-3位に存在する脂肪酸より、小腸での吸収が促進されることが知られている[1〜4]。sn-2位に存在する脂肪酸の種類にもよるが、この脂肪酸の易吸収性の脂質代謝に及ぼす影響が実験動物、およびヒトで検討されている（表6-1、表6-2）[5]。

表6-1 非インターエステル化油脂およびインターエステル化油脂を家兎あるいはハムスターに投与した場合の血中脂質、動脈硬化に及ぼす影響[5]

試験者名	実験動物	投与期間	投与脂質	血漿または血清総コレステロール濃度 (mg/dl)	血清トリグリセリド濃度 (mg/dl)	平均動脈硬化指数[c]	脚注文献
Kritchevsky, D., et al.	家兎	8週間	ピーナッツ油	1873	NR[b]	1.88**	1-1)
			インターエステル化ピーナッツ油	1833	NR	1.18	
			コーン油	1678	NR	1.17	
Kritchevsky, D., et al.	家兎	60日	ラード	926	175	2.22*	1-2)
			インターエステル化ラード	834	58*	1.10	
			牛脂	1177	144	1.04	
			インターエステル化牛脂	1189	223*	1.15	
Kritchevsky, D., et al.	家兎	90日	綿実油	546	57	0.71	1-3)
			インターエステル化綿実油	542	60	2.09*	
Kritchevsky, D., et al.	家兎	20週間	SOS[a]	328	68	1.35	1-4)
			SSO	272	83	0.97	
			POP	308	94	0.83	
			PPO	415	81	1.80*	
Nicolosi, R.J., et al.	ハムスター	6週間	ピーナッツ油	445	511	30.1	1-5)
			インターエステル化ピーナッツ油	554	612	34.4	
			ラード	529	679	29.9	
			インターエステル化ラード	512	887	32.0	
			牛脂	588	1021	27.5	
			インターエステル化牛脂	550	1030	28.8	

a) S；ステアリン酸、O；オレイン酸、P；パルミチン酸、順にsn-1(3), 2, 3(1)位の脂肪酸を表わす
b) NR；非報告
c) Kritchevsky, D., et al.の平均動脈硬化指数は0-4評価による、Nicolosi, R.J., et al.のそれは、動脈脂肪条痕面積（$\mu m^2/mm^2 \times 100$）
 * 他の投与群に対して有意差あり（$p<0.05$）
 ** 他の投与群に対して有意差あり（$p<0.01$）

脚注文献
1-1) Kritchevsky, D., Tepper, S. A., Vesselinovitch, D., Wissler, R. W., Atherosclerosis **17**, 225 (1973)
1-2) Kritchevsky, D., Tepper, S. A., Kuksis, A., Eghtedary, K., Klurfeld, D. M., J. Nutr.Biochem. **9**, 582 (1998)
1-3) Kritchevsky, D., Tepper, S. A., Wright, S., Kuksis, A., Hughes, T. A., Nutr.Res. **18**, 259 (1998)
1-4) Kritchevsky, D., Tepper, S. A., Chen, S. C., Meijer, G. W., Krauss, R. M., Lipids **35**, 621 (2000)
1-5) Nicolosi, R. J., Wilson, T., Lawton, C., 未発表データ

表6-2 非インターエステル化油脂およびインターエステル化油脂をヒトに摂食してもらった場合の血中脂質に及ぼす影響[5]

試験者名	対象	被験者数	摂食期間	摂食脂質	総コレステロール濃度 (mg/dl)	LDLコレステロール濃度 (mg/dl)	HDLコレステロール濃度 (mg/dl)	トリグリセリド濃度 (mg/dl)	脚注文献
Zock, P. L., et al	正常コレステロール血症(男性、女性)	60	21日	パーム油	180	101	61.9	85.9	2-1)
				インターエステル化パーム油	183	103	63.0	83.2	
Nestel, P. J., et al	高コレステロール血症(男性)	27	21日	ブレンドパーム油	245	171	41.4	166	2-2)
				インターエステル化ブレンドパーム油	249	176	40.6	165	
Nestel, P. J., et al	高コレステロール血症(男性、女性)	15	35日	高パルミチン酸マーガリン	213	143	42.2	140	2-3)
Meijer, G. W.et al	正常コレステロール血症(男性、女性)	60	21日	高ステアリン酸マーガリン(サラトリム含有)	209	141	41.8	132	2-4)
				ココナッツ油とパーム油のブレンド油(8%不飽和脂肪酸含有)	186 (男性) 205 (女性)	116 (男性) 128 (女性)	46.4 (男性) 61.9 (女性)	97.4 (男性) 88.5 (女性)	
				インターエステル化したココナッツ油とパーム油のブレンド油(8%不飽和脂肪酸含有)	189 (男性) 205 (女性)	124 (男性) 124 (女性)	50.3 (男性) 61.9 (女性)	97.4 (男性) 97.4 (女性)	

2-1) Zock, P. L., de Vries, J. H. M., de Fouw, N. J., Katan, M. B., Am. J. Clin. Nutr. **61**, 48 (1995)
2-2) Nestel, P. J., Noakes, M., Belling, G. B., McArthur, R., Clifton, P. M., Am. J. Clin. Nutr. **62**, 950 (1995)
2-3) Nestel, P. J., Pomeroy, S., Kay, S., Sasahara, T., Yamashita, T., Am. J. Clin. Nutr. **68**, 1196 (1998)
2-4) Meijer, G. W., Weststrate, J. A., Eur. J. Clin. Nutr. **51**, 527 (1997)

その検討は一般的に，天然の油脂と，この天然油脂をインターエステル化反応した油脂を投与，あるいは摂食してもらい，そのトリグリセリドの分子種との関連を検討する方法で行なわれている[5]。本章では，種々の脂肪酸をその構成するストラクチャード・トリグリセリドの脂質代謝への影響について述べる。

6-2) 短鎖脂肪酸をその構成成分とするストラクチャード・トリグリセリド「サラトリム」の脂質代謝への影響

短鎖脂肪酸源としてトリアセチン，トリプロピオニン，長鎖脂肪酸源として大豆硬化油を用いて調製されたサラトリム23SO（4.5～6.0kcal/g）を0％（対照群），3，6，10％含有する飼料（必須脂肪酸源として2％コーン油添加）を雄性，雌性のミニブタに28日間投与し，血漿脂質に及ぼす影響が検討されている[6]。その結果，全投与期間を通じて雄性，雌性ミニブタいずれも血漿トリグリセリド濃度，コレステロール濃度，高比重リポタンパク質コレステロール濃度は，対照群，10％コーン油投与群に対して差異は認められなかった[6]。血漿低比重リポタンパク質コレステロール濃度については，雄性ミニブタでは対照群に対して差異は認められなかったが，雌性ミニブタでは，サラトリム6％，10％投与群で，投与開始3日目のみで有意な低下が認められたが，投与開始7日目では，対照群との間に差異は認められなくなっていた[6]。

短鎖脂肪酸源としてトリアセチン，トリプロピオニン，トリブチリン，長鎖脂肪酸源として綿実硬化油あるいはカノーラ硬化油を用いて製造されたサラトリム234CS，あるいはサラトリム234CAを2.5，10％含有する飼料をラットに13週間投与し，血漿脂質に及ぼす影響について検討したところ，血漿トリグリセリド濃度，コレステロール濃度，高比重リポタンパク質コレステロール濃度，低比重リポタンパク質コレステロール濃度，いずれも対照群（サラトリム無添加群）との間に差異は認められなかった[7]。

健常人10名にサラトリム23CA（短鎖脂肪酸源としてトリアセチン，トリプロピオニン，長鎖

脂肪酸源としてカノーラ油を用いて製造されたもの）を体重に応じて1日当たり45, 60g（総摂取熱量はそれぞれ1,800, 2,500kcal/日），無作為二重盲検クロスオーバー試験で1日だけ摂食してもらったところ，血漿トリグリセリド濃度，コレステロール濃度に変化は認められなかった[8]。この時，サラトリムはクッキー，ボンボンに配合されたものを摂食してもらった[8]。

さらに健常人36名に対し，サラトリム23CAを体重に応じて1日当たり45, 60g（総摂取熱量はそれぞれ1,800, 2,500kcal/日），無作為二重盲検クロスオーバー試験で7日間摂食してもらい，血漿脂質に及ぼす影響が検討されている[8]。対照には体重に応じてココナッツ油を1日当たり，45, 60g（総摂取熱量はそれぞれ1,800, 2,500kcal/日）を用い，いずれもクッキー，ボンボン，アイスクリームに配合されたものを摂食してもらった[8]。試験開始より7日間は全員対照食を摂食し，8～14日目はサラトリム含有食あるいは対照食を摂食し，15～24日目は全員が対照食を摂食するように設計された[8]。その結果，サラトリム摂食群でサラトリム摂食期間のみ血漿コレステロール濃度，低比重リポタンパク質コレステロール濃度が有意に低下するのが認められた（表6-3）[8]。この時，対照群は血漿コレステロール濃度，低比重リポタンパク質コレステロール濃度は上昇した（表6-3）[8]。また，血漿トリグリセリド濃度，高比重リポタンパク質コレステロール濃度，超低比重リポタンパク質コレステロール濃度には変化は認められなかった（表6-3）[8]。

雌雄ラットにサラトリム23CAあるいはサラトリム32CAを10％含有する飼料を13週間投与し，盲腸内容物中の胆汁酸濃度，胆汁酸組成，ステロール類（コレステロール，コプロスタノール，フィトステロール）濃度および組成の変化が検討されている[9]。盲腸内容物中の胆汁酸濃度については投与13週間後でも雌雄ラット共，対照群に比較して有意差は認められなかった（図6-1，A）[9]。胆汁酸組成を検討するとサラトリム投与により，雌性ラットで1次胆汁酸のα-ムリコール酸（α-muricholic acid）濃度の有意な低下が，また雌雄ラットで2次胆汁酸のリソコール酸（lithocholic acid）濃度の有意な低下が認められたが，それ以外の1次，2次胆汁酸濃度に変化は認められなかった[9]。

また，サラトリム投与後の盲腸内容物中のコレステロール濃度については変化が認められず，コプロスタノール濃度については雄性ラットで有意な上昇が認められた[9]。フィトステロール濃度についてはサラトリム23CA投与により雌性ラット

表6-3 健常人での1週間のサラトリム摂食後の血漿トリグリセリド，コレステロール濃度変化[8]

試験日数	トリグリセリド (mg/dl)	コレステロール (mg/dl)	高比重リポタンパク質 (mg/dl)	低比重リポタンパク質 (mg/dl)	超低比重リポタンパク質 (mg/dl)
対照群					
1	105±15	193±11	47±3	123±11	23±3
8	111±17	219±11	56±4	136±10	27±4
11	101±17	212±12	54±4	139±10	19±3
14	99±15	205±12	51±3	132±10	22±4
17	96±14	200±12	48±3	136±10	16±3
20	96±15	202±6	47±3	139±10	15±3
24	98±16	212±13	49±3	137±11	26±4
サラトリム摂食群					
1	91±9	194±10	43±2	131±10	21±3
8	106±10	217±12	51±2	144±11	23±3
11	106±6	189±12	42±2	129±11	18±2
14	104±9	178±12	36±2	118±11	26±3
17	91±10	181±12	37±2	132±11	12±2
20	90±10	202±12	40±2	145±11	16±2
24	97±10	224±14	46±2	153±11	24±4

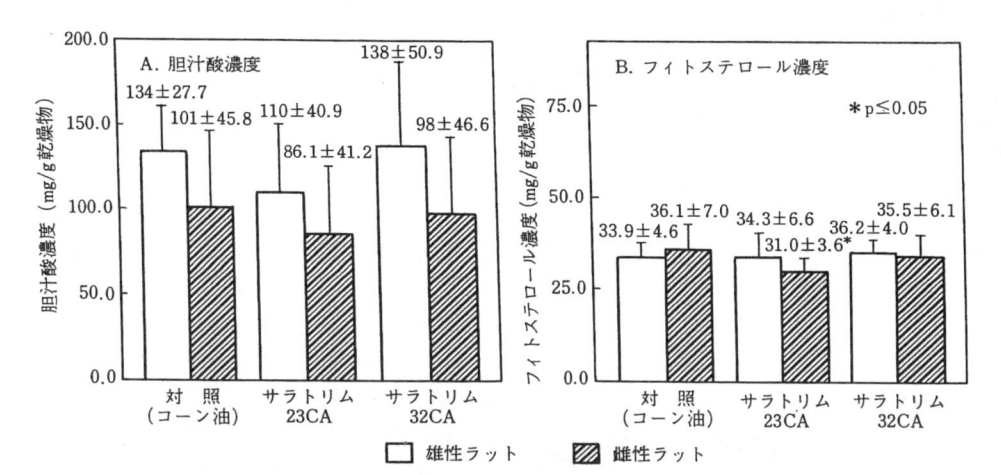

図6-1　サラトリム13週間投与後の盲腸内容物中の胆汁酸，フィトステロール濃度[9]

で有意な低下が認められた（図6-1，B）[9]。この時，1次フィトステロールである24β-メチルコレステロール濃度の大幅な有意な低下が認められた[9]。

硬化大豆油とトリアセチンから合成されたサラトリム（主構成脂肪酸は酢酸22％，ステアリン酸66％）を43％含有するマーガリンを調製し，血漿コレステロール濃度の高いヒトに，1日当たり40～55g，5週間摂食してもらい，血漿トリグリセリド，コレステロール，LDLコレステロール，HDLコレステロール濃度に及ぼす影響が検討されている[10]。サラトリム（43％）とヒマワリ油，パームステアリンを原料に高ステアリン酸マーガリン（stearic acid-rich margarin；ステアリン酸含有約31％）を調製した[10]。対照として用いた高パルミチン酸マーガリン（palmitic acid-rich margarine；パルミチン酸含有量32％）は，パームステアリン，パームオレイン，90％オレイン酸ヒマワリ油から調製した[10]。

血漿コレステロールが高いヒト15名に，2週間まずサラトリムを主脂質源とした低脂肪食（脂肪摂取量54±30g/日，摂取熱量割合21％）を摂食してもらったのち，高ステアリン酸マーガリン含有食（脂肪摂取量118±38g/日，うちマーガリン由来の脂肪は32～44g/日，摂取熱量割合41％）あるいは，高パルミチン酸マーガリン含有食（脂肪摂取量117±61g/日，摂取熱量割合41％をクロスオーバー法により，それぞれ5週間摂食してもらった[10]。その結果，2週間の低脂肪食の摂食により，血漿コレステロール濃度は試験前の平常食摂食時の6.13±0.80mモル/lから5.35±0.83mモル/lへと有意（p=0.0018）に低下し，血漿トリグリセリド濃度も，試験前の平常食摂食時の1.63±0.73mモル/lから1.38±0.70mモル/lへと有意（p＜0.05）に低下した[10]。しかし，その後の5週間の高ステアリン酸マーガリン含有食，あるいは高パルミチン酸マーガリン含有食摂食によって変化は認められなかった[10]。例えば高ステアリン酸マーガリン含有食摂食群の血漿コレステロール濃度は5.41±0.78モル/l，血漿トリグリセリド濃度は1.49±0.66mモル/lであった[10]。これらの結果は，1日約30gのサラトリムをマーガリンとして血漿コレステロール濃度が高いヒトに5週間摂食してもらっても血漿コレステロール，トリグリセリド濃度のみならず，血漿LDLコレステロール，HDLコレステロール濃度に対して影響を及ぼさないことを示していた[10]。

ラットにラード高含有飼料（20g/100g飼料，39エネルギー％）を1ヶ月間投与すると，体脂肪の蓄積や脂質代謝異常が認められる。このラード高含有飼料のラードの50重量％をサラトリムに置換した飼料（サラトリウム含有飼料）を投与し，体脂肪蓄積抑制効果，脂質代謝異常改善効果が検討されている[11]。なお，対照飼料としては，市販粉末飼料および，ラード高含有飼料のラードの50重量％をサフラワー油，魚油に置換した飼料（それぞれ（サフラワー油含有飼料，魚油含有飼料）を用いた。投与に用いたサラトリムは，サ

図6-2 肝臓および血漿脂質に及ぼす投与脂質の影響[11]

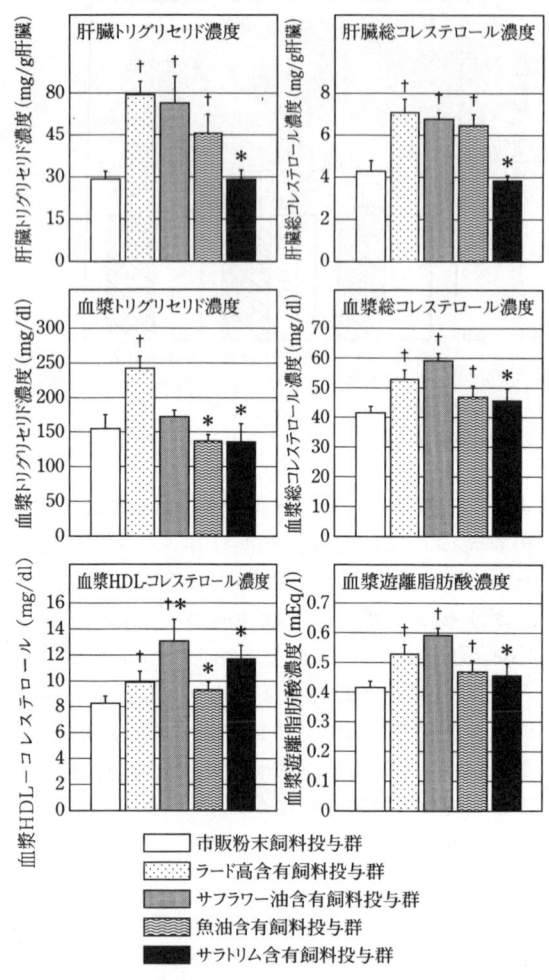

*市販粉末飼料投与群に対して有意差あり（p＜0.05）
†ラード高含有飼料投与群に対して有意差あり（p＜0.05）

質エネルギー％が39％になるように調整されていた。これら飼料を雄性ラットに1ヵ月間投与し，各組織重量，肝臓脂質含量，血漿脂質濃度に及ぼす影響が検討されている。その結果，1ヵ月間の各脂質含有飼料投与により，体重変化は，市販粉末飼料投与群を含め，有意な差は認められなかった。各脂肪組織重量に及ぼす影響については，副睾丸白色脂肪組織重量は，市販粉末飼料投与群とサラトリム含有飼料投与群間では差は認められなかったが，ラード高含有飼料投与群，サフラワー油含有飼料投与群，魚油含有飼料投与群では，市販粉末飼料投与群に比較して有意（p＜0.05）に高値であった（表6-4）[11]。また，サラトリム含有飼料投与群では，ラード高含有飼料投与群に対して有意（p＜0.05）に低値であった（表6-4）[11]。後腹膜白色脂肪組織重量についてもほぼ同様の傾向が認められた。肩甲間褐色脂肪組織重量は，サラトリム含有飼料投与群で，市販粉末飼料投与群，ラード高含有飼料投与群に比較して有意（p＜0.05）に重かった。また，肝臓脂質重量については，いずれの脂質含有飼料投与群でも差は認められなかった（表6-4）[11]。

肝臓中のトリグリセリドおよび総コレステロール含量は，いずれも市販粉末飼料投与群に対して，ラード高含有飼料投与群，サフラワー油含有飼料投与群，魚油含有飼料投与群で有意（p＜0.05）に高値を示したが，サラトリム含有飼料投与群との間では差は認められず，従って，サラトリム含有飼料投与群では，ラード高含有飼料投与群に比較して，いずれも有意（p＜0.05）に低下した（図6-2）[11]。また，ラード高含有飼料投与群では，血漿トリグリセリド濃度，総コレステロール濃度が，市販粉末飼料投与群に対して有意（p＜0.05）に高値を示したが，サラトリム含有飼料投与群では，上昇は認められなかった（図6-2

ラトリムMで，その主脂肪酸組成は，酪酸34％，ステアリン酸58％，パルミチン酸3％，オレイン酸2％，アラキジン酸2％であった[11]。

市販粉末飼料以外の4種の飼料は，飼料中の脂

表6-4 組織重量に及ぼす投与脂質の影響[11]

飼料投与群	副睾丸白色脂肪組織（g）	後腹膜白色脂肪組織（g）	肩甲間褐色脂肪組織（g）	肝臓（g）
市販粉末飼料投与群	4.40±0.22	6.13±0.56	0.37±0.02	14.9±0.5
ラード高含有飼料投与群	7.42±0.57†	9.33±1.25†	0.44±0.04	15.3±1.1
サフラワー油含有飼料投与群	7.35±0.35†	9.28±1.54†	0.51±0.03	16.1±0.5
魚油含有飼料投与群	6.36±0.50†	8.58±1.34	0.60±0.05†*	15.3±0.9
サラトリム含有飼料投与群	5.01±0.30*	6.24±0.52*	0.55±0.03†*	14.3±0.8

†市販粉末飼料投与群に対して有意差あり（p＜0.05）
*ラード高含有飼料投与群に対して有意差あり（p＜0.05）

図6-3 各種脂肪乳剤投与後の血漿トリグリセリド値の推移[17]

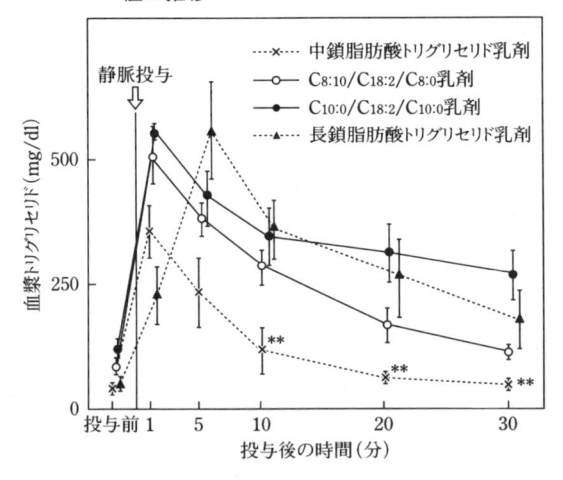

(グラフ：中鎖脂肪酸トリグリセリド乳剤、$C_{8:0}/C_{18:2}/C_{8:0}$乳剤、$C_{10:0}/C_{18:2}/C_{10:0}$乳剤、長鎖脂肪酸トリグリセリド乳剤の血漿トリグリセリド値の投与後推移)

図6-4 各種脂肪乳剤の血中からの消失速度[18]
(ラット、0.2g/kgを1ml/分で尾静脈より注入)

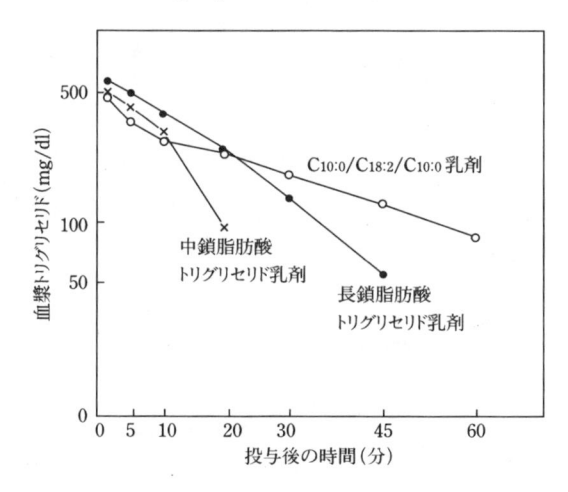

(グラフ：$C_{10:0}/C_{18:2}/C_{10:0}$乳剤、中鎖脂肪酸トリグリセリド乳剤、長鎖脂肪酸トリグリセリド乳剤)

)[11]。また血漿HDLコレステロール濃度，遊離脂肪酸濃度は，サフラワー油含有飼料投与群，サラトリム含有飼料投与群で有意（$p<0.05$）に増加した（図6-2）[11]。

これらの結果から，ラード高含有飼料投与による肝臓および副睾丸白色脂肪組織へのトリグリセリドやコレステロールの蓄積は，この飼料のラードの50重量％をサラトリムで置換した飼料を投与することにより抑制された。また，肩甲間褐色脂肪組織は，白色脂肪組織がトリグリセリドの主な貯蔵組織であるのに対して，そのミトコンドリアに脱共役タンパク質（uncoupling protein）が存在するため，褐色脂肪組織が増生すると，熱産生機能が高まる[12~14]。サラトリム含有飼料および魚油含有飼料の投与により，市販粉末飼料，ラード高含有飼料投与に比較して，肩甲間褐色脂肪組織重量が有意に増加していることから，熱産生機能も高まっているのではないかと推定されている[11]。

6-3）中鎖脂肪酸をその構成成分とするストラクチャード・トリグリセリドの脂質代謝への影響[15, 16]

sn-1,3位が中鎖脂肪酸，sn-2位がリノール酸から構成されるストラクチャード・トリグリセリド（$C_{8:0}/C_{18:2}/C_{8:0}$および$C_{10:0}/C_{18:2}/C_{10:0}$；順に$sn$-1,2,3位の脂肪酸を示す）を含有する脂肪乳剤をラット静脈内に投与し，血漿トリグリセリド濃度変化が測定されている[18]。対照としては中鎖脂肪酸トリグリセリド乳剤，長鎖脂肪酸トリグリセリド乳剤が用いられた[17]。$C_{8:0}/C_{18:2}/C_{8:0}$乳剤，$C_{10:0}/C_{18:2}/C_{10:0}$乳剤を0.2g/kg体重静脈内に投与し，血清中からのトリグリセリド濃度の変化を測定したところ，$C_{8:0}/C_{18:2}/C_{8:0}$乳剤，$C_{10:0}/C_{18:2}/C_{10:0}$乳剤投与時の血漿中からのトリグリセリド消失速度は中鎖脂肪酸トリグリセリド乳剤投与時と長鎖脂肪酸トリグリセリド乳剤投与時の中間的な変化値を示し，$C_{8:0}/C_{18:2}/C_{8:0}$乳剤投与時の変化は，中鎖脂肪酸トリグリセリド乳剤投与時変化に近く，$C_{10:0}/C_{18:2}/C_{10:0}$乳剤投与時の変化は長鎖脂肪酸トリグリセリド乳剤投与時変化に近似する傾向が認められた（図6-3）[17]。また，$C_{10:0}/C_{18:2}/C_{10:0}$乳剤，中鎖脂肪酸トリグリセリド乳剤，長鎖脂肪酸トリグリセリド乳剤を0.2g/kg体重を1ml/分ラット尾静脈内に投与し，その血中からの消失速度を測定したところ，中鎖脂肪酸トリグリセリド乳剤，長鎖脂肪酸トリグリセリド乳剤，$C_{10:0}/C_{18:2}/C_{10:0}$乳剤の順に速やかであった（図6-4）[18]。

2種類の中鎖脂肪酸をその構成成分とするストラクチャード・トリグリセリドと，これら2種類のストラクチャード・トリグリセリドと類似の脂肪酸組成を有するインターエステル化反応で調製されたトリグリセリドをラットに投与し，胸管リンパ液中へのトリグリセリド，リン脂質，コレステロールの出現量，リンパ液流量，リンパ液中カ

図6-5 中鎖脂肪酸をその構成成分とするストラクチャード・トリグリセリドおよびインターエステル化トリグリセリド投与後のリンパ液中への脂質出現速度[19]

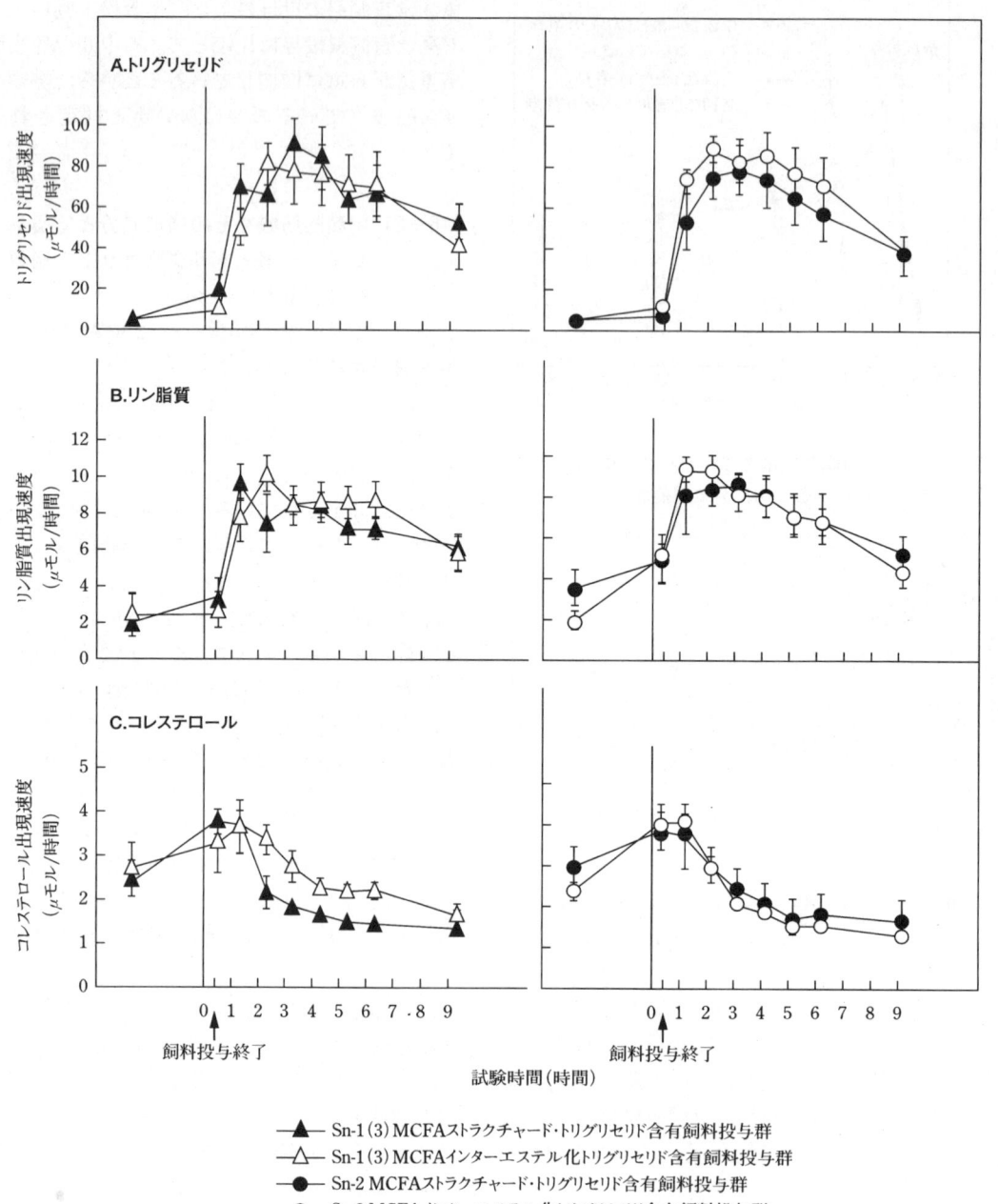

▲ Sn-1(3)MCFAストラクチャード・トリグリセリド含有飼料投与群
△ Sn-1(3)MCFAインターエステル化トリグリセリド含有飼料投与群
● Sn-2 MCFAストラクチャード・トリグリセリド含有飼料投与群
○ Sn-2 MCFAインターエステル化トリグリセリド含有飼料投与群

イロミクロン粒子径,カイロミクロン脂質組成,カイロミクロン-トリグリセリドの脂肪酸組成に及ぼす影響が検討されている[19,20]。検討に用いられたストラクチャード・トリグリセリドは,sn-1(3)位が中鎖脂肪酸（medium chain fatty acid ; MCFA）でsn-2位がリノール酸から構成されるストラクチャード・トリグリセリド（sn-1(3) MCFA ストラクチャード・トリグリセリド）と,sn-2位がMCFA,sn-1(3)位がリノール酸から構成されるストラクチャード・トリグリセリド（sn-2 MCFA ストラクチャード・トリグリセリド）である。この2種のストラクチャード・トリ

第6章 ストラクチャード・トリグリセリドの脂質代謝への影響

表6－5 中鎖脂肪酸をその構成成分とするストラクチャード・トリグリセリドおよび
インターエステル化トリグリセリドの脂肪酸組成[19]

脂肪酸	sn-1(3)MCFA ストラクチャード・トリグリセリド		sn-1(3)MCFA インターエステル化トリグリセリド		sn-2 MCFA ストラクチャード・トリグリセリド		sn-2 MCFA インターエステル化トリグリセリド	
	総脂肪酸	sn-2位脂肪酸	総脂肪酸	sn-2位脂肪酸	総脂肪酸	sn-2位脂肪酸	総脂肪酸	sn-2位脂肪酸
$C_{8:0}$	27.5	3.5	22.7	15.0	33.8	41.3	38.0	30.4
$C_{10:0}$	17.6	2.4	15.7	12.8	25.0	35.4	25.3	22.8
$C_{12:0}$	1.3	1.0	0.2	0.2	0.5	1.0	0.3	0.5
$C_{14:0}$	0.0	0.0	0.1	0.3	0.4	0.5	0.1	0.2
$C_{16:0}$	3.7	2.3	6.8	4.0	5.6	2.7	3.7	1.9
$C_{18:0}$	1.2	1.5	2.3	1.6	2.2	1.4	1.3	0.9
$C_{16:1}$	12.7	20.0	15.3	17.6	11.5	5.0	10.9	13.1
$C_{18:2\ n-6}$	32.7	58.0	32.3	43.2	19.2	5.1	17.8	25.4
$C_{18:3}$	4.3	12.3	4.5	5.1	2.1	5.8	2.6	4.7

グリセリドおよび，類似の脂肪酸組成を有するインターエステル化トリグリセリド（sn-1(3)MCFAインターエステル化トリグリセリドおよびsn-2MCFAインターエステル化トリグリセリド）の脂肪酸組成およびsn-2位脂肪酸組成は表6－5[19,20]に示した。

sn-1(3)MCFAストラクチャード・トリグリセリドを構成するトリグリセリドの分子種は，MCFAをM，炭素数18の脂肪酸をLで表記すると，MMMが0.9%（w/w，以下同じ），MML28.7%，MLL39.2%，LLL12.5%であった。一方，sn-1(3)インターエステル化トリグリセリドを構成するトリグリセリド分子種は，MMM3.0%，MML21.8%，MLL38.7%，LLL3.2%であった。これらストラクチャード・トリグリセリドあるいはインターエステル化トリグリセリド（10.25g/100g飼料）にカカオバター（10.25g/100g）を添加し投与飼料を調製した。この飼料の脂質からの摂取熱量は約40エネルギー%であった[19]。

1日2回のミールフィーディング（10：00～11：00および17：00～18：00）で3週間これらの脂質を投与したのち，胸管リンパ管に留置したカニューレから一定時間毎にリンパ液を採取しリンパ液流量，リンパ液中脂質組成，リンパ液-カイロミクロン組成，脂肪酸組成，粒子径の測定を行なった[19]。その結果，いずれの投与群間でもリンパ液流量，リンパ液中トリグリセリド含量，リン脂質含量（図6－5，A，B）[19]，カイロミクロン-トリグリセリド，リン脂質，遊離コレステロール，エステル化コレステロール濃度，およびカイロミクロンの粒子径に差は認められなかった。これらの脂質投与群間で差が認められたのは，リンパ液中コレステロール濃度で，sn-1(3)MCFAインターエステル化トリグリセリド含有飼料投与群の方が，sn-1(3)MCFAストラクチャード・トリグリセリド含有飼料投与群よりも，また，sn-2MCFAストラクチャード・トリグリセリド含有飼料投与群の方が，sn-2MCFAインターエステル化トリグリセリド含有飼料投与群に比較して高かった（図6－5，C）[19]。この時，カイロミクロン-トリグリセリドの脂肪酸組成，sn-2位脂肪酸組成の分析を行なったところ，sn-2位脂肪酸組成は，投与脂質のsn-2位脂肪酸組成を反映していた[19]。

これらの結果は，中鎖脂肪酸を含有するストラクチャード・トリグリセリドやインターエステル化トリグリセリドの中鎖脂肪酸の結合位置や含量は，リンパ液中へのトリグリセリドやリン脂質の出現速度にほとんど影響を与えていないことから，食餌性脂質の吸収に影響していないと推定できる[19]。しかし，同じ脂質を，ほぼ同条件で，1日2回のミールフィーディングではなく，自由摂取させた場合には，sn-2位に中鎖脂肪酸が結合したストラクチャード・トリグリセリド，インターエステル化トリグリセリドよりも，sn-1(3)位に中鎖脂肪酸が結合した同脂質の方が，パルミチン酸やステアリン酸などの長鎖脂肪酸の糞便中への排泄量を減少させ，有意（$p<0.05$）に食餌性脂質の吸収を増加させた[19]。すなわち，この場合の食餌性脂質の吸収率は，sn-1(3)MCFAストラクチャード・トリグリセリド含有飼料投与群86.3

図6-6　CaCo-2細胞培養系への1,3-ジオクタノイル-2〔1-^{14}C〕リノレオイル グリセロール添加18時間後のリポタンパク質〔^{14}C〕リノール酸の分布[21,22]

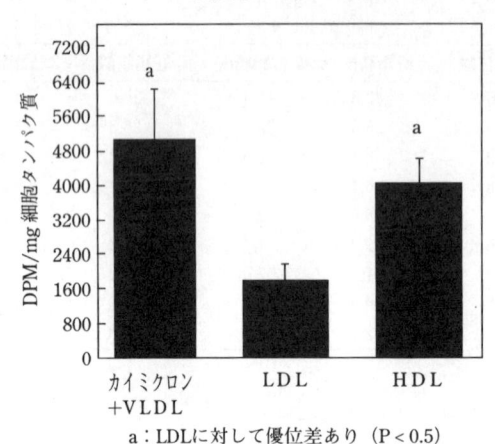

A.細胞内リポタンパク質[21]

B.基底外側分泌リポタンパク質[22]

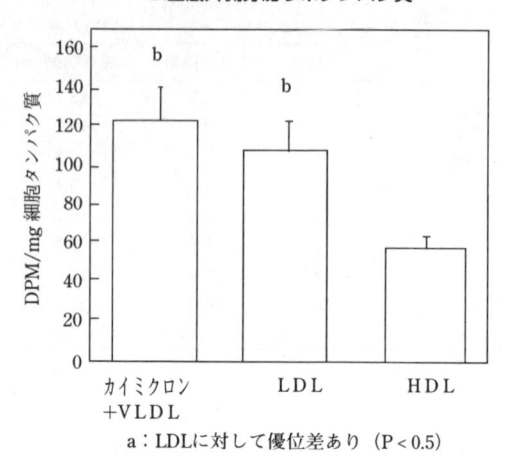

a：LDLに対して優位差あり（P<0.5）

a：LDLに対して優位差あり（P<0.5）

±0.41％，sn-1(3)MCFAインターエステル化トリグリセリド含有飼料投与群82.5±0.79％，sn-2 MCFAストラクチャード・トリグリセリド含有飼料投与群81.8±0.26％，sn-2 MCFAインターエステル化トリグリセリド含有飼料投与群84.2±0.39％であった[20]。これらの差が，飼料投与法の違いによるものか，あるいは他の原因に拠るかは不明である[19]。

CaCo-2細胞培養系にストラクチャード・トリグリセリドを添加し，細胞への取り込まれ，細胞内代謝，リポタンパク質合成と分泌に関する検討が行なわれている[21]。コンフルエント状態に達したCaCo-2細胞培養系に，1,3-ジオクタノイル-2〔1-^{14}C〕リノレオイル グリセロール（1,3-dioctanyl-2〔1-^{14}C〕linoleoyl glycerol）を添加し，細胞への取り込まれ[22]後の，リポタンパク質合成，分泌に及ぼす影響を検討したところ，18時間培養後に合成されたリポタンパク質の割合は，高トリグリセリド含量のリポタンパク質（カイロミクロンおよびVLDL）が約45％，LDLが約17％，HDLが約36％であった（図6-6，A）[21]。この時，基底外側（basola teral）へのリポタンパク質の分泌は，合成されたリポタンパク質の2.5±0.5％で，その組成は，カイロミクロンとVLDLが約43％，LDLが約36％，HDLが約21％であった（図6-6，B）[22]。

また，CaCo-2細胞を脂質を含有しない培地（delipidated medium）中で培養し，必須脂肪酸欠乏CaCo-2細胞を作成した[21]。この細胞の脂肪酸組成の測定を行なったところ，n-3，n-6系の必須脂肪酸含量が減少し，エイコサトリエン酸（eicosatrienoic acid；$C_{20:3\,n-9}$）を含むn-7，n-9系脂肪酸含量が増加した[21]。対照の脂質添加培地で培養したCaCo-2細胞の$C_{20:3\,n-9}/C_{20:4\,n-6}$は0.1であったが，必須脂肪酸欠乏CaCo-2細胞では，この比は2.5以上であった（図6-7，B）[21]。この必須脂肪酸欠乏CaCo-2細胞培養系に1,3-ジオクタノイル-2リノレオイル グリセロールを添加し，60時間培養すると細胞内リノール酸含量が増加し$C_{20:3\,n-9}/C_{20:4\,n-6}$は0.49±0.1と低下した[21]。さらに，培養10日目には，1,3-ジオクタノイル-2リノレオイル グリセロール添加培地で培養したCaCo-2細胞の$C_{20:3\,n-9}/C_{20:4\,n-6}$とほぼ同値まで復した。これは，10日間の培養によりアラキドン酸（$C_{20:4\,n-6}$）含量が0.35％から2.21％に増加したことと，エイコサトリエン酸（$C_{20:3\,n-9}$）含量が0.84％から0.12％に低下したことによるものである[21]。

中鎖脂肪酸を約20％，大豆油由来の長鎖脂肪酸約80％から構成されるストラクチャード・トリグリセリドを，18～28才の健常女性に単回摂食してもらい，血漿トリグリセリド，グルコース

図6－7　CaCo-2細胞内脂肪酸組成に及ぼす添加脂質の影響[21]

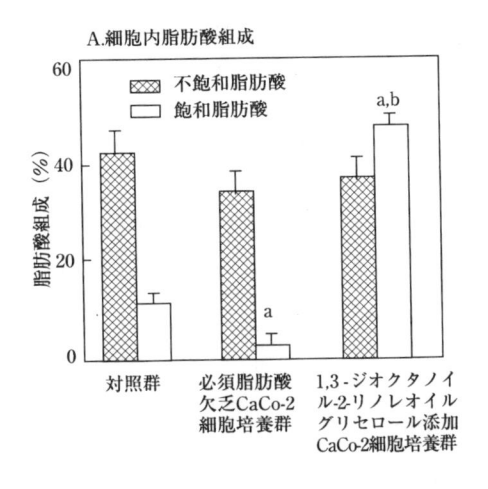

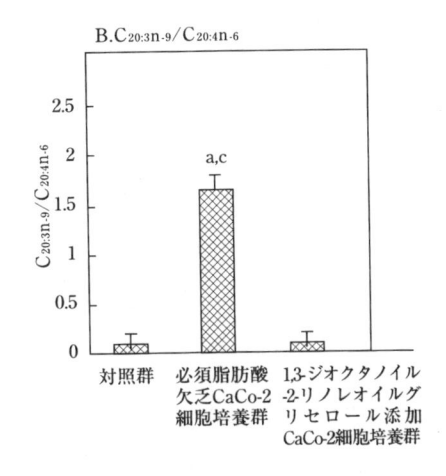

A．細胞内脂肪酸組成

B．$C_{20:3n-9}/C_{20:4n-6}$

a：対照群に対して有意差あり（p＜0.001）
b：必須脂肪酸欠乏CaCo-2細胞培養群に対して有意差あり（p＜0.05）
c：1,3-ジオクタノイル-2-リノレオイルグリセロール添加CaCo-2細胞培養群に対して有意差あり（p＜0.001）

濃度，血清遊離脂肪酸，3-ヒドロキシ酪酸（3-hydroxybutyrate），インスリン，グリセロール濃度の検討が，摂食6時間後まで行なわれている[21]。摂食してもらったストラクチャード・トリグリセリドは，20％MCT，80％大豆油の混合油からトランスエステル化反応により調製され，その脂肪酸組成およびトリグリセリド分子種組成は，本書第5章，5－3，図5－3[21]に示す通りである。このストラクチャード・トリグリセリドは，モノ中鎖脂肪酸・ジ長鎖脂肪酸を約44％，ジ中鎖脂肪酸・モノ長鎖脂肪酸トリグリセリドを約16％含有していた[21]。また対照の摂食脂質としては大豆油を用いた。

健常女性15名に，1夜絶食後，1680kJに相当するストラクチャード・トリグリセリドあるいは大豆油を摂食してもらい，摂食6時間後までの血液中の脂質代謝，糖質代謝関連物質濃度に及ぼす影響が検討されている。

その結果，血漿グルコース，血漿トリグリセリド濃度は，両摂食群間で差は認められなかった（図6－8）[21]。血清脂肪酸濃度，血清3-ヒドロキシ酪酸濃度は，ストラクチャード・トリグリセリド摂食群の方が，大豆油摂食群より高濃度で推移し，特に血清3-ヒドロキシ酪酸濃度は，ストラクチャード・トリグリセリド摂食群の方が，大豆油摂食群に比較して，摂食1～4時間後の間，有意（p＜0.01およびp＜0.05）に高かった（図6－8）[21]。

主として中鎖脂肪酸と炭素数22の飽和脂肪酸であるベヘン酸（behenic acid）から構成されるストラクチャード・トリグリセリド（主脂肪酸組成は$C_{8:0}$；27％，$C_{10:0}$；20％，$C_{20:0}$；5％，$C_{22:0}$；41％）をハムスターに4週間投与して，血漿リポタンパク質コレステロール濃度，肝臓コレステロール濃度変化に及ぼす影響が検討されている[23]。対照としてはリノール酸あるいはパルミチン酸，オレイン酸をそれぞれ多く含有する脂質，および中鎖脂肪酸トリグリセリドで，脂質の飼料中への添加量は15％であった[23]。投与4週間後の血漿LDLコレステロール濃度はストラクチャード・トリグリセリド含有飼料投与群で3.26±0.28mモル/l，中鎖脂肪酸トリグリセリド含有飼料投与群で4.16±0.34mモル/l，リノール酸含有飼料投与群で4.73±0.23mモル/l，パルミチン酸含有飼料投与群で5.07±0.31mモル/l，オレイン酸含有飼料投与群で2.79±0.10mモル/lであった[23]。また肝臓コレステロール濃度は，ストラクチャード・トリグリセリド含有飼料投与群で16±0.1mモル/kg肝臓

図6-8 ストラクチャード・トリグリセリドの血漿, 血清成分に及ぼす影響[21]

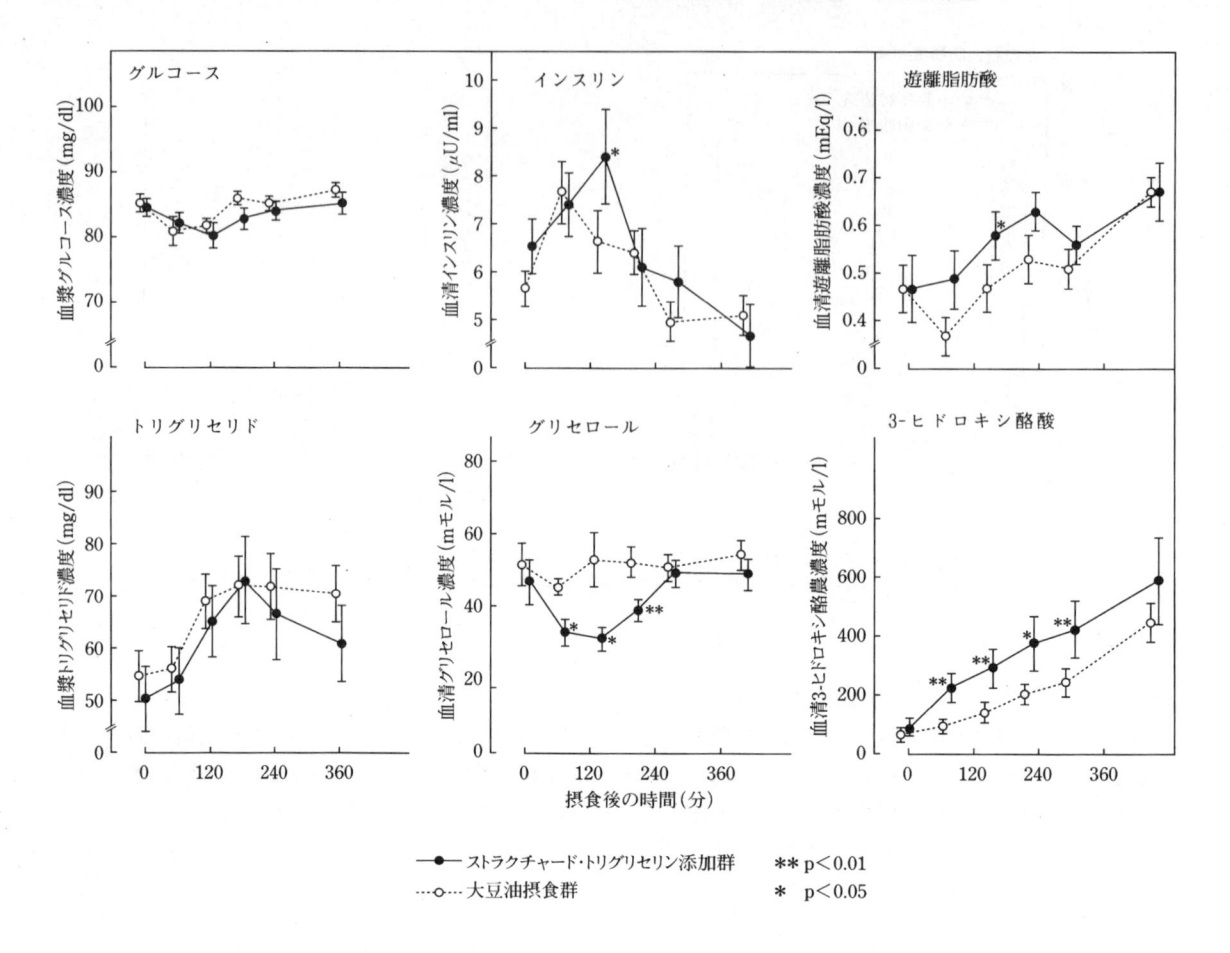

（グラフ：グルコース、インスリン、遊離脂肪酸、トリグリセリド、グリセロール、3-ヒドロキシ酪酸）

―●― ストラクチャード・トリグリセリン添加群　　**　$p<0.01$
…○… 大豆油摂食群　　　　　　　　　　　　　　 *　$p<0.05$

であったのに対して, 中鎖脂肪酸トリグリセリド含有飼料投与群, リノール酸含有飼料投与群, パルミチン酸含有飼料投与群, オレイン酸含有飼料投与群でそれぞれ $72±3$, $70±5$, $47±3$, $93±3$ mモル/kg 肝臓であった[23]。これらの結果から, 主として中鎖脂肪酸とベヘン酸をその構成成分とするストラクチャード・トリグリセリドは, いずれの脂質含有飼料投与群に対しても, 有意に血漿 LDL コレステロール濃度, 肝臓コレステロール濃度の上昇を抑制した[23]。

10名の健常男性に摂取熱量の40％に相当する中鎖脂肪酸とベヘン酸を主構成脂肪酸とするストラクチャード・トリグリセリド（その構成脂肪酸の約48％は中鎖脂肪酸, 約26％はベヘン酸）を6日間摂食してもらい, 血漿脂質に及ぼす影響が検討されている[24]。対照としては, 中鎖脂肪酸トリグリセリド（その構成脂肪酸の93％が中鎖脂肪酸）, および長鎖脂肪酸トリグリセリド（その主構成脂肪酸はオレイン酸32％, リノール酸51％）とし, ストラクチャード・トリグリセリド摂食の場合と同熱量摂取してもらった[24]。その結果, 投与6日目, 絶食時血漿 HDL コレステロール濃度は, 摂食前濃度に比較して, ストラクチャード・トリグリセリド摂食群で14％（$p<0.044$）, 中鎖脂肪酸トリグリセリド摂食群で15％（$p<0.004$）低下したが, 長鎖脂肪酸トリグリセリド摂食群では濃度変化は認められなかった[24]。

また投与6日目の VLDL, LDL, HDL の脂質（トリグリセリド, コレステロール, リン脂質）組成変化を検討したところ, ストラクチャード・トリグリセリド, 中鎖脂肪酸トリグリセリド摂食群では, いずれの脂質組成にも変化は認められなかったが, 長鎖脂肪酸トリグリセリド摂食群では, VLDL トリグリセリド濃度と LDL コレステロー

表6-6 ストラクチャード・トリグリセリドとバターオイルの脂肪酸組成[25]

脂肪酸	バターオイル			ストラクチャード・トリグリセリド		
	総脂肪酸	sn-2位脂肪酸	sn-1,3位脂肪酸	総脂肪酸	sn-2位脂肪酸	sn-1,3位脂肪酸
$C_{4:0}$	14.9			6.9		
$C_{6:0}$	4.8	0.0	2.0	2.8	0.0	1.2
$C_{8:0}$	2.1	1.1	3.3	32.4	32.7	36.7
$C_{10:0}$	3.8	4.4	5.4	17.5	20.9	20.2
$C_{12:0}$	3.6	5.6	4.2	2.1	2.4	2.2
$C_{14:0}$	10.2	19.2	9.7	5.3	6.2	5.7
$C_{16:0}$	24.5	34.4	28.1	12.6	14.7	13.8
$C_{18:0}$	10.5	7.1	15.3	5.0	5.7	5.3
$C_{20:0}$		0.4	0.7		0.0	0.0
$C_{16:1}$ n-7	1.0	1.8	2.5	0.5	0.6	0.6
$C_{18:1}$ n-9	10.5	17.0	22.2	5.0	10.9	9.1
$C_{18:1}$ n-9, trans*	1.7	1.8	2.5	0.9	0.9	0.9
$C_{18:2}$ n-6	2.3	3.0	2.4	3.5	4.0	3.5
$C_{18:3}$ n-3	0.4	0.4	0.5	0.0	0.0	0.0

＊elaidic acid

ル濃度の有意な上昇とVLDLコレステロール濃度とVLDLリン脂質濃度の有意な低下が認められている[24]。

バターオイル（60重量％），中鎖脂肪酸トリグリセリド（35重量％），およびサフラワー油（5重量％）の混合油をナトリウムメトキサイドを触媒にインターエステル化反応で調製されたストラクチャード・トリグリセリドを30名の血清LDLコレステロール濃度が3.37mモル（130mg/dl）以下の健常人に，一重盲検，クロスオーバー法で5週間摂食してもらい，血清脂質に及ぼす影響が検討されている[25]。摂食してもらったストラクチャード・トリグリセリドは，1日エネルギーの18％に相当する量で，18gの脂質を含有するマッフィン（muffin）と8gの脂質を含有するクッキーとして摂食してもらった[25]。対照には同量のバターオイルを用いたが，ストラクチャード・トリグリセリドとバターオイルの脂肪酸組成，sn-1,3位，sn-2位脂肪酸組成は表6-6[25]に示した。

5週間の摂食期間中の脂質摂取量は，バターオイル含有食摂食群が32.1±4.2エネルギー％，ストラクチャード・トリグリセリド含有食摂食群が32.4±4.5エネルギー％で差は認められなかった[25]。また，両脂質摂食群間で，血清総コレステロール濃度，LDLコレステロール濃度，HDLコレステロール濃度に差は認められなかったが，血清トリグリセリド濃度は，バターオイル含有食摂食群に比較して，ストラクチャード・トリグリセリド含有食摂食群で有意（$p<0.05$）に上昇した[25]。血清トリグリセリドの脂肪酸組成を検討したところ，ストラクチャード・トリグリセリド含有食摂食群で，バターオイル含有食摂食群に比較して，カプリル酸，ステアリン酸，ジホモ-γ-リノレン酸含量が増加し，オレイン酸含量が減少した（表6-7）[25]。中鎖脂肪酸を約50％含有するストラクチャード・トリグリセリドと，同脂肪酸を約6％含有するバターオイルが，血清コレステロールに対してほぼ同等の挙動を示したことは，sn-2位に存在する中鎖脂肪酸は，sn-2位に存在する長鎖脂肪酸と同じ性質を示すためではないかとも推定されるが，定かではない[25]。

中鎖脂肪酸トリグリセリド50％，メンハーデン油40％，ナタネ油10％から調製されたストラクチャード・トリグリセリドをラットに経腸的に投与し，血漿および肝臓脂質に対する影響が大豆油投与群を対照に検討されている[26]。血漿トリグリセリド濃度，遊離脂肪酸濃度は，ストラクチャード・トリグリセリド投与群で，大豆油投与群に比較して有意な低値を示し，肝臓トリグリセリド濃度，総リン脂質濃度も同様にストラクチャード・トリグリセリド投与群で大豆油投与群に比較して有意に低減した[26]。しかし，血漿および肝臓コレ

表6-7 ストラクチャード・トリグリセリド，バターオイル摂食後の血清トリグリセリド脂肪酸組成[25]

脂肪酸	バターオイル含有飼料摂食群	ストラクチャード・トリグリセリド含有飼料摂食群
$C_{10:0}$	0.03±0.06	0.11±0.12[a]
$C_{12:0}$	0.26±0.17	0.21±0.14
$C_{14:0}$	2.74±0.77	2.56±0.75
$C_{16:0}$	25.95±2.67	26.13±3.38
$C_{18:0}$	3.40±0.61	3.80±0.67[b]
$C_{16:1}$ n-7	3.83±1.10	3.71±0.93
$C_{18:1}$ n-9	33.94±3.19	32.28±3.0[c]
$C_{16:2}$ n-9	17.45±3.21	18.66±3.79
$C_{18:3}$ n-3	1.30±0.51	1.34±0.58
$C_{20:3}$ n-6	0.23±0.20	0.34±0.15[d]
$C_{20:4}$ n-6	1.55±0.31	1.58±0.35

a, b, c, d, バターオイル含有飼料摂食群に対して有意差あり

（それぞれ $p<0.01$, $p<0.02$, $p<0.007$, $p<0.009$）

ステロール濃度は，ストラクチャード・トリグリセリド投与群と大豆油投与群の間で差は認められなかった[26]。

6-4) 長鎖脂肪酸をその構成成分とするストラクチャード・トリグリセリドの脂質代謝への影響

6-4-1) sn-2位がパルミチン酸から構成されるストラクチャード・トリグリセリドの脂質代謝への影響（sn-2位がオレイン酸から構成されるトリグリセリドとの比較）

ヒト母乳の構成脂肪酸の約25％はパルミチン酸であり，その約60％は sn-2位に結合している[26,27]。一方，牛乳や乳児用人工乳に使用されている植物油は，パルミチン酸は主に sn-1,3位に結合している[28,29]。ヒト母乳と牛乳の分子種の差はそれぞれの乳腺でのトリグリセリド合成機能の差によると推定されているが，その生理的な意義は明らかにはなっていない。ヒト母乳の場合，パルミチン酸が sn-2位に存在することから，乳児においてパルミチン酸が効率良く吸収され，エネルギー源として利用されると推定されている[30]。乳児用人工乳の脂質源として植物油の代わりに sn-2位にパルミチン酸を有するストラクチャード・トリグリセリドである Betapol® が合成された[31]。Betapol® パーム油の高トリパルミチン画分とヒマワリ油，カノーラ油を混合し *Rhizomucor miehei* 由来の sn-1,3位特異性リパーゼ（リパーゼ SP-392）を用いたインターエステル化反応により調製された脂質でその構成成分の約30％がパルミチン酸で，そのうち約70％が sn-2位に存在している[31]。

この Betapol® を仔ブタ[32~34] あるいは乳児[36~39]に投与し，脂質代謝に及ぼす影響が検討されている[32~38]。この時，対照に用いられた脂質は，ココナッツ油[32~34]，パーム油[32~34,37]，パームオレイン[35,36]，調製中鎖脂肪酸トリグリセリド[32~35]である。これらの対照脂質はいずれも，パルミチン酸含量は異なるが，オレイン酸含量は約40％とほぼ同程度であるが，sn-2位のオレイン酸含量はココナッツ油で約40％，パーム油で約60％，調製中鎖脂肪酸トリグリセリドで約40％だった。

パーム油（構成脂肪酸の46.6％はパルミチン酸，40.9％はオレイン酸，sn-2位構成脂肪酸の61.2％はオレイン酸）（表6-8）[40]を化学的あるいは酵素的にインターエステル化反応したパーム油をラットに投与し，血漿脂質および肝臓脂質に及ぼす影響が検討されている[40]。ナトリウムメトキシドを触媒にパーム油を化学的にインターエステル化反応（chemically-catalyzed interesterification）を行うと，総脂肪酸組成は未反応のパーム油と同じだが，sn-2位の構成脂肪酸の44.9％がパルミチン酸，40.0％がオレイン酸であるストラクチャード・トリグリセリドが得られる（表6-8）[40]。また，*Mucor miehei* 由来のリパーゼ（Lipozyme IM20）を触媒にパーム油を酵素的にインターエステル化反応（enzyme-catalyzed interesterification）を行うと，総脂肪酸組成は未反応のパーム油と同じだが，sn-2位の構成脂肪酸の28.8％がパルミチン酸，52.8％がオレイン酸であるストラクチャード・トリグリセリドが得られる（表6-8）[40]。

この2種のストラクチャード・トリグリセリドを10％含有する飼料を28日間ラットに投与したところ，両投与群間で飼料摂取量，体重増加量，脂質摂取量，糞便中への脂質排泄量については，差は認められなかった[40]。また，血漿総脂質，総コレステロール濃度，肝臓総脂質，遊離コレステロール濃度については，両ストラクチャード・ト

表6-8 化学的, 酵素的インターエステル化パーム油の脂肪酸組成[40]

	融点 (℃)	脂肪酸	組　成（重量％）		
			総トリグリセリド脂肪酸	sn-2位脂肪酸	sn-1,3位脂肪酸
パーム油（反応前）	34.5	$C_{16:0}$	46.6	17.1	61.3
		$C_{18:0}$	3.5	2.0	4.2
		$C_{18:1}$	40.9	61.2	30.7
		$C_{18:2}$	8.9	19.0	3.8
化学的インターエステル化パーム油	41.0	$C_{16:0}$	46.1	44.9	46.7
		$C_{18:0}$	3.6	3.2	3.8
		$C_{18:1}$	41.2	40.0	41.8
		$C_{18:2}$	8.9	10.7	8.0
酵素的インターエステル化パーム油	37.0	$C_{16:0}$	45.6	28.8	54.0
		$C_{18:0}$	4.0	3.9	4.0
		$C_{18:1}$	41.5	52.8	35.6
		$C_{18:2}$	8.9	13.8	6.4

リグリセリド間で差は認められなかった[40]。血漿遊離コレステロール濃度は, 化学的インターエステル化パーム油含有飼料投与群で 23.300±3.330 mg/dl, 酵素的インターエステル化パーム油含有飼料投与群で 41.070±6.800mg/dl と, 後者の方が有意 ($p<0.01$) に高かった[40]。また, 肝臓の総コレステロール濃度は, 化学的インターエステル化パーム油含有飼料投与群で 4,500±0.310mg/g で酵素的インターエステル化パーム油含有飼料投与群で 3.340±0.240mg/g と前者の方が有意 ($p<0.05$) に高かった[40]。

化学的インターエステル化パーム油と酵素的インターエステル化パーム油のパルミチン酸の分布を比較し, リパーゼによる加水分解過程を推定すると遊離パルミチン酸の生成は, 酵素的インターエステル化パーム油の方が多いと推定される[40]。多く生成したパルミチン酸が小腸から吸収されたのち, β-酸化の過程で, 化学的インターエステル化含有飼料投与群に比較して, 酵素的インターエステル化パーム油含有飼料投与群の方が, より多くのアセチル-CoA が生成され, このアセチル-CoA がコレステロールに変換されるため血漿遊離コレステロール濃度が, 酵素的インターエステル化パーム油含有飼料投与群の方が, 化学的インターエステル化パーム油含有飼料投与群に比較して有意 ($p<0.01$) に高値を示す理由と推定される[40]。

また肝臓中の遊離コレステロール濃度は両ストラクチャード・トリグリセリド含有飼料投与群間で差は認められなかったが, 肝臓中の総コレステロール濃度は化学的インターエステル化パーム油含有飼料投与群の方が酵素的インターエステル化パーム油含有飼料投与群に比較して有意 ($p<0.05$) に高かったのは, 化学的インターエステル化パーム油含有飼料投与群の肝臓でより多くのコレステロールエステルが合成されたためと推定される[40]。化学的インターエステル化パーム油含有飼料を投与した場合, 膵臓リパーゼの作用により in vivo では, 酵素的インターエステル化パーム油含有飼料を投与した場合に比較して, より多くのオレイン酸およびリノール酸を生じると推定される[40]。オレイン酸, リノール酸は, 肝臓中にアセチル-CoA とアデノシン3リン酸が存在すると, 肝臓中のアセチル-CoA コレステロールアシル トランスフェラーゼ(acetyl-CoA cholesterolacyl transferase) の基質となるパルミチン酸に変換され, より多くのコレステロールエステルが合成されると推定される[40]。

ブタ獣乳（sow milk）および, ブタ獣乳類似の脂肪酸組成で, かつ sn-2 位脂肪酸組成を有する Betapol® 含有人工乳, オレイン酸, リノール酸含量がほぼ同量で, 飽和脂肪酸含量が異なる植物油混合人工乳3種類（中鎖脂肪酸トリグリセリド含有人工乳, ココナッツ油含有人工乳, パーム

表6-9 各脂質含有人工乳およびブタ獣乳の総脂肪酸, sn-2位脂肪酸組成[32]

脂肪酸	中鎖脂肪酸トリグリセリド含有人工乳		ココナッツ油含有人工乳		パーム油含有人工乳		Betapol®含有人工乳		ブタ獣乳	
	総脂肪酸	sn-2位脂肪酸	総脂肪酸	sn-2位脂肪酸	総脂肪酸	sn-2位脂肪酸	総脂肪酸	sn-2位脂肪酸	総脂肪酸	sn-2位脂肪酸
					%					
$C_{8:0}$	22.2	23.7	3.2	—	0.5	—	0.6	—	0.1±0.0‡	—
$C_{10:0}$	8.2	9.3	1.9	0.9	0.4	—	0.4	—	0.2±0.0	—
$C_{12:0}$	0.6	0.1	19.1	24.6	3.3	4.0	3.3	4.7	0.2±0.0	0.7
$C_{14:0}$	0.1	—	6.8	3.1	2.1	0.7	1.8	1.7	3.1±0.3	4.5
$C_{16:0}$	4.3	0.4	6.5	1.3	27.0	4.4	29.6	69.9	30.7±2.7	55.3
$C_{18:0}$	3.0	0.4	3.4	—	5.6	0.6	3.1	2.6	4.4±0.2	4.0
$C_{18:1}$	40.8	40.6	39.0	41.5	40.0	59.5	40.6	13.7	40.4±3.8	18.7
$C_{18:2}$	16.2	22.3	15.6	23.2	16.4	25.1	16.4	6.5	8.2±0.1	4.9
$C_{18:3}$	3.4	5.2	3.2	5.5	3.1	5.4	3.2	0.8	0.8±0.0	0.3
$C_{20:0}$	0.4	ND*	0.3	ND	0.6	ND	0.4	ND	0.1±0.0	ND
$C_{20:1}$	0.5	ND	0.4	ND	0.4	ND	0.1	ND	0.4±0.0	ND
$C_{22:0}$	0.1	ND	0.2	ND	0.1	ND	0.1	ND	0.1±0.0	ND

*ND；未測定

表6-10 各脂質含有人工乳およびブタ獣乳投与時の血漿脂質濃度変化[32]

血漿脂質濃度 (mモル/l)	中鎖脂肪酸トリグリセリド含有人工乳	ココナッツ油含有人工乳	パーム油含有人工乳	Betapol®含有人工乳	ブタ獣乳
総コレステロール	1.91 ± 0.10[a]‡	2.07 ± 0.11[a]‡	2.17 ± 0.10[a]‡	2.56 ± 0.18[b]‡	4.47 ± 0.26
遊離コレステロール	0.54 ± 0.05‡	0.57 ± 0.05‡	0.62 ± 0.06‡	0.67 ± 0.04‡	1.22 ± 0.10
エステル化コレステロール	1.37 ± 0.08[a]‡	1.50 ± 0.06[a]‡	1.55 ± 0.05[a]‡	1.89 ± 0.13[b]‡	3.26 ± 0.18
HDLコレステロール	1.27 ± 0.05[a]‡	1.47 ± 0.02[a]‡	1.46 ± 0.08[a]‡	1.78 ± 0.10[b]	1.84 ± 0.10
VLDL+LDLコレステロール	0.64 ± 0.08‡	0.59 ± 0.08‡	0.70 ± 0.05‡	0.80 ± 0.10‡	2.66 ± 0.26
トリグリセリド	0.84 ± 0.16	0.88 ± 0.14	0.94 ± 0.12	1.05 ± 0.10	0.91 ± 0.10

異なるアルファベット間には有意差があることを示す（$p<0.05$）
‡ブタ獣乳に対して有意差あり（$p<0.05$）

油含有人工乳）を仔ブタに生後直後から17日間投与し，血漿脂質に及ぼす影響が検討されている[32]。3種の人工乳の脂質は高オレイン酸ヒマワリ油，ヒマワリ油，カノーラ油の混合油をベースに，中鎖脂肪酸トリグリセリド，ココナッツ油，パーム油をそれぞれ添加し，中鎖脂肪酸トリグリセリド含有人工乳，ココナッツ油含有人工乳，パーム油含有人工乳が調製された[32]。これら3種の人工乳とBetapol®含有人工乳，ブタ獣乳の脂肪酸組成，sn-2位脂肪酸組成については表6-9[32]に示した。

これらの人工乳を仔ブタに生後直後から17日間投与した場合の体重増加量については，いずれの投与群間でも差は認められなかった[32]。この時，血漿総コレステロール，遊離コレステロール，エステル化コレステロール，HDLコレステロール，VLDL+LDLコレステロール濃度は，4種の人工乳投与群で，ブタ獣乳投与群に比較して有意（$p<0.05$）に低下するのが認められた（表6-10）[32]。また，Betapol®含有人工乳投与群で，中鎖脂肪酸トリグリセリド含有人工乳投与群，ココナッツ油含有人工乳投与群，パーム油含有人工乳投与群に比較して，血清総コレステロール，エステル化コレステロール，HDLコレステロール濃度が

第6章 ストラクチャード・トリグリセリドの脂質代謝への影響

図6-9 Betapol®あるいは Betapol®と同脂肪酸組成の植物油投与後の血漿トリグリセリド，遊離脂肪酸濃度の変化[36]

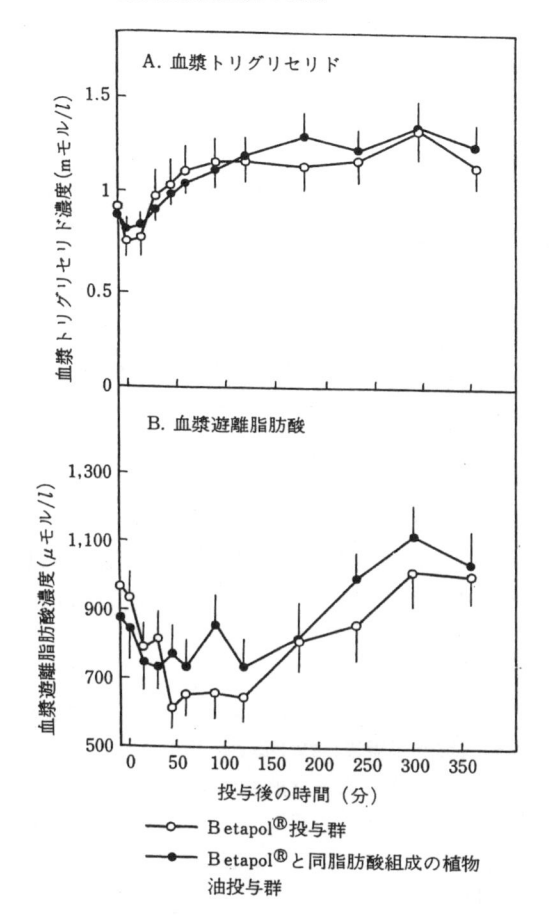

A. 血漿トリグリセリド

B. 血漿遊離脂肪酸

○ Betapol®投与群
● Betapol®と同脂肪酸組成の植物油投与群

有意（$p<0.014$）に高いのが認められたが，中鎖脂肪酸トリグリセリド含有人工乳投与群，ココナッツ油含有人工乳投与群，パーム油含有人工乳投与群の間では，種々の血漿コレステロール濃度に差は認められなかった（表6-10）[32]。また，血清トリグリセリド濃度については，すべての投与群間で差は認められなかった（表6-10）[32]。これら血漿コレステロール濃度変化と，投与人工乳の脂肪酸組成，トリグリセリド分子種の影響の関係については明らかでない[32]。

Betapol®含有人工乳，中鎖脂肪酸トリグリセリド含有人工乳，ココナッツ油含有人工乳，パーム油含有人工乳，ブタ獣乳の仔ブタ投与時の，血漿トリグリセリド脂肪酸組成[32~34]，血漿リン脂質およびコレステリルエステル脂肪酸組成[32,33]，肝臓および脂肪組織，肺のリン脂質脂肪酸組成[34]，

血漿カイロミクロン，LDL，HDL のトリグリセリド，リン脂質，コレステリルエステルの脂肪酸組成[35]の詳細な定量が行われている[32~35]。それぞれの人工乳を投与した場合，その脂肪酸組成，およびトリグリセリド分子種は，血漿脂質，組織脂質の脂肪酸組成に反映されていたが，特に Betapol®含有人工乳を投与した場合，血漿トリグリセリド，コレステリルエステルの sn-2位のパルミチン酸含量の増加が顕著であった[32~34]。

また，Betapol®を含有する食事をヒトに摂取してもらい，血漿脂質に及ぼす影響が検討されている[36~38]。Betapol®を40g（摂取熱量に占める割合，54%），タンパク質15.1g（同9%），糖質60.5g（同37%）を含有する試験食を健常男性16名に摂食してもらい，摂食6時間後までの血漿トリグリセリド，VLDLトリグリセリド，遊離脂肪酸，グルコース，インスリン，GIP（gastric inhibitory polypeptide；グルコース依存性インスリン分刺激ペプチド）の濃度変化を測定した[36]。対照に用いた脂質はパーム油を主体とした植物油で，Betapol®とほぼ同じ脂肪酸組成を有しているが，Betapol®の sn-2位脂肪酸の72.7%がパルミチン酸から構成されているのに対し，対照の植物油の sn-2位のパルミチン酸の構成割合は5.9%であった[36]。Betapol®あるいは対照脂質を摂食してもらい，血漿トリグリセリド濃度，VLDLトリグリセリド濃度，遊離脂肪酸濃度を投与6時間後まで測定したところ，両投与群間で差は認められなかった（図6-9）[36]。これらの結果は，ステアリン酸の分布が異なるトリグリセリドを1回投与しても，血漿トリグリセリド濃度等には，ほとんど影響を示さなかった[36]。

溶剤抽出パーム油87.5%，高オレイン酸ヒマワリ油11%，高リノール酸ヒマワリ油1.5%の混合植物油（構成脂肪酸はパルミチン酸28.8%，オレイン酸47.2%，リノール酸11.8%，sn-2位構成脂肪酸はパルミチン酸6.4%，オレイン酸63.4%，リノール酸22.1%）あるいは，パーム油とヒマワリ油由来脂肪酸を *Rhizomucor miehei* 由来のリパーゼを用いアシドリシス反応で合成されたストラクチャード・トリグリセリド（構成脂肪酸はパルミチン酸28.9%，オレイン酸48.0%，リノール酸10.1%で，混合植物油とほぼ同じ，sn-2位構成脂肪酸はパルミチン酸66.9%，オレ

図6-10 混合植物油含有食,ストラクチャード・トリグリセリド含有食摂食時の血漿脂質濃度変化[37]

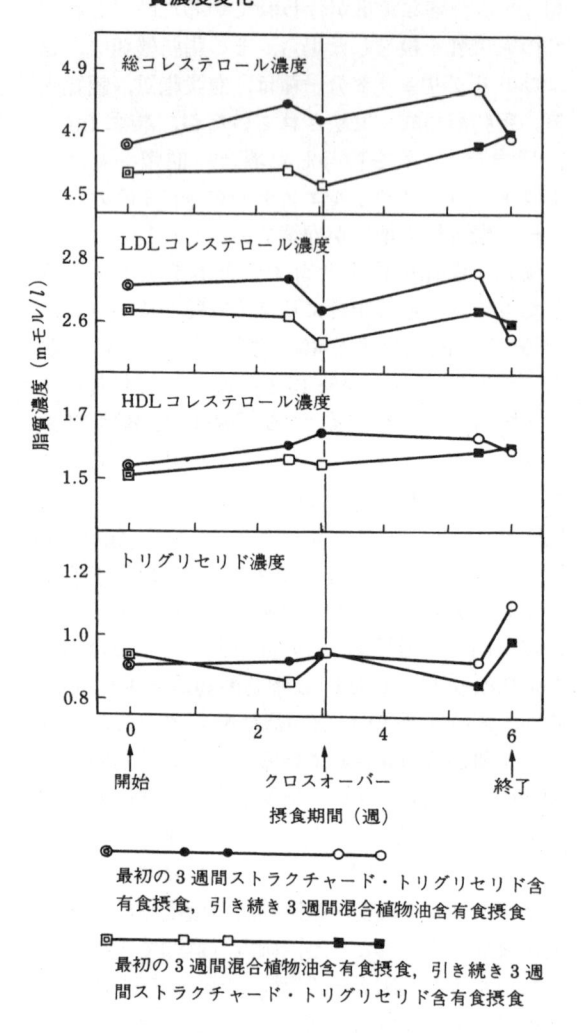

図6-11 ストラクチャード・トリグリセリド含有食摂食後の血漿コレステロール濃度の個人別変化(混合植物油含有食摂食後との比較)[37]

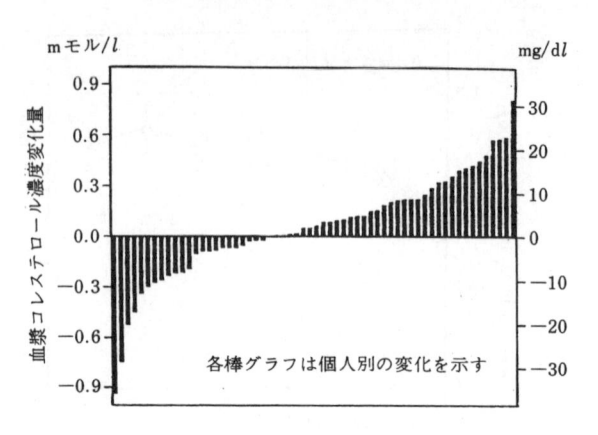

最初の3週間ストラクチャード・トリグリセリド含有食摂食,引き続き3週間混合植物油含有食摂食

最初の3週間混合植物油含有食摂食,引き続き3週間ストラクチャード・トリグリセリド含有食摂食

イン酸18.1%)を40~41摂食カロリー%含有する食事を健常男性23名,健常女性37名にクロスオーバー法で3週間ずつ摂食してもらい,血漿脂質変化が測定されている[37]。混合植物油含有食とストラクチャード・トリグリセリド含有食は厳密に調製され,両食摂食群間では,摂取熱量,脂質,タンパク質,糖質由来の摂取熱量およびコレステロール,植物繊維摂取量に差は認められなかった[37]。3週間ずつのクロスオーバー法による混合植物油含有食摂食群とストラクチャード・トリグリセリド含有食摂食群との間で,血漿総コレステロール,LDLコレステロール,HDLコレステロール,トリグリセリド濃度に有意差は認められなかった(図6-10)[37]。しかし,男女別にみると健常男性群でストラクチャード・トリグリセリド含有食摂食の場合,混合植物油含有食摂食の場合に比較して,血漿総コレステロール濃度が0.10mモル/l,LDLコレステロール濃度が0.08mモル/lとごくわずかではあるが有意($p<0.05$)に上昇した[37]。

摂食した60名の血漿総コレステロール濃度変化を試験終了後に比較すると,ストラクチャード・トリグリセリド含有食摂食により,混合植物油含有食摂食により,血漿コレステロール濃度が上昇した人36名,無変化1名,低下した人23名であった(図6-11)[37]。

sn-2位にオレイン酸を有する3種のストラクチャード・トリグリセリドを含有する食事を8名の健常男性にそれぞれ1週間ずつ摂食してもらい,血漿トリグリセリド濃度およびカイロミクロンの脂肪酸組成に及ぼす影響が検討されている[41]。摂食してもらったストラクチャード・トリグリセリドは1,3-ジステアロイル-2-オレオイルグリセロール(1,3-distearoyl-2-oleoyl glycerol,純度約50%,SOS;Sはステアリン酸,Oはオレイン酸を,またSOSは表記順にsn-1,2,3位の脂肪酸を示す),1,3-ジリノレオイル-2-オレオイル グリセロール(1,3-dilinoleoyl-2-oleoyl glycerol,純度約70%,LOL;Lはリノール酸を示す),およびトリオレイン(trioleine,純度80~85%,OOO)で,摂取エネルギーの41%は脂質由来で,この脂質のうちストラクチャード・トリグリセリド由来の脂質は91%になるような食事に設計されて

表6-11 ストラクチャード・トリグリセリドの脂肪酸組成とトリグリセリド分子種組成[41]

	SOS	OOO	LOL	対照脂質
脂肪酸組成（％）				
$C_{8:0}$				1.5
$C_{10:0}$				1.4
$C_{12:0}$				10.2
$C_{14:0}$				4.2
$C_{16:0}$	2.9	2.8	0.6	24.4
$C_{18:0}$	47.7	4.0	0.9	3.7
$C_{18:1\ n-9}$	45.7	88.0	39.4	39.5
$C_{18:2\ n-6}$	1.6	3.1	57.6	13.1
$C_{20:0}$	0.7			
$C_{22:0}$	1.4	1.1	0.3	
その他		1.0	1.2	2.0
トリグリセリド分子種組成（％）				
SOS	50			
OOS	35			
OOO	7	80〜85	1	
LLL			5	
LOL			70	
OOL			24	
その他	8	15〜20		

いた（一日の脂質摂取量は44±6g）。これらのストラクチャード・トリグリセリドの脂肪酸組成，トリグリセリド分子種および対照脂質の脂肪酸組成は表6-11[41]に示した。

健常男性8名にそれぞれのストラクチャード・トリグリセリドを含有する食事を少なくとも1週間摂食してもらい，1夜絶食後，同じ食事を摂食してもらい7.5時間後までの血漿トリグリセリド濃度変化を測定したところ，摂食3時間後には，いずれのストラクチャード・トリグリセリド含有の食事摂食群でも，摂食前に比較して高い有意（$p<0.001$）な上昇が認められたが，7.5時間後には，摂食前値にもどった（表6-12)[41]。またこの時，摂食3時間後の血漿トリグリセリド濃度は，SOS含有食事摂食群でOOO含有食事摂食群に比較して有意（$p<0.05$）に高かった（表6-12)[41]。

カイロミクロンの脂肪酸組成変化は，摂食したストラクチャード・トリグリセリドの脂肪酸組成を反映はしているものの，対照脂質含有食事摂食群を含め，摂食した脂質の脂肪酸組成に比較してパルミチン酸含量が高く，オレイン酸含量が低い傾向が認められた（表6-13)[41]。また，トリオレインおよび対照脂質含有食事摂食群では，ステアリン酸およびリノール酸含量が摂食した脂質の脂肪酸組成に比較して増加し，SOS含有食事摂食群ではリノール酸含量が増加し，ステアリン酸含量が減少した。また，LOL含有食事摂食群ではリノール酸含量が減少し，ステアリン酸含量が増加した（表6-13)[41]。対照脂質および3種のストラクチャード・トリグリセリド含有食事摂食群すべてで，カイロミクロン中のパルミチン酸含量がオレイン酸含量より高かった[41]。このことは，オレイン酸よりもパルミチン酸の方が吸収率が高いとも推定されるが，sn-2位のパルミチン酸は吸収率が高いが，sn-1,3位のパルミチン酸は吸収率が低いことが知られている[42]。このことから，対照脂質および3種のストラクチャード・トリグリセリド含有食事摂食時に，何らかの理由により小腸細胞でのパルミチン酸合成が促進され，生成されたパルミチン酸がカイロミクロン　トリグリセリドの構成成分として取り込まれたのではないかと推定されるが定かではない[41]。

表6-12 ストラクチャード・トリグリセリド含有食事摂食時の血漿トリグリセリド濃度変化[41]

摂食群	絶食時	摂食後の時間（時間）		
		3	5	7.5
SOS	1.04±0.42	1.68±0.60*	1.43±0.68	1.06±0.38
OOO	0.83±0.29	1.57±0.78*	1.19±0.47	0.80±0.20
LOL	0.98±0.30	1.80±0.76*	1.47±0.82	0.90±0.38
対照脂質	1.00±0.33	1.74±0.82*	1.41±0.67	0.98±0.37

＊絶食時に対して有意差あり（$p<0.001$）

表6-13 ストラクチャード・トリグリセリド含有食事摂食後のカイロミクロン脂質の脂肪酸組成[41]

脂肪酸	摂食後の時間（時間）			食事中
	3	5	7.5	
SOS				%
$C_{14:0}$	1.1 ± 0.3	1.3 ± 0.3	0.3	
$C_{16:0}$	14.0 ± 3.1 *	15.5 ± 3.1 *	20.0 ± 13.3 *	4.5
$C_{18:0}$	32.7 ± 3.5 *	31.9 ± 2.7 *	29.6 ± 8.3 *	44
$C_{18:1}$	44.0 ± 1.5 *	41.5 ± 2.7 *	41.5 ± 5.8 *	43.6
$C_{18:2}$	9.0 ± 1.7 *	9.9 ± 2.3 *	10.6 ± 5.2 *	4.1
$C_{16:0}/C_{18:0}$	0.4 *	0.5 *	0.7 *	0.1
$C_{18:0}/C_{18:1}$	0.7 *	0.8 *	0.7 *	1
LOL				
$C_{14:0}$	1.4 ± 1.0	1.5 ± 1.0	1.4 ± 0	0.4
$C_{16:0}$	11.2 ± 5.0 *	12.6 ± 4.2 *	18.4 ± 5.2 *	2.8
$C_{18:0}$	4.8 ± 2.0 *	5.2 ± 1.7 *	8.3 ± 3.3 *	2.1
$C_{18:1}$	34.3 ± 2.1 *	33.0 ± 3.4 *	29.6 ± 3.3 *	36.9
$C_{18:2}$	45.3 ± 5.7 *	43.6 ± 5.5 *	35.3 ± 7.3 *	54.5
$C_{16:0}/C_{18:0}$	2.3 *	2.4 *	2.2 *	1.3
$C_{18:0}/C_{18:1}$	0.1	0.2 *	0.3 *	0.1
OOO				
$C_{14:0}$	0.8 ± 0.2	1.3 ± 0.6		0.3
$C_{16:0}$	10.5 ± 1.9 *	13.6 ± 5.2 *	18.6 ± 4.7 *	4.3
$C_{18:0}$	6.2 ± 0.6 *	7.5 ± 2.0 *	9.6 ± 2.3 *	4.6
$C_{18:1}$	71.4 ± 3.9 *	64.5 ± 11.5 *	56.2 ± 4.4 *	78.5
$C_{18:2}$	9.5 ± 2.0 *	10.8 ± 3.1 *	12.7 ± 2.7 *	5.7
$C_{16:0}/C_{18:0}$	1.7 *	1.8 *	1.9 *	0.9
$C_{18:0}/C_{18:1}$	0.1 *	0.1	0.2 *	0.1
対照脂質				
$C_{14:0}$	4.0 ± 0.4	3.6 ± 0.4	3.7 ± 1.0	3.9
$C_{16:0}$	30.4 ± 1.2 *	32.3 ± 6.5 *	32.9 ± 5.0 *	25.5
$C_{18:0}$	6.6 ± 0.9 *	9.2 ± 4.5 *	10.6 ± 3.6 *	4.9
$C_{18:1}$	38.3 ± 1.9	36.1 ± 3.4 *	32.8 ± 5.2 *	39.3
$C_{18:2}$	16.7 ± 1.5 *	17.3 ± 2.5 *	16.7 ± 4.3	15.5
$C_{16:0}/C_{18:0}$	4.6 *	3.5 *	3.1 *	5.2
$C_{18:0}/C_{18:1}$	0.2 *	0.3 *	0.3 *	0.1

＊食事中脂肪酸組成に対して有意差あり（p＜0.02）

6-4-2）分子種の異なるジパルミトイル-オレオイル グリセリド，ジオレオイル-パルミトイル グリセリドの脂質代謝への影響

トリオレインとパルミチン酸エチルエステルから，またトリパルミチンとオレイン酸エチルエステルから，Rhizopus niveus 由来の sn-1,3 位特異性リパーゼを用いたアシドリシス反応で合成された 1,3 - ジパルミトイル-2-オレオイル グリセリド（1,3 - dipalmitoyl-2-oleoyl glyceride；POP（P はパルミチン酸，O はオレイン酸を示し，POP は順に sn-1,2,3 位の脂肪酸を示す）），および 1 (3)，2-ジパルミトイル-3 (1)-オレオイル グリセリド（1 (3)，2-dipalmitoyl-3 (1)-oleoyl glyce-ride；PPO）を 10％含有する飼料（脂質中の POP, PPO の含有率はそれぞれ 80.2, 84.8％）を 2 週間ラットに投与し，血漿および肝臓の脂質濃度に及ぼす影響が検討されている[43]。この時併せて両飼料への 0.5％のコレステロール添加の影響も検討されている[41]。

血漿トリグリセリド濃度は POP 含有飼料投与群，PPO 含有飼料投与群の群間では差が認められなかったが，コレステロール添加群の方が，コレステロール無添加群に比較して有意（p＝0.01

第6章　ストラクチャード・トリグリセリドの脂質代謝への影響

表6-14　POP, PPOおよびコレステロール添加POP, PPO含有飼料投与時の血漿, 肝臓脂質濃度変化[44]

脂　　質	投　与　飼　料　群				ANOVA	
	POP ＋コレステロール	PPO ＋コレステロール	POP	PPO	コレステロール 添加	位置特異性
血漿		mモル/l				
トリグリセリド	0.88[b]	1.10[b]	3.01[a]	2.72[a]	0.01	NS*
総コレステロール	4.32[b]	5.28[a]	2.52[d]	3.08[c]	0.01	0.01
HDLコレステロール	1.31	1.12	1.23	1.52	NS	NS
肝臓		μモル/肝臓				
トリグリセリド	1,340[ac]	1,570[a]	671[b]	802[bc]	0.01	NS
リン脂質	531[a]	539[a]	469[b]	510[ab]	0.05	NS
総コレステロール	1,580[a]	1,780[a]	173[b]	194[b]	0.01	NS
遊離コレステロール	117[a]	127[a]	67.6[b]	77.2[b]	0.01	NS
エステル化コレステロール	1,460[a]	1,650[a]	106[b]	117[b]	0.01	NS

異なるアルファベット間には有意差が存在することを示す（p＜0.05）
＊NS；有意差なし（p＜0.05）

に低かった（表6-14）[44]。血漿総コレステロール濃度はPOP含有飼料投与群の方がPPO含有飼料投与群より有意（p=0.01）に低く，これはコレステロール添加群でも同様であった（表6-14）[44]。血漿HDLコレステロール濃度は，いずれの飼料投与群間でも差は認められなかった（表6-14）[44]。肝臓トリグリセリド濃度は，血漿トリグリセリド濃度とは逆で，コレステロール添加飼料投与群で高く，肝臓リン脂質濃度も同様であった（表6-14）[44]。また肝臓総コレステロール，遊離コレステロール，エステル化コレステロール濃度は，POP含有飼料投与群とPPO含有飼料投与群の間では差は認められなかったが，コレステロール添加飼料投与群で非投与群に比較して，有意（p=0.01）にかなり高値であった（表6-14）[44]。POP含有飼料とPPO含有飼料投与時の血漿および肝臓トリグリセリド濃度の違いの機序は次のように推定されている。POPの吸収率は79.3±0.93％と，PPOの吸収率87.6±0.59％（いずれもコレステロール無添加群）に比較して有意（p＜0.05）に低く，また，POPあるいはPPOを投与した場合，カイロミクロンに取り込まれたこれらのストラクチャード・トリグリセリドは，リポタンパク質リパーゼにより加水分解され，2-モノオレインあるいは，2-モノパルミチンを生じる。2-モノパルミチンは2-モノオレインより融点が高く，2-モノパルミチンは肝臓に取り込まれにくいためではないかと推定されている[44]。

分子種の異なる2種のジオレオイル-パルミトイル-グリセロール，1-パルミトイル-2,3-ジオレオイル-グリセロール（1-palmitoyl-2,3-dioleoyl glycerol；POO）および1,3-ジオレオイル-2-パルミトイルグリセロール（1,3-dioleoyl-2-palmitoyl glycerol；OPO）をラットおよびゴールデン シリアン ハムスター（golden syrian hamster）に投与して，カイロミクロン，リポタンパク質脂質組成に及ぼす影響が検討されている[44]。これら脂質を18.6％（36エネルギー％）含有する飼料にコレステロールを0.12％添加した飼料を28日間ゴールデン シリアン ハムスターに投与し，血清脂質，リポタンパク質の脂質組成に及ぼす影響が検討されている[44]。対照のコレステロール無添加飼料は飼料由来のコレステロールを0.005％含有していた。対照（0.005％コレステロール含有）のPOO含有飼料投与群とOPO含有飼料投与群の間では，血清脂，リポタンパク質の脂質組成に差は認められなかった（表6-15）[44]。コレステロール0.12％添加のPOO含有飼料投与群，OPO含有飼料投与群いずれも，VLDL，LDL，HDLのコレステロール濃度は上昇し，またVLDL-トリグリセリド濃度，リン脂質濃度の著しい上昇が認められたが，この場合も両脂質投与群間で差は認められなかった（表6-15）[44]。

また，ラットに0.12％コレステロール添加POOおよびOPO含有飼料を7日間投与し，投与最終日の飼料に，放射性同位元素で標識した同脂質〔14C〕POOあるいは，O〔14C〕POを添加した飼料を投与し，〔14C〕パルミチン酸の血清カイロミクロン-トリ

表6-15 ハムスターでの血清脂質，リポタンパク質の脂質組成に及ぼす POO および OPO 含有飼料投与の影響[44]

	飼料中のコレステロール含量%（w/w）	投与脂質	コレステロール濃度（mモル）	トリグリセリド濃度（mモル）	リン脂質濃度
総血清脂質	0.005	POO	2.73±0.41	1.42±0.28	2.27±0.20
		OPO	2.78±0.52	1.38±0.19	2.14±0.11
	0.12	POO	3.90±0.66	2.24±0.39	3.43±0.51
		OPO	3.88±0.64	2.14±0.66	3.42±0.45
VLDL	0.005	POO	0.23±0.07	0.88±0.19	0.22±0.06
		OPO	0.19±0.03	0.80±0.12	0.21±0.02
LDL	0.12	POO	0.48±0.08	1.46±0.31	0.47±0.09
		OPO	0.50±0.10	1.38±0.56	0.46±0.12
HDL	0.005	POO	0.34±0.05	0.06±0.01	0.18±0.03
		OPO	0.31±0.06	0.07±0.02	0.16±0.03
	0.12	POO	0.40±0.07	0.07±0.01	0.19±0.03
		OPO	0.46±0.08	0.07±0.02	0.20±0.03
	0.005	POO	1.56±0.18	0.09±0.01	1.89±0.13
		OPO	1.64±0.30	0.11±0.02	1.82±0.21
	0.12	POO	2.15±0.37	0.11±0.03	2.11±0.31
		OPO	2.19±0.38	0.11±0.02	2.11±0.28

表6-16 [¹⁴C] POO および O [¹⁴C] PO 含有飼料ラットの血清，臓器への放射能の分布[44]

投与後の時間（時間）	投与脂質	カイロミクロン トリグリセリド（mg/dl）	DPM/mg トリグリセリド・10^{-3}	VLDL トリグリセリド（mg/dl）	DPM/mg トリグリセリド・10^{-3}	肝臓 DPM/肝臓 g・10^{-3}	脂肪組織 DPM/脂肪組織 g・10^{-3}
0.5	POO	649±209	29.4±1.6	68±14	32.6±3.2	408±19	164±22
	OPO	620±275	48.9±21.2	99±53	30.1±13.9	985±551	436±372
4	POO	974±397	34.0±2.4	74±9	47.7±1.9	1909±535	1547±480
	OPO	1024±4	47.9±3.2[a]	78±11	42.2±1.9	3016±258 *	1993±769
8	POO	311±98	41.3±2.7	75±5	37.6±3.8	3737±121	2560±1749
	OPO	460±368	39.6±3.2	76±10	34.8±5.0	4118±259	1807±834
24	POO	34±7	27.2±2.5	42±17	9.4±0.3	1385±311	1335±480
	OPO	41±10	38.2±10.0	34±11	10.2±2.5	875±176	1443±486

* $P<0.05$

グリセリド，VLDL-トリグリセリド，肝臓，脂肪組織への分布が検討されている[44]。その結果，OPO含有飼料の投与4時間後のカイロミクロン-トリグリセリドと，肝臓で有意（$p<0.05$）に高濃度の [¹⁴C] パルミチン酸が認められた以外は，いずれの測定項目に差は認められなかった（表6-16)[44]。カイロミクロンの放射能は投与直後はその95〜97%がトリグリセリド画分より検出されたが，投与24時間後には，45〜65%に減少し，減少分はリン脂質画分に見い出された[44]。

6-4-3）長鎖脂肪酸をその構成成分とするトリグリセリドおよびストラクチャード・トリグリセリドのカイロミクロン粒子径に及ぼす影響

トリグリセリドの構成脂肪酸として2個のオレイン酸(O)および種々の鎖長の飽和脂肪酸であるミリスチン酸(M)，パルミチン酸(P)，ステアリン酸(S)，アラキジン酸(A)，ベヘン酸(B)，リグノセリン酸(L)から構成されるストラクチャード・トリグリセリドをラットに投与し，リンパ液中のカイロミクロンの組成，脂肪酸組成，粒子径に及ぼす影響が検討されている[45]。トリオレイン（OOO，順に sn-1,2,3 位の脂肪酸を示す)，1,2-ジオレオイル-3-ミリスト

表6-17 ストラクチャード・トリグリセリド投与時のカイロミクロンの組成，脂肪酸組成，粒子径の変化[45]

A. カイロミクロンの組成および粒子径

投与脂質	カイロミクロン組成					カイロミクロン粒子径
	トリグリセリド	コレステリルエステル	コレステロール	リン脂質	タンパク質	
	重量%					nm
OOO*	88.1 ± 1.17a	1.8 ± 0.26	0.9 ± 0.20	7.8 ± 0.74	1.5 ± 0.21	130
OOM	90.6 ± 0.86	1.1 ± 0.20	0.7 ± 0.1	6.1 ± 0.70	1.6 ± 0.27	160
OOP	90.4 ± 0.30	0.6 ± 0.05b	0.4 ± 0.05b	6.7 ± 0.20	1.9 ± 0.10	149
OOS	86.7 ± 0.40	1.8 ± 0.32	0.9 ± 0.02	8.8 ± 0.42	1.8 ± 0.20	114
OSO	89.7 ± 2.64	1.8 ± 0.15	0.9 ± 0.22	6.3 ± 2.07	1.3 ± 0.20	158
OOA	79.2 ± 1.44b	4.5 ± 0.78b	1.5 ± 0.20	11.1 ± 1.05c	2.5 ± 0.74	85
OOB	81.8 ± 0.23b	3.0 ± 0.06b	1.3 ± 0.09	11.5 ± 0.06c	2.5 ± 0.09	85
OOL	86.4 ± 1.85	3.3 ± 0.45b	1.1 ± 0.15	6.4 ± 0.05	1.8 ± 0.02	142

B. カイロミクロン脂肪酸組成

投与脂質	カイロミクロン脂肪酸組成							
	$C_{14:0}$	$C_{16:0}$	$C_{16:1}$	$C_{18:0}$	$C_{18:1}$	$C_{18:2}$	$C_{20:4}$	その他
	重量%							
OOO	0.2 ± 0.02a	3.2 ± 0.24	0.3 ± 0.08	1.5 ± 0.12	91.7 ± 0.72	1.9 ± 0.29	0.7 ± 0.06	
OOM	25.0 ± 0.85b	4.1 ± 1.55	0.2 ± 0.05	1.5 ± 0.70	66.1 ± 3.20b	2.7 ± 0.65	0.4 ± 0.25	
OOP	0.3 ± 0.06	28.0 ± 1.47b	0.7 ± 0.13c	1.8 ± 0.24	65.8 ± 2.25b	2.7 ± 0.63	0.5 ± 0.10	
OOS	0.2 ± 0.03	5.8 ± 0.81b	1.2 ± 0.26c	19.3 ± 1.28b	61.0 ± 1.67b	4.6 ± 0.54b	1.8 ± 0.16b	
OSO	0.3 ± 0.06	5.7 ± 0.90b	0.9 ± 0.24c	27.5 ± 1.27b	58.4 ± 0.91b	4.4 ± 0.72b	0.7 ± 0.11	
OOA	0.2 ± 0.03	2.1 ± 0.58	0.6 ± 0.06c	1.3 ± 0.20	70.2 ± 3.31b	2.0 ± 0.45	0.6 ± 0.06	22.3 ± 4.67($C_{20:0}$)
OOB	0.3 ± 0.05	5.8 ± 0.55b	0.6 ± 0.00c	2.9 ± 0.05b	71.0 ± 2.70b	5.4 ± 0.25b	2.1 ± 0.25b	9.7 ± 1.75($C_{22:0}$)
OOL	0.2 ± 0.04	5.1 ± 0.48b	0.2 ± 0.00	2.0 ± 0.03	79.9 ± 3.23b	7.9 ± 0.28b	1.2 ± 0.18b	2.4 ± 0.68($C_{24:0}$)

b：OOOに対して有意差あり（$p<0.01$）
c：OOOに対して有意差あり（$p<0.05$）
*O：オレイン酸，M：ミリスチン酸，P：パルミチン酸，S：ステアリン酸，A：アラキジン酸，B：ベヘン酸，L：リグノセリン酸

イル グリセロール（1,2-dioleoyl-3-myristoyl glycerol, OOM），1,2-ジオレオイル-3-パルミトイル グリセロール（OOP），1,2-ジオレオイル-3-ステアロイル グリセロール（OOS），1,3-ジオレオイル-2-ステアロイル グリセロール（OSO），1,2-ジオレオイル-3-アラキジノイル グリセロール（1,2-dioleoyl-3-arachidinoyl glycerol；OOA），1,2-ジオレオイル-3-ベヘノイル グリセロール（1,2-dioleoyl-3-behenoyl glycerol；OOB），1,2-ジオレオイル-3-リグノセロイル グリセロール（1,2-dioleoyl-3-lignoceroly glycerol；OOL）を，0.5mlラットの胃内に投与し，投与6時間後までのリンパ液を採取し，リンパ液中カイロミクロンの組成，脂肪酸組成の測定，また組成からのカイロミクロン粒子径の算出を行った[45]。

8種類のストラクチャード・トリグリセリドの投与により，カイロミクロン中のトリグリセリド，タンパク質含量はいずれの投与群間でも差は認められなかった（表6-17, A）[45]。コレステロール エステル，コレステロール含量は，OOA, OOB, OOLなど，sn-3位に炭素数20, 22, 24の脂肪酸が結合するストラクチャード・トリグリセリド投与群で増加し，カイロミクロン中のリン脂質濃度はOOA, OOB投与群で増加した（表6-17, A）[45]。カイロミクロンの粒子径は，その組成から算出[45]されたが，OOO投与群に比較して有意差は認められなかった（表6-17, A）[45]。また，カイロミクロンの脂肪酸組成は，いずれのストラクチャード・トリグリセリド投与群でもオレイン酸含量が高く，特にOOO投与群では顕著であった（表6-17, B）[45]。またOOM, OOP, OOSとOSO, OOA投与群では，それぞれミリスチン酸，パルミチン酸，ステアリン酸，アラキジン酸含量が増加した（表6-17, B）[45]。OOB, OOL投与の場合もベヘン酸，リグノセリン酸含量は増加したが，その程度は，他の飽和脂肪酸をその構成成分とするスト

表6-18 高長鎖飽和脂肪酸トリグリセリドの融点と脂肪酸組成[47]

融点および脂肪酸	高ラウリン酸トリグリセリド	高ミリスチン酸トリグリセリド	高パルミチン酸トリグリセリド	高ステアリン酸トリグリセリド
融点(℃)	15.6	28.4	38.6	44.5
	17.5	32.7	45.7	54.5
脂肪酸組成(重量%)				
$C_{12:0}$	43.6	0.1	—	—
$C_{14:0}$	0.2	44.8	—	—
$C_{16:0}$	3.0	2.6	48.0	3.9
$C_{18:0}$	1.0	1.0	1.8	43.3
$C_{18:1}$	30.9	30.8	29.8	31.3
$C_{18:2}$	14.6	13.9	13.6	14.1
$C_{18:3}$	6.2	6.3	6.2	6.3
飽和脂肪酸	48.3	49.0	50.0	47.9
モノ不飽和脂肪酸	30.9	30.8	30.1	31.8
多価不飽和脂肪酸	20.8	20.2	19.9	20.3

ラクチャード・トリグリセリドより大幅に低かった(表6-17, B)[45]。

Mucor miehei 由来の sn-1,3 位特異性リパーゼを用いて, トリパルミチンとオレイン酸から, またトリオレインとパルミチン酸からアシドリシス反応で合成された OPO あるいは OOP を主成分とするトリグリセリドをラット胃内に投与し, 胸管リンパへ放出されるカイロミクロンの粒子径の測定が行われている[42]。この OPO と OOP はパルミチン酸, オレイン酸の含量はほぼ同量であり, OPO, OOP はそれぞれ 65.7% 含有されていた[42]。OPO あるいは OOP を含有するエマルジョンを胃内に投与し, 胸管リンパ液を1時間毎に採取し, 投与2〜3時間後に採取したカイロミクロンの粒子径を測定したところ, OPO 含有エマルジョン投与群で 276±117nm, OOP 含有エマルジョン投与群で 239±86nm であった[42]。投与2〜3時間後では OPO 含有エマルジョン投与群で OOP 含有エマルジョン投与群に比較して有意に高いカイロミクロン トリグリセリド濃度を示しており, これは, 粒子径の大きいカイロミクロンの方が, 粒子径の小さいカイロミクロンより速く代謝される[46]ことと合致していた[42]。

6-4-4) 長鎖飽和脂肪酸をその構成成分とするトリグリセリドおよびストラクチャード・トリグリセリドの脂質代謝への影響

トリグリセリド中の長鎖飽和脂肪酸の結合位置は同定されていないが, 炭素数 12〜18 の飽和脂肪酸:オレイン酸:リノール酸:α-リノレン酸の比が 5:3:1.4:0.6 より構成される4種のトリグリセリド(不飽和脂肪酸/飽和脂肪酸=0.4, n-6系脂肪酸/n-3系脂肪酸=2.3)をラットに3週間投与し, 脂質代謝に及ぼす影響が検討されている[47]。純度97%のトリラウリン, トリミリスチン, トリパルミチン, トリステアリンにナタネ油と大豆油を混合し, メトキサイドナトリウムを触媒にインターエステル化反応を行い, 反応生成物を精製して, それぞれの長鎖飽和脂肪酸を 43〜48% 含有するトリグリセリドを得た[47]。それぞれのトリグリセリドの融点, 脂肪酸組成は表6-18[47]に示す通りである。

これらのインターエステル化トリグリセリドを7%含有する飼料をラットに3週間投与し, 血漿および肝臓脂質濃度に及ぼす影響を検討した[47]。高ラウリン酸トリグリセリド含有飼料投与群, 高ミリスチン酸トリグリセリド含有飼料投与群, 高パルミチン酸トリグリセリド含有飼料投与群, 高ステアリン酸トリグリセリド含有飼料投与群いずれも, 体重増加量, 飼料摂取量に差は認められな

第6章 ストラクチャード・トリグリセリドの脂質代謝への影響

図6-12 高長鎖飽和脂肪トリグリセリド投与時の血漿および肝臓脂質濃度変化[47]

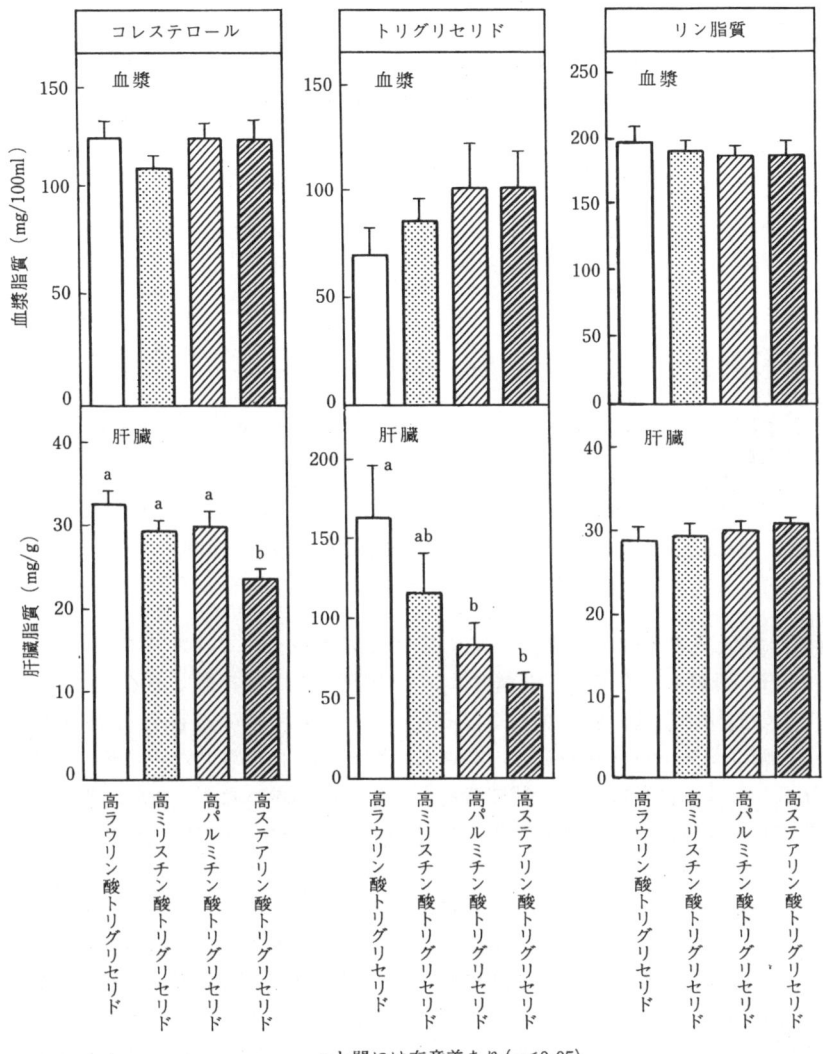

a, b間には有意差あり(p<0.05)

かったが，長鎖飽和脂肪酸の吸収率は，高ステアリン酸トリグリセリド含有飼料投与群で最も低く，糞便中に排泄される脂肪酸の約80％はステアリン酸であった[47]。この時，高ラウリン酸トリグリセリド含有飼料投与群，高ミリスチン酸トリグリセリド含有飼料投与群での糞便中に排泄されるラウリン酸，ミリスチン酸の全排泄脂肪酸中に占める割合は，約8.40％であった。

これら4種の脂質投与で血漿コレステロール，トリグリセリド，リン脂質濃度の有意な変化は認められなかった（図6-12)[47]。しかし，血漿トリグリセリド濃度は，高ラウリン酸トリグリセリド含有飼料投与群，高ミリスチン酸トリグリセリ

表6-19 高ステアリン酸トリグリセリドの脂肪酸組成[48]

脂肪酸	コーン油	ラード	牛脂	カカオバター
				%
$C_{14:0}$	ND*	1.3	2.9	ND
$C_{16:0}$	11.4	24.9	24.8	25.4
$C_{16:1}$	ND	2.2	2.8	ND
$C_{18:0}$	2.0	13.2	19.2	34.7
$C_{18:1}$	25.6	44.0	44.1	33.5
$C_{18:2}$	60.1	14.2	6.3	6.3
$C_{18:3}$	1.0	ND	ND	ND
$C_{18:4}$	ND	ND	ND	ND
脂肪酸比				
$C_{16:0}/C_{18:0}$	5.7	1.9	1.3	0.7
$C_{18:0}/C_{18:1}$	0.1	0.3	0.4	1.0

表6-20 高ステアリン酸トリグリセリド投与時のカイロミクロン トリグリセリド脂肪酸組成[48]

脂肪酸	コーン油	ラード	牛脂	カカオバター
				%
$C_{14:0}$	0.2 ± 0.1^b	0.4 ± 0.2^b	1.8 ± 0.1^a	0.4 ± 0.1^b
$C_{14:1}$	0 ± 0^b	0 ± 0^b	0.1 ± 0.0^a	0 ± 0^b
$C_{16:0}$	13.5 ± 0.3^c	24.5 ± 0.9^a	$24.2 \pm 0.5^{a,b}$	22.9 ± 0.3^b
$C_{16:1}$	0.2 ± 0.1^c	1.1 ± 0.3^b	2.2 ± 0.1^a	0.4 ± 0.1^c
$C_{18:0}$	2.1 ± 0.2^c	7.1 ± 0.3^b	8.3 ± 0.3^b	16.4 ± 1.0^a
$C_{18:1}$	24.2 ± 0.5^c	47.3 ± 1.1^b	51.9 ± 0.8^a	47.7 ± 0.8^b
$C_{18:2}$	53.8 ± 0.8^a	16.3 ± 0.4^b	9.0 ± 0.4^c	9.5 ± 0.2^c
$C_{18:3}$	0.6 ± 0.1	0.6 ± 0.4	0.1 ± 0.1	0.2 ± 0.0
$C_{20:0}$	0.1 ± 0.0^b	0 ± 0^b	0.1 ± 0.1^b	0.4 ± 0.1^a
$C_{20:1}$	0.3 ± 0.1	0.2 ± 0.1	0.2 ± 0.1	0.3 ± 0.1
$C_{20:2}$	0.2 ± 0.1^a	0.2 ± 0.1^a	0.0 ± 0.0^b	0 ± 0^b
$C_{20:3}$	0.2 ± 0.1^a	0 ± 0^b	0.0 ± 0.0^b	0 ± 0^b
$C_{20:4}$	4.6 ± 0.7^a	2.3 ± 0.4^b	2.0 ± 0.3^b	1.9 ± 0.3^b
脂肪酸比				
$C_{16:0}/C_{18:0}$	6.5 ± 0.4^a	3.5 ± 0.2^b	2.9 ± 1.0^b	1.4 ± 0.1^c
$C_{18:0}/C_{18:1}$	0.09 ± 0.01^c	0.15 ± 0.01^b	0.16 ± 0.01^b	0.35 ± 0.03^a

異なるアルファベット間では有意差が存在することを示す（p＜0.05）

ド含有飼料投与群で低下する傾向が認められた（図6-12）[47]。一方，肝臓トリグリセリド濃度は，トリグリセリド中の飽和脂肪酸の鎖長が長くなるに従い低下し，肝臓コレステロール濃度は，高ステアリン酸トリグリセリド含有飼料投与群で最も低かった（図6-12）[47]。これは高ステアリン酸トリグリセリド含有飼料投与群で糞便中の中性ステロイド（neutral steroids）の排泄量が有意に高いこと，ステアリン酸の腸管からの吸収率が低いこと，ステアリン酸の融点が高いことが関与していると推定されている[47]。

ステアリン酸含量の異なる4種の天然油脂（コーン油，ラード，牛脂，カカオバターをラットに3週間投与し，血漿および肝臓脂質濃度に及ぼす影響，投与脂質中のトリグリセリド分子種と血漿カイロミクロン トリグリセリド分子種の比較が検討されている[47]。投与した飼料は，脂質16％とコレステロール0.2％を含有しており，脂質としては，コーン油1％と各15％のラード（ステアリン酸含量13.2％），牛脂（ステアリン酸含量19.2％），カカオバター（ステアリン酸含量34.7％）を含有していた[48]。対照脂質としては16％コーン油（ステアリン酸含量2.0％）添加飼料を用いた[48]。飼料に添加されたそれぞれの脂肪酸組成は表6-19に表した通りであるが，コーン油ではリノール酸が，ラード，牛脂ではオレイン酸が，カカオバターではステアリン酸，オレイン酸含量が高いことが特徴である。

これら4種の脂質を16％含有する飼料を3週間ラットに投与したところ，体重増加量に差は認められなかった[48]。また，血漿トリグリセリド，コレステロール濃度もいずれの脂質含有飼料投与群間でも差は認められなかったが，肝臓総コレステロール，エステル化コレステロール濃度は，コーン油，カカオバター含有飼料投与群で，ラード，牛脂含有飼料投与群に比較して有意に低下し，肝臓遊離コレステロール濃度はカカオバター含有飼料投与群で他の脂質含有飼料投与群に比較して有意（p=0.0001）に上昇し，肝臓トリグリセリド濃度はカカオバター含有飼料投与群で他の脂質含有飼料投与群に比較して有意（p=0.0001）に低下した[48]。

投与脂質の脂肪酸組成と，各脂質含有飼料投与後のカイロミクロン トリグリセリドの脂肪酸組成を比較したところ，投与脂質中のステアリン酸含量が増加するに従い，ステアリン酸/オレイン酸は低下した（表6-20）[48]。例えばラードのステアリン酸/オレイン酸は0.30，ラード含有飼料投与群のカイロミクロン トリグリセリドのステアリン酸/オレイン酸は0.15であったのに対し，カカオバターのステアリン酸/オレイン酸は1.0，カカオバター含有飼料投与群のカイロミクロン

表6-21 高ステアリン酸トリグリセリドおよびそれらトリグリセリド投与時の
カイロミクロンのトリグリセリド分子種[48]

	コーン油含有飼料投与群		ラード含有飼料投与群		牛脂含有飼料投与群		カカオバター含有飼料投与群	
	コーン油(%)	カイロミクロン(%)	ラード(%)	カイロミクロン(%)	牛脂(%)	カイロミクロン(%)	カカオバター(%)	カイロミクロン(%)
POP*	1.4	3.4	7.6	11.4	10.6	10.2	16.6	9.6
POS			22.2	7.3	13.8	6.2	41.1	非検出
POO	5.9	5.9	31.1	30.2	23.5	31.2		
PLO	14.7	20.1	10.4	16.5				
PLL	18.2	20.5						
SOS					4.6	1.5	27.5	非検出
SOO			4.1	3.1	8.6	4.7		
OLO	13.9	11.7	2.5	3.8				
OLL	19.9	17.8						
LLL	14.7	8.6						

高ステアリン酸トリグリセリド中に10%以上含有されるトリグリセリド分子種をまず記載し,そのトリグリセリド分子種が他の高ステアリン酸トリグリセリドに含有される場合は併記した。
* P:パルミチン酸, O:オレイン酸, S:ステアリン酸, L:リノール酸 (順にsn-1(3)位, -2位, -3(1)位の脂肪酸を示す)

トリグリセリドのステアリン酸/オレイン酸は0.35であった(表6-20)[48]。

また投与各脂質のトリグリセリドの分子種と各脂質含有飼料を投与した場合の血漿カイロミクロン トリグリセリドの分子種を比較したところ,投与脂質のステアリン酸含量が増加するに従い,投与脂質中に存在していたPOS, SOS(P;パルミチン酸, S;ステアリン酸, O;オレイン酸)は,カイロミクロン中では,他のトリグリセリド分子種に変換されていた(表6-21)[48]。特にカカオバター含有飼料投与群のカイロミクロン トリグリセリド分子種の変化は著しく,カカオバター中に多量に見出されたPOSおよびSOSは,カイロミクロン トリグリセリド中にはまったく見出されなかった(図6-13,ガス-液体クロマトグラム (gas-liquid chromatogram))[48]。血漿カイロミクロン トリグリセリドのPOSの減少は,ラード含有飼料投与群,牛脂含有飼料投与群でも見出されたが,その構成成分として一部存在していた(表6-21)[48]。また牛脂含有飼料投与群ではSOSについても同様のことが認められた(表6-21)[48]。これらは,ステアリン酸を多く含有するトリグリセリドをラットに投与した場合,小腸からのPOS, SOSの吸収が低下したためと推定される[48,49]。sn-1,3位に存在するステアリン酸は,小腸で加水分解されたのち,小腸内のカルシウムやマグネシウムの存在下,吸収率が低下するためではないかと推定されている[47〜52]。これは,それぞれの脂質の消化率を測定すると,コーン油94%,ラード90%,牛脂82%,カカオバター78%であることからも裏付けられる[48]。

牛脂とラードはそれぞれ約24%のパルミチン酸を含有しているが,その分布は異なっており,牛脂の場合はsn-2位のパルミチン酸含量は約15%であるが,ラードの場合は,パルミチン酸の90%以上がsn-2位に存在している[53]。牛脂あるいはラード,および牛脂,ラードをランダムエステル化反応したトリグリセリドを14%,コレステロールを0.5%含有する飼料を,60日間,家兎に投与し,アテローム誘発性(atherosclerosis)に及ぼす影響について検討されている[53]。これまでの検討から,家兎にラードあるいは牛脂を投与した場合,ラードを投与した場合の方が牛脂を投与した場合よりアテローム誘発性が高いことが知られている[54,55]。牛脂あるいはラードをランダムエステル化したランダムエステル化ラードのパルミチン酸のsn-2位含量は7.6%,ランダムエステル化牛脂の場合は8.5%であった[53]。

これら4種の脂質14%(31.8カロリー%)と0.5%のコレステロールを含有する飼料を家兎に60日投与した場合のアテローム誘発性は,ラード含有飼料投与群の方が牛脂含有飼料投与群より

有意（p＜0.05）に高かった[53]。また，ランダムエステル化ラード含有飼料投与群では，ラード含有飼料投与群に比較してアテローム誘発性は有意（p＜0.05）に低下し，その程度は牛脂含有飼料投与群，ランダムエステル化牛脂含有飼料投与群とほぼ同程度であった[53]。ラードのアテローム誘発性が牛脂のそれよりも高く，ランダムエステル化反応により，それが低下する機序については不明であるが，脂質中のステアリン酸含量，sn-2位のステアリン酸含量，ステアリン酸をその構成成分とするトリグリセリドの構造などの関与が推定されている[53]。

脂質を20％，コレステロール無添加の高カプリル酸・カプリン酸含有飼料，高ミリスチン酸・パルミチン酸含有飼料，高パルミチン酸含有飼料，高オレイン酸含有飼料，高リノール酸含有飼料，高n-3系多価不飽和脂肪酸含有飼料を8週間，雄性ハムスターに投与して，血漿および肝臓脂質に及ぼす影響が検討されている[56]。これらの飼料中の脂質は中鎖脂肪酸トリグリセリド，コレステロール非含有バターファット，パームステアリン，オリーブ油，サフラワー油，魚油を表6－22[56]に示す割合で混合して調製された。またその脂肪酸組成も表6－22[56]に示す通りであるが，高カプリル酸・カプリン酸含有飼料，高ミリスチン酸・パルミチン酸含有飼料，高パルミチン酸含有飼料，高オレイン酸含有飼料中のリノール酸含量はほぼ同程度であった[56]。

これらの飼料を雄性ハムスターに8週間投与したのちの血漿コレステロール濃度は，高カプリル酸・カプリン酸含有飼料投与群，高リノール酸含有飼料投与群で最も低く，投与開始前の血漿コレステロール濃度（125±23mg/dl）に比較して，ほとんど上昇しなかったが，高n-3系多価不飽和脂肪酸含有飼料投与群では他の投与群すべてに対して有意（p＜0.05）に上昇した（表6－23）[56]。ハムスターではHDL-コレステロールは全身循環コレステロールの60～75％を占めているが，高リノール酸含有飼料投与群，高n-3系多価不飽和脂肪酸含有飼料投与群を除いて，その濃度は90～110mg/dlであった（表6－23）[56]。高n-3系多価不飽和脂肪酸含有飼料投与群では73±9mg/dlと他の投与群すべてに対し有意（p＜0.05）に低下した。それに比例してこの投与群では，アポ

図6－13 カカオバターおよびカカオバター投与時のカイロミクロンのトリグリセリド分子種[48]

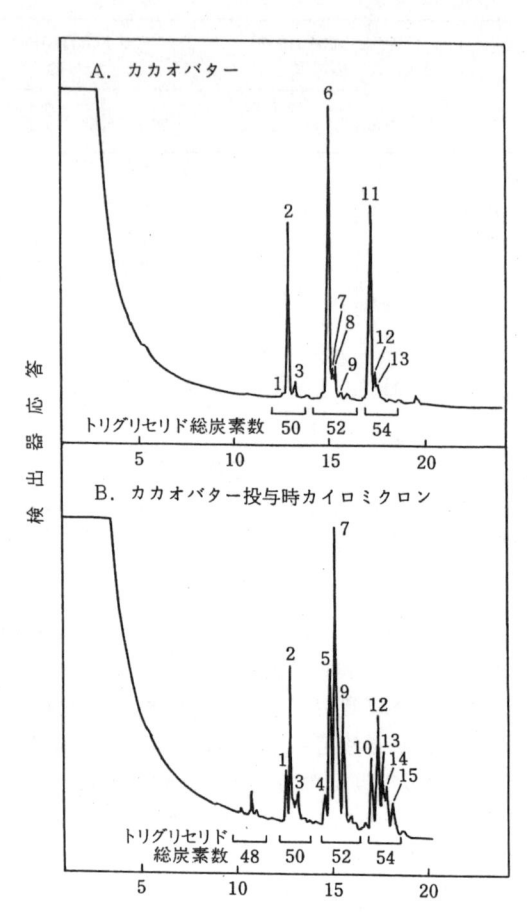

ピーク番号 (トリグリセリド分子種)[a,b]	トリグリセリド総炭素数	カカオバター (面積%)[a]	カカオバター投与時カイロミクロン (面積%)[b]
1	50	0.4	3.1
2(POP)[c]		16.6	9.6
3		1.4	3.2
4	52	ND	2.6
5		ND	13.9
6(POS)[c]		41.1	ND
7		2.6	28.2
8		2.6	ND
9		0.5	8.9
10	54	ND	5.6
11(SOS)[c]		27.5	ND
12		3.0	10.1
13		1.5	6.0
14		ND	3.2
15		ND	2.6

a：上図Aに相当
b：上図Bに相当
c：P；パルミチン酸　O；オレイン酸　S；ステアリン酸
ND：非検出

第6章 ストラクチャード・トリグリセリドの脂質代謝への影響

表6-22 飼料の脂質混合比および脂肪酸組成[56]

	高カプリル酸,カプリン酸含有飼料	高ミリスチン酸,パルミチン酸含有飼料	高パルミチン酸含有飼料	高オレイン酸含有飼料	高リノール酸含有飼料	高n-3系多価不飽和脂肪酸含有飼料
脂質（200g/kg飼料中）						
パームステアリン	−	−	188	−	−	125
オリーブ油	−	−	−	200	−	−
サフラワー油	26	20	12	−	200	−
MCT	174	−	−	−	−	−
バターファット	−	180	−	−	−	−
魚油	−	−	−	−	−	75
脂肪酸組成（％）						
$C_{8:0}+C_{10:0}$	33.7	1.1	0.0	0.0	0.0	0.0
$C_{12:0}$	0.0	0.9	0.0	0.0	0.0	0.1
$C_{14:0}$	0.2	4.0	0.6	0.0	0.1	1.4
$C_{16:0}$	0.4	11.7	20.4	4.1	2.8	16.4
$C_{18:0}$	0.1	4.9	2.2	1.2	1.1	2.0
飽和脂肪酸合計	34.4	22.6	23.2	5.3	4.0	19.9
$C_{16:1}$	0.0	0.7	0.0	0.3	0.0	1.1
$C_{18:1}$	0.9	9.8	11.5	29.3	6.0	9.9
モノ不飽和脂肪酸合計	0.9	10.5	11.5	29.6	6.0	11.0
$C_{18:2}$ n-6	4.6	5.4	5.1	4.4	29.6	2.5
$C_{18:3}$	0.0	0.1	0.2	0.2	0.1	0.2
$C_{20:5}$ n-3	0.0	0.0	0.0	0.0	0.0	2.2
$C_{22:5}$ n-3	0.0	0.0	0.0	0.0	0.0	0.4
$C_{22:6}$ n-3	0.0	0.0	0.0	0.0	0.0	1.6
多価不飽和脂肪酸合計	4.6	5.5	5.3	4.6	29.7	6.9
多価不飽和脂肪酸/飽和脂肪酸	0.11	0.24	0.23	0.87	7.42	0.35

βリポタンパク質を含有するVLDL+IDL+LDL-コレステロール濃度は，他のいずれの群に対しても有意（$p<0.05$）に上昇した（表6-23）[56]。

この結果，血漿コレステロール/HDL-コレステロールは，高カプリル酸・カプリン酸含有飼料投与群，高ミリスチン酸・パルミチン酸含有飼料投与群に比較して，高n-3系多価不飽和脂肪酸含有飼料投与群では2倍になった[56]。血漿トリグリセリド濃度も高n-3系多価不飽和脂肪酸含有飼料投与群で最も高かった（表6-23）[56]。

また，sn-2位の脂肪酸がオレイン酸あるいはステアリン酸で，類似の脂肪酸組成を有する2種のストラクチャード・トリグリセリド，1(3)-ステアロイル-2,3(1)-ジオレオイル グリセロール（1(3)-stearoyl-2,3(1)-dioleoyl glycerol；SOO），1,3-ジオレオイル-2-ステアロイル グリセロール（1,3-dioleoyl-2-stearoyl glycerol；OSO）を含有する食事を健常女性14名に摂食してもらい，摂食の脂質代謝に及ぼす影響が検討されてい

る[57]。SOOの脂肪酸組成はステアリン酸30.7％，オレイン酸56.9％，OSOの脂肪酸組成は，ステアリン酸30.8％，オレイン酸54.0％で両ストラクチャード・トリグリセリド共，ほぼ同等の脂肪酸組成であった[57]。SOOあるいはOSOを主成分とする脂質60g，炭水化物85g，タンパク質13gを含有する食事を健常女性14名に摂食してもらい，血清およびカイロミクロン中のトリグリセリド濃度，トリグリセリドsn-2位脂肪酸組成，動脈血中および脂肪組織静脈血中の血清遊離脂肪酸濃度の測定が行なわれている[57]。

その結果，SOO含有食摂食群，OSO含有食摂食群とも，摂食後240～300分で最高血漿トリグリセリド濃度に達した。また最高カイロミクロン-トリグリセリド濃度は，SOO含有食摂食群は摂食後240分で，OSO含有食摂食群は摂食後300分で達した。しかし，両摂食群間で血清トリグリセリド濃度変化およびカイロミクロン-トリグリセリド濃度変化に差は認められなかった（図6-

表6-23 種々の脂質含有飼料投与後の血漿脂質濃度[56]

飼料	コレステロール mg/dl	HDL-コレステロール mg/dl	(VLDL+IDL+LDL)-コレステロール mg/dl	トリグリセリド mg/dl
高カプリル酸・カプリン酸含有飼料	132 ± 9^a	98 ± 7^a (74 ± 6)*	34 ± 8^a (26 ± 6)*	134 ± 40
高ミリスチン酸・パルミチン酸含有飼料	148 ± 12^b	110 ± 10^{bc} (74 ± 6)	38 ± 9^b (26 ± 6)	136 ± 44
高パルミチン酸含有飼料	158 ± 20^c	102 ± 22^d (64 ± 9)	56 ± 14^c (36 ± 9)	90 ± 27
高オレイン酸含有飼料	148 ± 12^d	90 ± 16^e (62 ± 7)	58 ± 11^d (38 ± 7)	94 ± 14^a
高リノール酸含有飼料	129 ± 20^e	80 ± 16^c (62 ± 8)	49 ± 10^e (38 ± 8)	100 ± 32
高n-3多価不飽和脂肪酸含有飼料	182 ± 38^{abcde}	73 ± 9^{abcde} (40 ± 10)	109 ± 19^{abcde} (58 ± 10)	158 ± 52^a

異なるアルファベット間ではそれぞれの脂質内で有意差があることを示す($p<0.05$)
*総コレステロール中の割合

図6-14 ストラクチャード・トリグリセリド含有食摂食後の血漿トリグリセリドおよびカイロミクロン-トリグリセリド濃度変化[57]

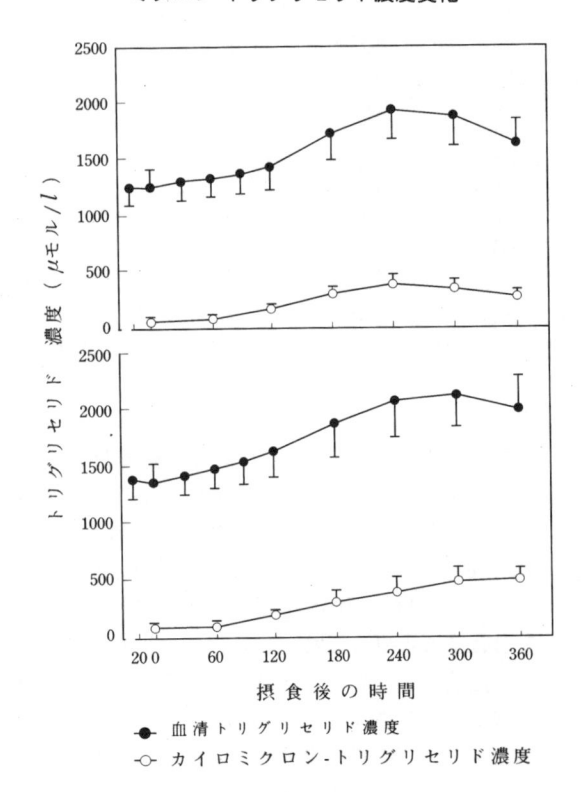

図6-15 摂食ストラクチャード・トリグリセリドと摂食後の血漿カイロミクロン-トリグリセリドのsn-2位脂肪酸組成[57]

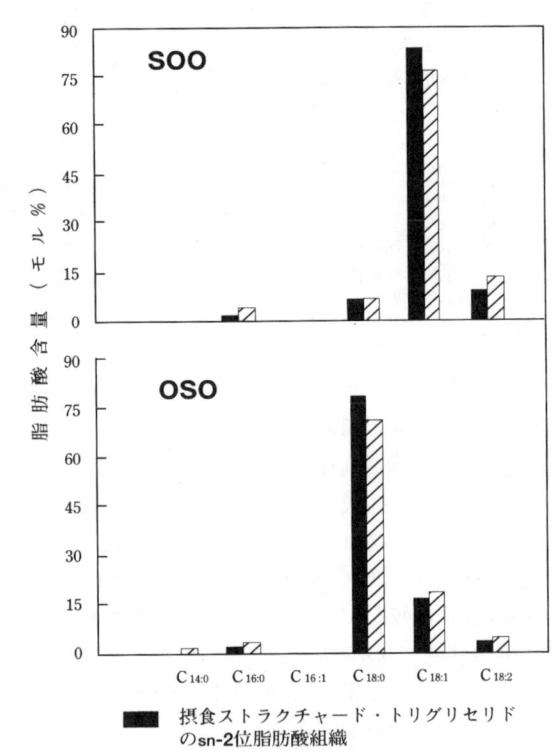

14)[57]。両摂食群のカイロミクロン-トリグリセリド脂肪酸組成はSOO含有食摂食群ではパルミチン酸 11.4 ± 2.0 モル%, ステアリン酸 23.3 ± 2.1 モル%, オレイン酸 51.5 ± 1.6 モル%, OSO含有食摂食群ではパルミチン酸 10.9 ± 1.7 モル%, ステアリン酸 24.2 ± 1.2 モル%, オレイン酸 49.6 ± 1.6 モル%であり, 両摂食群間で差は認められなかった[57]。また, 血清カイロミクロン-トリグリセリドのsn-2位脂肪酸組成は, 摂食脂質のsn-2位脂肪酸組成とほぼ同等であった(図6-15)[57]。

しかし, ラットに1(3),2-ジオレオイル-3(1)-パルミトイル グリセロール (1(3),2-dioleoyl-3(1)-palmitoyl glycerol ; OOP), あるいは1,3-

図6-16 ストラクチャード・トリグリセリドの脂肪酸組成および，ストラクチャード・トリグリセリド含有飼料投与ラットのカイロミクロン-トリグリセリドの脂肪酸組成[44]

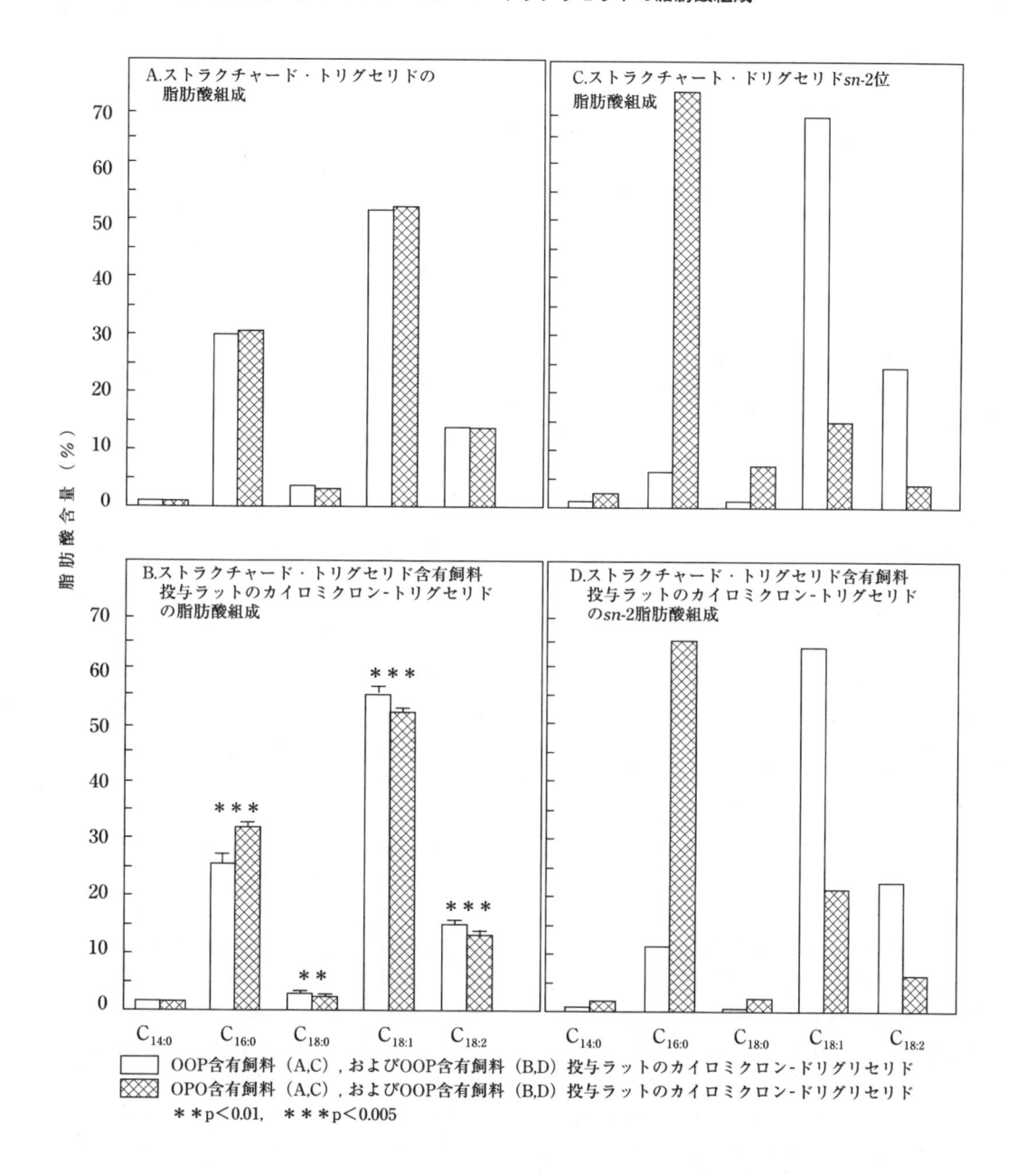

A. ストラクチャード・トリグセリドの脂肪酸組成
B. ストラクチャード・トリグセリド含有飼料投与ラットのカイロミクロン-トリグセリドの脂肪酸組成
C. ストラクチャート・ドリグセリドsn-2位脂肪酸組成
D. ストラクチャード・トリグセリド含有飼料投与ラットのカイロミクロン-トリグセリドのsn-2脂肪酸組成

□ OOP含有飼料（A,C），およびOOP含有飼料（B,D）投与ラットのカイロミクロン-ドリグリセリド
▨ OPO含有飼料（A,C），およびOOP含有飼料（B,D）投与ラットのカイロミクロン-ドリグリセリド
$**p<0.01$, $***p<0.005$

ジオレオイル-2-パルミトイル グリセロール（1,3-dioleoyl-2-palmitoyl glycerol；OPO）を18.6％含有する飼料を1週間投与し，カイロミクロン-トリグリセリドの脂肪酸組成を測定したところ，投与脂質の脂肪酸組成は，ほとんど同等であるにもかかわらず，カイロミクロン-トリグリセリドの脂肪酸組成は，パルミチン酸，ステアリン酸，オレイン酸，リノール酸で，OOP含有飼料投与群とOPO含有飼料投与群では有意に異なっていた（図6-16，A，B）[44]。しかし，カイロ

図6-17 ストラクチャード・トリグリセリド含有食摂食後の血清遊離脂肪酸濃度変化[57]

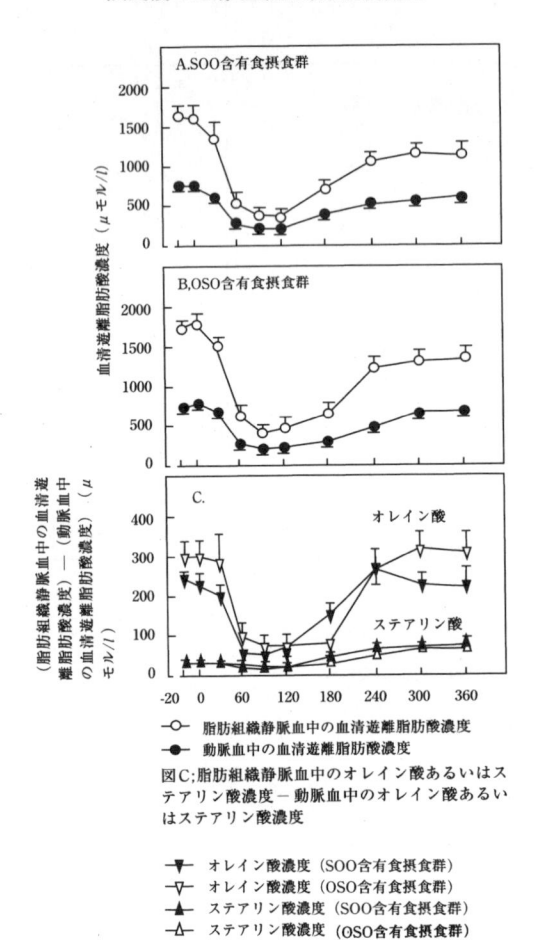

A．SOO含有食摂食群
B．OSO含有食摂食群
C．

○ 脂肪組織静脈血中の血清遊離脂肪酸濃度
● 動脈血中の血清遊離脂肪酸濃度
図C；脂肪組織静脈血中のオレイン酸あるいはステアリン酸濃度－動脈血中のオレイン酸あるいはステアリン酸濃度

▼ オレイン酸濃度（SOO含有食摂食群）
▽ オレイン酸濃度（OSO含有食摂食群）
▲ ステアリン酸濃度（SOO含有食摂食群）
△ ステアリン酸濃度（OSO含有食摂食群）

ミクロン-トリグリセリドの sn-2位脂肪酸組成は，投与脂質の sn-2位脂肪酸組成との間に，ほとんど差は認められなかった（図6-16，C，D）[44]。これらの結果は，摂取あるいは投与脂質の構成脂肪酸組成の違いにより，カイロミクロン-トリグリセリドの構成脂肪酸組成に違いが生じてくるものの，トリグリセリドの消化・吸収後の再構成時に，sn-2位脂肪酸が比較的保存された状態で，トリグリセリドに再構成されると推定される[44,45]。

SOO含有食あるいはOSO含有食摂食時の動脈血中および脂肪組織静脈血中の血清遊離脂肪酸濃度は，いずれの含有食を摂食した場合でも，摂食90～120分後に，最低血清遊離脂肪酸濃度を示した（図6-17，A，B）[57]。また，脂肪組織静脈血中オレイン酸含量と動脈血中オレイン酸含量の差

（オレイン酸濃度差）は，動脈血中あるいは脂肪組織静脈血中の血清遊離脂肪酸濃度変化と同様の変化を示した（図6-17，C）[57]が，いずれの場合もSOO含有食摂食群とOSO含有食摂食群の間で差は認められなかった（図6-17）[57]。両脂質含有食摂食4～6時間後の脂肪組織静脈血中の血清遊離脂肪酸の脂肪酸組成を測定したところ，SOO含有食摂食群とOSO含有食摂食群の間に差は認められず，また遊離脂肪酸組成中のオレイン酸とステアリン酸の比も差は認められなかった[57]。これらの変化には，脂肪組織のリポプロティンリパーゼ（lipoprotein lipase）が関与していると推定されるが，その機序は不明である[57]。

6-5）多価不飽和脂肪酸をその構成成分とするストラクチャード・トリグリセリドの脂質代謝への影響

6-5-1）多価不飽和脂肪酸をその構成成分とするストラクチャード・トリグリセリドとランダムエステル化トリグリセリドの脂質代謝への影響

多価不飽和脂肪酸をその構成成分とするストラクチャード・トリグリセリドの脂質代謝への影響について検討された例は多くないが，DHAを含有するストラクチャード・トリグリセリドとランダムエステル化トリグリセリドの比較[58,59]，EPAと中鎖脂肪酸から構成されるストラクチャード・トリグリセリド[56,60]，EPAとγ-リノレン酸から構成されるストラクチャード・トリグリセリド[61]の脂質代謝への影響，天然由来のストラクチャード・トリグリセリドであるアザラシ油とイカ油，魚油の脂質代謝への影響[62～65]が，EPA，DHAのトリグリセリドの結合位置の違いから検討されている。

魚油とバターファット由来の脂肪酸を sn-1,3位特異性リパーゼLipozymeを用いアシドリシス反応を行い，ストラクチャード・トリグリセリドを合成した[66]。また同一組成の脂質を用い，ナトリウムメトキシド触媒下，ランダムエステル化トリグリセリドを合成した[67]。このストラクチャード・トリグリセリドとランダムエステル化トリグリセリドは脂肪酸組成はほぼ同じで，短鎖および中鎖脂肪酸は sn-1,3位に比較的多く存在している（表6-24）[58]。EPA，DHAを含む多価不飽

第6章 ストラクチャード・トリグリセリドの脂質代謝への影響

表6-24 ストラクチャード・トリグリセリド，ランダムエステル化トリグリセリドの脂肪酸組成および sn-2位脂肪酸組成[58]

脂肪酸	ストラクチャード・トリグリセリド		ランダムエステル化トリグリセリド		ラット獣乳
	トリグリセリド脂肪酸	sn-2位脂肪酸	トリグリセリド脂肪酸	sn-2位脂肪酸	トリグリセリド脂肪酸
$C_{4:0}$	2.52	n.d.	2.48	n.d.	n.d.
$C_{6:0}$	2.19	n.d.	2.23	n.d.	0.23
$C_{8:0}$	1.21	0.63	1.26	0.95	7.57
$C_{10:0}$	2.30	0.97	2.37	1.02	19.05
$C_{12:0}$	2.72	1.98	2.77	1.89	13.34
短鎖脂肪酸/中鎖脂肪酸	10.94	3.61	11.11	3.86	40.19
$C_{14:0}$	10.04	9.98	9.99	9.39	9.74
$C_{14:1}$ n-7	0.99	0.90	0.91	0.73	n.d.
$C_{15:0}$	0.40	0.79	0.36	0.53	n.d.
$C_{16:0}$	23.71	23.86	23.42	25.65	16.95
$C_{16:1}$ n-7	4.09	4.14	4.33	3.79	1.25
$C_{17:0}$	0.52	0.39	0.64	0.46	n.d.
$C_{18:0}$	6.57	6.75	6.63	7.80	1.96
$C_{18:1}$	21.79	22.70	21.10	26.13	10.83
$C_{18:2}$ n-6	3.39	4.19	3.43	3.62	13.50
$C_{18:3}$ n-3	0.84	1.97	1.29	1.47	0.82
$C_{20:0}$	2.37	2.54	2.42	1.30	0.06
$C_{20:1}$ n-9	2.90	3.11	2.85	2.89	0.20
$C_{20:2}$	0.07	0.09	0.06	0.06	n.d.
$C_{20:3}$ n-6	0.09	n.d.	0.07	n.d.	0.48
$C_{20:4}$ n-6	0.11	0.16	0.12	0.09	1.77
$C_{22:2}$	0.27	n.d.	0.25	n.d.	n.d.
$C_{20:5}$ n-3	3.43	4.83	3.35	3.59	n.d.
$C_{22:1}$	3.40	3.40	3.32	4.81	0.35
$C_{22:5}$ n-3	0.38	0.45	0.36	0.29	0.29
$C_{22:6}$ n-3	3.70	6.18	3.98	3.57	0.66

n.d. 非検出

和脂肪酸は，ストラクチャード・トリグリセリドでランダムエステル化トリグリセリドに比較して，sn-2位により多く存在していた。例えば，両トリグリセリドとも，DHA含量は約3.8%であったが，sn-2位のDHA含量は，ストラクチャード・トリグリセリドでは6.2%，ランダムエステル化トリグリセリドでは3.6%存在していた（表6-24)[58]。ランダムエステル化トリグリセリドのsn-2位の構成脂肪酸の割合はパルミチン酸，オレイン酸がストラクチャード・トリグリセリドに比較して増加した。

これらのトリグリセリドを6.7%含有する液体飼料を生後3日目から仔ラットに，1日目0.3ml次いで少しずつ投与量を増加させ（2週間目に0.9ml）2週間投与したのち，さらに同トリグリセリドを10%含有する飼料を1週間，計3週間投与し，脳および肝臓リン脂質での脂肪酸組成変化，脂肪組織のトリグリセリド脂肪酸組成変化を検討した[58]。なお対照としては，ラット母獣から哺乳させた。ラット獣乳の脂肪酸組成は，表6-24)[58]に示す通りである。

3週間のストラクチャード・トリグリセリド含有飼料投与群，ランダム化トリグリセリド含有飼料投与群いずれでも，脳のホスファチジルコリン（phosphatidylcholine）とホスファチジルセリン（phosphatidylserine）中のDHA含量が，対照群に比較して有意（$p<0.05$）に上昇したが，ホスファチジルエタノールアミン（phosphatidylethanolamine）とホスファチジルイノシトール（phosphatidylinositol）では，DHA含量は対照群と差は認められなかった[58]。しかし，DHAを含有しない対照群でも，ストラクチャード・トリ

グリセリド含有飼料投与群，ランダムエステル化トリグリセリド含有飼料投与群に比較してその程度は低いが，脳のホスファチジルコリンとホスファチジルセリン中のDHA含量は獣乳投与により投与前値に比較して有意（p＜0.05）に上昇し，ホスファチジルエタノールアミン，ホスファチジルイノシトール中のDHA含量は，獣乳の投与によっても変化しなかった。これらの生理的意義については不明である。また，投与群すべてで，リン脂質中のアラキドン酸含量は，投与1週間後に比較して投与3週間後で減少し，ホスファチジルイノシトール中のアラキドン酸含量も有意（p＜0.05）に低下した[58]。

肝臓リン脂質中のDHA含量については，ストラクチャード・トリグリセリド含有飼料投与群，ランダムエステル化トリグリセリド含有飼料投与群ではホスファチジルコリン，ホスファチジルエタノールアミンでは不変であったが，ホスファチジルセリンでは，対照群に比較して有意（p＜0.05）に増加した[58]。また脂肪組織でのDHA含量は，対照群では有意（p＜0.05）に減少し，ストラクチャード・トリグリセリド含有飼料投与群，ランダムエステル化トリグリセリド含有飼料投与群では有意（p＜0.05）に増加した[58]。

このストラクチャード・トリグリセリドとランダムエステル化トリグリセリドを6.7％含有する液体飼料を生後3日目から仔ラットに，1日目0.3ml，次いで少しずつ投与量を増加させ（2週間目に0.9ml）2週投与したのち，このトリグリセリドを20％含有する固型飼料を10週間，計12週間投与し，脳および肝臓のホスファチジルエタノールアミン，ホスファチジルセリン，肝臓トリグリセリドの脂肪酸組成を検討した[58]。脳のホスファチジルセリン，肝臓のホスファチジルエタノールアミン，ホスファチジルセリン，肝臓トリグリセリドの脂肪酸組成変化については，ストラクチャード・トリグリセリド，ランダムエステル化トリグリセリドの3週間投与の場合と同じ変化が認められた[58]。脳のホスファチジルエタノールアミン中のDHA含量については，3週間投与では変化が認められなかったが[58]，12週間投与では，脳ホスファチジルエタノールアミン中のDHA含量は，対照（獣乳投与）群で$18.7±0.9$モル％，ストラクチャード・トリグリセリド投与群$26.8±2.5$％，ランダムエステル化トリグリセリド投与群で$24.1±2.0$％で，対照群に比較して，ランダムエステル化トリグリセリド投与群，ストラクチャード・トリグリセリド投与群で有意に上昇した[59]。この変化の生理的意義についても不明である[59]。

6-5-2）多価不飽和脂肪酸と中鎖脂肪酸をその構成成分とするストラクチャード・トリグリセリドの脂質代謝への影響

50％の中鎖脂肪酸トリグリセリド，40％のメンハーデン油，10％のカノーラ油から構成されるストラクチャード・トリグリセリドエマルジョンを含有する液体飼料（摂取熱量の21エネルギー％が脂質由来）を5日間ラット胃内に投与し，血漿脂質，肝臓脂質濃度，リポタンパク質リパーゼ（lipoprotein lipase）活性に及ぼす影響が検討されている[26]。対照としては，同熱量％の大豆油エマルジョンを含有する液体飼料が用いられた[59]。それぞれの液体飼料を5日間投与すると，大豆油エマルジョン投与群に比較してストラクチャード・トリグリセリドエマルジョン投与群で血漿トリグリセリドおよび遊離脂肪酸濃度が有意（p＜0.05）に低下し，特に血漿遊離脂肪酸濃度は50％以上低下した（図6-18，A）[26]。血漿コレステロール濃度には差は認められなかった（図6-18，A）[26]。

肝臓トリグリセリド，コレステロール，リン脂質濃度は，いずれもストラクチャード・トリグリセリドエマルジョン投与群で大豆油エマルジョン投与群に比較して有意（p＝0.001）に低下した（図6-18，B）[26]。リポタンパク質リパーゼ活性については，副睾丸（epididymal）脂肪組織では，両脂質投与群間で差は認められなかったが，ヒラメ筋（soleus muscle）では，ストラクチャード・トリグリセリドエマルジョン投与群で大豆油エマルジョン投与群に比較して有意（p＜0.05）に高かった（図6-19）[26]。このストラクチャード・トリグリセリドの血漿，肝臓トリグリセリド低下作用の機序は不明であるが構成しているメンハーデン油由来の脂肪酸，中鎖脂肪酸が関与していると推定される。メンハーデン油由来の脂肪酸であるEPA，DHAはラット肝臓でのトリグリセリド合成を抑制すること[68~70]が知られているし，中鎖脂肪酸は肝臓で長鎖脂肪酸よりもすみやかに代謝される[71,72]。

第6章　ストラクチャード・トリグリセリドの脂質代謝への影響

図6-18　血漿脂質，肝臓脂質に及ぼす脂質エマルジョンおよび大腸菌投与の影響[26]

A. 血漿脂質：トリグリセリド，コレステロール，遊離脂肪酸
B. 肝臓脂質：トリグリセリド，コレステロール，リン脂質

凡例：
- ストラクチャード・トリグリセリド
- ストラクチャード・トリグリセリド＋大腸菌
- 大豆油
- 大豆油＋大腸菌

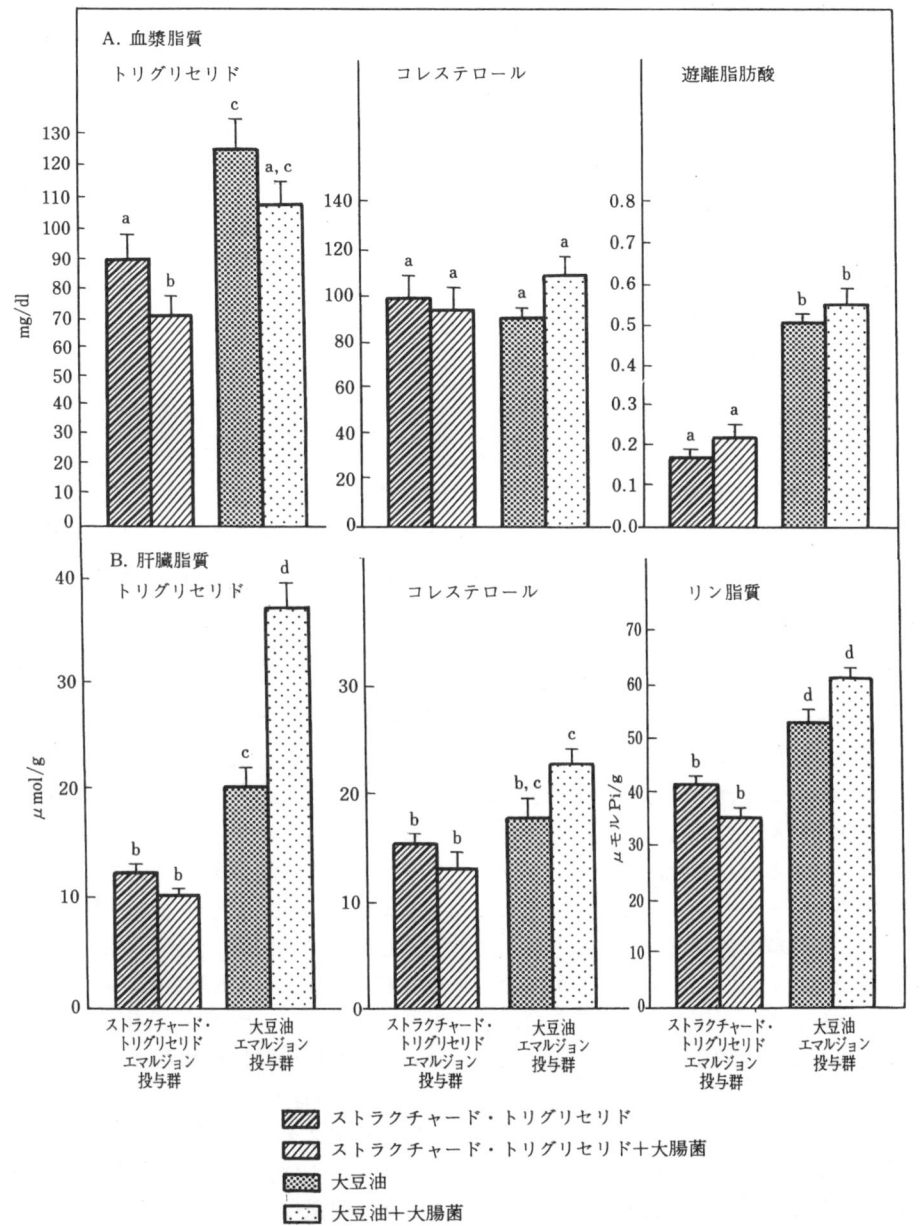

異なるアルファベット間には有意差が存在することを示す（$p \leq 0.05$）

また，大豆油エマルジョン投与群に比較してストラクチャード・トリグリセリドエマルジョン投与群で血漿遊離脂肪酸濃度の有意な低下が認められているが，肝臓でトリグリセリド合成に利用される遊離脂肪酸の減少が，肝臓でのトリグリセリド合成を抑制しているとも推定される[26]。魚油投与でも同様の作用が見出されている[73]。さらに，ストラクチャード・トリグリセリドエマルジョン投与によるヒラメ筋のリポタンパク質リパーゼ活性の上昇も，血漿中の遊離脂肪酸濃度の低下，ひいては肝臓でのトリグリセリド合成に重要な役割を果たしていると推定される[74]。

このストラクチャード・トリグリセリドエマルジョン，あるいは大豆油エマルジョンを5日間ラット胃内に投与したのち，大腸菌 8×10^7 / 100g 体重を静脈内に投与し，敗血症（sepsis）モデルを

図6-19 副睾丸脂肪細胞，ヒラメ筋のリポタンパク質リパーゼ活性に及ぼす脂質エマルジョンおよび大腸菌投与の影響[26]

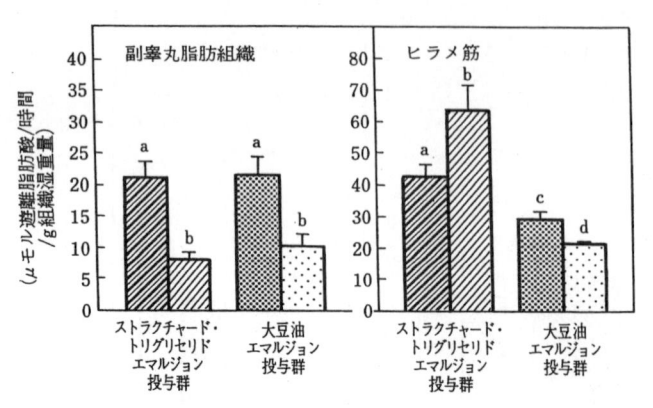

凡例：
- ストラクチャード・トリグリセリド
- ストラクチャード・トリグリセリド＋大腸菌
- 大豆油
- 大豆油＋大腸菌

異なるアルファベット間には有意差が存在することを示す（$p \leq 0.05$）

作成し，脂質代謝に及ぼす影響が検討されている[26]。大腸菌などのグラム陰性菌により敗血症が引き起こされると，肝臓障害と機能不全が起こり，その結果，肝臓での脂質代謝異常が生じ，トリグリセリドの合成が促進され肝臓に脂質が蓄積することが知られている[75,76]。この肝臓での脂質蓄積は，脂肪酸，トリグリセリド合成の促進と共に，肝臓からの脂質分泌が促進されず，不変であることも関与していると推定されている[73]。

それぞれの液体飼料を5日間投与したのち，静脈内に大腸菌を投与すると，大豆油エマルジョン投与群に比較してストラクチャード・トリグリセリドエマルジョン投与群で血漿トリグリセリド，遊離脂肪酸濃度の有意（$p<0.05$）な低下が認められたが，血漿コレステロール濃度は両投与群間で差は認められなかった（図6-18，A）[36]。この時，大腸菌の投与により，ストラクチャード・トリグリセリドエマルジョン投与群で，血漿トリグリセリド濃度の有意（$p<0.05$）な低下が，また大豆油エマルジョン投与群で，肝臓トリグリセリド濃度の有意（$p<0.05$）な上昇が認められた（図6-18）[26]。また，副睾丸脂肪組織リポタンパク質リパーゼ活性は，両投与群とも大腸菌投与により低下し，ヒラメ筋リポタンパク質リパーゼ活性は大腸菌投与により，ストラクチャード・トリグリセリドエマルジョン投与群では上昇し，大豆油エマルジョン投与群では低下した（図6-19）[26]。

エマルジョン投与，さらに大腸菌投与後のラット肝臓を摘出し，[$1^{-14}C$]オレイン酸を含有する溶液を環流し，肝臓でのトリグリセリド，コレステロール，リン脂質の合成と分泌に及ぼす影響が検討されている[26]。[$1^{-14}C$]オレイン酸のトリグリセリド，エステル化コレステロール，リン脂質への取り込まれは，大豆油エマルジョン投与群に比較して，ストラクチャード・トリグリセリドエマルジョン投与群で低下あるいは低下傾向を示した（図6-20，A）[26]。また，大腸菌投与により，これら脂肪画分への[$1^{-14}C$]オレイン酸の取り込まれは，ストラクチャード・トリグリセリドエマルジョン投与群で減少あるいは減少傾向を示し，大豆油エマルジョン投与群で増加あるいは増加傾向を示した（図6-20，A）[26]。特に，大腸菌投与後の肝臓トリグリセリド濃度は，ストラクチャード・トリグリセリドエマルジョン投与群で，大豆油エマルジョン投与群に比較して71％低下した（図6-20，A）[26]。

新しくエステル化された^{14}C-標識トリグリセリド，エステル化コレステロール，リン脂質の肝臓からの分泌量については，投与脂質エマルジョン群間，大腸菌の投与，非投与群間でほとんど差はなかったが，ストラクチャード・トリグリセリドエマルジョン投与群のリン脂質分泌量で，大腸菌投与で有意（$p \leq 0.05$）に低下するのが認められた（図6-20，B）[26]。これらの結果は，グラム陰性菌による敗血症で認められる肝臓脂肪の蓄積がストラクチャード・トリグリセリドエマルジョン投与により抑制されることを示しており，その特徴的な脂肪酸組成と共に，ヒラメ筋のリポタンパク質リパーゼの活性化によるものと推定される[26]。

図6-20 〔1-¹⁴C〕オレイン酸の肝臓脂質への取り込まれ量および分泌量に及ぼす脂質エマルジョンおよび大腸菌投与の影響[26]

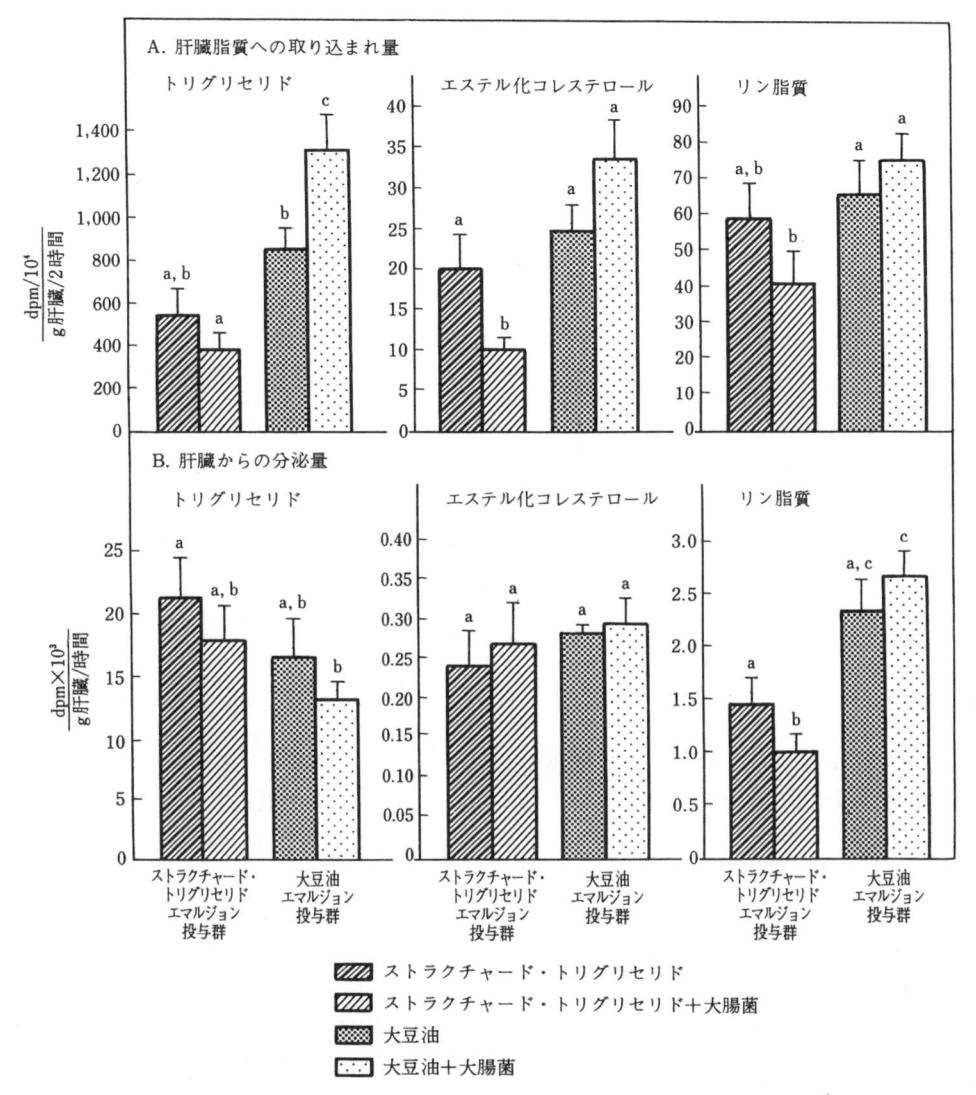

異なるアルファベット間には有意差が存在することを示す($p \leq 0.05$)

6-5-3) EPAとγ-リノレン酸をその構成成分とするストラクチャード・トリグリセリドの脂質代謝への影響

sn-1,3位がEPA, sn-2位がγ-リノレン酸であるストラクチャード・トリグリセリド, 1,3-ビスエイコサペンタエノイル-2-γ-リノレノイルグリセロール (1,3-biseicosapentaenoyl-2-γ-linolenoyl glycerol) を含有するエマルジョンをモルモット胃内に投与し, 血漿脂質, 血漿総脂質および肝臓トリグリセリドの脂肪酸組成, 肝臓リン脂質脂肪酸組成変化に及ぼす影響が検討されている[61]。このストラクチャード・トリグリセリドの対照脂質としては, 大豆油およびEPA-エチルエステルが用いられ, これらの脂質を含有するエマルジョンは, 1日1回, 1g脂質/kg体重の割合でゾンデで胃内に14日間投与された[61]。

EPA-エチルエステルエマルジョン投与群では, 大豆油エマルジョン投与群に比較して, 血漿コレステロール, トリグリセリド, リン脂質濃度が有意 ($p < 0.01$) に低下したが, ストラクチャード・トリグリセリドエマルジョン投与群では, 大豆油エマルジョン投与群に比較して, 血漿トリグリセ

表6-25 ストラクチャード・トリグリセリド，EPA-エチルエステル，大豆油投与後の血漿総脂質，肝臓トリグリセリドの脂肪酸組成[61]

	血漿総脂質			肝臓トリグリセリド		
	ストラクチャード・トリグリセリド	EPA-エチルエステル	大豆油	ストラクチャード・トリグリセリド	EPA-エチルエステル	大豆油
$C_{16:0}$	21.98 ± 1.32	22.80 ± 0.87	21.70 ± 1.84	27.77 ± 0.98	29.43 ± 1.07	28.44 ± 1.47
$C_{18:0}$	11.04 ± 0.73	10.77 ± 0.55	8.57 ± 1.18	4.55 ± 0.36	4.23 ± 0.42	3.94 ± 0.21
$C_{18:1}$ n-9	12.31 ± 0.81	13.38 ± 0.63	13.84 ± 1.08	16.81 ± 0.27**	19.48 ± 0.54	19.08 ± 0.76
$C_{18:2}$ n-6	23.86 ± 1.11*	21.85 ± 0.89**	31.14 ± 2.61	24.98 ± 0.91	23.90 ± 0.83	23.78 ± 0.60
$C_{18:3}$ n-6	1.77 ± 0.25**	0.01 ± 0.01	0.10 ± 0.05	1.45 ± 0.11**	0.15 ± 0.09	0.18 ± 0.02
$C_{18:3}$ n-3	7.50 ± 0.41	7.12 ± 0.59	8.04 ± 1.12	9.22 ± 0.41	8.73 ± 0.58	8.02 ± 0.66
$C_{20:3}$ n-6	0.79 ± 0.15**	0.07 ± 0.04	0.13 ± 0.04	0.62 ± 0.17**	0.12 ± 0.05	0.10 ± 0.03
$C_{20:4}$ n-6	2.16 ± 0.25*	1.40 ± 0.22	1.24 ± 0.17	0.67 ± 0.06*	0.34 ± 0.06	0.42 ± 0.07
$C_{20:5}$ n-3	4.24 ± 0.30**	4.06 ± 0.51**	0.13 ± 0.04	2.25 ± 0.16**	2.15 ± 0.33**	0.13 ± 0.03
$C_{22:5}$ n-3	1.39 ± 0.21**	1.26 ± 0.20**	0.22 ± 0.09	1.04 ± 0.11**	0.80 ± 0.11**	0.21 ± 0.02
$C_{22:6}$ n-3	0.28 ± 0.08	0.17 ± 0.06	0.21 ± 0.01	0.19 ± 0.04	0.09 ± 0.03	0.12 ± 0.02
EPA/アラキドン酸	1.965	2.908	0.106	3.382	6.232	0.309
ジホモ-γ-リノレン酸/アラキドン酸	0.367	0.050	0.104	0.927	0.347	0.243
総n-6系脂肪酸	28.59%	23.33%	32.61%	27.71%	24.51%	24.47%
総n-3系脂肪酸	13.40%	12.62%	8.60%	12.69%	11.77%	8.48%
n-3系脂肪酸/n-6系脂肪酸	0.469	0.541	0.264	0.458	0.480	0.347
総エステル化脂肪酸の平均炭素数	15.5	14.6	15.0	15.7	15.6	14.7
不飽和化指数	1.29	1.12	1.09	1.21	1.11	0.96

* 大豆油投与群に対して有意差あり p<0.05
** 大豆油投与群に対して有意差あり p<0.01

リド濃度のみ有意（p<0.05）に低下した（表6-23）[61]。血漿総脂質の脂肪酸組成を検討したところ，EPA-エチルエステルエマルジョン投与群で，EPAおよび$C_{22:5\ n-3}$含量が大豆油エマルジョン投与群に比較して非常に高く，その結果，EPA-エチルエステルエマルジョン投与群のEPA/アラキドン酸は，大豆油エマルジョン投与群に比較して約25倍であった（表6-25）[61]。ストラクチャード・トリグリセリドエマルジョン投与群では，n-3系脂肪酸のEPA，$C_{22:n-3}$のみならず，n-6系必須脂肪酸（γ-リノレン酸，ジホモγ-リノレン酸，アラキドン酸）含量も上昇し，EPA/アラキドン酸は，大豆油エマルジョン投与群に比較して約18倍であった（表6-25）[61]。

肝臓トリグリセリド脂肪酸組成を検討したところ，ストラクチャード・トリグリセリドエマルジョン投与群のEPA/アラキドン酸，ジホモγ-リノレン酸/アラキドン酸は，大豆油エマルジョン投与群に比較して，それぞれ約3.8，11倍であり，EPA-エチルエステルエマルジョン投与群のジホモγ-リノレン酸/アラキドン酸が，大豆油エマルジョンにおいて高かったのは，肝臓トリグリセリド画分のみであった[61]。

血漿脂質濃度変化を検討すると，EPA-エチルエステルエマルジョン投与群で，ストラクチャード・トリグリセリドエマルジョン投与群に比較して，有意な脂質低下作用を示した（表6-26）[61]。しかし，それぞれの脂質エマルジョン投与群での肝臓脂質中のEPA含量はほぼ同等で，血漿総脂質中のEPA含量はストラクチャード・トリグリセリドエマルジョン投与群の方が，EPA-エチルエステルエマルジョン投与群より，有意差は見出されないものの，やや高かった（表6-25）[61]。このことは，EPA-エチルエステルエマルジョン投与群で，ストラクチャード・トリグリセリドエマルジョン投与群の約1.5倍量のEPAが投与されていることを考慮すると，モルモットでは，EPA-エチルエステルより，EPAをその構成成分とするトリグリセリドの方が，EPAの吸収は良好であると推定された[61]。同様の傾向はヒトでも認められている[78,79]が，ラットでは逆であった[80]。

ストラクチャード・トリグリセリドエマルジョン投与群の血漿総脂質，肝臓トリグリセリドのジホモγ-リノレン酸/アラキドン酸は，大豆油エ

表 6-26 ストラクチャード・トリグリセリド，EPA-エチルエステル，大豆油投与後の血漿脂質濃度変化[61]

血漿脂質 (mg/dl)	ストラクチャード・トリグリセリド (n=14)	EPA-エチルエステル (n=12)	大豆油 (n=7)
コレステロール	33.5 ± 2.5	27.3 ± 2.1**	36.3 ± 4.2
トリグリセリド	45.8 ± 5.9*	38.8 ± 6.6**	76.3 ± 8.8
リン脂質	29.4 ± 1.6	25.4 ± 1.7**	31.3 ± 3.6

* 大豆油投与群に対して有意差あり $p<0.05$
** 大豆油投与群に対して有意差あり $p<0.01$

マルジョン投与群，EPA-エチルエステルエマルジョン投与群に比較して高く，EPA/アラキドン酸もバランスのとれた値であった[61]。またこの時，ストラクチャード・トリグリセリドエマルジョン投与群の，肝臓リン脂質中のジホモγ-リノレン酸/アラキドン酸およびEPA/アラキドン酸は，ホスファチジルコリン画分でそれぞれ0.687，0.488，ホスファチジルエタノールアミン画分でそれぞれ0.237，0.752であった[61]。

6-5-4) 魚油とアザラシ油の脂質代謝への影響

イワシ油，ツナ油，メンハーデン油，イカ油などの魚油ではEPAやDHAは主にsn-2位に結合しているが，アザラシ油では主にsn-1,3位に結合している[64,65]。イカ油あるいはアザラシ油を含有する飼料を160日間，外因性高コレステロール血症(exogenously hypercholesterolemic ; ExHC)ラットに投与し，EPA，DHAの結合位置の差が，血漿および肝臓脂質濃度にどのような影響を与えるかが検討されている[64]。試験に用いたイカ油は *Todarodes pacificus* の肝臓から，またアザラシ

表 6-27 イカ油，アザラシ油の脂肪酸組成，sn-2位，sn-1,3位脂肪酸組成[64]

脂肪酸	イカ油			アザラシ油		
	総脂肪酸	sn-2位脂肪酸	sn-1,3位脂肪酸	総脂肪酸	sn-2位脂肪酸	sn-1,3位脂肪酸
$C_{14:0}$	4.0	1.9	4.4	3.3	6.2	1.0
$C_{14:1}$	0.4	0.2	0.4	2.7	5.4	0.6
$C_{16:0}$	10.9	3.9	14.0	1.8	3.2	1.3
$C_{16:1}$	5.5	3.0	7.0	16.4	30.7	9.0
$C_{16:2}$	1.7	1.3	3.3	1.4	2.5	1.0
$C_{16:3}$	0.7	3.9	2.4	0.9	4.7	1.6
$C_{16:4}$	0.4	0.4	0.4	1.5	1.4	1.4
$C_{18:0}$	1.5	0.5	2.0	0.2	0.3	0.2
$C_{18:1}$ n-9	11.2	5.8	14.7	13.4	20.1	11.3
$C_{18:1}$ n-7	3.8	2.1	5.1	2.2	2.2	2.1
$C_{18:2}$ n-6	1.5	1.6	1.8	2.4	5.8	1.0
$C_{18:3}$ n-3	1.2	1.7	1.3	1.6	3.1	0.8
$C_{18:4}$ n-3	2.5	2.2	2.6	6.2	3.8	7.3
$C_{20:1}$	6.2	4.3	7.5	3.7	1.2	4.9
$C_{20:4}$ n-6	1.7	2.0	1.6	0.5	0.2	0.5
$C_{20:4}$ n-3	1.0	1.4	0.7	1.0	0.5	1.3
$C_{20:5}$ n-3	20.5	26.1	16.6	15.2	2.8	21.4
$C_{22:1}$ n-9	3.0	2.1	3.5	0.7	0.1	1.0
$C_{22:5}$ n-3	1.2	4.6	0.8	6.2	2.5	9.3
$C_{22:6}$ n-3	21.2	31.2	9.9	19.0	3.3	23.1

表6-28 ラットに投与したイカ油，アザラシ油含有油の脂肪酸組成[64]

脂肪酸	対照油	イカ油含有油	アザラシ油含有油
$C_{8:0}$	6.5	5.9	5.8
$C_{10:0}$	5.3	4.8	4.8
$C_{12:0}$	38.1	35.0	35.0
$C_{14:0}$	13.0	12.5	12.7
$C_{16:0}$	7.8	8.2	6.6
$C_{16:1}$	0.0	1.0	3.0
$C_{18:0}$	2.6	2.3	2.1
$C_{18:1}$ n-9	7.6	7.3	8.2
$C_{18:2}$ n-6	18.2	7.6	7.8
$C_{18:4}$ n-3	−	0.5	1.1
$C_{20:1}$	−	1.3	0.8
$C_{20:5}$ n-3	−	4.1	3.0
$C_{22:5}$ n-3	−	0.3	1.4
$C_{22:6}$ n-3	−	4.6	4.1
飽和脂肪酸	73.9	71.8	69.7
モノ不飽和脂肪酸	7.8	10.3	12.3
n-6系多価不飽和脂肪酸	18.2	8.0	8.0
n-3系多価不飽和脂肪酸	−	9.9	10.0

−；1%以下

油はタテゴトアザラシ（harp seal）より調製され，その脂肪酸組成，sn-2位，sn-1,3位脂肪酸組成は表6-27[64]に示す通りである。投与に用いたイカ油含有油はイカ油，ココナッツ油，サフラワー油の26.1：65.0：8.9の混合油で，アザラシ油含有油はアザラシ油，ココナッツ油，サフラワー油の24.1：66.9：9.0の混合油，対照油としてはココナッツ油とサフラワー油の76.1：23.9の混合油を用いた[64]。投与した脂質の脂肪酸組成は，表6-28に示す通りであるが，対照油を含め，イカ油およびアザラシ油含有油の飽和脂肪酸，モノ不飽和脂肪酸，多価不飽和脂肪酸含量はほぼ同程度であった（表6-28）[64]。

これらの脂質を10%，コレステロールを1%含有する飼料をExHCラットに160日投与したところ，いずれの脂質含有飼料投与群間でも，飼料摂取量，体重増加量に差は認められなかった[64]。血漿コレステロール，トリグリセリド，リン脂質濃度は，対照脂質含有飼料投与群に比較して，イカ油含有飼料投与群，アザラシ油含有飼料投与群で有意（$p<0.05$）に低下した（表6-29）[64]。また，HDL-コレステロール濃度はアザラシ油含有飼料投与群で対照脂質含有飼料投与群に比較して有意（$p<0.05$）に低下した（表6-29）[64]。その結果，動脈硬化指数（アテローム発生指数；atherogenic index，総コレステロール濃度−HDL-コレステロール濃度/HDL-コレステロール濃度）は，アザラシ油含有飼料投与群で他の脂質含有飼料投与群に比較して有意（$p<0.05$）に低下した。イカ油含有飼料投与群とアザラシ油含有飼料投与群での血漿コレステロール，トリグリセリド濃度の低下は，VLDLリポタンパク質画分とLDLリポタンパク質画分の減少によるものである[64]。

肝臓トリグリセリド濃度は対照脂質含有飼料投与群に比較して，イカ油含有飼料投与群，アザラシ油含有飼料投与群で有意（$p<0.05$）に低かっ

表6-29 イカ油，アザラシ油含有飼料投与時の血漿および肝臓脂質濃度[64]

	対照脂質含有飼料投与群	イカ油含有飼料投与群	アザラシ油含有飼料投与群
血漿脂質濃度			
総コレステロール（mg/dl）	619 ± 68^a	368 ± 28^b	360 ± 46^b
HDL-コレステロール（mg/dl）	49.8 ± 5.0^a	33.7 ± 2.4^b	$44.8 \pm 4.7^{a,b}$
トリグリセリド（mg/dl）	206 ± 20^a	112 ± 11^b	132 ± 18^b
リン脂質（mg/dl）	402 ± 37^a	203 ± 19^b	228 ± 26^b
アテローム発生指数*	11.5 ± 0.7^a	10.5 ± 1.5^a	7.21 ± 0.81^b
チオバルビツール酸陽性物質（nモル/ml）	3.36 ± 0.37^a	$4.21 \pm 0.38^{a,b}$	5.22 ± 0.44^b
肝臓脂質濃度（mg/g）			
コレステロール	152 ± 7	156 ± 3	161 ± 4
トリグリセリド	24.4 ± 1.4^a	19.2 ± 0.9^b	18.0 ± 0.4^b
リン脂質	22.3 ± 0.3	23.6 ± 0.4	23.8 ± 0.7

異なるアルファベットは有意差を有することを示す（$p<0.05$）
*アテローム発生指数（atherogenic index；総コレステロール濃度−HDL-コレステロール濃度/HDL-コレステロール濃度）

表6-30 イカ油,アザラシ油含有飼料投与時の肝臓,大動脈,血小板リン脂質,肝臓トリグリセリドのアラキドン酸,EPA,DHA含量[64]

	対照脂質含有飼料投与群	イカ油含有飼料投与群	アザラシ油含有飼料投与群
肝臓ホスファチジルコリン			
アラキドン酸	22.5 ± 0.3^a	9.5 ± 0.3^b	5.4 ± 0.2^c
EPA	0.0 ± 0.0^a	7.0 ± 0.3^b	7.7 ± 0.3^b
DHA	0.0 ± 0.0^a	0.7 ± 0.1^b	1.2 ± 0.1^c
肝臓ホスファチジルエタノールアミン			
アラキドン酸	29.2 ± 0.7^a	9.7 ± 0.5^b	5.6 ± 0.4^c
EPA	0.0 ± 0.0^a	8.4 ± 0.4^b	8.8 ± 0.4^b
DHA	0.1 ± 0.1^a	1.6 ± 0.4^b	2.4 ± 0.1^c
大動脈ホスファチジルコリン			
アラキドン酸	23.7 ± 0.5^a	11.1 ± 0.2^b	8.5 ± 0.4^c
EPA	0.0 ± 0.0^a	3.3 ± 0.1^b	3.5 ± 0.2^b
DHA	0.0 ± 0.0^a	0.9 ± 0.1^b	1.1 ± 0.2^b
大動脈ホスファチジルエタノールアミン			
アラキドン酸	36.4 ± 0.4^a	21.1 ± 1.0^b	18.1 ± 1.0^c
EPA	0.6 ± 0.3^a	4.8 ± 0.2^b	6.0 ± 0.4^c
DHA	2.8 ± 0.3^a	4.3 ± 0.3^b	5.9 ± 0.4^c
血小板ホスファチジルコリン			
アラキドン酸	9.7 ± 0.2^a	3.2 ± 0.1^b	1.6 ± 0.1^c
EPA	0.0 ± 0.0^a	4.5 ± 0.2^b	4.5 ± 2.6^b
DHA	0.0 ± 0.0^a	0.5 ± 0.1^b	0.6 ± 0.0^b
血小板ホスファチジルエタノールアミン			
アラキドン酸	38.2 ± 0.3^a	19.3 ± 0.3^b	12.6 ± 0.3^c
EPA	0.0 ± 0.0^a	19.5 ± 0.3^b	22.9 ± 0.4^c
DHA	0.2 ± 0.1^a	6.6 ± 0.1^b	7.4 ± 0.1^c
肝臓トリグリセリド			
アラキドン酸	0.9 ± 0.1^a	0.3 ± 0.1^b	0.2 ± 0.0^c
EPA	0.0 ± 0.0^a	1.5 ± 0.2^b	0.7 ± 0.1^c
DHA	0.0 ± 0.0^a	1.7 ± 0.2^b	1.1 ± 0.2^c
n-3系多価不飽和脂肪酸	0.0 ± 0.0^a	13.2 ± 1.4^b	6.2 ± 1.0^c

異なるアルファベット間には有意差が存在することを示す($p<0.05$)

たが,肝臓コレステロール,リン脂質濃度は投与3群間で差は認められなかった(表6-30)[64]。また投与終了後の肝臓,大動脈,血小板のホスファチジルコリンおよびホスファチジルエタノールアミン,肝臓トリグリセリドの脂肪酸組成の検討を行ったところ,対照脂質含有飼料投与群に比較して,イカ油含有飼料投与群,アザラシ油含有飼料投与群で,アラキドン酸含量が有意($p<0.05$)に低下し,EPA,DHA含量が有意($p<0.05$)に上昇した[64]。その程度は,アザラシ油含有飼料投与群の方がイカ油含有飼料投与群で大きく,特にアラキドン酸含量では,測定した全脂質画分で有意差($p<0.05$)が認められた(表6-30)[64]。

EPAとDHAは,リノール酸のΔ6不飽和化を阻害し,その結果,組織リン脂質中のアラキドン酸含量が低下することが知られている[81]。イカ油含有飼料,アザラシ油含有飼料投与によっても肝臓,大動脈,血小板リン脂質画分および肝臓トリグリセリド画分でアラキドン酸含量の低下が認められた[64]。しかし,イカ油含有飼料とアザラシ油含有飼料中のn-3系多価不飽和脂肪酸含量はほぼ同等であるにもかかわらず,アラキドン酸含量の低下は,アザラシ油含有飼料投与群で著しかった[64]。これは,イカ油含有飼料投与群に比較してアザラシ油含有飼料投与群で,Δ6不飽和化の阻害の程度が高かったためと推定される。一般的には,肝臓中のn-3系多価不飽和脂肪酸含量が増加すると通常は肝臓でのリノール酸のΔ6不飽和化が抑制され,その結果,肝臓脂質中のアラキドン酸含量が減少する[81]。

しかし,今回のアザラシ油,イカ油含有飼料を投与した場合,肝臓ホスファチジルコリン中の総

n-3系多価不飽和脂肪酸含量はアザラシ油含有飼料投与群の方がイカ油含有飼料投与群より高く，肝臓ホスファチジルエタノールアミン中の総n-3系多価不飽和脂肪酸含量は，アザラシ油含有飼料投与で変化しなかった[64]。また，アザラシ油含有飼料投与群の肝臓トリグリセリド中の総n-3系多価不飽和脂肪酸含量は，イカ油含有飼料投与群の約半分であった[64]。これらの結果はいずれも，アザラシ油含有飼料投与群のラット肝臓でのn-3系多価不飽和脂肪酸含量はイカ油含有飼料投与群より低いことを示しており，アザラシ油含有飼料投与群での肝臓アラキドン酸含量の低下は，n-3多価不飽和脂肪酸含量の増加を伴わずに認められており，EPA，DHAの結合位置の違いが直接リノール酸のΔ6不飽和化に影響を及ぼしていると推定される[64]。

6-6) sn-1,3-ジアシルグリセロールの脂質代謝への影響（第14章 14-4参照）

6-6-1) sn-1,3-ジアシルグリセロールのマウス脂質代謝，体脂肪代謝への影響（第14章 14-5-1参照）

6-6-2) ヒトでのsn-1,3-ジアシルグリセロール単回摂食の脂質代謝への影響（第14章 14-5-2参照）

6-6-3) ヒトでのsn-1,3-ジアシルグリセロール長期摂食の脂質代謝への影響（第14章 14-5-3参照）

6-6-4) ヒトでのsn-1,3-ジアシルグリセロール長期摂食の体脂肪代謝への影響（第14章 14-5-4参照）

6-6-5) α-リノレン酸をその主構成成分とするsn-1,3-ジアシルグリセロールのラット脂質代謝への影響（第14章 14-5-5参照）

6-6-6) α-リノレン酸をその主構成成分とするsn-1,3-ジアシルグリセロールのラット体脂肪代謝への影響（第14章 14-5-6参照）

6-6-7) α-リノレン酸をその主構成成分とするsn-1,3-ジアシルグリセロールのヒト体脂肪代謝への影響（第14章 14-5-7参照）

文　献

1) 本書，第4章，4-1-2
2) Lien, E. L., Yuhas, R. J., Boyle, R. G., Tomarelli, R. M., J. Nutr. **123**, 1859 (1993)
3) Renaud, S. C., Ruf, J. C., Petithorny, D., J. Nutr. **125**, 229 (1995)
4) Carnielli, V. P., Luijendijk, I. H. T., van Goudoever, J. B., Sulkers, E. J., Boerlage, A. A., Degenhart, H. J., Sauer, P. J. J., Am. J. Clin. Nutr. **61**, 1037 (1995)
5) Hunter, J. E., Lipids **36**, 655 (2001)
6) Hayes, J. R., Wilson, N. H., Roblin, M. C., Mann, P. C., Kiorpes, A. L., J. Agric. Food Chem. **42**, 563 (1994)
7) Hayes, J. R., Wilson, N. H., Pence, D. H., Williams, K. D., J. Agric. Food Chem. **42**, 552 (1994)
8) Finley, J. W., Leveille, G. A., Dixon, R. M., Walchak, C. G., Sourby, J. C., Smith, R. E., Francis, K. D., Otterburn, M. S., J. Agric. Food Chem. **42**, 581 (1994)
9) Scheinbach, S., Hayes, J. R., Carman, R. J., Zhou, D., Van Tassell, R. L., Wilkins, T. D., J. Agric. Food Chem. **42**, 572 (1994)
10) Nestel, P. J., Pomeroy, S., Kay, S., Sasahara, T., Yamashita, T., Am. J. Clin. Nutr. **68**, 1196 (1998)
11) 寺田澄玲，石見百江，谷澤久之，嶋津孝，日本栄養・食糧学会誌 **54**, 339 (2001)
12) Palou, A., Picó, C., Bonet, M. L., Oliver, P., Int. J. Biochem. Cell Biol. **30**, 7 (1998)
13) Pericàs, J., Oliver, P., Guitarid, R., Picó, C., Palou, A., J. Nutr. Biochem. **12**, 444 (2001)
14) Samec, S., Seydoux, J., Dulloo, A. G., Diabetes **48**, 719 (1993)
15) Christophe, A., Structural modified food fats: synthesis, biochemistry, and use (Christophe, A. B., ed.) p139, AOCS Press, Champaign, IL. (1998)
16) Hφy, C.-E., Christensen, M. S., Redgrave, T., Tso, P., Structural modified food fats: synthesis, biochemistry, and use (Christophe, A. B., ed.) p160, AOCS Press, Champaign, IL. (1998)
17) 平松義文，中川学，Jap. J. Parenter. Enter. Nutr. **14**, 1637 (1992)
18) 日置紘士郎，医学のあゆみ **149**, 374 (1989)
19) Carvajal, O., Nakayama, M., Kishi, T., Sato, M., Ikeda, I., Sugano, M., Imaizumi, K., Lipids **35**, 1345 (2000)
20) Carvajal, O., Sakamoto, M., Sonoki, H., Nakayama, M., Kishi, T., Sato, M., Ikeda, I., Sugano, M., Imaizumi, K., Biosci. Biotechnol. Biochem., **64**, 793

(2000)
21) Spalinger, J. H., Seidman, E. G., Lepage, G., Ménard, D., Cavino, V., Levy, E., Am. J. Physiol. **275**, (Gastrointest. Liver Physiol. **38**), G652 (1998)
22) 本書, 第5章, 5-3
23) Jandacek, R. J., Hollenbach, E. J., Kuehlthau, C. M., Steimle, A. R., J. Nutr. Biochem. **4**, 243 (1993)
24) Swift, L. L., Hill, J. O., Peters, J. C., Greene, H. L., Am. J. Clin. Nutr. **56**, 881(1992)
25) Mascioli, E. A., McLennan, C. E., Schaefer, E. J., Lichtenstein, A. H., Hφy, C.-E., Christensen., M. S., Bistrian, B. R., Lipids **34**, 889 (1999)
26) Lanza-Jacoby, S., Phetteplace, H., Tripp, R., Lipids **30**, 707 (1995)
27) Martin, J. C., Bougnoux, P., Antoine, J. M., Lanson, M., Couet, C., Lipids **28**, 637 (1993)
28) Pitas, R. E., Sampugna, J., Jensen, R. G., J. Dairy Sci. **50**, 1332 (1967)
29) Brockerhoff, H., Yurkowski M., J. Lipid Res. **7**, 62 (1966)
30) 本書, 第4章, 4-1-2
31) Bjorkling, E., Godfredsen, S. E., Kirk, O., Trends Biotech. **9**, 360 (1991)
32) Innis, S. M., Quinlan, P., Diersen-Schade, D., Am. J. Clin. Nutr. **57**, 382 (1993)
33) Innis, S. M., Dyer, R., Quinlan, P., Diersen-Schade, D., J. Nutr. **125**, 73 (1995)
34) Innis, S. M., Dyer, R., Quinlan, P. T., Diersen-Schade, D., Lipids **31**, 497 (1996)
35) Innis, S. M., Dyer, R., J. Nutr. **127**, 1311 (1997)
36) Zampelas, A., Williams, C. M., Morgan, L. M., Wright, J., Br. J. Nutr. **71**, 401(1994)
37) Zock, P. L., de Vries, J. H. M., de Fouw, N. J., Katan, M. B., Am. J. Clin. Nutr. **61**, 48 (1995)
38) Carnielli, V. P., Luijendijk, I. H. T., van Beek, R. H. T., Boerma, G. J. M., Degenhart, H. J., Sauer, P. J. J., Am. J. Clin. Nutr. **62**, 776 (1995)
39) Nelson, C. M., Innis, S. M., Am. J. Clin Nutr. **70**, 62 (1999)
40) Ray, S., Bhattacharyya, D. K., J. Am. Oil Chem. Soc. **72**, 327 (1995)
41) Hunter K. A., Crosbie, L. C., Weir, A., Miller, G. J., Dutta-Roy, A. K., Atherosclerosis **142**, 151 (1999)
42) Aoe, S., Yamaura, J., Matsuyama, H., Hase, M., Shiota, M., Miura, S., J. Nutr. **127**, 1269 (1997)
43) Aoyama, T., Fukui, K., Taniguchi, K., Nagaoka, S., Yamamoto, T., Hashimoto, Y., J. Nutr. **126**, 225 (1996)
44) Pufal, D. A., Quinlan, P. T., Salter, A. M., Biochim. Biophys. Acta **1258**, 41 (1995)
45) Redgrave, T. G., Kodali, D. R., Small, D. M., J. Biol. Chem. **263**, 5118 (1988)
46) Levy, E., Roy, C. C., Goldstein, R., Bar-On, H., Ziv, E., J. Am, Coll. Nutr. **10**, 69 (1991)
47) Abe, K., Imaizumi, K., Sugano, M., Biosci. Biotech. Biochem. **57**, 247 (1993)
48) Monsma, C. C., Ney, D. M., Lipids **28**, 539 (1993)
49) Mattson, F. H., Nolen, G. A., Webb, M. R., J. Nutr. **109**, 1682 (1979)
50) Apgar, J. L., Shivley, C. A., Tarka, S. M., J. Nutr. **117**, 660 (1987)
51) Bergstedt, S. E., Hayashi, H., Kritchevsky, D., Tso, P., Am. J. Physiol. **259**, G 386 (1990)
52) Ney, D. M., Lai, H.-C., Lasekan, J. B., Lefevre, M., J. Nutr. **121**, 1311 (1991)
53) Kritchevsky, D., Tepper, S. A., Kuksis, A., Eghtedary, K., Klurfeld, D. M., J. Nutr. Biochem. **9**, 582 (1998)
54) Kritchevsky, D., Tepper, S. A., Chen, S. C., Meijer, G. W., FASEB J. **10**, A187 (1996)
55) Kritchevsky, D., Tepper, S. A., Wright, S., Kuksis, A., Hughes, T. A., Nutr. Res. **18**, 259 (1998)
56) Hayes, K. C., Lindsey, S., Pronczuk, A., Tautwein, E., Khosla, P., Structural modified food fats ; synthesis, biochemistry, and use (Christophe, A. B. ed.), p170, AOCS Press(1998)
57) Summers, L. K. M., Fielding, B. A., Herd, S. L., Ilic, V., Clark, M. L., Quinlan, P. T., Frayn, K. N., J. Lipid Res. **40**, 1890 (1999)
58) Christensen, M. M., Hφy, C. E., Lipids **32**, 185(1997)
59) Christensen, M. M., Lund, S. P., Simonsen, L., Hass, U., Simonsen, S. E., Hφy, C. E., J. Nutr. **128**, 1011(1998)
60) Jensen, M. M., Christensen, M. S., Hφy, C.-E., Ann, Nutr. Metab. **38**, 104(1994)
61) Ohba, S., Akahane, N., Wakabayashi, T., Nakahara, T., Yokochi, T., Yanagi, K., Ohshima, N., Lipids **32**, 593 (1997)
62) Christensen, M. S., Hφy, C.-E., Lipids **31**, 341 (1996)
63) Yoshida, H., Kumamaru, J., Mawatari, M., Ikeda, I., Imaizumi, K., Tsuji, H., Seto, A., Biosci. Biotech. Biochem. **60**, 1293 (1996)
64) Ikeda, I., Yoshida, H., Tomooka, M., Yosef, A., Imaizumi, K., Tsujii, H., Seto, A., Lipids **33**, 897 (1998)
65) Shahidi, F., Wanasundara, U. N., Omega-3 Fatty Acids (Shahidi, F., Finley, J. W., eds.) p142, Am. Chem. Soc. (2001)
66) Elliott, J. M., Parkin, K.L., J. Am. Oil Chem. Soc. **68**, 171 (1991)
67) Zeitoun, M. A. M., Neft, W. E., List, G. R. Mounts, T. L., J. Am. Oil Chem. Soc. **70**, 467 (1993)
68) Zhang, Z. J., Wilcox, H. G., Elam, M. B. Castellani, L. W., Heimberg, M., Lipids **26**, 504 (1991)
69) Ikeda, I., Wakamatsu, K., Inayoshi, A., Imaizumi, K., Sugano, M., Yazawa, K., J. Nutr. **124**, 1998 (1994)
70) Parks, J. S., Johnson, F. L., Wilson, M. D., Rudel, L. L., J. Lipid Res. **31**, 455 (1990)
71) Scheig, R., Medium Chain Triglyceride (Senior, J., van Itallie, T. B., Greenberger, N. J., Eds.), p39 Univ. Pa Press (1968)
72) Furman, R. H., Medium Chain Triglyceride (Senior, J., van Itallie, T. B., Greenberger, N. J., Eds.), p51, Univ. Pa. Press (1968)

73) Dangnelie, P. C., Rietveld, T., Swart, R., Stijnen, T., van den Berg, J. W., Lipids **29**, 41 (1994)
74) Baltzell, J. K., Woolens, J. T., Otto, D., Lipids **26**, 289 (1991)
75) Finley, R. J., Prospectives on Sepsis and Septic Schock (Sibbald, W. J., Sprug, C. L., Eds.), p11, SCCM Fullerton (1985)
76) Lanza-Jacoby, S., Tabares, A., Am. J, Physiol. **258**, E676 (1990)
77) Lanza-Jacoby, S., Rosato, E. L., Metabolism **43**, 691 (1994)
78) El. Boustani, S., Colette, C., Monnier, L., Descomps, B., Crastes de Paulet, A., Mendy, F., Lipids **22**, 711(1987)
79) Lawson, L. D., Hughes, B. G., Biochem. Biophys. Res, Com. **152**, 328 (1988)
80) Hamazaki T., Urakaze, M., Makuta, M., Ozawa, A., Soda, Y., Tatsumi, H., Yano, S., Kumagai, A., Lipids **22**, 994 (1987)
81) Hornstra G., The Role of Fats in Human Nutrition, 2nd edn. (Vergroesen, A. J., Crawford, M., eds.) p151, Academic Press, Orlando (1989)

第7章 ストラクチャード・トリグリセリドの動脈硬化への影響

7-1) 脂質栄養と動脈硬化

現在の日本における死因の第1位は悪性腫瘍，第2位が心臓病，第3位脳血管疾患であり，高齢者での心臓病や脳血管疾患の原因の多くに動脈硬化が関与していることから，動脈硬化の病態の解析と治療は重要な課題である[1]。しかし，日本における心臓病の発症は，欧米に比較してかなり低く，その要因の1つとして脂質摂取量が欧米に比較して少ないことが挙げられている[2]。日本での脂質摂取量を摂取脂肪エネルギー比でみると昭和20年代は10％以下であったが，昭和50年代以降25％前後で推移しており，30年余りで2.5倍以上の増加を示し，平成9年国民栄養調査結果では26.6％になっている[2,3]。国民1人当たりの油脂の消費量は，ラードなどの動物油脂の消費量が横ばいで推移する一方，大豆油，ナタネ油などの植物油脂の消費量がほぼ一貫して増加しており，全体の約9割を占めており，今後もこの傾向は続くと推定される[3]。この脂肪摂取量の急激な増加は，戦後の日本における長寿化に寄与すると共に，動脈硬化性疾患の増加の一因ともなっている。

これまでの疫学調査から脂質摂取量と血清コレステロール濃度，脂質摂取量と動脈硬化性疾患の間には正の相関が認められている[2,4,5]。アメリカ合衆国では65～74歳の冠(状)動脈性心疾患（coronary heart disease）による死亡者数が，1970～1974年以前に比較して1984～1987年では約50％減少している（図7-1）[4]。これは動物性脂質摂取量の減少，高血圧のコントロール，禁煙の促進などのライフスタイルの変化によるものと推定されている[4]。また冠動脈性心疾患による死亡者数は，男女とも加齢に従って増加し，65～74

図7-1 アメリカ合衆国での65～74歳の冠動脈性心疾患による死亡者数の変遷[4]

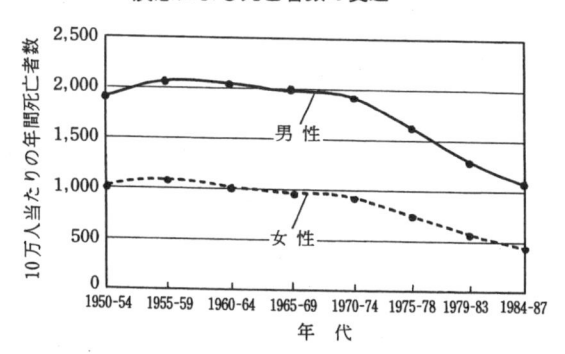

歳の死亡者数は35～44歳の死亡者数に比較して約15倍多い[4]。冠動脈性心疾患の主なリスク因子としては，食事内容に加え，年令，虚血性心疾患発症の家族歴，喫煙，高血圧，糖尿病，低比重リポタンパク質（LDL）コレステロール濃度の上昇（4.1mモル/lまたは160mg/dl以上），高比重リポタンパク質（HDL）コレステロール濃度の低下（0.9mモル/lまたは35mg/dl以下）が挙げられている[4]。冠動脈性心疾患のリスクを低減させるのには，摂取脂肪エネルギー比を30％以下（飽和脂肪酸由来10％以下）にし，1日当たりのコレステロール摂取量を300mg以下とすることが推奨されている[4]。

アメリカ合衆国の20歳から100歳までの男性582名，女性1,708名の血清総コレステロール濃度，総トリグリセリド濃度，LDLコレステロール濃度，HDLコレステロール濃度の測定を行い，年代別のそれぞれの濃度変化が検討されている[4]。男性の場合，血清総コレステロール濃度，総トリグリセリド濃度，LDLコレステロール濃度は，

図7-2 血清脂質濃度に及ぼす加齢の影響[4]

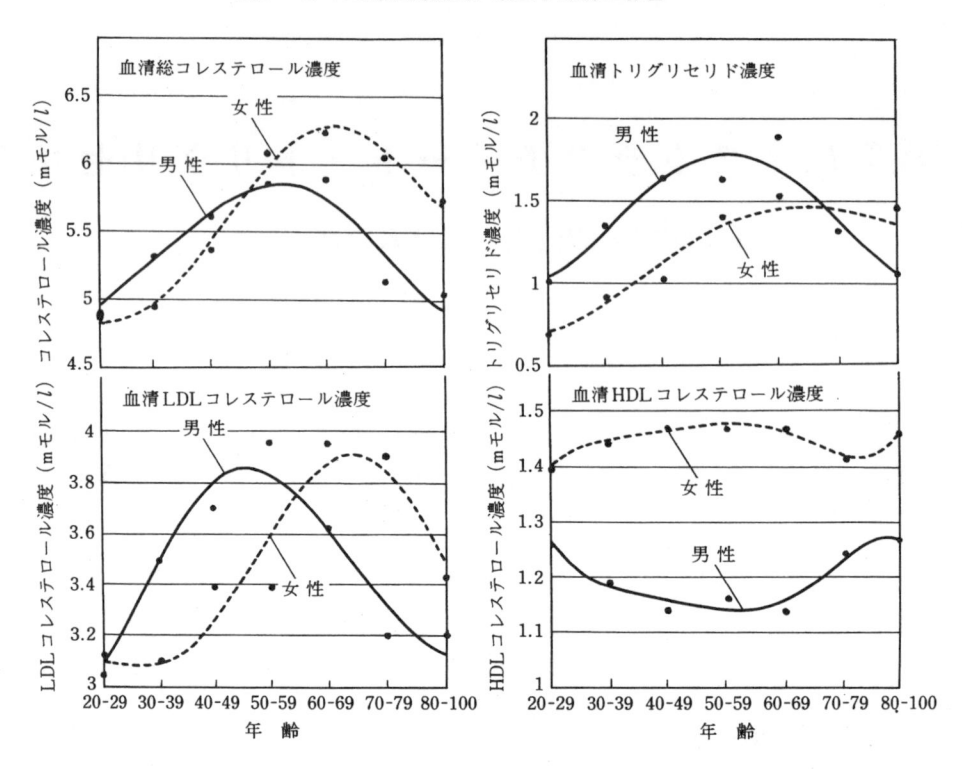

50〜59歳でほぼ最高濃度に達し，80〜100歳の濃度と20〜29歳の濃度とほぼ同程度であった（図7-2）[4]。女性の場合は，これら血清脂質濃度が最高濃度に達するのが，男性の場合に比較して，10〜20歳遅かった（図7-2）[4]。また血清HDLコレステロール濃度は，年齢による変動は少なく，女性の場合の方が男性の場合より高かった（図7-2）[4]。男性の場合60〜69歳以降，女性の場合70〜79歳以降に血清総コレステロール濃度，総トリグリセリド濃度，LDLコレステロール濃度が低下するのは，この年齢になると高コレステロール血症の冠動脈性心疾患の患者が死亡したという寄与も多少は考えられるが，大部分は，加齢と共に食物摂取量が減少し気力が低下したためと推定される[4]。また高齢者では脂質の吸収は効率良く行われるが，カイロミクロン レムナントや低比重リポタンパク質の代謝が抑制されているためとも推定された[4]。また，これらの加齢による血清脂質濃度変化はこれまでの疫学調査結果[7,8]とも一致していた。

冠動脈性心疾患には脂質の過剰摂取が深くかかわっているが，脂質の質的問題，すなわち脂質を構成する脂肪酸の種類も重要である[2,4]。従ってストラクチャード・トリグリセリドを構成する脂肪酸の種類により，血清脂質に及ぼす影響は異なってくると推定される。例えば飽和脂肪酸はその鎖長により，血清コレステロール濃度に対する影響が異なっている。炭素数6〜12のカプロン酸，カプリル酸，カプリン酸，ラウリン酸および炭素数18のステアリン酸は，血清コレステロール濃度に対し，ごくわずかか，ほとんど影響を及ぼさない[4,9]。炭素数14，16のミリスチン酸，パルミチン酸には血清コレステロール上昇作用が認められ，この時，血清LDLおよびHDLコレステロール濃度の上昇が著しい[10,11]。飽和脂肪酸のなかでもステアリン酸に血清コレステロール上昇作用が認められないのは，ステアリン酸が吸収されると，鎖長延長反応より不飽和化反応がすみやかに起こり，オレイン酸に変換されるためと推定されている[11,12]。オレイン酸には血清コレステロール上昇作用は認められず，糖質と同程度に中立的である。しかし，炭素数12以下の飽和脂肪酸と，ミリスチン酸，パルミチン酸の血清コレステロール濃度に対する挙動の差の機序については不明である[4]。

また，通常の食事ではたとえステアリン酸含量の多い牛肉やチョコレートを摂取したとしても，相当量のパルミチン酸の摂取は，まぬがれない。

動脈硬化性疾患の発生や進展抑制のため食事指導が行われているが，これまでの食事指導では脂肪酸の種類により血清コレステロール濃度が影響を受けることから，摂取脂質の多価不飽和脂肪酸／飽和脂肪酸（P/S）が用いられてきたが，最近は，オレイン酸などの一価不飽和脂肪酸（M）の生理的重要性が認識され，脂肪酸の摂取比率としてS/M/Pが現在では用いられている。第六次改定 日本人の栄養所要量 食事摂取基準（1999）では望ましい摂取割合として3：4：3を呈示している[12]。飽和脂肪酸含量の多い脂質をオリーブ油やカノーラ油などのオレイン酸含量の多い脂質に代えて摂取すると，リノール酸を摂取した場合とほぼ同程度に血清LDLコレステロール濃度が低下することが認められている[13〜18]。リノール酸を摂取した場合は，血清LDLコレステロール濃度と共に血清HDLコレステロール濃度の低下が認められるが，オレイン酸摂取の場合は血清HDLコレステロール濃度の低下は認められなかった[13〜18]。

多価不飽和脂肪酸には，リノール酸，γ-リノレン酸，アラキドン酸などのn-6系多価不飽和脂肪酸とα-リノレン酸，EPA，DHAなどのn-3系多価不飽和脂肪酸があり，いずれも必須脂肪酸である。これらの多価不飽和脂肪酸は，同系列内では別の脂肪酸に変換されるが，異なる系列間では変換されないこと，これらの脂肪酸は生体における生理作用が異なるため[19〜22]適正な摂取が必要である。n-6系多価不飽和脂肪酸とn-3系多価不飽和脂肪酸との摂取比率は，日本人の通常の食生活では平均的に4.2程度の摂取であり，健康人では，4程度を目安にすることが提言されている[12]。

7-2）ストラクチャード・トリグリセリドの動脈硬化への影響

トリグリセリドの消化・吸収の過程で sn-2位の脂肪酸の約75％はリンパ液中トリグリセリドの sn-2位に見出される[23]。母乳のトリグリセリドを構成する脂肪酸の吸収も同様で，母乳脂質の吸収率と母乳トリグリセリド sn-2位のパルミチン酸含量との間には相関が認められている[23]。トリグリセリドの sn-2位のパルミチン酸含量と動脈硬化の関係が，ラード（lard）と牛脂（tallow）を用いて検討されている[24〜26]。ラードでは，パルミチン酸の大部分が sn-2位に存在し，ラードを構成するトリグリセリド分子種としてはSPO，OPL，OPO（順に sn-1(3)位，sn-2位，sn-3(1)位の脂肪酸を示し，Sはステアリン酸，Pはパルミチン酸，Oはオレイン酸，Lはラウリン酸を表わす）[27]。一方，牛脂ではパルミチン酸は sn-2位には約15％しか存在しておらず，牛脂を構成するトリグリセリド分子種の大部分はPOO，POP，POSである[27]。また，ラード，牛脂をそれぞれランダムエステル化したランダムエステル化ラード，ランダムエステル化牛脂は，いずれも sn-2位のパルミチン酸の含量は1/3であった[24,25]。

コーン油1％および，ラード，牛脂あるいはランダムエステル化されたラード，牛脂を14％，コレステロールを0.4％含有する飼料を家兎に90日間投与し，血清脂質濃度および大動脈弓（aortic arch），胸部大動脈（thoracic aorta）の動脈硬化指数（atherogenic index）（血漿総コレステロール濃度－血漿HDLコレステロール濃度/血漿HDLコレステロール濃度）の測定が行われた[24,25]。その結果ラード含有飼料投与群と牛脂含有飼料投与群との比較では，血清コレステロール濃度，トリグリセリド濃度には差は認められなかったが，ラード含有飼料投与群の方が，動脈硬化指数が高かった（表7-1）[24]。また sn-2位のパルミチン酸含量が減少したランダムエステル化ラード含有飼料投与群では，動脈硬化指数は51％減少し，逆に sn-2位のパルミチン酸含量の増加したランダムエステル化牛脂含有飼料投与群では，動脈硬化指数は10％増加した（表7-1）[24]。

また綿実油（cottonseed oil）あるいはランダムエステル化された綿実油を14％，コレステロールを0.1％含有する飼料を家兎に90日間投与し，血清脂質濃度，肝臓脂質濃度および大動脈弓，胸部大動脈の動脈硬化指数の測定が行われている[28]。綿実油とランダムエステル化綿実油はその脂肪酸組成は同じ（パルミチン酸24％，リノール酸53％）であるが，そのうち sn-2位に存在しているパルミチン酸は綿実油の場合2.0％，ランダムエステル化綿実油で8.3％であった[28]。90日間の綿

表7-1 家兎動脈硬化に及ぼす未処理およびランダムエステル化ラード，牛脂の影響[24]

	ラード含有飼料投与群	ランダム化エステルラード含有飼料投与群	牛脂含有飼料投与群	ランダムエステル化牛脂含有飼料投与群
血清脂質濃度（mg/dl）				
コレステロール	926±184	834±153	1,177±156	1,189±166
%HDLコレステロール	2.59	2.04	1.78	2.10
トリグリセリド	175±51	58±5	144±28	223±43
動脈硬化指数（0-4）				
大動脈弓	2.69±0.28	1.50±0.28	1.29±0.24	1.50±0.53
胸部大動脈	1.75±0.28	0.69±0.19	0.79±0.26	0.79±0.29
% involvement	25.0±6.9	10.8±2.5	9.7±2.3	11.4±4.0

表7-2 家兎動脈硬化に及ぼすストラクチャード・トリグリセリドの影響[24]

	SOS含有飼料投与群	SSO含有飼料投与群	POP含有飼料投与群	PPO含有飼料投与群
血清脂質濃度（mg/dl）				
コレステロール	328±81	272±55	308±55	415±103
%HDLコレステロール	7.1±1.9	9.3±3.0	8.3±3.0	7.9±3.1
トリグリセリド	68±8	83±10	94±16	81±25
動脈硬化指数（0-4）				
大動脈弓	1.60±0.10	1.36±0.34	1.36±0.26	2.42±0.51
胸部大動脈	1.10±0.33	0.57±0.28	0.29±0.18	1.17±0.21

実油含有飼料あるいはランダムエステル化綿実油含有飼料投与後の，家兎の血清コレステロールおよびトリグリセリド濃度，肝臓トリグリセリド濃度は両群間で差は認められなかった[28]。肝臓コレステロール濃度は綿実油含有飼料投与群（1.81±0.01g/100g）に比較してランダムエステル化綿実油含有飼料投与群（2.08±0.08g/100g）の方が有意（$p<0.01$）に高かった[28]。この時，大動脈弓，胸部大動脈の動脈硬化指数は，いずれもランダムエステル化綿実油含有飼料投与群の方が綿実油含有飼料投与群より有意に高く，例えば大動脈弓の動脈硬化指数は綿実油含有飼料投与群で0.58±0.16，ランダムエステル化綿実油含有飼料投与群で1.38±0.19であった（$p<0.01$）[28]。

これらの結果からsn-2位のパルミチン酸含量が増加すると，トリグリセリドの動脈硬化症発症性が増加することが認められるが，その機序は不明である[24]。sn-2位のパルミチン酸含量が増加すると，パルミチン酸の吸収量は増加するが，このことと動脈硬化症発症性との関連も不明である[24]。

また，4種のストラクチャード・トリグリセリド，SOS, SSO, POP, PPO（順にsn-1(3)位，sn-2位，sn-3(1)位の脂肪酸を示し，Sはステアリン酸，Oはオレイン酸，Pはパルミチン酸を示す）を8.7%（投与総脂質量の58%），ヒマワリ油3.6%，サフラワー油2.7%，およびコレステロール0.5%を含有する飼料を家兎に20週間投与し，血清脂質濃度，肝臓脂質濃度，LDLの粒子径，糞便中への脂肪排泄量および大動脈弓，胸部大動脈の動脈硬化指数の測定が行われている[24,29]。その結果，PPO含有飼料投与群で最も高い動脈硬化症発症性が認められ，SOS, SSO, POP含有飼料投与群は，いずれも同程度の動脈硬化症発症性であった（表7-2）[24]。この時血清コレステロール濃度は，すべてのストラクチャード・トリグリセリド含有飼料投与群で，投与開始5週間後まで増加し，10週間後では平衡に達し，15週間後では投与10週間後に比較して20〜30%低下したが，いずれの投与群間でも差は認められなかった[24,29]。また血清トリグリセリド濃度は，投与開始15週間後で，いずれの投与群でも低下

表7-3 種々の脂質の脂肪酸組成と主なトリグリセリド分子種[30]

脂質	sn-位置	$C_{4:0}$ (B)	$C_{6:0}$	$C_{8:0}$ (C)	$C_{10:0}$	$C_{12:0}$	$C_{14:0}$	$C_{16:0}$ (P)	$C_{18:0}$ (S)	$C_{18:1}$ (O)	$C_{18:2}$ (L)	$C_{18:3}$	$C_{20:0}$	$C_{20:1}$	$C_{22:0}$	$C_{22:0}$	主なトリグリセリド分子種		
牛乳脂	1	5	3	1	3	3	11	36	15	21	1						PPB	PPC	POP
	2	3	5	2	6	6	20	33	6	14	3								
	3	43	11	2	4	3	7	10	4	15	<1								
豚脂	1						1	10	30	51	6						SPO	OPL	OPO
	2						4	72	2	13	3								
	3						−	−	7	73	8								
牛脂	1						4	41	17	20	4	1					POO	POP	OPO
	2						9	17	9	41	5	1							
	3						1	22	24	37	5	1							
カカオバター	1							34	50	12	1						POS	SOS	POP
	2							2	2	87	9								
	3							37	53	9	−								
ピーナッツ油	1							14	5	59	18		1	1	−	1	OOL	POL	OLL
	2							1	<1	58	39		−	−	−	<1			
	3							11	5	57	10	4	4	6	3				
コーン油	1							18	3	27	50	1					LLL	LOL	LLP
	2							2	<1	26	70	<1							
	3							13	3	31	51	1							
大豆油	1							14	6	23	48	9					LLL	LLO	LLP
	2							1	<1	21	70	7							
	3							13	6	28	45	8								
オリーブ油	1							13	3	72	10	<1					OOO	OOP	OLO
	2							1	−	83	14	1							
	3							7	4	74	5	1							

したが,投与群間で差は認められなかった[29]。投与20週間後の肝臓コレステロール,トリグリセリド濃度,LDLの粒子径はすべての投与群で同値であった[29]。

牛乳脂や豚脂(ラード)などの動物由来のトリグリセリドは,主にsn-2位の脂肪酸が飽和脂肪酸から構成され,一方,大部分の植物油はsn-2位の脂肪酸が不飽和脂肪酸,sn-1,3位の脂肪酸が飽和脂肪酸から構成される場合が多い[27〜30]。(表7-3)[30]。表7-3には,動物および植物由来のトリグリセリドのsn-1,2,3位の脂肪酸組成および主なトリグリセリド分子種を示したが,これら脂質のアテローム誘発性(atherogenecity)については,その構成脂肪酸の種類のみならず,結合位置も大きく関与していると推定されている[30]。例えば,高ステアリン酸含量インターエステル化トリグリセリドを摂取すると,高パルミチン酸あるいは高ミリスチン酸含有トリグリセリドを摂取した場合と同程度のコレステロール上昇作用(hypercholesterolemic effect)を有している[31]。しかし,高ステアリン酸含有トリグリセリドとしてカカオバター(ステアリン酸は主にsn-1,3位に存在する,表7-3)を摂取した場合には,このコレステロール上昇作用は認められない[32]。

牛脂あるいはラード,および牛脂あるいはラードをランダムエステル化反応したトリグリセリドを14%,コレステロールを0.5%含有する飼料を60日間,家兎に投与し,アテローム誘発性に及ぼす影響について検討されている[29]。これまでの検討から,家兎にラードを投与した場合の方が,牛脂を投与した場合よりアテローム誘発性が高いことが知られている[33,34]。牛脂とラードは,それぞれ約24%のパルミチン酸を含有しているが,

表7-4 牛脂,ラードの脂肪酸組成,sn-2位脂肪酸組成および,ランダムエステル化牛脂,ラードのsn-2位脂肪酸組成[29]

脂肪酸	牛脂	sn-2位脂肪酸 牛脂	ランダムエステル化牛脂	ラード	sn-2位脂肪酸 ラード	ランダムエステル化ラード
$C_{14:0}$	3.32%	1.70%	0.93%	1.27%	0.90%	0.42%
$C_{16:0}$	24.79	3.84	8.50	21.41	21.28	7.56
$C_{16:1}$	2.87	1.55	0.74	2.26	1.12	0.69
$C_{17:0}$	1.30	0.19	0.37			
$C_{18:0}$	17.09	2.24	6.17	10.83	1.22	3.90
$C_{18:1}$ n-9	39.64	19.66	13.12	38.95	4.87	12.74
$C_{18:1}$ n-7	2.60	0.35	0.90	3.24	0.42	1.09
$C_{18:2}$ n-6	2.65	1.70	0.76	15.54	2.33	4.65

表7-5 牛脂,ラードおよびランダムエステル化牛脂,ラード投与後の家兎血清脂質,肝臓脂質,アテローム誘発性に及ぼす影響[29]

	ラード含有飼料投与群	ランダムエステル化ラード含有飼料投与群	牛脂含有飼料投与群	ランダムエステル化牛脂含有飼料投与群
血清脂質(μモル/l) コレステロール				
総コレステロール	23.95±4.76	21.57±3.96	30.44±4.03	30.75±4.27
VLDLコレステロール	9.83±1.50	10.19±1.86	11.02±2.72	11.30±2.15
IDLコレステロール	8.55±3.85	9.18±2.46	12.49±3.05	17.20±2.64
LDLコレステロール	4.22±1.50	1.71±0.13	2.51±1.09	1.66±0.57
HDLコレステロール	0.62±0.10	0.44±0.03a	0.54±0.10	0.65±0.08a
トリグリセリド				
総トリグリセリド	1.98±0.58	0.66±0.06a	1.63±0.32	2.52±0.49a
VLDLトリグリセリド	0.46±0.16	0.15±0.06	0.32±0.07	0.68±0.25
IDLトリグリセリド	0.77±0.28	0.18±0.02a	0.69±0.34	1.24±0.42a
LDLトリグリセリド	0.52±0.16a	0.17±0.02ab	0.52±0.16b	0.25±0.07
HDLトリグリセリド	0.26±0.03ab	0.17±0.01acd	0.26±0.03ce	0.36±0.01bde
肝臓脂質(mモル/100g)				
総コレステロール	8.83±1.64	8.64±1.15a	9.76±1.46	13.11±1.31a
エステルコレステロールの割合(%)	74.8±3.00	76.7±1.91	73.9±2.95	76.3±2.14
トリグリセリド	1.10±0.11	0.99±0.16	1.42±0.18	1.42±0.20
アテローム誘発性				
大動脈弓	2.69±0.28ab	1.50±0.28a	1.29±0.24b	1.50±0.53
胸部大動脈	1.75±0.28abc	0.69±0.19a	0.79±0.28b	0.79±0.28c

同じアルファベット間には有意差が存在することを示す($p<0.05$)

その分布は異なっており,ラードの場合はパルミチン酸の90%以上がsn-2位に存在しているが,牛脂の場合はsn-2位のパルミチン酸含量は約15%であった(表7-4)[29]。一方,ランダムエステル化ラードのパルミチン酸のsn-2位含量は7.6%,牛脂の場合は8.5%であった(表7-4)[29]。

家兎にこれらの脂質14%(31.8カロリー%)と0.5%のコレステロールを含有する飼料を60日間投与した場合の,アテローム誘発性は,ラード含有飼料投与群の方が牛脂含有飼料投与群より有意($p<0.05$)に高かった(表7-5)[29]。また,ランダムエステル化ラード含有飼料投与群では,ラード含有飼料投与群に比較して,アテローム誘発性は有意($p<0.05$)に低下し,その程度は牛脂含有飼料投与群,ランダムエステル化牛脂含有飼料投与群とほぼ同程度であった(表7-5)[29]。この時血清コレステロール濃度はいずれの脂質含有飼料投与群間でも差は認められなかった(表7-

5）[29]。血清トリグリセリド濃度はラード含有飼料投与群と牛脂含有飼料投与群との間では差は認められなかったが，ランダムエステル化牛脂含有飼料投与群ではランダムエステル化ラード含有飼料投与群に比較して，血清総トリグリセリド濃度，血清IDLトリグリセリド濃度，血清HDLトリグリセリド濃度は有意（$p<0.05$）に上昇した（表7－5）[29]。

これらの結果から，牛脂に比較してラードは有意（$p<0.001$）にアテローム誘発性を有していることが認められた[29]。このアテローム誘発性の低下は，脂質中のステアリン酸含量，sn-2位のステアリン酸含量，ステアリン酸をその構成成分とするトリグリセリドの構造など，いずれの因子が関与しているか，あるいは他の因子が関与しているかは定かではない[29]。

バターファットをヒトが摂取すると血清コレステロール濃度，特にLDLコレステロール濃度が上昇することが知られている[17,32,35]。バターファットは，コレステロール上昇作用を有するオレイン酸を26％含有（sn-1,2,3位にそれぞれ21，14，15％ランダムに存在）している[36]。また，トリグリセリド上昇作用を有する炭素数12以上の飽和脂肪酸を30％以上含有し[37]，sn-2位の脂肪酸の32％はパルミチン酸，18％はミリスチン酸である[36]。

また，ヒトでのバターファットの摂取はアテローム発生を促進することも知られている[35]。バターファットの血清コレステロール上昇作用，アテローム誘発性の機序については，バターファット中の飽和脂肪酸が，LDLの組成，構造，比重を変化させ，その結果LDLレセプターへの結合，細胞内への取り込まれ，分解が減少し[38,39]，最終的には，肝臓細胞内の飽和脂肪酸蓄積量が増加する[40]。飽和脂肪酸はアシル-CoA：コレステロール アシルトランスフェラーゼ（acyl-CoA：cholesterol acyltransferase）の基質となりにくいので[41]，結果として肝臓でのコレステロールエステル生成が抑制され，血清遊離コレステロール濃度が上昇する[40]。血清遊離コレステロール濃度の上昇はLDLレセプターの発現を抑制し，その結果，LDLレセプターによるエンドサイトーシスが抑制され，血清LDLコレステロール濃度が上昇する[40]。

血清コレステロール，トリグリセリド濃度上昇作用を有するバターファットを化学的ランダムエステル化反応を行い，脂肪酸の分子内位置の変換を行うと，逆に，血清コレステロール，トリグリセリド濃度を低下させる作用を示す[42~44]。ランダムエステル化バターファットを男性に25日間摂取してもらったところ，血清コレステロール濃度は12％，血清トリグリセリド濃度は35％低下した[42]。この時，ランダムエステル化バターファットは，未反応バターファットに比較して，$in\ vitro$で膵臓リパーゼによる10倍の易加水分解性を示した[43]。また，化学的インターエステル化ミルクファットと，酵素的インターエステル化ミルクファットを調製し，この脂質を豚に投与すると，それぞれのインターエステル化ミルクファットは脂肪酸のトリグリセリド分子内位置分布，消化性についてはほとんど差が認められないにもかかわらず，化学的インターエステル化ミルクファット投与群では血清LDLコレステロール濃度は10.8％低下し，酵素的インターエステル化ミルクファット投与群では血清総コレステロール濃度は上昇した[44]。

豚脂（ラード）と牛脂は，ほぼ同量の飽和脂肪酸，不飽和脂肪酸から構成されているが，VLDL，HDLリポタンパク質を含む血清脂質濃度に及ぼす影響は異なっており，これは，脂肪酸のトリグリセリドへの結合位置の違いと，リノレン酸含量の差（表7－3）[30]によるものではないかと推定されている[45,46]。ラードおよび牛脂のsn-2位のパルミチン酸含量はそれぞれ72％，17％であった（表7－3）[30]。ラットでの牛脂の血清コレステロール上昇作用は，大豆油とほぼ同程度であるが[30]，家兎でのアテローム誘発性は，ラードの方が牛脂より高いが，ラードおよび牛脂をランダムエステル化すると，アテローム誘発性に差は認められなくなり，ランダムエステル化ラードを2％コレステロール添加条件下で家兎に投与しても，アテローム誘発性は低下した[30]。これは，ランダムエステル化により，パルミチン酸の吸収性が低下し，その結果，血清トリグリセリド濃度が低下しアテローム誘発性が低下したと推定された[47]。

ピーナッツ油は，比較的高いヨード価にもかかわらずラット[48]，家兎[49]，バーベット（南アフリカ産の小型のサル）[50]でアテローム誘発性が認められ，これはピーナッツ油に4～7％含有されて

図7-3 種々の飽和脂肪酸含有飼料投与の血小板凝集率に及ぼす影響[59]

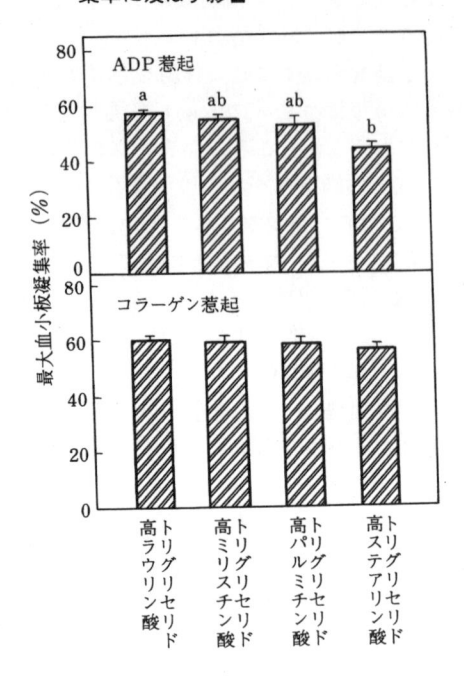

いるアラキジン酸（$C_{20:0}$），ベヘン酸（$C_{22:0}$），リグノセリン酸（$C_{24:0}$）などの長鎖および極長鎖飽和脂肪酸が sn-3 位に，その他の飽和脂肪酸が sn-1,3 位に結合し，リノール酸が sn-2 位に結合しているためと推定されている[51,52]。また，ランダムエステル化ピーナッツ油の投与試験からは，血清コレステロール濃度上昇と，アテローム誘発性の間には相関関係は認められていない[53〜55]。また，パーム油の血清コレステロール濃度低下作用は，パーム油トリグリセリドの分子種中の POP 含量が 30〜36％であり，sn-2 位がオレイン酸，リノール酸，sn-3 位にパルミチン酸が存在しているためと推定されている[56]。

EPA，DHA はアザラシ油では sn-1,3 位に，イカ油では sn-2 位に多く存在している[57]。スプラグ-ドーリー ラット（Sprague-Dawley rat）より選別された外因性高コレステロール血症（exogenously hypercholesterolemic；ExHC）ラットは，コレステロールを投与すると，すみやかに高コレステロール血症を発症する系統であるが，この ExHC ラットにアザラシ油あるいはイカ油を含有する飼料を 160 日間投与し，動脈硬化指数，動脈内膜厚（intimal thickness），動脈中のコレステロール含量の測定を行った[57]。

ExHC ラットは，高濃度のビタミン D_2（200,000 IU/kg 体重）を，コレステロール含有飼料を投与する以前に 4 日間投与すると，動脈硬化が加速されることが知られている[58]。ビタミン D_2 を 4 日間投与したのち，10％の脂質，1％のコレステロールを含有する飼料を 160 日間投与した。投与した脂質を含有する飼料はアザラシ油含有飼料が，アザラシ油，ココナッツ油，サフラワー油の 24.1：66.9：9.0 の混合油，イカ油含有飼料が，イカ油，ココナッツ油，サフラワー油の 26.1：65.0：8.9 の混合油，対照脂質含有飼料がココナッツ油，サフラワー油の 76.1：23.9 の混合油を含んでおり，投与期間中ラットはアザラシ油含有飼料，イカ油含有飼料投与群で 1 日当たり，約 190mg の n-3 系多価不飽和脂肪酸を摂取していた[57]。

160 日間の脂質含有飼料投与後の，動脈硬化指数は，対照脂質含有飼料投与群の 11.5±0.7 に比較して，アザラシ油含有飼料投与群で 7.21±0.81 と有意（$p<0.05$）に低下したが，イカ油含有飼料投与群で 10.5±1.5 と，対照飼料投与群に比較して有意差は認められなかった[57]。動脈内膜厚は，いずれの脂質含有飼料投与群でも差は認められなかったが，動脈内コレステロール濃度は，対照脂質含有飼料投与群（2.51±0.21 μg/mg 動脈）に対して，アザラシ油含有飼料投与群（2.06±0.11 μg/mg 動脈）とイカ油含有飼料投与群（1.91±0.07 μg/mg 動脈）で有意（$p<0.05$）に低下するのが認められた[57]。

7-3) ストラクチャード・トリグリセリドの血液凝固，血液凝固因子への影響

トリグリセリド中の長鎖飽和脂肪酸の結合位置は同定されていないが，炭素数 12〜18 の飽和脂肪酸：オレイン酸：リノール酸：α-リノレン酸の比が 5：3：1.4：0.6 より構成される 4 種のトリグリセリドをラットに 3 週間投与し，ADP あるいはコラーゲン惹起による血小板凝集に及ぼす影響が検討されている[59]。純度 97％のトリラウリン，トリミリスチン，トリパルミチン，トリステアリンにナタネ油と大豆油を混合し，メトキサイドナトリウムを触媒にインターエステル化反応を行い，反応生成物を精製して，それぞれの長鎖飽和脂肪酸を 43〜48％含有するトリグリセリドを得た[59]。それぞれのトリグリセリドの脂肪酸組成，

第7章 ストラクチャード・トリグリセリドの動脈硬化への影響

融点は本書第6章，表6-18[59,60]に示した。これらのインターエステル化トリグリセリドを7％含有する飼料をラットに3週間投与し，ADPあるいはコラーゲン惹起による最大血小板凝集率の測定を行った[59]。その結果，ADP惹起による最大血小板凝集率は，飼料中の飽和脂肪酸の鎖長が増加するに従い低下する傾向が認められたが，コラーゲン惹起の場合は変化は認められなかった（図7-3）[59]。特に高ラウリン酸トリグリセリド含有飼料投与群に比較して，高ステアリン酸トリグリセリド含有飼料投与群では有意（$p<0.05$）に低下した（図7-3）[59]。

イワシ油，ツナ油，メンハーデン油，イカ油などの魚油では多価不飽和脂肪酸のEPAやDHAは主にsn-2位に結合しているが，アザラシ油では主にsn-1,3位に結合している[28,61]。イカ油あるいはアザラシ油を含有する飼料を160日間，外因性高コレステロール血症（ExHC）ラットに投与し，EPA，DHAの結合位置の差が，コラーゲン惹起による最大血小板凝集率に及ぼす影響が検討されている[61]。試験に用いたイカ油，アザラシ油の脂肪酸組成，sn-2位，sn-1,3位の脂肪酸組成は本書，第6章，表6-27[60,61]に示した。その結果，コラーゲン惹起の最大血小板凝集率は，イカ油含有飼料投与群40.8±2.3％，アザラシ油40.7±0.9％と対照群（EPA，DHAは含有しないが，飽和脂肪酸，モノ不飽和脂肪酸，多価不飽和脂肪酸含量は，イカ油あるいはアザラシ油含有飼料投与群とほぼ同じ）の48.4±3.2％に比較して有意（$p<0.05$）に低下した[61]。魚油，パーム油，高オレイン酸含有サフラワー油，サフラワー油の21.8：48.7：6.4：23.1の混合油（魚油含有油），アザラシ油，パーム油，高オレイン酸含有サフラワー油，サフラワー油の20.9：54.4：0.9：23.8の混合油（アザラシ油含有油），パーム油，高オレイン酸含有サフラワー油，サフラワー油の56.3：7.7：36.0の混合油（対照油）を10％含有する飼料を3週間ラットに投与し，ADP惹起の最大血小板凝集率を測定したところ，対照油含有飼料投与群49.0±2.3％，魚油含有油含有飼料投与群47.7±3.4％，アザラシ油含有油含有飼料投与群46.1±4.5％といずれの投与群間でも差は認められなかった[61]。

sn-2位にオレイン酸（O）を有する3種のストラクチャード・トリグリセリドを含有する食事を，8名の健常男性にそれぞれ1週間ずつ摂食してもらい，血清中の血液凝固因子に及ぼす影響が検討されている[62]。摂食してもらったストラクチャード・トリグリセリドは1,3-ジステアロイル-2-オレオイル グリセロール（1,3-distearoyl-2-oleoyl glycerol，純度約50％，SOS；Sはステアリン酸を，また表記順にsn-1,2,3位の脂肪酸を示す），1,3-ジリノレオイル-2-オレオイル グリセロール（1,3-dilinoleoyl-2-oleoyl glycerol，純度約70％，LOL；Lはリノール酸を示す），およびトリオレイン（triolein，純度80～85％，OOO）で，摂取エネルギーの41％は脂質由来で，この脂質のうちストラクチャード・トリグリセリド由来の脂質は91％になるような食事に設計されていた（1日の脂質摂取量は44±6g）。これらのストラクチャード・トリグリセリドの脂肪酸組成，トリグリセリド分子種および対照脂質の脂肪酸組成は本書第6章，表6-11[60,62]に示した。

血液凝固反応は，血漿中のフィブリノーゲンが繊維状のフィブリンに転換し，フィブリン網を形成することで，組織中の因子（組織トロンボプラスチン）が関与する外因系の血液凝固と，関与のない内因系の血液凝固があり，外因系の血液凝固は，血液凝固第VII因子（blood coagulation factor VII）が組織トロンボプラスチンと結合するところから反応が開始される（図7-4）[63]。従って血液凝固第VII因子活性が上昇すると心疾患のリスクファクターになることが知られている[65]。また，脂肪を大量に摂取すると摂取後に，血液凝固第VIIc因子活性と活性化血液凝固第VII因子活性が上昇する[66]。活性化血液凝固第VII因子は血液凝固第VIIa と呼ばれ，血液中に存在する血液凝固第VII因子から，血液凝固第XIa，Xa，XIIa因子，トロンビンの作用により生成する（図7-4）[63]。また，プロトロンビン活性化ペプチド（prothrombin activation peptide；F_{1+2}）は，プロトロンビンがトロンビンに変換される過程で生成され，血液凝固系活性化の指標として知られ，フィブリノペプチドA（fibrinopeptide A；FPA）は，フィブリノーゲンがフィブリンに変換されるときの副生成物で，フィブリン産生能の指標として用いられている[62]。

健常男性8名にそれぞれのストラクチャード・トリグリセリドを含有する食事を少なくとも1週

図7-4 血液凝固反応[63]

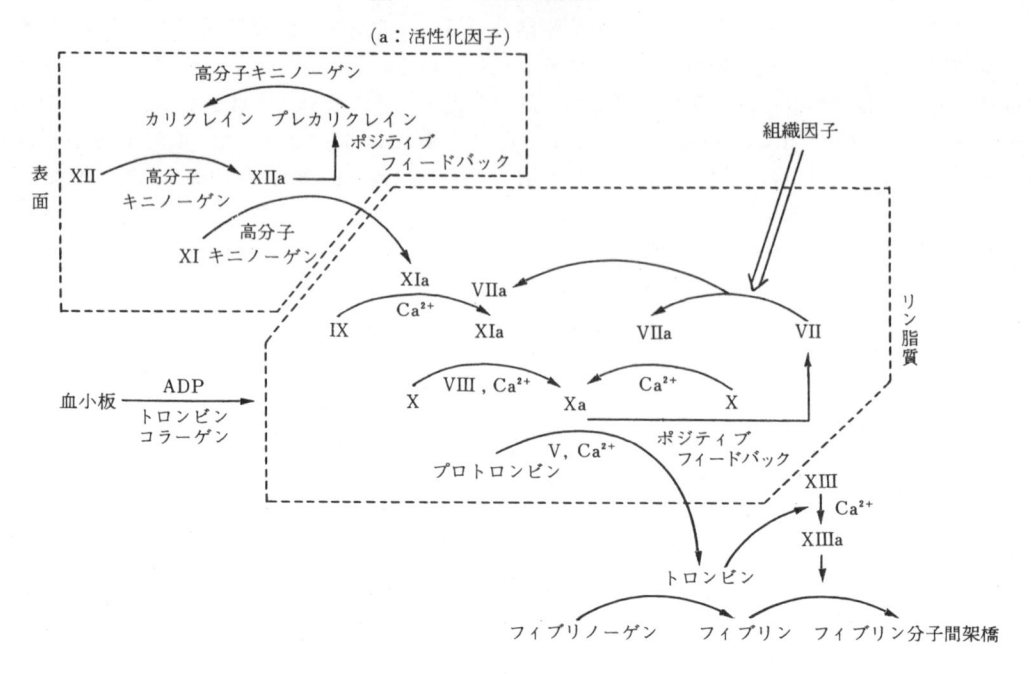

(a：活性化因子)

表7-6 ストラクチャード・トリグリセリドの血液凝固関連因子に及ぼす影響[62]

血液凝固関連因子	SOS	OOO	LOL	対照脂質
血液凝固VIIc因子				
3時間後	100.7±10.2	103.4±6.3	100.5±8.9	106.1±11.3
5	101.2±9.2	103.2±6.4	103.8±10.7	105.3±11.9
7.5	94.6±10.8	105.4±8.4	103.4±13.1	107.6±14.4
血液凝固VIIa因子				
3時間後	117.9±23.0	121.2±24.3	101.6±37.4*	122.0±27.7
5	128.6±21.9	142.3±19.4	115.1±50.3*	134.0±50.1
7.5	126.1±30.5	159.2±69.9	106.5±43.7*	121.0±43.1
プロトロンビン活性化ペプチド				
3時間後	102.7±21.1	103.4±6.3	111.2±14.9	109.8±19.8
5	105.4±29.9	103.2±6.4	109.6±6.7	106.0±12.4
7.5	94.8±30.5	105.4±8.4	101.0±13.0	99.7±4.8
フィブリノペプチドA				
0時間	3.6±1.0	2.7±1.2	2.5±1.4	2.7±1.1
3時間後	2.9±0.9	2.9±1.3	3.1±1.3	2.9±0.8
5	2.9±0.8	3.0±1.6	3.2±1.5	2.9±1.1
7.5	2.6±0.7	3.2±1.5	2.6±0.8	3.1±1.0

* OOO含有食摂食群に対して有意差あり（p＜0.01）

間摂食してもらい，1夜絶食後，同じ食事を摂食してもらい，摂食3，5，7.5時間後の血清中の血液凝固第VIIc，VIIa因子，プロトロンビン活性化ペプチド，フィブリノペプチドAの濃度の測定を行った[62]。その結果，血液凝固第VIIc因子およびプロトロンビン活性化ペプチド濃度は，摂食前濃度に比較して変化は認められなかった（表7-6）[62]。血液凝固第VIIa因子は，食後の時間の経過と共に有意（p＜0.01）に上昇し，またOOO含有食摂食群とLOL含有食摂食群との間では有意差（p＜0.01）が認められた（表7-6）[62]。フィブリノペプチドA濃度については，摂食ストラクチャード・トリグリセリド間で差は認められなかったが，摂食前値に対する百分率に換算すると，SOS含有食摂食群で他摂食群に比較して有意（p＜0.01）に低値を示した[62]。

表7－7 ストラクチャード・トリグリセリドおよびそれを含有する食事中トリグリセリドの脂肪酸組成[70]

A．ストラクチャード・トリグリセリドの脂肪酸組成

	高ステアリン酸 トリグリセリド		高オレイン酸 トリグリセリド		高リノール酸 トリグリセリド	
	総脂肪酸	sn-2位脂肪酸	総脂肪酸	sn-2位脂肪酸	総脂肪酸	sn-2位脂肪酸
$C_{8:0} \sim C_{10:0}$	0 %	0 %	0 %	0 %	0 %	0 %
$C_{12:0} \sim C_{14:0}$	0	0	0	0	0	0
$C_{16:0}$	4.0	0.6	4.2	0.3	6.2	0.5
$C_{18:0}$	41.5	3.4	4.5	0.3	4.5	0.3
$C_{18:1 \ n-9}$	40.1	79.3	79.1	89.2	40.6	43.5
$C_{18:2 \ n-9}$	10.3	15.8	9.9	10.1	45.4	54.3
$C_{18:3 \ n-9}$	1.0	0.9	0.1	0.0	1.3	1.3
$C_{20:0}$	1.4	0.1	0.4	0.0	0.4	0
合計	98.3	100.1	98.2	99.9	98.4	99.4

B．ストラクチャード・トリグリセリド含有食の脂肪酸組成

	高ステアリン酸トリグリセリド含有食	高オレイン酸トリグリセリド含有食	高リノール酸トリグリセリド含有食
$C_{12:0}$	0.6%	0.6%	0.5%
$C_{14:0}$	1.6	1.5	1.5
$C_{16:0}$	10.0	9.9	11.2
$C_{18:0}$	34.1	6.0	6.0
$C_{18:1 \cdot n-9}$	36.6	65.6	38.0
$C_{18:2 \cdot n-6}$	10.8	11.0	36.5
$C_{18:3 \cdot n-3}$	1.1	0.7	1.3
合計	94.8	95.5	95.0

このストラクチャード・トリグリセリド含有食の摂食においては，脂質摂食量は通常量であり，血清中の血液凝固第Ⅶc，Ⅶa因子，プロトロンビン活性化ペプチド，フィブリノペプチドAの濃度変化は一部で有意差が認められたものの，大きな変化ではなく，これまでの通常の脂質量摂食の場合の報告[67,68]と合致している。多量の脂肪を摂食した場合は血液凝固第Ⅶc因子濃度の上昇が認められる[69]。これは，トリグリセリドを多く含有するリポタンパク質による内因性血液凝固系の活性化と，摂食後の血清脂質濃度上昇によるものとされている[69]。従って，中鎖脂肪酸トリグリセリドのように摂食後，血清脂質濃度が上昇しない脂質の場合は，摂食後，血液凝固第Ⅶc因子濃度の上昇は認められない[67]。

しかし，健常男性にストラクチャード・トリグリセリドを含有する食事を2週間摂食してもらっても，血液凝固に関与する因子，血小板凝集能などに変化が認められない例も報告されている[70]。健常男性9名に2週間ずつ，3種類のストラクチャード・トリグリセリドを含有する食事を摂食してもらい，赤血球の脂肪酸組成，血漿脂質，血液凝固因子，線維素（フィブリン）溶解（fibrinolysis），血小板凝集，血小板の膜流動性，血小板のプロスタグランジンE_1レセプター活性に及ぼす影響が検討された[70]。摂食に用いられた3種のストラクチャード・トリグリセリドは，高ステアリン酸トリグリセリド（ステアリン酸40.1％，オレイン酸41.5％，sn-2位の脂肪酸の79.3％がステアリン酸），高オレイン酸トリグリセリド（オレイン酸79.1％，sn-2位の脂肪酸の89.2％がオレイン酸），高リノール酸トリグリセリド（リノール酸45.4％，オレイン酸40.6％，sn-2位脂肪酸の54.3％がリノール酸，43.5％がオレイン酸）である（表7－7，A）[70]。これらのトリグリセリドを用い，脂質，炭水化物，タンパク質からの熱量がそれぞれ38, 45, 17エネルギー％になるように調理されたトリグリセリドの脂肪酸組成以外はすべて同じの食事を，ランダムクロスオーバー法により2週間ずつ摂食してもらった[70]。なお，2週間のストラクチャード・トリグリセリド含有食の摂食と次の摂食までの間は少なくとも5週間

表7-8 ストラクチャード・トリグリセリド含有食摂食前後の赤血球細胞脂肪酸組成変化[70]

	高ステアリン酸トリグリセリド含有食摂食群		高オレイン酸トリグリセリド含有食摂食群		高リノール酸トリグリセリド含有食摂食群	
	投与前	投与14日目	投与前	投与14日目	投与前	投与14日目
$C_{16:0}$	19.66±0.68	18.12±0.41^a	19.7±1.09	18.71±0.87^a	19.58±1.02	18.94±1.32^b
$C_{18:0}$	13.32±0.57	14.63±0.84^a	13.5±0.97	13.64±1.02	13.75±0.70	13.54±0.73
$C_{18:1}$ n-9	12.27±0.44	12.33±0.33	12.61±1.07	13.64±1.22^a	12.55±1.29	12.02±0.79^b
$C_{18:2}$ n-6	10.12±0.94	9.52±0.78^a	9.8±0.95	9.07±7.52^a	9.84±1.29	10.78±1.15^c
$C_{20:4}$ n-6	13±1.03	13.23±1.29	12.97±0.84	13.18±0.81	12.78±1.86	14.3±1.53

a $p<0.01$, b $p<0.05$, c $p<0.001$ (投与前に比較して有意差あり)

表7-9 ストラクチャード・トリグリセリド含有食摂食の血液凝固,線維素溶解に及ぼす影響[70]

	日常食*	高ステアリン酸トリグリセリド含有食摂食群	高オレイン酸トリグリセリド含有食摂食群	高リノール酸トリグリセリド含有食摂食群
血液凝固VIIc因子(標準に対する%)	107.5(78-142)	84.5(61-135)	89.0(67-117)	91(68-115)
血液凝固VIIa因子($\mu g/l$)	3.02(0.96-6.42)	1.7(0.94-7.4)	2.42(1.09-4.06)	2.12(1.0-4.69)
血液凝固VIIa因子抗原(標準に対する%)	76.5(63-89)	70.5(67-80)	67(64-87)	75(66-75)
組織プラスミノーゲン アクチベーター(IU/l)	875(220-6,770)	1,250(910-2,990)	1,060(160-1,870)	1,230(640-4,610)
プラスミノーゲン アクチベーターインヒビター タイプ1(IU/l)	10,850(3,100-38,250)	6,260(1,180-37,110)	10,110(4,520-27,720)	10,880(2,062-35,650)
プロトロンビン フラグメント 1+2(nモル/l)	0.66(0.28-1.08)	0.51(0.39-0.71)	0.74(0.39-0.88)	0.55(0.34-1.11)
フィブリノーゲン(g/l)	2.65(1.92-3.5)	2.88(2.33-3.79)	2.78(2.44-3.36)	2.77(2.23-3.50)

*ストラクチャード・トリグリセリド含有食摂食前の値(n=27)

被験者各自の日常食を摂食してもらい,ウォッシュアウトを完全に行った。摂食してもらった3種の食事(それぞれ順に高ステアリン酸トリグリセリド含有食,高オレイン酸トリグリセリド含有食,高リノール酸トリグリセリド含有食)の脂肪酸組成は,表7-7,B[70]に示す通りであり,これらの食事中のコレステロール含量は約350mg/日であった[70]。また2週間の摂食期間中,体重を一定に保持する目的で摂食量の調整を行った。

2週間それぞれのストラクチャード・トリグリセリドを摂食してもらったのちの赤血球の脂肪酸組成は,摂食してもらったストラクチャード・トリグリセリドの脂肪酸組成,sn-2位脂肪酸組成を良く反映しており,例えば高ステアリン酸トリグリセリド含有食摂食群では,摂食前に比較して摂食開始14日目では,ステアリン酸含量が有意($p<0.01$)に増加し,パルミチン酸,リノール酸含量が有意($p<0.01$)に減少した(表7-8)[70]。この時,血漿中のトリグリセリド,LDL,HDL,総コレステロール濃度は,各ストラクチャード・トリグリセリド摂食群間では差は認められなかった[70]。また,血液凝固VIIa,VIIc因子,血液凝固VII因子抗原,組織プラスミノーゲン アクチベーター(tissue plasminogen activator),プラスミノーゲン アクチベーター インヒビター タイプ1(plasminogen activator inhibitor type 1),プロトロンビン フラグメント1+2(prothrombin fragment 1+2),フィブリノーゲン(fibrinogen)濃度についても,各ストラクチャード・トリグリセリド摂食群間で差は認められなかった(表7-9)[70]。これまで,ステアリン酸をその構成成分とするトリグリセリドを摂食すると血液凝固VIIc濃度が低下することが知られている[71,72]が,高ステアリン酸トリグリセリド含有食摂食群でも血液凝固VIIc因子濃度は,他のストラクチャード・トリグリセリド摂食群に比較して差は認められなかった(表7-9)[70]。

各ストラクチャード・トリグリセリド含有食摂食開始前と2週間摂食後の血小板のアデノシンジリン酸(adenosine diphosphate)による凝集,血小板の流動性についても,各ストラクチャード・トリグリセリド含有食摂食群間で差は認められなかった[70]。プロスタグランジンE_2とI_2は血小板膜の同一のレセプターに結合し,アデニル サイクラーゼ(adenylate cyclase)を活性化し,サイクリックAMP(cyclic AMP)を産生することにより血

表7-10 血小板のプロスタグランジンE_1レセプター活性に及ぼすストラクチャード・トリグリセリド含有食摂食の影響[70]

	結合プロスタグランジンE_1(fモル)/50μgタンパク質	
	投与前	投与14日目
高ステアリン酸トリグリセリド含有食摂食群	3.40±0.70	3.95±1.10
高オレイン酸トリグリセリド含有食摂食群	3.64±0.70	3.40±0.99
高リノール酸トリグリセリド含有食摂食群	3.09±0.34	3.98±0.61*

*投与前に対して有意差あり($p<0.05$)

小板の凝集を阻害する[73]。各ストラクチャード・トリグリセリド含有食摂食開始前の2週間の摂食後の血小板のプロスタグランジンE_1レセプター活性(単位タンパク質量当たりのプロスタグランジンE_1結合量)を測定したところ、高ステアリン酸トリグリセリド含有食摂食群、高オレイン酸トリグリセリド含有食摂食群では摂食前後で変化は認められなかったが、高リノール酸トリグリセリド含有食摂食群では、2週間の摂食後に有意($p<0.05$)に増加した(表7-10)[70]。しかし、高リノール酸トリグリセリド含有食摂食群で、プロスタグランジンE_1レセプター活性が上昇する機序については不明である[70]。

7-4) sn-1,3-ジアシルグリセロールのプラスミノーゲン アクチベーター インヒビターへの影響(第14章 14-5参照)

7-5) ストラクチャード・トリグリセリドの血液凝固関連エイコサノイド産生に及ぼす影響

血管壁はアラキドン酸より血小板凝集抑制作用と血管拡張作用を有するプロスタグランジンI_2を産生し、抗動脈硬化作用を発揮していると推定されている[73]。また血小板膜中に存在するアラキドン酸からは血小板凝集能の強いトロンボキサンA_2が産生され、プロスタグランジンI_2とトロンボキサンA_2の産生量のバランスが、血液凝固、凝固線溶系、血小壁と血小板の相互作用に影響を及ぼし、抗動脈硬化作用に直接的、間接的に関与している。

前々節で述べた高ラウリン酸トリグリセリド、高ミリスチン酸トリグリセリド、高パルミチン酸トリグリセリド、高ステアリン酸トリグリセリドを7%含有する飼料をラットに3週間投与し、胸

図7-5 種々の飽和脂肪酸含有飼料投与の大動脈プロスタグランジンI_2産生に及ぼす影響[74]

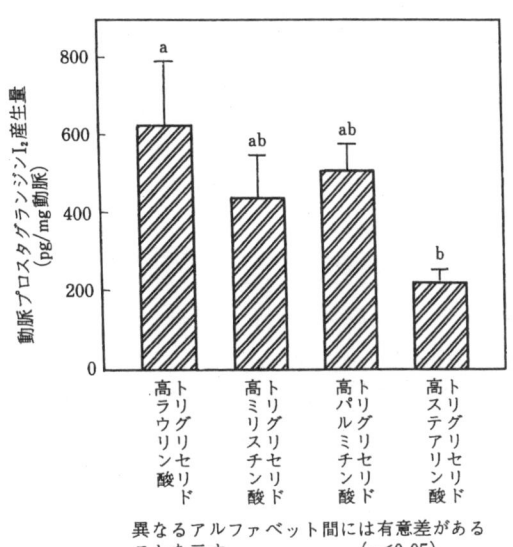

異なるアルファベット間には有意差があることを示す ($p<0.05$)

部大動脈のプロスタグランジンI_2産生量を測定した[74]。その結果、プロスタグランジンI_2産生量は飼料中の飽和脂肪酸の鎖長が増加するに従い低下するのが認められ、高ラウリン酸トリグリセリド含有飼料投与群に比較して高ステアリン酸トリグリセリド含有飼料投与群では有意($p<0.05$)に低下した(図7-5)[74]。このプロスタグランジンI_2産生量の低下は、同飼料投与ラットのADP惹起による最大血小板凝集率の低下傾向と同じ結果であった。

また、本章7-3節で示したイカ油含有飼料、アザラシ油含有飼料を160日間、外因性高コレステロール血症(ExHC)ラットに投与し、血小板のトロンボキサンA_2、腹部大動脈でのプロスタグランジンI_2産生に及ぼす影響が検討されている[75]。その結果、血小板でのコラーゲンおよびトロンビン惹起のトロンボキサンA_2産生量は、対照群に

図7-6 イカ油,アザラシ油含有飼料投与のラット血小板トロンボキサンA_2,大動脈プロスタグランジンI_2産生に及ぼす影響[75]

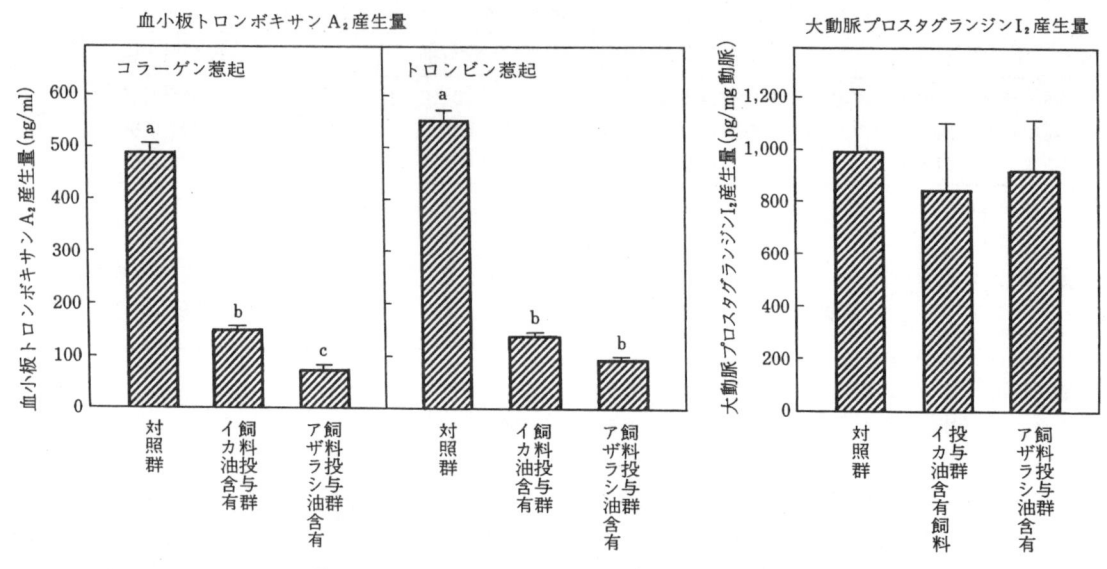

異なるアルファベット間には有意差を有することを示す($p<0.05$)

比較して,イカ油含有飼料投与群,アザラシ油含有飼料投与群とも有意($p<0.05$)に低下したが,その低下はアザラシ油含有飼料投与群の方が顕著であった(図7-6)[75]。腹部大動脈でのプロスタグランジンI_2産生量は,いずれの飼料投与間でも差は認められなかった(図7-6)[75]。その結果,腹部大動脈プロスタグランジンI_2産生量と血小板トロンボキサンA_2産生量との比は,コラーゲン惹起の場合,対照群で2.19 ± 0.54,イカ油含有飼料投与群で5.99 ± 1.86,アザラシ油含有飼料投与群で10.1 ± 2.67であった[75]。同様の結果は,魚油あるいはアザラシ油をラットに投与した場合の,血小板でのADPあるいはトロンビン惹起のトロンボキサンA_2産生能でも認められた[60]。

血小板でのトロンボキサンA_2産生抑制作用は,イカ油含有飼料投与群よりアザラシ油含有飼料投与群で高かったが,これは血小板ホスファチジルコリン中のアラキドン酸含量と非常に高い相関関係($r=0.96$)があることが認められた[75]。EPAあるいはDHAを投与すると,種々の組織のリン脂質中のアラキドン酸含量が低下するのが認められ,イカ油含有飼料,アザラシ油含有飼料投与で,腹部大動脈リン脂質画分中のアラキドン酸含量は対照群に比較して低下したが,腹部大動脈でのプロスタグランジンI_2産生量に変化は認められなかった[75]。このことから,腹部大動脈でのプロスタグランジンI_2産生は,そのリン脂質画分中のアラキドン酸含量とは別の要因で制御されているためと推定された[75]。

文献

1) 磯部光章,Molecular Medicine **33**, 1348 (1996)
2) 近藤和雄,岩本珠美,日本油化学会誌 **46**, 1195 (1997)
3) 食料消費と生産の現状,食の科学 **266**, 20 (2000)
4) Schaefer, E. J., Lichtenstein, A. H., Lamon-Fava, S., McNamara, J. R., Ordovas, J. M., Am. J. Clin. Nutr. **61**, 726 S (1995)
5) Shimamoto, T., Komachi, Y., Inada, H., Doi, M., Iso, H., Sato, S., Kitamura, A., Iida, M., Konishi, N., Terao, A., Naito, Y., Kojima, S., Circulation **79**, 503 (1989)
7) Schaefer, E. J., Lamon-Fava, S., Ordovas, J. M., Cohn, S. D., Schaefer, M. M., Castelli, W. P., Wilson, P. W. F., J. Lipid Res. **35**, 871 (1994)
8) Schaefer, E. J., Lamon-Fava, S., Cohn, S. D., Schaefer, M. M., Ordovas, J. M., Castelli, W. P., Wilson, P. W. F., J. Lipid Res. **35**, 779 (1994)
9) Bonanome, A., Grundy, S. M., N. Engl. J. Med. **318**, 1244 (1988)
10) Nicolosi, R. J., Stucchi, A. F., Kowala, M. C., Hennessy, L. K., Hegsted, D. M., Schaefer, E. J., Arteriosclerosis **10**, 119 (1990)
11) Grundy, S. M., Denke, M. A., J. Lipid Res. **31**, 1149 (1990)
12) 健康・栄養情報研究会編,第六次改定 日本人の栄養所要量食事摂取基準,p53 第一出版(1999)

13) Shepherd, J., Packard, C. J., Grundy, S. M., Yeshurum, D., Gotto, A. M., Jr., Taunton, O. D., J. Lipid Res. **21**, 91 (1980)
14) Schaefer, E. J., Levy, R. I., Ernst, N, D., Van Sant, F., Brewer, H. B., Jr., Am. J. Clin. Nutr. **34**, 1758 (1981)
15) Mattson, F. H., Grundy, S. M., J. Lipid Res. **26**, 194 (1985)
16) McDonald, B. E., Gerrard, J. M., Bruce, V. M., Corner, E. J., Am. J. Clin. Nutr. **50**, 1382 (1989)
17) Wardlaw, G. M., Snook, J. T., Am. J. Clin. Nutr. **51**, 815 (1990)
18) Valsta, L. M., Jauhiainen, M., Aro, A., Katan, M. B., Mutanen, M., Arterioscler. Thromb. **12**, 50 (1992)
19) Gordon, D. J., Salz, K. M., Roggenkamp, K. J., Franklin, F. A., Arteriosclerosis **2**, 537 (1982)
20) Lichtenstein, A, H., Chobanian, A. V., Arteriosclerosis **10**, 597 (1990)
21) 原 健次，生理活性脂質 EPA と DHA の生化学と応用 p 29，p 190，幸書房（1996）
22) γ-Linoleic Acid, Metabolism and its roles in nutrition and medicine（Huang, Y.-S., Mills, D. E., eds.）AOCS Press Champaign, IL(1995)
23) Tomarelli, R. M., Meyer B. J., Weaber, J. R., Bernhart, F. W., J. Nutr. **98**, 583 (1968)
24) Kritchevsky, D., Structural modified food fat：synthesis, biochemistry, and use.（Christophe, A. B. ed.）p 183, AOCS Press, Champaign, IL.(1998)
25) Kritchevsky, D., Tepper, S. A., Kuksis, A., Eghtedary, K., Klurfeld, D. M., Fed. Am. Soc. Exp. Biol. J. **9**, A 320 (1995)
26) Kritchevsky, D., Tepper, S. A., Chen, S. C., Meijer, G. W., Fed. Am. Soc. Exp. Biol. J. **10**, A 187 (1996)
27) Small, D. M., Ann. Rev. Nutr. **11**, 413 (1991)
28) Kritchevsky, D., Tepper, S. A., Kuksis, A., Eghtedary, K., Klurfeld, D. M., J. Nutr. Biochem. **9**, 582 (1998)
29) Kritchevsky, D., Tepper, S. A., Chen, S. C., Meijer, G. W., Krauss, R. M., Lipids **35**, 621 (2000)
30) Kubow, S., J. Nutr. Biochem. **7**, 530 (1996)
31) McGandy, R. B., Hegsted, D, M., Meyers, M. L., Am. J. Clin. Nutr. **23**, 1288 (1967)
32) Hegsted, D. M., McGandy, R. B., Meyers, M. L., Stare, F. J., Am. J. Clin. Nutr. **27**, 281 (1965)
33) Kritchevsky, D., Tepper, S. A., Chen, S. C., Meijer, G. W., FASEB J. **10**, A187 (1996)
34) Kritchevsky, D., Tepper, S. A., Wright, S., Kuksis, A., Hughes, T. A., Nutr. Res. **18**, 259 (1998)
35) Kagen, E. H., Fisher, L. M., Kupfer, H. G., J. Atheroscler. Res. **4**, 536 (1964)
36) Jensen, R. G., Ferris, A. M., Lammi-Keefe, C. L., J. Dairy Sci. **74**, 3228 (1991)
37) Kermasha, S., Kubow, S., Safari, M., Reid, A., J. Am. Oil Chem. Soc. **70**, 169 (1993)
38) Spady, D. K., Dietschy, J. M., Proc. Natl. Acad. Sci. USA **82**, 4526 (1985)
39) Baudet, M. F., Dachet, C., Lasserre, M., Esteva, O., Jacotot, B., J. Lipid Res. **25**, 456 (1984)
40) Woollett, L. A., Dietschy, J. M., Am. J. Clin. Nutr. **60**, 991 S (1994)
41) Goodman, D. S., Deykin, D., Shiratori, T., J. Biol. Chem. **239**, 1335 (1964)
42) Christophe, A., Matthys, F., Geers, R., Verdonk, G., Arch. Int. Physiol. Biochim. Biophys. **86**, 413 (1978)
43) Christophe, A., Illiano, L., Verdonk, G., Lauwers, A., Arch. Int. Physiol. Biochim. Biophys. **89**, B 156 (1981)
44) Pfeuffer, M., De Greyt, W., Schoppe, I., Barth, C. A., Huyghebaert, A., Int. Dairy J. **5**, 265 (1995)
45) Fernandz, M. L., McNamala, D. J., Am. J. Clin. Nutr. **124**, 331 (1994)
46) Hayes, K. C., Khosla, P., FASEB J, **6**, 2600 (1992)
47) Renaud, S. C., Ruf, J. C., Petithory, D., Am. J. Clin. Nutr. **125**, 229 (1995)
48) Gresham, G. A., Howard, A. N., Br. J. Exp. Path. **41**, 395 (1960)
49) Kritchevsky, D., Tepper, S. A., Vesselinovitch, D., Wissler, R. W., Atherosclerosis **14**, 53 (1971)
50) Kritchevsky, D., Davidson, L. M., Weight, M., Kriek, L. P. J., du Plessis, J. P., Atherosclerosis **42**, 53 (1982)
51) Myher, J. J., Marai, L., Kuksis, A., Kritchevsky, D., Lipids **12**, 775 (1977)
52) Kritchevsky, D., Tepper S. A., Vesselinovitch, D., Wissler, R. W., Atherosclerosis **17**, 225 (1973)
53) Nawar, W. W., Food Chemistry (Fennema, O. R., ed.) p140, Marcel Dekker, Inc., New York, NY, USA (1985)
54) Kritchevsky, D., Arch. Pathol. Lab. Med. **112**, 1041 (1988)
55) Miller, J., Worthington, R. E., Lipids **23**, 72 (1988)
56) Padley, F. B., Gunstone, F. D., Harwood, J. L., The Lipid Handbook, 2 nd Ed. (Gunstone, F. D., Harwood, J. L., Padley, F. B., eds.) p 47, Chapman and Hall, London, UK(1994)
57) Ikeda, I., Yoshida, H., Tomooka, M., Yosef. A., Imaizumi, K., Tsujii, H., Seto A., Lipids **33**, 897 (1998)
58) Sakono, M., Fukuyama, T., Ni, W.-H., Nagao, K., Ju, H.-R., Sato, M., Sakata, N., Iwamoto, H., Imaizumi, K., Biosci. Biotech. Biochem. **61**, 514 (1997)
59) Abe, K., Imaizumi, K., Sugano, M., Biosci. Biotech. Biochem. **57**, 247 (1993)
60) 本書，第 6 章，6 - 4
61) Yoshida, H., Kumamaru, J., Mawatari, M., Ikeda, I., Imaizumi, K., Tsuji, H., Seto, A., Biosci. Biotech. Biochem. **60**, 1293 (1996)
62) Hunter, K. A., Crosbie, L. C., Weir, A., Miller, G. J., Dutta-Roy, A. K., Atherosclerosis **142**, 151 (1999)
63) 日経バイオ最新用語辞典 第四版，p198，日経BP社（1995）
64) Mutan, M., Freese, R., Curr. Opin. Lipidol. **12**, 25 (2001)
65) Miller, G. J., Prost. Leuk. Essent. Fatty Acids **57**, 389 (1997)
66) Kapur, R., Hoffman, C. J., Bhushan, V., Hultin, M. B.,

Arterioscler. Thromb. Vasc. Biol. **16**, 1327 (1996)
67) Sanders, T. A. B., Miller, G. J., de Grassi, T., Yahia, N., Thromb. Haemost. **76**, 369 (1996)
68) Miller, G. J., Martin, J. C., Mitropoulos, K. A., Reeves, B. E., Thompson R. L., Meade, T. W., Cooper, J. A., Cruickshank, J. K., Atherosclerosis **86**, 163 (1991)
69) Mitropoulos, K. A., Reeves, B. E. A., Miller, G. J., Blood Coagul. Fibrinolysis. **4**, 943 (1993)
70) Hunter, K. A., Crosbie, L. C., Weir, A., Miller, G. J., Dutta-Roy, A. K., J. Nutr. Biochem. **11**, 408 (2000)
71) Tholstrup, T., Marckmann, P., Jespersen, J., Sandstrom, B., Am. J. Clin. Nutr. **59**, 371 (1994)
72) Slabber, M., Barnard, H. C., Kuyl, J. M., Badenhorst, C. J., Clin. Biochem. **25**, 334 (1992)
73) Dutta-Roy, A. K., Sinha, A. K., J. Biol. Chem. **262**, 12685 (1987)
74) 五島雄一郎（監修），臨床医のための動脈硬化症―成因と診療のポイント，日本医師会雑誌 **108**(11), (1992)
75) Abe, K., Imaizumi, K., Sugano, M., Biosci. Biotech. Biochem. **57**, 247 (1993)

第8章 ストラクチャード・トリグリセリドの癌細胞に対する作用

8-1) γ-リノレン酸をその構成成分とするトリグリセリドの癌細胞に対する作用

γ-リノレン酸（γ-linolenic acid）は生体内でリノール酸からジホモ-γ-リノレン酸（dihomo-γ-linolenic acid）が生合成される際の中間体として存在する6,9,12位にシス二重結合を有する炭素数18の直鎖トリエン脂肪酸である。γ-リノレン酸は多くの植物の種子に存在し[1]，特にボラージ（borage, Borago officinalis L., 日本名ルリチシャ）[2,3]，月見草（evening primrose, Oenothera biennis または O. lamarckiana）[3,4]，スグリ（Ribes nigrum）の種子にトリグリセリドの形で存在し，また糸状菌の培養によっても生産される[5]。γ-リノレン酸の生理作用については，血清コレステロール濃度低下作用，血圧降下作用，血管収縮剤の作用を抑制する作用，抗腫瘍作用，アトピー性皮膚炎改善作用，アルコール負荷時の肝臓機能低下改善作用，月経前症候群改善作用などが報告されている[6〜8]。

γ-リノレン酸の抗腫瘍作用は，γ-リノレン酸を含むシス-多価不飽和脂肪酸類から誘導されるプロスタグランジン類の作用によると推定されている[9]。シス-多価不飽和脂肪酸類からプロスタグランジン類が誘導されるためには，まずこれらのシス-多価不飽和脂肪酸類が細胞膜よりホスホリパーゼA_2（phospholipase A_2）により切り出されなければならないが（図8-1）[9]，ヒトマクロファージ様U-937細胞や，ヒト前骨髄白血病HL-60細胞（human promyelocytic leukemia（HL-60）cell）ではホスホリパーゼA_2活性が認められず，これらの細胞では，in vitro で分化が誘導されると，ホスホリパーゼA_2活性が誘導される[9,10]。これは，腫瘍細胞の，抗腫瘍作用を有するプロスタグランジン類の産生抑制機能の1つと推定されている[9]。また，腫瘍細胞の中には，リノレン酸やα-リノレン酸をγ-リノレン酸やEPAに変換するΔ6-不飽和化酵素を欠損するものも多く[11]，結果として，免疫抑制作用や変異誘発作用を有するプロスタグランジンE_2の産生を抑制することとなり[12]，腫瘍細胞は二重にシス-多価不飽和脂肪酸の代謝を制御している[9]。発癌性物質類（carcinogens）はΔ6-不飽和化酵素活性を抑制することによりシス-不飽和脂肪酸類の代謝を阻害することが認められており[13]，Δ6-不飽和化酵素より，リノレン酸，α-リノレン酸から誘導されるγ-リノレン酸，EPAは抗変異誘発作用を有している[12,14,15]。

γ-リノレン酸の抗癌作用についてはγ-リノレン酸をその構成成分とするストラクチャード・トリグリセリドでは行われていないが，γ-リノレン酸[16]，月見草油[17,18]，ボラージ油[17]などを用いて検討されている。ラットに乳癌発癌性物質である7,12-ジメチルベンズ(a)アンスラセン（7,12-dimethylbenz(a)anthacene；DMBA）を10mg投与し，投与3週間後から13週間，20%の月見草油あるいはコーン油を含有する飼料を投与し，乳癌の発症に及ぼす影響が検討されている[17]。その結果，乳癌の発生率は月見草油含有飼料投与群で47%，コーン油含有飼料投与群で80%であり，このうち腺癌（adenocarcinoma）の数は月見草油含有飼料投与群で41%，コーン油含有飼料投与群で73%であった[17]。これは月見草油の投与により，生体内のエイコサノイド分布が変化することにより癌発症を抑制したと推定されている[17]。

図8−1 抗腫瘍物質の腫瘍破壊作用と必須脂肪酸代謝との関係[9]

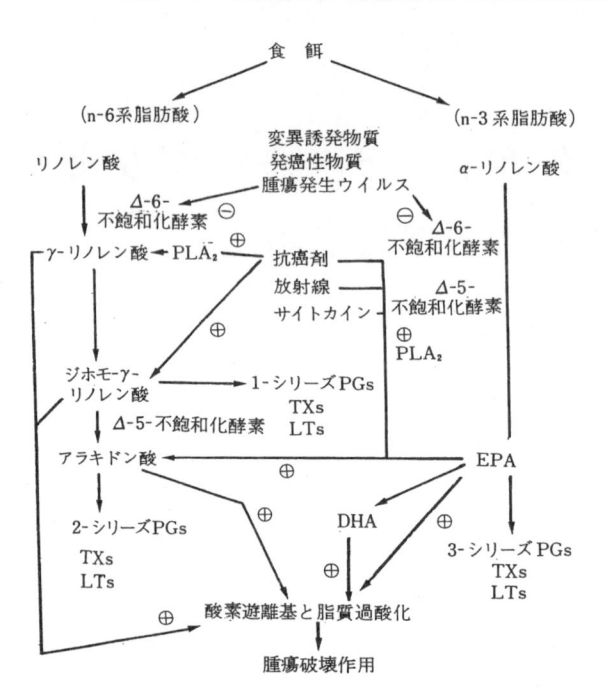

```
                            食餌
                  ／                    ＼
         (n-6系脂肪酸)              (n-3系脂肪酸)
                        変異誘発物質
                        発癌性物質
         リノレン酸     腫瘍発生ウイルス    α-リノレン酸
            ↓ Δ-6-         ⊖   ⊖  ↓ Δ-6-
              不飽和化酵素            不飽和化酵素
         γ-リノレン酸← PLA₂    抗癌剤
                       ⊕    放射線    Δ-5-
                            サイトカイン  不飽和化酵素
            ↓                    PLA₂
         ジホモ-γ-      ⊕
         リノレン酸  → 1-シリーズPGs
            ↓              TXs
         Δ-5-不飽和化酵素   LTs
            ↓                         EPA
         アラキドン酸 ←          ⊕
                       ⊕
            ↓               DHA  ⊕
         2-シリーズPGs       ⊕       3-シリーズPGs
         TXs                           TXs
         LTs                           LTs
            ⊕     ↓       ↓
              酸素遊離基と脂質過酸化
                      ↓
                  腫瘍破壊作用
```

PLA₂;ホスホリパーゼA₂
PGs;プロスタグランジン類
TXs;トロンボキサン類
LTs;ロイコトリエン類
⊕ 放出または増加作用
⊖ 放出阻害,酵素活性
　 阻害または作用阻害
　 作用

　雌性NMRIマウスに大腸腺癌MAC16細胞を移植し,この大腸腺癌細胞が定着,増殖開始し,マウスの体重が減少し始めた日(移植10～12日後)から4日間,γ-リノレン酸を5g/kg体重投与し,体重変化,腺癌容積変化を測定した[16]。対照としては,生理食塩水および腺癌増殖抑制効果の認められているEPA(2.5g/kg体重投与)を投与した[16]。その結果,γ-リノレン酸投与群で,対照の生理食塩水投与群に比較して体重減少および,腺癌容積増加が抑制されたが,その程度はEPA投与群に比較して少なかった(図8−2)[16]。しかし,γ-リノレン酸の5g/kg体重投与では毒性が発現し,死亡例が認められた(図8−2)[16]。また,γ-リノレン酸の5g/kg体重以下の投与量では,体重減少および腺癌容積増加の抑制効果は認められなかった[16]。

　シス-多価不飽和脂肪酸の細胞毒性は,これらの脂肪酸から生じるスーパーオキシド アニオン(superoxide anion)やハイドロゲン パーオキサイド(hydrogen peroxide)などのフリーラジカルによるもので,ビタミンE,BHA(butylated hydroxyanisol),BHT(butylated hydroxytoluene)などの抗酸化剤や,スーパーオキシド デスムターゼ(superoxide desmutase)は,この細胞毒性発現を完全に阻害する[19,20]。一方,γ-リノレン酸,アラキドン酸,EPA,DHAなどのシス-多価不飽和脂肪酸は,腫瘍細胞では,フリーラジカルや脂質過酸化の産生を促進するが,正常細胞ではこれらの現象は認められない[19]。しかし,シス-多価不飽和脂肪酸の取り込まれは正常細胞に比較して,腫瘍細胞では少ない[21]。従って,腫瘍細胞のシス-多価不飽和脂肪酸含量を何らかの方法で増加させ,腫瘍細胞に対する細胞毒性を発現させようという試みがなされている[22]。

　ラットに29日間5％のボラージ油(リノール酸38.0％,γ-リノレン酸25.0％含有),*Mucor javanicus*由来の藻類油(リノール酸10.0％,γ-リノレン酸17.0％含有)あるいは月見草油(リノール酸71.2％,γ-リノレン酸9.4％)を含有する飼料を投与し,ラット心臓ミトコンドリアのマンガニーゼ-スーパーオキサイド デスムターゼ(manganese-superoxide desmutase;Mn-SOD)および,心臓細胞の細胞質キュープリックジンク-スーパーオキサイド デスムターゼ(cupric zinc-superoxide dismutase;Cu/Zn-SOD)活性に及ぼす影響が,心臓細胞の細胞膜のホスファチジルコリン,ホスファチジルエタノールアミン中のリノール酸,アラキドン酸組成の変化と共に検

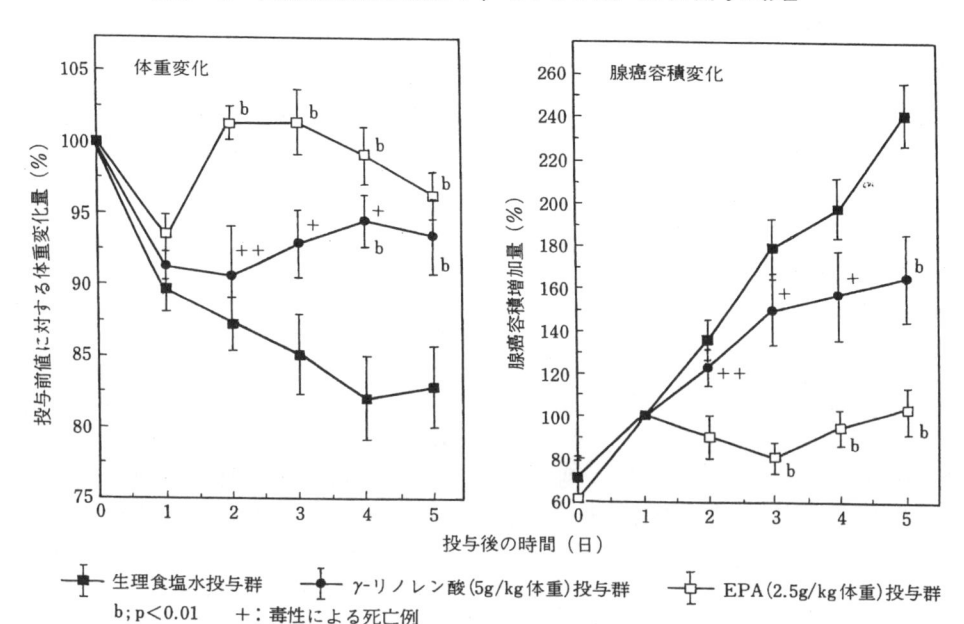

第8章　ストラクチャード・トリグリセリドの癌細胞に対する作用

図8-2　大腸腺癌増殖に及ぼすγ-リノレン酸，EPA投与の影響[16]

（体重変化／腺癌容積変化のグラフ）

-■- 生理食塩水投与群　-●- γ-リノレン酸(5g/kg体重)投与群　-□- EPA(2.5g/kg体重)投与群
b；p＜0.01　＋：毒性による死亡例

表8-1　ラット心臓のホスファチジルコリン，ホスファチジルエタノールアミンの脂肪酸組成に及ぼす投与脂質の影響[18]

投与飼料	リノール酸	アラキドン酸	アラキドン酸/リノール酸	比変化率
ホスファチジル　コリン				
対照群	8.8 ± 1.4	18.9 ± 2.0	2.1	100.0
ボラージ油含有飼料投与群	8.8 ± 1.3	26.2 ± 4.0^c	2.9	138.1%
藻類油含有飼料投与群	10.2 ± 1.7	28.5 ± 4.3^c	2.8	133.3%
月見草油含有飼料投与群	16.0 ± 2.2^b	21.4 ± 2.6	1.3	61.9%
ホスファチジルエタノールアミン				
対照群	2.81 ± 0.60	25.8 ± 3.5	9.2	100.0
ボラージ油含有飼料投与群	0.80 ± 0.24^b	32.3 ± 3.5	40.3	438.0%
藻類油含有飼料投与群	0.46 ± 0.17^a	35.2 ± 3.6^c	76.5	831.5%
月見草油含有飼料投与群	3.40 ± 0.54	27.6 ± 3.8	8.1	88.0%

a；p＜0.005　　b；p＜0.01　　c；p＜0.05

討されている[18]。なお，対照には脂質2.6％（リノール酸27.3％，γ-リノレン酸2.3％含有）を含有する市販飼料を用いた[18]。その結果，心臓ミトコンドリアの総Mn-SOD活性は，対照群で2.03±0.29SOD単位であるのに対し，ボラージ油含有飼料投与群で4.93±1.06SOD単位（p＜0.025），藻類油含有飼料投与群で3.86±0.60SOD単位（p＜0.01）と有意に上昇したが，月見草油含有飼料投与群では1.54±0.17 SOD単位と変化は認められなかった。また心臓細胞の細胞質Cu/Zn-SOD活性は，いずれの投与群間でも差は認められなかった[18]。

この時，心臓細胞の細胞膜リン脂質中のアラキドン酸/リノール酸は，ホスファチジルコリン画分ではアラキドン酸含量の増加により，またホスファチジルエタノールアミン画分ではリノール酸含量の減少により増加し，その程度はホスファチジルエタノールアミン画分の方が大きかった（表8-1）[18]。これらの結果は，γ-リノレン酸含量の高いボラージ油含有飼料投与群と藻類油含有飼料投与群で心臓ミトコンドリアMn-SOD活性の上昇と，心臓細胞リン脂質中のアラキドン酸/リ

表8-2 癌細胞接種ヌードマウスに投与した飼料中の脂肪酸組成（g/100g飼料）[25]

脂肪酸	ジリノレオイル-モノ-γ-リノレン酸含有飼料	コーン油含有飼料	トリ-γ-リノレン酸含有飼料
$C_{16:0}$	0.49	0.39	0.19
$C_{18:0}$	0.14	0.06	0.05
$C_{18:1\ n-9}$	0.51	1.09	0.54
$C_{18:1\ n-7}$	0.06	0.02	0.01
$C_{18:2\ n-6}$	8.93	2.18	1.16
$C_{18:3\ n-6}$	2.22	ND	2.06
$C_{18:3\ n-3}$	0.03	0.04	0.03

ND；非検出

ノール酸の増加が認められ、γ-リノレン酸含量の低い月見草油含有飼料投与群では、これらの変化が認められないことを示している[18]。従って、心臓ミトコンドリアMn-SOD活性は摂取する必須脂肪酸、特にγ-リノレン酸の影響を受け、細胞質Cu/Zn-SOE活性は、摂取脂質の影響を受けなかった[18]。

また悪性大脳グリオーマ（神経膠腫）（malignant cerebral glioma）は、現在までのところ満足ゆく治療法が見出されておらず、手術的除去、放射線治療、化学療法によっても生存期間は短かい[8]。ヒトの悪性大脳グリオーマを手術で除去した7日目から10日間、γ-リノレン酸を脳室内に1日1mg注入すると、グリオーマ部分が壊死、裏胞化し、生存期間も大幅に延長されることが報告されている[23]。しかし、γ-リノレン酸を健常イヌの前頭葉に1日0.25mg注入しても脳には何の変化も認められなかった[9]。

8-2）ジリノレオイル-モノ-γ-リノレインの癌細胞脂肪酸組成に及ぼす影響

月見草油は約15％のジリノレオイル-モノ-γ-リノレイン（dilinoleoyl-mono-γ-linolein；DLMG）を含有しており、このトリグリセリドに含有されるγ-リノレン酸量は、月見草油中の約半分である。また月見草油中のジリノレオイル-モノ-γ-リノレインの分子種は、リノール酸をL、γ-リノレン酸をGで表わすと、sn-LLGが47.2％、sn-LGLが32.5％、sn-GLLが20.3％である[24]。月見草油中のDLMGを25％に濃縮した油脂を乳癌ZR-75-1細胞を接種したヌードマウスに投与し、癌細胞および肝臓、血漿、脳、腎臓、脂肪組織の脂肪酸組成に及ぼす影響が検討されている[25]。

ヌードマウスにDLMGを25％含有するように濃縮した脂質を13％含有する飼料（DLMG含有飼料）、および対照とするコーン油を4％含有する飼料（コーン油含有飼料）、2％のトリ-γ-リノレインと2％のコーン油を含有する飼料（トリ-γ-リノレイン含有飼料）を7日間投与したのち、乳癌ZR-75-1細胞を接種し、引き続き8週間、同飼料で飼育した[25]。それぞれの飼料中に含有される脂質の脂肪酸組成は、表8-2に示す通りである[25]。

その結果、コーン油含有飼料投与群に比較してDLMG含有飼料投与群の乳癌組織、肝臓、腎臓、脳、脂肪組織でリノール酸含量が約2倍上昇した（DLMG含有飼料中にはリノール酸がコーン油含有飼料に比較して約4倍含有されている）（表8-3、乳癌細胞および肝臓のみ記載）[25]。γ-リノレン酸含量は、乳癌細胞、肝臓、血漿、腎臓、脂肪組織で約5倍、脳で約2.4倍上昇し、ジホモ-γ-リノレン酸（$C_{20:3\ n-6}$）含量も、乳癌細胞、血漿、脳、腎臓、脂肪組織で有意に上昇した[25]。アラキドン酸（$C_{20:4\ n-6}$）含量は、乳癌細胞、脳、腎臓では、DLMG含有飼料投与群と対照のコーン油含有飼料投与群の間では差は認められなかったが、肝臓、血漿、脂肪組織では、DLMG含有飼料投与群の方が、それぞれ1.2、1.3、1.8倍上昇した[25]。DLMG含有飼料投与群でこれらのn-6系脂肪酸含量が各組織で増加した分、モノ不飽和脂肪酸の$C_{18:1\ n-9}$、$C_{18:1\ n-7}$、$C_{16:1\ n-7}$含量は低下したが（表8-3）[25]、飽和脂肪酸のステアリン酸、パルミチン酸含量には変化は認められなかった[25]。

トリ-γ-リノレイン含有飼料投与群では、各組織のリノール酸、γ-リノレン酸含量は投与脂質の脂肪酸組成を反映して上昇した[25]。肝臓でのγ-リノレン酸、ジホモ-γ-リノレン酸含量はDLMG含有飼料投与群、コーン油含有飼料投与群より高く、アラキドン酸含量は、コーン油含有飼料投与群より高かった[25]。また、乳癌細胞ではγ-リノレン酸、ジホモ-γ-リノレン酸、アラキドン酸含量は、DLMG含有飼料投与群、コーン油投与群より高かった（表8-3）[25]。また、乳癌細胞でのリノール酸／アラキドン酸（$C_{18:2\ n-6}$/$C_{20:4\ n-6}$）は、DLMG含

第8章　ストラクチャード・トリグリセリドの癌細胞に対する作用

表8-3　種々の脂質投与後の乳癌細胞，肝臓の脂肪酸組成[25]

脂肪酸	乳癌細胞			肝臓		
	ジリノレオイル-モノ-γ-リノレン酸含有飼料投与群	コーン油含有飼料投与群	トリ-γ-リノレン酸含有飼料投与群	ジリノレオイル-モノ-γ-リノレン酸含有飼料投与群	コーン油含有飼料投与群	トリ-γ-リノレン酸含有飼料投与群
$C_{16:0}$	24.96 ± 2.98	22.86 ± 2.01	23.20 ± 3.00[a]	20.48 ± 0.72	20.14 ± 0.82	22.35 ± 2.10[b]
$C_{16:1}$ n-7	3.97 ± 0.50	6.63 ± 3.22	7.87 ± 2.96[c]	1.90 ± 0.57[a]	4.05 ± 0.96	3.93 ± 0.95[c]
$C_{18:0}$	17.67 ± 4.99	14.53 ± 5.00	12.39 ± 4.09	12.09 ± 1.22[a]	9.15 ± 0.95	11.49 ± 1.58[c]
$C_{18:1}$ n-9	11.05 ± 1.49[a]	21.21 ± 5.96	22.55 ± 5.54[c]	11.83 ± 2.44[a]	27.35 ± 2.83	20.60 ± 6.28[b,c]
$C_{18:1}$ n-7	1.91 ± 1.10[a]	3.31 ± 0.67	2.99 ± 1.06	2.22 ± 0.58[a]	4.92 ± 0.90	3.29 ± 0.45[b,c]
$C_{18:2}$ n-6	17.13 ± 6.72[a]	8.70 ± 4.02	5.52 ± 2.20[c]	25.45 ± 2.72[a]	14.55 ± 1.20	7.63 ± 0.72[b,c]
$C_{18:3}$ n-6	1.43 ± 0.76[a]	0.16 ± 0.03	2.09 ± 1.30[b]	1.64 ± 0.38[a]	—	2.66 ± 0.58[b]
$C_{18:3}$ n-3	0.02 ± 0.05	0.06 ± 0.09	0.06 ± 0.07	0.06 ± 0.02	0.09 ± 0.03	0.09 ± 0.02[c]
$C_{20:2}$ n-6	0.80 ± 0.14	0.98 ± 0.44	0.51 ± 0.25[b,c]	0.40 ± 0.10	0.39 ± 0.12	0.13 ± 0.06[b,c]
$C_{20:3}$ n-6	1.91 ± 1.01[a]	0.85 ± 0.34	1.98 ± 0.83[b]	2.92 ± 0.44	1.54 ± 0.16	4.75 ± 1.63[b,c]
$C_{20:4}$ n-6	11.25 ± 2.65	11.91 ± 4.54	12.21 ± 5.12	16.00 ± 1.42[a]	12.58 ± 1.37	17.05 ± 2.38[c]
$C_{22:4}$ n-6	3.39 ± 0.87	3.11 ± 1.28	2.92 ± 1.06	0.71 ± 0.10[a]	0.38 ± 0.10	0.87 ± 0.20[b]
$C_{22:5}$ n-6	1.41 ± 0.48	1.11 ± 0.52	1.34 ± 0.53	1.46 ± 0.28[a]	0.96 ± 0.17	2.00 ± 0.77[b]
$C_{22:6}$ n-3	0.97 ± 0.38	1.66 ± 0.76	1.14 ± 0.51	2.39 ± 0.30[a]	3.37 ± 0.38	2.64 ± 0.47[b]
$C_{18:2}$ n-6/$C_{20:4}$ n-6	1.52	0.73	0.45	1.59	1.16	0.45
$C_{18:2}$ n-6/$C_{18:3}$ n-6	11.98	54.38	2.64	15.52	0.00	2.87
$C_{20:3}$ n-6/$C_{20:4}$ n-6	0.17	0.07	0.16	0.18	0.12	0.28

a；コーン油含有飼料投与群に対して有意差あり（$p<0.05$）
b；コーン油含有飼料投与群に対して有意差あり（$p<0.05$）
c；ジリノレオイル-モノ-γ-リノレン酸含有飼料投与群に対して有意差あり（$p<0.05$）

有飼料投与群でトリ-γ-リノレイン含有飼料投与群より約4倍高く，ジホモ-γ-リノレン酸／アラキドン酸（$C_{20:3\,n-6}/C_{20:4\,n-6}$）は両投与群とも同値であった[25]。これら各組織での多価不飽和脂肪酸比の差がエイコサノイドの産生に影響を及ぼし，その結果，癌細胞に対して作用を及ぼすと推定されている[25]。

8-3）魚油と中鎖脂肪酸トリグリセリドから再構成されたストラクチャード・トリグリセリドの癌組織および癌切除手術後の患者への影響

魚油（メンハーデン油）と中鎖脂肪酸トリグリセリド（重量比40/60）から再構成されたストラクチャード・トリグリセリドを含有するエマルジョンを担癌ラットの静脈内に投与して，癌細胞の増殖に及ぼす影響が検討されている[26]。ラット皮下に吉田肉腫（Yoshida sarcoma）細胞 10^7 個を注入したのち，7日目に頸静脈にカテーテルを留置し，魚油と中鎖脂肪酸トリグリセリド（重量比40/60）から再構成されたストラクチャード・トリグリセリドを50カロリー％含有するエマルジョンを1日当たり220kcal/kg体重，3日間投与し，癌組織の増殖率，癌組織重量，体重に対する癌組織重量の割合を測定した[26]。対照としては，中鎖脂肪酸トリグリセリドと魚油の混合物（重量比50/50）を50カロリー％含有するエマルジョン，長鎖脂肪酸トリグリセリドを50カロリー％含有するエマルジョン（Lyposyn II, Abbott Lab.）を用いた[26]。また投与終了4時間前に，一部のラットを代謝チャンバーに移し，L-[-^{14}C]ロイシンを添加したエマルジョンを投与し，タンパク質合成率，分解速度，蓄積量などを測定した[26]。

その結果，ストラクチャード・トリグリセリドエマルジョン投与群での癌画分タンパク質合成率（tumor fractional protein synthetic rate）や，酸可溶部のロイシン放射能活性／血漿中のロイシン放射能活性は，魚油，中鎖脂肪酸トリグリセリド混合油エマルジョン投与群，長鎖脂肪酸トリグリセリドエマルジョン投与群に比較して，有意（$p<0.001$）に低かった（表8-4）[26]。癌組織でのタンパク質合成率は，ストラクチャード・トリグリセリドエマルジョン投与群で，他の2投与群に比較して有意（$p<0.005$）に高く，また，癌組織

表8-4 各飼料の癌組織でのロイシン代謝速度, 癌増殖率, 癌組織重量に及ぼす影響[26]

	ストラクチャード・トリグリセリド投与群	魚油・中鎖脂肪酸トリグリセリド混合油投与群	長鎖脂肪酸トリグリセリド投与群
総タンパク質	0.74 ± 0.0	0.79 ± 0.11	0.85 ± 0.10
タンパク質（%）	15.5 ± 0.5	15.8 ± 1.0	15.6 ± 0.1
癌画分タンパク質合成率（%/日）[a]	26.2 ± 1.8	10.4 ± 1.2	8.3 ± 1.7
増殖速度（%/日）[b]	20.7 ± 3.2	30.5 ± 3.6	31.1 ± 3.1
タンパク質合成速度（μモル/時間・g）[c]	0.85 ± 0.06	0.71 ± 0.12	0.43 ± 0.03
タンパク質分解速度（μモル/時間・g）[c]	0.28 ± 0.04	0.23 ± 0.05	0.06 ± 0.03
総タンパク質蓄積量（μモル/時間・g）	0.57 ± 0.07	0.48 ± 0.08	0.40 ± 0.04
Si/Sp*	0.38 ± 0.0	0.52 ± 0.05	0.82 ± 0.06
癌重量（g）	4.8 ± 0.6	5.2 ± 0.7	5.6 ± 0.7
体重に対する癌重量の割合（%）	3.8 ± 0.5	4.4 ± 0.6	4.7 ± 0.5

＊Si/Sp；酸可溶部のロイシン放射能活性/血漿中のロイシン放射能活性
 a：投与飼料間で有意差あり（$p<0.001$）
 b：投与飼料間で有意差あり（$p=0.06$）
 c：投与飼料間で有意差あり（$p<0.01$）

でのタンパク質の分解速度も同様に有意（$p<0.001$）に高かった（表8-4）[26]。通常，タンパク質合成速度が高いことは増殖を意味するが，ストラクチャード・トリグリセリドエマルジョン投与群では，タンパク質分解率も高く，結果として，増殖速度は他の2投与群に比較して有意（$p=0.06$）に低下した（表8-4）[26]。また同様に，癌重量，体重に対する癌重量の割合も，ストラクチャード・トリグリセリドエマルジョン投与群で他の2投与群に比較して抑制される傾向が認められた（表8-4）[26]。これらの結果は，担癌ラットへの魚油と中鎖脂肪酸トリグリセリドから再構成されたストラクチャード・トリグリセリドエマルジョンの経静脈投与が，癌細胞の増殖に影響を及ぼすことなく，タンパク質代謝を促進させると推定された[26]。

ストラクチャード・トリグリセリドの癌への直接的な作用ではないが，消化器上部の悪性腫瘍，特に胃癌により，胃を手術的に切除した患者の十二指腸にカテーテルを留置し，魚油と中鎖脂肪酸トリグリセリドから再構成されたストラクチャード・トリグリセリドを含有する経腸栄養剤を投与し，血液性状，尿性状，消化器合併症の発症，肝臓および腎臓機能，血漿および赤血球の脂肪酸組成，尿中へのプロスタグランジン排泄に及ぼす影響が検討されている[27,28]。この経腸栄養剤に用いられたストラクチャード・トリグリセリドは，魚油と中鎖脂肪酸トリグリセリドを一定の割合で混合したのち，脂肪酸とグリセリンに加水分解し，ランダムなトランスエステル化反応を行いトリグリセリドに再構成したもので，このトリグリセリドは2分子の中鎖脂肪酸と1分子の長鎖脂肪酸（多価不飽和長鎖脂肪酸を含む）から構成されるものと，1分子の中鎖脂肪酸と2分子の長鎖脂肪酸から構成されるものが大部分であるが，未反応の魚油および中鎖脂肪酸トリグリセリドをごくわずか含有している[29]。

投与に用いた経腸栄養剤（ストラクチャード・トリグリセリド含有経腸栄養剤）の脂質由来の熱量は30カロリー%で，その構成はストラクチャード・トリグリセリド70.0%，カノーラ油20.0%，大豆油6.8%，大豆レシチン3.2%である[29]。対照に用いた経腸栄養剤は手術後通常用いられている等窒素量（isonitrogenous），等熱量（isocaloric）な処方で，脂質由来の熱量は同様に30カロリー%で，その構成は中鎖脂肪酸トリグリセリド48.4%，コーン油38.7%，大豆油9.7%，大豆レシチン3.2%であった[29]。またそれぞれの経腸栄養剤の主な脂肪酸組成は，ストラクチャード・トリグリセリド含有経腸栄養剤で，カプリル酸14.65%，カプリン酸13.29%，オレイン酸18.77%，リノール酸12.36%，リノレン酸2.72%，EPA10.18%，DHA4.78%で，対照経腸栄養剤では，カプリル酸22.16%，カプリン酸19.28%，オレイン酸13.80

%，リノール酸33.32％，リノレン酸1.54％であった[29]。

胃癌切除手術を施術された患者に術後から7日間，十二指腸に留置したカテーテルを用い，1日当たり25〜30kcal/kg体重，1.2〜1.5g タンパク質/kg体重になるように投与した[29]。経腸栄養剤投与による痙攣（cramping），下痢（diarrhea），膨満（distention），催吐（nausea），嘔吐（vomiting）などの消化器合併症の発症は，対照経腸栄養剤投与群の18名中15名に認められたのに対して，ストラクチャード・トリグリセリド含有経腸栄養剤投与群では17名中9名の発症と有意（p=0.05）に低下した[29]。また，肺炎（pneumonia），敗血症（sepsis），腹腔内敗血症（intra-abdominal sepsis），創傷感染症（wound infection），腹腔内感染症（intra-abdominal infection），尿路感染症（urinary tract infection）などの感染症を併発した患者は，対照経腸栄養剤投与群18名中7名，ストラクチャード・トリグリセリド含有経腸栄養剤投与群17名中6名と差は認められなかったが，複数の感染症を併発したのは，対照経腸栄養剤投与群7名中5名であったのに対して，ストラクチャード・トリグリセリド含有経腸栄養剤投与群6名中1名と有意（p=0.037）に抑制された[29]。

経腸栄養剤7日間投与後の血漿リン脂質画分の脂肪酸組成を検討したところ，対照経腸栄養剤投与群に比較して，ストラクチャード・トリグリセリド含有経腸栄養剤投与群では，EPA（図8－3）[27]，DHAおよび総n-3系脂肪酸含量が有意に増加し，リノール酸および総n-6系脂肪酸含量が有意に減少した[27]。赤血球膜脂肪酸組成でも，ほぼ同様の変化が認められたが，総n-6系脂肪酸の有意な減少のみは認められなかった[27]。これらの変化は，ストラクチャード・トリグリセリド含有経腸栄養剤投与群の血漿リン脂質画分，赤血球膜でn-6系脂肪酸／n-3系脂肪酸を約60〜70％減少させ（p<0.001），総n-3系脂肪酸含量を有意（p<0.001）に上昇させ，またEPA／アラキドン酸（図8－2）[27]を有意に上昇させた[27]。

経腸栄養剤投与前と投与7日目の肝臓機能をアルカリ ホスファターゼ（alkaline phosphatase）活性，アスパラギン酸 アミノトランスフェラーゼ（aspartate aminotransferase）活性，アルカリ アミノトランスフェラーゼ（alkaline aminotransferase）活性，総ビリルビン（total bilirubin）濃度，直接ビリルビン（direct bilirubin）濃度を指標に，また腎臓機能をクレアチニン クリアランス（creatinine clearance），尿素クリアランス（urea clearance）を指標に，さらに尿中のトロンボキサンB_2（TXB_2）濃度，6-ケト プロスタグランジン$F_{1\alpha}$（6-keto-$PGF_{1\alpha}$）濃度を測定し，機能変化に及ぼす影響を検討した（図8－3）[27]。その結果，ストラクチャード・トリグリセリド含有経腸栄養剤投与群で肝臓機能が正常化するのが認められ（図8－3）[27]，また肝臓でのトリグリセリド産生も抑制された[27]。これはストラクチャード・トリグリセリド由来のn-3系脂肪酸により前駆炎症性サイトカインである腫瘍壊死因子（tumor necrosis factor）やインターロイキン-1の産生が抑制されたためと推定されている[27]。

また，クレアチニン除去能はストラクチャード・トリグリセリド含有経腸栄養剤投与群で，投与前に比較し24.8％増加し，対照経腸栄養剤投与群で13.3％減少したのに比較し，腎臓機能も大幅に改善するのが認められた（図8－4）[27]。これは，ストラクチャード・トリグリセリド由来のn-3系脂肪酸から誘導されたエイコサノイド類が，腎臓の血流を促進させたことによると推定されている[27]。またストラクチャード・トリグリセリド含有経腸栄養剤投与群で尿中6-ケト-$PGF_{1\alpha}$濃度は投与前濃度に比較して16.4％増加し，TXB_2濃度は21.7％低下した（図8－4）[27]。一方，対照経腸栄養剤投与群では尿中6-ケト-$PGF_{1\alpha}$濃度は46.0％低下し，TXB_2濃度も26.1％低下した（図8－3）[27]。その結果，TXB_2／6-ケト-$PGF_{1\alpha}$は，ストラクチャード・トリグリセリド含有経腸栄養剤投与群と対照経腸栄養剤投与群とでは逆になり（図8－3）[27]，前者での大幅な血流改善作用が示唆された[27]。

魚油と中鎖脂肪酸トリグリセリドより再構成されたストラクチャード・トリグリセリドを含有する経腸栄養剤を，癌切除を行った患者に7日間投与すると，対照の経腸栄養剤投与の場合に比較して，感染が予防され，肝臓機能，腎臓機能が改善されることが認められたが，これらは，ストラクチャード・トリグリセリド由来のn-3系脂肪酸

図8-3 経腸栄養剤投与の血漿リン脂質，赤血球膜のエイコサペンタエン酸濃度，エイコサペンタエン酸/アラキドン酸に及ぼす影響[27]

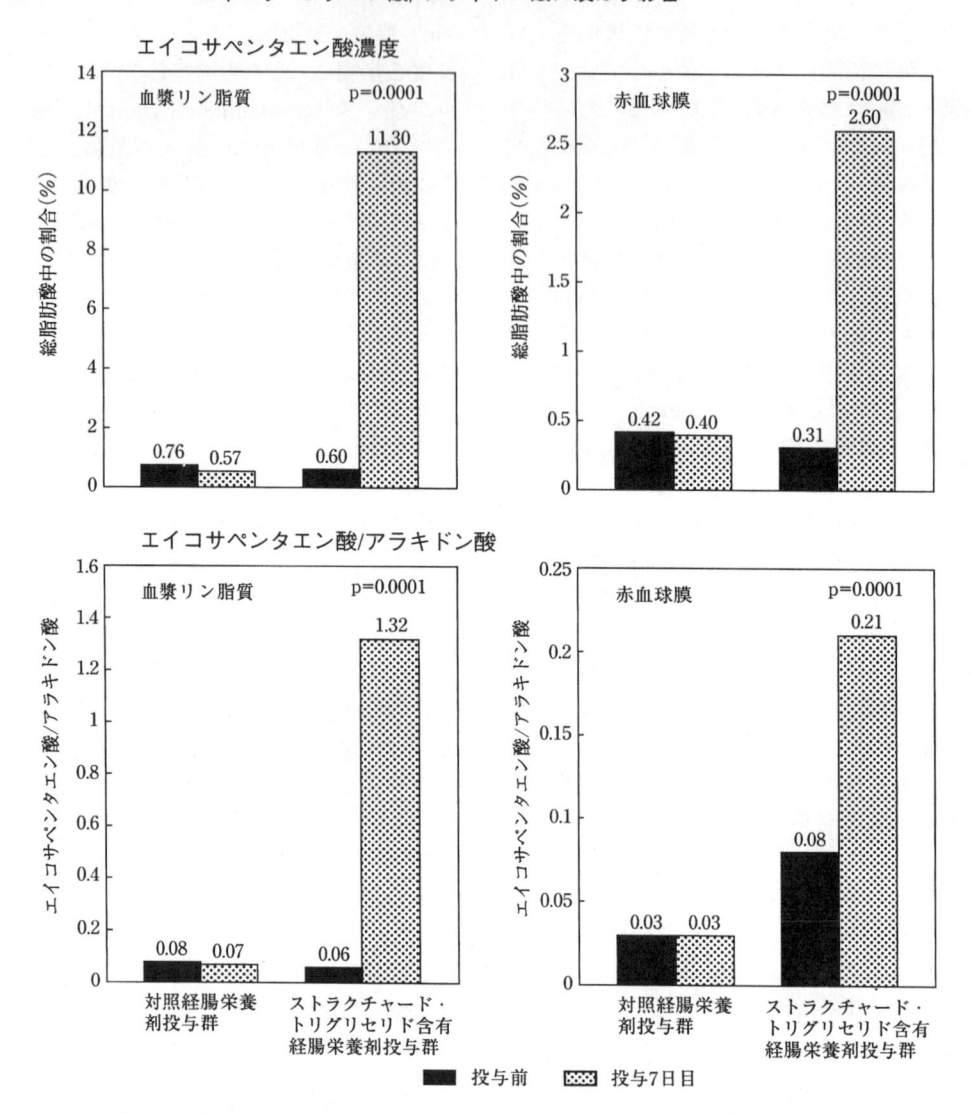

より産生されるエイコサノイドの作用によるものと推定されている[27]。また，ストラクチャード・トリグリセリド含有経腸栄養剤投与により，消化器症状も改善されたが，魚油を脂質源の主成分とする経腸栄養剤の投与では下痢が多発することから[3]，ストラクチャード・トリグリセリドの特性ではないかと推定されている[27,30,31]。

また，魚油と中鎖脂肪酸トリグリセリドより再構成された同じストラクチャード・トリグリセリド含有経腸栄養剤を，別の消化器癌切除後の20名の患者の十二指腸に留置したカテーテルを用い7日間投与し，末梢血単球細胞（peripheral blood mononuclear cell）を採取し，エンドトキシン惹起によるエイコサノイド産生に及ぼす影響が検討されている[28]。ストラクチャード・トリグリセリド含有経腸栄養剤あるいは対照経腸栄養剤投与前および，投与7日目に患者の血液を採取し，末梢血単核球細胞を調製した。この末梢血単核球細胞を種々の濃度のエンドトキシン（$Escherichia\ coli$005：B5由来のリポポリサッカライド）で惹起し，PGE_2，6-ケト-$PGF_{1\alpha}$，TXB_2産生量に及ぼす影響が検討されている[28]。

また，ストラクチャード・トリグリセリド含有経腸栄養剤投与群で対照経腸栄養剤投与群に比較

図8－4　経腸栄養剤投与後の肝臓機能，腎臓機能，尿中エイコサノイド濃度変化[27]
（投与前に対する変化）

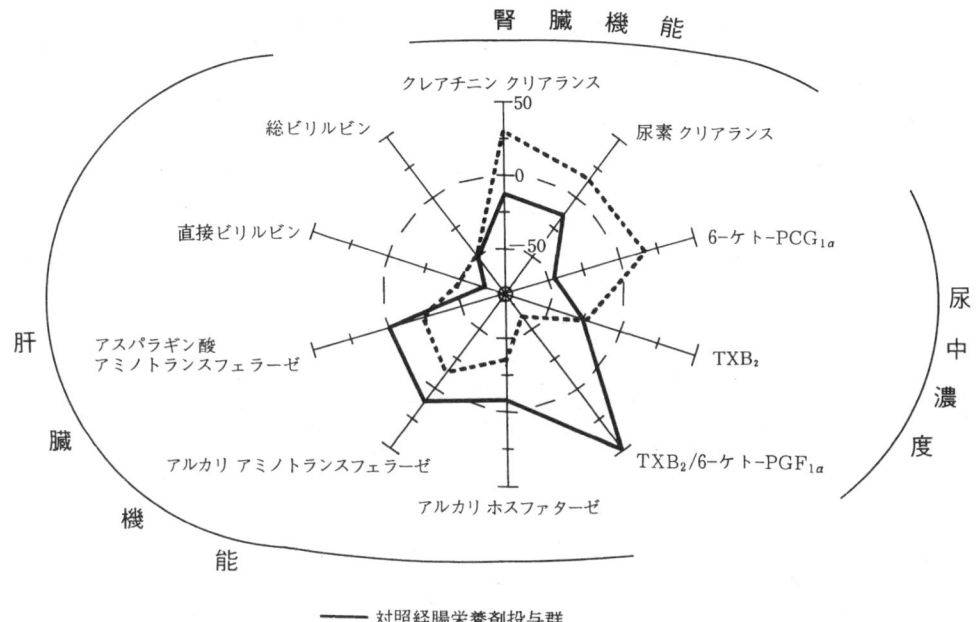

―――― 対照経腸栄養剤投与群
------ ストラクチャード・トリグリセリド含有経腸剤投与群

して，エンドトキシン100ng/ml惹起により，PGE_2，6-ケト-$PGF_{1α}$の有意な産生抑制が認められた（図8－5）[28]。例えば，6-keto-$PGF_{1α}$産生量はストラクチャード・トリグリセリド含有経腸栄養剤投与群で投与前値に対し－14±5 pg/mlであるのに対し，対照経腸栄養剤投与群では4±4 pg/mlであった（p=0.007）（図8－5）[28]。しかし，TXB_2産生量については，投与経腸栄養剤による差は認められなかった（図8－4）[28]。魚油と中鎖脂肪酸トリグリセリドから再構成されたストラクチャード・トリグリセリドを含有する経腸栄養剤投与の患者の，末梢血単球細胞でのエンドトキシン惹起によるプロスタグランジン類の産生が抑制されたことは，癌切除後の患者のストレスが，ストラクチャード・トリグリセリド含有経腸栄養剤投与によりある程度軽減された結果と推定されている[28]。また，TXB_2産生量についてはとんど変化が認められなかったのは，TXB_2の産生は末梢血単球細胞ではなく主として血小板で認められるためと推定されている[28]。

8－4）中鎖脂肪酸と長鎖脂肪酸をその構成成分とするストラクチャード・トリグリセリドの癌切除手術後の患者への影響

中鎖脂肪酸と長鎖脂肪酸よりインターエステル化反応で得られたストラクチャード・トリグリセリドを脂質源とする脂質エマルジョン（Fat Emulsion 73403, Kabipharmacia AB, スウェーデン）を結腸癌切除患者に5日間静脈投与し（27.2kcal/kg体重/日，うち脂質源11.2kcal/kg体重/日）臨床的な特性が検討されている[32]。対照としては20％長鎖脂肪酸トリグリセリドを含有する脂質エマルジョン（Intralipid, Kabipharmacia AB, スウェーデン）投与群である。その結果，いずれの脂質エマルジョン静脈投与期間中の血漿トリグリセリド濃度にも差は認められず，臨床化学的検査値も両脂質エマルジョン投与群間で差は，ほとんど認められなかった[32]。投与期間中の窒素代謝については，対照脂質エマルジョン投与群に比較して，ストラクチャード・トリグリセリド含有エマルジョン投与群で大幅な改善が認められたが[32]，これについては別項で論じる。

図8-5 経腸栄養剤投与のリポポリサッカライド惹起末梢血単球細胞でのエイコサノイド産生に及ぼす影響（投与前に対する変化量）[28]

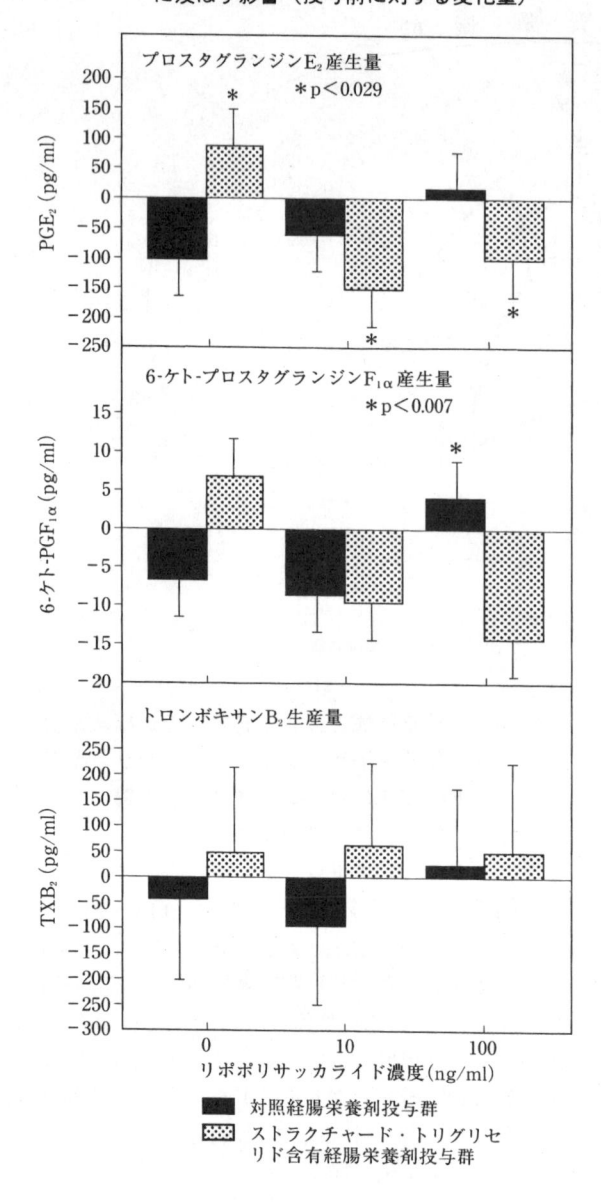

プロスタグランジンE_2産生量　*p<0.029

6-ケト-プロスタグランジン$F_{1\alpha}$産生量　*p<0.007

トロンボキサンB_2生産量

リポポリサッカライド濃度(ng/ml)

■ 対照経腸栄養剤投与群
▨ ストラクチャード・トリグリセリド含有経腸栄養剤投与群

文献

1) Gunstone, F. D., Prog. Lipid Res. **31**, 145 (1992)
2) 末木一夫, FOOD Style 21, **2** (12), 30 (1998)
3) Redden, P. R., Lin, X., Horrobin, D. F., Structural modified food fats: synthesis, biochemistry, and use (Christophe, A. B., ed.) p121, AOCS Press, Champaign, IL (1998)
4) Huang, Y.-S., Lin, X., Redden, P. R., Horrobin, D. F., J. Am. Dil Chem. Soc. **72**, 625 (1995)
5) 中原東郎, 横地俊弘, 神坂　泰, 鈴木　修, 油化学 **42**, 242 (1993)
6) γ-Linoleic Acid, Metabolism and Its Roles in Nutrition and Medicine (Huang, Y.-S., Mills, D. E., eds.), AOCS Press, Champaign, IL(1995)
7) Horrobin, D. F., Prog. Lipid Res. **31**, 163 (1992)
8) 長谷川昌康, New Food Industry **35** (5), 1 (1993)
9) Das, U. N., γ-Linoleic Acid, Metabolism and Its Roles in Nutrition and Medicine (Huang, Y.-S., Mills, D. E., eds.) p282 AOCS Press, Champaign, IL (1995)
10) Myers, R. F., Siegel, M. I., Biochem. Biophys. Res. Comun. **30**, 167 (1984)
11) Dunbar, L. M., Bailey, J. M., J. Biol. Chem. **250**, 1152 (1975)
12) Devi, G. R., Das, U. N., Rao, K. P., Rao, M. S., Prostaglandins **29**, 911 (1985)
13) Nassar, B. A., Das, U. N., Huang, Y.-S., Ells, G., Horrobin, D. F., Proc. Soc. Exp. Biol. Med. **199**, 365 (1992)
14) Das, U. N., Devi, G. R., Rao, K. P., Rao, M. S., Nutr. Res. **5**, 101 (1985)
15) Renner, H. W., Declincee, H., Nutr. Res. **8**, 635 (1988)
16) Beck, S. A., Smith, K. L., Tisdale, M. J., Cancer Res. **51**, 6089 (1991)
17) Abou El-Ela, S. H., Prasse, K. W., Carroll, R., Bunce, O. R., Lipids **22**, 1041 (1987)
18) Phylactos, A. C., Harbige, L. S., Crawford, M. A., Lipids **29**, 111 (1994)
19) Das, U. N., Cancer Lett. **56**, 235 (1991)
20) Sangeetha, P. S., Das, U. N., Koratkar, R., Ramesh, G., Padma, M., Sravan Kumar, G., Cancer Lett. **63**, 189 (1992)
21) Das, U. N., Huang, Y.-S., Begin, M. E., Ells, G., Horrobin, D. F., Free Radical Biol. Med. **3**, 9 (1987)
22) Burns, C. P., Spector, A. A., Lipids **22**, 178 (1987)
23) Abe, K., Imaizumi, K., Sugano, M., Biosci. Biotech. Biochem. **57**, 247 (1993)
24) Redden, P. R., Lin, X., Fahey, J., Horrobin, D. F., J. Chromatogr. A **704**, 99 (1995)
25) Elliot, M. L., de Antueno, R. J., Bai, M., Horrobin, D. F., Structural modified food fat: synthesis, biochemistry, and use (Christophe, A. B. ed.) p129, AOCS Press, Champaign, IL (1998)
26) Mendez, B., Ling, P. R., Istfan, N. W., Babayan, V. K., Bistrian, B. R., J. Parenter. Enteral. Nutr. **16**, 545 (1992)
27) Kenler, A. S., Swails, W. S., Driscoll, D. F., DeMichele, S. J., Daley, B., Babineau, T. J., Peterson, M. B., Bistrian, B. R., Ann. Surg. **223**, 316 (1996)
28) Swails, W. S., Kenler, A. S., Driscoll, D. F., DeMichele, S. J., Babineau, T. J., Utsunomiya, T., Chavali, S., Forse, R. A., Bistrian, B. R., J. Parenter. Enteral. Nutr. **21**, 266 (1997)
29) Daly, J. M., Lieberman, M. D., Goldfine, J., Shou, J. Weintraub, F. Rosato. E. F., Lavin, P., Surgery. **112**, 56 (1992)
30) Jensen, G. L., McGarvey, N., Taraszewki, R., Wixson S.

K., Seidner, D. L., Pai, T., Yeh, Y. Y., Lee, T. W., DeMichele, S. J., Am. , J. Clin. Nutr. **60**, 518 (1994)

31) Christensen, M. S., Hoy, C. E., Becker, C. C., Redgrave, T. G., Am. , J. Clin. Nutr. **61**, 56 (1995)

32) Bellantone, R., Bossola, M., Carriero, C., Maerba M., Nucera, P., Ratto, C., Crucitti, P., Pacelli, F., Doglietto, G. B., Crucitti. F., J. Parent. Enter. Nutr. **23**, 123 (1999)

第9章 ストラクチャード・トリグリセリドのタンパク質代謝に及ぼす影響

9-1) ストラクチャード・トリグリセリドの火傷ラットモデルでのタンパク質節約効果

ストラクチャード・トリグリセリドのタンパク質代謝に及ぼす影響について検討された例は少ない。中鎖脂肪酸とメンハーデン油由来の脂肪酸をその構成成分とするストラクチャード・トリグリセリドを実験的に作成した火傷ラットに投与し、タンパク質代謝に及ぼす影響、特にタンパク質節約効果 (protein-sparing effects) に及ぼす影響が検討されている[1]。検討に用いられたストラクチャード・トリグリセリドは、中鎖脂肪酸トリグリセリド60%、メンハーデン油40%の混合油を加水分解したのち、ランダムエステル化反応により調製され、その主脂肪酸組成は、カプリル酸33.4%、カプリン酸20.8%、ミリスチン酸4.3%、パルミチン酸9.3%、パルミトオレイン酸5.4%、オレイン酸4.9%、EPA 4.6%、DHA 2.3%であった[1]。対照脂質は大豆油50%、サフラワー油50%の混合油（長鎖脂肪酸トリグリセリド）で、その主脂肪酸組成は、パルミチン酸9.2%、オレイン酸19.4%、リノール酸60.1%であった[1]。

これらの脂質を10%あるいは35%含有する等容量 (isovolemic；50ml/日)、等窒素量 (isonitrogenous；2gアミノ態窒素/kg. 日)、等エネルギー量 (isoenergetic：209kJ/日) の経腸栄養剤を調製した[1]。なお脂質以外のエネルギー源としてはデキストロースを用いた[1]。10および35エネルギー％ストラクチャード・トリグリセリド含有経腸栄養剤、10および35エネルギー％長鎖脂肪酸トリグリセリド含有経腸栄養剤および、対照として脂質非含有経腸栄養剤（エネルギー源としてデキストロースのみを用いた試験経腸栄養剤と等容量、等窒素量、等エネルギー量の経腸栄養剤）である。これらの経腸栄養剤をラットに2日間投与したのち、3日目に、ラットの体表面積の25％が火傷になるよう15秒間、沸騰水に浸漬し、火傷モデルラットを作成し、引き続き同経腸栄養剤を4日間投与し、火傷前後の体重、呼吸商 (respiratory quotient)、総エネルギー消費量 (total energy expenditure)、累積窒素出納量 (cumulative nitrogen balance)、血清グルコース、インスリン濃度、血漿トリグリセリドの脂肪酸組成変化に及ぼす影響が検討されている[1]。

体重変化はいずれの経腸栄養剤投与群間でも差は認められなかったが、呼吸商は、経腸栄養剤投与群間および火傷前後で有意差が認められた（それぞれ $p<0.0001$, $p<0.04$)（図9-1)[1]。35エネルギー％脂質含有経腸栄養剤投与群（ストラクチャード・トリグリセリドおよび長鎖脂肪酸トリグリセリド含有経腸栄養剤投与群）では、火傷前後いずれも、呼吸商が10エネルギー％脂質含有経腸栄養剤投与群、対照の脂質非含有経腸栄養剤投与群に比較して有意 ($p<0.05$) に低値であった（図9-1)[1]。また、35エネルギー％の長鎖脂肪酸トリグリセリド含有経腸栄養剤投与群を除いて、火傷前（投与2日目）に比較して火傷後（投与6日目）の方が呼吸商は低かった（図9-1)[1]。脂質非含有経腸栄養剤投与群および10エネルギー％脂質含有経腸栄養剤投与群で、35エネルギー％脂質含有経腸栄養剤投与群に比較して、呼吸商が高いのは、生体内脂質合成が促進されたためと推定されている[1]。

総エネルギー消費量は、いずれの経腸栄養剤投

図9-1 経腸栄養剤投与2日目（火傷前）と4,6日目（火傷後）の呼吸商[1]

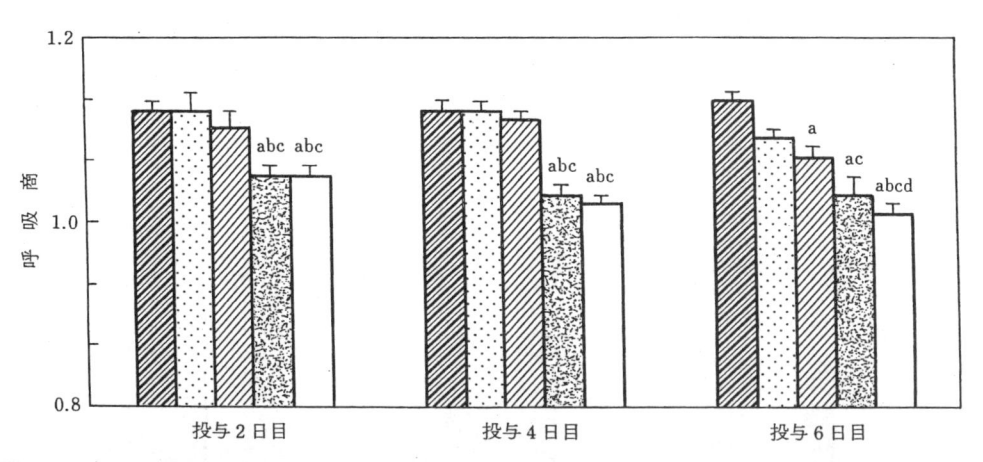

▨ 脂質非含有経腸栄養剤投与群
▦ 10エネルギー％ストラクチャード・トリグリセリド含有経腸栄養剤投与群
▨ 10エネルギー％長鎖脂肪酸トリグリセリド含有経腸栄養剤投与群
▩ 35エネルギー％ストラクチャード・トリグリセリド含有経腸栄養剤投与群
□ 35エネルギー％長鎖脂肪酸トリグリセリド含有経腸栄養剤投与群

a：脂質非含有経腸栄養剤投与群に対して有意差あり　p<0.05
b：10エネルギー％長鎖脂肪酸トリグリセリド含有経腸栄養剤投与群に対して有意差あり　p<0.05
c：10エネルギー％ストラクチャード・トリグリセリド含有経腸栄養剤投与群に対して有意差あり　p<0.05
d：35エネルギー％ストラクチャード・トリグリセリド含有経腸栄養剤投与群,投与2日目に対して有意差あり　p<0.05

与群間でも差は認められなかった（図9－1）[1]。この時，35エネルギー％の長鎖脂肪酸トリグリセリド含有経腸栄養剤投与群で，火傷前に比較して火傷後で総エネルギー消費量は上昇した（図9－2）[1]。その結果，累積窒素出納量は，投与経腸栄養剤間，火傷前後で有意差が認められた（それぞれ$p<0.0001$，$p<0.003$）（表9－1）[1]。累積窒素出納量は，10エネルギー％脂質含有経腸栄養剤投与群の方が35エネルギー％脂質含有経腸栄養剤投与群より高く，ストラクチャード・トリグリセリド含有経腸栄養剤投与群と長鎖脂肪酸トリグリセリド含有経腸栄養剤投与群を比較すると，前者の方が高かった（表9－1）[1]。これらの結果は，火傷モデルラットでのタンパク質節約効果は，中鎖脂肪酸とメンハーデン油由来の脂肪酸をその構成成分とするストラクチャード・トリグリセリドを10エネルギー％含有する経腸栄養剤が最も高いことが認められた[1]。

中鎖脂肪酸と長鎖脂肪酸よりインターエステル化反応で得られたストラクチャード・トリグリセリドを脂質源とする脂質エマルジョン（Fat Emulsion 73403, Kabipharmacia AB, スウェーデン）を結腸癌切除患者に5日間静脈投与し（27.2kcal/kg体重/日，うち脂質源由来11.2kcal/kg体重/日）累積窒素出納量に及ぼす影響が検討されている[2]。対照としては20％長鎖脂肪酸トリグリセリドを含有する脂質エマルジョン（Intralipid, Kabipharmacia AB, スウェーデン）投与群である。その結果，日々の窒素出納がプラスだったのはEmulsion 73403投与群で投与1～4日目，Intralipid投与群で投与2～5日目であった[2]。また投与1～3日目，1～5日目間の累積窒素出納量は，Emulsion 73403投与群でそれぞれ9.7 ± 5.2g，10.7 ± 10.5g，Intralipid投与群でそれぞれ4.4 ± 11.8g，6.5 ± 17.9gで，Emulsion 73403投与群とIntralipid投与群の間では有意差（投与1～3日目間で$p=0.2$，1～5日目間で$p=0.05$）が認められた（図9－3）[2]。この時，血清クレアチン濃度，血清窒素濃度は，両投与群間で差は認められなかったが，尿中への3-メチルヒスチジン（3-methylhistidine）排泄量は，投与1日目でIntra-lipid投与群の方がEmulsion 73403投与群より高かったが，投与2日目から少しずつ減少し，投与5日目では両投与群間で差は認められ

図9-2 経腸栄養剤投与2日目（火傷前）と4，6日目（火傷後）の総エネルギー消費量[1]

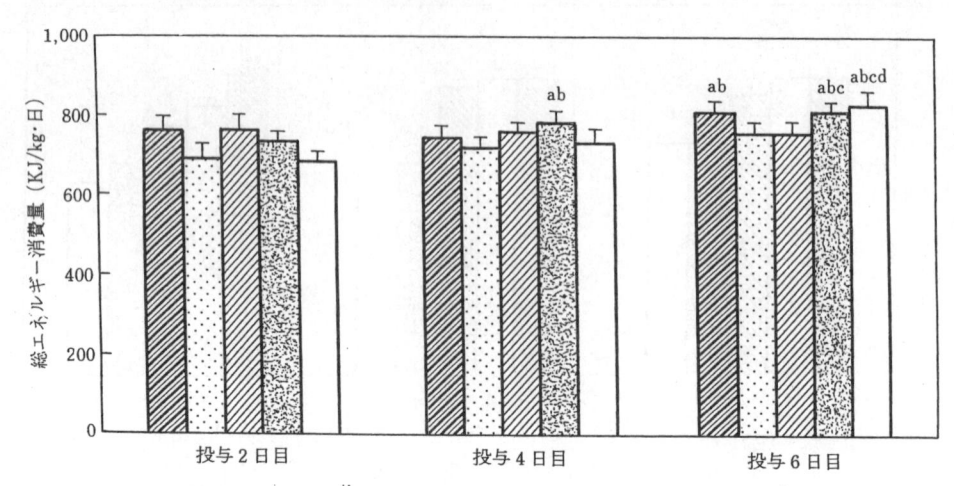

凡例:
- 脂質非含有経腸栄養剤投与群
- 10エネルギー％ストラクチャード・トリグリセリド含有経腸栄養剤投与群
- 10エネルギー％長鎖脂肪酸トリグリセリド含有経腸栄養剤投与群
- 35エネルギー％ストラクチャード・トリグリセリド含有経腸栄養剤投与群
- 35エネルギー％長鎖脂肪酸トリグリセリド含有経腸栄養剤投与群

a：10エネルギー％ストラクチャード・トリグリセリド含有経腸栄養剤投与群，投与2日目に対して有意差あり $p<0.05$
b：35エネルギー％長鎖脂肪酸トリグリセリド含有経腸栄養剤投与群，投与2日目に対して有意差あり $p<0.05$
c：10エネルギー％長鎖脂肪酸トリグリセリド含有経腸栄養剤投与群，投与4日目に対して有意差あり $p<0.05$
d：35エネルギー％長鎖脂肪酸トリグリセリド含有経腸栄養剤投与群，投与4日目に対して有意差あり $p<0.05$

表9-1 経腸栄養剤投与期間中の累積窒素出納量[1]

投　与　群	火傷前 (投与1+2日)	火傷後 (投与3～6日)
脂質非含有経腸栄養剤投与群	209.4±13.8	163.2±12.9 [a]
10エネルギー％ストラクチャード・トリグリセリド含有経腸栄養剤投与群	190.5±12.7	162.3±8.9 [a]
10エネルギー％長鎖脂肪酸トリグリセリド含有経腸栄養剤投与群	177.3±10.1	145.7±3.9 [a]
35エネルギー％ストラクチャード・トリグリセリド含有経腸栄養剤投与群	153.3±11.1 [b,c]	152.0±10.9
35エネルギー％長鎖脂肪酸トリグリセリド含有経腸栄養剤投与群	136.9±13.2 [b,c,d]	137.1±7.4

a；火傷前に対して有意差あり $p<0.05$
b；脂質非含有経腸栄養剤投与群に対して有意差あり $p<0.05$
c；10エネルギー％ストラクチャード・トリグリセリド含有経腸栄養剤投与群に対して有意差あり $p<0.05$
d；10エネルギー％長鎖脂肪酸トリグリセリド含有経腸栄養剤投与群に対して有意差あり $p<0.05$

図9-3 脂質エマルジョン投与時の累積窒素出納量[2]

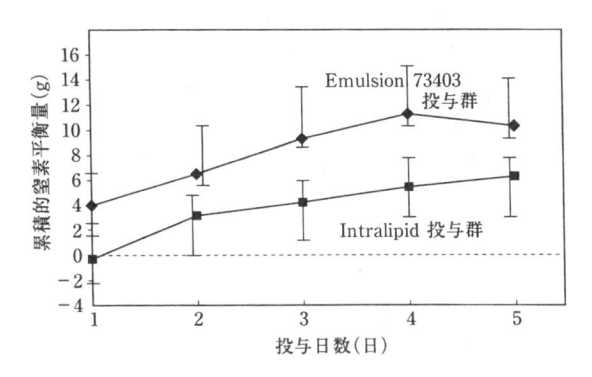

累積窒素出納量は，担癌ラットのストラクチャード・トリグリセリド含有エマルジョン投与群で35.2±9.0mg窒素，魚油，中鎖脂肪酸トリグリセリド含有エマルジョン投与群で32.5±9.3mg窒素，LyposynⅡ投与群で38.1±10.5mg窒素であり，無担癌ラットでは，順に63.1±12.5mg窒素，17.0±10.1mg窒素，14.5±9.6mg窒素であった[3]。この結果はストラクチャード・トリグリセリドを含有するエマルジョンの投与により，他のエマルジョン投与群に比較して窒素出納量が改善されることを示している[3]。

エマルジョン投与3日目にL-〔-14C〕ロイシンを投与し，ロイシンの代謝速度を測定したところ，担癌ラット，非担癌ラットでいずれのエマルジョン投与群でもロイシンの血漿中への出現速度，酸化速度，分解速度には差は見出されなかった（表9-2)[3]。しかし，ロイシンの合成速度，ロイシン酸化物の血漿中出現速度は，担癌ラット群の方が非担癌ラット群より有意に低く，担癌ラット群では非担癌ラット群に比較して高い血液中ロイシン濃度が認められた（表9-2)[3]。またアイソトープバランス (isotope balance) は，担癌ラット，非担癌ラット共，ストラクチャード・トリグリセリド含有エマルジョン投与群で最も低かった（表9-1)[3]。担癌ラットに脂質源の異なる経静脈栄養剤を投与すると，癌組織および動物全体のタンパク質代謝に影響を及ぼし[3,4]，特に魚油と中鎖脂肪酸トリグリセリドを構成成分とするストラクチャード・トリグリセリドを含有するエマルジョンの投与は，癌細胞を増殖させることなく，担癌ラットのタンパク質代謝を促進することが認められた[3,4]。

なかった[2]。これらの結果は，結腸癌切除患者へのストラクチャード・トリグリセリド含有エマルジョンの投与は，従来の長鎖脂肪酸トリグリセリド含有エマルジョン投与に比較して，窒素出納を高く保ち，かつ安全性にも優れていることを示している[2]。

魚油（メンハーデン油）と中鎖脂肪酸トリグリセリド（重量比40:60）から再構成されたストラクチャード・トリグリセリドを含有するエマルジョンを担癌ラットの静脈内に投与し，窒素出納，担癌ラット個体，肝臓，筋肉でのタンパク質代謝に及ぼす影響が検討されている[3]。ラット皮下に吉田肉腫 (Yoshida sarcoma) 細胞10^7個を注入したのち，7日目に頸静脈にカテーテルを留置し，魚油（メンハーデン油）と中鎖脂肪酸トリグリセリド（重量比40:60）から再構成されたストラクチャード・トリグリセリドを50カロリー％含有するエマルジョンを1日当たり220kcal/kg体重，3日間投与し，窒素出納量を測定すると共に，投与3日目の投与終了4時間前に，ラットを代謝チャンバーに移し，その後L-〔-14C〕ロイシンを添加したエマルジョンを投与し，タンパク質の合成率，分解率，蓄積量などを測定した[3]。対照としては，中鎖脂肪酸トリグリセリドと魚油（メンハーデン油）の混合物を50カロリー％含有するエマルジョン，および長鎖脂肪酸トリグリセリドを50カロリー％含有するエマルジョン (LyposynⅡ, Abbott Lab.) を用いた[3]。

その結果，1日毎の窒素出納量は，いずれの投与群でもエマルジョン投与1日目はマイナスであったが，2日目，3日目はプラスに転じ，3日間の

9-2) ストラクチャード・トリグリセリドの実験的敗血症ラットのタンパク質代謝への影響

sn-1,3位が中鎖脂肪酸，sn-2位がω6系あるいはω3系多価不飽和脂肪酸から構成されるストラクチャード・トリグリセリドを，低濃度エンドトキシンを投与した敗血症モデルラットの静脈内に投与しタンパク質代謝，エネルギー代謝に及ぼす影響が検討されている[5]。ラットを2週間，脂質非含有の標準飼料で飼育したのち，静脈内にカテーテルを留置し，アミノ酸5％，グルコース

10%,脂質5％,および電解質,無機質を含有する輸液を1日当たり1,054kJ/kg体重,1時間当たり10ml/kg体重の割合で48時間投与した。輸液に含有されていた脂質は,sn-1,3位が中鎖脂肪酸,sn-2位がω6系あるいはω3系多価不飽和脂肪酸から構成されるストラクチャード・トリグリセリド(それぞれMLM,MFMと略記,Mは中鎖脂肪酸,Lはリノール酸,Fは魚油由来脂肪酸を意味する)で,その脂肪酸組成は表9－3[5]に示す通りである。

投与開始24時間後に,MLM含有輸液投与群,MFM含有輸液投与群をそれぞれを2群に分け,1群を対照群とし,もう1群には,大腸菌エンドトキシン(*Eschericia coli* endotoxin)を1mg/kg体重・日,投与終了まで24時間投与し,実験的敗血症(sepsis)モデルを作成した[6](それぞれMLM＋エンドトキシン含有輸液投与群,MFM＋エンドトキシン含有輸液投与群)。輸液投与前の各群間には体重差は認められなかったが,48時間の輸液投与後では,MLM含有輸液投与群に比較して,MLM＋エンドトキシン含有輸液投与群で有意($p<0.05$)に低下した(図9－4)[5]。しかし,MFM含有輸液投与群とMFM＋エンドトキシン含有輸液投与群では,投与前の体重に比較して投与後の体重はやや減少したが,両投与群間には有意差は認められなかった(図9－4)[5]。また,MLM＋エンドトキシン含有輸液投与群とMFM＋エンドトキシン含有輸液投与群の間にも有意差は認められなかった。48時間の累積窒素出納量は,いずれの投与群でもプラスであったが,MLM含有輸液投与群に比較して,MLM＋エンドトキシン含有輸液投与群では有意($p<0.05$)

表9－3 輸液中に含有されるストラクチャード・トリグリセリドの脂肪酸組成[5]

脂肪酸	MLM*	MFM**
	モル%	モル%
$C_{8:0}$	19.4	21.1
$C_{10:0}$	15.3	13.7
$C_{14:0}$		2.7
$C_{16:0}$	3	3.6
$C_{16:1}$		3.9
$C_{16:2}$		1
$C_{16:3}$	1.2	1.6
$C_{18:0}$	1.2	1.6
$C_{18:1}$ n-9	15.3	
$C_{18:2}$ n-6	39.8	
$C_{18:3}$ n-3	5.1	5.2
$C_{20:4}$ n-6		1.1
$C_{20:5}$ n-3		18.5
$C_{22:1}$		1
$C_{22:5}$ n-3		2.5
$C_{20:6}$ n-3		15.4

* sn-1,3位が中鎖脂肪酸,sn-2位がω6系多価不飽和脂肪酸から構成されるストラクチャード・トリグリセリド
** sn-1,3位が中鎖脂肪酸,sn-2位がω3系多価不飽和脂肪酸から構成されるストラクチャード・トリグリセリド

に低値であったが,MFM含有輸液投与群とMFM＋エンドトキシン含有輸液投与群との間,およびMLM＋エンドトキシン含有輸液投与群とMFM＋エンドトキシン含有輸液投与群との間には有意差は認められなかった(図9－4)[5]。

さらに,投与開始後42時間目から,投与終了の48時間目までの6時間,L-[1-^{14}C]ロイシンを2.5μCi/kg体重/日,連続的に投与し,体全

表9－2 ラット全体のロイシン速度論[3]

ラットの種類	投与脂質エマルジョン	血漿ロイシン濃度[1] (μモル/ml)	血漿中への出現速度 (μモル/時間・100g)	合成速度[1] (μモル/時間・100g)
担癌ラット	ストラクチャード・トリグリセリド投与群	0.13±0.01	48.7±5.7	31.2±3.2
非担癌ラット	ストラクチャード・トリグリセリド投与群	0.13±0.01	49.9±3.0	36.1±2.3
担癌ラット	魚油,中鎖脂肪酸トリグリセリド混合油投与群	0.19±0.04	46.8±2.6	32.3±2.0
非担癌ラット	魚油,中鎖脂肪酸トリグリセリド混合油投与群	0.12±0.01	47.2±3.5	32.2±3.2
担癌ラット	Liposyn II 投与群	0.17±0.01	41.5±2.8	25.8±1.2
非担癌ラット	Liposyn II 投与群	0.14±0.01	54.5±6.6	36.4±5.1

1) 担癌ラットと非担癌ラットの間で有意差あり($p<0.05$)
2) 投与脂質エマルジョン間で有意差あり($p<0.05$)

第9章 ストラクチャード・トリグリセリドのタンパク質代謝に及ぼす影響

図9-4 ストラクチャード・トリグリセリド輸液投与のラット体重に及ぼす影響[5]

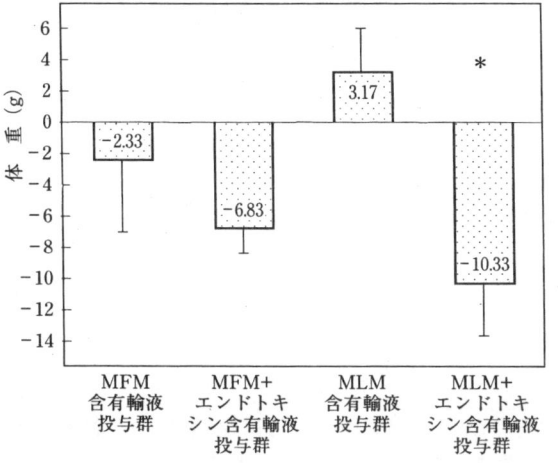

図9-5 ストラクチャード・トリグリセリド輸液投与のラット窒素出納に及ぼす影響[5]

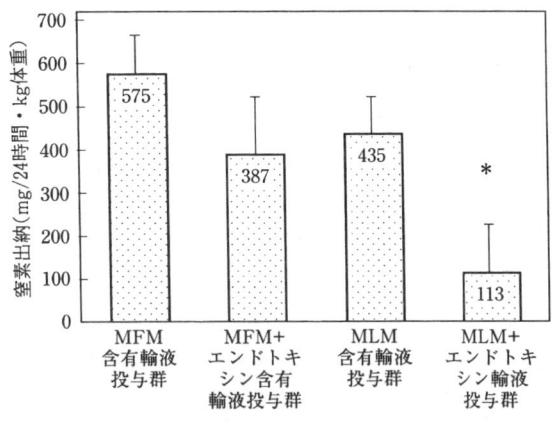

（MFM含有輸液投与群：-2.33、MFM+エンドトキシン含有輸液投与群：-6.83、MLM含有輸液投与群：3.17、MLM+エンドトキシン含有輸液投与群：-10.33）

＊MLM含有輸液投与群に対して有意差あり（p＜0.05）

（MFM含有輸液投与群：575、MFM+エンドトキシン含有輸液投与群：387、MLM含有輸液投与群：435、MLM+エンドトキシン含有輸液投与群：113）

＊MLM含有輸液投与群に対して有意差あり（p＜0.05）

体あるいは肝臓，筋肉でのロイシンの代謝に及ぼす影響が検討されている[5]。その結果，ロイシンの酸化速度およびタンパク質からのロイシンの遊離速度（タンパク質の分解速度），肝臓タンパク質結合ロイシンの比活性は，MLM＋エンドトキシン含有輸液投与群，MFM＋エンドトキシン含有輸液投与群で，それぞれMLM含有輸液投与群，MFM含有飼料投与群に比較して有意（p＜0.05）に高かった（表9-4）[5]。この時，タンパク質からのロイシンの遊離速度はMLM＋エンドトキシン含有輸液投与群の方がMFM＋エンドトキシン含有輸液投与群に比較して有意（p＜0.05）に高かった（表9-4）[5]。また，L-[1-^{14}C]ロイシン投与中の酸素消費量，二酸化炭素産生量，呼吸商はいずれの輸液投与群間でも差は見出されなかった[5]。

これらの結果は，ω3系脂肪酸をsn-2位の構成成分とするストラクチャード・トリグリセリドがω6系脂肪酸をsn-2位の構成成分とするストラクチャード・トリグリセリドに比較して，実験的敗血症（sepsis）時のタンパク質の異化過程において，タンパク質節約効果（protein-sparing effect）を示すと推定される。その作用機序は不明であるが，ω3系脂肪酸であるEPA，DHAから産生されるプロスタグランジンE_3（PGE_3），ロイコトリエンB_5（LTB_5）がPGE_2，LTB_4に比較して炎症作用や走化性（chemotactic）作用が弱いこと[7,8]，ロイコトリエンにより産生される腫瘍壊死因子（tumor necrosis factor）がω3系脂肪酸により抑制されること[9,10]，インターロイキン-1（IL-1），IL-6，IL-8などのインターロイキン類[11]，さらにはPGE_2の産生が抑制されること[12]によるのでは

（表9-2つづき）

分解速度 （μモル/時間・100g）	酸化速度 （μモル/時間・100g）	ロイシン酸化物の 血漿中出現割合 （％）[1,2]	アイソトープ バランス[2] （μモル/時間・100g）	ロイシン消失速度[1] （ml/時間）
22.7±5.3	17.5±2.8	27.6±2.0	10.5±1.8	393.8±35.8
23.9±3.0	13.9±1.1	20.3±1.3	12.3±1.1	393.1±40.2
16.0±3.0	14.4±1.0	26.1±1.7	16.3±1.6	302.9±51.9
16.6±2.9	15.0±1.3	26.7±1.7	15.6±1.3	363.1±29.9
11.7±2.2	15.8±2.0	32.0±2.7	14.1±1.4	233.0±28.3
21.8±4.5	18.0±2.0	27.0±1.3	14.7±2.6	405.7±43.5

表9-4 ストラクチャード・トリグリセリド含有輸液投与のロイシン代謝速度に及ぼす影響[5]

	MFM含有輸液 投与群	MFM+エンドトキシン 含有輸液投与群	MLM含有輸液 投与群	MLM+エンドトキシン 含有輸液投与群
ロイシン投与量（μモル時間）	66.66±7.59	79.52±6.16	63.40±7.58	73.71±5.87
投与ロイシン酸化量（％）	28.51±3.58	31.87±2.25	28.17±1.88	33.95±3.2
タンパク質からの遊離ロイシン量 （μモル/時間）	15.3 ±7.5	36.6 ±13.2*	22.3 ±6.7	48.2 ±4.0**
タンパク質へのロイシン取り込まれ量 （μモル/時間）	48.53±7.2	54.72±5.65	45.90±6.55	48.69±4.44
ロイシン酸化量（μモル/時間）	18.13±1.58	24.79±1.03*	17.5 ±1.75	25.02±2.86***
肝臓タンパク質結合ロイシンの比活性 （1分当たりの崩壊量/μモル）	747.53±70.8	1,178.33±154.9*	814.05±57.7	1,006.06±65.5***

* MFM含有輸液投与群に対して有意差あり（p<0.05）
** MFM+エンドトキシン含有輸液投与群に対して有意差あり（p<0.05）
*** MLM含有輸液投与群に対して有意差あり（P<0.05）

ないかと推定されているが定かではない[13]。

9-3) ストラクチャード・トリグリセリドのヒト経静脈栄養法におけるタンパク質代謝への影響

中鎖脂肪酸と長鎖脂肪酸トリグリセリドよりインターエステル化反応で調製されたストラクチャード・トリグリセリドを含有する輸液（Fat Emulsion 73403, Kabipharmacia AB, スウェーデン）を結腸癌切除患者に5日間静脈内投与し，累積窒素出納が検討されている[14]。対照としては，20%LCTを含有する脂肪輸液（Intralipid® Kabipharmacia AB, スウェーデン）を用いた。その結果，日々の窒素出納がプラスであったのは，Fat Emulsion 73403 投与群で投与後1〜4日目，Intralipid® 投与群で投与後2〜5日目であった[14]。

また，投与1〜3日目の間，1〜5日目の間の累積窒素出納は，Fat Emulsion 73403 投与群でそれぞれ9.7±5.2g, 10.7±10.5g, Intralipid® 投与群では，それぞれ4.4±11.8g, 6.5±17.9gで，両投与群間で有意差（投与1〜3日目の間でp=0.2, 1〜5日目の間でp=0.05）が認められた。この時，血清クレアチニン濃度，血清窒素濃度は，両投与群間で差は認められなかったが，尿中への3-メチルヒスチジン（3-methylhistidine）排泄量は，投与1日目でIntralipid® 投与群の方がFat Emulsion 73403 投与群より高かったが，投与2日目から少しずつ減少し，投与5日目では両投与群間で差は認められなかった[14]。

これらの結果は，結腸癌切除患者へのストラクチャード・トリグリセリド含有輸液の投与は，従来のLCT含有輸液の投与に比較して，窒素平衡を高く保ち，かつ安全性にもすぐれていることを示している[14]。また，クローン病の患者へのStructolipid® の投与でも同様の結果が得られている[15]。

文　献

1) Selleck, K. J., Wan, J. M.-F., Gollaher, C. J., Babayan, V. K., Bistrian, B. R., Am. J. Clin. Nutr. 60, 216 (1994)
2) Bellantone, R., Bossola, M., Carriero, C., Malerba, M., Nucera, P., Ratto, C., Crucitti, P., Pacelli, F., Doglietto, G. B., Crucitti, F., J. Parent. Enteral. Nutr. 23, 123 (1999)
3) Mendez, B., Ling, P. R., Istfan, N. W., Babayan, V. K., Bistrian, B. R., J. Parent. Enteral Nutr. 16, 545 (1992)
4) 本章 第8章
5) Druschky, K., Pscheidl, E., Nutr. Res. 20, 1183 (2000)
6) Swails, W. S., Kenler, A. S., Driscoll, D. F., DeMichele, S. J., Babineau, T. J., Utsunomiya, T., Chavali, S., Forse, R. A., Bistrian, B. R., J. Parenter. Enteral. Nutr. 21, 266 (1997)
7) Deaciuc, I. V., Spitzer, J. A., Circ. Shock 25, 1 (1988)
8) Bell, S. J., Mascioli, E. A., Bistrian, B. R., Babayan, V. K., Blackbum, G. L., J. Am. Diet Assoc. 91, 74 (1991)
9) Wachtler, P., Konig, W., Senkal, M., Kemen, M., Koller, M., J. Trauma 42, 191 (1997)
10) Tashiro, T., Yamamori, H., Takagi, K., Hayashi, N., Furukawa, K., Nakajima, N., Nutrition 14, 151 (1998)
11) Hayashi, N., Tashiro, T., Yamamori, H., Takagi, K., Morishima, Y., Otsubo, Y., Sugiura, T., Furukawa, K., Nitta, H., Nakajima, N., Suzuki, N., Ito, I., J. Parenter. Enteral. Nutr. 22, 363 (1998)
12) Swails, W. S., Kenler, A. S., Driscoll, D. F., DeMichele, S. J., Babineau, T. J., Utsunomiya, T., Chavali, S., Forse, R. A., Bistrian, B. R., J. Parenter. Enteral. Nutr. 21, 266 (1997)
13) Kenler, A. S., Swails, W. S., Driscoll, D. F., DeMichele,

S. J., Daley, B., Babineau, T. J., Peterson, M. B., Bistrian, B. R., Ann. Surg. **223**, 316 (1996)
14) Bellantone, R., Bossola, M., Carriero, C., Malerba, M., Nucera, P., Ratto, C., Crucitti, P., Pacelli, F., Doglietto, G. B., Crucitti, F., J. Parent. Enteral Nutr. **23**, 123 (1999)
15) Rubin, M., Moser, A., Vaserberg, N., Greig, F., Levy, Y., Spivak, H., Ziv, Y., Lelcuk, S., Nutrition **16**, 95 (2000)

第10章 ストラクチャード・トリグリセリドの無機質代謝への影響

10-1) 短鎖脂肪酸をその構成成分とするストラクチャード・トリグリセリド「サラトリム」の無機質代謝への影響

ステアリン酸やオレイン酸など消化管内を通過する時,カルシウムやマグネシウムなどと石鹸を形成しその吸収が阻害される可能性が示されている[1]。健常人35名を2群に分け,体重に応じて総摂取熱量を1,800,2,500kcal/日に定め,最初の1週間はココナッツ油をそれぞれ45,60g/日含有するアイスクリーム,クッキー,ボンボンを摂取してもらい,第2週目は約半数をサラトリム23CAを45,60g/日含有するアイスクリーム,クッキー,ボンボン(総摂取熱量はそれぞれ1,800,2,500kcal/日)を摂取してもらい,第3週目は再び全員ココナッツ油を前記と同量摂取してもらい糞便中へのカルシウム,マグネシウム,亜鉛およびステアリン酸の排泄量を測定した[2]。その結果サラトリム23CA摂取群では第2週目でステアリン酸の排泄量が大幅に増加したこと以外は,試験期間中,ココナッツ油,サラトリム23CA摂取群いずれも糞便中へカルシウム,マグネシウム,亜鉛の排泄量については差異は認められなかった(表10-1)[2]。

ラットにサラトリム4CA(短鎖脂肪酸源としてトリブチリン,長鎖脂肪酸源としてカノーラ硬化油より製造されたもの),サラトリム23CA,23SO,サラトリム234CA,235CSを2,5,10%含有する飼料を雄性,雌性ラットに13週間投与し血漿中の無機質濃度,尿中への無機質のクリアランス(urine mineral clearance;腎臓実質を流れる血漿中からある無機質成分を選択排泄する機能を表わす率で,その無機質が1分間に尿成分となって排泄された量を腎動脈血血漿中のその無機質の濃度で除した数値)を測定した[3~5]。その結果,いずれのサラトリム投与群,雄雌ラット共,血漿中のカルシウム,無機リン,ナトリウム,カリウム,塩素濃度および尿中へのカルシウム,リン,ナトリウム,カリウム,塩素のクリアランスには対照群と比較して変化は認められなかった[3~5]。

また血漿中の無機質濃度,尿中への無機質のクリアランスを測定した同じ試験系の雄雌ラットの大腿骨中の灰分の割合,カルシウム,銅,鉄,マグネシウム,リン,ナトリウム,ストロンチウム,亜鉛濃度が測定されている[3~5]。2.5%サラトリム含有飼料の13週間投与では対照群との間に差異は認められなかったが,10%サラトリム含有飼料投与群では,亜鉛,ストロンチウムに有意な増加が認められたが,値はいずれも軽微な増加であった[3~5]。

10-2) ストラクチャード・トリグリセリドの無機質代謝への影響

ストラクチャード・トリグリセリドによる無機質代謝への影響が検討された例は少ない[6,7]。ブタ獣乳(sow milk)およびブタ獣乳類似の脂肪酸組成とsn-2位脂肪酸組成を有するBetapol®含有人工乳,またオレイン酸,リノール酸含量がほぼ同量で飽和脂肪酸含量の異なる植物油混合人工乳3種類(中鎖脂肪酸トリグリセリド含有人工乳,ココナッツ油含有人工乳,パーム油含有人工乳)を仔ブタに生後直後から17日間投与し,血清中のカルシウム,リン濃度に及ぼす影響が検討されている[6]。植物油混合人工乳3種類は,高オレイ

表10-1 サラトリム摂取時のヒト糞便中へのカルシウム,マグネシウム,亜鉛およびステアリンの排泄量[2]

パラメーター	ステアリン酸	Ca	Mg	Zn
		ミリ等量/日		
第1週目				
1,800kcal 対照群	1.2±0.9	54±9	24±4	0.38±0.0
1,800kcal 試験群	1.0±0.4	51±8	23±4	0.4±0.88
2,500kcal 対照群	3.1±1.9	58±15	30±8	0.5±0.11
2,500kcal 試験群	2.5±1.3	56±12	27±5	0.5±0.09
第2週目				
1,800kcal 対照群	0.8±0.5	45±13	20±5	0.3±0.1
1,800kcal 試験群	26.7±9.5	45±13	21±7	0.4±0.1
2,500kcal 対照群	3.1±2.0	59±17	32±12	0.53±0.2
2,500kcal 試験群	43.2±11.5	60±11	30±5	0.5±0.1
第3週目				
1,800kcal 対照群	1.1±0.6	48±10	22±5	0.4±0.09
1,800kcal 試験群	1.1±0.6	54±12	24±5	0.5±0.09
2,500kcal 対照群	3.3±2.7	70±24	36±18	0.6±0.24
2,500kcal 試験群	3.5±5.0	49±12	24±6	0.5±0.12

対照群;ココナッツ油
試験群;サラトリム23CA

ン酸ヒマワリ油,ヒマワリ油,カノーラ油の混合油をベースに,中鎖脂肪酸トリグリセリド,ココナッツ油,パーム油をそれぞれ添加し,中鎖脂肪酸トリグリセリド含有人工乳,ココナッツ油含有人工乳,パーム油含有人工乳が調製された[6]。これら3種の植物油混合人工乳,Betapol® 含有人工乳,ブタ獣乳の脂肪酸組成および sn-2位脂肪酸組成は本章第6章,表6-9[8]に示されている。

これらの人工乳を仔ブタに生後直後から17日間投与した場合の体重増加量については,いずれの投与群間でも差は認められなかった[6]。血清カルシウム濃度は,中鎖脂肪酸トリグリセリド含有人工乳投与群で3.36±0.40mモル/l,ココナッツ油含有人工乳投与群で2.50±0.03mモル/l,パーム油含有人工乳投与群で2.57±0.08mモル/l,Betapol® 含有人工乳投与群で2.44±0.38mモル/l,ブタ獣乳投与群で2.59±0.07mモル/lと中鎖脂肪酸トリグリセリド含有人工乳投与群のみで有意(p<0.05)に高くなることが認められた[6]。血清リン濃度については,中鎖脂肪酸トリグリセリド含有人工乳投与群(2.64±0.05mモル/l)でココナッツ油含有人工乳投与群(2.76±0.03mモル/l),パーム油含有人工乳投与群(2.90±0.10mモル/l),Betapol® 含有人工乳投与群(3.13±0.25mモル/l)に比較して有意(p<0.05)に低かった[6]。また

ブタ獣乳投与群(2.78±0.08mモル/l)と中鎖脂肪酸トリグリセリド含有飼料投与群との間に差は認められなかった[6]。

酵素的インターエステル化反応で合成された2種類のストラクチャード・トリグリセリド,1(3)-オレオイル-2,3(1)-ジステアレート(1(3)-oleoyl-2,3(1)-distearate;SSO,Oはオレイン酸を,Sはステアリン酸を示す),あるいは2-オレオイル-1,3-ジステアレート(2-oleoyl-1,3-distearate;SOS)8.7%,およびヒマワリ油4.4%を含有する飼料(脂質含量13.1%)に,炭酸カルシウムを1.8%添加した飼料(SSO-HCa 飼料および SOS-HCa 飼料,Hは high(高含有量)の意),あるいは炭酸カルシウム無添加飼料(SSO-LCa 飼料および SOS-LCa 飼料,Lは low(低含有量)の意)を4週間,1日2回投与し,カルシウム,マグネシウム,リンの摂取量,糞便中への排泄量,吸収率の検討を行った[7]。なお SSO 中には SSO が59.1%,SOS 中には SOS が77.9%含有されており,これらを含有する4種の飼料組成,カルシウム,マグネシウム,リン含量は表10-2[7]に示す通りである。

40日間の投与期間中,5日毎に糞便を回収し,カルシウムの吸収率を測定したところ,SSO および SOS 含有飼料投与群いずれも,炭酸カルシ

表10-2 炭酸カルシウム無添加，添加のストラクチャード・トリグリセリド含有飼料の飼料組成および飼料中成分組成[7]

	飼	料		
	SSO-LCa 飼料	SSO-HCa 飼料	SOS-LCa 飼料	SOS-HCa 飼料
	g/kg			
飼料組成				
カゼイン（カルシウム塩）	237	237	237	237
ミネラル混合物	12.8	12.8	12.8	12.8
ビタミン混合物	3.2	3.2	3.2	3.2
SSO	87	87	0	0
SOS	0	0	87	87
ヒマワリ油	44	44	44	44
炭酸カルシウム	0	18	0	18
コーンスターチ	558	540	558	540
セルロース	58	58	58	58
	濃度（1 kg 飼料中）			
飼料中成分組成				
総脂質 (g)	134	132	133	133
パルミチン酸 (g)	6.3	6.4	6.2	6.2
ステアリン酸 (g)	50.9	49.8	49.9	49.3
オレイン酸 (g)	34.6	34.0	35.2	35.2
リノール酸 (g)	34.5	34.7	34.0	34.5
窒素 (g)	34	34	34	34
カルシウム (g)	3.0	9.8	3.0	9.8
マグネシウム (g)	0.6	0.6	0.6	0.6
リン (g)	2.8	2.9	2.9	2.9

ウム添加飼料投与群の方が無添加飼料投与群に比較して吸収率が低く，また SSO-HCa 飼料投与群と SOS-HCa 飼料投与群を比較した場合のみ，含有ストラクチャード・トリグリセリドによる差（$p<0.001$）が認められた（表10-3)[7]。また，マグネシウム，リンの吸収率も炭酸カルシウム添加飼料投与群の方が無添加飼料投与群に比較して有意（$p<0.001$）に低かった（表10-3)[7]。SSO-HCa 飼料投与群と SOS-HCa 飼料投与群のカルシウムの吸収率を比較した場合，SSO-HCa 飼料投与群の方が有意（$p<0.001$）に高かったのは，SSO-HCa 飼料投与群の方が，SOS-HCa 飼料投与群に比較して，腸管腔内でのステアリン酸カルシウムの生成量が少なかったためと推定された[7]。これは SSO-HCa 飼料投与群と SOS-HCa 飼料投与群のステアリン酸の吸収率を比較した場合，SOS-HCa 飼料投与群の方が有意（$p<0.001$）に低下することからも推定される（表10-3)[7]。また，マグネシウムの吸収率は炭酸カルシウム無添加群の SOS-LCa 飼料投与群の方が SSO-LCa 飼料投与群より有意ではないが低かった。これは飼料中のカルシウム濃度が低い場合，より多くの脂肪酸マグネシウム塩が腸管腔内で形成された結果と推定されている[7]。また，炭酸カルシウム添加の SSO-HCa 飼料投与群，SOS-HCa 飼料投与群でマグネシウム，リンの吸収率が大幅に低下するのは，腸管腔内でカルシウム-マグネシウム-リン複合体（calcium-magnesium-phosphate complex）を形成するためと推定されている[7,9]。

Betapol を主脂質源とする人工乳（Betapol 含有人工乳）を，未熟児で出生した生後35日前後の乳児に5日間授乳し，人工乳中のカルシウム吸収に及ぼす影響が検討されている[10]。Betapol はパルミチン酸を23.9％含有しており，sn-2位構成脂肪酸のうち73.9％がパルミチン酸であった[10]。対照には，2種の人工乳，人工乳Aおよび人工乳Bが用いられ，人工乳Aの脂質中の14.7％がパルミチン酸で，sn-2位には8.4％が存在しており，人工乳Bの脂質中には Betapol と同じ23.9％のパルミチン酸を含有していたが，sn-2位に存在していたのは27.8％であった（本書，第4章，表4-16)[10]。人工乳中の脂質含量は Betapol 含有人工乳と人工乳Bで 4.2g/100g 人工乳，人工乳Aで 4.4g/100g 人工乳であり，カルシウム含量は

表10-3 炭酸カルシウム添加のストラクチャード・トリグリセリド含有資料投与がカルシウム，マグネシウム，リン，ステアリン酸，オレイン酸の吸収率に及ぼす影響[7]

	飼料投与群				ANOVA, P value		
	SSO-LCa飼料投与群	SSO-HCa飼料投与群	SOS-LCa飼料投与群	SOS-HCa飼料投与群	ストラクチャード・トリグリセリド	カルシウム	相互作用
	mモル／5日						
カルシウム							
摂取量	5.30±0.146	18.3±0.432	5.29±0.182	17.9±0.499	NS*	<0.001	NS
糞便中排泄量	0.83±0.108	9.55±0.288	1.17±0.089	11.0±0.392	<0.001**	<0.001	<0.05
吸収量	4.47±0.103	8.77±0.257	4.12±0.190	6.89±0.245	<0.001	<0.001	<0.001
吸収率（％）	84.6±1.73	47.9±0.92	77.8±1.87	38.5±1.15	<0.001	<0.001	NS
マグネシウム							
摂取量	1.66±0.046	1.81±0.043	1.71±0.059	1.75±0.049	NS	NS	NS
糞便中排泄量	0.47±0.024	0.77±0.022	0.55±0.025	0.75±0.036	NS	<0.001	NS
吸収量	1.19±0.036	1.04±0.026	1.16±0.053	1.00±0.037	NS	<0.001	NS
吸収率（％）	71.9±1.16	57.4±0.64	67.9±1.52	57.3±1.46	NS	<0.001	NS
リン							
摂取量	6.39±0.176	6.92±0.163	6.48±0.223	6.94±0.193	NS	<0.05	NS
糞便中排泄量	0.54±0.061	2.60±0.090	0.47±0.029	2.99±0.143	NS	<0.001	<0.05
吸収量	5.85±0.145	4.31±0.199	6.01±0.222	3.95±0.130	NS	<0.001	NS
吸収率（％）	91.6±0.20	62.1±1.8	92.7±0.53	57.0±1.5	NS	<0.001	<0.05
ステアリン酸							
吸収率（％）	93.3±0.54	80.4±0.72	84.7±1.23	45.8±0.76	<0.001	<0.001	<0.001
オレイン酸							
吸収率（％）	99.5±0.07	96.4±0.27	99.5±0.05	94.4±0.18	<0.001**	<0.001	<0.001

* NS；有意差なし
** 炭酸カルシウム添加群（SSO-HCa飼料投与群とSSO-HCa飼料投与群）内でのみ有意差あり

Betapol含有人工乳で41mg/100g人工乳，人工乳A，人工乳Bで42mg/100g人工乳であった（本書，第4章，表4-16）[10]。カルシウムの吸収率は，人工乳授乳最終日に^{44}Caを人工乳に添加して授乳させると同時に，静脈内に^{46}Caを投与し，尿中の^{44}Ca/^{43}Caと^{46}Ca/^{43}Caを測定することにより算出した[11]。

10名の乳児を1授乳群とし，1日約180ml/kg体重の人工乳を5日間授乳，授乳最終日にカルシウム吸収率の測定を行なった[10]。その結果，各授乳群間に，体重，人工乳摂取量，脂質摂取量，カルシウム摂取量に差は認められなかった[10]。カルシウム吸収率はBetapol含有人工乳授乳群で57.0±7.2％，人工乳A授乳群で43.9％，人工乳B授乳群で40.0±4.5％で，各授乳群間で有意差は認められないものの，Betapol含有人工乳授乳群で促進された。この時，人工乳中のパルミチン酸の吸収率はBetapol含有人工乳授乳群で91.4±2.1％と，人工乳A授乳群79.3±3.2％，人工乳B授乳群78.9±3.1％と有意（それぞれp＜0.03，p＜0.01）に上昇すると共に，糞便中への人工乳中脂肪酸石鹸の排泄量が，Betapol含有人工乳授乳群で3.3±0.7％と人工乳A授乳群5.6±1.1％，人工乳B授乳群7.2±0.8％と低下（人工乳B授乳群のみ有意差（p＜0.01）あり）していた[10]。これらのことから，Betapol含有人工乳授乳群でのカルシウム吸収率の上昇は，sn-2位にパルミチン酸含量の高いBetapolのパルミチン酸吸収率の上昇と，それに伴う，糞便中への脂肪酸石鹸の排泄量減少に拠ると推定されている[1]。

10-3) カルシウムのトリグリセリド吸収に及ぼす影響

チョコレートは砂糖，カカオマス，粉乳，ココアバターあるいはカカオバター代用脂を主原料として製造される菓子であり，通常脂肪含有量は32〜35％で，乳脂肪が約5〜6％，残りがカカオバターあるいはカカオバターに性質の良く似たカカオバター代用脂である[12]。カカオバターはsn-2位に不飽和脂肪酸のオレイン酸，sn-1,3位に飽和脂肪酸のパルミチン酸，ステアリン酸を多く含んでおり，コーン油などの他の植物油に比較して

表10-4 各栄養素,脂肪酸の吸収に及ぼすカルシウム添加チョコレート投与の影響[18]

A. 各栄養素の吸収率

	タンパク質	脂質	炭水化物	灰分	カルシウム	マグネシウム
市販固型飼料投与群	78.0±2.4[c]%	86.2±2.6[a]%	74.7±2.9[c]%	34.3±8.2[b]%	12.77±21[b]%	8.08±12.7[a]%
カルシウム無添加チョコレート投与群	88.5±1.1[a]	85.8±2.6[b]	81.6±3.4[a]	68.7±2.7[a]	43.0±6.2[a]	6.10±10.1[a]
カルシウム添加チョコレート投与群	86.2±0.8[b]	57.8±2.9[c]	78.7±4.0[b]	30.2±5.7[b]	8.50±8.1[b]	17.33±12.9[a]

B. 脂肪酸の吸収率

	$C_{12:0}$	$C_{14:0}$	$C_{16:0}$	$C_{18:0}$	$C_{18:1}$	$C_{18:2}$	$C_{18:3}$
市販固型飼料投与群	93.3±8.7[ab]%	80.3±11.1[a]%	82.0±3.3[b]%	0 %	82.8±3.9[c]%	93.2±1.9[c]%	0%
カルシウム無添加チョコレート投与群	96.7±0.8[a]	71.3± 5.2[a]	85.7±2.4[a]	71.7±5.4[a]	100[a]	100[a]	100
カルシウム添加チョコレート投与群	88.2±1.5[b]	12.0± 8.4[b]	55.2±4.4[c]	26.2±5.3[b]	90.8±1.7[b]	98.2±0.8[b]	100

同じアルファベット間には有意差があることを示す($p<0.05$)

吸収率が低く[13~15],さらにステアリン酸はカルシウムやマグネシウムが腸管内に存在すると,これらと結合し,さらに吸収率が低下する[16,17]。この性質を応用して,脂質含量の高いチョコレートにカルシウムを添加して,脂質吸収の抑制に関する検討がラット[18],ヒト[19,20]で行なわれている。

チョコレートの常法の製造法によりカルシウム無添加チョコレートと卵殻カルシウムを5%含有するカルシウム添加チョコレート(砂糖を5%減量し卵殻カルシウムを添加)を製造した[18]。これらチョコレートを60%含有する飼料を7日間ラットに投与し,各栄養素の吸収率,臓器重量の測定を行なった。なお対照群としては,カルシウム無添加チョコレート含有飼料投与群の他に,市販固形飼料投与群を設けた[18]。飼料投与7日目に糞便および尿を24時間採取し,飼料摂取量と糞便中の排泄量より,各栄養素および脂肪酸の吸収率を求めたところ,カルシウム無添加チョコレート含有飼料投与群に比較して,カルシウム添加チョコレート含有飼料投与群で,脂肪およびカルシウムの吸収率は有意($p<0.05$)に低下した(表10-4,A)[18]。タンパク質,炭水化物の吸収率も同様の結果であったが,いずれの含有飼料投与群も,市販固形飼料投与群に比較して有意($p<0.05$)に高かった(表10-4,A)[18]。各脂肪酸の吸収率は,カルシウム無添加チョコレート含有飼料投与群に比較して,カルシウム添加チョコレート含有飼料投与群で,すべての脂肪酸で有意($p<0.05$)な低下が認められたが,特にミリスチン酸,パルミチン酸,ステアリン酸の低下率が著しかった(表10-4,B)[18]。カルシウム無添加チョコレート含有飼料投与群の糞便中にはオレイン酸,リノール酸,リノレン酸は検出されず,またカルシウム添加チョコレート含有飼料投与群の糞便中にはリノレン酸は検出されなかった。これに対して,市販固形飼料投与群のステアリン酸は摂取量よりも糞便中への排泄量の方が多く,みかけ上の吸収率は0%であった(表10-4,B)[18]。

健常男性9名に3日間,カルシウム添加チョコレートを摂取してもらい,総脂質,カルシウム,主な脂肪酸の吸収率に及ぼす影響が検討されている[19]。すなわち,3日間,標準的な食事より脂質含量が70%少ない食事を摂食してもらったのち,試験1日目には,カルシウム添加チョコレートを72g(カルシウム1.35g,脂質26.4g含有)摂食してもらい,試験2日目,3日目には,同チョコレートを1日,56g(カルシウム1.05g,脂質20.5g含有)を摂食してもらった。カルシウム源には卵殻カルシウムを用い,対照群は試験1日目にはカルシウム無添加チョコレート(脂質26.4g含有),試験2,3日目には,同チョコレートを1日,56g(脂質20.5g含有)摂食してもらった[19]。この時,カルシウム無添加チョコレート摂食群,添加チョコレート摂食群とも,総脂質摂取量は,約84%がチョコレート由来の脂質であった[19]。

その結果,総脂質の吸収率は,カルシウム無添加チョコレート摂食群90.1±2.2%,カルシウム添加チョコレート摂食群73.2±5.8%,カルシウムの吸収率は,カルシウム無添加チョコレート摂食群31.9±10.4%,カルシウム添加チョコレート摂食群52.5±5.3%で,脂質の吸収はカルシウム添加チョコレート摂食群で有意($p<0.001$)に抑

制された[19]。この時，カルシウム無添加チョコレート摂食群，カルシウム添加チョコレート摂食群すべての被験者の糞便中カルシウム濃度と糞便中総脂質濃度の間には有意（p＜0.0001）な高い相関関係が認められた（r=0.915）（図10-1）[19]。主な脂肪酸の吸収率は，パルミチン酸，ステアリン酸，アラキジン酸などの飽和脂肪酸は，カルシウム添加チョコレート摂食群で，カルシウム無添加チョコレート摂食群に比較して有意（p＜0.01）な吸収率の低下を認めたが，ミリスチン酸，オレイン酸については2群間で有意差は認められなかった[19]。

　カルシウム添加チョコレートを1日約100g，健常男性10名に2週間摂食してもらい，チョコレートの主構成脂質であるカカオバターおよびカカオバター脂肪酸の吸収に及ぼす影響が検討されている[20]。カルシウム添加チョコレートは，カカオバターを約31％，炭酸カルシウム2.25％（カルシウムとして0.90％）を含有していた。対照のカルシウム無添加チョコレートは，カカオバターは同含量，炭酸カルシウム無添加で，原料由来のカルシウムを0.02％含有していた[20]。10名の健常男性を2群に分け，二重盲検クロスオーバー法で，2週間のウォッシュアウト期間を設け，各チョコレートを2週間ずつ摂食してもらい，糞便中への脂質および脂肪酸の排泄量および，血清脂質濃度に及ぼす影響が検討されている[20]。被験者10名に各2週間の摂食試験期間中，同じ食事に加え，カルシウム添加チョコレートは1日98g，カルシウム無添加チョコレートは1日101g摂食してもらった[20]。

　摂食期間を通して，各栄養素の摂取量は，カルシウム摂取量を除いて，両摂食群間には差は認められなかった。カルシウムの1日当りの総摂取量はカルシウム添加チョコレート摂食群1855±64mg，カルシウム無添加チョコレート摂食群950±59mgであった[20]。糞便中への脂質排泄量は，カルシウム無添加チョコレート摂食群4.36±0.43g/日に対して，カルシウム添加チョコレート摂食群で8.40±1.01g/日と約2倍に，有意（p＜0.0001）に増加した[20]。また，糞便中への脂肪酸の排泄量は，カルシウム無添加チョコレート摂食群の1.7±0.4g/日に対して，カルシウム添加チョコレート摂食群で5.3±0.7g/日と約3倍，有意（p

図10-1　糞便中のカルシウムと総脂質の相関[19]

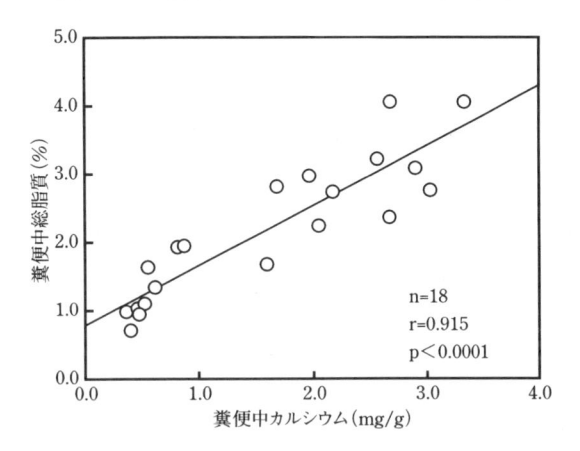

図10-2　チョコレート摂食後の糞便中への脂肪酸の排泄量[20]

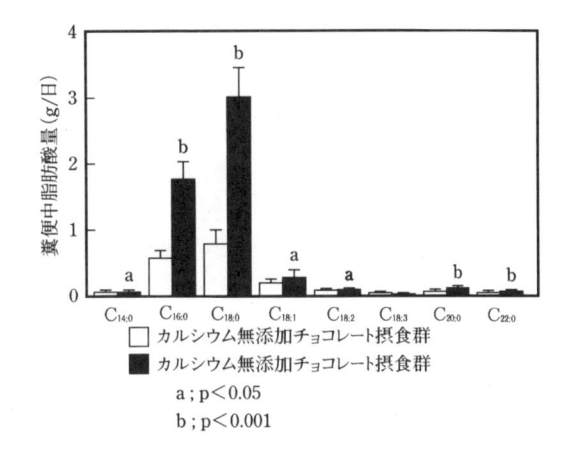

＜0.0001）に増加した[20]。これは，主にカルシウム添加チョコレート摂食群で，カルシウム添加無添加チョコレート摂食群に比較して，パルミチン酸は約3倍，ステアリン酸は約4倍に増加したことに拠るものであった（図10-2）[20]。この時，2週間のカルシウム添加チョコレート摂食後の血清脂質濃度を測定したところ，血清HDLコレステロール濃度には変化は認められなかったが，血清LDLコレステロール濃度が有意（p＜0.02）に低下した（表10-5）[20]。これはカルシウム摂取により糞便中への飽和脂肪酸の排泄が増加した結果とも推定されるが，摂取期間が短いこともあり，その機序は不明である[20]。

　西欧の通常の食事に加え，1日31gのカカオバ

表10-5 チョコレート摂食の血清脂質濃度に及ぼす影響[20]

	チョコレート摂食前の濃度		14日間のチョコレート摂食後の変化	
	カルシウム無添加 チョコレート摂食群	カルシウム添加 チョコレート摂食群	カルシウム無添加 チョコレート摂食群	カルシウム添加 チョコレート摂食群
コレステロール（mモル/l）	4.81±1.65	4.82±0.72	−0.09±0.35	−0.44±0.62
LDLコレステロール（mモル/l）	2.73±1.17	2.82±0.84	−0.01±0.25	−0.43±0.39*
HDLコレステロール（mモル/l）	1.09±0.42	1.08±0.27	0.02±0.12	−0.01±0.12
トリグリセリド（mモル/l）	1.07±0.66	1.11±0.60	−0.17±0.38	−0.10±0.41

* $p<0.02$

ターを摂食した場合，カカオバターの吸収率は89～94%と高い[21]のに比較して，ラットにカカオバターを投与した場合は，その吸収率は60～70%と低いこと[14]が知られている。これは，ヒトが摂食する食事中のカルシウム含量が，ラット飼料中のカルシウム含量より，かなり低いことに拠るのではないかと推定されてきた[20]。カカオバターを主脂質源とするチョコレートに0.9%のカルシウム（炭酸カルシウムとして2.25%）を添加して，1日101gのチョコレートを摂食してもらった場合，カカオバターの構成脂肪酸である飽和脂肪酸の糞便中への排泄が約93%増加し，カカオバターの吸収率は約13%低下した[20]。一般的に，消化管内でリパーゼによりトリグリセリドが加水分解され，sn-1,3位の脂肪酸が遊離した場合，この脂肪酸が不飽和脂肪酸の場合の方が，飽和脂肪酸の場合より吸収が速い[22,23]。カカオバターの場合，その構成脂肪酸としては，パルミチン酸やステアリン酸などの飽和脂肪酸含量が高いので，これら飽和脂肪酸が消化管中にやや長い時間滞留することにより，不溶性の飽和脂肪酸カルシウム塩を生成することにより，その吸収が抑制されたと推定された[7,16,20]。

文献

1) Mattson, F. H., Nolen, G. A., Webb, M. R., J. Nutr. **109**, 1682 (1979)
2) Finley, J. W., Klemann, L. P., Leveille, G. A., Otterburn, M. S., Walchak, C. G., J. Agric. Food Chem. **42**, 495 (1994)
3) Hayes, J. R., Wilson, N. H., Pence, D. H., Williams, K. D., J. Agric. Food Chem. **42**, 552 (1994)
4) Hayes, J. R., Wilson, N. H., Pence, D. H., Williams, K. D., J. Agric. Food Chem. **42**, 529 (1994)
5) Hayes, J. R., Wilson, N. H., Pence, D. H., Williams, K. D., J. Agric. Food Chem. **42**, 539 (1994)
6) Innis, S. M., Quinlan, P., Diersen-Schade, D., Am. J. Clin. Nutr. **57**, 382 (1993)
7) Brink, E. J., Haddeman, E., de Fouw, N. J., Weststrate, J. A., J. Nutr. **125**, 2379 (1995)
8) 本書第6章，6-4-1
9) Brink, E. J., Beynen A, C., Dekker, P. R., van Beresteijn, E. C. H., van der Meer, R., J. Nutr. **122**, 580 (1992)
10) Lucas, A., Quinlan, P., Abrams, S., Ryan, S., Meah, S., Lucas, P. J., Arch. Dis. Child. **77**, F178 (1997)
11) Abrams, S. A., Schanler, R. J., Yergey, A. L., Vieira, N. E., Bronner, F., Pediatr. Res. **36**, 424 (1994)
12) 上脇達也，伊藤雅範，小島幸一，日本食品工業学会誌 **41**, 763 (1994)
13) 森 弘之，油脂・油糧ハンドブック（阿部芳郎監修），p75, 幸書房 (1988)
14) Apgar, J. L., Shively, C. A., Tarka, M. Jr., J. Nutr. **117**, 660 (1987)
15) Farnworth, E. R., Kramer, J. K. G., Thompson, B. K., Corner, A. H., J. Nutr. **112**, 231 (1982)
16) Mattson, F. H., Nolen, G. A., Webb, M. R., J. Nutr. **109**, 1682 (1979)
17) 三浦 努，上原万里子，鈴木和春，五島孜郎，日本栄養・食糧学会誌 **50**, 205 (1997)
18) 上脇達也，伊藤雅範，小島幸一，日本食品工業学会誌 **41**, 763 (1994)
19) 村田卓士，久野友子，穂積正俊，五井 浩，高木雅博，上脇達也，伊東禧男，日本栄養・食糧学会誌 **51**, 165 (1998)
20) Shahkalili, Y., Murset, C., Meirim, I., Duruz, E., Guinchard, S., Cavadini, C., Acheson, K., Am. J. Clin. Nutr. **73**, 246 (2001)
21) Shahkhalili, Y., Duruz, E., Acheson, K., Eur. J. Clin. Nutr. **54**, 120 (2000)
22) Ockner, R. K., Pittman, J. P., Yager, J. L., Gastroenterology **62**, 981 (1972)
23) Patton, J. S., Cray, M. C., Science **204**, 145 (1979)

第11章　ドコサヘキサエン酸をその構成成分とするストラクチャード・トリグリセリドの視覚，聴覚への影響

11-1）ドコサヘキサエン酸と網膜機能

視覚は非常に複雑な現象で，その全体はまだまだ解明されてはいないが[1]，視細胞が光を受容し視細胞電位を発生，次いで二次ニューロンに光受容のシグナルが伝達されることについては，最近分子レベルで解明されてきている[2～4]。視覚の光受容に働く視物質として脊椎動物では，桿体細胞の円板膜に存在し，白黒を判別する視物質ロドプシンと，錐体細胞の外節膜に一般的に存在する色素に働く色素細胞を有している。ロドプシンは，11-シス-レチナール（ジヒドロレチナールの場合もある）とそれを包むタンパク質であるオプシンから成っている。11-シス-レチナールは反作用薬（inverse agonist；アゴニストと反対の薬理作用を示す薬物）で，11-シス-レチナールと結合しているロドプシンはきわめて活性の低い状態にあることが知られている。ロドプシンは円板脂質二重膜を貫通する7本のα-ヘリックスと，これらを結びつける膜外ループから構成されている[5]。ロドプシンは，その中に真中付近で曲がったシス型の11-シス-レチナールを含んでおり，視細胞に光が当たるとこのシス型の11-シス-レチナールはまっすぐな全トランス型に変化し，その結果，色の異なる中間体フォトロドプシンと変化する[6]。次いでタンパク質のオプシンの構造が変化し，さらに色の異なるバソロドプシン，ルミロドプシン，メタロドプシンⅠ，メタロドプシンⅡ，パラロドプシンを経て，全トランス-レチナールとオプシンに分解する[6]。このオプシンは脱リン酸化されたのち11-シス-レチナールを結合し，ロドプシンとして再生される（ロドプシンサイクル）[7]。最近，ロドプシンの3次元結晶化とX線結晶解析が成功し，その結晶構造と視覚機能，光反応過程の詳細が明らかになった[8～11]。

これまでロドプシンサイクルの種々の生化学反応における円板脂質二重膜を構成するω3系脂肪酸含有リン脂質とロドプシンの相互作用については，種々の研究がなされており，ロドプシンサイクルにおけるロドプシン-レチナール-ω3脂肪酸含有リン脂質複合体は，図11-1のように想定されている[12]。

網膜ではドコサヘキサエン酸（DHA）はロドプシンを含有する桿体外節のホスファチジルセリン，ホスファチジルエタノールアミンに偏在し，その含量は約35～60％に達する[13,14]。また牛網膜のホスファチジルコリンの構成脂肪酸を検討したところ，β位にDHAをその構成成分とし，α位にω3系列の炭素数24から36の極長鎖ヘキサエン脂肪酸を構成成分とするホスファチジルコリンが見出され，その含量は，ホスファチジルコリンの約40％であった（図11-2）[17]。この極長鎖ω3脂肪酸含有ホスファチジルコリンは，牛網膜のヘキサン処理によっても抽出されず，生体膜との結合が強く，さらにロドプシンと結合していることも推定される[17]。DHAおよび極長鎖ω3脂肪酸を構成成分とするホスファチジルコリンが，ロドプシンサイクルの種々の生化学反応にどのように関与しているかは，DHAそのものの役割に加え今後検討する必要がある。

DHAと網膜機能の関係については，ω3脂肪酸欠乏状態にしたラット[18～21]，リーサス猿[22]を用いて，網膜反射能の指標である網膜電図（electroretinogram；ERG[注1)][23]）を測定することにより検討されている。

図11-1 ロドプシンサイクルにおいて想定されているロドプシン-レチナール-ω3脂肪酸含有リン脂質複合体[12]

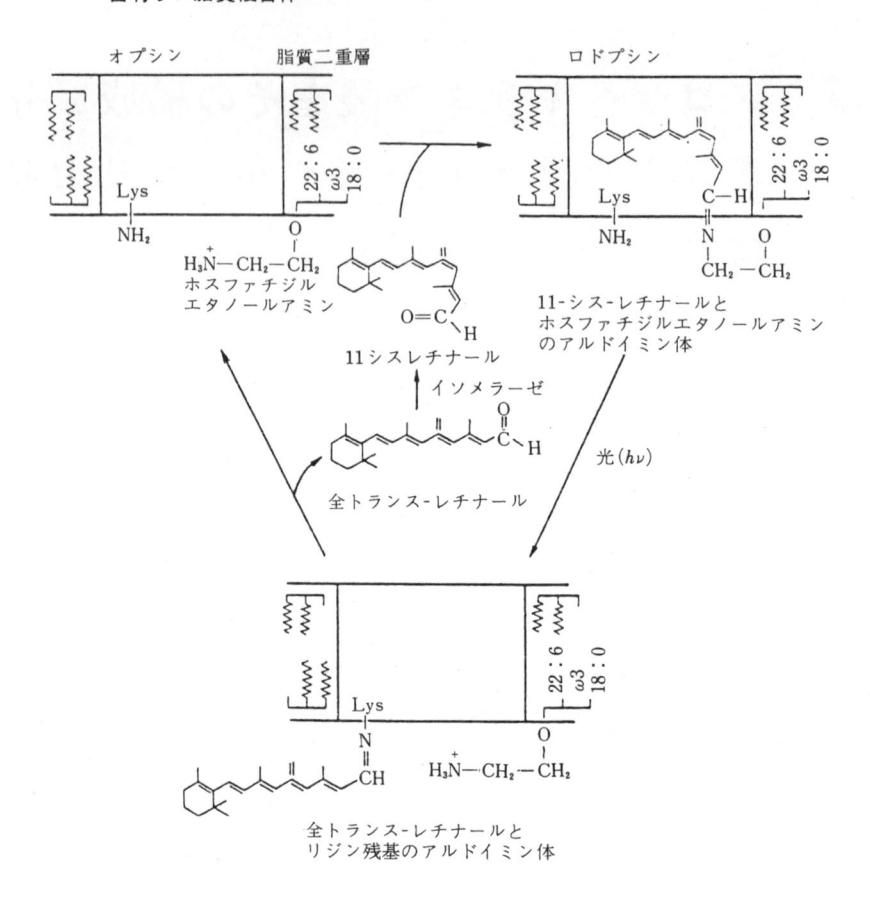

雌性リーサス猿を受胎2カ月前より妊娠中を含め，ω3脂肪酸欠乏飼料で飼育し，次いで生まれてきた新生猿を同じ飼料で継続飼育すると，対照群と比較して網膜ホスファチジルエタノールアミン中のDHA含量の大幅な低下が観察される。このω3脂肪酸欠乏飼料で飼育した新生猿の網膜電図を測定したところ，対照群に比較してb波の出現がやや遅延し，発現した正電位もやや低かった（図11-3）[18]。また，生後22カ月のこの新生猿のb波の電位を測定したところ，対照群に比較して有意に低下していた（図11-4）[18,22]。

また，この新生猿の視力閾値（visual acuity thresholds）をPreferential looking法[19,24]で生後4，8，12週目に測定したところ，ω3脂肪酸欠乏飼料群で対照群に比較して有意に低い測定値が得られた（図11-5）[22]。この結果は，ω3脂肪酸欠乏飼料で飼育されたリーサス猿は対照飼料で飼育されたリーサス猿に比較して，出生後の同日数で比較した場合，ほぼ50％の視力であると推定されている[19,22]。

注1）網膜電図（electroretinogram（ERG））[23]

眼の電気活動を測定する方法の1つで，網膜には静止電位があり，網膜の内側が外側に対し，生体内では角膜前極が周囲の組織に対して正電位（6mV）になっている。眼，網膜に光を当てると内外の間に一過性の複雑な電位変動が現われ，この変動を記録したものが網膜電図である。網膜電図の型は動物の種類によってはなはだしく異なり，また明暗順応の状態の差異によっても影響を受けるが，脊椎動物の網膜電図の基本型は，光の照射を受けたあとすぐ起こる小さな負の変動（a波），次にするどく立ち上って急に下降する大きな正の電位（b波），続いて光照射の持続と共に緩やかに増大する正の電位（c波）であり，光の照射を止めると一過性の正電位が加わって静止電位のレベルにもどる。図11-3を参照。

第11章　ドコサヘキサエン酸をその構成成分とするストラクチャード・トリグリセリドの視覚,聴覚への影響

図11-2　網膜中に見出された極長鎖ω3脂肪酸含有リン脂質[17]

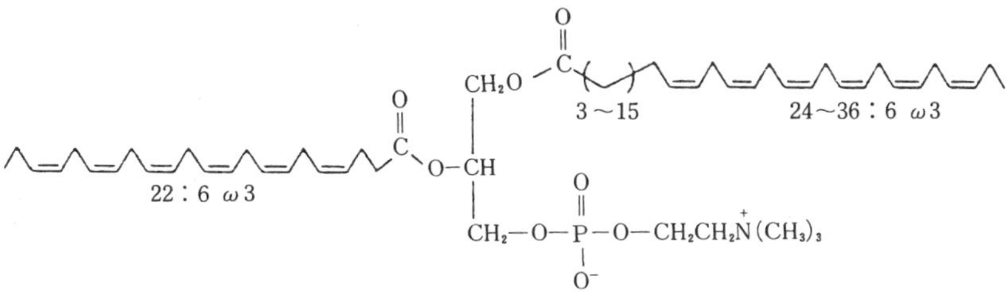

図11-3　ω3脂肪酸欠乏飼料で飼育したリーサス猿の網膜電図[18]

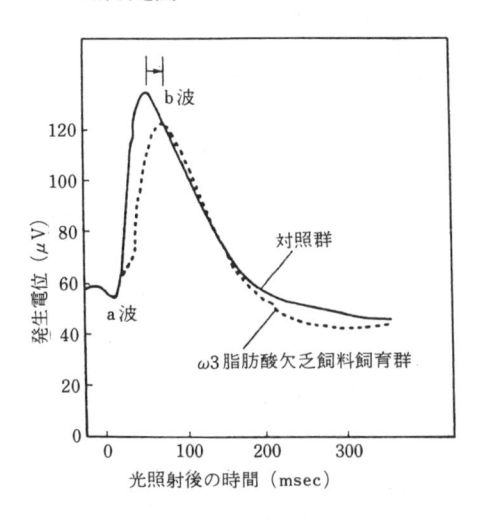

図11-4　ω3脂肪酸欠乏飼料で飼育したリーサス猿の網膜電図b波の相対電位[18, 22]

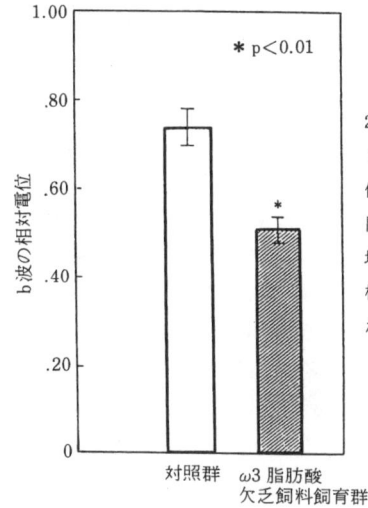

20秒間隔で光を照射した場合のb波の電位を1.0とし,3.2秒間隔で光を照射した場合のb波の電位を相対電位として示した。

11-2) ドコサヘキサエン酸をその構成成分とするストラクチャード・トリグリセリドの視覚機能に及ぼす影響

魚油およびバターファット由来の脂肪酸を sn-1,3位特異性リパーゼ Lipozyme を用いてアシドリシス反応を行い,ストラクチャード・トリグリセリドを合成した[25]。また同一組成の脂肪酸を用い,ナトリウムメトキシド触媒下,ランダムエステル化トリグリセリドを合成した[26]。このストラクチャード・トリグリセリドとランダムエステル化トリグリセリドは脂肪酸組成はほぼ同じで,短鎖および中鎖脂肪酸は sn-1,3位に比較的多く存在していた(本書第6章,表6-24参照)[27]。またEPA,DHAなどの多価不飽和脂肪酸は,ランダムエステル化トリグリセリドに比較して,ストラクチャード・トリグリセリドで sn-2位により多く存在していた。例えば,両トリグリセリドとも,DHA含量は約3.8%であったが, sn-2位に

図11-5　ω3脂肪酸欠乏飼料で飼育したリーサス猿の視力閾値[22]

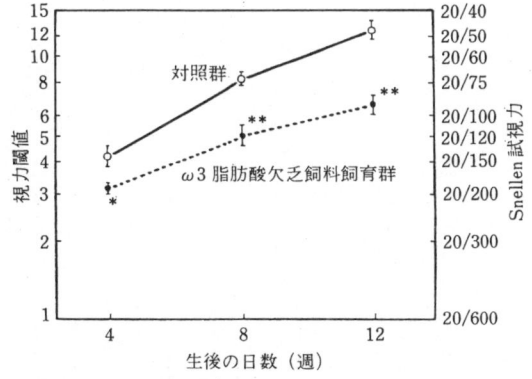

視力閾値とSnellen試視力は別単位であるが,尺度は相同。
＊p<0.01,　＊＊p<0.001

はストラクチャード・トリグリセリドでは6.2%,

ランダムエステル化トリグリセリドでは3.6%存在していた（本書第6章，表6-24参照）[27]。ランダムエステル化トリグリセリドのsn-2位の構成脂肪酸の割合はパルミチン酸，オレイン酸がストラクチャード・トリグリセリドに比較して増加した。

これらのトリグリセリドを6.7%含有する液体飼料を生後3日目から仔ラットに，1日目0.3ml，次いで少しずつ投与量を増加させ（2週間目に0.9ml），2週間投与したのち，同トリグリセリドを20%含有する飼料を10週間，計12週間投与し，脳のホスファチジルエタノールアミン（phosphatidylethanolamine）およびホスファチジルセリン（phosphatidylserin），網膜リン脂質の脂肪酸組成変化，また投与開始後10週目と11週目に網膜電図に及ぼす影響の検討を行った[27]。なお対照としてはラット母獣から哺乳させた仔ラットを用いた[27]。

12週目のストラクチャード・トリグリセリド含有飼料，ランダムエステル化トリグリセリド含有飼料投与で，脳のホスファチジルエタノールアミン画分中のDHA含量は対照（獣乳投与）群で18.7±0.9モル%，ストラクチャード・トリグリセリド含有飼料投与群で26.8±2.5モル%，ランダムエステル化トリグリセリド含有飼料投与群で24.1±2.0モル%と，対照群に比較して，両投与群で有意（$p<0.05$）な上昇が認められ，また，ストラクチャード・トリグリセリド含有飼料投与群でランダムエステル化トリグリセリド含有飼料投与群に比較して有意（$p<0.05$）に高かった（表11-1）[27]。ホスファチジルセリン画分でも同様の上昇が認められたが，ストラクチャード・トリグリセリド含有飼料投与群とランダムエステル化トリグリセリド含有飼料投与群との間では有意差は認められなかった（表11-1）[27]。肝臓ホスファチジルエタノールアミン，ホスファチジルセリン画分でも，脳ホスファチジルエタノールアミン，ホスファチジルセリン画分と同様のDHA含量の増加が認められた[27]。しかし，網膜リン脂質画分では，ストラクチャード・トリグリセリド含有飼料投与群，ランダムエステル化トリグリセリド含有飼料投与群とも，対照群に比較して，DHA含量の変化は認められなかった（表11-2）[27]。

これらの脂質投与の視覚に及ぼす影響については，網膜反射能の指標である網膜電図（electroretinogram；ERG[注1][23]）（図11-6）[27]を測定することにより検討されている。網膜電図のa波は，光を当てたあとの光受容体（photoreceptor）の過分極（hyperpolarization）の程度を示すが，いずれの脂質含有飼料投与群も，対照群との間に差は認められなかった[26]。また網膜電図のb波のピーク潜時（peak latency）は，双極細胞（bipo-

表11-1 ストラクチャード・トリグリセリド，あるいはランダムエステル化トリグリセリド含有飼料投与後（12週間）の脳リン脂質，ホスファチジルエタノールアミン，ホスファチジルセリン画分の脂肪酸組成[27]

脂肪酸	ホスファチジルエタノールアミン			ホスファチジルセリン		
	対照群	ランダムエステル化トリグリセリド含有飼料投与群	ストラクチャード・トリグリセリド含有飼料投与群	対照群	ランダムエステル化トリグリセリド含有飼料投与群	ストラクチャード・トリグリセリド含有飼料投与群
	モル/100モル総脂肪酸					
$C_{16:0}$	8.9±0.5[b]	8.1±0.8[ab]	7.4±1.2[a]	1.3±0.0[a]	1.6±0.1[b]	1.4±0.4[ab]
$C_{18:0}$	24.0±0.3[b]	22.0±1.5[a]	21.3±1.4[a]	39.8±0.9	39.9±0.1	40.8±1.0
$C_{18:1}$ n-9	25.5±0.8	26.1±1.4	24.3±1.8	20.1±0.8[a]	21.8±0.9[b]	20.9±1.4[ab]
$C_{20:1}$ n-9	4.0±0.4[ab]	4.4±0.6[b]	3.6±0.6[a]	2.7±0.3[b]	2.3±0.3[b]	1.8±0.3[a]
$C_{20:3}$ n-6	0.5±0.0[a]	0.6±0.1[b]	0.6±0.1[b]	0.4±0.0[a]	0.5±0.1[b]	0.5±0.0[b]
$C_{20:4}$ n-6	10.8±0.6[b]	8.0±0.6[a]	8.5±0.8[a]	3.1±0.1[c]	2.0±0.1[b]	1.8±0.1[a]
$C_{20:5}$ n-3	0.2±0.1[a]	0.6±0.1[b]	0.7±0.3[b]	0.8±0.0[b]	0.5±0.2[a]	0.6±0.2[a]
$C_{22:4}$ n-6	5.1±0.1[b]	2.8±0.3[a]	2.9±0.2[a]	3.4±0.1[b]	1.5±0.1[a]	1.5±0.1[a]
$C_{22:5}$ n-6	0.4±0.0[c]	0.2±0.0[a]	0.2±0.0[b]	1.3±0.1[c]	0.7±0.1[a]	0.8±0.1[b]
$C_{22:5}$ n-3	0.2±0.0[a]	1.5±0.6[b]	1.8±0.2[b]	0.2±0.0[a]	1.0±0.1[b]	1.0±0.4[b]
$C_{22:6}$ n-3	18.7±0.9[a]	24.1±2.0[b]	26.8±2.5[c]	24.2±0.7[a]	25.8±0.9[b]	26.9±1.4[b]

異なるアルファベット間には有意差が存在する（$p<0.05$）

第11章　ドコサヘキサエン酸をその構成成分とするストラクチャード・トリグリセリドの視覚,聴覚への影響

表11-2　ストラクチャード・トリグリセリド,あるいはランダムエステル化トリグリセリド含有飼料投与後（12週間）の網膜リン脂質脂肪酸組成[27]

脂肪酸	対照群	ランダムエステル化トリグリセリド含有飼料投与群	ストラクチャード・トリグリセリド含有飼料投与群
	モル/100モル総脂肪酸		
$C_{14:0}$	—	—	—
$C_{16:0}$	18.1 ± 0.6	19.3 ± 1.0	19.8 ± 0.3
$C_{16:1}$ n-7	—	—	—
$C_{18:0}$	23.8 ± 0.1	22.7 ± 1.2	23.6 ± 0.7
$C_{18:1}$ n-9	10.9 ± 0.2	12.4 ± 1.7	12.2 ± 0.4
$C_{18:2}$ n-6	—	—	—
$C_{18:3}$ n-3	—	—	—
$C_{20:1}$ n-9	—	—	—
$C_{20:4}$ n-6	9.2 ± 0.20[b]	6.0 ± 0.2[a]	6.2 ± 0.1[a]
$C_{20:5}$ n-3	0.1 ± 0.2	1.3 ± 0.7	0.9 ± 0.1
$C_{22:4}$ n-6	1.9 ± 0.0[b]	0.8 ± 0.1[a]	0.9 ± 0.0[a]
$C_{22:5}$ n-6	0.6 ± 0.1[b]	—[a]	—[a]
$C_{22:5}$ n-3	0.6 ± 0.0[a]	1.6 ± 0.1[b]	1.6 ± 0.1[b]
$C_{22:6}$ n-3	32.9 ± 0.5	32.9 ± 4.5	33.4 ± 0.3

異なるアルファベット間には有意差が存在する（$p<0.05$）

lar cell）とミュラー細胞（Müller cell）の脱分極（depolarization）の程度を示すが[28]，ストラクチャード・トリグリセリド含有飼料投与群，ランダムエステル化トリグリセリド含有飼料とも，対照群に比較して有意（$p<0.05$）に延長したが，前者の方が後者に比較して有意（$p<0.05$）に高かった（表11-3）[27]。a波が変化せずb波が変化する場合は，視神経のニューロン間，あるいはニューロンとグリア細胞間のシグナル導入（光を当てること）において反射変化（reflect changes）が起こったためと推定されている[29]。

11-3）ドコサヘキサエン酸をその構成成分とするストラクチャード・トリグリセリドの聴覚機能に及ぼす影響

前節の視覚機能に及ぼす影響を検討するのに用いられたストラクチャード・トリグリセリドとランダムエステル化トリグリセリドを前節と同条件,同期間仔ラットに投与し，投与終了後（12週間）の聴覚機能に及ぼす影響が検討されている[27]。聴覚機能は聴性脳幹反応（auditory brainstem response）を測定することにより検討されている。聴性脳幹反応は，音響刺激により発生する脳幹聴覚系の誘発反応で，聴性電気反応の一つである[30]。健常耳では，クリック高音圧刺激で刺激後10msec以内にⅠ～Ⅶ波が出現し，Ⅰ波は蝸牛神経の反応，Ⅱ波以降が脳幹部の聴覚神経核の反応である[30]。

図11-6　ストラクチャード・トリグリセリド含有飼料投与後の網膜電図[27]

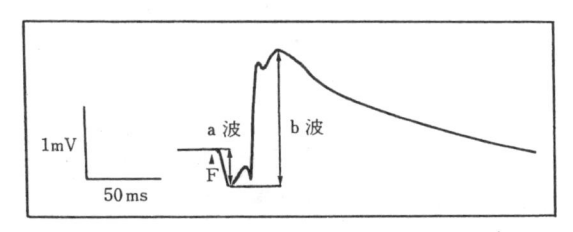

時間Fで光を当てる.

測定の結果，聴覚閾値は対照群，ランダムエステル化トリグリセリド含有飼料投与群，ストラクチャード・トリグリセリド含有飼料投与群の間で差は認められなかったが，8 kHzと16 kHzの音響強度95，85，75 dBと8 kHzの65 dBでのIa波の振幅（amplitude）は，ストラクチャード・トリグリセリド含有飼料投与群で，対照群，ランダムエステル化トリグリセリド含有飼料投与群に比較して有意（$p<0.05$）に高かった（表11-4）[27]。

表11-3 ストラクチャード・トリグリセリド，あるいはランダムエステル化トリグリセリド含有飼料投与後（12週間）の網膜電図[27]

連続的測定回数	b波の潜時（1.5cd/m²）		
	対照群	ランダムエステル化トリグリセリド含有飼料投与群	ストラクチャード・トリグリセリド含有飼料投与群
	潜時（ms）		
1	50.6 ± 2.9	52.1 ± 3.3	53.2 ± 4.5
2	49.5 ± 2.4[a]	51.2 ± 2.8[a]	52.7 ± 3.6[b]
3	49.0 ± 2.6[a]	50.4 ± 3.2[a]	52.3 ± 3.5[b]
4	48.7 ± 2.4[a]	49.8 ± 3.5[a]	52.0 ± 3.7[b]
5	48.6 ± 2.2[a]	49.7 ± 3.0[a]	51.6 ± 3.6[b]
6	48.3 ± 2.2[a]	49.7 ± 3.2[a]	51.6 ± 3.5[b]

異なるアルファベット間には有意差が存在する（$p<0.05$）

表11-4 ストラクチャード・トリグリセリド，あるいはランダムエステル化トリグリセリド含有飼料投与後（12週間）の聴性脳幹反応[27]

音響強度（dB）	Ia波の振幅		
	対照群	ランダムエステル化トリグリセリド含有飼料投与群	ストラクチャード・トリグリセリド含有飼料投与群
	mV		
95	4.1 ± 1.1[a]	3.7 ± 1.0[a]	5.0 ± 1.0[b]
85	2.7 ± 0.8[a]	2.6 ± 0.8[a]	3.7 ± 0.7[b]
75	1.8 ± 0.8[a]	1.6 ± 0.6[a]	2.7 ± 0.6[b]
65	1.0 ± 0.5[a]	0.9 ± 0.5[a]	1.6 ± 0.4[b]
55	0.7 ± 0.2[a]	0.8 ± 0.4[a]	0.9 ± 0.3[b]
45	0.6 ± 0.2[a]	0.6 ± 0.2[a]	0.8 ± 0.4[b]

異なるアルファベット間には有意差が存在する（$p<0.05$）

ラット聴性脳幹反応のⅠ波は通常Ia波とIb波の2波に分かれ，Ia波は聴覚神経の複合活動電位の第1波を示している[31]。ストラクチャード・トリグリセリド含有飼料投与群では，他の投与群に比較してIa波が有意に高い振幅を示したが，これは，蝸牛（カタツムリ）管のヘアー細胞（hair cell）あるいは，聴覚の最初の神経経路である脊髄神経節（spinal ganglion）の二極性神経（bipolar neurons）の興奮性が増加したためではないかと推定されている[27]。同様の聴性脳幹反応の増加は，成獣ラットを6カ月間，800ppmの脱臭ホワイトスピリッツ（white spirit；石油の蒸留物でテレピン油の代用品）に暴露した時にも認められる[32]が，その生理的意義は不明である。また聴性脳幹伝導時間の増加は，総脂質摂取量中のドコサヘキサエン酸含量が6%である飼料（脂質由来の熱量は22エネルギー%）を投与中のラットから生まれた仔ラットを29日間，母獣乳で飼育した場合にも認められている[33]。

文　献

1) 新生理学体系，第9巻，感覚の生理学（田崎京二，小川哲朗 編）医学書院（1989）
2) 河村 悟，実験医学 **12**, 1424 (1994)
3) 徳永史生，斉藤建彦，生体の科学 **45**, 62 (1994)
4) 中西香爾，現代化学 **267**, 14 (1993)
5) Schertler, G. F. X., Villa, C., Henderson, R., *Nature* **362**, 770 (1993)
6) Kandori, H., Shichida, Y., Yoshizawa, T., *Biophys. J.* **56**, 453 (1989)
7) Hofmann, K. P., Pulvermuller, A., Buczylko, J., Van Hooser, P., Palczewski, K., *J. Biol. Chem.* **267**, 15701 (1992)
8) Palczewski, K., Kumasaka, T., Hori, T., Behnke, C. A., Motoshima, H., Fox, A. B., Le Trong, I., Teller, D. C., Okada, T., Stenkamp, R. E., Yamamoto, M., Miyano,

M., Science **289**, 739 (2000)
9) Borhan, B., Souto, M. L., Imai, H., Shichida, Y., NaKanishi, K., Science **288**, 2209 (2000)
10) 岡田哲二, 現代化学 **253**, 51 (2001)
11) 七田芳則, 山下高廣, 現代化学 **362**, 55 (2001)
12) 渡辺志朗, 奥山治美, 蛋白質核酸酵素 **36**, 584 (1991)
13) Bazan, N. G., Reddy, T. S., Bazan, H. E. P., Birkle, E. L., Prog. Lipid Res. **25**, 595 (1986)
14) 鈴木 修, 油化学 **41**, 779 (1992)
15) Aveldaño, M. I., J. Biol. Chem. **262**, 1172 (1987)
16) Aveldaño, M. I., Sprecher, H., J. Biol. Chem. **262**, 1180 (1987)
17) Aveldaño, M. I., Biochemistry **27**, 1229 (1988)
18) Connor, W. E., Neuringer, M., Reisbick. S., Nutr. Rev. **50**, 21 (1992)
19) Neuringer, M., Connor, W. E., Van Petten, C., Barstad, L., J. Clin. Invest. **73**, 272 (1984)
20) Bourre, J.-M., Francois. M., Youyou. A., Dumont, O., Piciotti, M., Pascal, G., Durand. G., J. Nutr. **119**, 1880 (1989)
21) Watanabe, I., Kato, M., Aonuma, H., Hashimoto, A., Naito. Y. Moriuchi. A., Okuyama. H., Adv. Biosci. **62**, 563 (1987)
22) Neuringer, M., Connor, W. E., Lin, D. S., Barstad, L., Luck, S. J., Proc. Natl. Acad. Sci. USA **83**, 4021 (1986)
23) 新生理学大系, 第9巻, 感覚の生理学 (田崎京二, 小川哲朗 編) p 109, 医学書院(1989)
24) Teller, D. Y., Regal. D. M., Videen. T. O., Pulos, E., Vision Res. **18**, 561 (1978)
25) Elliott, J. M., Parkin, K. L., J. Am. Oil Chem. Soc. **68**, 171 (1991)
26) Zeitoun, M. A. M., Neff, W. E., List, G. R., Mounts, T. L., J. Am. Oil Chem. Soc. **70**, 467 (1993)
27) Christensen, M. M., Lund, S. P., Simonsen, L., Hass, U., Simonsen, S. E., Hφy, C.-E., J. Nutr. **128**, 1011 (1998)
28) Xu, X., Karwoski, C. J., J. Neurophys. **72**, 96 (1995)
29) Folk, G., Retinal physiology, In : Principles and Practice of Clinical Electrophysiology of Vision (Eds. Heckenlively, J. R., Arden, G. B.), p 69. Mosley Yearbook, St. Louis, MO. (1991)
30) CD-ROM, 最新医学大辞典, 第2版, 「聴性脳幹反応」の項, 医歯薬出版(1999)
31) Chen, T. J., Chen, S. S., Exp. Brain Res. **85**, 537 (1991)
32) Lund, S. P., Simonsen, L., Hass, U., Ladefoged, O., Lam, H, R., Φstergaard, G., Neurotoxicol. Teratol. **18**, 67 (1996)
33) Stockard, J., Carver, J. D., Benford, V. J., Nelson, R. M., Barness, L., Pediatr. Res. **41**, 241 A (1997)

第12章 ストラクチャード・トリグリセリドの免疫機能に対する作用

12-1) 脂質と免疫機能

食餌性の脂肪酸，特に必須脂肪酸と免疫のかかわりについては多くの研究がこれまで行われてきた[1~5]。必須脂肪酸はエイコサノイド類の前駆体となるが，エイコサノイド類のなかでもアラキドン酸から誘導されるプロスタグランジンE_2（PGE_2）が免疫調節作用とのかかわりでは重要である[4,5]。PGE_2は免疫反応に対して，免疫担当細胞[注1]の活性化状態や分化段階によって，抑制的に働いたり，促進的に働いたりするが，おおむね免疫反応に対して抑制的に働く（表12-1）[4]。これまでの研究の成果から，食餌性脂肪酸の免疫系への修飾作用は，プロスタグランジンの合成に影響を及ぼすことにより発現されていると推定されている[1~5]。

また，プロスタグランジンの生物学的効果はプロスタグランジンが，プロスタグランジン同族レセプター（cognate receptors）に結合することにより発現され，この同族レセプターには，EP1，EP2，EP3，EP4の4つのサブタイプが報告されている[7]。この4つのサブタイプのプロスタグランジンレセプターの生物学的応答反応は異なっているが[8,9]，リガンド結合により活性化されたEPレセプターが，Gタンパク質とカップリングするアデニレート シクラーゼ（adenylate cyclase）を活性化し，細胞内のカルシウム濃度分布を変化させるところまでは知られているが，これ以下のダウンストリームの情報伝達系については不明である（図12-1）[1]。しかし，今後おのおののEPレセプターのダウンストリームの情報伝達系の解明と，標的遺伝子の同定が行われれば，食餌性脂肪酸のPGE_2合成変動による免疫応答の解明の糸口となると推定される[1]。

さらに，脂肪酸そのものがセカンドメッセンジャーとして働いている可能性も示唆されている[1,10]。長鎖脂肪酸による種々の情報伝達物質（メディエーター）のアシル化は，情報伝達物質の細胞膜透過性やその機能を変化させる。食餌性脂肪酸は脂質メディエーターのアシル基部位を変化させることにより，脂質メディエーターの性質を変化させていると推定されている。また，最近長鎖不飽和脂肪酸あるいはその代謝物が核内ステロイドホルモ

注1）免疫担当細胞[6]

　直接免疫に関与している細胞を免疫担当細胞といい，リンパ球とマクロファージが含まれる。リンパ球は骨髄中の多能性幹細胞から分化したもので，この幹細胞が胸腺（thymus）に入ってそこで増殖・分化したものがT細胞（Tリンパ球：T cells）である。T細胞は，抗原刺激によりさらに分化し，抗体産生細胞や遅延型過敏症に関与するT細胞となり，次のサブセットに分類される。すなわち，ヘルパーT細胞，キラーT細胞（細胞傷害性T細胞），サプレッサーT細胞，エフェクターT細胞などである。一方，ブルザ相当器官（bursa-equivalent organ，哺乳類では扁桃，虫垂，パイエル板など）に入ったリンパ球は，そこで増殖・分化してB細胞（Bリンパ球：B cells）となる。

　また特殊なリンパ系細胞として，T細胞，B細胞のマーカーをもたないナチュラルキラー細胞（natural killer cells：NK cells）がある。

　マクロファージも幹細胞に由来し，骨髄中で単球（monocytes）へ分化し，末梢血中では単球として存在し，組織中に入るとマクロファージとなる。特に肝臓ではクッパー細胞，肺では肺胞マクロファージ，骨では破骨細胞と呼ばれている。

第12章 ストラクチャード・トリグリセリドの免疫機能に対する作用

表12-1 プロスタグランジンE_2の免疫反応に及ぼす影響[4]

細胞	抑制作用	促進作用
T細胞	マイトジェンに対する反応性 細胞障害性T細胞の誘導	胸腺細胞の成熟T細胞への分化 サプレッサーT細胞の増殖 キラーT細胞の増殖
B細胞	コロニー形成 抗体産生	未成熟B細胞のFCレセプターの発現 IL-4誘導によるIgE産生
マクロファージ	Ia抗原発現 抗腫瘍活性 IL-1産生 TNF産生	コラゲナーゼ産生 貪食能 抗腫瘍活性
	IL-2産生 NK細胞活性	

図12-1 リンパ球、非リンパ球様細胞で、プロスタグランジン同族レセプターで活性化される細胞内情報伝達系[1]

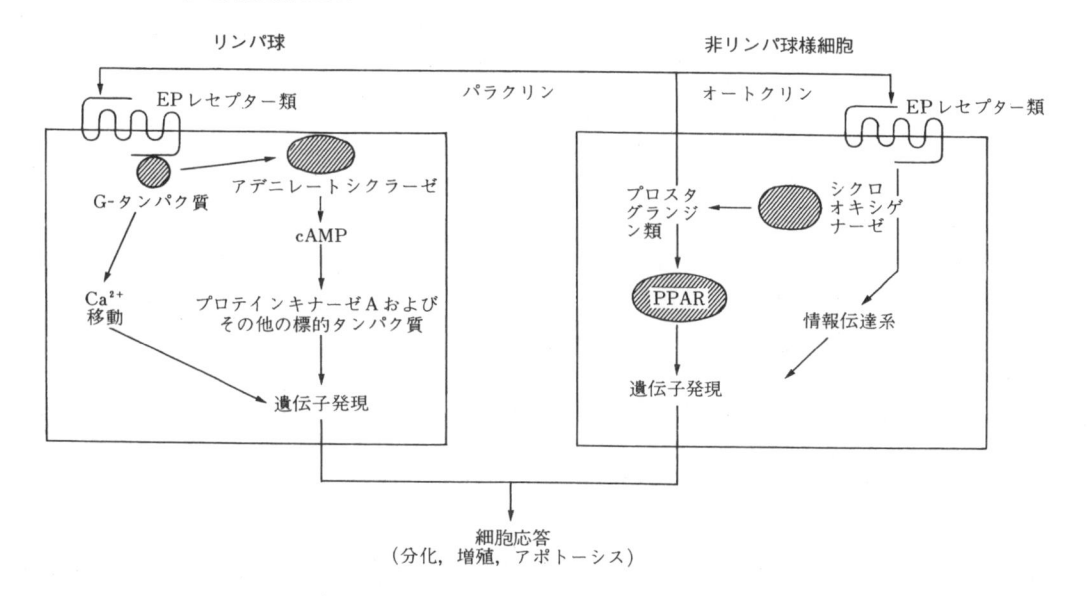

ン受容体の一種であるペルオキシソーム増殖剤活性化受容体[注2] (peroxisome proliferator-activated receptor : PPAR) を活性化することが知られている[11〜14]。PPARsは脂質、グルコース代謝のみならず免疫応答、炎症反応に関与する遺伝子の発現を制御するので、それゆえ食餌性脂肪酸の免疫応答の修飾を司どる重要な細胞内ターゲットと推定されている（図12-1）[1]。

PPARsにはα、β（δ）およびγの3型が知られており、PPARαは肝臓、心臓、腎臓、胃、小腸、褐色脂肪細胞に多く発現されており、これらの組織はいずれも脂肪消費臓器であり、脂肪酸の合成、輸送、分泌、ミトコンドリアにおける脂肪酸酸化を介したATP産生の調節、細胞周期の調節、腸管から吸収された脂質の輸送系の調節など、生体恒常性の維持に係わっているものと推定されている[1,11]。PPARγは、褐色脂肪細胞、白色脂肪組織に多く発現されており、脂肪組織の分

注2）PPAR

「ペルオキシソーム増殖剤活性化受容体」の他に同意語として「ペルオキシソーム増殖剤応答レセプター」、「ペルオキシゾーム誘導剤活性化レセプター」、「ペルオキシソーム増殖因子応答性受容体」、「ペルオキシソーム増殖活性化受容体」などが用いられている。

化，増殖に関与していると推定されており，また PPARβ（δ）は，大脳臭覚部，海馬，中脳，脳幹，小脳などの脳の各部，腎臓近位尿細管，小腸，精巣などに多く発現されており，次いで肝臓，膵臓，心臓，褐色・白色脂肪組織，食道，胃などに多く発現されており，組織特異性があまり認められず，その機能は不明であるが，脳においては代謝調節に係わりがあるのではないかと推定されている[1,11]。

PPARsはリガンドと結合することにより活性化されて，その機能を発揮するが，生体内リガンド（活性化因子）は未だ明らかではないが，脂肪酸がPPARsの活性化を誘導することが見出されている[15,16]。その活性化の程度は飽和脂肪酸に比較して不飽和脂肪酸でより高く，不飽和脂肪酸あるいはその代謝産物のエイコサノイドが，生体内リガンドではないかと推定されている[12]。また，PPARsはビタミンAの代謝産物である9-シスレチノイン酸（9-cis-retinoic acid）をリガンドとする核内レセプターであるレチノイドXレセプター（peroxisome proliferator-activated receptor-retinoid X receptor）とヘテロ2量体を形成するが，脂肪酸はPPARαを活性化すると共に[17,18]，PPARα，β（δ）に直接結合しPPARα・β（δ）-レチノイドXレセプター複合体を形成し，PPAR応答領域（PPAR response element）注3)に結合する[19]。PPARαは飽和脂肪酸である$C_{14:0}$，$C_{16:0}$，$C_{18:0}$，モノ不飽和脂肪酸である$C_{16:1}$，$C_{18:1}$，多価不飽和脂肪酸により活性化されたが，多価不飽和脂肪酸との結合親和性はPPARαとβ（δ）に対する方が，PPARγに対するより強かった[13,20]。

12-2）γ-リノレン酸と免疫機能

免疫担当細胞，特にリンパ球では膜リン脂質中の多価不飽和脂肪酸含量が高く，この多価不飽和脂肪酸の脂肪酸組成は食餌性脂質の脂肪酸組成により変化することが知られている[21]。膜リン脂質中の脂肪酸組成が変化すると膜の流動性変化などの生物物理学的変化，膜酵素活性の変化，免疫作用を制御するエイコサノイドの前駆体脂肪酸の利用度の変化が起こる。実際にn-3系，n-6系多価不飽和脂肪酸の摂取量が増加するとヒトおよび実験動物で定性的，定量的な免疫応答変化が認められている[21]。γ-リノレン酸は，ジホモ-γ-リノレン酸から誘導される1-シリーズのプロスタグランジン（PG），3-シリーズのロイコトリエン（LT），アラキドン酸から誘導される2-シリーズのPG，4-シリーズのLTの中間前駆体で，γ-リノレン酸摂取は細胞内PGE_2濃度を低下させ，PGE_1濃度を上昇させる[22〜24]。PGE_2はリンパ球増殖を抑制し，T細胞の生長因子であるインターロイキン-2（IL-2）の産生を抑制するなど，細胞性免疫に対して抑制的に働く[25,26]（表12-1）。従って，γ-リノレン酸を摂取すると免疫機能が変化することが推定される[21,27]。

γ-リノレン酸の $in\ vitro$ での作用は，リンパ球[27,28]，ヒト末梢血単核細胞[29]の培養系で検討されている。正常ヒトリンパ球細胞あるいは異常リンパ球細胞（Molt-4白血病細胞）培養系にリノール酸，α-リノレン酸，γ-リノレン酸，アラキドン酸，エイコサペンタエン酸（EPA），ドコサヘキサエン酸（DHA）を添加すると，添加量依存的に増殖を抑制するが，添加多価不飽和脂肪酸のうち，γ-リノレン酸が最大の増殖抑制作用を示した[27]。この時，添加したすべての多価不飽和脂肪酸で，正常ヒトリンパ球細胞でIL-2の産生抑制，Molt-4白血病細胞でIL-2の産生増加が認められた[27]。多価不飽和脂肪酸による正常および異常リンパ球細胞の増殖抑制作用は，多価不飽和脂肪酸によるフリーラジカル産生増加と脂質過酸化促進によるのではないかと推定されているが，γ-リノレン酸よりさらに酸化されやすい，EPA，DHAよりγ-リノレン酸の方が増殖抑制作用が強いかが説明できない[27]。

さらに，シクロオキシゲナーゼ（cyclooxygenase）またはリポキシゲナーゼ（lipoxygenase）の阻害剤は，多価不飽和脂肪酸によるリンパ球細胞の増殖抑制作用を阻害できないが，ビタミンEおよび，スーパーオキシドデスムターゼ（super-

---

注3）PPAR応答領域
　　（PPAR response element）[15,16]
　PPARのペプチド鎖は，N末端からA/B，C，D，E/Fの異なった機能を有する領域から構成され，このうちC領域は約66アミノ酸から構成されるDNAが結合する部位で，このDNA鎖の特異的結合領域がPPAR応答領域と名付けられている。

oxide dismutase）は，多価不飽和脂肪酸によるこの作用を完全に阻害することが見出されている[28]。これらの結果から，多価不飽和脂肪酸のリンパ球増殖抑制作用にはフリーラジカル依存過程が関与していると推定されるが，その詳細は不明である[28]。

γ-リノレン酸はジホモγ-リノレン酸の直接の前駆体であり，γ-リノレン酸の摂取は，生体内ジホモγ-リノレン酸含量を上昇させるが，このジホモγ-リノレン酸を，ヒト末梢血単核細胞（human peripheral blood mononuclear cell；PBMC）培養系に添加すると，添加量依存的にIL-2の産生を抑制する[29]。シクロオキシゲナーゼ阻害剤のインドメタシンは，PBMCに対してPGE$_1$産生減少，IL-2産生増加作用を有するが，γ-リノレン酸のIL-2産生抑制作用には影響を及ぼさず，このことは，γ-リノレン酸のIL-2産生抑制作用は，シクロオキシゲナーゼ系を介したものではないことが推定されている[24]。

また，ヒトにγ-リノレン酸を含有するボラージ油（borage oil）を摂食してもらい，摂食後のリンパ球に対するフィトヘムアグルチニン（phytohemagglutinin，T細胞マイトージェン）刺激の影響が検討されている[23]。若年ボランティアに7.5g/日のボラージ油（γ-リノレン酸2g含有）あるいは同量のオリーブ油・ココナッツ油混合油（対照油）を12週間摂食してもらった[23]。摂食開始後8，12週目のフィトヘムアグルチニン刺激によるリンパ球増殖を検討したところ，対照油摂食群では変化が認められなかったが，ボラージ油（γ-リノレン酸含有油）摂食群では抑制され，これは，摂食終了20週間目（ウォッシュアウト20週間後，投与開始後32週間目）でも，投与前値にはもどらなかった。また，フィトヘムアグルチニン刺激によるリンパ球増殖抑制は，対照油（オリーブ油・ココナッツ油混合油）投与32週間後（投与終了，ウォッシュアウト20週間後でも認められた[23]。しかし，オリーブ油・ココナッツ油混合油摂食群，ボラージ油摂食群共，投与12週間後，32週後（ウォッシュアウト20週間後）のIL-2産生量は増加したが，PGE$_1$含有量に変化は認められなかった[23]。この時，フィトヘムアグルチニン刺激によるPGE$_2$産生量は，対照油投与群では変化は認められなかったが，ボラージ油投与群で投与後8，12週目で低下し，ウォッシュアウト期間中に，投与前値にもどった[23]。

また，in vivoでの検討例として，遅延型過敏症（delayed-type hypersensitivity）モデルマウスの静脈内にトリジホモ-γ-リノレン酸のエマルジョンを投与し，遅延型過敏症に及ぼす影響，投与後の脾臓組織脂肪酸組成変化に及ぼす影響が検討されている[30]。マウス皮下に0.1mlの10％ヒツジ赤血球細胞を投与し，免疫したのち，6日後に50μlの20％ヒツジ赤血球細胞を後肢足掌(hind footpad)に投与し，遅延型過敏症モデルマウスを作成した。2度目のヒツジ赤血球細胞投与直前に卵黄レシチンで乳化した10％トリジホモ-γ-リノレン酸（純度95％以下）エマルジョンを0.05，あるいは0.5ml尾静脈より投与した[30]。対照として10％大豆油エマルジョン，2.5％グリセロール溶液をそれぞれ0.5ml宛投与した[30]。投与1時間後の，脾臓リン脂質画分中のジホモ-γ-リノレン酸含量は，トリジホモ-γ-リノレン酸エマルジョン0.05ml投与群で1.21±0.13モル％（投与前値）から2.09±0.74モル％（$p<0.02$）に，0.5ml投与群で，7.95±1.25モル％（$p<0.001$）に有意に上昇した[30]。また，投与1，6時間後の血漿中遊離ジホモ-γ-リノレン酸濃度を測定したところ，投与前濃度に比較して投与1時間後に有意に上昇し，投与6時間後には投与前濃度にもどった（図12-2）[30]。また，エマルジョン投与24時間後の遅延型過敏反応の足掌浮腫に対する影響を検討したところ，グリセロール溶液投与群，大豆油エマルジョン投与群に比較して，トリジホモ-γ-リノレン酸エマルジョン投与群で有意に浮腫の発生を抑制した（図12-3）[30]。

トリジホモ-γ-リノレン酸エマルジョン投与により遅延型過敏反応が抑制される機序については明らかではないが，0.05mlのトリジホモ-γ-リノレン酸エマルジョン投与群で投与1時間後の血漿中遊離ジホモ-γ-リノレン酸濃度が約50μモルに達していること（図12-2）[30]，また，IL-2産生に対するジホモ-γ-リノレン酸のID$_{50}$濃度が約30μモル[31]であることから，ヒツジ赤血球投与の足掌部でのIL-2産生が抑制され，遅延型過敏反応が抑制されたのではないかと推定されている[30]。

γ-リノレン酸摂食時の免疫応答，免疫関連疾

図12-2 トリジホモ-γ-リノレン酸エマルジョン投与後の血漿遊離ジホモ-γ-リノレン酸濃度変化[30]

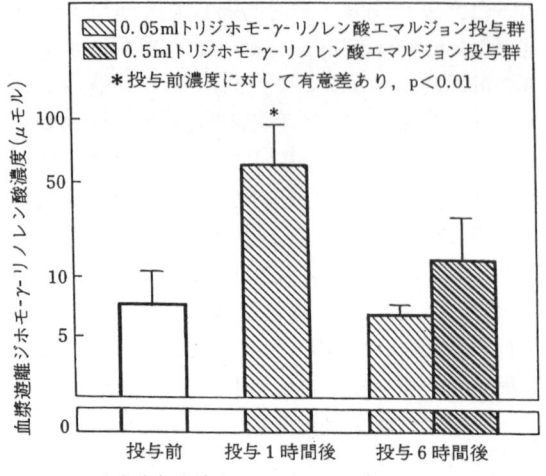

0.5mlトリジホモ-γ-リノレン酸エマルジョン投与群の投与1時間後の血漿遊離ジホモ-γ-リノレン酸濃度は，血漿中に過大量のトリジホモ-γ-リノレン酸が存在するため，トリジホモ-γ-リノレン酸との分離不能なため測定不可であった。

図12-3 トリジホモ-γ-リノレン酸エマルジョン投与の遅延型過敏反応に及ぼす影響[30]

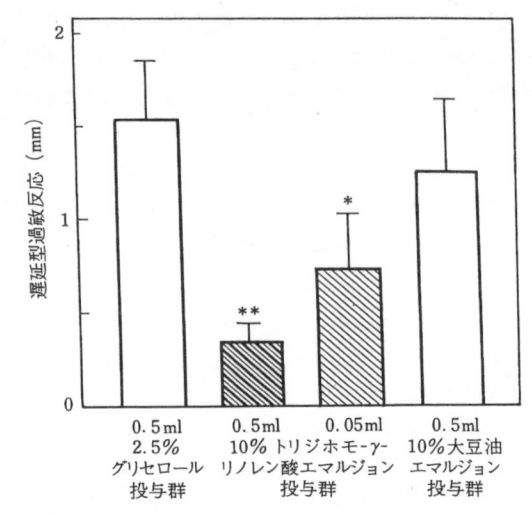

＊グリセロール投与群に対して有意差あり p<0.01
＊＊グリセロール投与群に対して有意差あり p<0.01

患への影響やその作用機序については，充分には解明されていない。γ-リノレン酸の生体内代謝での最も重要な酵素はΔ6不飽和化酵素（Δ6 desaturase）であり，動物の病態モデル，関節リウマチ，アトピー性皮膚炎，その他の免疫関係疾患へのこの酵素の関与についても，未だ多くは解明されていない[21]。アトピー性皮膚炎患者では，健常人に比較して，組織内リノール酸，α-リノレン酸濃度の上昇と，これら脂肪酸の代謝産物濃度の低下が認められるが，これは，Δ6不飽和化酵素によるリノール酸，α-リノレン酸の不飽和化が何らかの原因により阻害されていることによると推定されている[32～35]。このことは，ボラージ油（borage oil），月見草油（evening primrose oil），黒スグリ種子油（black currant seed oil）や魚油などのn-6系およびn-3系必須脂肪酸をアトピー性皮膚炎などの炎症性疾患を有する患者に投与すると，その症状が改善することの説明に用いられている。γ-リノレン酸をヒトが摂取したり[22]，動物に投与すると[36,37]組織中のγ-リノレン酸とジホモ-γ-リノレン酸濃度が上昇し，結果としてジホモ-γ-リノレン酸／アラキドン酸が上昇する[22,36,37]。ジホモ-γ-リノレン酸はシクロオキシゲナーゼの作用によりPGE_1に変換されるが，P

GE_1はこれまでも述べたように，免疫反応，炎症反応に関与している[38]。例えばアトピー性皮膚炎患者がジホモ-γ-リノレン酸を摂取するとその患部でのヒスタミン濃度の低減[39,40]，Tリンパ球の成熟化と機能昂進[41,42]，サプレッサーT細胞刺激[43]，B細胞応答阻害[44]などが知られている。つまり，PGE_1産生が抑制されると，Tリンパ球の機能が充分に発揮されず，感染や自己免疫疾患に対する抵抗性が弱くなると推定されている[45]。

ところが，ジホモ-γ-リノレン酸からは，5-リポキシゲナーゼにより炎症作用を有するロイコトリエン類を生成しないのみならず，LTB_4の生成を阻害し，抗炎症作用を有する15-リポキシゲナーゼの代謝産物である15-ヒドロキシエイコサトリエン酸（15-hydroxy eicosatrienoic acid）を産生する[46,47]。また，アジュバント惹起炎症モデルラットにγ-リノレン酸を投与し，炎症反応が抑制される場合，炎症部位でのLTB_4，PGE_2の産生は抑制されることが認められている[22]。また正常な月経周期の女性に，γ-リノレン酸を摂取してもらうと，子宮内膜でのPGE_2および$PGF_{2\alpha}$の合成が抑制されることが認められており[48]，これは，子宮内膜の細胞膜リン脂質画分へのγ-リノレン酸の取り込まれが増加し，アラキドン酸の取り込まれが抑制された結果ではないかと推定されている[48]。おそらく，これらの組織でのエイ

コサノイド産生量の変化が，次々と，炎症や免疫に関与するインターロイキンや腫瘍懐死因子（TNF）などのサイトカイン産生量に影響を及ぼしていると推定されている[21,49,50]。

しかし，γ-リノレン酸を摂取あるいは投与した場合の炎症反応，免疫反応に対する応答については不明な点も多く，今後，更なるヒトでの摂食試験，動物実験での解明が必要である[21]。

12-3) γ-リノレン酸をその構成成分とするストラクチャード・トリグリセリドのエイコサノイド産生に対する作用

γ-リノレン酸をその構成成分とするストラクチャード・トリグリセリドを含有する飼料をモルモットに4週間投与し，腎臓総脂質画分，リン脂質画分の脂肪酸組成，腎臓におけるプロスタグランジン類，リポキシゲナーゼの代謝産物であるヒドロキシ酸類，ロイコトリエン産生に及ぼす影響が検討されている[1]。投与に用いられたストラクチャード・トリグリセリドは，1,2,3-トリ-γ-リノレニルグリセロール（1,2,3-tri-γ-linolenyl-glycerol；TGLA）を主成分とするトリグリセリド（TGLA；49.4％，1（3），2-ジ-γ-リノレニル-3（1）-モノリノレオイルグリセロール（1（3），2-di-γ-linolenyl-3（1）-mono-linoleoylglycerol）；30.7％，1（3），2-ジ-リノレオイル-3（1）-モノ-リノレニルグリセロール（1（3），2-di-linoleoyl-3-mono-linolenylglycerol）；5.4％）および，1（3），2-ジ-γ-リノレニル-3（1）-モノ-オレオイルグリセロール（1（3），2-di-γ-linolenyl-3（1）-mono-oleoylglycerol；DGMO）を主成分とするトリグリセリド（DGMO；46.5％，1（3）-モノ-γ-リノレニル-2,3（1）-ジ-オレオイルグリセロール（1（3）-mono-γ-linolenyl-2,3（1）-di-oleoyl glycerol）；23.0％，TGLA；2.6％）の2種類である[51]。これらのストラクチャード・トリグリセリドを94％，コーン油6％の混合油を6％含有する飼料（それぞれTGLA含有飼料，DGMO含有飼料）を調製し，基準飼料としては，コーン油を6％含有する飼料を調製した[51]。各飼料中脂質の脂肪酸組成は表12-2[51]の通りである。

モルモットを2週間基準飼料で飼育したのち，TGLA含有飼料，DGMO含有飼料に切り替え4週間飼育した[51]。なお対照群は引き続き基準飼料

表12-2 ストラクチャード・トリグリセリドを含有する飼料中の脂質脂肪酸組成[51]

脂肪酸	基準飼料 （コーン油含有飼料）	TGLA 含有飼料	DGMO 含有飼料
	モル％		
$C_{16:0}$	10.7	tr	tr
$C_{18:0}$	1.8	tr	tr
$C_{18:1}\ n\text{-}9$	25.3	3.1	36.0
$C_{18:2}\ n\text{-}6$	60.2	12.1	1.87
$C_{18:3}\ n\text{-}6$	tr*	84.5	62.1
$C_{18:3}\ n\text{-}3$	0.9	0.4	tr
$C_{20:0}$	0.4	tr	tr
$C_{20:3}\ n\text{-}6$	tr	tr	tr
$C_{20:4}\ n\text{-}6$	tr	tr	tr
$C_{22:0}$	0.8	tr	tr

* tr；0.10％以下

で飼育した。飼育期間終了後の腎臓から脂質を抽出して，総脂質およびリン脂質の脂肪酸組成分析を行った[51]。その結果，ジホモ-γ-リノレン酸（dihomo-γ-linolenic acid；$C_{20:3}\ n\text{-}6$）含量は，総脂質脂肪酸組成では，必ずしも投与脂質の影響を受けていなかったが，リン脂質脂肪酸組成では投与脂質の影響を反映していた。すなわち，リン脂質画分のジホモ-γ-リノレン酸含量は基準飼料（コーン油含有）投与群で5.9％であったのに対し，TGLA含有飼料投与群で15.0％，DGMO含有飼料投与群で10.3％と上昇した（表12-3）[51]。このことは，投与脂質のグリセリン骨格にγ-リノレン酸がより多く結合している脂質の方が，リン脂質構成脂肪酸として，より多くジホモ-γ-リノレン酸として取り込まれることを示している[51]。また，DGMO含有飼料投与群では総脂質脂肪酸組成中のオレイン酸（$C_{18:1}\ n\text{-}9$）が，基準飼料投与群に比較して有意（$p<0.05$）に上昇し，アラキドン酸（$C_{20:4}\ n\text{-}6$）含量は，TGLA含有飼料投与群，DGMO含有飼料投与群とも総脂質およびリン脂質脂肪酸組成で，基準飼料投与群に比較して有意（$p<0.05$または$p<0.01$）に大幅に低下した（表12-3）[51]。

腎臓シクロオキシゲナーゼ代謝産物であるPGE$_2$およびPGE$_1$濃度を測定したところ，TGLA含有飼料投与群，DGMO含有飼料投与群いずれも基準飼料投与群に比較してPGE$_2$濃度が有意（$p<0.005$）に低下した（表12-4，A）[51]。これは，

表12-3 ストラクチャード・トリグリセリド含有飼料投与後の腎臓総脂質および総リン脂質画分の脂肪酸組成[51]

脂肪酸	基準飼料投与群（コーン油含有飼料投与群）	TGLA含有飼料投与群	DGMO含有飼料投与群
A. 総脂質中のモル%			
$C_{18:1}$ $n-9$	25.8 ± 11	28.6 ± 0.4	31.6 ± 0.7*
$C_{18:2}$ $n-6$	49.6 ± 0.3	53.1 ± 1.4	49.4 ± 0.3
$C_{18:3}$ $n-6$	0.3 ± 0.1	1.1 ± 0.1*	0.3 ± 0.1
$C_{20:3}$ $n-6$	1.4 ± 0.1	1.7 ± 0.1*	1.3 ± 0.1
$C_{20:4}$ $n-6$	22.1 ± 0.5	15.5 ± 0.1*	16.5 ± 0.9*
B. 総リン脂質画分中のモル%			
$C_{18:2}$ $n-6$	39.1 ± 1.7	35.7 ± 1.0*	29.3 ± 1.1*
$C_{18:3}$ $n-6$	8.7 ± 0.8	11.9 ± 0.5*	8.6 ± 0.6
$C_{20:3}$ $n-6$	5.9 ± 0.2	15.0 ± 0.8*	10.3 ± 0.8*
$C_{20:4}$ $n-6$	26.2 ± 1.4	16.0 ± 1.3**	19.0 ± 1.4*

* 基準飼料投与群に対して有意差あり（$p<0.05$）
** 基準飼料投与群に対して有意差あり（$p<0.01$）

表12-4 ストラクチャード・トリグリセリド含有飼料のモルモット腎臓シクロオキシゲナーゼリポキシゲナーゼ代謝産物産生に及ぼす影響[51]

	基準飼料投与群 コーン油含有飼料投与群	TGLA含有飼料投与群	DGMO含有飼料投与群
	ng/mg タンパク質		
A. プロスタグランジン			
PGE_2	84.8 ± 2.2	37.1 ± 2.4*	40.3 ± 3.0*
$PGF_{2\alpha}$	56.7 ± 5.8	63.4 ± 3.8	67.3 ± 3.8
PGE_1	57.5 ± 3.1	77.7 ± 2.2*	59.4 ± 2.9
B. ヒドロキシ酸			
13-HODE	9.2 ± 0.9	8.5 ± 1.4	12.0 ± 1.7
15-HETE	26.4 ± 1.4	16.6 ± 0.9*	13.0 ± 1.6*
15-HETrE	20.2 ± 1.8	21.8 ± 2.5	32.2 ± 0.7*
C. ロイコトリエン			
LTB_4	1.4 ± 0.2	0.4 ± 0.1*	0.2 ± 0.1*

* $p<0.005$

リン脂質画分中のアラキドン酸含量が低下したことに拠ると推定されている。また，ジホモ-γ-リノレン酸のシクロオキシゲナーゼ代謝産物である PGE_1 濃度は TGLA 含有飼料投与群で基準飼料投与群，DGMO含有飼料投与群に比較して，有意（$p<0.005$）に上昇した（表12-4，A）[51]。これは，TGLA 含有飼料投与群の腎臓リン脂質画分のジホモ-γ-リノレン酸含量が増加したた

めと推定されている[1]。

また，ジホモ-γ-リノレン酸の15-リポキシゲナーゼ（15-lipoxygenase）の代謝産物である15-ヒドロキシ エイコサトリエン酸（15-hydroxy-eicosatrienoic acid；15-HETrE）は DGMO 含有飼料投与群で基準飼料投与群，TGLA 含有飼料投与群で有意（$p<0.005$）に上昇した（表12-4，B)[51]。リノール酸の15-リポキシゲナーゼ代謝

産物である 13-ヒドロキシ オクタデカジエン酸（13-hydroxy octadecadienoic acid；13-HODE）は，組織間の情報伝達に重要な役割を果たしているが，いずれの投与群間でも差は認められなかった（表12－4，B）[51]。ロイコトリエン B_4（leukotriene B_4；LTB_4）は炎症の前段階において要となる化合物であることが知られているが，基準飼料投与群に比較して，TGLA 含有飼料投与群，DGMO 含有飼料投与群で，微量見出されたのみであった（表12－4，C）[51]。TGLA 含有飼料，DGMO 含有飼料の投与による腎臓でのこれらのエイコサノイドが免疫系へ，あるいは炎症時にどのような機序でその作用に関与しているかは不明な点も多く，今後の解析が必要である[51]。

12－4）中鎖脂肪酸をその構成成分とするストラクチャード・トリグリセリドの免疫機能に及ぼす影響

健常人の好中球（neutrophil）の培養系に中鎖脂肪酸をその構成成分とするストラクチャード・トリグリセリドを添加し，遊走（migration）能に及ぼす影響[52]，β_2 インテグリン（B_2 integrin）の発現，細胞接着，脱顆粒（degranulation）に及ぼす影響[53]，酸素ラジカル（oxygen radical）産生に及ぼす影響[54]が検討されている。検討に用いられた中鎖脂肪酸をその構成成分とするストラクチャード・トリグリセリドは，Fat Emulsion 73403（Pharmacia & Upjohn Parenterals, スウェーデン）で，その主脂肪酸組成は，カプリル酸23.4％，カプリン酸10.4％，オレイン酸16.2％，リノール酸33.2％であった[52]。対照脂質としてはLCT エマルジョン（Intralipid 20％, Pharmacia & Upjohn AB, スウェーデン, 主脂肪酸組成はオレイン酸25％，リノール酸55％），LCT/MCT エマルジョン（Lipofundin 20％, B. Braun Melsungen AG, ドイツ, 主脂肪酸組成はカプリル酸28.5％，カプリン酸20％，オレイン酸11％，リノール酸26％），MCT エマルジョン（主脂肪酸組成はカプリル酸50～63％，カプリン酸36～47％）の3種が用いられた[52]。

健常人から採取された好中球の培養系に，ストラクチャード・トリグリセリドエマルジョンを含む3種の対照群脂質エマルジョンを2.5mモル添加し，好中球の走化性を検討したところ，ランダ

図12－4 好中球の化学走化性に対する LCT/MCT エマルジョン添加量の影響[52]

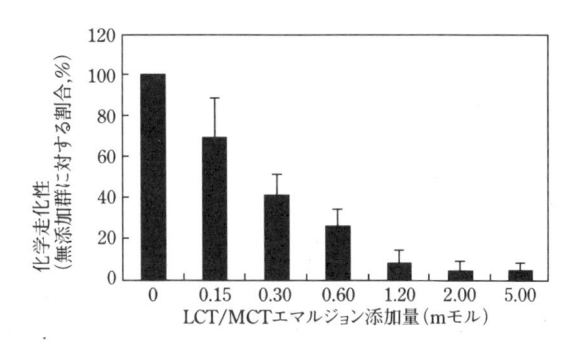

ム走化性（random migration）は，脂質エマルジョン無添加群（19±1％）に比較して，ストラクチャード・トリグリセリドエマルジョン添加群，LCTエマルジョン添加群では差は認められなかったが，LCT/MCT エマルジョン添加群，MCT エマルジョン添加群では，それぞれ11±2％，5±2％と有意（$p<0.001$）に抑制された[52]。また，N-フォルミル-メチオニル-ロイシル-フェニルアラニン（N-formyl-methionyl-leucyl-phenylalanine）に対する化学走化性（chemotaxis）は，脂質エマルジョン無添加群（61±14％）に比較して，LCT/MCT エマルジョン添加群，MCT エマルジョン添加群，ストラクチャード・トリグリセリドエマルジョン添加群でそれぞれ11±9％，5±2％，39±18％と有意（$p<0.001$）に抑制されたがLCT エマルジョン添加群では53±10％と差は認められなかったこの時，LCT／MCTエマルジョン添加による好中球の化学走化性は添加量依存的に抑制され，2mモル添加で平衡に達した（図12－4）[52]。

また，好中球の β_2 インテグリン，細胞接着因子，脱顆粒マーカーの発現については，LCT エマルジョン添加群，ストラクチャード・トリグリセリドエマルジョン添加群では変化が認められなかったが，LCT/MCT エマルジョン添加群，MCT エマルジョン添加群では増加した（図12－5）[53]。さらに，好中球の一種である多形核白血球（polymorphonuclear leukocyte）の培養系に，LCT エマルジョン，LCT/MCTエマルジョン，ストラクチャード・トリグリセリドエマルジョンを30分間添加したのち，ザイモザン（zymosan）惹起による酸素ラジカルの産生に及ぼす影響が検

図12-5 好中球の表面抗原, 脱顆粒マーカー発現に及ぼす脂質エマルジョンの影響[53]

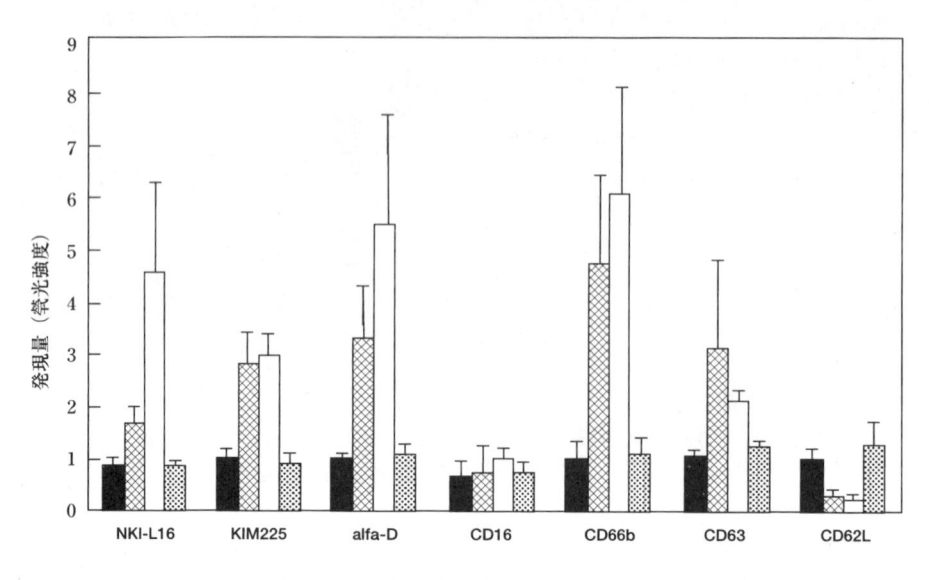

■ ICT エマルジョン添加群　　　□ MCT エマルジョン添加群
▨ ICT/MCTエマルジョン添加群　▧ ストラチャード・トリグリセリド エマルジョン添加群

C 16発現量を除いて、LCT/MCTエマルジョン添加群と、LCTエマルジョン添加群で
LCTエマルジョン添加群、ストラチャード・トリグリセリドエマルジョン添加群に
比較して有意差あり（P＜0.01）

討されている[54]。その結果, LCTエマルジョン添加群, ストラチャード・トリグリセリドエマルジョン添加群に比較して, LCT/MCTエマルジョン添加群でのみ, 酸素ラジカルの産生量の増加と産生速度の増加が認められた（図12-6）[54]。

ヒトが摂取する中鎖脂肪酸をその構成成分とするストラクチャード・トリグリセリドの免疫系への影響が, ヒト好中球を用いた系で検討されている[56]。ヒト好中球培養系にストラクチャード・トリグリセリドを含む4種の脂質エマルジョンを添加し, 好中球活性化の2つの経路, すなわち, セカンドメッセンジャーとしてのCa^{2+}の動態と, プロテイン キナーゼC（protein kinase C）活性化に及ぼす影響が測定されている[56]。ヒト好中球培養系に添加して検討した脂質エマルジョンは, 大豆油20％エマルジョン（Intralipid, Pharmacia&Upjohn, ストックホルム, スウェーデン), 大豆油10％と中鎖脂肪酸トリグリセリド10％の混合油エマルジョン（Lipofundin, 170±40mg/lのα-トコフェロール含有, B. Braun Melsungen, メルスンゲン, ドイツ), 中鎖脂肪酸をその構成

図12-6 多形核白血球におけるザイモザン惹起酸素ラジカル産生に及ぼす脂質エマルジョンの影響[54]

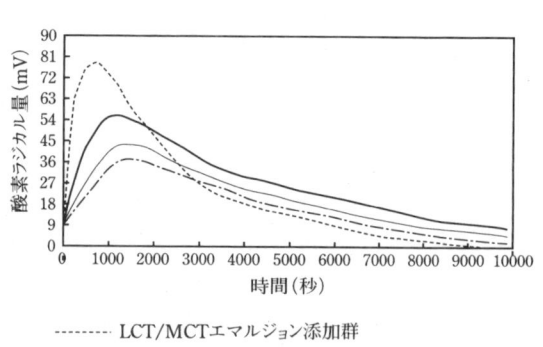

・・・・・・・ LCT/MCTエマルジョン添加群
──── LCTエマルジョン添加群
─・─・─ ストラチャード・トリグリセリドエマルジョン添加群
──── 脂質エマルジョン添加群

成分とするストラクチャード・トリグリセリドを20％含有するエマルジョン（Fat Emulsion 73403, Pharmacia&Upjohn Parenterals, ストックホルム, スウェーデン), および中鎖脂肪酸トリグリセリド20％エマルジョン（Pharmacia & Upjohn, クライトン, ノースカロライナ）で, これ

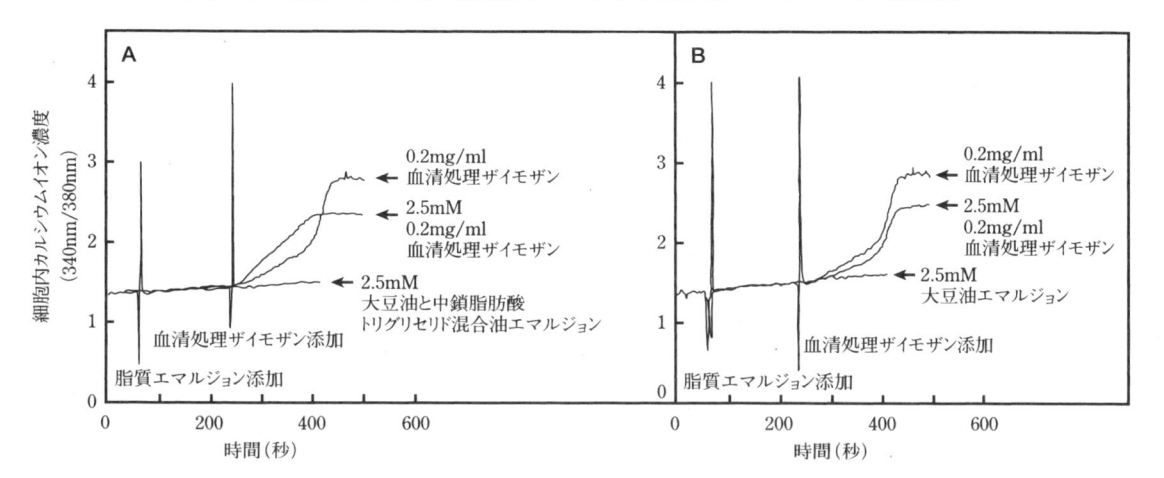

図12-7　脂質エマルジョン添加後のヒト好中球細胞内カルシウムイオン濃度変化[56]

ら脂質エマルジョンの脂肪酸組成は表12-5[56]に示した。

ヒト好中球（neutrophil）はオプソニン化（opsonized, 抗原や異物細胞が貪食され易くすること）された酵母粒子（yeast particle）（血清処理して活性化したザイモザン，serum-treated zymosan）処理により，細胞内カルシウム濃度が上昇する[57]。血清処理ザイモザンをヒト好中球培養系に添加すると，細胞内カルシウムイオン濃度は，添加直後は徐々に，次いで急速に増加し，一定値（細胞内カルシウムイオン最高濃度）に達する（図12-7，A）[56]。プロテインキナーゼ Cを活性化する 4-α-ホルボール 12-ミリステート 13-酢酸（4-α-phorbol 12-myristate 13-acetate）は，血清処理ザイモザン添加時の細胞内カルシウムイオン濃度の急速な上昇を引き起こすが，同様の現象は中鎖脂肪酸トリグリセリドエマルジョンあるいは，大豆油と中鎖脂肪酸トリグリセリド混合油エマルジョン添加時には認められるが，大豆油エマルジョンおよび中鎖脂肪酸をその構成成分とするストラクチャード・トリグリセリドエマルジョン添加時には認められなかった（図12-7，B，図12-8，A）[56]。しかし，細胞内カルシウムイオン最高濃度は，すべての脂質エマルジョン添加時に，4-α-ホルボール12-ミリステート 13-酢酸添加時と同様に低下した（図12-8，B）[56]。これは血清処理ザイモザンの刺激作用を非特異的に減少させた結果と推定された[56]。

また，細胞質内のプロテインキナーゼ C活性は，カルシウムイオン存在下，カルシウムイオンとホスファチジルセリン存在下，およびカルシウムイオン，ホスファチジルセリン，4-α-ホルボール 12-ミリステート 13酢酸存在下で各脂質エマルジョンを添加して，ミエリン塩基性タンパク質（myelin basic protein）のリン酸化を指標に測定された（図12-9）[56]。その結果，カルシウムイオン存在下では，最大活性発現量の7％の活性しか示さなかったが，カルシウムイオン存在下ホスファチジルセリンを添加すると，最大活性発現量の約70％の活性を示し，さらにこの系に 4-α-ホルボール 12-ミリステート 13酢酸の添加で，その活性は100％発現された（図12-9）[56]。

この活性は，4-α-ホルボール 12-ミリステート 13酢酸の添加でなくても，いずれの脂質エマルジョン添加（2.5mモル）でも認められた（図12-9）[56]。このことは，いずれの脂質エマルジョンも，4-α-ホルボール12-ミリステート 13酢酸と同様な作用を有しているが，ホスファチジルセリン様作用は有していないと推定される[56]。中鎖脂肪酸トリグリセリドエマルジョンあるいは，大豆油と中鎖脂肪酸トリグリセリドの混合油をヒト好中球培養系に添加すると細胞内カルシウムイオン濃度を上昇させることから，プロティンキナーゼ C活性化経路によることなく，血清処理ザイモザン感作性を発現させる性質を有すると推定されるが，中鎖脂肪酸をその構成成分とするストラクチャード・トリグリセリドは，この性質は有していない[56]。

図12-8 脂質エマルジョン添加のヒト好中球細胞内カルシウム濃度変化に及ぼす影響[56]

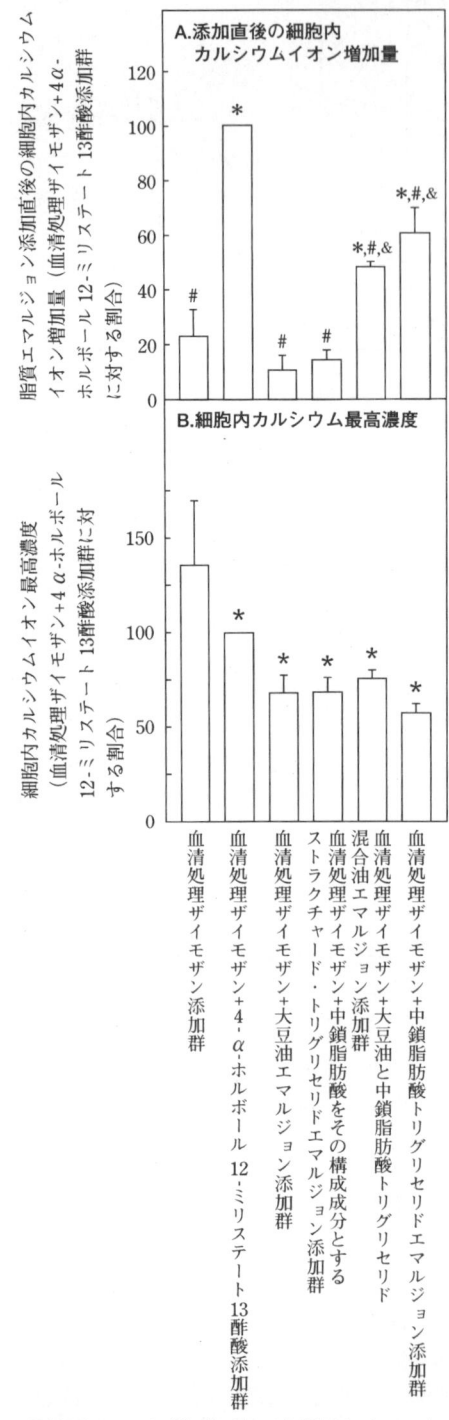

A. 添加直後の細胞内カルシウムイオン増加量

B. 細胞内カルシウム最高濃度

脂質エマルジョン添加直後の細胞内カルシウムイオン増加量（血清処理ザイモザン＋4-α-ホルボール12-ミリステート13酢酸添加群に対する割合）

細胞内カルシウムイオン最高濃度（血清処理ザイモザン＋4-α-ホルボール12-ミリステート13酢酸添加群に対する割合）

- 血清処理ザイモザン添加群
- 血清処理ザイモザン＋4-α-ホルボール12-ミリステート13酢酸添加群
- 血清処理ザイモザン＋大豆油エマルジョン添加群
- 血清処理ザイモザン＋混合油エマルジョン添加群
- 血清処理ザイモザン＋大豆油と中鎖脂肪酸トリグリセリド混合油エマルジョン添加群
- 血清処理ザイモザン＋中鎖脂肪酸をその構成成分とするストラクチャード・トリグリセリドエマルジョン添加群

＊ 血清処理ザイモザン添加群に対して有意差あり（p<0.05）
血清処理ザイモザン＋4-α-ホルボール12-ミリステート13酢酸添加群に対して有意差あり（p<0.05）
& 血清処理ザイモザン＋大豆油エマルジョン添加群および血清処理ザイモザン＋中鎖脂肪酸をその構成成分とするストラクチャードトリグリセリドエマルジョン添加群の両添加群に対して有意差あり（p<0.05）

図12-9 脂質エマルジョンのプロテインキナーゼC活性に及ぼす影響[56]

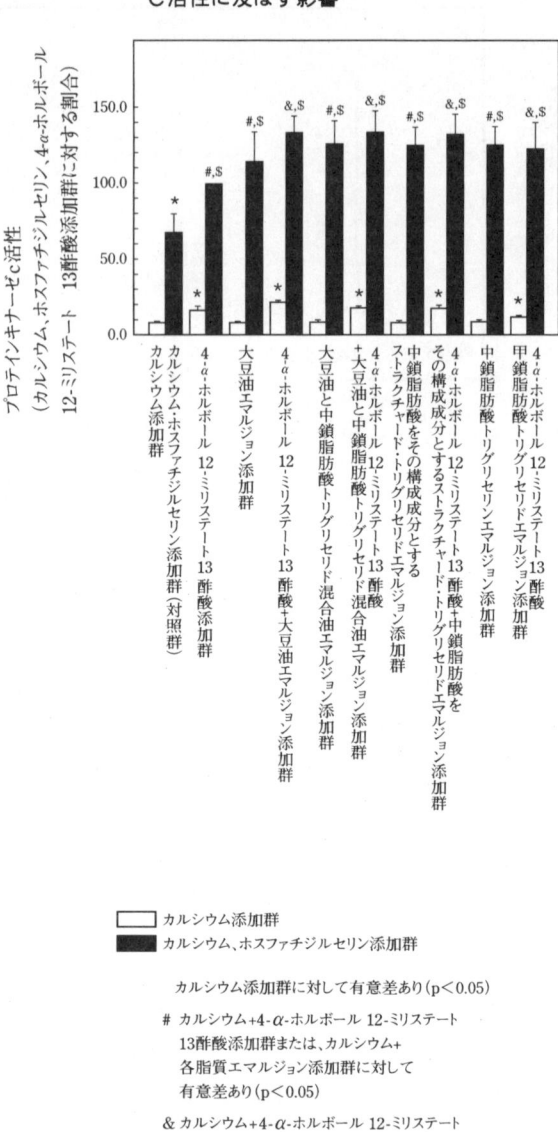

プロテインキナーゼc活性（カルシウム、ホスファチジルセリン、4-α-ホルボール12-ミリステート13酢酸添加群に対する割合）

- カルシウム・ホスファチジルセリン添加群（対照群）
- カルシウム添加群
- 4-α-ホルボール12-ミリステート13酢酸添加群
- 大豆油エマルジョン添加群
- 4-α-ホルボール12-ミリステート13酢酸＋大豆油エマルジョン添加群
- 大豆油と中鎖脂肪酸トリグリセリド混合油エマルジョン添加群
- 4-α-ホルボール12-ミリステート13酢酸＋大豆油と中鎖脂肪酸トリグリセリド混合油エマルジョン添加群
- 中鎖脂肪酸をその構成成分とするストラクチャード・トリグリセリドエマルジョン添加群
- 4-α-ホルボール12-ミリステート13酢酸＋その構成成分とするストラクチャード・トリグリセリドエマルジョン添加群
- 中鎖脂肪酸トリグリセリンエマルジョン添加群
- 4-α-ホルボール12-ミリステート13酢酸＋中鎖脂肪酸トリグリセリンエマルジョン添加群

□ カルシウム添加群
■ カルシウム、ホスファチジルセリン添加群

＊ カルシウム添加群に対して有意差あり（p<0.05）
カルシウム＋4-α-ホルボール12-ミリステート13酢酸添加群または、カルシウム＋各脂質エマルジョン添加群に対して有意差あり（p<0.05）
& カルシウム＋4-α-ホルボール12-ミリステート13酢酸＋各脂質エマルジョン添加群に対して有意差あり（p<0.05）
$ カルシウム＋ホスファチジルセリン添加群に対して有意差あり（p<0.05）

ほとんど同じ脂肪酸組成を有するストラクチャード・トリグリセリドエマルジョンと，LCT/MCTエマルジョンでは，好中球に対して異なった生理作用を示す機序については不明である[52～54]。しかし，これらの結果は，好中球培養系にLCT/MCTエマルジョンを添加すると，好中球の免疫応答

表12-5 ヒト好中球培養系添加の脂質エマルジョンの脂肪酸組成[56]

脂肪酸	大豆油20%エマルジョン	大豆油10%と中鎖脂肪酸トリグリセリド10%の混合油エマルジョン	中鎖脂肪酸をその構成成分とするストラクチャード・トリグリセリド20%エマルジョン	中鎖脂肪酸トリグリセリド20%エマルジョン
$C_{6:0}$	—	0.5	0.1	$\leq 2\%$
$C_{8:0}$	—	28.5	23.4	$50-63\%$
$C_{10:0}$	—	20	10.4	$36-47\%$
$C_{12:0}$	—	1	0.2	$\leq 2\%$
$C_{16:0}$	9	6.5	7.5	—
$C_{18:0}$	5	2	3.2	—
$C_{18:1}$	25	11	16.2	—
$C_{18:2}$	55	26	33.3	—
$C_{18:3}$	8	4	4.2	—
$C_{20:4}$	1	0.5	—	—

が何らかの形で変化し、ストラクチャード・トリグリセリドエマルジョン添加時に比較して、速い食作用、殺バクテリア作用を示すようになると推定された[52〜54]。また、中鎖脂肪酸と魚油由来脂肪酸をその構成成分とするストラクチャード・トリグリセリド輸液を、上部消化器癌の切除手術後の患者に7日間投与したのちの、末梢血単核細胞 (peripheral blood mononuclear cell) のエンドトキシン刺激によるプロスタグランジン産生を検討したところ、LCT輸液投与群に比較して、プロスタグランジンE_2、6-ケト プロスタグランジン$F_{1\alpha}$産生量が有意(それぞれ$p<0.03$, $p<0.01$)に抑制されることも認められている[55]。

文 献

1) Hwang, D., Annu. Rev. Nutr. **20**, 431 (2000)
2) 奥山治美,小林哲幸,浜崎智仁 編,油脂(あぶら)とアレルギー,学会センター関西(1999)
3) 原 健次,生理活性脂質 EPAとDHAの生化学と応用,p65,幸書房(1994)
4) 渡辺志朗,小野 菊夫,The Lipid **3**, 79 (1992)
5) Calder, P. C., Lipids **36**, 1007 (2001)
6) 今西二郎,免疫学の入門,第3版,金芳堂(1992)
7) Coleman, R. A., Smith, W. L., Narumiya, S., Pharmacol. Rev. **46**, 205 (1994)
8) Pierce, K. L., Gil, D. W., Woodward, D. F., Regan, J. W., Trends Pharmacol. Sci. **16**, 253 (1995)
9) Negishi, M., Sugimoto, Y., Namba, T., Irie, A., Narumiya, S., Ichikawa, A., Adv. Prostaglandin Thromboxane Leukot. Res. **23**, 255 (1995)
10) Duplus, E., Glorian, M., Forest, C., J. Biol. Chem. **275**, 30749 (2000)
11) 青山俊文,細胞 **31**, 218 (1999)
12) 井手 隆,化学と生物 **37**, 443 (1999)
13) Kliewer, S. A., Sundseth, S. S., Jones, S. A., Brown, P. J., Wisely, G. B., Koble, C. S., Devchand, P., Wahli, W., Willson, T. M., Lenhard, J. M., Lehmann, J. M., Proc. Natl. Acad. Sci. USA **94**, 4318 (1997)
14) 佐藤匡央,臨床栄養 **97**, 261 (2000)
15) Schoonjans, K., Staels, B., Auwerx, J., J. Lipid Res. **37**, 907 (1996)
16) Latruffe, N., Vamecq, J., Biochimie, **79**, 81 (1997)
17) Gottlicher, M., Widmark, E., Li, Q., Gustafsson, J. A., Proc. Natl. Acad. Sci. USA **89**, 4653 (1992)
18) Keller, H., Dreyer, C., Medin, J., Mahfoudi, K., Wahli, W., Proc. Natl. Acad. Sci. USA **90**, 2160 (1993)
19) Forman, B. M., Chen, J., Evans, R. M., Proc. Natl. Acad. Sci. USA **94**, 4312 (1997)
20) Xu, H. E., Lambert, M. H., Montana, V. G., Park, D. G., Blanchard, S. G., Brown, P. J., Sternbach, D. D., Lehmann, J. M., Wisely, G. B., Willson, T. M., Kliewer, S. A., Milburn, M. V., Mol. Cell. **3**, 397 (1999)
21) Wu, D., Meydani, S. N., γ-Linolenic Acid, Metabolism and its roles in nutrition and medicine (Huang, Y.-S., Mills, D. E., ed.), p 106, AOCS Press, Champaign, IL (1995)
22) Tate, G., Mandell, B. F., Laposata, M., Ohliger, D., Baker, D. G., Schumacher, H. R., Zurier, R. B., J. Rheumatol. **16**, 729 (1989)
23) Nerad, J. L., Meydani, S. N., Dinarello, C. A., Cytokine **3**, 513 (1991)
24) Fan, Y.-Y., Chapkin, R. S., J. Nutr. **122**, 1600 (1992)
25) Goodwin, J. S., Webb, D. R., Clin. Immunol. Immunopathol. **15**, 106 (1977)
26) Rappaport, R. S., Dodge, G. R., J. Exp. Med. **155**, 943 (1982)
27) Zurier, R. B., De Luca, P., Rothman, D., γ-Linolenic Acid, Metabolism and its roles in nutrition and medicine

(Huang, Y.-S., Mills, D. E., ed.) p 129, AOCS Press, Champaign, IL(1995)
28) Madhavi, N., Das, U. N., Prabha, P. S., Kumar, G. S., Koratkar, R., Sagar, P. S., Prostaglandins Leukotrienes Essen. Fatty Acids **51**, 33 (1994)
29) Santoli, D., Zurier, R. B., J. Immunol. **143**, 1303 (1989)
30) Taki, H., Nakamura, N., Hamazaki, T., Kobayashi, M., Lipids **28**, 873 (1993)
31) Santoli, D., Zurier, R. B., J. Immunol. **143**, 1303 (1989)
32) Manku, M. S., Horrobin, D. F., Morse, N. L., Wright, S., Burton, J. L., Br. J. Dermatol. **110**, 643 (1984)
33) Morse, P. F., Horrobin, D. F., Manku, M. S., Stewart, J. C. M., Allen, R., Littlewood, S., Wright, S., Burton, J., Gould, D. J., Holt, P. J., Jansen, C. T., Mattila, L., Weigel, W., Dettke, T. H., Wexler, D., Guenther, L., Bordoni, A., Patrizi, A., Br. J. Dermatol. **121**, 75 (1989)
34) Lindskov, R., Holmer, G., Allergy **47**, 517 (1992)
35) Galland, L., J. Am. Coll. Nutr, **5**, 213 (1986)
36) Chapkin, R. S., Coble, K. J., Biochim. Biophys. Acta **1085**, 365 (1991)
37) Karlstad, M. D., De Michele, S. J., Leathem, W. D., Peterson, M. B., Crit. Care Med. **21**, 1740 (1993)
38) Samuelsson, B., Goldyne, M., Granstrom, E., Hamberg, M., Hammastrom, S., Malmsten, C., Ann. Rev. Biochem. **47**, 997 (1978)
39) Ruzicka, T., Ring, J., Acta. Derm. Venereol. **67**, 469 (1987)
40) von der Helm, D., Ring, J., Dorsch, W., Arch. Dermatol. Res. **279**, 536 (1987)
41) Zurier, R. B., Sayadoff, D. M., Torrey, S. B., Rothfield, N. F., Arthritis Rheum. **20**, 723 (1977)
42) Horrobin, D. F., Manku, M. S., Oka, M., Morgan, R. O., Cunnane, S. C., Ally, A. I., Ghayur, T., Schweitzer, M., Karmali, R. A., Med. Hypotheses **5**, 969 (1979)
43) Pillay, D. J., Pope, B. I., Int. J. Immunopharmacol. **8**, 221 (1986)
44) Ohsugi, Y., Gershwin, M. E., Immunopharmarcology **7**, 1 (1984)
45) Horrobin, D. F., Med. Hypotheses **5**, 365 (1979)
46) Miller, C. C., Ziboh, V. A., Biochem. Biophys. Res. Commun. **154**, 967 (1988)
47) Iverson, L., Fogh, K., Bojesen, G., Kragballe, K., Agents Actions **33**, 286 (1991)
48) Graham, J., Franks, S., Bonney, R. C., Prostaglandins Leukotrienes Essen. Fatty Acids **50**, 321 (1994)
49) Watson, J., Madhok, R., Wijelath, E., Capell, H. A., Gillespie, J., Smith, J., Byars, M. L., Biochem. Soc. Trans. **18**, 284 (1990)
50) Enders, S., Ghorbani, R., Kelley, V. E., Georgilis, K., Lonnemann, G., van der Meer, J. W. M., Cannon, J. G., Rogers, T. S., Klempner, M. S., Weber, P. C., Schaefer, E. J., Wolff, S. M., Dinarello, C. A., N. Engl. J. Med. **320**, 265 (1989)
51) Pham, H. T., Yun, M., Xi, S., Ziboh, V. A., Nutr. Res. **20**, 1151 (2000)
52) Wanten, G. J. A., Roos, D., Naber, A. H. J., Clin. Nutr. **19**, 327 (2000)
53) Wanten, G. J. A., Geijtenbeek, T. B. H., Raymakers, R. A. P., van Kooyk, Y., Roos, D., Jansen, J. B. M. J., Naber, A. H. J., J. Parenter. Enteral Nutr. **24**, 228 (2000)
54) Kruimel, J. W., Naber, A. H., Curfs, T. H., Wenker, M. A., Jansen, J. B., J. Parenter. Enteral Nutr. **24**, 107 (2000)
55) Swails, W. S., Kenler, A. S., Driscoll, D. F., DeMichele, S. J., Babineau, T. J., Utsunomiya, T., Chavali, S., Forse, R. A., Bistrian, B. R., J. Parenter. Enteral Nutr. **21**, 266 (1997)
56) Wanten, G., van Emst-de Vries, S., Naber, T., Willems, P., J, Lipid Res. **42**, 428 (2001)
57) Waitzberg, D. L., Bellinati-Pires, R., Salgado, M. M., Hypolito, I. P., Coletto, G., Yagi, O., Yamamuro, E. M., Gama-Rodrigues, J., Pinotti, H. W., Nutrition **13**, 128 (1997)

第13章 ストラクチャード・トリグリセリドの応用

13-1) ストラクチャード・トリグリセリドの臨床試験——サラトリムの臨床試験を例に

13-1-1) ストラクチャード・トリグリセリドの臨床試験の考え方

新規の食品成分はすべて，それらを摂食した場合のリスクを決定するための種々の試験が要求されている。フレーバー，合成甘味料，色素などの微量の食品添加物は，実際使用量の100倍濃度での試験が実施されている[1]。ところが，ストラクチャード・トリグリセリドは，脂質，糖質，タンパク質などのマクロ栄養素（macronutrient）の代替栄養素（macronutrient substitute）であり，マクロ栄養素の場合は食事中に占める割合が大きいので，食品添加物で用いられる試験法を適用することは実質上不可能である。そのためにはマクロ栄養素を摂食した場合のリスクを決定するための試験法を考案しなければならないが，ここではストラクチャード・トリグリセリドであるサラトリム（SALATRIM®）の評価に用いられた方法を紹介する[2]。サラトリムは短鎖脂肪酸（酢酸，プロピオン酸，酪酸）と完全に水素化された植物油から得られた長鎖飽和脂肪酸（主にステアリン酸）をその構成成分とするトリグリセリドである[3]。

新規食品成分の摂食時のリスクを検討する通常のプロセスは，まず充分な化学分析を行い，次いで実験動物での効果確認試験を行う。充分な動物実験結果が得られたのちに臨床試験を行い，ヒトでの効果を確認する。食品成分の許容摂取量（acceptable daily intake；ADI）[注1]は，動物実験，ヒト臨床試験の結果から得られた最大無作用量（no-adverse-effect level；NOAEL）から算出される。フレーバー，合成甘味料，色素などの食品添加物は通常，動物実験の最大無作用量の1/100としているが，マクロ栄養素においては許容摂取量の2〜3倍以上の摂取は不可能であり，多くの試験から，特定の食品成分を5％を超えて添加すると，食餌の栄養バランスをこわすことも認められている[4]。マクロ栄養素についての方法が種々検討された結果，その安全性評価は3相に分けて実施することが提案された[5]。すなわち，第1相はキャラクタリゼーション[注2]（characterization），第2相は動物試験（animal testing），第3相は臨床試験（clinical testing）で[5]，この方法は，アメリカ合衆国ではGRAS[注3]（generally recognized as safe）の承認を得る方法としても認知されており，カナダ，ヨーロッパ諸国でも受け入れられている方法である[2]。

13-1-2) 第1相：キャラクタリゼーション

キャラクタリゼーションの第1段階はストラクチャード・トリグリセリドの特性の評価である[2]。

注1）許容摂取量（acceptable daily intake；ADI）

動物に対して毎日，一生投与し続けても死ぬまで毒性を現わさない量のことで，通常はこの1/100量をヒトの1日許容摂取量と言い，体重1kg当り1日のmg（mg/kg/日）で表わす。つまり，ヒトがその物質を一生涯毎日摂取しても安全であると推定される量を示したもので，通常，動物実験結果から得られた最大無作用量（NOAEL）の1/100とするが，物質によってはヒト臨床試験の結果から1/200〜1/500とすることもある。

新たに合成されるストラクチャード・トリグリセリドが現存するトリグリセリドに比較して機能面，栄養面，熱量面で優位性を示せるか否かを評価するもので，たとえば中鎖脂肪酸をその構成成分とするストラクチャード・トリグリセリドは速い吸収特性，エネルギー変換特性を有しており，サラトリム，カプレニン（Caprenin®）は低カロリー脂質としての特性を有している。これらの特性により動物試験，臨床試験の設計が当然異なってくる。

キャラクタリゼーションの第2段階は化学的キャラクタリゼーションである。すべての原料，反応中間化合物，反応最終化合物（実験室レベルおよび商業的レベル）の化学分析が行われなければならない。特に初期段階においては，原料に不純物あるいは規制物質が含有されていないか慎重に検討する必要がある。化学分析は，脂肪酸組成のみならず微量含有物であるフィトステロール，ビタミンEなどの脂溶性ビタミン，微量元素，残留農薬などについても行われる。また，油脂の脂肪酸組成，油脂中の微量含有成分は，最終的に合成されるストラクチャード・トリグリセリドの性質に大きく影響するので，キャラクタリゼーションの初期の段階で，原料油脂の由来を確立しておかなければならない。

第1相のキャラクタリゼーションの段階では，スクリーニングテストも実施される[2]。このスクリーニングテストはストラクチャード・トリグリセリドの効果を予測するのに有効である。サラトリムの場合，ラットの予備成長試験から，サラトリムが対照のコーン油に比較して，低カロリー油脂として評価するに値することが示された[7]し，この予備試験は，成長に及ぼす影響のみならず安全性検討[8～10]，放射性同位元素を用いた検討[11]にも応用された。

化学的キャラクタリゼーションが終了すると，ストラクチャード・トリグリセリドの使用推定量からヒトでの摂取量の推定が行われる。これまで蓄積された食品に関する種々のデータを用い，特に子供や老人での摂取を考慮して，摂取予想量は設定される。この設定量は，第2相の動物試験，第3相の臨床試験でも使用される[12]。

最近流通し始めた遺伝子組換え油糧種子（transgenic oilseeds）から得られる大豆油，カノーラ油，コーン油をストラクチャード・トリグリセリドを原料油として用いる場合は，その脂肪酸組成変化のみならず，化学的安全性に加え，新しいアレルギー誘発物質が含まれていないか，種子中で油脂以外の組成変化が起こっていないか，挿入された遺伝子による特別な変化が起こっていないか，なども検討しなければならない。

また，化学的キャラクタリゼーションは新しいストラクチャード・トリグリセリドの性質を理解する上でも重要である。同様のことはストラクチャード・トリグリセリドの合成の各段階，精製の各段階の組成変化にも言えることで，これらもストラクチャード・トリグリセリドの安全性や性質の理解を助ける。例えば多くのストラクチャード・トリグリセリドはインターエステル化反応で合成されるが，この時，油脂中に含有されているトコフェロール，フィトステロールもエステル化される可能性がある。エステル化されたトコフェロールは in vivo でトコフェロール活性を示さないし，

注2）キャラクタリゼーション（文献6）を一部削除
　　（characterization）

　ある物質を同定するために必要な特性を規定すること。気体物質のような単純な系では，分子式や組成を指定すれば一義的に決まることが多いが，異性体が存在するときには立体構造を指定しなければ一義的ではない。キャラクタリゼーションに使われる性質として最も普通のものには，融点，沸点，色，屈折率，密度があるが，スペクトルもよく用いられる。

　高分子化合物の場合にも，合成法や合成後の処理によって性質が異なるので，分子量分布や分枝度を指定したり，立体特異性の程度を明らかにするなどの工夫がいる。生化学的物質においては生化学的活性（酵素の例）も重要な因子である。要するに，ある人がつくった試料が他の人の試料と同一か異なるかを認識できるだけのデータが示されていれば，キャラクタリゼーションは完全であるということができる。

注3）GRAS（generally recognized as safe）
　一般に安全と認められる食品のこと。アメリカ合衆国の食品安全性に関するFDA（The Food and Drug Administration；食品医薬品局）の承認する審査制度で，同国で食品または，その原料として販売する場合には，GRASであることが必要。

水素化の過程でβ-シトステロール(β-sitosterol)がβ-シトスタノール(β-sitostanol)に変換されるとエステル化され，β-シトスタノールエステルは血漿コレステロール濃度を低下させる作用を示す。従って，インターエステル化反応の前後でトコフェロール，フィトステロールなどは慎重に分析する必要がある。

キャラクタリゼーションの過程全体を通して，これまでに公表されている文献を詳細にレビューすれば，新しいストラクチャード・トリグリセリドの利便性とリスクポテンシャルを推定することができるのみならず，時間と費用の節約にもなる。キャラクタリゼーションのデータが蓄積されたら常にレビューし，予期せぬ落とし穴がないかもチェックしなければならない。さらに，編集されたキャラクタリゼーションのデータ集はGRASあるいは食品添加物申請書の重要な情報源として提供される。

13-1-3) 第2相；動物試験

ストラクチャード・トリグリセリドのリスク範囲(extent of risk)を決定する最も重要な段階は動物試験である。新規な食品添加物の安全性の毒性学的評価には，最小限次のデータが必要である[13]。

① 数種の動物(ヒトが含まれていることが望ましい)を用いた代謝試験。この試験には，吸収，分布，生体内変換，および排泄の各試験を含むべきであり，また，これら各段階における代謝物質の確認が試みられるべきである。
② 非げっ歯哺乳類を用いた短期混餌試験
③ 多世代生殖・催奇形性試験
④ 2種の動物を用いた長期の発癌性・毒性試験

また，安全性の確認に通常用いられる一般毒性，特殊毒性の試験法は表13-1[13]，表13-2[13]に示す通りである。

トリグリセリドは我々が摂食する食品成分の中では最も安全で，重篤な毒性学的作用が発現されないと予想される成分である。加熱されすぎた油脂を除いて，ストラクチャード・トリグリセリドに発癌性を予測させる根拠は見出されないので，被験物質がトリグリセリドの場合は，発癌性試験は除外されると考えて良い。

最初に行う動物試験は4週間の安全性許容試験(safety tolerance test)が望ましい。もし何らかのちょっとした心配が予想される場合には，13週間のげっ歯目動物を用いた安全性許容試験が望ましく，げっ歯目動物としては通常ラットが用いられるが，被験物質の量が少ない場合はマウスを用いる。13週間の安全性許容試験はFDA Redbook標準[14]に準拠して行うべきである。この標準では試験期間中は一定期間毎の血液学的検査，試験終了後，すべての主な組織の組織学的検査，食餌摂取量と体重(生長程度)の測定，試験終了時のバランス試験(balance study)が含まれている。食餌摂取量は体重変化との関係で慎重に検討されなければならないし，ストラクチャード・トリグリセリドが低カロリー脂質の場合はその点も考慮する必要がある。バランス試験は試験終了時にメタボリックケージ(metabolic cage)を用いて，尿，糞便を採取し，エネルギーの吸収量，消費量を測定する。測定には安全性許容試験に用いた動物を使用しても良いが，できれば各投与群に5匹のバランス試験用の動物を加えて飼育し，試験に供するのが望ましい。この試験から得られる結果は，ストラクチャード・トリグリセリドの消化・吸収特性，有効カロリー訴求(caloric availability claim)のためのデータとなる。

動物実験の2番目の種としてはミニブタ(mini-pig)が望ましい。ラットでの安全性許容試験の場合と同様，13週間の試験期間中の一定期間毎の血液学的検査，試験終了後のすべての主組織の組織学的検査が行われ，食餌摂取量と生長量の測定からカロリー利用率が算出される。バランス試験はミニブタの場合，実施不可能だが，消化・吸収特性は糞便中の脂質量と脂肪酸組成の測定から推定される。

動物実験の最も重要な試験の1つはストラクチャード・トリグリセリドの生体内変化試験である[2]。この試験のためには，放射性同位元素で標識したストラクチャード・トリグリセリドが用いられ，放射性同位元素の動きを注意深くモニターすることにより，代謝，分布特性を検討することができる。サラトリムの場合，酢酸，プロピオン酸，ステアリン酸，グリセロール骨格が別々に標識され，試験に供された[11]。グリセロールを追跡することにより，サラトリムの消化性，脂肪酸の吸収性，分子各部分の消化性が明らかになった[11]。短鎖脂

表13-1 安全性に関する試験（一般毒性）[13]

試験名	概略
急性毒性試験	通常24時間〜2週間以内に単回量，または多回量を短時間に投与して発生する毒性作用の型の情報を得るための試験。通常，使用する動物の50％を殺すと期待される試験化合物の単回用量として統計的に導かれたLD_{50}で端的に示される。週令の同じ，雌雄の純系動物を使用。
亜急性毒性試験	試験化合物の主要な毒性効果（発現用量，血中組織内濃度と病巣，可逆性，非可逆性など）と影響を受けた標的器官の情報を得るために行われる。通常使用する動物の平均寿命の約10分の1，一般的に3カ月から12カ月迄での期間にわたって1日1回，または頻度の高い暴露法で試験する。
慢性毒性試験	長期にわたり反復して試験化合物を投与した場合観察される有害効果と，それが認められない水準を設定する目的で行われる試験で，通常急性および亜急性毒性試験から導かれる，一生涯動物に影響を与えない最大投与量と，それ以下の段階的低用量の終生投与群と対照群とで行われる。飼料に混ぜる化学物質は，毒性の低いものであっても最大5％までと約束されている。

表13-2 安全性に関する試験Ⅱ（特殊毒性）[13]

試験名	概略
発癌性試験	適当な投与経路によって，試験化学物質を動物のほとんど一生涯毎日投与し，投与期間中または期間後における催腫瘍性を動物の生存期間にわたって観察する試験。腫瘍の発生が対照より早いか，また数多く発生したかを統計的に解析し，陰性・陽性の区別を行う。投与量，飼育期間など慢性毒性と同じ。従って，この両者を一括して行う例が増えている。
繁殖試験	試験化学物質の生殖腺機能，発情周期，性交，妊娠，出産，授乳，離乳および仔の成長に及ぼす作用情報を得ることを，目的とする試験。通常，げっ歯類を用い，親世代，1代仔，2代仔まで観察し，離乳期を除いて化学物質は毎日投与する。
多世代試験	雌雄の試験動物への多世代にわたる影響を検討する。
吸収・分布・代謝・排泄試験	試験化学物質の，用量依存性の動力学的情報を得るために行われる試験。
催奇形性試験	胎仔が子宮内で成長（器官形成期）する間，親に試験化合物を投与し出産予定日直前の胎仔の異常を観察する試験。投与量は母体に化学物質の悪影響が表れない最大濃度以下で行われた場合のみ，食品衛生上の催奇形性発現を評価する。
変異原性試験	数百以上の試験法が1970年代に開発されたが，今日ではこの試験は精度の高い動物実験を行うべきスクリーニングテストという概念となり，ほぼAmes法（大腸菌またはサルモネラ菌を用いた突然変異惹起試験）が標準とされてきている。哺乳類培養細胞を使用する場合もある。
その他の毒性試験	抗原性試験など。
一般薬理試験	上記試験を除くもので，中枢神経や自律神経系に及ぼす影響や消化酵素の活性阻害などの調査。

肪酸部分は非常に速く二酸化炭素に変換され，消化管粘膜細胞でエネルギーとして速く消費されることを証明していた。ステアリン酸の大部分はあまり吸収されず，盲腸内容物，糞便中から大部分回収されたことから，体脂肪となりにくく，ごくわずかしか二酸化炭素として排出されないことが分かった。

ストラクチャード・トリグリセリドのようなマ

クロ栄養素の場合，ミクロ栄養素(micronutrients)への影響も考慮する必要がある[2]。ストラクチャード・トリグリセリドではないが，非消化性の脂肪代替物のオレストラ(Olestra®)は，消化管からいくつかの脂溶性ビタミンを溶出することが知られている。特にストラクチャード・トリグリセリドが低吸収性の場合，脂溶性ビタミンについてのバランス試験が必要であり，13週間の投与試験時に併せて実施できる。脂溶性ビタミンの摂取量と排泄量に差が見出される場合には，ストラクチャード・トリグリセリドを含有する最終製品に脂溶性ビタミンを添加する必要もある。さらに脂溶性ビタミンに加え，必須脂肪酸バランスも考慮する必要がある。特にストラクチャード・トリグリセリドが低カロリー性脂肪の場合，これを含む最終製品の消費者は，低カロリー脂肪，ノン脂肪製品を多用すると推定され，成長期のヒトにとっては必須脂肪酸欠乏のリスクが生じる可能性もある。このようにストラクチャード・トリグリセリドが消化管から脂溶性ビタミンを溶出させるのであれば問題をさらに悪化させる。

13-1-4) 第3相；臨床試験

動物試験が充分に実施され，ストラクチャード・トリグリセリドに起因する副作用が認められない場合には，臨床環境下で従来からの方法で臨床試験が慎重に実施される[2]。臨床試験でのストラクチャード・トリグリセリドの摂取量は，推定摂取量と，ストラクチャード・トリグリセリドの食事あるいは製品への配合可能量から決定される。サラトリムの場合，サラトリム含有製品摂食想定者の90%のヒトの1日の油脂摂取量が約30gであることから，サラトリムの1日当たりの摂取量は15〜18gと想定された。この想定に基づいて，サラトリムの臨床試験では，サラトリムの1日摂取量を30，45，60gと3段階設定した[15,16]。1日摂取量60gは実際問題として，通常の食事に使用できるサラトリムの量としては，種々の工夫の結果の最大量であったし，この量は想定サラトリム摂取量の約4倍量，サラトリム含有製品摂食想定者の90%のヒトの1日の油脂摂取量の2倍量であった。

サラトリムの臨床試験では最終的に5つの臨床試験が実施された。このうち4つは種々の制約を受ける臨床試験施設内で[15]，残りの1つは通常の生活の場である家庭内で[16]実施された。臨床試験施設内での臨床試験では，食物摂取量，糞便中の脂質・ステアリン酸含量の測定，35項目の尿および血液の生化学的パラメーターの測定，および被験者に対し症状変化の注意深い観察が実施された。

サラトリムの4つの臨床試験施設内での臨床試験は，その施設の臨床試験倫理委員会で，実施の妥当性が開始前に充分審議(注4)されたのち実施された(表13-3)[2]。すべての被験者は身長，体重，病歴，栄養歴，体力，生化学的・血液学的検査値，尿性状検査値，薬物の使用がないかどうか，女性の場合は妊娠検査結果を基準に，健康なボランティアから選ばれ，食生活プランは被験者各人別にNutritionist Ⅲソフトウエア(N-Squared Computing Analytical Software, Salem, Or.)を用いて調整された[2]。

第1回目の臨床試験はランダム化，二重盲検，クロスオーバー法で実施され，被験者はサラトリムあるいはココナッツ油を含有する食物を1日摂取した。食事は被験者の体重により1日当たり1,800kcalと2,500kcalの2種類を調整し，これらはそれぞれサラトリムあるいはココナッツ油を1日当たり45g，60g摂取するように設計されていた。全試験期間は12日間で，最初の3日間は基準食を摂食し，4日目にサラトリムあるいはココナッツ油を含有する食事を摂食し，5〜7日目はウォッシュアウト期間，8日目に再びサラトリムあるいはココナッツ油を含有する食事を摂食し，9〜12日目はウォッシュアウト期間とした。この1回摂取の臨床試験は3回実施され，試験期間12日間を通じて生化学的，生理学的検査を実施

注4) 臨床試験倫理委員会で審議される主な項目
1. 臨床試験の計画等の科学的妥当性
2. 臨床試験の被験者の保護からみた妥当性
3. 同意取得方法の妥当性
4. 実施医療機関，臨床試験等責任医師選定の妥当性
5. 副作用対策の妥当性
6. 臨床試験の計画等変更に関する科学的倫理的妥当性(臨床試験の途中で臨床試験計画等を変更する場合)

表13-3 サラトリムの臨床試験[2]

試験方法	実施環境	被験者数	摂取量	摂取日数
クロスオーバー法	臨床試験施設	10名（5名/群）	45, 60g/日	1日
非クロスオーバー法	臨床試験施設	36名（18名/群）	45, 60g/日	7日
三重クロスオーバー法	臨床試験施設	24名（8名/群）	30, 60g/日	4日
1回摂取法	臨床試験施設	42名（6名/群）	15g	1日
非クロスオーバー法	通常の生活環境			28日

すると共に，毎夕食後，副作用がなかったか，食後の様子はどうなのかの質問に答えてもらった[11]。この第1回目の臨床試験はパイロットスタディ的な位置付けを持ち，サラトリム摂取により予期せぬことが起こらないことを確認するのを主目的としていた。この試験の結果，生化学的検査値に変化，食後の胃腸の状態の変化は認められないことが確認されたので，次の，長期間のサラトリム摂取臨床試験が実施されることが決定された。

第2回目の臨床試験は，1群18名の非クロスオーバー法による7日間の摂取試験であった。この臨床試験の全試験期間は21日間で，最初の7日間は基準食を摂食し，8～14日間はサラトリムあるいはココナッツ油を含有する食事を摂食し，15～21日目はウォッシュアウト期間であった。この臨床試験は3回繰り返して実施された。サラトリムあるいはココナッツ油の摂取量は第1回目の臨床試験と同じ1日当たり45gあるいは60gであった。試験期間中は一定期間毎に生化学的検査を実施し，試験開始後5～7日目，12～14日目，19～21日目に糞便を採取し，水分，窒素，脂肪，脂肪酸，微量元素含量の測定を行った。すべての測定値は多変量解析法（multivariant repeated-measures analysis）を用いて解析された。

第2回目の臨床試験の糞便中の脂肪およびステアリン酸含量測定から，ステアリン酸の腸管からの吸収率は低く，摂取熱量が低下し，サラトリムが低カロリー脂肪であることが証明された。この臨床試験で予期できなかった現象として血漿中トランスアミナーゼ（transaminase）量のわずかな上昇が認められた。また，サラトリムの摂取量が増加すると，特にサラトリム1日60g摂食群では，食後の胃腸の不快感が認められる例が増加した[15]。この臨床試験の結果から，さらに別の臨床試験を実施することによりトランスアミナーゼや胃腸の臨床症状の変化の範囲を確認できると結論付けられた。

第3回目の臨床試験は2つの3×3ラテン方格（Latin squares，正方形に摂取する脂質を縦横の列および行に無作為に並べたもの），三重クロスオーバー法により実施された。被験者は無作為にラテン方格の1つを選択し，1日当たり60gのサラトリム，60gの大豆油（対照油脂），あるいは30gのサラトリムと30gの大豆油の混合油を摂取してもらい，男性は1日2,500kcal，女性は1日1,800kcalの食事摂食量となるように設計された。全臨床試験期間は25日間で，4日間の基準食摂食，4日間の試験食摂食，4日間のウォッシュアウトを1サイクルとし，2サイクルは4日間の試験食摂食，4日間のウォッシュアウト，3サイクルは4日間の試験食摂食，1日のウォッシュアウトであった。25日間，毎日臨床症状に関する質問に答え，一定期間毎に血液および尿を，また試験食摂食期間の2～4日目の糞便を採取し，これまで述べてきた分析に供した。

この臨床試験の試験食摂食期間の2～4日目の糞便の分析結果はまちまちであり，このことは被験者が，この試験食摂食期間では定常状態に達しておらず，バランス試験としての結論を導くのは不可能と判断された。この臨床試験でも血漿トランスアミナーゼ濃度のわずかな上昇と，1日60gのサラトリムを摂食した被験者で胃腸の不快症状が認められが，胃腸の不快症状と血漿中のトランスアミナーゼ濃度上昇との間には相関関係は認められなかった。

第2回目，3回目の臨床試験で認められた胃腸の不快症状は，サラトリムの構成成分である酢酸の代謝産物のケトン体の血漿中濃度上昇との関連が推察されたので，第4回目の臨床試験は，サラトリムの1回投与による血漿中アセト酢酸（aceto-acetate）およびβ-ヒドロキシ酪酸（β-hydroxy-butyrate）濃度変化を測定する目的で実施された。

試験は42名の被験者（1群6名）によるランダム化，二重盲検法で行われ，それぞれの群はサラトリム 7.5, 10, 12.5, 15g, 大豆油（ネガティブコントロール）7.5, 15g, 中鎖脂肪酸トリグリセリド（ポジティブコントロール）15g含むミルクシェイク（milkshake）を絶食10時間後に飲用し，飲用4時間後までの血漿中のアセト酢酸，β－ヒドロキシ酪酸濃度の測定を行った。

その結果，中鎖脂肪酸トリグリセリド摂取群でごくわずか血漿中アセト酢酸，β－ヒドロキシ酪酸濃度が上昇した以上は，いずれの摂取群でもケトン体の増加は認められず，15gサラトリム摂取群でのみ，ごくわずかの血漿中酢酸濃度の上昇が認められたのみであった。この結果から，サラトリムはケトン体産生物質ではなく，サラトリムを多量に摂取した場合の胃腸の不快症状はケトン体によるものではないことが分かった。

最後の臨床試験は，やや多量のサラトリムを長時間摂食して，安全性上問題を確認するものである。サラトリムはその構成短鎖脂肪酸の種類により，いくつかのシリーズがあるが，今回は3種類のサラトリム（サラトリム 23SO, 43SO, 4SO）について検討された。全臨床試験期間は42日間で，最初の1週間はプレ摂取期間，次いで4週間の摂取期間，残りの1週間はポスト摂取期間とし，プレおよびポスト摂取期間中は，1日当たり60gの部分水素添加大豆油を含有する食品を，4週間の摂取期間中は，1日当たり60gのサラトリムを含有する食品を摂食してもらった。摂食してもらった食品は，プディング（pudding），チョコレートアイスクリーム（chocolate ice cream），ヨーグルト（yogurt），シナモンレーズンマッフィン（cinnamon raisin muffins），チョコレートケーキ（chocolate cake），レモンケーキ（lemo cake），ワッフル（waffles）の7種類で，2週間サイクルで変更され，それぞれの食品は1個当たり15gのサラトリムあるいは部分水素添加大豆油を含有していた。被験者は，これら7種類の食品から好きなものを，毎日4個摂食してもらった。対照群（2群設定）は全試験期間を通じて，部分水素添加大豆油を含有する食品を摂食してもらった。試験に用いたサラトリムは3種類で，長鎖脂肪酸源として，完全水素添加大豆油，短鎖脂肪酸としてサラトリム 23SOの場合は酢酸とプロピオン酸，

表13-4 サラトリムの長期摂食試験に用いられたサラトリムの種類[2]

サラトリムの種類	構成短鎖脂肪酸	1日摂取量（g/日）
23SO	酢酸/プロピオン酸	30, 45, 60
43SO	プロピオン酸/酪酸	60
4SO	酪酸	60

サラトリム 43SOの場合はプロピオン酸と酪酸，サラトリム 4SOの場合は酪酸が用いられた（表13-4）。

この臨床試験の結果から，1日60gのサラトリム摂取では重篤な臨床的変化は見出されなかったが，これまでのいくつかの臨床試験結果と同様，血漿トランスアミナーゼ含量のわずかな上昇と，不快な胃腸症状が認められた。自覚不快胃腸症状としては，はきけ，腹痛，頭痛などがサラトリム摂食期間中および摂食後に報告されている（表13-5）[15]。特に，サラトリム 60g摂食群および女性に多かった[15]。1日当たり60gのサラトリム摂食量は，サラトリムの平均的な摂食予測量の13.5g/日の約4倍以上，最大予測摂食量の約30g/日の2倍であり，少なくとも1日当たり30gの摂取量では，ほとんど臨床的自覚は認められていない[15,16]。これらの結果から，これまでの全臨床試験の結果から，サラトリムの予期できるレベルの使用量（anticipated levels of use）では，臨床的に重篤なことは起こらないとの結論を得た。

新しい食品成分の場，市場に出してからの追跡調査（post-market surveillance）を注意深く行わなければならない。その意味では，新食品成分の場合，市場に出すことが，最終試験に相当するともいえる。サラトリムの上市後追跡調査ではトールフリー電話番号（tollfree telephone number）が力を発揮した。

13-1-5）短鎖脂肪酸をその構成成分とするストラクチャード・トリグリセリド「サラトリム」の血漿内酵素濃度に及ぼす影響

肝臓機能の指標の1つであるアスパラギン酸アミノトランスフェラーゼ（aspartate aminotransferase；AST，別名グルタミン酸 オキサロ酢酸トランスアミナーゼ，glutamic oxaloacetic

表13-5 サラトリム摂取三重クロスオーバー試験時の臨床的自覚症状[15]

症　状	試験期間中の報告例数				
	ココナッツ油 60g (4日間)	サラトリム 30g (4日間)	サラトリム 60g (4日間)	ウォッシュアウト* (12日間)	計
胃腸の症状					
嘔気・悪心	5	3	19	5	32
腹痛	1	4	14	11	29
放屁	3	0	4	4	11
eonesis	1	0	2	0	3
胃の不快感	0	0	2	0	2
口内炎	0	0	1	0	1
胃腸以外の症状					
頭痛	4	3	8	7	22
疲労	2	0	2	2	6
筋肉痛	2	2	0	2	6
整理時不快	4	0	0	1	5
不安興奮	0	1	0	4	5
失神	1	0	0	3	4
めまい	1	1	0	1	3
神経質	0	0	1	2	3
眠気	0	0	1	1	2
背痛	1	0	0	1	2
dipmenorrbea	2	0	0	0	2
鼻炎	0	0	1	1	2
dipurea	0	0	1	0	1
熱感および冷感	0	0	1	0	1
汗かき	0	0	1	0	1
関節痛	0	1	0	0	1
口腔内乾燥	0	1	0	0	1
多尿	0	0	0	1	1
呼吸困難	0	0	0	1	1
咽喉痛	0	0	0	1	1
せき	0	0	0	1	1
ゆううつ	0	0	0	1	1

＊3回のウォッシュアウトの合計（第1回前，第1回後，第2回後，計12日間）

transaminase；GOT），γ-グルタミルトランスフェラーゼ（γ-glutamyltransferase；GCT），アラニンアミノトランスフェラーゼ（alanine aminotransferase；ALT）などの酵素活性の変化がサラトリム投与時のラット[10,17]，ミニブタ[17]，サラトリム摂食時の健常人[15,16]で検討されている。ラットへのサラトリム23SOの10週間投与ではAST値，GCT値，ALT値いずれも変化は認められず[9]，サラトリム234CAの10週間投与で雌雄ラットにAST値の有意な低下が認められたが[10]，いずれも正常範囲であった。ミニブタへのサラトリム23SOの4週間投与でもAST値，GCT値，ALT値いずれも変化は認められなかった[17]。

健常人10名にサラトリム23CAをそれぞれの体重に応じて45，60g/日（総摂取熱量はそれぞれ1,800，2,500kcal/日）無作為二重盲検クロスオーバー試験で1日だけ摂取してもらったところ，血清AST値，GCT値，ALT値および乳酸デヒドロゲナーゼ値（lactate dehydrogenase；LDH），アルカリホスファターゼ値（alkaline phosphatase；ALP）に変化は認められなかった[15]。さらに健常人36名に対しサラトリム23CAを体重に応じて45，60g/日（総摂取熱量はそれぞれ1,800，2,500kcal/日）無作為二重盲検非クロスオーバー試験で7日間摂取してもらい血清酵素に及ぼす影響を検討した[15]。その結果，血清AST値，ALT

値はサラトリム23CA摂取期間中，対照のココナッツ油摂取群（それぞれの体重に応じて45，60g/日，総摂取熱量はそれぞれ1,800，2,500kcal/日，あるいは摂取前値より有意に上昇したが，いずれも平均値はすべて正常値の範囲であった[15]。LDH値もサラトリム23CA摂取期間中，正常値範囲内で上昇したが，摂取終了と共に対照値にもどった[15]。GCT値には変化は認められなかった[15]。

健常人24名にサラトリム23SOを30，45，60g/日，サラトリム43SOを60g/日，4SOを60g/日無作為二重盲検非クロスオーバー試験で4週間摂取してもらい，血清酵素に及ぼす影響について検討した[16]。血清ALT値の有意な上昇がサラトリム摂取期間中認められたが，摂取終了と共に摂取前値にもどった。またAST値は一部でサラトリム摂取期間中上昇が認められたが，ALP値，GCT値にはほとんど変化は認められなかった[16]。これら血清酵素値の有意な上昇はすべて正常値の範囲内であった[16]。健常人が試験期間中に摂取したサラトリムはアイスクリーム，ミルクココア，プディング，ヨーグルト，シナモン・レーズン・マッフィン，チョコレートケーキ，レモンケーキ，ワッフルに加工されたものである[16]。

13-2）ストラクチャード・トリグリセリドの病態モデル動物での効果

13-2-1）消化不全モデル動物での効果

中鎖脂肪酸とナタネ油由来脂肪酸[18]あるいは魚油由来脂肪酸[19,20]をその構成成分とするストラクチャード・トリグリセリドの消化不全モデルラットでの，投与後の腸管リンパ（mesenteric lymph）へのトリグリセリド，脂肪酸の出現速度に及ぼす影響が検討されている。

カプリン酸とナタネ油からLipozyme IMを用いて酵素的インターエステル化反応で合成されたストラクチャード・トリグリセリド（主にカプリン酸はsn-1,3位に，リノール酸はsn-2位に存在していた），トリカプリンとナタネ油から，メトキシドナトリウムを触媒に化学的インターエステル化反応により合成されたランダムエステル化トリグリセリド（カプリン酸はsn-1,2,3位にランダムに存在），およびトリカプリンとナタネ油の混合油，対照脂質としてナタネ油を健常ラットおよび吸収不全モデルラットに投与した。投与脂質の脂肪酸組成およびsn-2位脂肪酸組成は表13-6に示した[18]。吸収不全モデルラットは，ラット総胆管にカニューレを挿入し，膵液および胆汁酸を含む分泌液を体外に排出することにより作成した。この吸収不全モデルラットは，手術，麻酔覚醒後，胃内に留置したカニューレを通して，生理食塩水を1時間当たり3mlを投与していた[1]。また対照群（健常ラット）は偽手術を行ったラットを用いた。

それぞれの脂質270mgを健常ラットにはそのまま，吸収不全モデルラットには，0.3mlの20mmモル タウロコール酸で乳化し，胃内留置カニューレを用いて胃内に投与した。リンパ液の採取は正常ラットでは脂質投与1時間前から投与後8時間目まで1時間毎に，8時間後から24時間後までプールして行い，吸収不全モデルラットでは，

表13-6 吸収不全モデルラットに投与した脂質のトリグリセリドおよびsn-2位脂肪酸組成[18]

脂肪酸	トリグリセリド脂肪酸組成				sn-2位脂肪酸組成			
	ストラクチャード・トリグリセリド	ランダムエステル化トリグリセリド	トリカプリン・ナタネ油混合油	ナタネ油	ストラクチャード・トリグリセリド	ランダムエステル化トリグリセリド	トリカプリン・ナタネ油混合油	ナタネ油
$C_{10:0}$	40.5	40.9	34.0	ND	19.6	45.5	46.6	ND
$C_{16:0}$	2.5	2.9	3.3	5.4	0.9	2.7	0.1	0.2
$C_{16:1}\ n$-7	0.1	0.1	ND	0.3	0.1	0.1	ND	0.2
$C_{18:0}$	1.1	1.1	1.2	1.7	0.3	1.0	ND	0.1
$C_{18:1}\ n$-9	34.0	33.1	37.2	55.4	42.5	30.5	25.7	47.3
$C_{18:1}\ n$-7	1.7	1.9	2.2	3.5	1.2	1.8	0.5	0.9
$C_{18:2}\ n$-6	14.1	12.7	14.2	21.9	26.1	11.6	18.4	35.2
$C_{18:3}\ n$-3	4.5	5.8	6.4	9.7	8.1	5.4	8.4	15.4
$C_{20:0}$	0.5	0.3	0.4	0.6	0.8	0.3	0.1	0.3
$C_{20:1}$	0.7	0.7	0.8	1.1	0.3	0.6	ND	ND
$C_{22:0}$	0.0	0.2	0.2	0.3	0.2	0.1	0.1	0.3
$C_{22:1}$	0.2	0.2	0.2	0.2	ND	0.2	ND	0.1

ND：非検出

投与8時間後までは正常ラットと同様に，その後は8時間後から23時間後，23〜24時間後と別々にプールして行った。リンパ液中へのカプリン酸，オレイン酸，リノール酸出現量を測定したところ，いずれも，健常ラットの方が吸収不全モデルラットより多かった（図13-1）[18]。この時，脂質投与前のリンパ液中のリノール酸濃度が，カプリン酸，オレイン酸より高いのは，内因性リノール酸由来と推定されている[18]。

正常ラットではリンパ液中カプリン酸濃度は，カプリン酸を含有する3つの脂質投与群いずれも，投与2時間後に最高リンパ液中濃度に達し，投与24時間後まで少しずつ減少し，投与24時間後には投与前値と同値となった（図13-1）[18]。この，カプリン酸のリンパ液中への出現速度は，オレイン酸，リノール酸に比較して速かった。またオレイン酸とリノール酸の最高リンパ液中濃度は，ストラクチャード・トリグリセリド投与群，トリカプリン・ナタネ油混合油投与群で投与3時間後に，ランダムエステル化トリグリセリド投与群，ナタネ油投与群で投与5〜6時間後に得られた（図13-1）[18]。この時，投与8時間後までの，ランダムエステル化トリグリセリド投与群とトリカプリン・ナタネ油混合油投与群の累積各脂肪酸リンパ液中出現量はほぼ同じであったが，その出現パターンは異なっていた（図13-1）[18]。

この時の総脂肪酸回収率は，投与4脂質群間で差は認められず，オレイン酸，リノレン酸の回収

図13-1 健常ラット，吸収不全モデルラットでの種々の脂質投与後のリンパ液中への脂肪酸出現量[18]

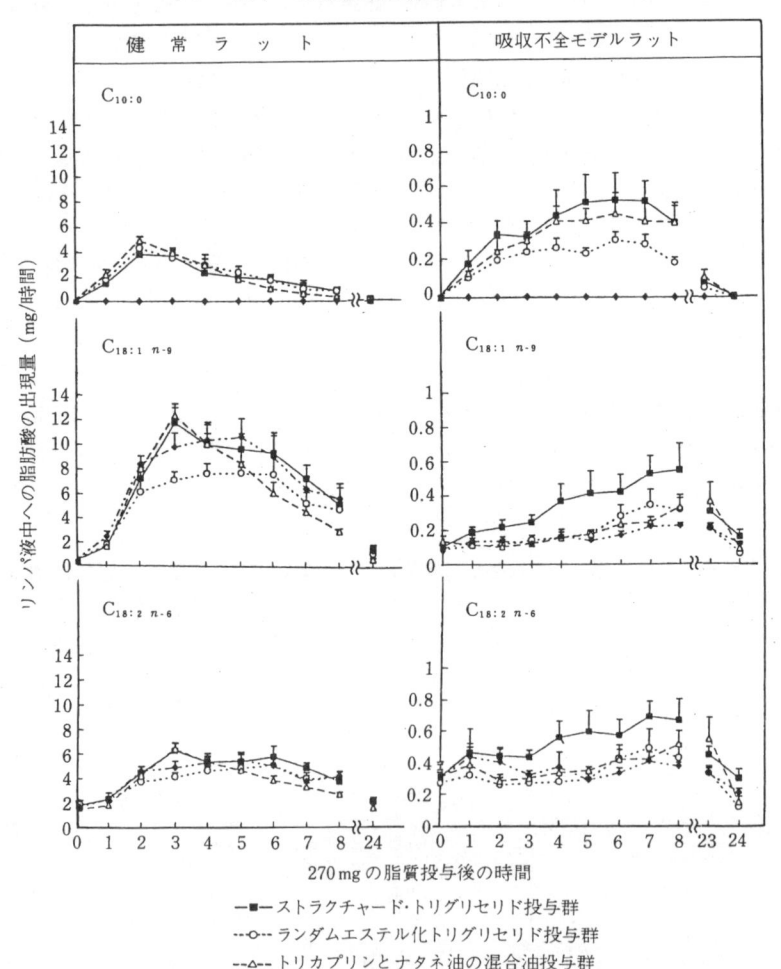

―■― ストラクチャード・トリグリセリド投与群
⋯○⋯ ランダムエステル化トリグリセリド投与群
―△― トリカプリンとナタネ油の混合油投与群
―◆― ナタネ油投与群

率は，ストラクチャード・トリグリセリド投与群で他の3脂質投与群に比較して有意（p＜0.05）に高く，リノール酸の回収率は，ストラクチャード・トリグリセリド投与群でナタネ油投与群に比較して有意（p＜0.05）に高かったが，カプリン酸の回収率は，カプリン酸を含有する3脂質投与群間で差は認められなかった（表13-7）[18]。

吸収不全モデルラットでは，カプリン酸のリンパ液中出現量は，正常ラットの場合に比較して非常に少なく，最高リンパ液中濃度には投与後5〜7時間で達し，投与24時間後には投与前値に戻った（図13-1）[18]。また，オレイン酸，リノール酸の最高リンパ液中濃度は，おそらく投与8〜23時間後に存在していると推定される（図13-1）[18]。この場合の総脂肪酸回収率はストラクチャード・トリグリセリド投与群でナタネ油投与群に比較して有意（p＜0.05）に高く，オレイン酸，リノール酸，リノレン酸の総回収率も，総脂肪酸回収率の場合と同じであった（表13-7）[18]。しかし，総カプリン酸回収率は，ナタネ油投与群を除く3投与群間で差は認められなかった（表13-7）[18]。

吸収不全モデルラットでは，その手術技法から胆汁由来の内因性脂肪酸がリンパ液中の脂肪酸濃度に影響を及ぼさない[21]。吸収不全モデルラットでストラクチャード・トリグリセリド投与群でリノール酸の総回収率が他の脂質投与群より高かったのは，ストラクチャード・トリグリセリドが他の脂質に比較して加水分解されやすいか，内因性脂肪酸の動員性が高いためと推定されるが定かではない[18]。

また，中鎖脂肪酸トリグリセリド（medium chain triglyceride；MCT）と魚油からランダムエステル化反応により調製されたストラクチャード・トリグリセリドと，MCTと魚油の混合油を健常ラットおよび脂質吸収不全モデルラットに投与した場合の腸管リンパ液中へのトリグリセリド，リン脂質，コレステロール，カプリン酸，エイコサペンタエン酸（EPA）の出現量に及ぼす影響が検討されている[19]。ストラクチャード・トリグリセリドは，MCTと魚油の45：55の混合油をナトリウムメトキサイドを触媒として，ランダムエステル化反応により調製された[22]。原料に用いたMCT，魚油の脂肪酸組成，ストラクチャード・トリグリセリドおよび対照として投与したMCTと魚油の45：55の混合油の脂肪酸，sn-2位脂肪酸組成は表13-8に示した[19]。ストラクチャード・トリグリセリドの組成は，大部分がLML，LMM，LLM，MLM（Lは長鎖脂肪酸，Mは中鎖脂肪酸を示し，順にsn-1(3)，2，3(1)位の脂肪酸を示す）で，MMM，LLLは，ごくわずかしか含有していない[6]。またストラクチャード・トリグリセリドのsn-2位脂肪酸組成は，MCTと魚油の混合油に比較してカプリル酸，カプリン酸含量が減少し，EPA，ドコサヘキサエン酸（DHA）含量が増加していた（表13-8）[19]。

脂質吸収不全モデルラット（rat model of fat malabsorption）は次の方法により作製した。ラット小腸の上行腸管動脈（superior mesentericar-

表13-7　270mgの種々の脂質投与24時間後までのリンパ液中の脂肪酸回収率[18]

投与脂質		脂　　肪　　酸			
	総脂肪酸	カプリン酸 ($C_{10:1}$)	オレイン酸 ($C_{18:1}\ n$-9)	リノール酸 ($C_{18:2}\ n$-6)	リノレン酸 ($C_{18:3}\ n$-3)
正常ラット					
ストラクチャード・トリグリセリド投与群	121.2 ± 6.0%	27.3 ± 2.1%	84.7 ± 7.1^b %	175.3 ± 10.9^b %	90.4 ± 3.9^b%
ランダムエステル化トリグリセリド投与群	96.1 ± 11.4	25.1 ± 3.7	62.1 ± 7.4^a	150.1 ± 16.6^{ab}	63.9 ± 7.3^a
トリカプリン・ナタネ油混合油投与群	89.8 ± 8.8	27.3 ± 2.3	55.4 ± 5.9^a	134.2 ± 13.9^{ab}	57.0 ± 6.0^a
ナタネ油投与群	100.6 ± 10.6	—	55.7 ± 8.3^a	116.6 ± 11.1^a	56.5 ± 8.5^a
吸収不全モデルラット					
ストラクチャード・トリグリセリド投与群	14.5 ± 1.3^b	5.7 ± 1.0	7.1 ± 1.0^b	26.1 ± 2.5^b	12.7 ± 2.1^b
ランダムエステル化トリグリセリド投与群	10.4 ± 1.2^{ab}	3.4 ± 0.5	4.6 ± 0.7^{ab}	20.7 ± 3.2^{ab}	8.8 ± 2.3^{ab}
トリカプリン・ナタネ油混合油投与群	11.8 ± 1.9^{ab}	5.0 ± 1.0	4.7 ± 0.9^{ab}	20.5 ± 3.1^{ab}	7.5 ± 1.9^{ab}
ナタネ油投与群	9.3 ± 0.6^a	—	3.0 ± 0.2^a	14.0 ± 1.3^a	4.8 ± 0.5^a

数字は投与脂肪酸量に対する回収脂肪酸量の割合で示す。
a,b；異なるアルファベット間には有意差が存在することを示す（p＜0.05）

表13-8 MCT，魚油の脂肪酸組成および，MCTと魚油の混合油，ストラクチャード・トリグリセリドの総脂肪酸組成，sn-2位脂肪酸組成[19]

	MCT	魚油	MCTと魚油の混合油		ストラクチャード・トリグリセリド	
	総脂肪酸	総脂肪酸	総脂肪酸	sn-2位脂肪酸	総脂肪酸	sn-2位脂肪酸
$C_{8:0}$	55.7		27.6	23.1	27.0	13.8
$C_{10:0}$	43.4		20.7	25.0	20.5	21.1
$C_{12:0}$	0.8	0.3	0.5	0.8	0.5	0.6
$C_{14:0}$	0.1	5.9	3.0	4.7	2.9	3.7
$C_{16:0}$		9.5	4.9	5.9	4.7	5.9
$C_{16:1}\ n-7$		8.3	4.2	5.0	4.1	5.3
$C_{18:0}$		1.2	0.6	0.1	0.6	0.8
$C_{18:1}\ n-9$		11.7	6.0	2.1	5.7	7.0
$C_{18:2}\ n-6$		1.7	0.9	0.6	0.8	1.0
$C_{18:4}\ n-3$		2.8	1.5	1.4	1.5	1.7
$C_{20:1}\ n-9$		1.9	1.0	0.4	1.0	1.2
$C_{20:4}\ n-6$		2.8	1.5	1.0	1.5	1.8
$C_{20:5}\ n-3$		28.7	14.7	8.5	15.1	19.6
$C_{22:5}\ n-3$		3.2	1.7	2.5	1.8	2.2
$C_{22:6}\ n-3$		13.1	6.8	12.2	8.0	9.5
その他		8.9	4.4	6.7	4.3	4.8
合計	100.0	100.0	100.0	100.0	100.0	100.0

tery）を20分間，ミクロブルドッククランプ（microbulldog clamp）で閉塞し，阻血（ischemic）状態にし，20分後に閉塞部にリドカインを滴下し，血流を再開させた[23]。また，対照ラットには偽手術を施した。同時に腸間膜リンパ液（mentericlymph）を採取するために腸間膜リンパ管にカニューレを留置した。手術あるいは偽手術後，胃内に5％グルコース-生理食塩水を3ml/時間，24時間投与した。ストラクチャード・トリグリセリドあるいはMCTと魚油の混合油1mlを胃内に投与したのち，引き続き5％グルコース-生理食塩水を3ml/時間，8時間投与し，脂質投与後，1時間毎に腸管リンパ液を採取し，分析に供した[19]。

脂質投与後の腸管リンパ液流量は，いずれの脂質投与群でも差は認められず，投与前で2.5～2.8ml/時間，投与3時間後で最高腸管リンパ液流量3.3～4.0ml/時間に達し，その後徐々に下がり，投与7～8時間後に3ml/時間となった[19]。腸管リンパ液中のトリグリセリド含量は脂質吸収不全モデルラットで，対照ラットに比較して約50％低下し，またMCTと魚油の混合油投与群に比較してストラクチャード・トリグリセリド投与群で約2倍高かった（図13-2，A）[19]。また腸管リンパ液中のリン脂質含量，コレステロール含量も同様の傾向を示した（図13-2，B，C）[19]。脂質投与8時間後までの腸管リンパ液中の累積トリグリセリド量は，脂質吸収不全モデルラットのストラクチャード・トリグリセリド投与群で157±11.6μモル，MCTと魚油の混合油投与群で77.6±6.5μモル（両投与群間で有意差（$p<0.001$）あり），対照の偽手術ラットのストラクチャード・トリグリセリド投与群で268.7±24.6μモル，MCTと魚油の混合油投与群で171.1±14.3μモル（両投与群間で有意差（$p<0.001$）あり）であった[19]。また，腸管リンパ液中へカプリン酸とEPA出現量を測定したところ，脂質吸収不全モデルラット，対照ラットいずれでも，ストラクチャード・トリグリセリド投与群の方が，MCTと魚油の混合油投与群に比較して，2～3倍多かった（図13-3）[19]。

ストラクチャード・トリグリセリド投与群で，腸管リンパ液中のEPAの出現量が，MCTと魚油の混合油投与群より多いのは，ストラクチャード・トリグリセリドのsn-2位のEPA含量の増加によるものと推定される[19]。また，腸管リンパ

第13章 ストラクチャード・トリグリセリドの応用

図13-2 MCTの魚油の混合油，ストラクチャード・トリグリセリド投与後の腸管リンパ液中へのトリグリセリド，リン脂質，コレステロールの出現量[19]

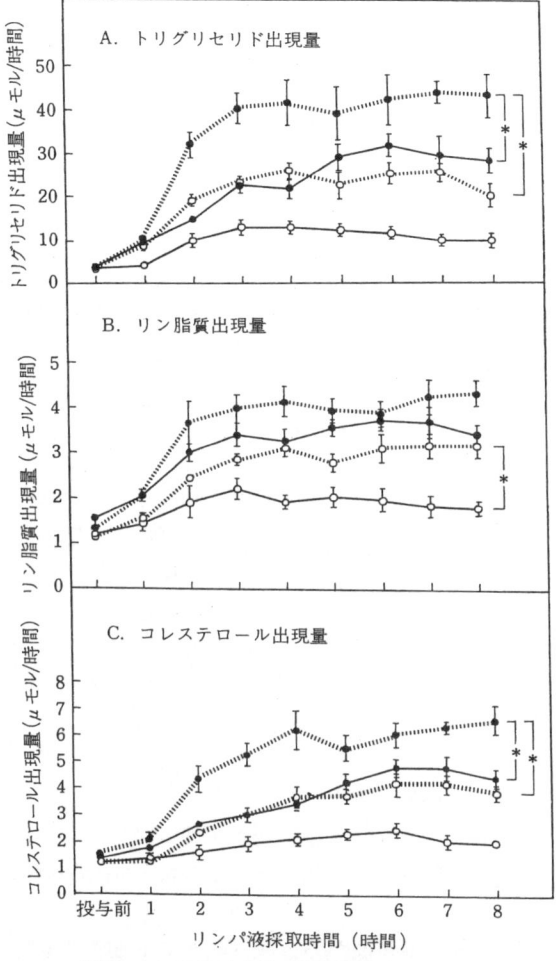

図13-3 MCTと魚油の混合油，ストラクチャード・トリグリセリド投与後の腸管リンパ液中へのカプリン酸，EPAの出現量[19]

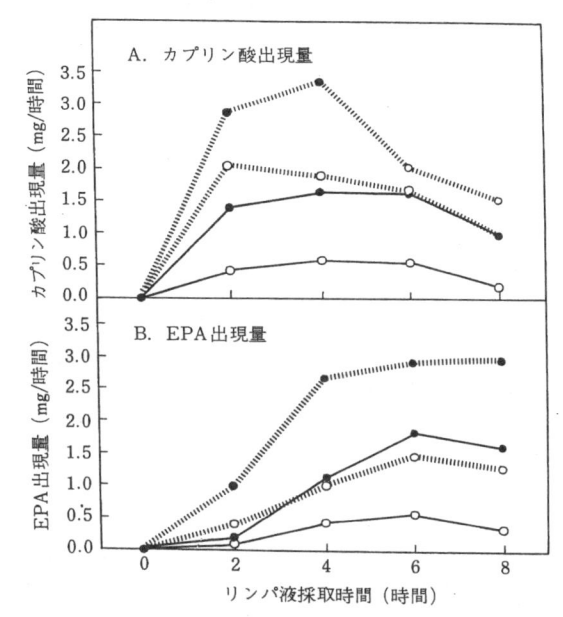

―●― 対照ラット，MCTと魚油の混合油投与群
┉●┉ 対照ラット，ストラクチャード・トリグリセリド投与群
―○― 脂質吸収不全モデルラット，MCTと魚油の混合油投与群
┉○┉ 脂質吸収不全モデルラット，ストラクチャード・トリグリセリド投与群
$p<0.01$

液中のトリグリセリド含量の上昇も，このEPA含量の増加の寄与が多い。しかし，sn-2位のカプリン酸含量は，MCTと魚油の混合油の方が，ストラクチャード・トリグリセリドより高い（表13-8）[19]ので腸管リンパ液中のカプリン酸の出現量も，EPAの出現量と同様，MCTと魚油の混合油投与群に比較して，ストラクチャード・トリグリセリド投与群で高いことは，sn-2位の脂肪酸組成からは説明できない[19]。MCTと魚油の混合油では，MCTの加水分解速度が速く，カプリン酸は主に門脈系で輸送され，リンパ系に出現する量が減少したのではないかと推定される[19]。また，逆にストラクチャード・トリグリセリドの構成成分である，1つの中鎖脂肪酸と2つの長鎖脂肪酸および2つの中鎖脂肪酸と1つの長鎖脂肪酸をその構成成分とするトリグリセリドは，リンパ系を介して輸送されることも推定される[19]。

13-2-2) 火傷モデル動物での効果

中鎖脂肪酸とメンハーデン油由来の脂肪酸をその構成成分とするストラクチャード・トリグリセリドを火傷モデルラットに投与し，タンパク質代謝に及ぼす影響が検討されている[24,25]。検討に用いられたストラクチャード・トリグリセリドは，中鎖脂肪酸トリグリセリド60％とメンハーデン油40％の混合油を加水分解したのち，ランダムエステル化反応により調製され，その主脂肪酸組成は，カプリル酸33.4％，カプリン酸20.8％，パルミチン酸9.3％，EPA 4.6％，DHA 2.3％であっ

た[24]。対照脂質としては，大豆油50％，サフラワー油50％の混合油（長鎖脂肪酸トリグリセリド）で，その主脂肪酸組成は，パルミチン酸9.2％，オレイン酸19.4％，リノール酸60.1％であった[24]。

これらの脂質を10，あるいは35エネルギー％含有する等容量（50ml/日），等窒素量（2gアミノ態窒素），等熱量（209kJ/日）の経腸栄養剤を，脂質以外のエネルギー源としてデキストロースを用いて調製した。10および35エネルギー％のストラクチャード・トリグリセリド含有経腸栄養剤，長鎖脂肪酸トリグリセリド含有経腸栄養剤，対照として脂質非含有経腸栄養剤（エネルギー源はデキストロースで，他の試験経腸栄養剤と等容量，等窒素量，等熱量）をラットに2日間投与したのち，3日目にラットの体表面積の25％が火傷になるよう15秒間，沸騰水に浸漬し，火傷モデルラットを作成した。引き続き同経腸栄養剤を4日間投与し，火傷前後の体重，呼吸商，総熱量消費量，累加窒素出納量，血清グルコース濃度，インスリン濃度，血漿トリグリセリドの脂肪酸組成変化に及ぼす影響が検討されている[24]。

その結果，体重変化はいずれの経腸栄養剤投与群間でも差は認められなかったが，呼吸商は，35エネルギー％脂質含有経腸栄養剤投与群（ストラクチャード・トリグリセリドおよび長鎖脂肪酸トリグリセリド含有経腸栄養剤投与群いずれも）では，火傷前後共，10エネルギー％脂質含有経腸栄養剤投与群，対照の脂質非含有経腸栄養剤投与群に比較して有意（$p<0.05$）に低かった（本書第9章，図9－1）[24]。これは，10エネルギー％脂質含有経腸栄養剤投与群で，生体内脂質合成がより促進されたためと推定されている[24]。また総熱量消費量はいずれの経腸栄養剤投与群間でも差は認められなかった（本書第9章，図9－2）[24]が，累加窒素出納量も，10エネルギー％脂質含有経腸栄養剤投与群の方が，35エネルギー％脂質含有経腸栄養剤投与群より高く，ストラクチャード・トリグリセリド含有経腸栄養剤投与群と長鎖脂肪酸トリグリセリド含有経腸栄養剤投与群と比較すると，前者の方が高かった（本書第9章，表9－1）[24]。

これらの結果は，火傷モデルラットでのタンパク質節約効果（protein-sparing effects）は，中鎖脂肪酸とメンハーデン油由来の脂肪酸をその構成成分とするストラクチャード・トリグリセリドを10エネルギー％含有する経腸栄養剤が最も高いことが認められた[24]。

また，火傷モデルラット（体表表面積の25％が火傷）に，4種の36％非タンパク質カロリー脂肪輸液を静脈内に投与して，体重変化，窒素出納，血漿アルブミン濃度に及ぼす影響が検討されている[26]。投与された4種の脂肪輸液は，100％LCT含有輸液，100％MCT含有輸液，LCTとMCTの50：50の混合油含有輸液，60％のMCTと40％のサフラワー油から合成されたストラクチャード・トリグリセリド含有輸液で，このうちストラクチャード・トリグリセリド含有輸液投与群でのみ，体重増加，血漿アルブミン濃度の上昇，正の窒素出納が認められた[26]。また，同じ火傷モデルラットの胃内に4種の40％非タンパク質カロリー経腸栄養剤を3日間投与し，体重変化，窒素出納，タンパク質合成に及ぼす影響が検討されている[27]。投与された4種の経腸栄養剤は，100％LCT含有経腸栄養剤，100％MCT含有経腸栄養剤，LCTとMCTの36：64の混合油から合成されたストラクチャード・トリグリセリド含有経腸栄養剤，50％のバターオイル，35％のMCT，15％のサフラワー油の混合油から合成されたストラクチャード・トリグリセリド含有経腸栄養剤であった[27]。投与された経腸栄養剤のうち，2種のストラクチャード・トリグリセリド含有経腸栄養剤投与群で，正の窒素出納と，累積窒素出納量の増加が認められ，特に，50％バターオイル，35％MCT，15％サフラワー油の混合油から合成されたストラクチャード・トリグリセリド含有経腸栄養剤投与群では，経腸栄養剤投与群間で最も体重減少が少なく，筋肉および肝臓でのタンパク質合成量が高かった。また，パーム核油85％とヒマワリ油15％の混合油から合成されたストラクチャード・トリグリセリドでも同様の結果が得られている[28]。

これらの結果は，火傷モデルラットにおいて，中鎖脂肪酸と多価不飽和脂肪酸，あるいま長鎖脂肪酸をその構成成分とするストラクチャード・トリグリセリドを含有する脂肪乳剤が，MCT，LCT，MCTとLCTの混合油を含有する脂肪乳剤より，すぐれた異化作用（anticatabolic effect）抑制効果を示し，タンパク質分解を抑制し，組織のタンパク質合成を促進することが認められたこ

とを示しており，ストラクチャード・トリグリセリドを含有する脂肪乳剤，経腸栄養剤は，火傷患者，複合外傷（multiple trauma）患者，種々の手術後の患者に有効であると推定された[29,30]。

13-2-3) 敗血症モデル動物における効果

ラット静脈内に大腸菌[31]あるいは大腸菌エンドトキシン[32]（*Eschericia coli* endotoxin）を投与し，実験的敗血症（sepsis）モデルラットを作成し，ストラクチャード・トリグリセリドを投与して，脂質代謝[31,33]，タンパク質代謝[25,32]に及ぼす影響が検討されている。

50％の中鎖脂肪酸トリグリセリド，40％のメンハーデン油，10％のカノーラ油から構成されるストラクチャード・トリグリセリド エマルジョンを含有する液体飼料（摂取熱量の21エネルギー％が脂質由来）あるいは対照の同熱量％の大豆油エマルジョンを含有する液体飼料を，ラット胃内に5日間投与したのち，大腸菌を8×10^7個/100g体重，静脈内に投与し，敗血症モデルを作成し，脂質代謝に及ぼす影響が検討されている[31]。大腸菌などのグラム陰性菌により敗血症が引き起こされると，肝臓の障害と機能不全が起こり，その結果，肝臓での脂質代謝異常が生じ，トリグリセリドの合成が促進され肝臓に脂質が蓄積することが知られている[34,35]。この肝臓での脂質蓄積は，脂肪酸，トリグリセリドの合成促進と共に，肝臓からの脂質分泌が不変で，促進されないことも関与していると推定されている[36]。

それぞれの液体飼料を5日間投与したのち，静脈内に大腸菌を投与すると，大豆油エマルジョン含有液体飼料投与群に比較して，ストラクチャード・トリグリセリドエマルジョン含有液体飼料投与群で，血漿トリグリセリド，遊離脂肪酸濃度の有意（$p<0.05$）な低下が認められたが，血漿コレステロール濃度は両投与群間には差は認められなかった（本書第6章，図6-18）[31]。この時，大腸菌投与により，ストラクチャード・トリグリセリド エマルジョン含有液体飼料投与群で，血漿トリグリセリド濃度の有意（$p<0.05$）な低下が，また，大豆油エマルジョン含有液体飼料投与群で，肝臓トリグリセリド濃度の有意（$p<0.05$）な上昇が認められた（本書第6章，図6-18）[31]。

また，副睾丸脂肪組織リポタンパク質リパーゼ活性は，両投与群とも大腸菌投与により低下し，ヒメラ筋リポタンパク質リパーゼ活性は，大腸菌投与により，ストラクチャード・トリグリセリドエマルジョン含有液体飼料投与群では上昇し，大豆油エマルジョン含有液体飼料投与群では低下した（本書第6章，図6-19）[31]。これらの結果は，グラム陰性菌による敗血症で認められる肝臓脂肪の蓄積が，ストラクチャード・トリグリセリドエマルジョン含有液体飼料投与により抑制されることを示しており，その特徴的な脂肪酸組成と共に，ヒメラ筋のリポタンパク質リパーゼの活性化も寄与しているものと推定されている[33]。

また，sn-1,3位が中鎖脂肪酸，sn-2位がω6系あるいはω3系多価不飽和脂肪酸から構成されるストラクチャード・トリグリセリドの低濃度の大腸菌エンドトキシン静脈内投与ラットのタンパク質代謝，エネルギー代謝に及ぼす影響が検討されている[16]。ラットを2週間，脂質非含有の標準飼料で飼育したのち，静脈内にカテーテルを留置し，脂質5％，アミノ酸5％，グルコース10％を含有する輸液を，1時間当たり10ml/kg体重の割合で48時間投与した。輸液に含有されていた脂質は，sn-1,3位が中鎖脂肪酸，sn-2位がω6系あるいはω3系多価不飽和脂肪酸から構成されるストラクチャード・トリグリセリド（それぞれのストラクチャード・トリグリセリドはMLM，MFMと略記，Mは中鎖脂肪酸，Lはリノール酸，Fは魚油由来の脂肪酸のEPAやDHA，他を意味し，順にsn-1,2,3位の脂肪酸を示す）で，その脂肪酸組成は，本書第9章，表9-3に示した通りである。

MLMおよびMFM含有輸液を24時間投与したのち，それぞれの群を2分し，1群を対照群とし，もう1群には，輸液に加え大腸菌エンドトキシンを1mg/kg体重/24時間，投与終了まで24時間引き続き投与し，実験的敗血症モデルを作成した（それぞれMFM＋エンドトキシン含有輸液投与群，MFM＋エンドトキシン含有輸液投与群）[21]。輸液投与前の各群間には体重差は認められなかったが，48時間の輸液投与後では，MLM含有輸液投与群に比較して，MLM＋エンドトキシン含有輸液投与群で有意（$p<0.05$）に低下したが，MFM含有輸液投与群とMFM＋エンドトキシン含有輸液投与群では，投与前の体重に比較して投

与後の体重はやや減少したが，両投与群間には有意差は認められなかった（本書第9章，図9-4）[32]。また，MLM+エンドトキシン含有輸液投与群とMFM+エンドトキシン含有輸液投与群の間にも有意差は認められなかった。48時間の累積窒素出納は，いずれの投与群でもプラスであったが，MLM含有輸液投与群に比較して，MLM+エンドトキシン含有輸液投与群では有意（p＜0.05）に低値であったが，MFM含有輸液投与群とMFM+エンドトキシン含有輸液投与群との間，およびMLM+エンドトキシン含有輸液投与群とMFM+エンドトキシン含有輸液投与群との間には有意差は認められなかった（本書第9章，図9-4）[32]。

この結果は，ω3系脂肪酸を sn-2位の構成成分とするストラクチャード・トリグリセリドが，ω6系脂肪酸を sn-2位の構成成分とするストラクチャード・トリグリセリドに比較して，実験的敗血症モデルラットのタンパク質の異化過程において，タンパク質節約効果を示すと推定されるが，その作用機序は不明である。

13-2-4）担癌モデルラットでの効果

メンハーデン油40％と中鎖脂肪酸トリグリセリド60％の混合油から再構成されたストラクチャード・トリグリセリドを含有するエマルジョンを担癌ラットの静脈内に投与し，窒素出納および担癌ラット個体全体，肝臓，筋肉でのタンパク質代謝に及ぼす影響が検討されている[38]。ラット皮下に 10^7 個の吉田肉腫（Yoshida sarcoma）細胞を注入したのち，7日後に頸静脈にカテーテルを留置し，メンハーデン油と中鎖脂肪酸トリグリセリドから再構成されたストラクチャード・トリグリセリドを50カロリー％含有するエマルジョンを1日当たり220kcal/kg体重，3日間投与し，窒素出納およびタンパク質の合成率，分解率，蓄積量に及ぼす影響が検討されている[38]。対照としては，メンハーデン油と中鎖脂肪酸トリグリセリドの50：50の混合油を50カロリー％含有するエマルジョン，および長鎖脂肪酸トリグリセリド（サフラワー油と大豆油の50：50の混合油）を50カロリー％含有するエマルジョン（Lyposyn.II®，Abbott Lab.）を用いた[38]。

その結果，1日毎の窒素出納は，いずれのエマルジョン投与群でも投与1日目はマイナスであったが，2日目，3日目はプラスに転じ，3日間の累積窒素出納は，担癌ラットのストラクチャード・トリグリセリド含有エマルジョン投与群で 35.2 ± 9.0mg窒素，メンハーデン油，中鎖脂肪酸トリグリセリド混合油含有エマルジョン投与群で 32.5 ± 9.3mg窒素，LiposynII投与群で 38.1 ± 10.5mg窒素であり，無担癌ラットでは，順に 63.1 ± 12.5mg窒素，17.0 ± 10.1mg窒素，14.5 ± 9.6mg窒素であった[38]。この結果は，ストラクチャード・トリグリセリドを含有するエマルジョンの投与により，他のエマルジョン投与群に比較して窒素出納が改善されることを示している[38]。

また，エマルジョン投与3日目にL-〔-^{14}C〕ロイシンを投与し，ロイシンの代謝速度からアイソトープバランス（isotope balance）を測定したところ，担癌ラット，非担癌ラットとも，ストラクチャード・トリグリセリド含有エマルジョン投与群で最も低かった（本書第9章，表9-1）[38]。担癌ラットに脂肪源の異なる経静脈栄養剤を投与すると，癌組織および動物全体のタンパク質代謝に影響を及ぼし[38]，特に魚油（メンハーデン油）と中鎖脂肪酸トリグリセリドをその構成成分とするストラクチャード・トリグリセリドを含有するエマルジョンの投与は，癌細胞を増殖させることなく，担癌ラットのタンパク質代謝を促進させることが認められた[38]。

13-3）ストラクチャード・トリグリセリドの輸液への応用

13-3-1）はじめに

通常の食事だけでは栄養摂取が充分にできない人々や患者に対しては，何らかの形で栄養補給を行うことが必要である。現在，医療分野で行われている栄養摂取法は，経腸栄養法（enteral nutrition）と非経腸栄養法（経静脈栄養法，parenteral nutrition）の2種類に分類される（図13-4）[39]。経腸栄養法は経口栄養法（oral feeding）と経管栄養法（tube feedinn）[40,41] に，また小腸内に栄養剤を投与できない人々，患者に用いられる経静脈栄養法（intravenous nutrition）は，鎖骨下静脈からカニューレを挿入し，その先端は大静脈まで挿入，留置して行う栄養法の中心静脈栄養法（intravenous hyperalimentation；IVH）と完全静脈栄

養法（total parenteral nutrition. TPN）および末梢静脈栄養法（peripheral parenteral nutrition; PPN）に分類される[38, 42]（図13-4）[39]。

栄養補給は基本的には，それぞれの病態に適用して処方されるものであり，経腸栄養法に用いられる栄養剤は，タンパク質，脂質，糖質と電解質およびビタミンをバランス良く含有させているか，または特殊な病態に適用させ，一部の不足する栄養素を補給する目的で調整されている。また，中心静脈栄養法には高濃度のブドウ糖とアミノ酸，脂質を主成分とした輸液が，末梢静脈栄養法は中心栄養法に用いられる輸液に，脂肪乳剤を加えたものが用いられている[42]。

13-3-2）ストラクチャード・トリグリセリドの経静脈栄養法への応用

中心静脈栄養法において脂肪は，エネルギーと必須脂肪酸補給の観点から重要である。また脂肪の一部をグルコースに置換することにより，代謝後の二酸化炭素の産生を抑制することができる。中心静脈栄養法に用いられる脂肪エマルジョンである長鎖脂肪酸トリグリセリド（LCT）エマルジョンは，通常の場合は投与後すみやかに代謝されるが，種々のストレスを受けている患者に投与された場合には，好ましくない代謝応答や免疫応答が認められることがある[43]。LCTを輸液として使用した場合，生体膜リン脂質組成変化，レセプターに対する応答変化も認められている[44, 45]。また，ω-6多価不飽和脂肪酸をその構成成分とするLCTを投与するとエイコサノイド代謝が変化し，アラキドン酸の代謝産物の産生量が増加し，結果として免疫反応に影響を及ぼす場合もある[46]。

最近，LCT含有脂肪輸液に加えて，MCT含有脂肪輸液も用いられるようになってきており，その栄養生理学的特性である，加水分解速度・代謝速度の速いこと，カルニチン非依存性の代謝特性が応用されている[47]。しかし，MCT含有脂肪輸液を多量に投与すると，血漿の中鎖脂肪酸濃度や，中鎖脂肪酸の代謝産物であるケトン体濃度が上昇し，まれに神経障害を起こすことが認められている[48]。また，MCT投与時の脳脊髄液中の中鎖脂肪酸濃度の上昇による軽度の神経障害も報告されている[49]。その後の検討で，MCTの代謝はLCTを共存させると抑制され，血漿中の遊離中鎖脂肪酸濃度が低下することが見出され[50]，実用化されている[51]。MCTとLCTの混合脂肪輸液の特性としては次のものが挙げられている[52]。

1) MCT単独の副作用が軽減する。
2) LCT単独よりもタンパク質節約効果が大きい。
3) タンパク質の酸化率が上昇する。
4) タンパク質の代謝回転が低下する。
5) 筋肉タンパク質の異化を軽減する効果がLCTよりも大きい。
6) 補体C_3，補体C_4などの補体合成が保たれ，肝臓でのタンパク質合成が促進される。
7) 全身および筋肉のタンパク質合成率はLCTとほぼ同等である。
8) ケトン体生成がMCTよりも少なく，ゆっくり代謝される。
9) LCT含有の脂肪輸液より平均脂肪粒子径が小さい。

さらに，MCTとLCTの混合脂肪輸液の特性を生かし，中鎖脂肪酸と長鎖脂肪酸をその構成成分とするストラクチャード・トリグリセリドが開発された。このストラクチャード・トリグリセリド

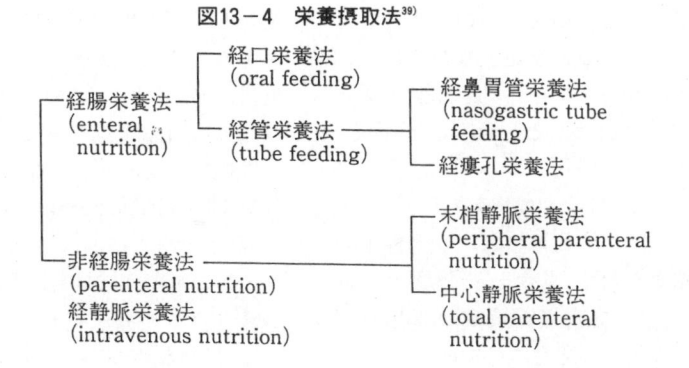

図13-4 栄養摂取法[39]

```
                   ┌─ 経口栄養法
                   │  (oral feeding)
         経腸栄養法─┤                  ┌─ 経鼻胃管栄養法
         (enteral  │                  │  (nasogastric tube
         nutrition)└─ 経管栄養法 ──────┤     feeding)
                      (tube feeding)  └─ 経瘻孔栄養法

                                        ┌─ 末梢静脈栄養法
                                        │  (peripheral parenteral
         非経腸栄養法 ───────────────────┤     nutrition)
         (parenteral nutrition)          │
         経静脈栄養法                    └─ 中心静脈栄養法
         (intravenous nutrition)            (total parenteral
                                             nutrition)
```

含有輸液は，MCTとLCTの混合脂肪輸液とは異なる栄養生理学的特性を有している[53〜57]。種々のストレス下のラットの静脈内にストラクチャード・トリグリセリド含有輸液を投与すると，MCT，LCT，MCTとLCTの混合油含有輸液投与時に比較して，体タンパク質節約効果，体重増加量，窒素出納量，血漿アルブミン濃度が高くなることが認められ，特にストラクチャード・トリグリセリド含有輸液投与群でMCTとLCT混合油含有輸液投与群に比較して，肝臓での脂肪浸潤（fatty infiltration）の程度が軽減される[26,53,58,59]。中鎖脂肪酸60％とサフラワー油40％から合成されたストラクチャード・トリグリセリド含有輸液を火傷モデルラットの静脈内に3日間投与した時，LCT，MCT，LCTとMCTの50：50の混合油含有輸液投与群と比較すると，摂取熱量はいずれの投与群もほぼ同じであったが，体重増加量は，ストラクチャード・トリグリセリド含有輸液投与群で最も多かった（図13−5）[26]。

経中心静脈栄養剤に用いる最適な脂質エマルジョン濃度を火傷モデルラットで検討したところ，36非タンパク質エネルギー％のストラクチャード・トリグリセリド含有輸液投与の場合が，MCT，LCT，MCTとLCTの混合油含有輸液投与の場合に比較して，窒素出納，体重増加，体タンパク質節約効果は大きかった[26]。健常人8名に，ストラクチャード・トリグリセリド含有輸液（Structolipid®，長鎖脂肪酸50：中鎖脂肪酸50（モル比）から構成されるトリグリセリド）を0.38g，あるいは1.0gトリグリセリド/kg体重，6時間投与した[60]。投与後の血漿中の中鎖脂肪酸/長鎖脂肪酸は，投与したストラクチャード・トリグリセリド含有輸液の中鎖脂肪酸/長鎖脂肪酸とほぼ同じであったことから，ストラクチャード・トリグリセリドでの中鎖脂肪酸と長鎖脂肪酸の加水分解はほぼ同速度で行われていると推定された[60]。

手術後の患者に，20％グルコースと0.2gアミノ酸を含有する経中心静脈栄養剤とStructolipid®を，非タンパク質熱量が，安静時エネルギー消費量の100％相当量投与したところ，ストラクチャード・トリグリセリドは効率良く代謝され，安全性上の問題も認められなかった[61]。しかし，軽度の中枢神経毒性，ケトーシス，血漿脂質濃度の変化が認められた[61]。また，手術後の患者に，ストラクチャー

図13−5 各種脂質の経中心静脈投与時の火傷モデルラットでのカロリー摂取量と体重変化[26]

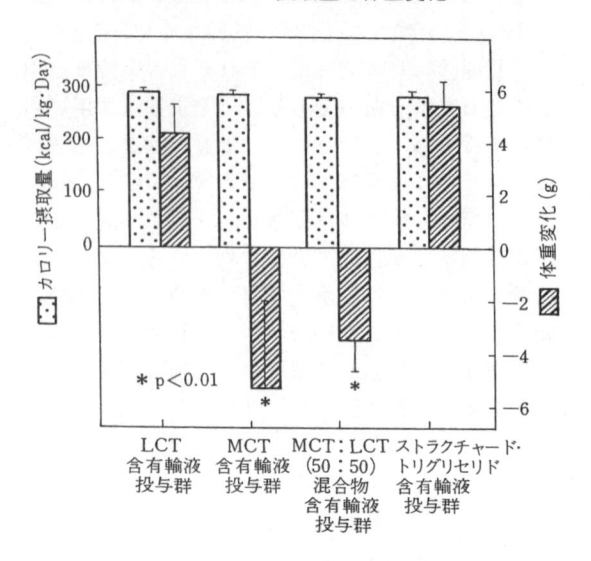

ド・トリグリセリド含有輸液あるいは，LCT含有輸液を1g脂質/kg体重，および総投与熱量として，80，120％安静時エネルギー消費量になるように輸液を投与し，全身の脂質酸化速度を測定したところ，80％安静時エネルギー消費量投与時には，ストラクチャード・トリグリセリド含有輸液投与群とLCT含有輸液投与群の間に差は認められなかったが，120％安静時エネルギー消費量投与時には，ストラクチャード・トリグリセリド含有輸液投与群で，LCT含有輸液投与群に比較して，有意に上昇した（図13−6）[62]。

また，手術後の患者に5日間，アミノ酸で0.2g窒素/kg体重・日および，非タンパク質摂取熱量の3分の2を糖質から，3分の1を脂質から摂取するようにして投与した[62]。この時，投与した脂質はストラクチャード・トリグリセリド含有輸液あるいは，MCTとLCTの混合油含有輸液であり，投与5日間の累積窒素出納量を測定したところ，ストラクチャード・トリグリセリド含有輸液投与群で，MCTとLCTの混合油含有輸液投与群に比較して，有意に低かった（図13−7）[62]。

敗血症（sepsis）あるいは複雑外傷により集中治療部門（ICU；intensive care unit）に入院中の30名の患者に，大豆油由来の長鎖脂肪酸とココナッツ油由来の中鎖脂肪酸をその構成成分とするストラクチャード・トリグリセリドを主成分とする20％脂肪輸液，Stractolipid®（Fresenis

第13章 ストラクチャード・トリグリセリドの応用

図13-6 手術後の輸液投与時の全身の脂質酸化速度[62]

図13-8 脂肪輸液投与中の窒素出納[63]

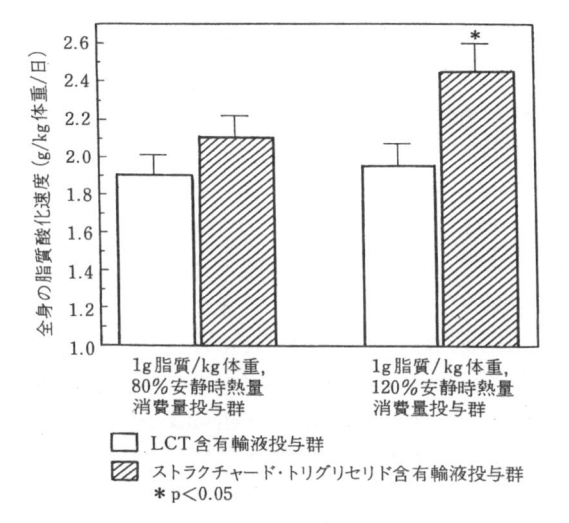

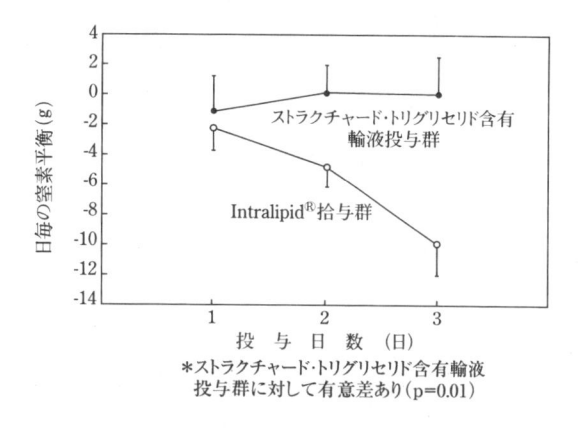

図13-7 手術後の輸液投与5日間の累積窒素出納量[62]

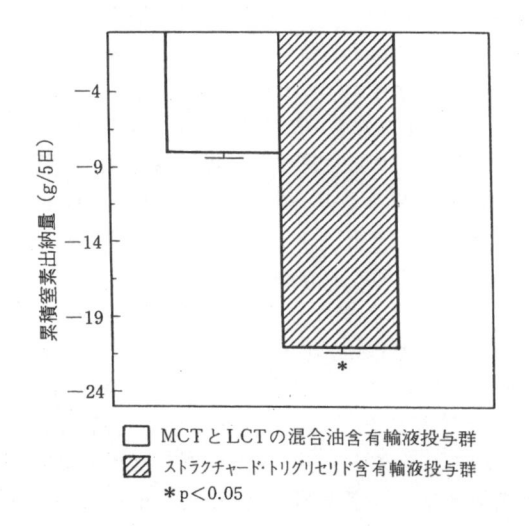

Kabi AB, ウプサラ, スウェーデン, 大豆油由来脂肪酸：ココナッツ油由来脂肪酸, 36：64 重量％, 50：50 モル％), あるいは大豆油を主成分とする20％脂肪輸液, Intralipid® (Fresenis Kabi AB) を, 6日間, 静脈内に1.5gトリグリセリド/kg体重/日) 投与し, 投与3日後まで窒素出納に及ぼす影響が検討されている[63]。その結果, 投与3日目の窒素出納ではストラクチャード・トリグリセリド含有輸液投与群 0.1±2.4g で, Intralipid®投与群 −9.9±2.1g に比較して有意 (P=0.01) に改善された (図13-8)[63]。また, 3日間の累積窒素出納も, ストラクチャード・トリグリセリド含有輸液投与群で−0.7±6.0g と, Intralipid® 投与群での−16.7±3.9g に比較して有意 (P=0.034) に高かった (図13-8)[63]。

中鎖脂肪酸と長鎖脂肪酸トリグリセリドよりインターエステル化反応で得られたストラクチャード・トリグリセリドを含有する輸液 (Fat Emulsion 73403, Kabiphar-macia AB, スウェーデン) を結腸癌切除患者に5日間静脈内投与し, 累積窒素出納が検討されている[64]。対照としては, 20％LCTを含有する脂肪輸液 (Intralipid®, Kabipharmacia AB, スウェーデン) を用いた。その結果, 日々の窒素出納がプラスであったのは, Fat Emulsion 73403 投与群で投与後1〜4日目, Intralipid® 投与群で投与後2〜5日目であった[64]。また, 投与1〜3日目間, 1〜5日目間の累積窒素出納は, Fat Emulsion 73403 投与群でそれぞれ 9.7±5.2g, 10.7±10.5g, Intralipid® 投与群でそれぞれ 4.4±11.8g, 6.5±17.9g で, 両投与群間で有意差 (投与1〜3日目間で p=0.02, 1〜5日目間で p=0.05) が認められた。この時, 血清クレアチニン濃度, 血清窒素濃度は, 両投与群間で差は認められなかったが, 尿中への3-メチルヒスチジン (3-methylhistidine) 排泄量は, 投与1日目で Intralipid® 投与群の方が Fat Emulsion 73403 投与群より高かったが, 投与2日目から少しずつ減少し, 投与5日目では両投与群間で差は認められなかった[64]。

これらの結果は, 結腸癌切除患者へのストラクチャード・トリグリセリド含有輸液の投与は, 従来のLCT含有輸液の投与に比較して, 窒素出納

を高く保ち，かつ安全性にもすぐれていることを示している[64]。また，クローン病の患者への Structolipid® の投与でも同様の結果が得られている[65]。

13-3-3) ストラクチャード・トリグリセリドの経腸栄養法への応用

40％の非タンパク質熱量を有するLCT，MCT，LCTとMCTの混合油，中鎖脂肪酸と長鎖脂肪酸をその構成成分とするストラクチャード・トリグリセリドをそれぞれ含有する経腸栄養剤を，火傷モデルラットの胃内に投与し，ラットの生理的変化に及ぼす影響が検討されている[20,27]。その結果，ストラクチャード・トリグリセリドおよび，LCTとMCTの混合油含有経腸栄養剤投与群で，LCT，MCT含有経腸栄養剤投与群に比較して，高い日々のおよび累積窒素出納，直筋の筋肉（rectus muscle）と肝臓における高いタンパク質合成が認められた[27]。また，ストラクチャード・トリグリセリドおよびMCT含有経腸栄養剤投与群で，LCTあるいはLCTとMCTの混合油含有経腸栄養剤投与群に比較して，有意に高い血漿アルブミン濃度を維持していた[27]。

また同様に85％のパーム核油と15％のヒマワリ油から合成されたストラクチャード・トリグリセリド（その構成成分はストラクチャード・トリグリセリド81％，MCT12％，LCT7％），パーム核油とヒマワリ油の85:15の混合油（その構成成分は，MCT43％，LCT57％），MCTおよびLCTをそれぞれ含有する経腸輸液を，火傷モデルラットの胃内に投与した場合も，ストラクチャード・トリグリセリド，パーム核油とヒマワリ油の混合油含有経腸栄養剤投与群で，MCT，LCT含有経腸栄養剤投与群に比較して，高い窒素出納とタンパク質合成能を示したし，ストラクチャード・トリグリセリド，MCT含有経腸栄養剤投与群で，LCT，パーム核油とヒマワリ油の混合油含有経腸栄養剤投与群に比較して，高い血漿アルブミン濃度を維持していた[28]。

ヒトでのストラクチャード・トリグリセリド含有経腸栄養剤の投与は，パーム核油85％とヒマワリ油15％の混合油より合成されたストラクチャード・トリグリセリド（Impact®, Sandoz Nutrition, ミネアポリス, Mn.）を入院中の癌，外傷，火傷の患者，手術後の患者の消化管内に投与して，その効果が検討されている[66~68]。この時，ストラクチャード・トリグリセリドを含有しない他の経腸栄養剤を使用した入院患者に比較して，ストラクチャード・トリグリセリド含有経腸栄養剤を用いた入院患者では，有意に入院日数が短縮され，かつ感染者の割合が有意に減少した。この時，ストラクチャード・トリグリセリド含有経腸栄養剤に，アルギニン，RNA，魚油などの他の栄養素を添加することにより，この経腸栄養剤の栄養生理学的効果を一層高めることができた[66~68]。

消化器上部の悪性腫瘍，特に胃癌により胃を手術的に除去した患者の十二指腸にカテーテルを留置し，中鎖脂肪酸と魚油由来脂肪酸をその構成成分とするストラクチャード・トリグリセリドを含有する経腸栄養剤を投与し，手術後の消化器合併症，感染症の発症に及ぼす影響，血液，尿性状，肝臓および腎臓機能に及ぼす影響について検討されている[37,69]。この経腸栄養剤に用いたストラクチャード・トリグリセリドは，中鎖脂肪酸トリグリセリドと魚油を混合したのち，脂肪酸とグリセリンに加水分解したのち，ランダムエステル化反応により合成したもので，このストラクチャード・トリグリセリドを含有する経腸栄養剤は，脂質由来の熱量は30カロリー％で，その脂質の構成はストラクチャード・トリグリセリド70.0％，カノーラ油20.0％，大豆油6.8％，大豆レシチン3.2％であった[37,69]。また，その主脂肪酸組成は，カプリル酸14.65％，カプリン酸13.29％，オレイン酸18.77％，リノール酸12.36％，EPA10.18％，DHA4.78％であった[66]。対照に用いた経腸栄養剤は，ストラクチャード・トリグリセリド含有経腸栄養剤と，等窒素量（isonitrogenous），等熱量（isocaloric）な処方で，その脂質構成は，中鎖脂肪酸トリグリセリド48.4％，コーン油38.7％，大豆油9.7％，大豆レシチン3.2％で，その主脂肪酸組成は，カプリル酸22.16％，カプリン酸19.28％，オレイン酸13.80％，リノール酸33.32％であった[66]。

胃癌除去手術を施術された患者35名（ストラクチャード・トリグリセリド含有経腸栄養剤投与群17名，対照経腸栄養剤投与群18名）に，術後から7日間，十二指腸に留置したカテーテルを用い，1日当たり25～30kcal/kg体重，1.2～1.5gタンパク質/kg体重になるように経腸栄養剤を投

与した[66]。経腸栄養剤投与後の消化器合併症（痙攣，下痢，膨満感，催吐，嘔吐など）の発症は，対照経腸栄養剤投与群の18名中15名に認められたのに対して，ストラクチャード・トリグリセリド含有経腸栄養剤投与群では17名中9名の発症で，有意（p＝0.05）に低下した[66]。また，肺炎，敗血症，腹腔内敗血症，創傷感染症，腹腔内感染症，尿路感染症などの感染症を併発した患者は，対照経腸栄養剤投与群で18名中7名，ストラクチャード・トリグリセリド含有経腸栄養剤投与群で17名中6名と差は認められなかったが，複数の感染症を併発した患者は，対照経腸栄養剤投与群感染症併発7名中5名であったのに対し，ストラクチャード・トリグリセリド含有経腸栄養剤投与群感染症併発6名中1名と有意（p＝0.037）に抑制された[66]。

中鎖脂肪酸と魚油脂肪酸から再構成されたストラクチャード・トリグリセリドを含有する経腸栄養剤を，胃癌切除を行った患者に7日間投与すると対照の経腸栄養剤投与の場合に比較して，感染が予防され，肝臓および腎臓の機能が改善されることが認められたが，これらは，ストラクチャード・トリグリセリド中の $n-3$ 系脂肪酸から誘導されるエイコサノイドの作用によるものと推定されている[69]。また，ストラクチャード・トリグリセリド含有経腸栄養剤の投与により，消化器症状も改善されたが，通常，魚油を主脂肪源とする経腸栄養剤の投与では，下痢症状の多発が認められていることから[66]，この中鎖脂肪酸と魚油脂肪酸から構成されるストラクチャード・トリグリセリドに特有な性質ではないかと推定されている[66,70,71]。

13-4）ストラクチャード・トリグリセリドの臨床応用

13-4-1）肝不全患者への臨床応用

肝不全（liver or hepatic failure, hepatic insufficiency）は肝臓の機能障害が進行して，生体に必要な機能を果たすことができなくなった状態をいい，その原因は肝炎，肝硬変，肝臓腫瘍，胆道疾患，肝臓血管障害など，種々の肝臓疾患に伴う重症の肝臓障害である。肝不全の患者は，炭水化物非耐性（carbohydrate intolerance）[72]，インスリン抵抗性（insulin resistance）[73]，カルニチン不足（carnitin deficiency）[74]や末梢組織での脂肪酸の酸化や代謝促進による脂質分解の増加[75]などの代謝的な変化が認められている。

これまで大豆油などの長鎖脂肪酸トリグリセリド（LCT）を構成成分とする輸液が肝硬変（cirrhosis）患者には適用されてきた。しかし，肝硬変患者の場合，ミトコンドリア内の β-酸化能力が低く，また脂肪酸を細胞内に取り込むためのカルニチンが不足していることから，長鎖脂肪酸の利用率は低かった。これに対して，中鎖脂肪酸は，脂肪酸のミトコンドリア内への輸送時にカルニチンの寄与率が低いこと，β-酸化がすみやかに行われること，貯蔵脂肪としてほとんど蓄積されないこと，などから中鎖脂肪酸トリグリセリド（MCT）の肝不全患者への投与は，LCT投与に比較して利点を有しているのではないかと推定されていた[43]。

7名の肝硬変患者に20%ストラクチャード・トリグリセリド含有脂肪輸液（Structolipid®，Phar-macia & Upjohn）または20% LCT含有脂肪輸液（Intralipid®，Pharmacia & Upjohn）を，0.25g/時間/kg体重で4時間，静脈内投与した[43]。また，9名の肝硬変患者に，2種の脂肪輸液0.17g/時間/kg体重と共に0.13g/時間/kg体重のグルコースを6時間，静脈内投与した[43]。この時のエネルギー消費量（energy expenditure），呼吸商，生理学的変化，血液学的変化の測定を行った[43]。

その結果，ストラクチャード・トリグリセリド含有脂肪輸液投与群では投与による副作用は認められず，患者での受け入れ性は良好で，安全性上も問題は認められなかった[43]。また，投与による心拍数，血圧，血漿中肝臓酵素・クレアチニン濃度，血液細胞数には変化は認められなかった[43]。しかし，脂肪輸液0.25g/時間/kg体重投与群でストラクチャード・トリグリセリド含有輸液投与群で3名，LCT含有輸液投与群で1名の後部腰痛症状を認知した患者がいたが，脂肪輸液0.17g/時間/kg体重投与群では，まったくこのような症状は認められなかった[43]。

脂肪輸液投与後の熱効果（thermic effect）は，ストラクチャード・トリグリセリド含有輸液投与群（グルコース添加投与群を含めて）で，LCT含有輸液投与群に比較して約3倍高く，呼吸商は，低かった（図13-9）[43]。また，ストラクチャー

図13-9 肝不全患者への種々の輸液投与時の熱効果と呼吸商[43]

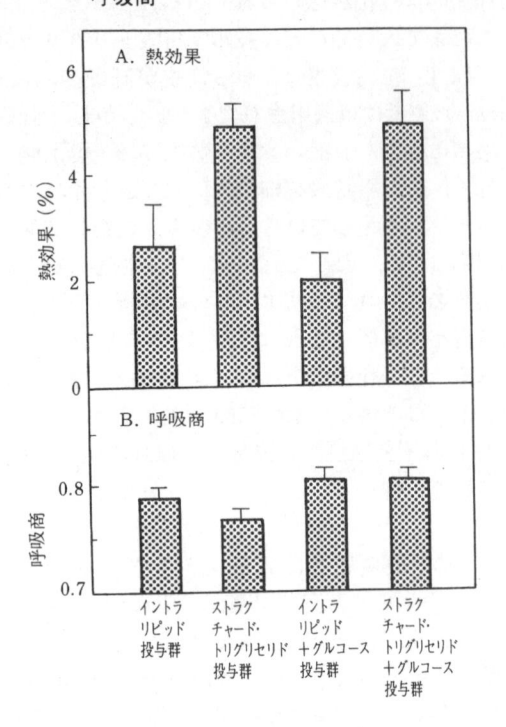

A. 熱効果
B. 呼吸商

イントラリピッド投与群／ストラクチャード・トリグリセリド投与群／イントラリピッド＋グルコース投与群／ストラクチャード・トリグリセリド＋グルコース投与群

ド・トリグリセリド含有輸液投与後の血漿中遊離脂肪酸濃度の上昇は，LCT含有輸液投与群とほぼ同程度であり，血漿中β-ヒドロキシ酪酸濃度は，ストラクチャード・トリグリセリド含有輸液投与群の方が，LCT含有輸液投与群より，やや高かったが，投与脂質量を減少し，グルコースを添加した脂肪輸液投与群では，血漿中遊離脂肪酸，β-ヒドロキシ酢酸濃度が低下した[43]。血漿中ケトン体濃度の増加はストラクチャード・トリグリセリドがLCTに比較して酸化速度が大きいことを示しており，同様の現象は，中鎖脂肪酸[76]や他のストラクチャード・トリグリセリド[77]投与の場合にも認められている。

また，ストラクチャード・トリグリセリド含有輸液投与群では血漿ドデカン二酸（$C_{10:0}$ジカルボン酸），および3-ヒドロキシ オクタン酸（$C_{8:0}$の3-OH化合物）濃度の大幅な増加が認められたが，LCT含有輸液投与の場合はごくわずかであった。通常，中鎖脂肪酸は大部分がβ-酸化を受け代謝されるが，ごく一部はω-酸化の経路により代謝される。MCTをヒトが摂取すると，尿中に同鎖長のジカルボン酸が，ごくわずか検出されることから，ヒトの体内でもω-酸化が起こっ

ていると推定されている[78]。このストラクチャード・トリグリセリド含有輸液投与の場合も，その構成成分である中鎖脂肪酸の一部が，ω末端から酸化され，ジカルボン酸を生じた。同様の現象は糖尿病患者に等熱量のMCTとLCTを投与した時にも認められた[79]。

生成したジカルボン酸はβ-酸化され，モノカルボン酸の同族体となり，尿中に排泄されるが，ドデカン二酸（$C_{10:0}$ジカルボン酸）の生成は，カプリン酸のミトコンドリア内への移行速度が，ミトコンドリアでのカプリン酸代謝能力を越えているために起こったと推定された（図13-10）[43]。

同様に，3-ヒドロキシ オクタン酸（$C_{8:0}$の3-OH化合物）が血漿中に見出されるのは，このストラクチャード・トリグリセリドの構成成分であるカプリル酸がミトコンドリア膜を通過しやすく，またカプリル酸の代謝が迅速には行われず，この時3-ヒドロキシ アシルCoA デヒドロゲナーゼ（3-OH acyl-CoA dehydrogenase）が代謝速度の制限因子となっていると推定されている[43]。この時，血漿中の3-ヒドロキシ オクタン酸が増加すると，生理学的にどのような変化が起こるかは不明である。また，0.17g/時間/kg体重投与群では，ドデカン二酸および3-ヒドロキシ オクタン酸濃度が，0.25g/時間/kg体重投与群に比較して，低かった（図13-11）[43]。

胆汁分泌が停止（cholestasis）している患者に脂肪輸液を静脈内に投与すると，通常，肝臓での脂肪浸潤が副作用として認められるが，この時の脂肪浸潤の発生機序の詳細は不明である。MCTあるいはMCTとLCTの混合油を含有する脂肪輸液を投与すると，肝臓脂肪蓄積量が減少し，肝臓機能が保全される[80,81]。また，LCTあるいはMCTの混合油を含有する脂肪輸液を静脈内に投与し，超音波により肝臓診断を行ったところ，LCTを含有する輸液を投与した場合は，肝臓重量および肝臓脂肪含量が増加することが認められたが，MCTとLCTの混合油を含有する脂肪輸液を投与した群にはこれらの変化は認められなかった[81]。

これらの結果から，中鎖脂肪酸をその構成成分とするストラクチャード・トリグリセリドは，血漿からの速い消失，速い酸化，カルニチン依存性の代謝が少ないこと，肝臓，脂肪組織への脂質蓄積の程度が低いという特徴を有していることを示

第13章 ストラクチャード・トリグリセリドの応用

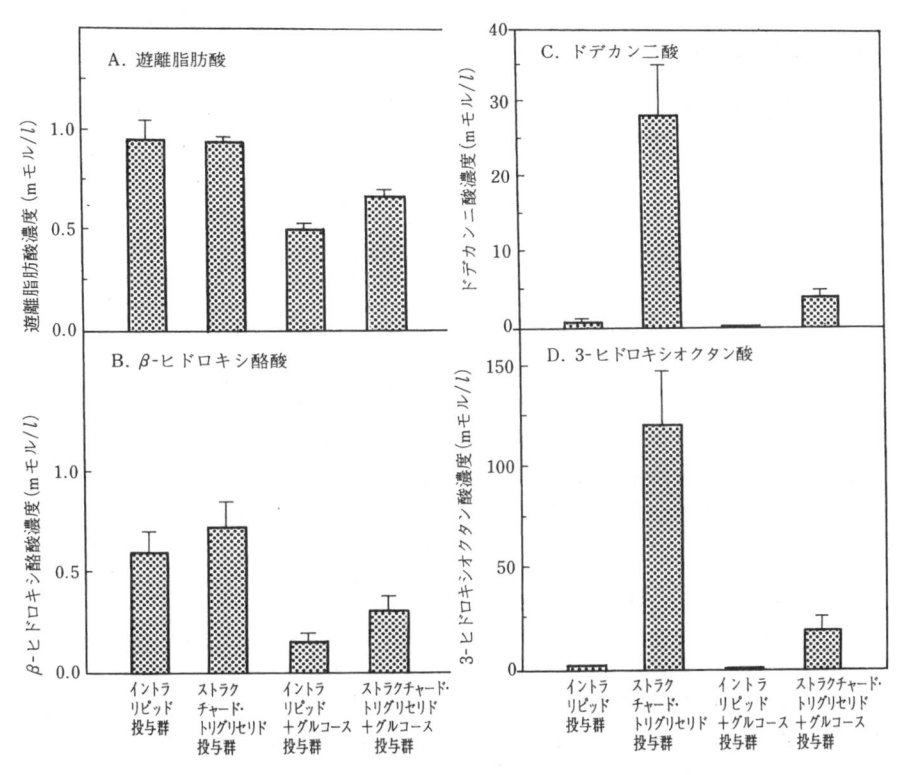

図13-10 肝不全患者への種々の輸液投与時の血漿中成分変化に及ぼす影響[43]

A. 遊離脂肪酸
B. β-ヒドロキシ酪酸
C. ドデカン二酸
D. 3-ヒドロキシオクタン酸

(各群: イントラリピッド投与群, ストラクチャード・トリグリセリド投与群, イントラリピッド+グルコース投与群, ストラクチャード・トリグリセリド+グルコース投与群)

図13-11 中鎖脂肪酸をその構成成分とするストラクチャード・トリグリセリド含有輸液投与時のドデカン二酸と3-ヒドロキシオクタン酸の生成[43]

血液／肝臓

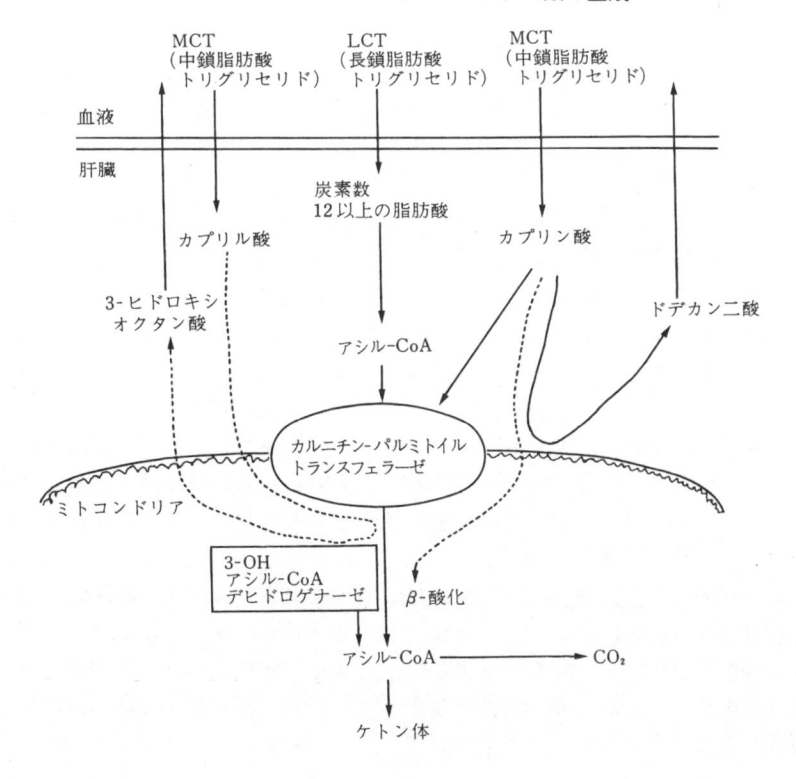

MCT(中鎖脂肪酸トリグリセリド) → カプリル酸 → 3-ヒドロキシオクタン酸

LCT(長鎖脂肪酸トリグリセリド) → 炭素数12以上の脂肪酸 → アシル-CoA

MCT(中鎖脂肪酸トリグリセリド) → カプリン酸 → ドデカン二酸

カルニチン-パルミトイルトランスフェラーゼ

ミトコンドリア

3-OHアシル-CoAデヒドロゲナーゼ

β-酸化

アシル-CoA → CO_2

ケトン体

している。

13-4-2) 囊胞性線維症患者への臨床応用

囊胞性線維症（cystic fibrosis）患者では膵臓機能不全による膵液の外分泌液減少による脂質の吸収不全および，肝臓での不飽和脂肪酸合成酵素活性の低下を含む脂肪酸代謝活性の低下が報告されている[83,84]。囊胞性線維症患者に中鎖脂肪酸とリノール酸から構成されるストラクチャード・トリグリセリド（Captex® 810D）を投与し，トリグリセリドおよびリノール酸の吸収に及ぼす影響が検討されている[85]。Captex® 810Dは，ココナッツ油とヒマワリ油の混合油を加水分解して得られた脂肪酸とグリセリンの混合物をランダムエステル化して得られたトリグリセリドで，その構成脂肪酸の約40%がリノール酸であった[85]。対照脂質としてはサフラワー油（構成脂肪酸の74%がリノール酸）[85]。

36gのサフラワー油を含有するエマルジョン，あるいはCaptex® 810Dを囊胞性線維症患者および健常人に摂取してもらい，血漿中の総脂肪酸濃度，リノール酸濃度の変化を測定した[85]。なお，囊胞性線維症患者には膵液の外分泌液分泌不全を補填する目的で，脂質摂取と同時に常飲している膵臓酵素製剤を飲用してもらった[85]。サフラワー油エマルジョンを摂取してもらった場合の血漿中総脂肪酸濃度変化については，健常人群と囊胞性線維症患者群の間に差は認められず，いずれも投与4時間後に最高血漿中脂肪酸濃度を示した（図4-29）[89]。また，Captex® 810Dを摂取してもらった場合の血漿中総脂肪酸濃度変化は，健常人群に比較して囊胞性線維症患者群でやや上昇速度が遅く，総脂肪酸濃度が低い傾向が認められたものの，両投与群間に有意差は認められなかった（図4-30）[89]。

血漿中リノール酸濃度変化は，サフラワー油エマルジョン投与時，健常人群では，血漿中総脂肪酸濃度の上昇に比例して上昇したが，囊胞性線維症患者群では，投与2時間後まで，血漿中へのリノール酸の出現は認められず，投与2時間後以降の血漿中に見出された（図4-29）[89]。Captex® 810D投与時は，健常人群では，血漿中総脂肪酸濃度変化にほぼ比例していたが，囊胞性線維症患者群では，摂取直後より血漿リノール酸濃度は上昇し，その濃度は，健常人群投与の場合に比較して有意（p<0.02）に高かった（図4-30）[89]。

囊胞性線維症患者群でCaptex® 810D摂取で健常人群に比較して血漿中総脂肪酸濃度変化がやや低いにもかかわらず，血漿中リノール酸濃度が，健常人群に比較して有意に高く推移する理由については不明であるが，囊胞性線維症患者では膵液の分泌が不全であることから，その代償として口腔リパーゼや胃リパーゼの分泌が促進されていることが認められている[86,87]。Captex® 810Dは主として中鎖脂肪酸，リノール酸から構成されており，このうち中鎖脂肪酸はリノール酸に比較してリパーゼで加水分解されやすいことから，Captex® 810Dが十二指腸に達する以前に，口腔リパーゼ，胃リパーゼで中鎖脂肪酸が優先的に加水分解され，結果として，小腸で吸収されるグリセリドにリノール酸が結合したものが残った結果ではないかと推定されている[85]。

13-4-3) 外科手術後患者への臨床応用

消化器外科手術を行った38名の患者に手術直後から5日間，中鎖脂肪酸と長鎖脂肪酸をその構成成分とするストラクチャード・トリグリセリドを含有する脂肪輸液，あるいはココナッツ油と大豆油の混合油を含有する脂肪輸液を，総中心静脈栄養剤として投与し，窒素出納，肝臓機能，血漿アルブミン濃度などに及ぼす影響が検討されている[30]。消化器外科手術の患者は，食道切除（esophagectomy），胃切除（gastrectomy），小腸切除（small bowel resection），結腸切除（colectomy）を施術した患者で，投与した脂肪輸液は，ココナッツ油（MCT）と大豆油（LCT）由来の脂肪酸をその構成成分とするストラクチャード・トリグリセリド（FE 73403, Kabi Pharmacia, スウェーデン，主脂肪酸組成は，カプリル酸27%，カプリン酸10%，オレイン酸13%，リノール酸33%）を含有する脂肪輸液と，ココナッツ油と大豆油の混合油を含有する脂肪輸液（Medialipide® 20%, B. Braun Inc. フランス，主脂肪酸組成はカプリル酸30%，カプリン酸20%，オレイン酸13%，リノール酸27%）であった[30]。手術中は5%グルコースを含有するリンゲル液（Ringer's solution）を5～10ml/kg体重・時間を投与し，手術後，エネルギー消費量の100%相当量を，0.2g窒素量/kg

体重・日と50%グルコースと50%脂質から構成される，20%脂肪輸液を，手術後5日間，1日8時間投与した[30]。

その結果，日々の窒素出納はストラクチャード・トリグリセリド含有輸液投与群で，ココナッツ油と大豆油混合油含有輸液投与群に比較して有意差は認められなかったが，高めに推移した（図13-12）[30]。また5日間の累積窒素出納量は，ストラクチャード・トリグリセリド含有輸液投与群で0.047±0.254g/5日，ココナッツ油と大豆油混合油含有輸液投与群で-0.025±0.099g/5日とマイナスになった[30]。また，血漿アルブミン濃度，トランスチレチン（transthyretin）濃度，および尿中への3-メチル ヒスチジン/クレアチニンは，両輸液投与群間で多少の変動が認められたが，有意差は認められなかった[30]。しかし，血漿トリグリセリド濃度，アスパラギン酸 トランスアミナーゼ（aspartate transaminase）活性，アラニン トランスアミナーゼ（alanine transaminase）活性は，ストラクチャード・トリグリセリド含有輸液投与群に比較して，ココナッツ油と大豆油混合油含有輸液投与群で有意に上昇した[30]。

これらの結果から，手術後の患者へのストラクチャード・トリグリセリド含有輸液の投与は，肝臓機能にほとんど変化を及ぼさず，血漿トリグリセリド濃度の変動も正常の変動の範囲内であり，ココナッツ油と大豆油混合油含有輸液の投与に比較して，窒素出納量においても有利であった[30]。

また，消化器上部の悪性腫瘍，特に胃癌により胃を手術的に除去した患者の十二指腸内に留置したカテーテルを通して，魚油由来の脂肪酸と中鎖脂肪酸をその構成成分とするストラクチャード・トリグリセリドを含有する経腸栄養剤を投与し，血液性状，尿性状，消化器合併症の発症，感染症の併発，肝臓および腎臓機能に及ぼす影響などが検討されている[37,66,69]。この経腸栄養剤に用いられたストラクチャード・トリグリセリドは，魚油と中鎖脂肪酸トリグリセリドを一定の割合で混合し，脂肪酸とグリセリンに加水分解したのち，ランダムなトランスエステル化反応により再構成したものである[66]。投与に用いた経腸栄養剤（ストラクチャード・トリグリセリド含有経腸栄養剤）の脂質由来の熱量は30カロリー％で，その構成はストラクチャード・トリグリセリド70.0％，カノーラ油20.0％，大豆油6.8％，大豆レシチン3.2％であった[66]。対照に用いた経腸栄養剤は，ストラクチャード・トリグリセリド含有経腸栄養剤と等熱量，等窒素量で，脂質由来の熱量は30カロリー％，その脂質構成は，中鎖脂肪酸トリグリセリド48.4％，コーン油38.7％，大豆油9.7％，大豆レシチン3.2％であった[66]。このストラクチャード・トリグリセリド含有経腸栄養剤，対照の経腸栄養剤は，それぞれカプリル酸を14.65, 22.16％，カプリン酸を13.29, 19.28％，リノール酸を12.36, 33.32％含有していた[66]。

胃を手術的に切除した患者の十二指腸内に，1日当たり25～30kcal/kg体重，1.2～1.5gタンパク質/kg体重，手術後から7日間投与し，痙攣，下痢，膨満，催吐，嘔吐などの消化器合併症の発症割合を観察したところ，ストラクチャード・トリグリセリド含有経腸栄養剤投与群では17名中9名の発症であったのに対して，対照の経腸栄養剤投与群では，18名中15名に認められ，ストラクチャード・トリグリセリド含有経腸栄養剤投与群で有意（$p=0.05$）に低下した[66]。また，経腸栄養剤投与期間中の肺炎，敗血症，創傷感染症，腹腔内感染症，尿路感染症，腹腔内敗血症などの感染症を併発した患者は，対照の経腸栄養剤投与群18名中7名，ストラクチャード・トリグリセリド含有経腸栄養剤投与群17名中6名と両投与群間で差は認められなかった[66]。しかし，これらのうち複数の感染症を併発したのは，対照の経腸栄養剤投与群7名中5名であったのに対して，ストラクチャード・トリグリセリド含有経腸栄養剤投与群では6名中1名と有意（$p=0.037$）に抑制された[37]。これらの結果は，胃を手術的に切除し

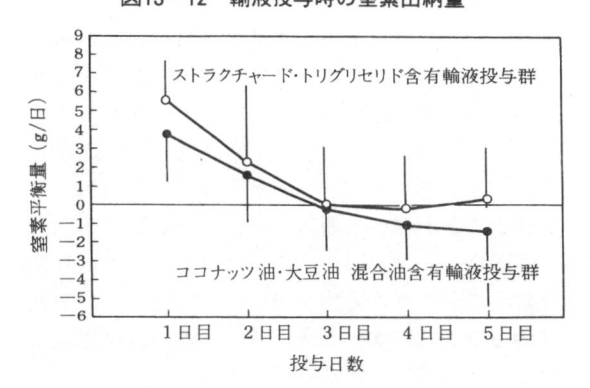

図13-12 輸液投与時の窒素出納量[30]

た患者にストラクチャード・トリグリセリドを含有する経腸栄養剤を投与すると，中鎖脂肪酸トリグリセリド，コーン油，大豆油の混合油を含有する経腸栄養剤を投与した場合に比較して，手術後の消化器合併症の発症や，重複感染症の発症が有意に抑制され，手術後の経過が順調であることが認められた[86]。

13-4-4）癌切除手術後の患者への臨床応用（第8章8-3，8-4参照）

13-5）ストラクチャード・トリグリセリドの食品への応用

13-5-1）サラトリムの食品への応用

ストラクチャード・トリグリセリドの栄養生理的な機能は，このトリグリセリドの消化，吸収および生体内代謝特性を反映して，次の2つがある[88]。すなわち

1) トリグリセリドの小腸での消化（リパーゼによる加水分解），吸収時の特性を利用するもの，
2) 生体内に取り込まれたあとの生理作用を利用するもの，

である。この2つの栄養生理的特性を応用した低カロリー油脂（一般の油脂約9 kcal/gに比較して，約5 kcal/g）として，サラトリム（SALATRIM）が開発されている[89,90]。サラトリムが開発された背景は，油脂を含有する食品は美味しく，この美味しい食品を好んで食べたいという欲求と，油脂の過剰摂取による個人的，社会的諸問題を少しでも解決したいという目的で，通常の油脂と同等の食感を保持したまま，摂取による過エネルギー状態になることを回避したいということを意図したものである[91]。

サラトリムはステアリン酸を主構成成分とする炭素数16〜22の長鎖飽和脂肪酸と，酢酸，プロピオン酸，酪酸などの短鎖脂肪酸をその構成成分とするストラクチャード・トリグリセリドの総称で，サラトリム（SALATRIM）の名称は，Short And Long Acyl Triglyceride Molecule）に由来している。長鎖脂肪酸としてはナタネ油（カノーラ）硬化油，綿実油硬化油，大豆油硬化油が用いられ，短鎖脂肪酸源としては短鎖脂肪酸，酢酸，プロピオン酸，酪酸のトリエステルであるトリアセチン（triacetin），トリプロピオニン（tripropionin），トリブチリン（tributyrin）が用いられ，両者をナトリウムメトキシドを触媒とし，エステル交換反応により調製される。すなわち，長鎖飽和脂肪酸源のトリグリセリドと短鎖脂肪酸源のトリグリセリドの種類と割合を種々組み合わせることにより，種々の物性および栄養生理的特性を有するサラトリムを調製することができ，その原料組成より5種類のサラトリムが公表されている[92]。

現在，日本では常温で固体のサラトリム-Cと常温で液状のサラトリム-Mの2品種のサラトリムが販売されている[93]。この2品種のサラトリムが公表されている5種類のサラトリムのどれに相当するかは不明であるが，サラトリム-Cは上昇融点32.5℃で，カカオバターの代替としチョコレートなどへ利用でき，シャープな口どけのテンパリングの必要のないコーティング，インクルージョン用の油脂で，サラトリム-Mは凝固点20.8℃で，乳脂，ショートニングの代替としてアイスクリーム，焼菓子へ利用しやすい液状タイプの油脂である[93,94]。表13-9[95]に，この2品種の標準品質規格および特徴を示した。

サラトリムはすでに菓子に利用され販売されている[95〜97]。アメリカ合衆国では，チョコレートチップのカカオバターのほぼ全量をサラトリムに代替し，50%の低脂肪化を達成した菓子，マーブルチョコタイプの製品で，センターのチョコレート部分のカカオバターをサラトリムで代替した菓子。また日本でも，ダイエット菓子，カロリーコントロールビスケット，クリームサンドウエハース，ココアソフトクッキー，パウンドケーキなどが販売されたが，現在も継続して販売されているかどうかは不明である。この他，コーヒーホワイト，サンドクリーム，シフォンケーキ，ビスケット，アイスクリーム，コーティングチョコレートへのサラトリムの配合も紹介されている[95,96]。これらの製品の官能評価では，例えば，サラトリム配合アイスクリームでは，一般のアイスクリームに比較して，ミルク感やボディー感は同等であったが，やや甘さの質が軽いと報告[96]されているし，サラトリム配合チョコレートでは，コントロール処方に比較してややカカオ感が弱いが，甘味，ミルク感は満足でき，口溶けも良好で，両者の差は認められないと報告[96]されている。

また，サラトリムを配合した食品中でのサラトリムの安定性であるが，水分を約35％含有するスポンジケーキと，水分を約2％含有するクッキー中での加水分解に対する安定性（酸価の上昇で測定）を市販のショートニングと比較すると，クッキーでの12カ月間の長期保存では，コントロール，サラトリム配合品とも酸価の上昇は認められなかった（図13-13）[98]。また，スポンジケーキでは12カ月間の保存で，サラトリム配合品の酸価上昇は低く，コントロールの酸価上昇に比較して，半分以下であった（図13-13）[98]。

13-5-2）カプレニンの食品への応用

カプレニン（Caprenin）は2分子の中鎖脂肪酸（カプリル酸あるいはカプリン酸）と1分子のベヘン酸（behenic acid）をその構成成分とするス

表13-9 サラトリムの標準品質規格および特徴[95]

サラトリム-C

項　　目	規　　格	備　　考
外観・性状	淡黄色固形	目視
水分	0.5％以下	AOCS Ca 2e-84
遊離脂肪酸（オレイン酸[注1]として）	0.5％以下	AOCS Ca 5a-40
重金属（Pbとして）	10mg/kg以下	FCC Heavy Met. Test Method II
ひ素（Asとして）	3mg/kg以下	AOAC 986.30
特徴	1) 一般の油脂9 kcal/gに比較して，5 kcal/gと低エネルギーである 2) 大豆油などの天然植物油脂を主原料にした一般の油脂と同様なトリアシルグリセリンの構造油脂である 3) 高い酸化安定性を有しており，AOM安定性は300時間以上[注2] 4) GRAS受理と安全性が高く，日本では食品扱いである 5) 口どけが良い固形脂で，カカオバター等，他の油脂の置き換えにより低エネルギー化が可能 6) チョコレート菓子に用いた場合，テンパリングのいらないココアバターの代用油脂である	

サラトリム-M

項　　目	規　　格	備　　考
外観・性状	淡黄色固形	目視
水分	0.5％以下	AOCS Ca 2e-84
遊離脂肪酸（オレイン酸[注1]として）	0.5％以下	AOCS Ca 5a-40
重金属（Pbとして）	10mg/kg以下	FCC Heavy Met. Test Method II
ひ素（Asとして）	3mg/kg以下	AOAC 986.30
特徴	1) 一般の油脂9 kcal/gに比較して，5 kcal/gと低エネルギーである 2) 大豆油などの天然植物油脂を主原料にした一般の油脂と同様なトリアシルグリセリンの構造油脂である 3) 高い酸化安定性を有しており，AOM安定性は300時間以上[注2] 4) GRAS受理と安全性が高く，日本では食品扱いである 5) 利用しやすい液状タイプで応用範囲が広く，特に乳脂の代替に適している	

注1）実際にサラトリムにはオレイン酸は含まれていないが，公定法では計算上，オレイン酸の分子量を用いて算出する
注2）実際にはさらに長い時間安定であるが，高安定性を有する油脂の場合，一般的には，300時間程度を測定時間の上限としている

図13-13 サラトリム-Mのクッキー，スポンジケーキ中での変化[98]

酸価

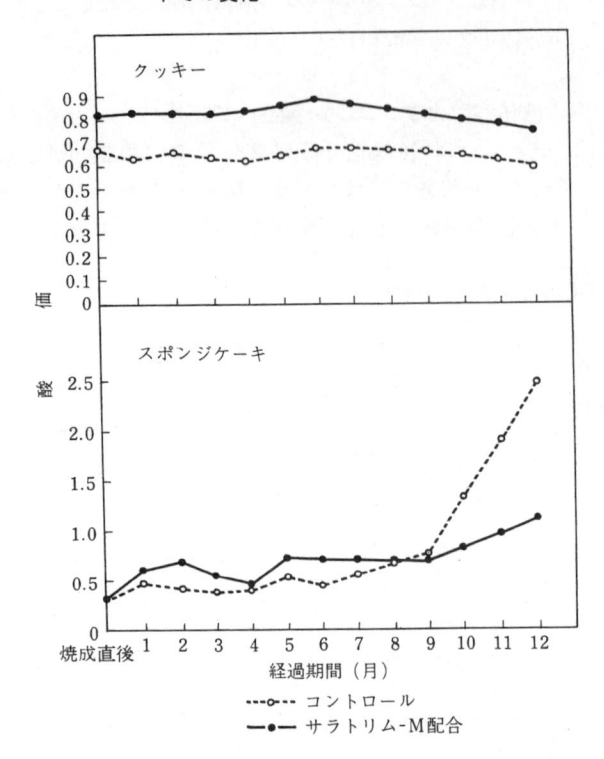

クッキー

スポンジケーキ

焼成直後 1 2 3 4 5 6 7 8 9 10 11 12
経過期間（月）

----○---- コントロール
——●—— サラトリム-M配合

トラクチャード・トリグリセリドでココナッツ油あるいはパーム油とナタネ油を原料に製造されている[99]。ベヘン酸はカプレニンの総脂肪酸の40〜54％を占め，またカプレニンをヒトが摂取した場合の吸収・代謝されるベヘン酸は30％以下であることから[100〜102]，サラトリムと同様に低カロリー油脂として位置付けられている[99]。

カプレニンはその融解特性がカカオバターに類似し，口当たりおよび味が良く，カカオ・パウダーと組み合わせることにより，カカオ・バターやカカオマスなしに，低カロリーのチョコレート・キャンディーバーに応用することができる[99]。

13-5-3) sn-1,3-ジアルシルグリセロールの食品への応用（第14章14-6参照）

文　献

1) Enviromental Health Criteria No. 70-Principles for the Safety Assessment of Food Additives and Contaminants in Food. World Health Organization (1987), （日本語訳，食品添加物の安全性評価の原則，林　裕造，小島康平，竹中祐典，関沢　純　監訳，薬事日報社 (1989)）
2) Finley, J. W., Structural modified food fats : biochemistry and use (Christophe, A. B. ed.) p 229, AOCS Press (1998)
3) 本書，第3章，3-7
4) Borzelleca, J. F., Crit. Rev. Food Sci. Nutr. **32**, 127 (1992)
5) Borzelleca, J. F., Regul. Toxicol. Pharmacol. **23**, S 15 (1996)
6) 化学辞典（大木道則，大沢利昭，田中元治，千原秀昭　編）p 338, 東京化学同人 (1994)
7) Finley, J. W., Leveille, G. A., Walchak, C. G., J. Agric. Food Chem. **42**, 495 (1994)
8) Hayes, J. R., Wilson, N. H., Pence, D. H., Williams, K. D., J. Agric. Food Chem. **42**, 528 (1994)
9) Hayes, J. R., Wilson, N. H., Pence, D. H., Williams, K. D., J. Agric. Food Chem. **42**, 539 (1994)
10) Hayes, J. R., Wilson, N. H., Pence, D. H., Williams, K. D., J. Agric. Food Chem. **42**, 552 (1994)
11) Hayes, J. R., Finley, J. W., Leveille, G. A., J. Agric. Food Chem. **42**, 500 (1994)
12) Douglass, J. S., Heimbach, J. T., Waylett, D. K., Sever, B. E., Peterson, B. J., Hypernutritious Food (Finley, J. W., Armstrong, D. J., Nagy, S., Robinson, S. F., eds.) p 75, Ag. Science Inc., Auburndale, Fl. (1996)
13) 清水孝重，中村幹雄，概説・食用天然色素（藤井正美　監修），p 169, 光琳 (1993)
14) U. S. Food and Drug Administration, Toxicological Principles for the Safety Assessment of Direct Food Additives and Color Additives Used in Food, "Redbook II", U.S. Food and Drug Administration (1993)
15) Finley, J. W., Leveille, G. A., Dixon, R. M., Walchak, S. G., Sourby, J. C., Smith, R. E., Francis, K. D., Otterburn, M. S., J. Agric. Food Chem. **42**, 581 (1994)
16) Finley, J. W., Walchak, C. G., Sourby, J.C., Leveille, G. A., J. Agric. Food Chem. **42**, 597 (1994)
17) Hayes, J. R., Wilson, N. H., Pence, D, H., Williams, K. D., J. Agric. Food Chem. **42**, 539 (1994)
18) Straarup, E. M., Hφy, C.-E., J. Nutr. **130**, 2802 (2000)
19) Tso, P., Lee, T., Demichele, S. J., Am. J. Physiol. **277**, (Gastrointest. Liver Physiol. 40), G333 (1999)
20) Stein, J., Int. J. Colorectal Dis. **14**, 79 (1999)
21) Mansbach, C. M., Dowell, R. F., Am. J. Physiol. **263** (Gastrointest. Liver Physiol. 26), G927 (1922)
22) Babayan, V. K., Lipids **22**, 417 (1987)
23) Fujimoto, K., Price, V. H., Granger, D. N., Specian, R., Bergstedt, S., Tso, P., Am. J. Physiol. **260** (Gastrointest. Liver Physiol. 23), G595 (1991)
24) Selleck, K, J., Wan, J. M.-F., Gollaher, C. J., Babayan, V. K., Bistrian, B. R., Am. J. Clin. Nutr. **60**, 216(1994)
25) 本書，第9章，9-1，9-2
26) Mok, K. T., Maiz, A., Yamazaki, K., Sobrado, J., Baba-

yan, V. K., Moldawer, L. L., Bistrian, B. R., Blackburn, G. L., Metabolism **33**, 910 (1984)
27) DeMichele, S. J., Karlstad, M. D., Babayan, V. K., Istfan, N., Blackburn, G. L., Bistrian, B. R., Metabolism **37**, 787 (1988)
28) DeMichele, S. J., Karlstad, M. D., Bistrian, B. R., Istfan, N., Babayan, V. K., Blackburn, G. L., Am. J. Clin. Nutr. **50**, 1295 (1989)
29) Bell, S. J., Bistrian, B. R., Structural modified food fats: synthesis, biochemistry, and use. (Christophe, A. B. ed.) p189, AOCS Press, Champaign, IL. (1998)
30) Chambrier, C., Guiraud, M., Gibault, J. P., Labrosse, H., Bouletreau, P., Nutri. **15**, 274(1999)
31) Lanz-Jacoby, S., Phetteplace, H., Tripp, R., Lipids **30**, 702 (1995)
32) Druschky K., Pscheidl, E., Nutr. Res. **20**, 1183 (2000)
33) 本書, 第6章, 6-5-2
34) Scheig, R., Medium Chain Triglyceride (Senior J., van Itallie, T. B., Greenberger, N. J., eds.), p39, Univ. Pa. Press (1968)
35) Furman, R. H., Medium Chain Triglyceride (Senior, J., van Itallie, T. B., Greenberger, N. J., eds.), p51, Univ. Pa. Press (1968)
36) Lanza-Jacoby, S., Rosato, E. L., Metabolism **43**, 691 (1994)
37) Swails W. S., Kenler, A. S., Driscoll, D. F., DeMichele, S. J., Babineau, T. J., Utsunomiya, T., Chavali, S., Forse, R. A., Bistrian, B. R., J. Parenter. Enteral. Nutr. **21**, 226 (1997)
38) Mendez, B., Ling, P. R., Istfan N. W., Babayan, V. K., Bistrian, B. R., J. Parent, Enteral, Nutr. **16**, 545 (1992)
39) 小川嘉誉, 輸液・栄養ジャーナル, **5**, 11 (1983)
40) Mobarhan, S., Trumbore, L. S., Nutr. Rev. **49**, 129 (1991)
41) Driscoll, D. F., Blackburn, G. L., Drugs, **40**, 346 (1990)
42) 真島吉也, 臨床看護, **10**, 2114 (1984)
43) Thörne, A., Wu, G. H., Nordenström, J., Structural modified food fats: synthesis, biochemistry, and use (Christophe, A. B., ed), p197, AOCS Press, Champaign, IL. (1998)
44) Sedman, P. C., Ramsden, C. W., Brennan, T. G., J. Parenter. Enteral. Nutr. **12**, 12(1990)
45) Kinsella, J. E., J. Parenter, Enteral Nutr, **14**, 200S (1990)
46) Nordenström, J., Jarstrand, C., Wiernik, A., Am. J. Clin. Nutr. **32**, 2416 (1979)
47) 標葉隆三郎, 医学のあゆみ **168**, 500 (1994)
48) Miles, J. M., Cattalini, M., Sharbrough, F. W., Wold, L. E., Wharen, R. E., Jr., Gerich, J. E., Haymond, M. W., J. Parenter. Enteral Nutr. **15**, 37 (1991)
49) Ashbrook, J. D., Spector, A. A., Fletcher, J. E., J. Biol. Chem. **247**, 7038 (1972)
50) Cotter, R., Johnson, R. C., Young, S. K., Lin, L., Rowe, W. B., Am. J. Clin. Nutr. **50**, 794 (1989)
51) 林 直樹, 柏原典雄, 柳井 稔, 川西悟生, 山川 満, 栄食誌 **42**, 441(1989)
52) 標葉隆三郎, 臨床外科, **47**, 459 (1992)
53) Pscheidl, E., Hedwig-Geissing, M., Winzer, C., Richter, S., Rugheimer, E., J. Parenter. Enteral Nutr. **19**, 33 (1995)
54) Bell, S. J., Mascioli, E. A., Bistrian, B. R., Babayan, V. K., Blackburn, G. L., J. Am. Diet Assoc. **91**, 74 (1991)
55) Hyltander, A., Sandstrom, R., Lundholm, K., Nutr. Clin. Pract. **10**, 91 (1995)
56) Dahn, M. S., Nutr. Clin. Pract. **10**, 89 (1995)
57) Phan, C. J., Mortimer, B. C., Redgrave, T. G., Structural modified food fats: synthesis, biochemistry, and use (Christophe, A. B., ed.), p207, AOCS Press, Champaign, IL. (1998)
58) Garrel, D. R., Razi, M., Lariviere, F., Jobin, N., Naman, N., Emptoz-Bonneton, A., Pugeat, M. M., J. Parenter. Enteral Nutr. **19**, 482 (1995)
59) Gollaher, C. J., Fechner, K., Karlstad, M., Babayan, V. K., Bistrian, B. R., J. Parenter. Enteral Nutr. **17**, 247 (1993)
60) Nordenstrom, J., Thorne, A., Olivecrona, T., Nutrition **11**, 269 (1995)
61) Sandstrom, R., Hyltander, A., Korner, U., Lundholm, K., J. Parenter. Enteral Nutr. **17**, 153 (1993)
62) Sandstrom, R., Hyltander, A., Korner, U., Lundholm, K., J. Parenter. Enteral Nutr. **19**, 381 (1995)
63) Lindgren, B. F., Ruokonen, E., Magnusson-Borg, K., Takala, J., Clin. Nutr. **20**, 43 (2001)
64) Bellantone, R., Bossola, M., Carriero, C., Malerba, M., Nucera, P., Ratto, C., Crucitti, P., Pacelli, F., Doglietto, G. B., Crucitti, F., J. Parent. Enteral. Nutr. **23**, 123 (1999)
65) Rubin, M., Moser, A., Vaserberg, N., Greig, F., Levy, Y., Spivak, H., Ziv, Y., Lelcuk, S., Nutrition **16**, 95 (2000)
66) Daly, J. M., Lieberman, M. D., Goldfine, J., Shou, J., Weintraub, F., Rosato, E. F., Lavin, P., Surgery **112**, 56 (1992)
67) Bower, R. H., Cerra, F. B., Bershadsky, B., Licari, J. K. J., Hoyt, D. B., Jensen, G. L., Van-Buren, C. T., Rothkopf, M. M., Daly, J. M., Adelsberg, B. R., Crit. Care Med. **23**, 436 (1995)
68) Daly, J. M., Weintraub, F. N., Shou, J., Rosato, E. F., Lucia, M., Ann. Surg. **221**, 327 (1995)
69) Kenler, A. S., Swails, W. S., Driscoll, D. S., DeMichele, S. J., Daley, B., Babineau, T. J., Peterson, M. B., Bistrian, B. R., Ann. Surg. **223**, 316 (1996)
70) Jensen, G. L., McGarvey, N., Taraszewki, R., Wixson, S. K., Seidner, D. L., Pai, T., Yeh, Y. Y., Lee, T. W., DeMichele, S. J., Am. J. Clin. Nutr. **60**, 518 (1994)
71) Christensen, M. S., Hoy, C. E., Becker, C. C., Redgrave, T. G., Am. J. Clin. Nutr. **61**, 56 (1995)
72) Megyesi, C., Samols, E., Marks, V., Lancet **2**, 1055 (1967)
73) Marchesini, G., Forlani, G., Zoli, M., Angiolini, A.,

Scolari, M. P., Bianchi, F. B., Pisi, E., Digest. Dis. Sci. **24**, 594 (1979)
74) Rudman, D., Sewell, G. W., Ansley, J. D., J. Clin. Invest. **60**, 716 (1977)
75) Merli, M., Eriksson, L. S., Hagenfeldt, L., Wahren, L., J. Hepatol. **3**, 348 (1986)
76) Mascioli, E. A., Randall, S., Porter, K. A., Kater, G., Lopes, S., Babayan, V. K., Blackburn, G. L., Bistrian, B. R., J. Parenter. Enteral Nutr. **15**, 27 (1991)
77) Sandström, R., Hyltander, A., Körner U., Lundholm, K., J. Parenter. Enteral Nutr. **19**, 381 (1995)
78) Leveille, G. A., Pardini, R. S., Tillotson, J. A., Lipids **2**, 461 (1967)
79) Brass, E. P., Tserg, K. Y., Eckel, R. H., Am. J. Clin. Nutr. **52**, 923 (1990)
80) Bach, A. C., Frey, A., Lutz, O., Clin. Nutr. **8**, 223 (1989)
81) Jeevanandam, M., Holaday, N. J., Voss, T., Buier, R., Petersen, S. R., Nutrition **11**, 275 (1995)
82) Boldermann, H., Wicklamayr, M., Rett, K., Banholzer, P., Dietze, G., Mehnert, H., J. Parenter. Enteral Nutr. **15**, 601 (1991)
83) 本書, 第4章, 4-2-7
84) Mckenna, M. C., Hubbard, V. S., Bieri, J. G., J. Pediatr. Gastroenterol. Nutr. **4**, 45 (1985)
85) Hubbard, V. S., Mckenna, M. C., Lipids **22**, 424 (1987)
86) Abrams, C. K., Hamosh, M., Hubbard, V. S., Dutta, S. K., Hamosh, P., J, Clin. Invest, **73**, 374 (1984)
87) Fink, C. S., Hamosh, M., Hamosh, P., DeNigris, S. J., Kasbekar, D. K., Am. J. Physiol. **248**, 668 (1985)
88) 池田郁男, 食品と開発 **31** (6), 13 (1996)
89) Smith, R. E., Finley, J. W., Leveille, G. A., J. Agric. Food Chem. **42**, 432 (1994)
90) 原 健次, 生理活性脂質 短鎖脂肪酸の生化学と応用, p233, 幸書房 (2000)
91) Auerbach, M. H., Chang, P. W., Kosmark, R., O'Neill, J. J. Philips, J. C., Klemann, L. P., Structural Modified Food Fats : Synthesis, Biochemistry, and Use (Christophe, A. B., ed.) p89, AOCS Press, Champaign, IL. (1998)
92) Softly, B. J., Huang, A. S., Finley, J. W., Petersheim, M., Yarger, R. G., Chrysam, M. M., Wieczorek, R. L., Otterburn, M. S., Manz, A., Templeman, G. J., J. Agric. Food Chem. **42**, 461 (1994)
93) Technical Information, 低カロリー植物性油脂サラトリム, カルター・フードサイエンス㈱
94) Narine, S. S., Marangoni, A. G., J. Am. Oil Chem. Soc. **76**, 7 (1999)
95) 浜中正樹, 食品工業, **40** (12), 32 (1997)
96) 食品と科学編, 食品と科学 **39** (10), 45 (1997)
97) 浜中正樹, 食品と科学 **38** (4), 120 (1996)
98) 食品と科学編, 食品と科学 **39** (9), 108 (1997)
99) Gentry, C. E., 月刊フードケミカル **8**(5), 68 (1992)
100) Peters, J. C., Holcombe, B. N., Hiller, L. K., Webb, D. R., J. Am. Coll. Toxicol. **10**, 357 (1991)
101) Webb, D. R., Sanders, R. A., J. Am. Coll. Toxicol. **10**, 325 (1991)
102) Swift, L. L., Hill, J. O., Peters, J. C., Greene, H. L., Am. J. Clin. Nutr. **56**, 881 (1992)

第14章 *sn*-1,3-ジアシルグリセロールの栄養生理学的特性

14-1) ジアシルグリセロールとは

ジアシルグリセロール（diacylglycerol，またはジグリセリド；diglyceride）は，グリセロールの2つの水酸基に2分子の脂肪酸がエステル結合した構造を有し，脂肪酸の結合部位によって，*sn*-1,2-ジアシルグリセロール，*sn*-1,3-ジアシルグリセロール，*sn*-2,3-ジグリセロールの3種の異性体が存在するが，通常生理活性を有するのは*sn*-1,2-ジアシルグリセロールで，生化学分野でジアシルグリセロールを特定しない場合は，ほとんどの場合，*sn*-1,2-ジアシルグリセロールを指す。本書では，この*sn*-1,2-ジアシルグリセロールではなく，特異な栄養生理学的特性を有する*sn*-1,3-ジアシルグリセロールについて詳述するが，*sn*-1,2-ジアシルグリセロールの生理活性についても述べる。

sn-1,2-ジアシルグリセロールが注目されるようになったのは，*sn*-1,2-ジアシルグリセロールにプロテイン キナーゼ C（protein kinase C）活性化作用が見い出されて[1]からである。アセチルコリン，アドレナリン，甲状腺刺激ホルモン，副腎皮質刺激ホルモンを始め，その他多くの神経伝達物質やホルモンがイノシトールリン脂質，特にホスファチジルイノシトール-4,5-ビスリン酸（phosphatidylinositol-4,5-bisphosphate；PIP_2）の分解を促進することが知られている[2]。PIP_2の分解の結果生じた*sn*-1,2-ジアシルグリセロールとイノシトール1,4,5-トリスリン酸（inositol 1,4,5-trisphosphate；IP_3）が第2メッセンジャーとして働き，*sn*-ジアシルグリセロールは，プロテイン キナーゼ Cの活性化を，IP_3は小胞体よりCa^{2+}を動員させる。プロテイン キナーゼ Cは細胞の分化・増殖，遺伝子の活性発見，脳機能，膜透過の調節，平滑筋の収縮，血小板，副腎髄質などにおけるセロトニン，アドレナリンのエキソサイトーシスなどに関与することが示唆されている[3～5]。

生成する*sn*-1,2-ジアシルグリセロールの量によりプロテイン キナーゼ C活性が制御されるが，この量は主にホスホリパーゼ C（phospholipase C）とジアシルグリセロールキナーゼ（diacylglycerol kinase）活性のバランスにより決定される[6]。*sn*-1,2-ジアシルグリセロールは主にホスホリパーゼ Cとジアシルグリセロールキナーゼの活性のバランスで決定され，ホスホリパーゼ Cの活性化は*sn*-1,2-ジアシルグリセロール産生量を増加させ，ジアシルグリセロールキナーゼの活性化は*sn*-1,2-ジアシルグリセロール産生量を減少させる。このジアシルグリセロールキナーゼは，*sn*-1,2-ジアシルグリセロールを介したプロテイン キナーゼ Cの活性調節に関与するのみならず，脳において，いくつかのプロテイン キナーゼ Cアイソザイムが発現していることが認められ，脳における情報伝達機構に重要な役割を果しているのではないかと推定されている[7～9]。

種々の細胞において，神経伝達物質やホルモンの刺激による*sn*-1,2-ジアシルグリセロール産生量は二相性を示している[10]。刺激後，非常に速く生じる第1相目の*sn*-1,2-ジアシルグリセロールはPIP_2由来のものであり，緩徐に，しかし著明に生じる第2相目の*sn*-1,2-ジアシルグリセロールは主としてホスファチジルコリンに由来し，ホスホリパーゼ D（phospholipase D）とホスファチジン酸ホスファターゼ（phosphatidic acid phosphatase）の作用により生じるものである[11]。従って，第1相目と第2相目で生じる sn-1,2-ジアシルグリセロールは異なるもので，その脂肪酸組成も異なっている。このように sn-1,2-ジアシルグリセロールは，細胞機能の中で情報伝達機構の一部として重要な位置を占め，しかも脂肪酸組成の異なる分子種が存在することから，sn-1,2-ジアシルグリセロールの産生および代謝は，多様な細胞機能に重要な役割を有していると推定されている[7,12〜14]。

プロテイン キナーゼ Cや，ジアシルグリセロールキナーゼなどの生理的な役割を明らかにするためには，細胞外から添加しても，細胞膜を透過し，細胞内に取り込まれることができる合成の sn-1,2-ジアシルグリセロールが用いられる。その主なものは，1-オレオイル-2-アセチル-sn-グリセロール（1-oleoyl-2-acetyl-sn-glycerol）[15〜19]，1-O-ヘキサデシル-2-アセチル-sn-グリセロール（1-O-hexadecyl-2-acetyl-sn-glycerol）[18]，1,2-ジヘキサノイル-sn-グリセロール（1,2-dihexanoyl-sn-glycerol）[20,21]，1,2-ジオクタノイル-sn-グリセロール（1,2-dioctanol-sn-glycerol）[21〜26]，1,2-ジデカノイル-sn-グリセロール（1,2-didecanoyl-sn-glycerol）[21] などである。これらの合成 sn-1,2-ジアシルグリセロールはエタノールや DMSO に溶解して用いられる。また，sn-1,2-ジアシルグリセロールの異性体の sn-2,3-ジアシルグリセロール，sn-1,3-ジアシルグリセロールには，プロテイン キナーゼ C 活性化作用は見い出されていない[27,28]。

14-2）sn-1,3-ジアシルグリセロールの合成（第3章 3-8参照）

14-3）sn-1,3-ジアシルグリセロールの酸化安定性（第3章 3-10-3参照）

14-4）sn-1,3-ジアシルグリセロールの消化・吸収

一般の食用油はトリグリセリド（トリアシルグリセロール）を主成分としているが，アシル基が1つはずれたジアシルグリセロール（ジグリセリド）もこの食用油に数％含有されており，例えばパーム油には5.8％[29]，オリーブ油には5.5％[29]，米糠油には約7.5％含有されている[30]。米糠油中のジグリセリドは，sn-1(3),2-ジアシルグリセロールが約35％，sn-1,3-ジアシルグリセロールが約65％含有されている[30]。これらのジグリセリドを摂取した場合，sn-1(3),2-ジアシルグリセロールは，通常のトリグリセリドの消化の過程で口腔内リパーゼ，胃リパーゼ，膵臓リパーゼの加水分解により生じるため，このジグリセリドの消化・吸収過程は，トリグリセリドを摂取した場合とほぼ同じであると推定される[31]。しかし，sn-1,3-ジアシルグリセリドは，トリグリセリドの消化・吸収過程では生じないジグリセリドであり，その消化・吸収過程はこれまであまり検討されてこなかった。

最近，ジグリセリドを80％以上含有する食用油が「体脂肪になりにくい食用油」という新しい栄養特性を有しながら，食用油として必要な栄養，調理特性を兼ね備えた特定保健用食品，健康エコナ®クッキングオイルとして上市されている[31〜36]。この食用油ではジグリセリド中の約30％が sn-1(3),2-ジアシルグリセロール，約70％が sn-1,3-ジアシルグリセロールとして存在することから，食用油の50％以上が sn-1,3-ジアシルグリセロールである[34,35]。このジグリセリドは，ほぼ同じ脂肪酸組成を有するトリグリセリドに比較して，ラットへの投与時，血清トリグリセリド値の上昇が抑制されること[36〜38]，肝臓での脂肪酸の β-酸化が促進されること[39]，消化・吸収後のリンパ液中へのトリグリセリドの放出量が低下すること[38] などが知られている。

ナタネ油から sn-1,3位特異的リパーゼにより調製されたジグリセリド画分は約97％がジグリセリドから構成され，全体に占める sn-1(3),2-ジアシルグリセロールの割合は約33％，sn-1,3-ジアシルグリセロールの割合は約65％であった（表14-1）[38]。ナタネ油とナタネ油より調製されたジグリセリドの総脂肪酸組成はほぼ同じであるが，ナタネ油では，sn-2位のリノール酸含量が，sn-1,3位より高かったが，ナタネ油より調製されたジグリセリドでは，ほぼ同含量であった（表14-1）[38]。ナタネ油あるいはナタネ油より調製されたジグリセリドをラット胃内に投与し，胸腺リンパ中へ放出されるカイロミクロン中のトリグリセリ

第14章　sn-1,3-ジアシルグリセロールの栄養生理学的特性

表14-1　ナタネ油およびナタネ油より調製されたジグリセリドのアシルグリセロール分子種と脂肪酸組成[38]

アシルグリセロール分子種	ナタネ油	ナタネ油より調製されたジグリセリド
	(重量%)	
トリアシルグリセロール	98.8	0.4
sn-1(3),2-ジアシルグリセロール	0.4	32.6
sn-1,3-ジアシルグリセロール	0.8	65.2
モノアシルグリセロール	−	1.7

脂肪酸	ナタネ油			ナタネ油より調製されたジグリセリド		
	総脂肪酸	sn-1,3位脂肪酸	sn-2位脂肪酸	総脂肪酸	sn-1,3位脂肪酸	sn-2位脂肪酸
	(重量%)					
$C_{16:0}$	4.1	5.7	1.9	4.5	4.4	4.7
$C_{18:0}$	1.8	2.5	1.7	1.5	0.8	2.8
$C_{18:1}$	59.8	60.9	55.2	60.7	61.1	59.9
$C_{18:2}$	23.5	18.6	33.5	22.4	21.7	23.8
$C_{18:3}$	11.5	12.6	7.8	10.9	12.0	8.8

図14-1　ナタネ油, あるいはナタネ油より調製されたジグリセリド投与時のカイロミクロン中トリグリセリド濃度変化と累積トリグリセリド量[38]

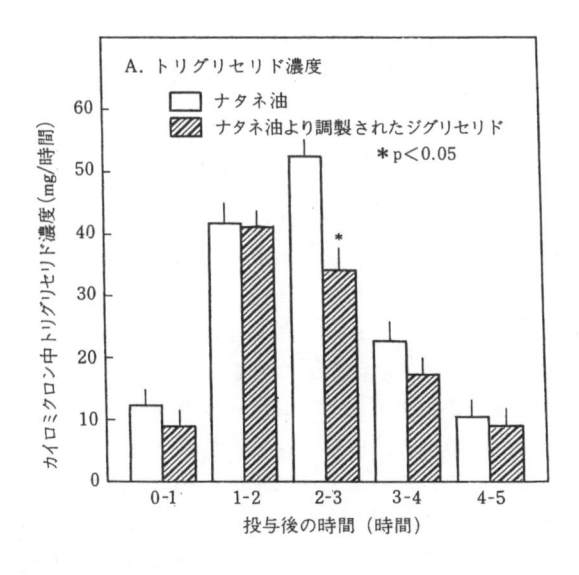

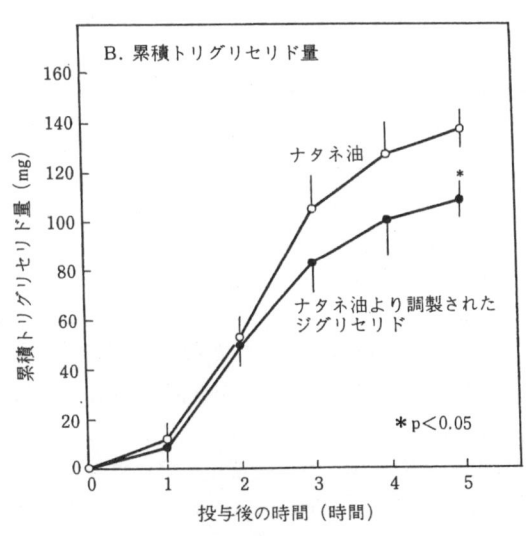

ド含量を1時間毎に測定したところ, 最高トリグリセリド濃度はナタネ油投与群では投与2～3時間後に, ナタネ油より調製されたジグリセリド投与群で投与1～2時間後に認められた (図14-1, A)[38]。投与5時間後までの全期間を通じて, ナタネ油より調製されたジグリセリド投与群で, ナタネ油投与群に比較してカイロミクロン中のトリグリセリド含量は低値傾向を示したが, 特に投与2～3時間後では有意 ($p<0.05$) に低かった (図14-1, A)[38]。また, 投与5時間後までの累積トリグリセリド濃度でもナタネ油投与群に比較して, ナタネ油より調製されたジグリセリド投与群の方が低かった (図14-1, B)[38]。投与2～3時間後に採取されたカイロミクロン中トリグリセリドの総脂肪酸組成, sn-1,3位および sn-2位脂肪酸組成を検討したところ, 両投与群間で総脂肪

図14-2 トリオレイン,ジオレオイルグリセロール灌流時の小腸内容物の脂質分子種変化[41]

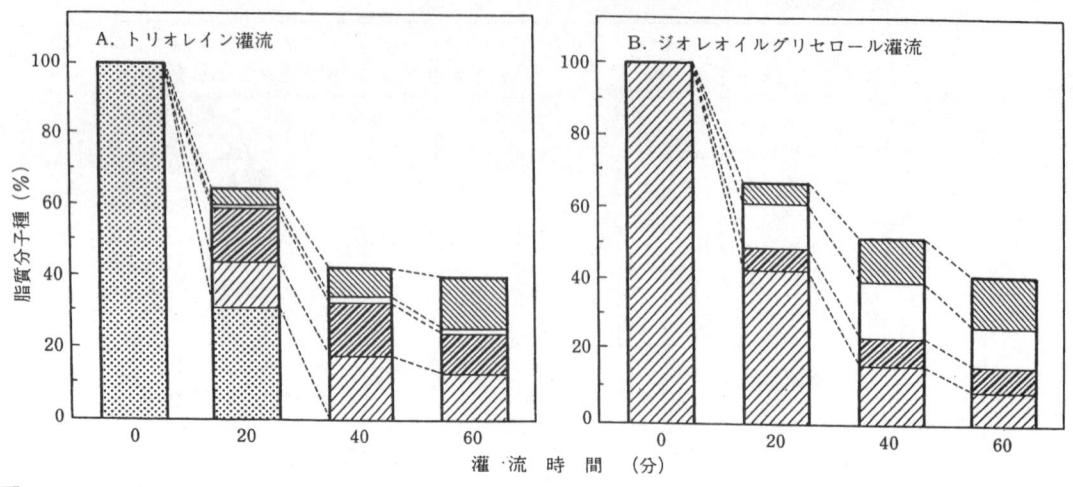

A. トリオレイン灌流
B. ジオレオイルグリセロール灌流

灌流時間(分)

■ トリオレイン　▨ ジオレオイルグリセロール　▨ sn-2-モノオレオイルグリセロール　□ sn-1(3)-モノオレオイルグリセロール　▨ オレイン酸

酸組成,sn-1,3位脂肪酸組成に差は認められなかったが,sn-2位脂肪酸組成については,ナタネ油投与群に比較して,ナタネ油より調製されたジグリセリド投与群で,リノール酸含量が低下し,それにほぼ相当するパルミチン酸含量が増加していた[38]。

また,ナタネ油トリグリセリド由来の脂肪酸とグリセリンから合成[40]されたジグリセリド(オレイン酸59%,リノール酸21.6%含有)はsn-1(3),2-ジアシルグリセロールとsn-1,3-ジアシルグリセロールの存在比が3:7であった[41]。このジグリセリドあるいは,このジグリセリドとほぼ同じ脂肪酸組成を有するように調製されたナタネ油,大豆油とサフラワー油の混合油(対照脂質)を5%含有する飼料をラットに3日間投与し,4日目に代謝ケージを使用し24日間糞便を採取し,投与した脂質の消化率を測定した[41]。その結果,ジグリセリド投与群,対照脂質投与群いずれの糞便中からもジグリセリド,トリグリセリドは検出されず,いずれの脂質も完全に消化されており,ジグリセリドと対照脂質との間に消化率の差は認められなかった[41]。

オレイン酸およびグリセリンからジオレオイルグリセロールを合成[40]し,このジグリセリドを2%含有するエマルジョンを作成した。この脂質エマルジョンをラット小腸に灌流し,灌流液中の脂質組成変化を検討した[34]。このジオレオイルグリセロールは,sn-1(3),2-ジオレオイルグリセロールとsn-1,2-ジオレオイルグリセロールを3:7の割合で含有していた[41]。このジグリセリドあるいは対照としてのトリオレオイルグリセロール(トリオレイン)を2%含有するエマルジョンを調製し,ラットの総胆管開口部より1cm上部から,その15cm下部小腸までの灌流ループを作成し[42],60分間灌流を行い,小腸灌流液中の脂質分子種の測定を行った[41]。

トリオレイン灌流群では,トリオレインは灌流初期から迅速に加水分解され,灌流開始後40分では,ほとんど加水分解され,ジオレオイルグリセロール,モノオレオイルグリセロールおよびオレイン酸を生成した(図14-2,A)[41]。この時生成したモノオレオイルグリセロールは,ほとんどがsn-2-モノオレオイルグリセロールであった。一方ジオレオイルグリセロール投与群では,灌流時間の経過と共にジオレオイルグリセロールが減少し,モノオレオイルグリセロール,オレイン酸が生成した(図14-2,B)[41]。流開始60分後のモノオレオイルグリセロールの約65%がsn-1(3)-モノオレオイルグリセロールであった[41]。

また,このジグリセリドあるいはトリオレインを10%含有するエマルジョンを,18時間絶食させたラットに経口投与し,頸静脈血中,門脈血中のトリオレインおよびオレイン酸含量変化を測定した[41]。その結果,頸静脈血中,門脈血中のトリオレイン濃度は,ジグリセリド投与群,トリオレイン投与群いずれも時間の経過と共に上昇傾向が

図14-3 トリオレイン，ジオレオイルグリセロール投与時の門脈血中，頸静脈血中トリオレイン，オレイン酸濃度変化[41]

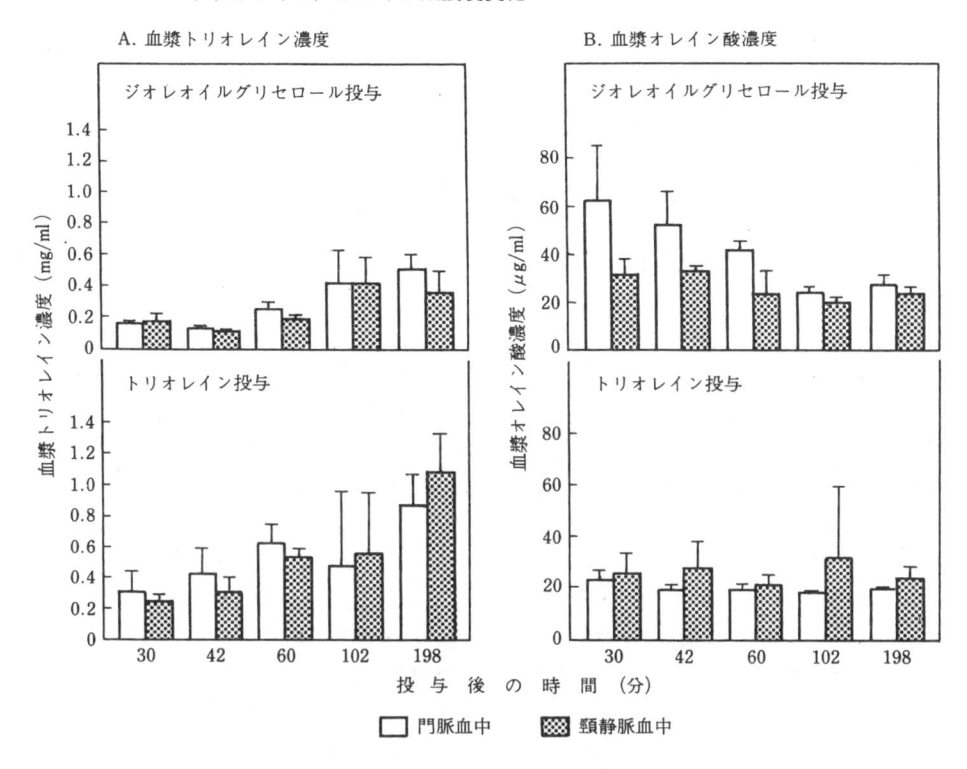

A. 血漿トリオレイン濃度
B. 血漿オレイン酸濃度

（ジオレオイルグリセロール投与／トリオレイン投与）

投与後の時間（分）

□ 門脈血中　▨ 頸静脈血中

認められたが，ジグリセリド投与群の方がトリオレイン投与群に比較して，その上昇は少なかった（図14-2，A）[41]。また，静脈血中のオレイン酸濃度は，トリオレイン投与群では，頸静脈血中，門脈血中とも，投与後の時間の経過に伴う濃度変化は少なかった。ジグリセリド投与群の頸静脈血中オレイン酸濃度変化は少なかったが，門脈血中のオレイン酸濃度は，投与1時間後まで高値を示し，その後，頸静脈血中オレイン酸濃度とほぼ同等の濃度を示した（図14-3，B）[41]。

これらの結果から，頸静脈血中，門脈血中に見出されたトリオレインの大部分は，経口投与されたジグリセリドあるいはトリオレインが小腸で消化されたのち，上腸上皮細胞へ吸収後トリグリセリドに再構築され，リンパ系に放出された結果と推定される[41]。また，両静脈血中に見出されるトリオレイン含量が，ジグリセリド投与群よりトリオレイン投与群で高いことから，トリオレイン投与群で，投与されたトリオレインが消化・吸収後効率よくトリオレインに再構成されたと推定される[41]。ラットの小腸灌流実験系で用いられたジグリセリドの約70％はsn-1,3-ジオレオイルグリセ

ロールであり，小腸でのリパーゼの作用を受けて，sn-1-モノオレオイルグリセロールが生成することが認められている[41]。生成したsn-1-モノオレオイルグリセロールは，通常のsn-2-モノグリセリドが基質となるトリグリセリドへの再構成経路とは別な代謝経路が推定される[34]。

ジグリセリド投与後，門脈血中のオレイン酸濃度が投与1時間後まで高濃度を維持していることから，小腸内で生じたsn-1-モノオレオイルグリセロールは，小腸上皮細胞内でさらに加水分解され，オレイン酸を生成し，このオレイン酸が門脈内に放出されたと推定される[41]。

また，ナタネ油脂肪酸とグリセリンから合成されたジグリセリド（ジグリセリド含量87.0％，うち，sn-1(3),2-ジアシルグリセロール27.8％，sn-1,3-ジアシルグリセロール59.2％，トリグリセリド含量10.7％）あるいは，ジグリセリドとほぼ同様の脂肪酸組成を有するように調製されたトリグリセリド（大豆油とサフラワー油の混合油，トリグリセリド含量97.2％，ジグリセリド含量1.1％）を20％含有する飼料をラットに15日間投与し，飼料摂取量，体重増加量を測定し，投与

13～15日目の3日間糞便を採集して，脂質排泄量および，脂質吸収率の測定が行なわれている[43]。その結果，投与13～15日目の3日間の飼料摂取量，脂質摂取量，糞便排泄量，脂質排泄量は，ジグリセリド含有飼料投与群とトリグリセリド含有飼料投与群の間でそれぞれ差は認められなかった[43]。また脂質の吸収率はジグリセリド含有飼料投与群で96.3±0.42％，トリグリセリド含有飼料投与群で96.3±0.26％と差は認められなかった[43]。この時に求められたそれぞれの脂質のエネルギー値（energy value）はジグリセリドは38.9kJ/g脂質，トリグリセリドは39.6kJ/g脂質であった[43]。

14-5）sn-1,3-ジアシルグリセロールの脂質代謝への影響

14-5-1）sn-1,3-ジアシルグリセロールのマウス脂質代謝，体脂肪代謝への影響

雄性C57BL/6Jマウス（肥満および糖尿病易誘発性マウス）に，sn-1,3位特異性を有するMucor miehei由来のリパーゼを用いて調整された[43] sn-1,3-ジアシルグリセロールを主成分とするジグリセリドを30.0％含有する飼料（その他の飼料主成分は，スクローズ13.0％，カゼイン20.0％，スターチ28.5％）を，5ヵ月投与し（30％ジグリセリド含有飼料投与群），マウスの脂質代謝，体脂肪代謝に及ぼす影響が検討されている[44]。投与に用いたジグリセリドは，大豆油脂肪酸とナタネ油脂肪酸の混合物とグリセリンを基質として，インターエステル化反応で調製され，その組成は約90％がジグリセリド，約10％がトリグリセリドで，ジグリセリド中のsn-1,3-ジアシルグリセロールとsn-1(3),2-ジアシルグリセロールの割合は7：3であった[44]。対照としては，ジグリセリドとほぼ同等の脂肪酸組成を有するように調製された大豆油とナタネ油の混合油を5％含有する飼料（5％トリグリセリド含有飼料投与群）および30％含有する飼料（30％トリグリセリド含有飼料投与群）を用いた[44]。

5ヵ月間の3種の飼料投与の結果，マウスの体重は，5％トリグリセリド含有飼料投与群で27.6±1.7g，30％ジグリセリド含有飼料投与群で30.2±2.4gに対して，30％トリグリセリド含有飼料投与群で36.4±2.3gと，前2投与群に対して有

図14-4 脂肪組織重量に及ぼすジグリセリド投与の影響[44]

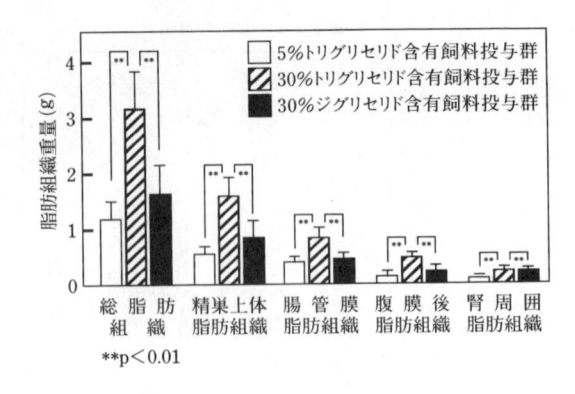

意（p＜0.01）に増加した[44]。この時飼料効率（1日当りの体重増加量（g）/1日当りの摂取熱量（kcal））はそれぞれ順に0.1038，0.1308，0.2104 g/kcalであった[44]。また，脂肪組織重量の変化を精巣上体（epididymal），腸間膜（mesenteric），後腹膜（retroperitoneal），腎周囲（perineral）脂肪組織で測定したところ，5ヵ月間の30％トリグリセリド含有飼料投与群では，5％トリグリセリド含有飼料投与群に比較して，精巣上体脂肪組織，腸間膜脂肪組織，腹膜後脂肪組織，腎周囲脂肪組織の重量はそれぞれ2.8，1.9，3.3，3.0倍増加した（図14-4）[44]。一方，30％ジグリセリド含有飼料投与群の脂肪組織では，30％トリグリセリド含有飼料投与群の脂肪組織に比較してその重量はそれぞれ，73％，92％，76％，89％減少した（図14-4）[44]。

脂肪組織重量に関連して，血清総コレステロール，トリグリセリド濃度，肝臓重量，肝臓トリグリセリド，コレステロール濃度を測定したところ，血清トリグリセリド濃度は，30％トリグリセリド含有飼料投与群，30％ジグリセリド含有飼料投与群で，5％トリグリセリド含有飼料群に対して有意に低下したが，肝臓トリグリセリド含量（mg/g肝臓）は，30％ジグリセリド含有飼料投与群でのみ，5％トリグリセリド含有飼料投与群，30％トリグリセリド含有飼料投与群に対して有意に低下した（表14-2）[44]。また，3種の飼料投与群間では血清インスリンおよびレプチン濃度にも大きな変化が認められている。30％トリグリセリ

第14章 sn-1,3-ジアシルグリセロールの栄養生理学的特性

表14-2 血清脂質,肝臓脂質濃度に及ぼすジグリセリド投与の影響[44]

	5％トリグリセリド含有飼料投与群	30％トリグリセリド含有飼料投与群	30％ジグリセリド含有飼料投与群
血清総コレステロール濃度（mg/dl）	119.2±15.1	132.8±19.9	102.2±14.4[d]
血清トリグリセリド濃度（mg/dl）	67.5±23.2	35.3±2.9[b]	38.3±4.0[a]
肝臓重量（g）	0.907±0.057	1.246±0.106[b]	1.104±0.050[c]
肝臓トリグリセリド濃度（mg/g 肝臓）	79.4±11.7	81.6±13.7	60.4±5.5[b,c]
肝臓コレステロール濃度（mg/g 肝臓）	3.81±0.41	3.69±0.48	3.46±0.35

a；5％トリグリセリド含有飼料投与群に対して有意差を有する（$p<0.05$）
b；5％トリグリセリド含有飼料投与群に対して有意差を有する（$p<0.01$）
c；30％トリグリセリド含有飼料投与群に対して有意差を有する（$p<0.05$）
d；30％トリグリセリド含有飼料投与群に対して有意差を有する（$p<0.01$）

図14-5 血清インスリン,レプチン濃度に及ぼすジグリセリド投与の影響[44]

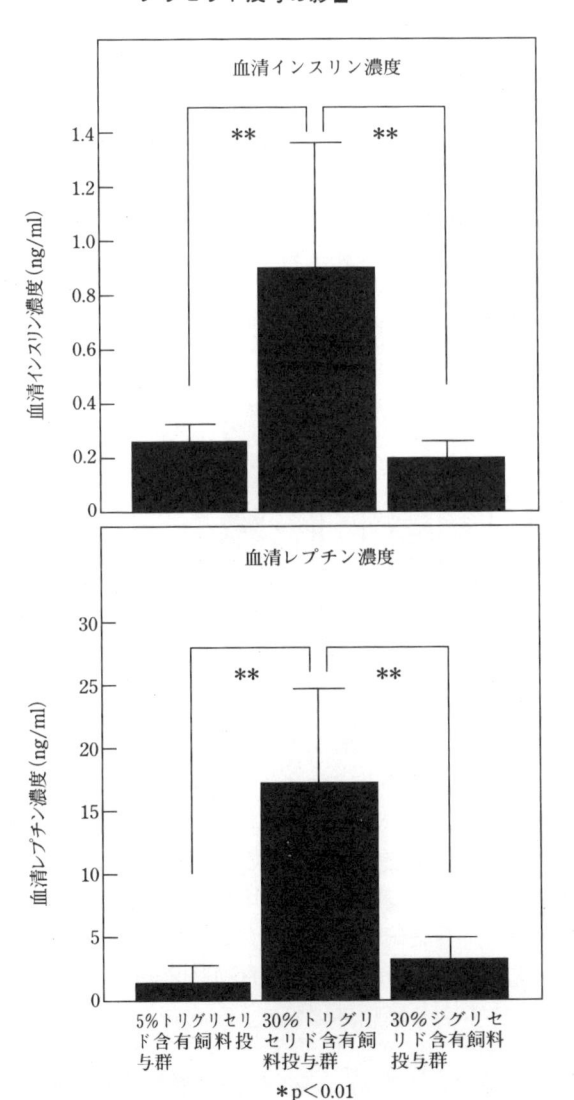

ド含有飼料投与群では，5％トリグリセリド含有飼料投与群，30％ジグリセリド含有飼料投与群に比較して有意（$p<0.01$）に上昇した（図14-5）[44]。特に，血清レプチン濃度は，30％トリグリセリド含有飼料投与群では，5％トリグリセリド含有飼料投与群に比較して，約10倍に増加した（図14-5）[44]。

さらに，精巣上体脂肪組織でのレプチン，腫瘍壊死因子α（tumor necrosis factor α；TNFα），プラスミノーゲン アクチベーター インヒビター-1（plasminogen activator inhibitor-1；PAI-1），アンカップリング プロティン-2（uncoupling protein-2）および，肝臓でのアシル-コエンザイム A オキシダーゼ（acyl-coenzyme oxidase；ACO），アシル コエンザイム A シンターゼ（acyl-CoA synthase；ACS），UCP-2，ペルオキシソーム プロリフェレーター-アクチベイティッド レセプターα（peroxisome proliferator-activated receptor；PPARα），ステロール レギュラトリー エレメント バインディング プロティン-1（sterol regulatory element binding protein-1；SREBP-1）のmRNAの発現量を測定した[44]。その結果，脂肪組織でのレプチンのmRNA発現量は30％トリグリセリド含有飼料投与群で，5％トリグリセリド含有飼料投与群，30％ジグリセリド含有飼料投与群に比較して，約4倍（$p<0.01$）増加した（図14-6，A）[44]。このことから，30％ジグリセリド含有飼料投与により，脂肪組織でのレプチンmRNAの発現と血清レプチン濃度の上昇抑制が認められることが明らかになった[44]。

脂肪組織でのPAI-1，UCP-2のmRNA発現

図14-6　脂肪代謝関連因子のmRNAの発現に及ぼすジグリセリド投与の影響[44]

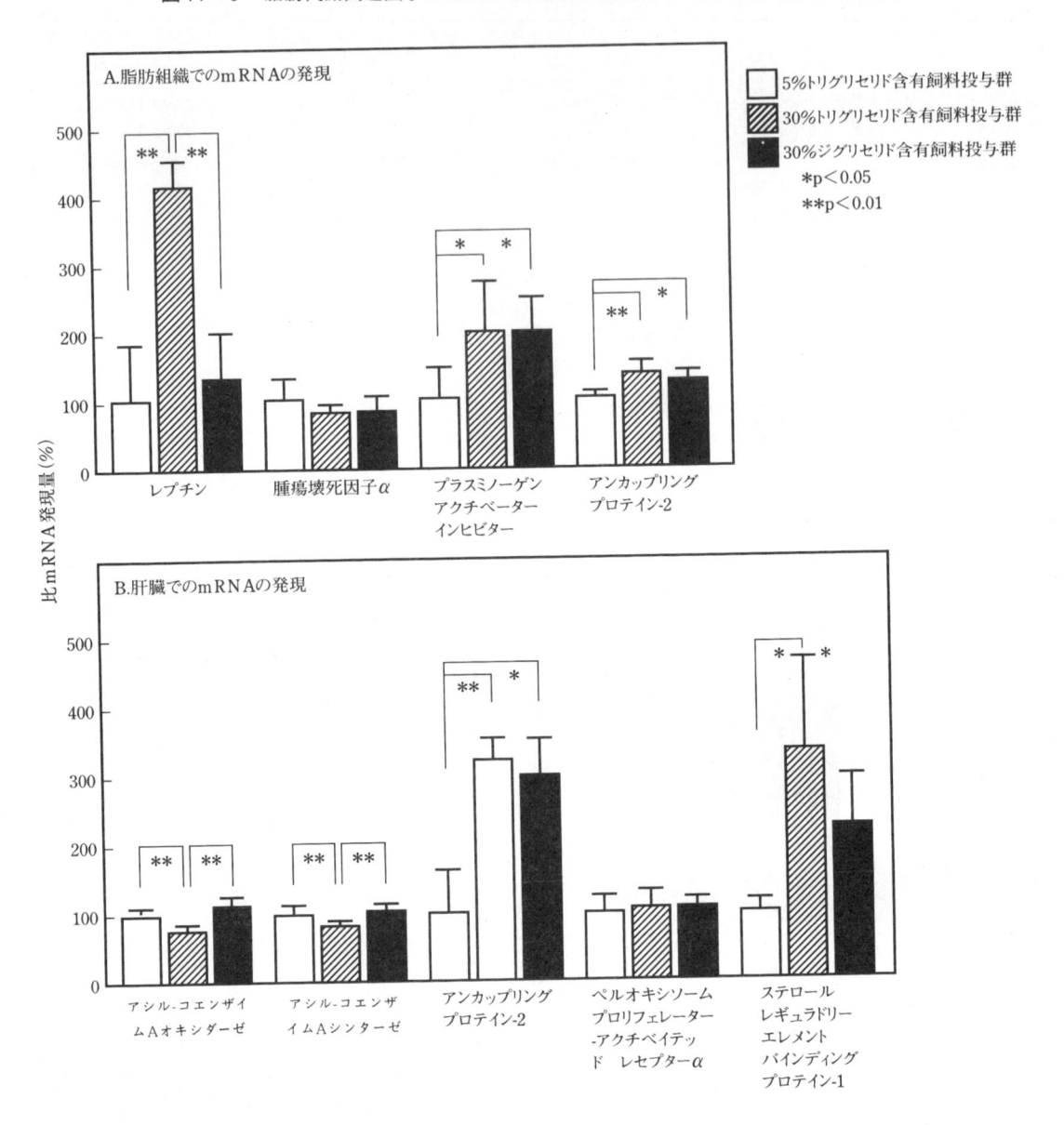

量は，30％トリグリセリド含有飼料投与群および30％ジグリセリド含有飼料投与群で，5％トリグリセリド含有飼料投与群に比較して有意に上昇したが，再投与群間に差は認められなかった（図14-6，A)[44]。肝臓でのACO，ACSのmRNAの発現量は，5％トリグリセリド含有飼料投与群と30％ジグリセリド含有飼料投与群で，30％トリグリセリド含有飼料投与群に比較して有意（$p<0.01$）に上昇した（図14-6，B)[44]。肝臓のUCP-2のmRNA発現量は，脂肪細胞のUCP-2 mRNA発現量と同様の傾向を示したが，PPARαのmRNA発現量は各飼料投与群間で差は認められず，SREBP-1mRNA発現量は，5％トリグリセリド含有飼料投与群に比較して，30％トリグリセリド含有飼料投与群で有意（$p<0.05$）に上昇し，30％ジグリセリド含有飼料投与群でもやや上昇したが有意差は認められなかった（図14-6，B)[44]。

これらの結果から，肥満および糖尿病易誘発性のC57BL/6Jマウスに，脂肪酸組成が類似の高

トリグリセリド含有飼料あるいは高 sn-1,3-ジアシルグリセロール（ジグリセリド）含有飼料を5ヶ月間投与した場合，高ジグリセリド含有飼料投与群では，高トリグリセリド含有飼料投与群に比較して，体脂肪の蓄積が抑制され，血清中のインスリン，レプチン濃度が上昇すると共に，脂肪組織や肝臓でのエネルギー恒常性に関与するサイトカイン，酵素などのmRNAの発現を増加させることが認められた[44]。

14-5-2) ヒトでのsn-1,3-ジアシルグリセロール単回摂食の脂質代謝への影響

ナタネ油を原料にsn-1,3位特異的リパーゼにより調製された純度約80%のジグリセリド（sn-1(3),2-ジアシルグリセロール含量約33%，sn-1,3-ジアシルグリセロール含量約65%）をラットに投与すると，血清トリグリセリド濃度の上昇抑制[37]，長期飼育時の体脂肪の蓄積の抑制[42]，投与後のリンパ液中への再構成トリグリセリドの放出の抑制[39]などが認められることが知られている。これと類似のジグリセリドを10%含有するエマルジョンをヒトに単回摂食してもらい，脂質代謝に及ぼす影響が検討されている[44']。

ナタネ油からsn-1,3位特異的リパーゼを触媒として約80%のジグリセリド（sn-1(3),2-ジアシルグリセロール含量22.4%，sn-1,3-ジアシルグリセロール含量77.6%），約20%のトリグリセリドを含有するジグリセリドを調製し，このジグリセリドを10%含有するエマルジョンを高圧乳化機で調製した[44']。一夜絶食した健常男子17名に体重60kg当たり44gの脂質摂取量となる量の10%ジグリセリドエマルジョンを摂食してもらい，血清脂質に及ぼす影響を検討した[44']。なお対照脂質としては，ジグリセリドとほぼ同じ脂肪酸組成を有するように調製されたナタネ油，大豆油，サフラワー油の混合油を同様にエマルジョン化して調製されたトリグリセリドエマルジョンを用いた[44']。

血清脂質濃度を脂質エマルジョン摂食前値を100%として，脂質エマルジョン摂食後の血清脂質濃度を変動率で示すと，血清トリグリセリド濃度は，両脂質エマルジョン摂食4時間後までは差は認められなかったが，摂食6，8時間後の変動率は，トリグリセリドエマルジョン摂食群に比較

図14-7　ヒトでのジグリセリドエマルジョンの単回摂食時の血清脂質代謝への影響[44']

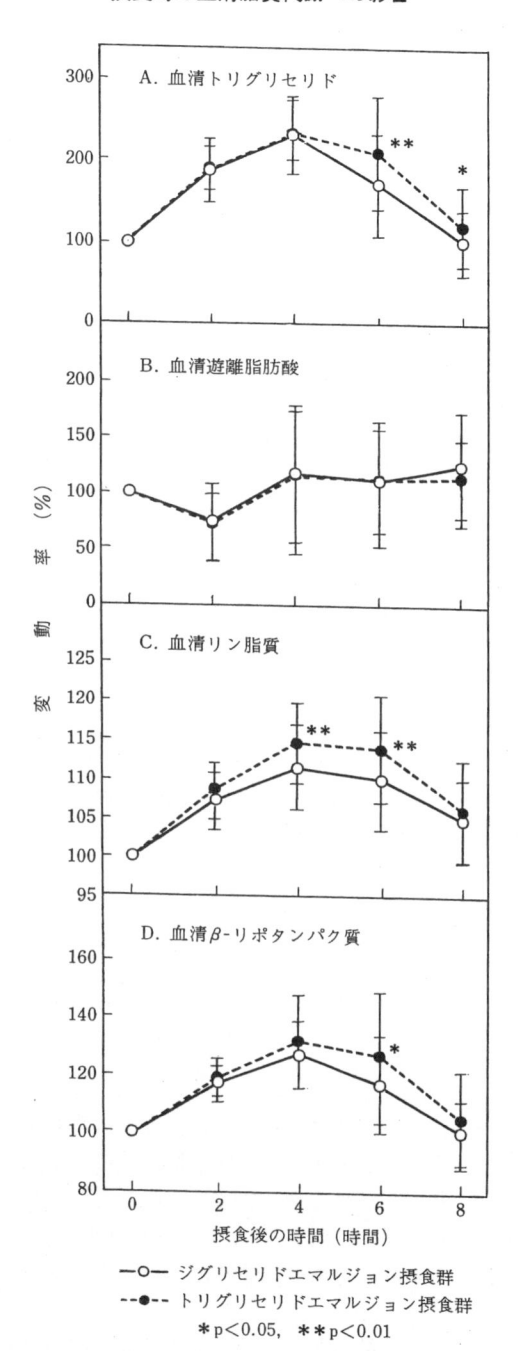

A. 血清トリグリセリド
B. 血清遊離脂肪酸
C. 血清リン脂質
D. 血清β-リポタンパク質

摂食後の時間（時間）
──○── ジグリセリドエマルジョン摂食群
--●-- トリグリセリドエマルジョン摂食群
＊p<0.05，＊＊p<0.01

してジグリセリドエマルジョン摂食群で有意な低値を示した（図14-7，A）[44']。この時の血清遊離脂肪酸濃度の変動率には両脂質エマルジョン摂食群間で有意差は認められなかった（図14-7，B）[44']。また血清リン脂質濃度，β-リポタンパク

図14-8 ジグリセリド, トリグリセリド含有食摂食中の血清脂質濃度変化[45]

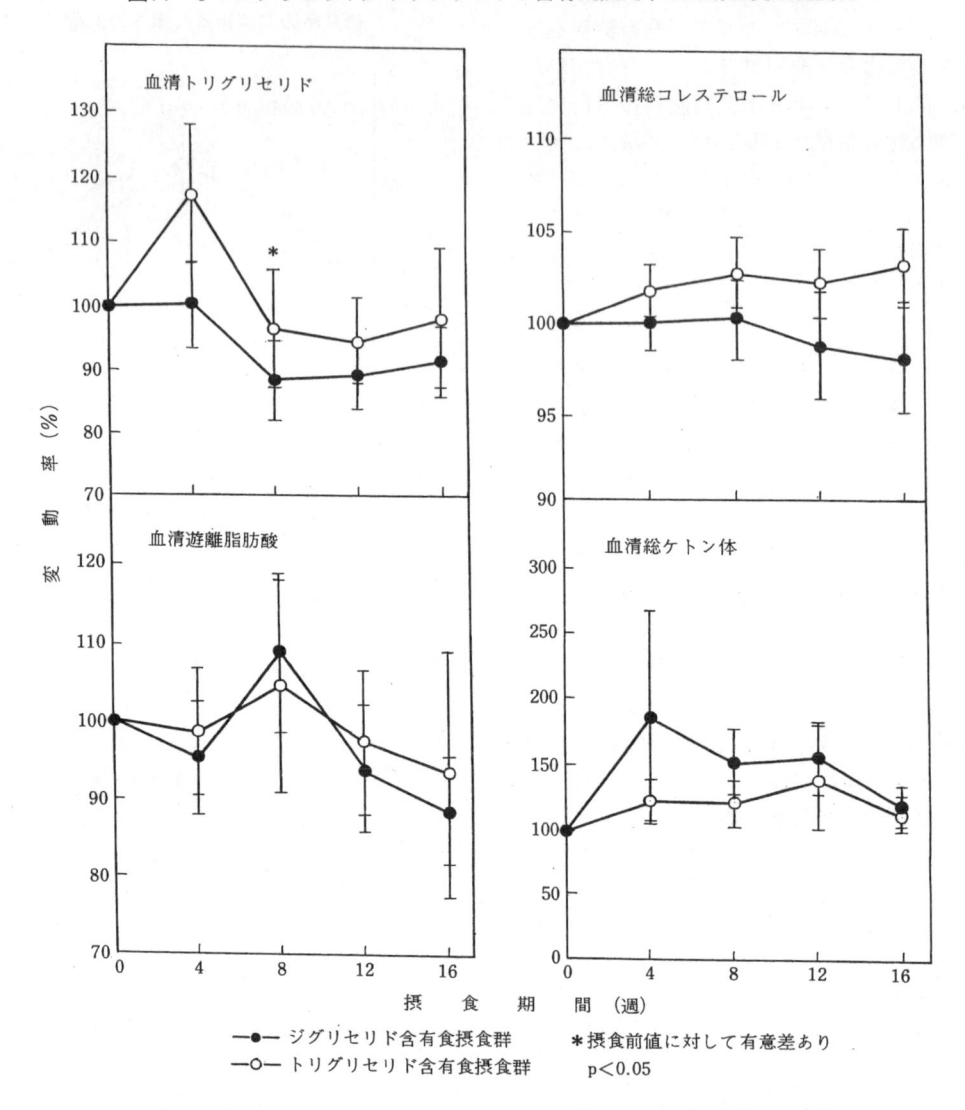

― ● ― ジグリセリド含有食摂食群
― ○ ― トリグリセリド含有食摂食群

＊摂食前値に対して有意差あり
p<0.05

質濃度は, ジグリセリドエマルジョン摂食群でトリグリセリドエマルジョン摂食群に比較して低値を示す傾向が認められ, 血清リン脂質濃度は, 摂食4, 6時間後, 血清β-リポタンパク質濃度は, 摂食6時間後に有意な低値を示した（図14-7, C, D)[44]。

この時, 各被験者の脂質エマルジョン摂食前空腹時血清トリグリセリド濃度と, 脂質エマルジョン摂食8時間後までの血清累積再構成トリグリセリド濃度との相関を求めたところ, ジグリセリドエマルジョン摂食群でr＝0.902, トリグリセリドエマルジョン摂食群でr＝0.922と高い正の相関関係が認められた[44]。この時ジグリセリドエマルジョン摂食群で, トリグリセリドエマルジョン摂食群に比較して, 摂食後の血清累積再構成トリグリセリド濃度は低下していた[44]。このことは, 特に空腹時血清トリグリセリド濃度が高い被験者の場合, トリグリセリドエマルジョンを摂食するよりも, ジグリセリドエマルジョンを摂食する方が, 脂質エマルジョン摂食後の血清累積再構成トリグリセリド濃度を低下させることを示していると推定された[44]。

14-5-3) ヒトでのsn-1,3-ジアシルグリセロールの長期摂食の脂質代謝への影響

ヒトにジグリセリドを含有した食事を長期間

第14章　sn-1,3-ジアシルグリセロールの栄養生理学的特性

図14−9　ジグリセリド含有油使用による血清コレステロール濃度変化[47]

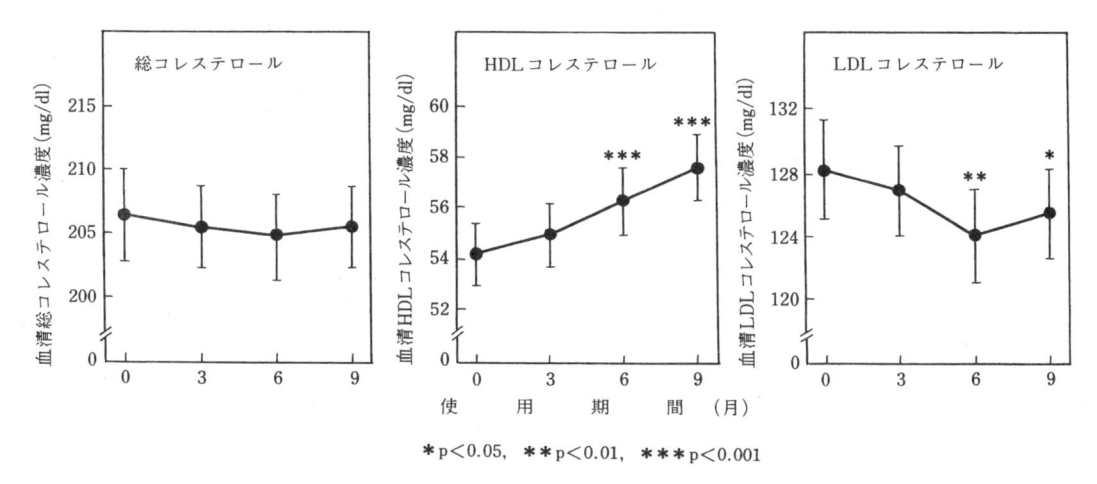

$*p<0.05,　**p<0.01,　***p<0.001$

（16週間）摂食してもらい，脂質代謝に及ぼす影響が検討されている[45,46]。ナタネ油からのジグリセリドの合成法は前節に述べた方法と同じであるが，16週間の摂食試験に用いられたジグリセリドの組成は83％のジグリセリド（sn-1(3),2-ジアシルグリセロール含量32％，sn-1,3-ジアシルグリセロール含量68％），17％のトリグリセリドを含有する脂質で，対照としては，ジグリセリドとほぼ同じ脂肪酸組成となるようにナタネ油，大豆油，サフラワー油を混合した油脂を用いた[45,46]。それぞれの脂質は体格指数（BMI；body mass index）から，軽度から中程度肥満に属する健常男子各19名に16週間摂食してもらった[45,46]。その際1日当たり試験に供した脂質を10g，総脂質摂食量が約50gになるように調製し，16週間摂食してもらった[45,46]。具体的には，朝食で10gのジグリセリド，あるいは対照のトリグリセリドを含有する，パン，マヨネーズまたはショートスプレッドを摂食してもらい，昼食，夕食，運動量などは試験に適合するようにコントロールした[45,46]。

ジグリセリドおよび対照のトリグリセリド含有食の16週間の摂食期間を通じて，両群とも1日平均摂取エネルギー量，脂質摂取量は一定で，両群間に有意差は認められなかった[45,46]。血清トリグリセリド濃度は，ジグリセリド含有食摂食群で摂食8週目からやや低下する傾向を示し，対照のトリグリセリド含有食摂食群で，摂食4週目で上昇したが，その後は低下し一定濃度であった（図14−8）[45]。血清遊離脂肪酸濃度，血清総コレステロール濃度は両群間で差は認められなかった（図14−8）[45]。血清総ケトン体濃度は，ジグリセリド含有食摂食群で摂食4週目でやや上昇するのが認められたが，摂食前濃度と比較しても有意差は認められず，両群間でも差は認められなかった（図14−8）[45]。血清ケトン体のうち，アセト酢酸濃度は，ジグリセリド含有食摂食群で摂食8週目に有意に上昇したが，トリグリセリド含有食摂食群では変動は認められず，変動率も両群間で有意差は認められなかった[45]。

また，前記の摂食に用いたジグリセリドとほぼ同じ油脂（健康エコナ®クッキングオイル，花王㈱製，ジグリセリド80％以上含有）を，食事制限することなくそれまで日常の食事で使用していた食用油に置き換えて，通常の食事で9カ月間，男女109名に使用してもらい，3カ月毎に血清脂質濃度測定を，また3カ月に1度，連続した3日間の食事内容を解析し，その変動を測定した[47]。ジグリセリド含有油使用期間中の使用者の平均総摂取カロリーは2,005kcalで，使用開始前と比較して8.4％増加しており，総エネルギー摂取量中に占める脂質由来のエネルギー比率は31.3％であった[47]。

9カ月間の使用の結果，血清総コレステロール濃度には全使用期間を通じて変化は認められなかったが，使用6カ月目，9カ月目では使用開始前に比較して血清HDLコレステロール濃度は，有意に上昇し，血清LDLコレステロール濃度は有意に低下した（図14−9）[47]。また，血清トリグリセリド濃度は，使用開始前に使用予定者の26％が150mg/dlを超えていたことから，使用開始前の血清トリグリセリド濃度が150mg/dl以下（n=81），

150～200mg/dl（n=13），200mg/dl 以上（n=15）に分け，その濃度変化の解析を行った[47]。その結果，使用前血清トリグリセリド濃度150mg/dl以下の群では，ほとんど変化は認められなかった（使用開始後6カ月目で血清トリグリセリド濃度は有意に上昇するのが認められたが，上昇濃度はごくわずかであった）（図14-10）[47]。また血清トリグリセリド濃度200mg/dlを超える群では，使用開始後3カ月目以降有意に低下し，9カ月目では，使用開始前に比較して平均で29.9％低下し，低下が認められた使用者は，15名中12名（約77％）であった（図14-10）[47]。これらの結果から，ジグリセリド含有油を通常の食生活の油脂源として使用した場合，血清トリグリセリド濃度がほぼ正常な群（150mg/dl以下）には，血清トリグリセリド濃度にはほとんど影響を及ぼさなかったが，高血清トリグリセリド濃度の群では明らかな低下が認められた[47]。また，血清トリグリセリド濃度に変化が認められない群でも，血清HDLコレステロール濃度の有意な上昇が認められた[47]。

糖尿病患者16名を2群に分け，1群は通常家庭で使用している食用油（トリグリセリド食用油）を使い続けて頂き，他の1群は，それまで家庭で使用していた食用油をジグリセリドを主成分とした食用油（ジグリセリド含有食用油，健康エコナクッキングオイル；花王㈱）に切り替えて，12週間使用してもらい，血清脂質，血漿グルコース濃度，血清グリコヘモグロビン A_{1c}（glycohemoglobin A_{1c}）濃度の測定が行なわれている[48]。ジグリセリド含有食用油は，約80重量％のジグリセリドと約20％のトリグリセリドをその構成成分としていた[48]。12週間の摂食期間中の食事等記録から算出された，摂取エネルギー量，脂肪摂取量，食用油摂取量，体重，体格指数については，

図14-10 ジグリセリド含有油使用による血清トリグリセリド濃度変化[47]

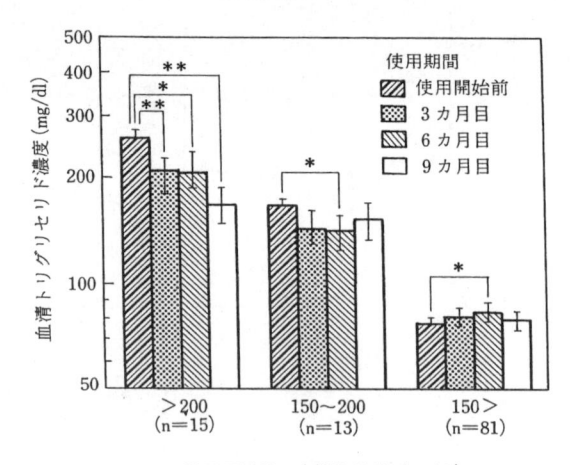

$*p<0.05$
$**p<0.01$

両食用油摂食群間に差は認められなかった。ジグリセリド含有食用油摂食群では，摂食開始前に比較して摂食期間中は，トリグリセリド摂食量が26.8±9.3g/日から15.7±8.9g/日と減少し，ジグリセリド摂取量が0.3±0.1g/日から10.6±3.9g/日と有意（$p<0.001$）に増加した[48]。

12週間のトリグリセリド食用油摂食で，血清脂質，血漿グルコース濃度，血清グリコヘモグロビン A_{1c} 濃度には変化は認められなかったが，ジグリセリド含有食用油摂取群では，血清トリグリセリド濃度は，摂食開始前に比較して，12週間の摂食後では39.4％，有意（$p<0.01$）に低下し，血清グリコヘモグロビン濃度も同様に9.7％，有意（$p<0.05$）に低下した（表14-3）[48]。これらの低下は，トリグリセリド食用油摂食群に対しても有意（それぞれ $p<0.05$，P=0.07）な低下で

表14-3 血清脂質，グリコヘモグロビン，血漿グルコース濃度に及ぼすジグリセリド含有食用油摂食の影響[48]

	ジグリセリド含有食用油摂食群		トリグリセリド食用油摂食群	
	摂食開始時	摂食終了時	摂食開始時	摂食終了時
総コレステロール（mモル/l）	5.82±1.32	5.87±0.80	6.00±0.98	5.74±0.70
HDLコレステロール（mモル/l）	1.27±0.23	1.34±0.36	1.09±0.20	1.22±0.36
トリグリセリド（mモル/l）	2.51±0.75	1.52±0.28**†	3.22±2.13	3.59±1.70
グルコース（mモル/l）	6.72±0.72	6.94±0.89	7.83±1.78	7.77±2.50
グリコヘモグロビン A_{1c}（％）	6.41±1.15	5.79±0.85*	6.88±0.53	6.65±0.73

*，**使用開始時に対して有意差あり，*$p<0.05$，**$p<0.01$
†トリグリセリド食用油使用群に対して有意差あり $p<0.05$

あった（表14－3）[48]。これらの結果から，糖尿病患者での高トリグリセリド血症の管理には，ジグリセリド含有食用油を日常生活において，通常のトリグリセリド食用油に置き換えて摂食することが有効であると判断された[48]。

14－5－4）ヒトでのsn-1,3-ジアシルグリセロールの長期摂食の体脂肪代謝への影響

前節前半で示したジグリセリド含有食あるいは対照のトリグリセリド含有食を健常男性各19名に16週間摂食してもらい，身体計測値，腹部コンピューティド トモグラフィ（computed tomography；CT）スキャン撮影による臍部横断部の全脂肪面積，内臓脂肪面積，皮下脂肪面積，肝臓/脾臓のCT値比，体脂肪率の測定が行われている[45,46]。体重はジグリセリド含有食摂食群，トリグリセリド含有食摂食群とも摂食後に低下し，いずれの摂食群も摂食4週目以降，摂食前に比較して有意（$p<0.01$または$p<0.05$）に低下したが，ジグリセリド含有食摂食群でその低下は著しく，トリグリセリド含有食摂食群との間で摂食8，12週目の変動率で$p<0.05$，16週目の変動率で$p<0.01$の有意差が認められた（図14－11，A）[45]。BMIについても，体重の変動率とほぼ同傾向の減少が認められた（図14－11，B）[45]。

ウエスト周囲長は両摂食群とも，摂食前に比較して有意（$p<0.05$または$p<0.01$）に低下したが両摂食群間の変動率には有意差は認められなかった（図14－11，C）[45]。体脂肪率は摂食開始前と摂食12週目に空気置換法[49]を使用した体密度計により測定したが，摂食開始前に比較して，摂食12週目のジグリセリド含有食摂食群で93.3±1.4％，トリグリセリド含有食摂食群で94.2±3.7％で両摂食群間には有意差は認められなかった[45]。

ジグリセリドとトリグリセリド含有食摂食中の被験者は，4週目毎に臍部横断および肝臓と脾臓が同一断面に写るように臍中心から一定間隔のCTスキャン撮影を行い，得られた臍中心の腹部CT像から全脂肪面積，内臓脂肪面積，皮下脂肪面積を求めてそれぞれ全脂肪量，内臓脂肪量，皮下脂肪量とした[50]。また，各被験者の肝臓および脾臓が常に同一断面となるCT像の特定の部位を用いて肝臓CT値および脾臓CT値を測定し，肝臓脂肪量/脾臓脂肪量を求めた[51]。全脂肪量は摂食前値に比較してジグリセリド含有食摂食群で摂食8週目以降有意（$p<0.01$）に低下し，トリグリセリド含有食摂食群では摂食4週目で有意（$p<0.01$）に上昇したが，摂食8週目以降は低下傾向を示した（図14－12，A）[45]。また全脂肪量の変動率を両摂食群間で比較すると摂食4週目で$p<0.01$，12週目で$p<0.05$の有意差が認められた（図14－12，A）[45]。内臓脂肪量と皮下脂肪量の変動率も，全脂肪量の変動率と同傾向の変化を示した（図14－12，B，C）[45]。

肝臓CT値/脾臓CT値から求めた肝臓脂質量/脾臓脂質量はジグリセリド含有食摂食群で増加し，摂食前と比較すると，摂食8週目以降有意（$p<0.05$および0.01$）に上昇した（図14－13）[45]。トリグリセリド含有食摂食群では摂食前値に比較して摂食8週目で有意（$p<0.05$）な低下が認められたが，その後は有意差は認められなかった（図14－13）[45]。また両摂食群間の変動率は投与8，12週目に有意差（$p<0.01$）が認められた（図14－13）[45]。

ジグリセリド含有食摂食群，トリグリセリド含有食摂食群いずれも体重や体脂肪率が低下するのが認められたが，これは，被験者の摂食開始前の食事中の総脂質量や総カロリー量が，両脂質含有食中の総脂質量（摂食期間中の平均総脂質量は約43gで脂質カロリー比は21％）や総カロリー量に比較して高かったためと推定された[45]。しかし両摂食群間で局所的な体脂肪量については異なった変動が認められた。すなわち，臍部CTスキャン図から得られた全脂肪量および内臓脂肪量の変動率は，両摂食群とも摂食期間と共に低下したが，両摂食群間では有意差が認められ，さらにジグリセリド含有食摂食群では，全脂肪量，内臓脂肪量および皮下脂肪量とも，摂食前値に比較して摂食12，16週目で有意に低下した（図14－12）[45]。これらの体脂肪量の変動の違いは，ジグリセリド含有食とトリグリセリド含有食摂食による脂質代謝の違いによるものと推定された[45]。

また，ジグリセリド含有食，トリグリセリド含有食摂食により，内臓脂肪量と肝臓脂肪量の蓄積挙動が顕著に異なることが見出されている（図14－12，13）[45]。すなわち，内臓脂肪量はその程度に差はあるもののジグリセリド含有食，トリグ

図14-11 ジグリセリド含有食摂食時の身体計測値の変化[45]

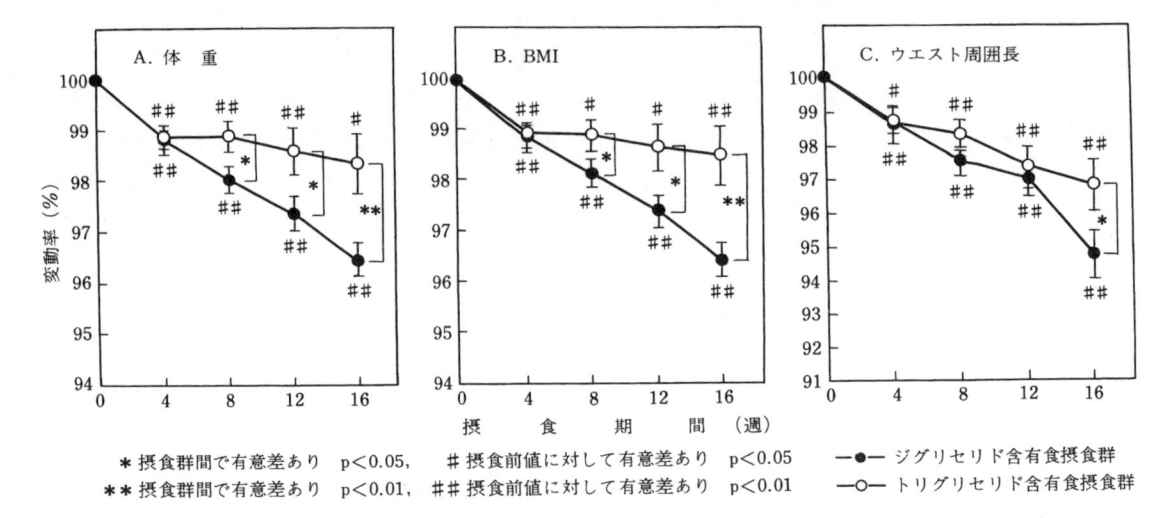

A. 体重　　B. BMI　　C. ウエスト周囲長

摂食期間（週）

＊ 摂食群間で有意差あり　p<0.05,　　＃ 摂食前値に対して有意差あり　p<0.05
＊＊ 摂食群間で有意差あり　p<0.01,　　＃＃ 摂食前値に対して有意差あり　p<0.01
―●― ジグリセリド含有食摂食群
―○― トリグリセリド含有食摂食群

図14-12 ジグリセリド含有食摂食時の全脂肪量，内臓脂肪量，皮下脂肪量の変化[45]

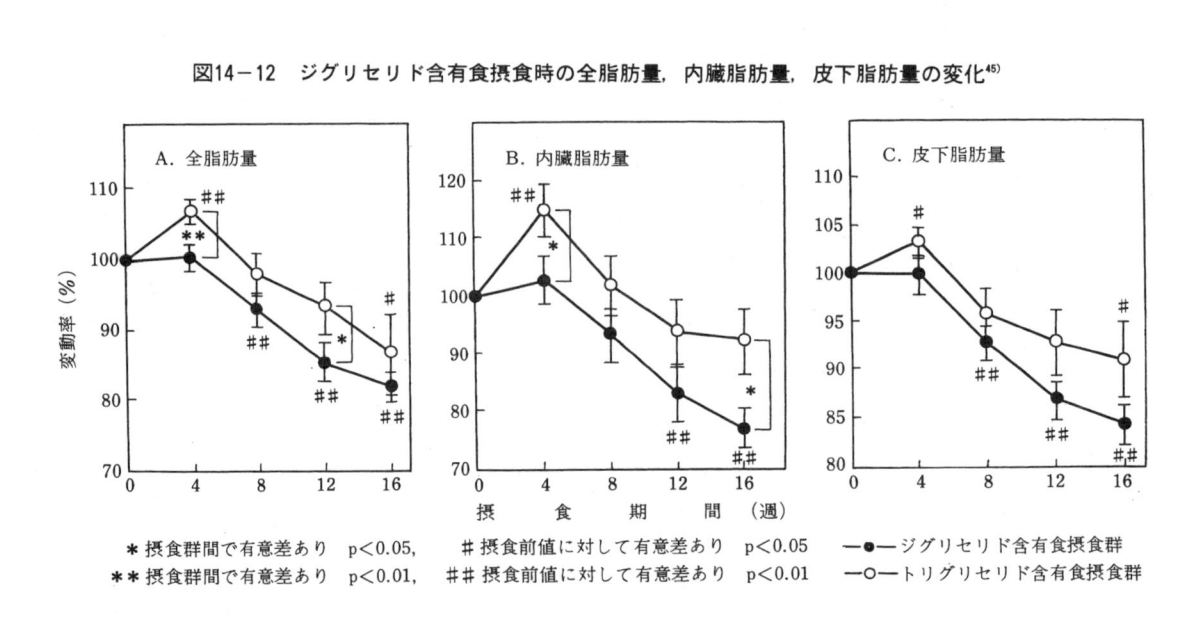

A. 全脂肪量　　B. 内臓脂肪量　　C. 皮下脂肪量

摂食期間（週）

＊ 摂食群間で有意差あり　p<0.05,　　＃ 摂食前値に対して有意差あり　p<0.05
＊＊ 摂食群間で有意差あり　p<0.01,　　＃＃ 摂食前値に対して有意差あり　p<0.01
―●― ジグリセリド含有食摂食群
―○― トリグリセリド含有食摂食群

リセリド含有食摂食のいずれでも低下したが，肝臓脂肪量はジグリセリド含有食の摂食により顕著に減少した[45]。内臓脂肪量と空腹時の血清遊離脂肪酸濃度は相関が高いことが知られているが[52]，両摂食群の各被験者の血清遊離脂肪酸濃度と内臓脂肪量あるいは肝臓脂肪量の間の相関性を摂食開始後12週目で検討したところ，内臓脂肪量との間には相関性は認められなかったが，肝臓脂肪量との間には弱いながら相関性が認められた（r=0.39）（図14-14）[45]。さらに，両摂食群の血清遊離脂肪酸濃度の変動率と内臓脂肪量変動率あるいは肝臓脂肪量変動率の間の相関性を摂食開始後12週目で検討したところ，内臓脂肪量変動率との間には相関性は認められなかった[45]。

血清遊離脂肪酸濃度変動率と肝臓脂肪量変動率の相関性を検討したところ，ジグリセリド含有食摂食群では血清遊離脂肪酸濃度の低下と共に肝臓脂肪量の低下が認められたが，トリグリセリド含有食摂食群では，血清遊離脂肪酸濃度は低下するが，必ずしも肝臓脂肪量は低下しなかった（図14-15）[45]。すなわち，肝臓脂肪量の低下が認められたのはジグリセリド含有食摂食群で79％，トリグリセリド含有食摂食群で32％であり，このうち，血清遊離脂肪酸濃度が同時に低下したの

図14-13 ジグリセリド含有食摂食時の肝臓脂質量／脾臓脂質量の変化[45]

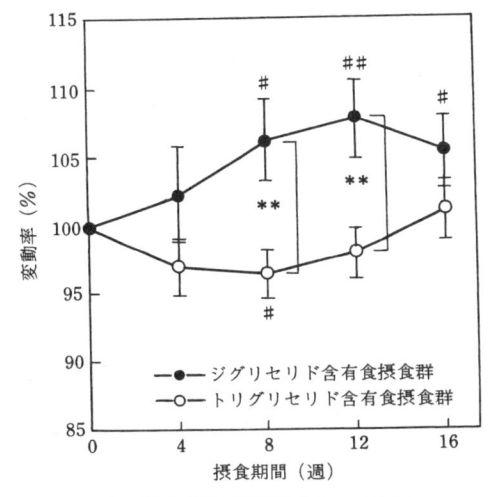

** 摂食群間で有意差あり　p＜0.01
\# 摂食前値に対して有意差あり　p＜0.05
\#\# 摂食前値に対して有意差あり　p＜0.01

図14-14 血清遊離脂肪酸濃度と肝臓脂肪量の間の相関[45]

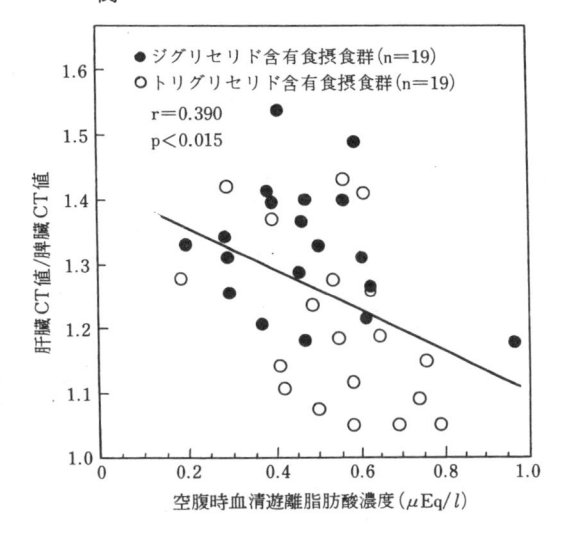

図14-15 血清遊離脂肪酸濃度変動率と肝臓脂肪量変動率の間の相関[45]

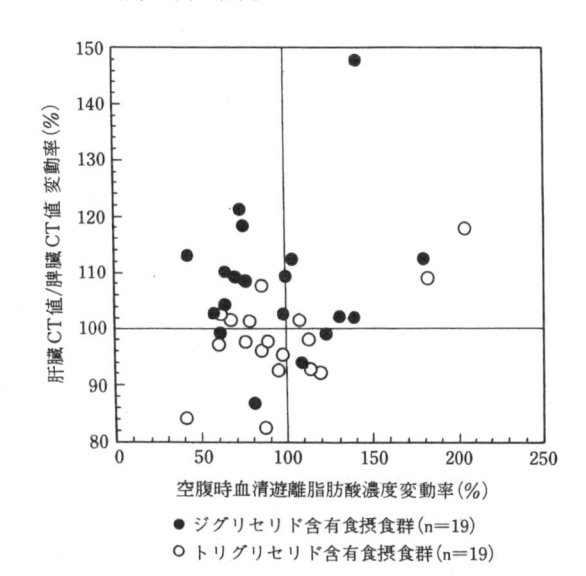

は，ジグリセリド含有食摂食群では60％であった[45]。これらの結果は，食事由来のトリグリセリドの摂食を減少させることにより内臓脂肪量の低減は可能であるが，この時，肝臓脂肪量の低減は困難であり，ジグリセリド含有食を摂食した場合は，内臓脂肪量と肝臓脂肪量の同時低減が可能なことを示している（図14-13，14-15）[45]。また，ジグリセリド含有食摂食時には，肝臓における脂質代謝と血清遊離脂肪酸の挙動に相関性があることが認められた（図14-15）[45]。

また前節後半で示したジグリセリドを80％以上含有するジグリセリド含有油（健康エコナ®クッキングオイル，花王㈱製）を食事制限することなく，それまで日常の食事で使用していた食用油に置き換えて，通常の食事に9カ月間，男性89名，女性20名に使用してもらい，3カ月毎に，体重，体格指数（BMI；body mass index），ウエスト周囲長，皮下脂肪厚の測定を行った[47]。その結果，体重は男性，女性とも，やや減少する傾向が認められたが有意なものではなかった（図14-16）[47]。9カ月間使用したのち，体重が1kg以上減少した使用者は38％であった[47]。ウエスト周囲長は，男性，女性とも使用開始6カ月後から有意な減少が認められ，減少が認められた使用者の使用9カ月後の減少は平均2.4％であった（図14-16）[47]。また，皮下脂肪厚は使用3カ月後で，使用者のうち60％，使用6カ月後で79％，使用9カ月後で79％に減少が認められた（図14-16）[47]。

これらの結果から，ジグリセリド含有油を食用油として通常の食生活に用いると身体的特長に変化が認められ，特にウエスト周囲長，皮下脂肪厚に低減が認められた[47]。16週間のジグリセリド含有食摂食により内臓脂肪量，皮下脂肪量が低下することが認められているが[45,46]，このことから，今回のジグリセリド含有油使用によるウエスト周

図14-16 ジグリセリド含有油使用の身体特性に及ぼす影響[47]

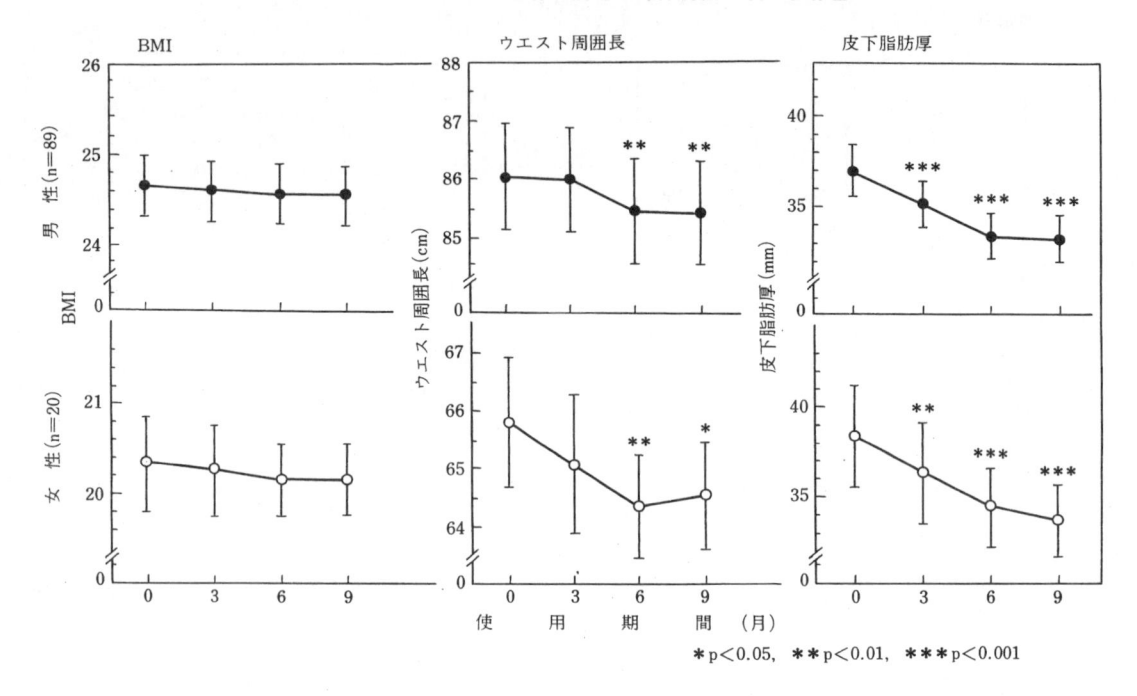

＊p＜0.05, ＊＊p＜0.01, ＊＊＊p＜0.001

囲長の低減は，内臓脂肪量の減少によるものと推定した[47]。

同様の効果は過体重あるいは肥満の男性（ウェスト周囲長90cm以上），女性（同87cm以上）65名にジグリセリド含有油で調理した減カロリー食を24週間摂食してもらった場合にも認められている[141]。すなわち，24週間の摂食で体重は3.6％，脂肪容積は8.3％減少した[141]。

また，Ⅱb型もしくはⅣ型高脂血症の血液透析患者10名に，ジグリセリドを含有する食用油を3ヵ月間使用してもらい体脂肪代謝に及ぼす影響が検討されている[53]。このジグリセリドを含有する食用油は，日常使用している食用油と置き換え3ヵ月間使用してもらい，使用終了後3ヵ月，日常使用している食用油に戻し，予後調査も実施した[53]。使用してもらったジグリセリドを含有する食用油の組成は83.0％のジグリセリド（sn-1,3-ジアシルグリセロール含量58.1％，sn-1(3),2-ジアシルグリセロール含量24.9％），トリグリセリド17.0％であり，その主脂肪酸組成はオレイン酸44.18％，リノール酸39.70％であった[53]。3ヵ月の使用期間中のジグリセリドの摂取量は1日当り約9gであった[53]。

3ヵ月のジグリセリドを含有する食用油の使用により，臍部CT像から求めた全脂肪量および内臓脂肪量は有意（p＜0.05）に低下し，使用終了3ヵ月後の予後調査では，使用終了時に比較して有意（p＜0.01）に増加した（図14-17）[53]。また皮下脂肪量については有意差は認められないものの，同様の傾向が認められた（図14-17）[53]。

14-5-5) α-リノレン酸をその主構成成分とするsn-1,3-ジアシルグリセロールのラット脂質代謝への影響

α-リノレン酸（α-linolenic acid）は，植物種子や葉に多く含有されており，EPA，DHAが魚起源のn-3系脂肪酸であるのに対し，植物起源のn-3系脂肪酸である[54～56]。α-リノレン酸はなたね油に8～13％，大豆油に2～13％含有されているが，高濃度（50～60％）のα-リノレン酸を含有するのは，アマ科植物のアマ（Linum usitatissimum L.）[57]，シソ科植物のエゴマ（perilla）（Perilla Ocymcides var. typica Makino, Perilla frutescens Britton var. japonica Hara）[58]，およびアブラナ科植物のカメリナ（Camelina sativa L.）[59]のそれぞれの種子から得られるアマニ油（亜麻仁油，アマニはアマ種子の意，linseed oil, flaxseed oil）[57]，エゴマ油（perilla oil）[58]，およ

第14章 sn-1,3-ジアシルグリセロールの栄養生理学的特性

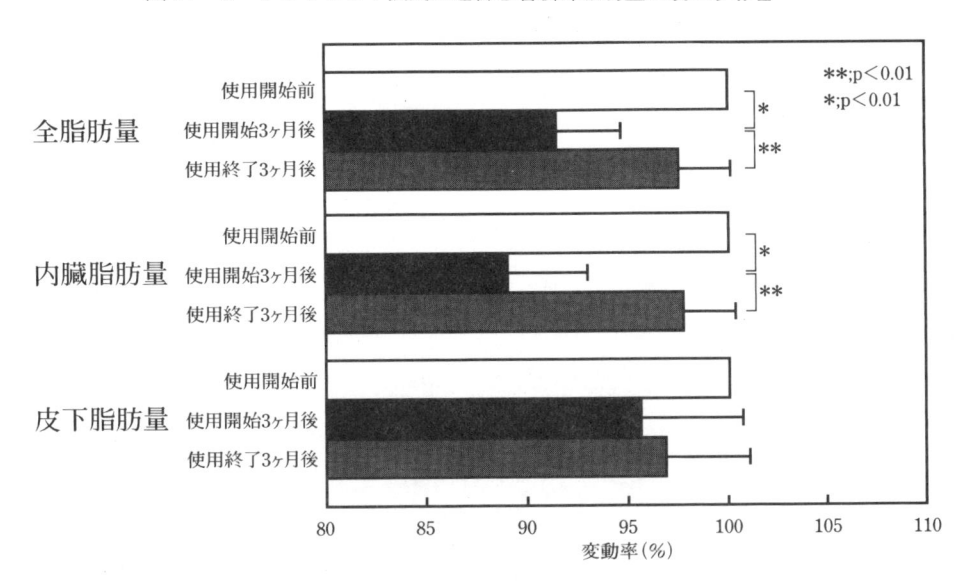

図14-17 ジグリセリド摂食の透析患者臍部脂肪量に及ぼす影響[53]

びカメリナ油（camelina oil, 通称gold of pleasure oil）[59]である。

α-リノレン酸は，炭素数18，末端メチル基から数えて3，6，9のそれぞれの位置に，シス二重結合を有するn-3系の脂肪酸である（IUPAK名；シス9，シス12，シス15 オクタデカトリエン酸（cis9, cis12, cis15 octadecatrienoic acid）。その栄養機能[60〜64]，生理活性機能については種々検討されているが，生理活性機能としては，抗腫瘍作用[65〜67]，免疫調節作用[68〜70]，脳・神経・網膜への作用[71〜75]，血小板凝集抑制作用[76〜80]，抗動脈硬化作用[81〜84]，抗高血圧作用[85〜87]，抗炎症作用[88,89]，腎機能改善作用[90]，血清脂質低下作用[91〜96]，体重・体脂肪量増加抑制作用[97〜100]等が知られている。

ラットに3週間，α-リノレン酸をその主構成成分とするsn-1,3-ジアシルグリセロール（α-リノレン酸ジグリセリド）を含有する飼料を投与し，食餌性脂質の酸化に及ぼす影響が検討されている[101]。α-リノレン酸ジグリセリド（α-リノレン酸含量50.77％，ジグリセリド含量85.2％，うちsn-1,3-ジアシルグリセロール約70％，sn-1,2-ジアシルグリセロール約30％，トリグリセリド含量14.1％）を20％含有する飼料をラットに3週間投与したのち，放射性同位元素で標識したトリパルミチン（[1-^{13}C]-トリパルミチン）を含有するエマルジョン20mg/kgラット体重を投与し，

投与後一定時間毎の呼気中の^{13}C標識二酸化炭素量の測定が行われている[101]。なお対照には，トリグリセリド（α-リノレン酸含量7.70％，リノール酸含量36.35％，リノレン酸含量46.90％）を20％含有した飼料を投与した群を用いた。

その結果，呼気中への[^{13}C]-二酸化炭素の排泄量は[1-^{13}C]-トリパルミチン投与後，0〜2，2〜4時間後で増加し，α-リノレン酸ジグリセリド含有飼料投与群の方が，トリグリセリド含有飼料投与群に比較して有意（p＜0.05）に多く，3週間のα-リノレン酸ジグリセリド含有飼料投与により，トリグリセリド含有飼料投与に比較して，生体内でのβ-酸化が亢進することが認められた（図14-18）[101]。同様の結果はマウスでも認められている[142]。

α-リノレン酸ジグリセリド含有飼料投与により，生体内でのβ-酸化が促進される機序は定かではないが，次のことの関与が推定される。特定の脂肪酸から構成されていないジグリセリドの2〜3週間のラットへの投与により，トリグリセリドの投与に比較して，肝臓でのβ-酸化関連酵素の活性が上昇すること[40]，ジグリセリドは小腸内で加水分解されるとsn-1-モノアシルグリセロールを生じ[103]，吸収後，トリグリセリドに再構成され難いこと[39]，また，α-リノレン酸ジグリセリドの主構成脂肪酸であるα-リノレン酸などのn-

図14-18 α-リノレン酸ジグリセリドのβ-酸化に及ぼす影響[101]

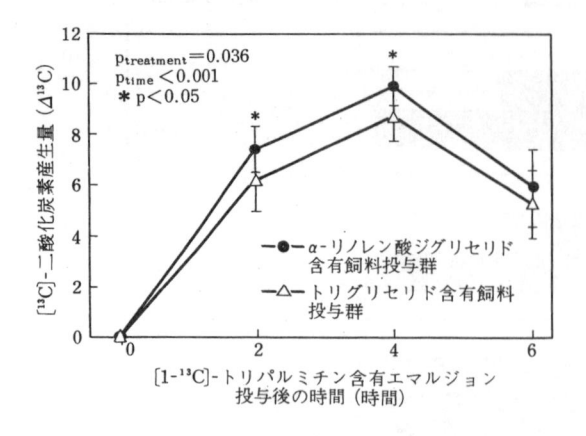

表14-4 α-リノレン酸ジグリセリド，サフラワー油・ナタネ油混合油の脂肪酸組成とアシルグリセロール組成[111]

脂肪酸組成

脂肪酸	サフラワー油・ナタネ油混合油	α-リノレン酸ジグリセリド
$C_{16:0}$	6.0	5.7
$C_{18:0}$	2.2	1.8
$C_{18:1}$	29.1	14.0
$C_{18:2}$	57.8	15.9
$C_{18:3}$	2.5	60.8
$C_{20:0}$	0.4	nd.
$C_{20:1}$	0.6	nd.
$C_{22:0}$	0.3	nd.
$C_{22:1}$	0.2	nd.
その他	0.9	1.8

アシルグリセロール組成

アシルグリセロール	サフラワー油・ナタネ油混合油	α-リノレン酸ジグリセリド
モノグリセリド	nd.*	0.7
ジグリセリド	1.1	85.2
トリグリセリド	97.2	14.1

*nd. 非検出

3系脂肪酸には，リポタンパク質リパーゼの活性化作用[103]，β-酸化促進作用[104]，褐色脂肪組織での熱産生亢進作用[105]，アンカップリング プロテイン-1（uncoupling protein-1；UCP-1）[106]，UCP-2[107]，UCP-3[108]の活性化，脂肪酸合成酵素活性の抑制作用[108]などが認められている。

これらのことから，α-リノレン酸ジグリセリドのβ-酸化亢進作用は，sn-1,3-ジアシルグリセロールの特異的なジグリセリドの構造および，α-リノレン酸の生理作用が相まって発現されると推定される[101,109]。

14-5-6）α-リノレン酸をその主構成成分とするsn-1,3-ジアシルグリセロールのラット体脂肪代謝への影響

α-リノレン酸をその主構成成分とするジグリセリド（α-リノレン酸ジグリセリド）は，エゴマ油（perilla oil）を原料に，*Mucor miehei* 由来のsn-1,3位特異的リパーゼ[110]を用いて合成されたもので，ジグリセリド含量は85.2％（sn-1,3-ジグリセリドとsn-1,2-ジグリセリドの割合は70：30），その主脂肪酸組成はα-リノレン酸60.8％，リノール酸15.9％，オレイン酸14.0％であった（表14-4）[111]。対照にはサフラワー油とナタネ油の混合油（70：30）を用い，その主脂肪酸組成はリノール酸57.8％，オレイン酸29.1％であった（表14-4）[111]。試験に用いたα-リノレン酸ジグリセリド含有飼料は，高脂肪（サフラワー油／ナタネ油混合油20重量％，ラード10重量％，計30重量％）・ショ糖（13重量％）含有飼料にα-リノレン酸ジグリセリドを，1，2，4重量％添加して調製した。また対照としては高脂肪・ショ糖（それぞれ30，13重量％）含有飼料および低脂肪（サフラワー油／ナタネ油混合油5％）含有飼料を用いた[111]。

α-リノレン酸ジグリセリドを1，2，4％含有する飼料をC57BL/6Jマウスに4週間投与して体重増加量，血清脂質濃度，内臓脂肪（visceral fat）重量の測定を行った[111]。その結果，高脂肪・ショ糖含有飼料投与群で低脂肪含有飼料投与群に比較して，体重および内臓脂肪重量に著しい増加が認められた（表14-5）[111]。この高脂肪・ショ糖含有飼料投与による体重および内臓脂肪重量の増加は，α-リノレン酸ジグリセリド含有飼料を投与することにより有意に抑制された（表14-5）[111]。この時，2％，4％のα-リノレン酸ジグリセリド含有飼料投与群では血清中のレプチン（leptin）濃度はそれぞれ，1.23±0.43ng/ml，1.33±0.62ng/mlであり，高脂肪・ショ糖含有飼料投与群の4.45±4.39ng/mlに比較して有意（$p<0.05$）

に低下した[111]。

また，前記高脂肪・ショ糖含有飼料投与群の脂質（飼料中30％）をすべてサフラワー油とナタネ油（70：30）の混合油に置換した飼料を投与する群を対照群として，α-リノレン酸を3.0％，サフラワー油とナタネ油混合油を27％含有する飼料（3.0％α-リノレン酸ジグリセリド・高脂肪含有飼料）を20週間投与して体重増加量，内臓脂肪重量，血清脂質，レプチン，グルコース，インスリン濃度および肝臓由来酵素濃度に及ぼす影響が検討されている[111]。その結果，対照群に比較して3.0％α-リノレン酸ジグリセリド・高脂肪含有飼料投与群では，体重増加量は有意（p＜0.05）に抑制されたが，内臓脂肪総重量には変化が認められなかった。内臓脂肪のうち50％以上の重量を占める精巣上体脂肪（epididymal fat）には変化は認められなかったが，腸管膜脂肪（mesentric fat），腹膜後脂肪（retroperitoneal fat），および腎周囲脂肪（perinephric fat）は，対照群に比較して，3.0％α-リノレン酸ジグリセリド・高脂肪含有飼料投与群で有意（p＜0.05）に減少した[111]。また測定した血清成分では，血清総コレステロール濃度（対照群 132.8±19.9mg/dl, α-リノレン酸ジグリセリド・高脂肪含有飼料投与群 102.8±8.2mg/dl, p＜0.05)，血清レプチン濃度（対照群 16.72±7.66ng/ml, 投与群 6.75±5.27ng/ml, p＜0.05)，血清インスリン濃度（対照群

897.6±505.3pg/ml, 投与群 287.3±72.1pg/ml, p＜0.01)でのみ，3.0％α-リノレン酸ジグリセリド・高脂肪含有飼料投与群で有意に高かった[111]。同様の結果はマウスでも認められている[143]。

14-5-7) α-リノレン酸をその主構成成分とするsn-1,3-ジアシルグリセロールのヒト体脂肪代謝への影響

食餌性肥満マウスで，α-リノレン酸をその主構成成分とするジグリセリド（α-リノレン酸ジグリセリド）が，体重および体脂肪を低減させることが認められたので，ヒトでの体重，体脂肪，脂質代謝，エネルギー代謝に及ぼす影響が検討されている[112,113]。まず，ヒトの体脂肪を低減させるのに必要なα-リノレン酸ジグリセリドの1日摂食量の検討を行った[112]。用いたα-リノレン酸ジグリセリドはアマニ油を原料として*Mucor miehei*由来のリパーゼを用いて調製し，ジグリセリド含量87.0％，α-リノレン酸含量49.0％であった[112]。日本人の食用油の平均摂取量は約10g[114]であるので，2.5gα-リノレン酸ジグリセリド摂食群は，2.5gのα-リノレン酸ジグリセリドと7.5gのナタネ油の混合油を，3.75gα-リノレン酸ジグリセリド摂食群は3.75gのα-リノレン酸ジグリセリドと6.25gのナタネ油の混合油を，また対照群は，エゴマ油とナタネ油を混合して，2.5gα-リノレン酸ジグリセリド摂食群で用いた混合油と，ほぼ

表14-5　α-リノレン酸ジグリセリドの体重，肝臓重量，内臓脂肪重量に及ぼす影響[111]

測定項目	投　　与　　群				
	低脂肪含有飼料投与群	高脂肪含有飼料投与群	α-リノレン酸ジグリセリド・高脂肪含有飼料投与群		
			1％α-リノレン酸ジグリセリド・高脂肪含有飼料投与群	2％α-リノレン酸ジグリセリド・高脂肪含有飼料投与群	4％α-リノレン酸ジグリセリド・高脂肪含有飼料投与群
体重（g）					
投与開始時	21.6±1.3	21.6±1.3	21.6±0.9	21.6±1.2	21.6±1.2
投与終了時	26.3±1.2*	29.0±1.9	26.4±0.3*	26.6±1.3*	25.9±2.0**
4週間の体重増加量	4.8±0.4***	7.4±1.5	4.9±0.7***	5.0±0.7***	4.3±0.8***
肝臓重量（g）	0.92±0.05	0.99±0.07	0.89±0.04*	0.92±0.04	0.89±0.07*
内臓脂肪重量（g）					
総内臓脂肪重量	0.95±0.10**	1.46±0.37	1.11±0.18*	1.00±0.15**	0.94±0.16**
精巣上体脂肪重量	0.49±0.06**	0.76±0.21	0.56±0.12*	0.51±0.08**	0.49±0.10**
腸管膜脂肪重量	0.32±0.04*	0.41±0.08	0.34±0.03*	0.33±0.05*	0.30±0.03**
腹膜後脂肪重量	0.10±0.03***	0.24±0.07	0.16±0.05*	0.12±0.02***	0.11±0.03***
腎臓周囲脂肪重量	0.04±0.00	0.05±0.02	0.04±0.01	0.04±0.01	0.04±0.01
エネルギー摂取量（kcal/ケージ/日）	55.8±7.1	62.9±4.2	59.4±5.5	57.2±4.7	57.9±5.1

同等の脂肪酸組成を有するように調製された混合油を用いた。これら3種の試験油の摂食は，各試験油を用いて調製したショートブレッド，マヨネーズ，ドレッシング，スープの形態で行ってもらった[112]。

健常男性66名を体格指数（body mass index；BMI）がほぼ同一になるように3群に分け，ナタネ油（10g/日）を用いたコントロール試験食を4週間摂食してもらったのち，12週間の二重盲検法摂食試験を行った[112]。また，試験食を含めた1日当たりの総摂取油脂量は50±5gになるように食事の設計を行った[112]。12週間の摂食期間中の平均摂取エネルギーは，対照群，2.5gα-リノレン酸ジグリセリド摂食群，3.75gα-リノレン酸ジグリセリド摂食群でそれぞれ，2,134±32kcal，2,020±25kcal，2,030±23kcalであり，平均総摂取脂質量はそれぞれ49.7±0.5g，49.6±0.5g，49.0±0.5gであり，いずれの群間でも差は認められなかった[112]。

臍部横断位置にてCT断層撮影を行い，この撮影像より全脂肪面積（total fat area），内臓脂肪面積（visceral fat area），皮下脂肪面積（subcutaneous fat area）を測定したところ，2.5gα-リノレン酸ジグリセリド摂食群，3.75gα-リノレン酸ジグリセリド摂食群とも，いずれの脂肪面積も，摂食前に比較して有意に低下し，2.5gα-リノレン酸ジグリセリド摂食群では摂食後8，12週目に，3.75gα-リノレン酸ジグリセリド摂食群では摂食後12週目に，対照群に比較して有意（$p<0.05$）に低下した（表14-6）[112]。また，体重，BMI，ウエスト周囲長，皮下脂肪厚は，いずれのα-リノレン酸ジグリセリド摂食群でも，摂食前値に比較して有意に低下したが，対照群に対しては有意差は認められなかった[112]。また，血清成分については，いくつかの測定項目で変動が認められたが，いずれも正常範囲内変動であった[112]。

ヒトの体脂肪を低減させるには，α-リノレン酸ジグリセリドの1日，2.5g摂取で充分なことが判明したので，α-リノレン酸ジグリセリドを2.5±0.1g含有するミルクティー（280ml/本，乳脂肪1.0g，タンパク質0.9g，糖質10.7g，α-リノレン酸ジグリセリド2.5±0.1g，76.3kcal）を1日1本，16週間飲用してもらい，身体計測値および血清成分濃度の測定を行った[112]。対照群はα-リノレン酸ジグリセリドを含有しないミルクティー（280ml/本，乳脂肪2.2g，タンパク質1.9g，糖質12.2g，73.9kcal）を用いた。健常成人男子30名に，対照のミルクティーを4週間飲用してもらったのち，16週間試験飲料を飲用してもらった。その結果，対照のミルクティー飲用群と，α-リノレン酸含有ミルクティー飲用群の間では，1日当たりの平均摂取エネルギーおよび平均摂取脂肪量の有意な変動は認められなかった[112]。全脂肪面積は，α-リノレン酸含有ミルクティー飲用群で対照群に比較して，飲用4，8，12，16週目でそれぞれ91.0±2.2％（$p=0.004$），89.3±2.4％（$p=0.0018$），92.0±3.0％（$p=0.0015$），87.7±2.9％（$p=0.0024$）と有意な低下を示した（表14-

表14-6 体脂肪に及ぼすα-リノレン酸ジグリセリド摂食の影響[112]

	摂食前	4週目	8週目	12週目
全脂肪面積				
対照群	100	91.9±2.2##	93.3±2.8#	98.4±4.0
2.5g α-リノレン酸ジグリセリド摂食群	100	92.7±1.7##	87.3±2.5##*	86.6±4.0##*
3.75g α-リノレン酸ジグリセリド摂食群	100	92.6±1.8##	86.6±3.0##	86.4±3.3##*
内臓脂肪面積				
対照群	100	94.1±3.8	94.0±4.2	104.6±6.3
2.5g α-リノレン酸ジグリセリド摂食群	100	92.2±3.0#	89.3±3.9##*	88.6±4.8#*
3.5g α-リノレン酸ジグリセリド摂食群	100	90.8±2.2##	85.9±4.1##	85.6±4.8##*
皮下脂肪面積				
対照群	100	92.4±2.4##	94.1±2.7#	97.2±3.5
2.5g α-リノレン酸ジグリセリド摂食群	100	92.9±1.7##	87.0±2.9##*	86.0±4.0##*
3.5g α-リノレン酸ジグリセリド摂食群	100	93.3±2.1##	87.5±2.8##	87.1±3.0##*

＊対照群に対して有意差あり（＊$p<0.05$）
＃，＃＃摂食前値に対して有意差あり（＃$p<0.05$，＃＃$p<0.01$）

第14章 sn-1,3-ジアシルグリセロールの栄養生理学的特性

表14－7　体脂肪に及ぼすα-リノレン酸ジグリセリド含有飲料飲用の影響[112]

	飲用前	4週目	8週目	12週目	16週目
全脂肪面積					
対照群	100	105.3±2.6	104.0±3.7	110.8±4.6#	107.4±6.0
α-リノレン酸含有飲料飲用群	100	91.0±2.2###**	89.3±2.4###*	92.0±3.0#**	87.7±2.9###*
内臓脂肪面積					
対照群	100	113.0±4.2#	106.6±4.9	123.2±7.7##	114.1±9.4
α-リノレン酸含有飲料飲用群	100	94.1±3.5	90.4±3.8#*	95.5±4.9*	90.9±4.3*
皮下脂肪面積					
対照群	100	100.6±2.3	102.0±3.3	103.7±3.7	103.7±5.0
α-リノレン酸含有飲料飲用群	100	89.1±1.8###*	89.0±2.0###*	90.1±2.7###*	86.7±2.6###*

＊，＊＊；対照群に対して有意差あり（＊p＜0.05，＊＊p＜0.01）
＃，＃＃；飲用前値に対して有意差あり（＃p＜0.05，＃＃p＜0.01）

7)[112]。また，内臓脂肪面積，皮下脂肪面積も多少の相違はあるものの有意な低下を示した（表14－7）[112]。これらの結果から，α-リノレン酸ジグリセリドを乳化形態で摂取した場合においても体脂肪低減効果のあることが認められた[112]。

14－6）sn-1,3-ジアシルグリセロールのプラスミノーゲン アクチベーター インヒビターへの影響

これまでの研究から多くのサイトカインは血管の内皮細胞や平滑筋細胞に対し，種々の作用を示し，また，これらの血管の細胞自身もサイトカインを産生することが明らかになり，血管細胞の機能，動脈硬化の成因にも重要な役割を果たしていることが明らかになってきた[115,116]。例えば血管内皮細胞では，血小板由来増殖因子（platelet derived growth factor；PDGF），インターロイキン-1（interleukin-1；IL-1），腫瘍壊死因子（tumor necrosis factor；TNF），プラスミノーゲン アクティベーター インヒビター タイプ-1（plasminogen activator inhibitor type-1；PAI-1），マクロファージ コロニー刺激因子（macrophagecolony stimulating factor；M-CFC），顆粒球マクロファージ コロニー刺激因子（granulocyte macrophage colony stimulating factor；GM-CSF），単球走化性誘起タンパク質-1（monocyte chemoattractant protein-1；MCP-1）などが向凝固作用，接着分子発現作用，増殖促進作用，増殖抑制作用，遊走作用を示す[115]。また，平滑筋細胞では，PDGF，IL-1，TNF，M-CSF，GM-CSF，MCP-1，ベーシック線維芽細胞増殖因子（basic fibroblastgrowth factor；6FGF），トランスフォーミング成長因子-β（transforming growth factor-β；TGF-β），ヘパリン結合-上皮細胞成長因子（heparin-epidermal growth factor；HB-EGF）などが増殖促進作用，増殖抑制作用，遊走作用，細胞外基質分泌作用，基質分解酵素分泌作用などを示す[115]。

動脈硬化における血管内皮細胞の重要な機能は，血管壁に常に接触している血液を凝固させないことと，血管が損傷を受けた時，すみやかに止血を促進させることである。血液凝固の抑制には血管内皮細胞膜に存在し，トロンビンと結合しその血液凝固活性を不活性化するトロンボモジュリン（thrombomodulin），線溶系を促進する組織型プラスミノーゲン（tissue plasminogen activator；tPA），プロスタグランジンI_2（PGI_2），ヘパラン硫酸プロテオグリカンなどが関与する。また凝固促進にはtPA活性を阻害するプラスミノーゲン アクチベーター インヒビター タイプ-1（PAI-1）が重要な役割を果たしている。

PAI-1は血管内皮細胞から分泌される血液凝固線溶系活性酵素の阻害剤であるが，カイロミクロンやVLDLが血管内皮細胞と結合して，これらに含まれているトリグリセリドが移送されるが，その際に血管内皮細胞からPAI-1が分泌される。従ってカイロミクロンやVLDL中のトリグリセリド含量が増加すると血液中のPAI-1濃度は上昇し，血清PAI-1濃度は血清トリグリセリド濃度，VLDL濃度と正の相関関係があることも認められている[117]。また最近では，血清PAI-1濃度と内臓脂肪量との間に正の相関関係があること

図14-19 ジアシルグリセロールの血清プラスミノーゲン アクチベーター インヒビター タイプ-1（PAI-1）濃度に及ぼす影響[119]

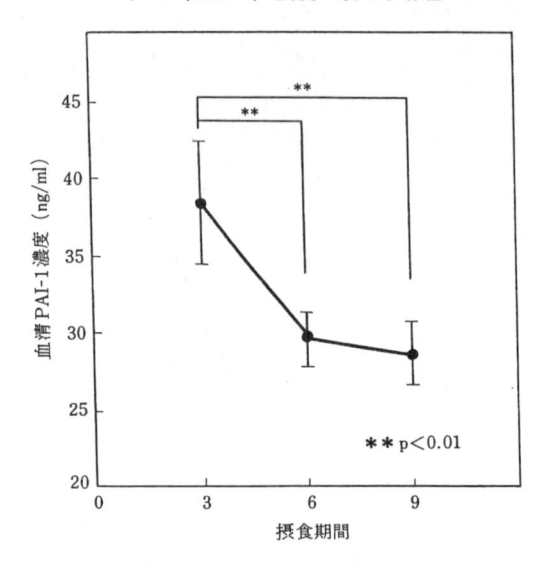

が認められている[118]。

ナタネ油を原料に sn-1,3位特異的リパーゼにより調製された純度約80%のジグリセリド（sn-1(3), 2-ジアシルグリセロール含量約33%, sn-1,3-ジアシルグリセロール含量約65%）の油脂（健康エコナ®クッキングオイル，花王㈱製）を食事制限することなく，それまで日常の食事で使用していた食用油に置き換えて通常の食事で9カ月間，男女109名に使用してもらい，使用開始後3，6，9カ月目の血清PAI-1濃度の測定が行われている[119]。その結果，使用開始3カ月後に比較して6，9カ月後で有意な低下が認められた（図14-19）[119]。血清PAI-1濃度は血清トリグリセリド，VLDL濃度と正に相関することが知られているが[117]，今回の摂食試験では，血清トリグリセリド濃度が低下しなかった摂食者でも血清PAI-1濃度が低下していたことから，摂食したジグリセリドが何らかの機序で血管内皮細胞および脂肪細胞からのPAI-1産生を抑制し，血栓を形成しにくくする作用を有すると推定された[117]。

14-7) sn-1,3-ジアシルグリセロールの食品への応用

ナタネ油から sn-1,3位特異的リパーゼを触媒として，約80%のジグリセリド（sn-1(3), 2-ジアシルグリセロール含量，約30%, sn-1,3-ジアシルグリセロール含量，約70%），約20%のトリグリセリドを含有する食用油，健康エコナ®クッキングオイル（花王㈱）は，ヒトが摂食した場合，中性脂肪になりにくく，その結果，長期間摂食すると体脂肪の蓄積が抑制されることが知られている[37,42]。すなわち，ジアシルグリセロールを主成分とする健康エコナ®クッキングオイルは「体脂肪になりにくい」という栄養生理学的特性を有しながら，食用油として必要な栄養，調理特性も兼ね備えており，油脂分野では初めて特定保健用食品として厚生省より許可された[33]。なお健康エコナ®クッキングオイルの特定健康用食品としての許可表示は，「この油は，ジアシルグリセロールを主成分としているので他の食用油と比較して，食後の血中中性脂肪が上昇しにくく，しかも体に脂肪がつきにくいのが特徴です。」である[33]。

健康エコナ®クッキングオイル中のジグリセロールの約70%は，sn-1,3-ジアシルグリセロールであり，この sn-1,3-ジアシルグリセロールは，グリセリン骨格の sn-2位に脂肪酸が結合しておらず，その結果，小腸内での消化生成物として，2-モノアシルグリセロールは生成せず，その結果，小腸上皮細胞内でのトリアシルグリセロール合成酵素系の基質である，2-モノアシルグリセロールが不足し，小腸上皮細胞内で生合成されるトリアシルグリセロール量が低下し，この結果，摂食後の血中中性脂肪濃度の増加が抑制されると推定される[42]。

ジグリセリドを約80%含有する健康エコナ®クッキングオイルは，一般の食用油とほぼ同様に揚げ料理，炒め料理，ドレッシング，マヨネーズなどの調理のあらゆる場面で使用出来る。この調理評価における官能評価で，一般の食用油に比較して，「さっぱりしている」，「胃もたれしにくい」「軽い」などの評価が多かった[120]。胃もたれの程度について，健康エコナ®クッキングオイルとこれまで日常生活で使用していた食用油をそれぞれ自由に調理に使用してもらい，その調理した食品を摂食してもらった場合の胃もたれに関する官能評価を114名で実施したところ，29%の人は，両者に差は認められなかったが，21%の人が，通常使用している食用油よりも，ジグリセリドを含有する健康エコナ®クッキングオイルで調理した食品を摂食した方が，胃もたれしないと報告しており，さ

第14章 sn-1,3-ジアシルグリセロールの栄養生理学的特性

図14-20 スクランブルエッグの胃排出速度に及ぼす食用油の影響[120]

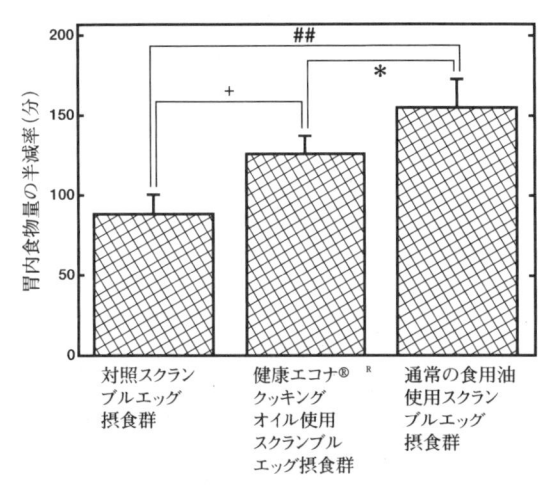

健康エコナ®クッキングオイル使用スクランブルエッグ摂食群と通常の食用油使用スクランブルエッグ摂食群の間で有意差あり($p<0.05$)
+ 対照スクランブルエッグ摂食群と健康エコナ®クッキングオイル使用スクランブルエッグ摂食群の間で有意差あり($p<0.05$)
対照スクランブルエッグ摂食群と通常の食用油使用スクランブルエッグ摂食群の間で有意差あり($p<0.01$)

らに50%の人が，やや胃もたれしないと報告した。

そこで，卵1個と体重60kg当り20gの健康エコナ®クッキングオイルあるいは，通常使用している食用油を混合してスクランブルエッグを作製し，それを摂食してもらったのちに，胃から排出されるまでの時間をダブルブラインド法で測定した。なお対照群としては，食用油無添加のスクランブルエッグを用いた。測定はスクランブルエッグにテクネチウム（99m-TC）を添加し，被験者は摂食後，直ちに背臥位となって頂き，腹背の両面から，シンチレーショングラフィーにより，スクランブルエッグの胃内滞留量を摂食3時間後まで測定することにより行なった。その結果，健康エコナ®クッキングオイルを用いたスクランブルエッグ摂食群は，食用油無添加のスクランブルエッグ摂食群に比較して胃内排出速度は遅かったが，その半減期は126±12分で，通常使用している食用油を用いたスクランブルエッグ摂食群155±17分に比較して，有意（$p<0.05$）に短かかった（図14-20）[120]。また，同被験者により，同時に行なった官能調査では，胃排出速度の速い人ほど胃もたれを感じていなかった[120]。

これらの栄養生理学特性をふまえ，特定健康用食品である食用油，健康エコナ®クッキングオイルの他に，ドレッシング，マーガリン，マヨネーズ，またシーチキンフレーク添加油，パン添加油としても用いられている。また，健康エコナ®クッキングオイルに植物ステロールを4%配合し，血中コレステロール濃度改善を目的とした食用油，健康エコナ®コレステロールを下げる ヘルシー&ヘルシークッキングオイルが発売されている。このクッキングオイルも特定保健用食品で，その許可表示は「主成分ジアシルグリセロールの働きで体に脂肪がつきにくい。植物ステロール配合で血中コレステロールを下げる。」である。

これまで植物ステロールの血清コレステロール濃度に及ぼす影響は，ヒトに植物ステロールを充填したカプセルを摂取してもらったり，マーガリン，バター，マヨネーズ，スプレッド，ショートブレッド，オリーブ油などに添加したものを摂食してもらい検討されてきたが，1日摂取量が1.5〜3.5gに設定されている例が多く，この場合，ほとんどの試験例で血清LDLコレステロール濃度10〜15%の低下が認められている[121〜125]。また試験例は非常に少ないが，植物ステロール1日摂食量830mg[122]，800mg[126,127]，740mg[128]で血清コレステロール濃度の低下が認められている例もある。植物ステロール1日740mg摂食試験の場合，12名の健常人に4週間バターに添加した大豆由来の植物ステロールを摂食してもらうと（740mg植物ステロール/日，410mgコレステロール/日，摂食），対照期間（29mg植物ステロール/日，436mgコレステロール/日，摂食）に比較して，血清コレステロール濃度は約10%，LDLコレステロール濃度は約15%，いずれも有意（$p<0.001$）に低下することが認められた[128]。また，植物ステロールの摂取量と，血清LDLコレステロール濃度の低下の相関であるが，健常人25名ずつ，植物ステロールを含有するスプレッドを1日25g，3.5週間摂食してもらい検討されている[122]。この場合，植物ステロールを1日当たり，830mg，1.61g，3.24g摂取してもらった群の血清LDLコレステロール濃度は，対照群に比較してそれぞれ，6.7，8.5，9.9%の低下であったが，それぞれの摂取群間では有意差は認められなかった[122]。この

結果から，スプレッドに植物ステロールを添加した場合の血清コレステロール濃度を低下させる最小有効量は，1.6g前後ではないかと推定している[122]。

ジグリセロールに植物ステロールを溶解させ摂食してもらった場合の，血中コレステロール濃度低下作用に対する植物ステロールの最小有効量は次の方法により検討された[129]。すなわち，植物ステロールをジグリセロールに溶解したのち，これを用いてマヨネーズを調製し，血清コレステロール濃度が200mg/dl以上の健常人28名を4群に分け，それぞれの群に，植物ステロールの摂取量が1日当たり0，300，400，500mgになるように，植物ステロール含有マーガリンを2週間摂食してもらった[129]。その結果，植物ステロール，1日当たり0.300mg摂取群では，摂取前後で血清コレステロール濃度に変化は認められなかったが，1日当たり400mg摂取群では，摂取前血清コレステロール濃度が219.3±9.5mg/dlで，2週間摂食後の同濃度は205.9±5.19mg/dlと，約6％，有意（p＜0.05）に低下した[129]。また，1日当たり500mg摂取群でも，摂取前に比較して2週間の摂取後では約11％，有意（p＜0.01）に低下した[129]。

これらの結果から，ジグリセロールに植物ステロールを溶解させた場合，血清コレステロールを低下させる植物ステロールの1日の最小有効量は400mgと推定された[129]。この400mgの植物ステロールは，158mgのβ-シトステロール（β-sitosterol），90mgのカンペステロール（campesterol），80mgのスティグマステロール（stigmasterol）を含有していた[129]。1日の植物ステロール摂取量400mg（β-シトステロール，158mg）で有意な血清コレステロール濃度の低下が認められたことは，これまで報告された，血清コレステロール濃度の低下が認められた植物ステロール摂取量，1日740mg[128]の約半分であった。この試験では植物ステロールをバターに混ぜ込み摂取している[128]。これらの結果から，植物ステロールのトリグリセリドおよびジグリセリドへの溶解性の違い，植物ステロールとトリグリセリドおよびジグリセリドとの相互作用の影響などにより，血清コレステロール濃度低下作用に差が認められたのではないかと推定されているが，定かではない[129]。

図14-21 植物ステロール含有ジグリセリド摂取時の血清コレステロール，LDL，HDL濃度の変化率[129]

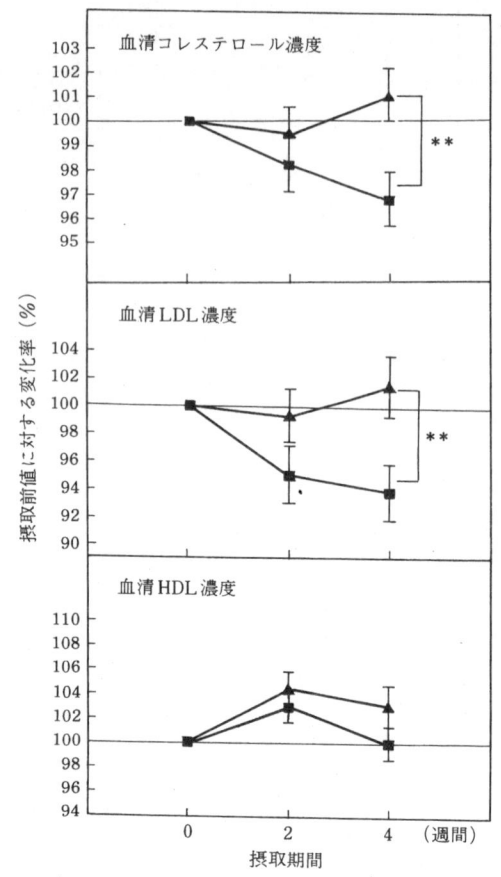

さらに，前記摂取試験で認められた植物ステロールの最小有効量（400mg/日）を，血清コレステロール濃度が200mg/dl以上の健常人45名に4週間摂取してもらい，血清コレステロール濃度，LDL濃度および，血清生化学的検査項目の変化を検討した[129]。健常人45名を2群に分け，4週間の摂取期間，4週間のウォッシュアウト期間，次いで4週間の摂取期間による単盲検クロスオーバー試験法により実施した[129]。植物ステロール含有ジグリセリドは，マヨネーズおよびショートスプレッドに添加し摂食してもらい，試験期間中の食事には特に制限は設けなかったが，毎日の食事日誌の解析から，試験期間日の平均摂取熱量，およびタンパク質，脂質，炭水化物，コレステロー

第14章 sn-1,3-ジアシルグリセロールの栄養生理学的特性

図14-22 植物ステロール含有のジアシルグリセロールを主成分とする食用油の血清コレステロール濃度に及ぼす影響[130]

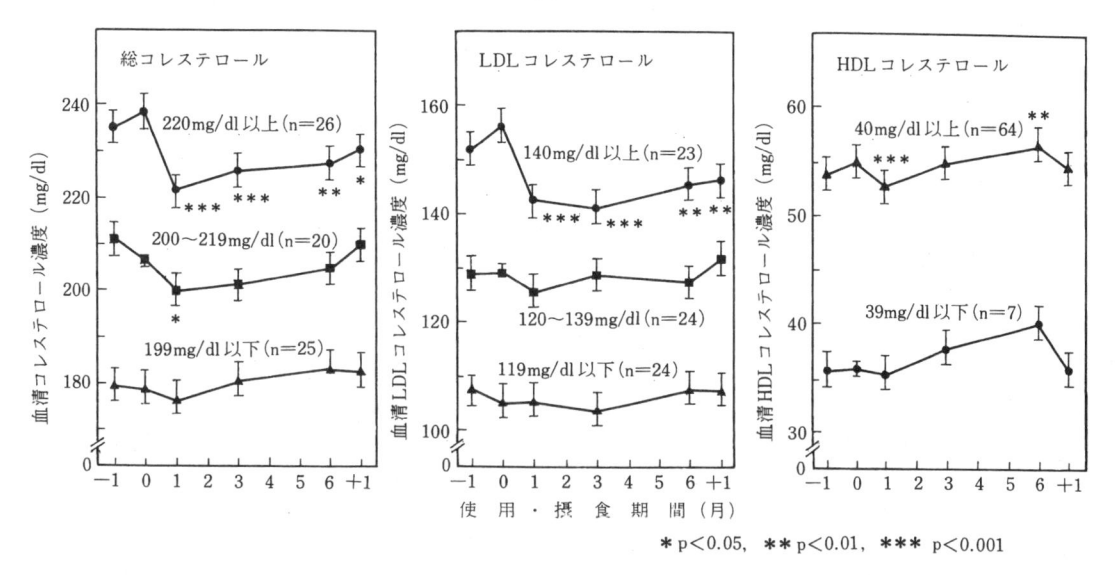

$*p<0.05$, $**p<0.01$, $***p<0.001$

ル，食物繊維の平均摂取量は2群間で有意差は認められなかった[129]。

植物ステロールを含有するジグリセリドを4週間摂取すると，血清コレステロール濃度は平均3.4％，有意（p＜0.01）に低下した（図14-21）[129]。この時，血清コレステロール濃度低下効果は被験者の67％で認められ，これらの被験者の平均低下率は7.6％であった。血清LDL濃度も，摂取4週間目に，植物ステロール含有ジグリセリド摂取群で，対照群に比較して有意（p＜0.01，平均低下率6.5％）に低下したが，血清HDL濃度は両群間で差は認められなかった（図14-21）[129]。また，植物ステロール含有ジグリセリドの摂取を中止すると，血清コレステロール濃度は2週間で摂取前値にもどること，血清コレステロール濃度が正常域（200mg/dl未満）にある被験者では，血清コレステロール濃度に変化は認められないことも分かった[129]。

また，健常人74名に，従来使用していた食用油を，植物ステロールを4％含有するジグリセロールを主成分とする「健康エコナ ヘルシー＆ヘルシー クッキングオイル」に置き換え，6カ月間使用・摂食してもらい，血清コレステロール，トリグリセリド濃度，皮下脂肪厚，プラスミノーゲン アクチベーター インヒビター-1 濃度に及ぼす影響が検討されている[130,131]。試験油使用期間中は食事制限は行わず，血清脂質成分や皮下脂肪厚の測定は試験油使用期間中および，使用開始1カ月前，使用終了1カ月後に行った[130]。血清コレステロール，トリグリセリド濃度については，高コレステロール血症群（血清コレステロール濃度220mg/dl以上），高LDLコレステロール血症群（血清LDLコレステロール濃度140mg/dl以上），高トリグリセリド血症群（血清トリグリセリド濃度150mg/dl以上）と，それぞれの正常濃度群に分けて測定した[130]。

その結果，使用・摂食開始1カ月後で，高コレステロール血症群で血清総コレステロール濃度は平均6％，高LDLコレステロール血症群で血清LDLコレステロール濃度は平均8％，それぞれ有意（p＜0.001）に低下した（図14-22）[130]。血清総コレステロール濃度，LDLコレステロール濃度が正常な群では，使用・摂食期間を通じてほとんど変化は認められなかった。また，HDLコレステロール濃度は被験者全体で増加傾向が認められ，特に使用・摂食前値が低い群では顕著であった（図14-22）[130]。血清トリグリセリド濃度は，血清総コレステロール濃度と同様に，高トリグリセリド血症群で使用・摂食開始1カ月後より終了時まで平均17％低下した（図14-23）[130]。さらに，皮下脂肪厚は，使用・摂食期間に伴って有意（1,3カ月後；p＜0.05，6カ月後；p＜0.01）に低

図14-23 植物ステロール含有のジアシルグリセロールを主成分とする食用油の血清トリグリセリド濃度に及ぼす影響[130]

図14-25 植物ステロール含有のジアシルグリセロールを主成分とする食用油の血清プラスミノーゲン アクチベーター インヒビター-1 濃度に及ぼす影響[130]

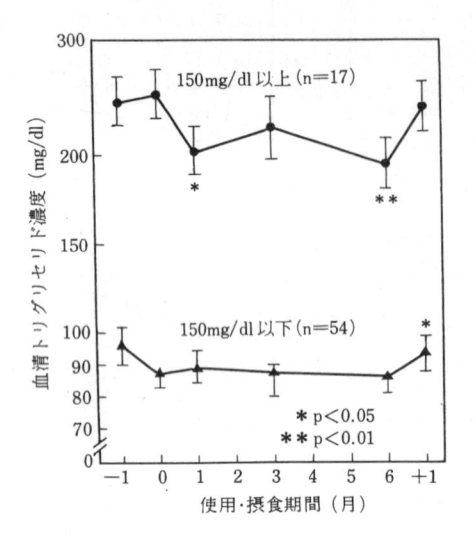

図14-24 植物ステロール含有のジアシルグリセロールを主成分とする食用油の皮下脂肪厚に及ぼす影響[130]

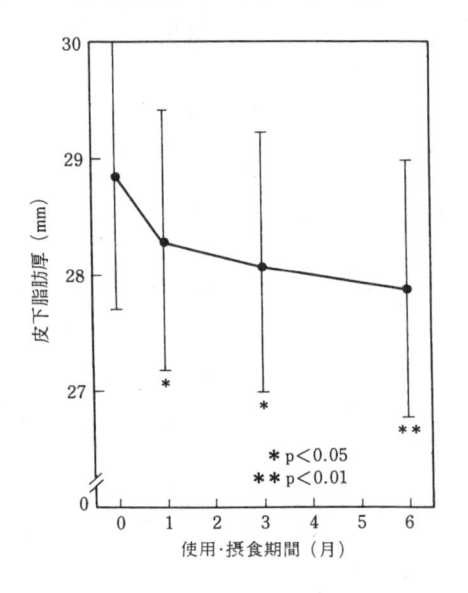

下し（図14-24）[130]，プラスミノーゲン アクチベーター インヒビター-1濃度も，使用・摂食期間中は，使用・摂食前値に比較して有意（$p<0.05$～0.001）に低下した（図14-25）[130]。これらの結果から植物ステロールを含有するジアシルグリセロールを主成分とする食用油は，高脂血症の方々には有用な食材であると思われる。

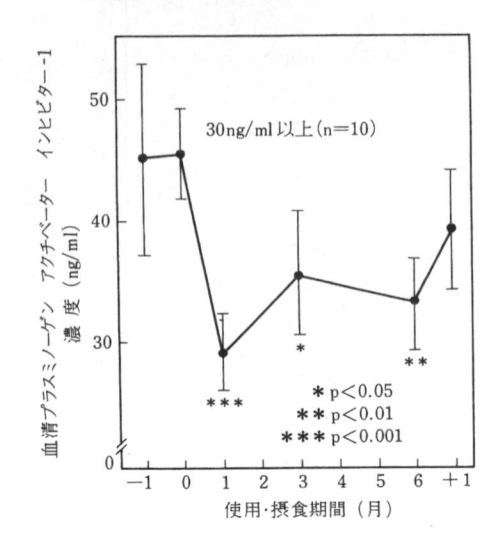

植物ステロールの血清コレステロール濃度低下の作用機序として，植物ステロールが共存すると小腸内での胆汁酸ミセルへのコレステロールの溶解性が低下することが推定されている[132]。コレステロールの胆汁酸ミセルへの溶解は，コレステロールの吸収においては必須条件であるが，コレステロールのβ-シトステロールが共存すると，胆汁酸ミセルへの両ステロールの取り込まれ量は，両ステロールの存在比とほぼ同じか，β-シトステロールの方がやや低かったが，ステロールの総取り込まれ量は，コレステロールのみの場合とほとんど変化しなかった[133]。従って，β-シトステロールが共存すると，コレステロールのみの場合に比較して，コレステロールのミセル化率は相対的に減少する。ラットに，β-シトステロールを投与すると，小腸内容物ミセル中でも同様の現象が認められ，このミセル中のコレステロール溶解量の減少量に比例して，小腸粘膜上皮細胞内に取り込まれるコレステロール量，およびリンパ液中への出現量が減少すること[134, 135]から，植物ステロールによるコレステロール吸収阻害作用の主作用機序として，胆汁ミセルへのコレステロールの溶解性の抑制が推定された[132]。

表14-8 ジグリセリドの慢性毒性試験期間中に死亡したラット数[139]

群	対照群1			対照群2			低ジグリセリド含有飼料投与群			高ジグリセリド含有飼料投与群		
週	30	77	105	30	77	105	30	77	105	30	77	105
雄性ラット	0	10	18	0	10	17	0	6	18	0	7	22
雌性ラット	0	3	19	0	11	20	0	12	18	0	4	25

それぞれ投与開始30, 77, 105週目までに死亡したラット数(各群,雌雄各n=60)

14-8) sn-1,3-ジアシルグリセロールの慢性毒性試験

一般の食用油はトリグリセリド(トリアシルグリセロール)を主成分としているが,アシル基が1つはずれたジアシルグリセロール(ジグリセリド)も,食用油に数%含有されている。例えば,パーム油には5.8%[136],オリーブ油には5.5%[30],米糠油には約7.5%含有されている[33]。米糠油中のジグリセリドは,sn-1(3),2-ジアシルグリセロールが約35%,sn-1,3-ジアシルグリセロールが約65%含有されている[33]。最近,ジグリセリドを80%以上含有する食用油が「体脂肪になりにくい食用油」という新しい栄養特性を有しながら,食用油として必要な栄養的,調理的特性を兼ね備えた特定保健用食品,健康エコナ®クッキングオイルとして上市されている[32,35,137,138]。この食用油ではジグリセリド中の約30%がsn-1(3),2-ジアシルグリセロール,約70%がsn-1,3-ジアシルグリセロールとして存在することから,この食用油の50%以上がsn-1,3-ジアシルグリセロールである[34,35]。sn-1,3-ジアシルグリセロールは,トリグリセリドの通常の消化・吸収過程では生じないジグリセリドであり,通常のトリグリセリドの消化・吸収過程で生じるsn-1(3),2-ジアシルグリセロールとは消化・吸収過程が異なる[42]。このsn-1,3-ジアシルグリセロールを含有する食用油は,ほぼ同じ脂肪酸組成を有するトリグリセリドを主成分とする食用油に比較して,ラットへの投与時,血清トリグリセリド濃度の上昇が抑制されること[37~39],肝臓での脂肪酸のβ-酸化が促進されること[40],消化・吸収後のリンパ液中へのトリグリセリドの放出量が低下することなどが知られている[40]。

ジグリセリドの慢性毒性試験は4週齢のCrj:CD(SD)ラット(SPF飼育)を10~20日飼育環境に順化させた後に実施された[139]。試験は1群雌雄ラットの各60匹,対照群2群,ジグリセリド投与群2群の計4群で,105週間実施され,常法に従って,臨床的状態観察,体重,飼料摂取量,生存率,血液性状,血液成分,臓器重量,組織病理学的変化などの測定が実施された[139]。すべての飼料は低脂肪飼料(脂質1.7%含有)に,対照油脂,あるいはジグリセリドを5.3%添加し調製され,対照第1群には低脂肪飼料にジグリセリドとほぼ同じ脂肪酸組成になるように調製された,ナタネ油,コーン油,高リノール酸サフラワー油,高オレイン酸サフラワー油の混合油を5.3%添加した飼料,対照第2群には低脂肪飼料に,ナタネ油と大豆油を成分とする食用油を5.3%添加した飼料を投与した[139]。また,ジグリセリド含有飼料投与群は低含量および高含量ジグリセリド含有飼料投与群の2投与群で,低ジグリセリド含有飼料投与群は低脂肪飼料にジグリセリド2.65%と,ジグリセリドとほぼ同じ脂肪酸組成になるように調製された,ナタネ油,コーン油,高リノール酸サフラワー油,高オレイン酸サフラワー油の混合油を2.65%添加した飼料(ジグリセリド摂取量として雄性ラットで0.89g/kg体重/日,雌性ラットで1.18g/kg体重/日),高ジグリセリド含有飼料投与群は,低脂肪飼料にジグリセリドを5.3%添加した飼料で,ジグリセリド摂取量として雄性ラットで1.77g/kg体重/日,雌性ラットで2.35g/kg体重/日であった[139]。

投与期間105週間のうち,ラットの状態観察は毎日,飼料摂取量,体重の測定は,投与30週目までは毎週,それ以降は2週間毎に実施された。血液性状および血漿生化学検査は投与30, 77週目に各投与群,雌雄ラット各10匹を屠殺,剖検(necropsy)して実施し,尿成分検査は投与30, 77週目の24時間の尿を集め実施された[139]。また,総合的な病理学的検査は,投与30, 77週目の剖検後と,試験の途中に死亡したすべてのラットについて,組織病理学的検査(histopathology)は,投与30, 77週目と試験終了後の剖検後と試験の

表14-9 ジグリセリド含有飼料 77 週投与後の血液学的パラメーター[139]

測定項目	対照群1		対照群2		低ジグリセリド含有飼料投与群		高ジグリセリド含有飼料投与群	
	雄性ラット	雌性ラット	雄性ラット	雌性ラット	雄性ラット	雌性ラット	雄性ラット	雌性ラット
RBC (10^4/mm^3)	660.7±147.7	532.5±206.5	747.7±144.9	609.1±191.2	718.0±122.6	651.1±134.6	772.7±57.5	610.6±128.0
WBC (g/dl)	11.97±3.56	9.67±4.26	13.11±3.42	11.62±4.07	12.56±2.37	12.61±2.54	14.31±0.97	11.98±2.79
HCT (%)	36.39±8.51	29.82±11.52	40.27±8.48	34.84±10.80	38.08±6.34	36.95±6.92	42.65±3.09	35.38±7.37
MCV (μm^3)	54.99±2.59	56.12±4.91	53.63±2.18	57.32±5.08	53.26±5.10	56.87±2.42	55.26±2.64	58.06±4.08
MCH (pg)	17.84±1.94	17.78±2.32	17.24±1.95	18.84±2.78	17.53±2.02	19.34±0.85	18.56±1.10	19.54±1.52
MCHC (g/dl)	32.38±2.66	31.63±2.43	32.09±2.65	32.75±2.76	32.87±1.32	34.02±1.2**	33.59±0.75	33.66±1.14*
PLT (10^4/mm^3)	127.44±26.48	129.54±19.74	128.9±332.99	119.97±27.77	127.70±43.93	104.46±20.1*	112.31±13.53	91.97±19.8*†
RET (%)	80.3±83.3	102.2±116.7	64.8±65.7	130.1±102.5	48.9±29.3	55.8±58.7	31.3±7.3	68.8±61.3
PT (SCC)	13.60±0.39	13.55±0.40	14.43±0.76	13.87±0.65	14.92±2.47	13.17±0.42†	14.38±0.92	13.73±0.68
APTT (SCC)	21.6±1.50	20.53±1.82	23.74±3.35	21.06±1.51	26.58±9.20	20.97±1.44	26.13±4.45	22.60±2.09*
FIB (mg/dl)	359.0±93.0	265.4±71.9	291.6±74.8	234.2±63.9	304.6±58.2	197.2±47.2	328.5±78.6	276.0±116.8
WBC (10^2/mm^3)	66.8±56.0	53.0±47.3	72.0±64.0	44.2±30.3	55.2±17.6	26.3±12.5	49.7±11.7	48.9±31.1
Lymphocytes (%)	66.5±12.1	52.8±16.5	73.7±14.3	55.1±13.6	67.6±16.4	68.4±16.8	75.9±14.3	58.6±19.3
Neutrophils (%)	32.3±11.7	45.5±16.5	25.6±14.2	42.9±13.9	31.2±16.3	30.1±16.9	22.8±14.2	39.9±18.9
Eosinophils (%)	0.2±0.4	0.4±0.5	0.3±0.5	0.5±0.7	0.4±0.7	0.6±0.8	0.5±0.7	0.5±0.4
Basophils (%)	0.0±0.0	0.0±0.0	0.0±0.0	0.0±0.0	0.0±0.0	0.0±0.0	0.0±0.0	0.0±0.0
Monocytes (%)	1.0±1.1	1.3±1.3	0.4±0.5	1.5±1.1	0.8±0.9	0.9±1.1	0.8±0.9	1.1±1.0

* 対照群1に対して有意差を有する ($p<0.05$)
** 対照群1に対して有意差を有する ($p<0.01$)
† 対照群2に対して有意差を有する ($p<0.05$)

表14-10 ジグリセリド含有飼料投与時の血液化学分析値[139] (雄性ラット, 77週目, n=10)[139]

測定項目	対照群1	対照群2	低ジグリセリド飼料投与群	高ジグリセリド飼料投与群
AST (IU/l)	132.00±82.85	136.67±63.08	105.74±28.90	95.53±29.88
ALT (IU/l)	39.75±25.51	49.58±57.61	28.21±12.27	28.70±8.22
ALP (IU/l)	58.65±32.80	63.38±29.43	42.54±17.97	41.89±14.72
LDH (IU/l)	2801.66±1893.24	2760.52±1592.69	2242.46±1096.60	2097.75±1152.05
TP (g/dl)	6.42±0.56	6.24±0.23	6.06±0.45	5.96±0.21
T-BIL (mg/dl)	0.078±0.026	0.104±0.081	0.079±0.034	0.070±0.022
BUN (mg/dl)	15.53±3.27	15.03±2.92	14.99±2.58	14.89±1.53
CRE (mg/dl)	0.579±0.280	0.462±0.058	0.466±0.047	0.466±0.069
GLU (mg/dl)	125.02±15.51	120.07±24.24	113.07±40.72	128.91±22.97
T-CHO (mg/dl)	127.62±76.78	96.99±34.20	99.92±40.48	111.70±23.75
TG (mg/dl)	119.84±66.22	97.71±48.54	78.00±40.87	109.67±40.21
PL (mg/dl)	198.82±105.07	145.73±40.29	155.72±52.78	163.26±29.58
HDL (%)	67.30±14.03	68.80±9.84	72.20±9.24	67.70±6.52
LDL (%)	9.30±6.58	8.00±5.83	7.30±6.78	8.90±2.18
VLDL (%)	21.50±5.10	23.20±6.11	20.50±5.78	23.40±5.68
NEFA (μEq/l)	998.16±244.91	928.53±172.18	901.09±206.59	928.05±238.38
HDL-CHO (mg/dl)	55.50±30.63	46.56±16.00	46.06±16.36	52.50±11.19
Na (mEq/l)	147.16±0.79	146.97±1.29	147.35±1.12	148.41±1.91
K (mEq/l)	4.568±0.628	4.715±0.489	4.375±0.491	4.255±0.366
Cl (mEq/l)	104.77±1.97	105.03±2.08	105.42±1.98	104.59±2.68
Ca (mg/dl)	9.92±6.60	9.76±0.39	9.66±0.36	9.64±0.32
IP (mg/dl)	5.40±1.11	5.24±0.77	5.19±1.11	4.86±0.71
IRI (ng/ml)	3.152±0.641	3.044±0.591	2.671±0.873	3.073±0.306
F-CHO (mg/dl)	30.15±18.69	23.06±9.12	23.95±10.34	26.29±5.50

途中に死亡したすべてのラットについて,さらに組織重量の測定は,投与30,77週目と試験終了後の剖検時に実施された[139]。

その結果,実験中に死亡したラット(投与30, 77週目に剖検に供した各投与群,雌雄各10匹のラットは除く)の数を,投与30, 77, 105(試験終了時)週目に測定したところ,各期の死亡ラット数,試験終了時までの累積的死亡ラット数につ

第14章 sn-1,3-ジアシルグリセロールの栄養生理学的特性

表14-11 乳腺および皮膚の増殖性病変のまとめ（投与105週目に屠殺したラット）[139]

増殖性病変	対照1群	対照2群	低ジグリセリド含有飼料投与群	高ジグリセリド含有飼料投与群
n=	18	10	10	12
過形成（Hyperplasia）	3	0	2	0
線維腺腫（Fibroadenoma）	6	1	2	5
線維腺腫（複数）（Fibroadenoma, multiple）	5	3	5	4
腺腫（Adenoma）	1	0	0	0
腺癌（Adenocarcinoma）	5	3	4	0
腺癌（複数）（Adenocarcinoma, multiple）	1	0	0	2
線維肉腫（Fibrosarcoma）	0	0	1	0
皮膚，皮下組織の線維腫（Skin, subcutis-fibroma）	1	0	0	0
皮膚，皮下組織の骨肉腫（Skin, subcutis-osteosarcoma）	0	1	0	0
良性腫瘍合計	12	4	7	9
悪性腫瘍合計	6	3	4	2
上皮腫瘍ラット合計（良性，悪性腫瘍過形成は含まず）	14	5	9	11

表14-12 投与試験中に死亡したラットおよび投与105週目に屠殺したラットの乳腺および皮膚の増殖性病変のまとめ[139]

増殖性病変	対照1群	対照2群	低ジグリセリド含有飼料投与群	高ジグリセリド含有飼料投与群
n=	41	40	40	41
過形成（Hyperplasia）	4	0	2	0
線維腺腫（Fibroadenoma）	12	9	8	10
線維腺腫（複数）（Fibroadenoma, multiple）	8	6	8	8
腺腫（Adenoma）	2	1	2	5
腺腫（複数）（Adenoma, multiple）	0	0	1	1
線維腺腫/腺腫（複数）（Fibroadenoma/adenoma, multiple）	0	0	0	2
腺癌（Adenocarcinoma）	9	4	7	7
腺癌（複数）（Adenocarcinoma, multiple）	1	0	1	2
線維肉腫（Fibrosarcoma）	1	0	2	0
皮膚，皮下組織の線維腫（Skin, subcutis-fibroma）	1	0	0	0
皮膚，皮下組織の骨肉腫（Skin, subcutis-osteosarcoma）	0	1	0	0
皮膚，皮下組織の線維性組織細胞腫（Skin, subcutis-malignant fibrous histocytoma）	0	0	0	0
良性腫瘍合計	22	16	19	26
悪性腫瘍合計	10	4	8	9
上皮腫瘍ラット合計（良性，悪性腫瘍，過形成含まず）	26	18	23	31*

＊対照2群に対して有意差あり（p＜0.05）

いては各投与群間，雌雄ラット間に有意差は認められなかった（表14-8）[139]。ジグリセリド含有飼料投与群の死亡例については，ジグリセリド含有飼料投与に起因すると推測される臨床学的，毒性学的変化は認められなかった[139]。また，血液学的パラメーター，血液化学的検査値の測定例として，投与開始77週目の雌性ラットの血液学的パラメーター測定値（表14-9）[139]と，投与開始77週目の雄性ラットの血液化学的検査値の測定値（表14-10）[139]を示した。105週間の全投与期間を通じて，2群の対照飼料投与群と2群のジグリセリド含有飼料投与群の計4群で，血液学的パラメーター測定値，血液化学的検査測定値，累積的死亡ラット数のみならず，臨床的状態観察，体重増加量，飼料摂取量，尿成分測定値，臓器重量，非新生物変化（nonneoplastic changes）の認められない部分の顕微鏡下での組織観察像について，投与飼料に起因すると推察される変化は認められなかった[139]。

組織病理学的検討から，対照第2群では，対照第1群，低含量および高含量ジグリセリド含有飼料投与群に比較して，特に高含有ジグリセリド含

有飼料投与群の場合は有意に雌性ラットでの良性または悪性の上皮乳腺新生物(epithelial mammary gland neoplasm)が増加するのが認められた[139]。この乳腺の増殖性の変化は，線維腺腫(fibroadenoma)，腺腫(adenoma)，腺癌(adenocarcinoma)，過形成(hyperplasia)であった[139]。投与終了時の剖検例での乳腺および皮膚の増殖性病変(proliferative lesions)は表14-11[139]に示す通りであるが，これらの変化は，対照1群と対照2群の腫瘍の出現率が異なること，また新生物の出現率が飼料中のジグリセリド含量と相関が認められないことから，脂質投与の影響によるものではないと推定された[139]。投与期間中に死亡したラットおよび投与終了時に剖検を行った各群10～18匹のラットを合計した上皮乳腺新生物（良性，悪性の合計）の出現率は対照1群で52％，対照2群で43％，低含量ジグリセリド含有飼料投与群で43％，高含量ジグリセリド含有飼料投与群で69％であり，その内訳については表14-12[139]に示した。別の検討からスプラグ-ドーリー(Sprague-Dawley；SD)ラットを2年間飼育した場合の乳腺新生物の発生率は，線維腺腫が24～68％，腺腫が0～12％，腺癌が0～32％であり，この発生率は加齢，摂取熱量の増加に伴って増加することが知られている[140]。

これらの105週間のジグリセリドのラットでの慢性毒性試験の結果から，食餌中の5.3％までのジグリセリドの摂取では，毒性学的な変化は認められないと判断された[139]。

文　献

1) Nishizuka, Y., Nature **308**, 693 (1984)
2) Berridge, M. J., Irving, R. F., Nature **312**, 315 (1984)
3) Asaoka, Y., Tsujishita, Y., Nishizuka, Y., Handbook of Lipid Res. Vol. 8, Lipid Second Messengers (Eds. Bell, R. M., Exton, J. H., Prescott, S. M.), p59, Plenum Press, New York (1996)
4) Carter, C. A., Curr. Drug Targets **1**, 163 (2000)
5) Oancea, E., Meyer, T., Cell **95**, 307 (1998)
6) Goñi, F. M., Alonso, A., Prog. Lipid Res. **38**, 1 (1999)
7) 後藤 薫，近藤尚武，蛋白質 核酸 酵素 **44**, 976 (1999)
8) van Blitterswijk, W. J., Houssa, B., Chem. Phys. Lipids **98**, 95 (1999)
9) Goto, K., Kondo, H., Chem. Phys. Lipids **98**, 109 (1999)
10) Irving, H. R., Exton, J. H., J. Biol. Chem. **262**, 3440 (1987)
11) Fu, T., Okano, Y., Hagiwara, M., Hidaka, H., Nozawa, Y., Biochem. Biophys. Res. Commun. **162**, 1279 (1989)
12) Quest, A. F. G., Raben, D. M., Bell, R. M., Handbook of Lipid Res. Vol. 8, Lipid Second Messengers (Eds. Bell, R. M., Exton, J. H., Prescott, S. M.), p1, Plenum Press, New York (1996)
13) Nishizuka, Y., FASEB J. **9**, 484 (1995)
14) Gómez-Fernández, J. C., Villalain, J., Aranda, F. J., Curr. Top. Membranes **44**, 193 (1997)
15) Gordon, P. R., Gilchrest, B. A., J. Invest. Dermatol. **93**, 700 (1989)
16) Allan, A. E., Archambault, M., Messana, E., Gilchrest, B. A., J. Invest. Dermatol. **105**, 687 (1995)
17) Galiñanes, M., Goss, M. W., McGill, C. J., Hearse, D. J., Brooks, G., Int. J. Cardiol. **65**, 129 (1998)
18) Nixon, A. B., Seeds, M. C., Bass, D. A., Smitherman, P. K., O'Flaherty, J. T., Daniel, L. W., Wykle, R. L., Biochim. Biophys. Acta **1347**, 219 (1997)
19) Tesfai, Y., Brereton, H. M., Barritt, G. J., Biochem. J., **358**, 717 (2001)
20) Shima, M., Kimura, Y., Adachi, S., Matsuno, R., Biosci. Biotechnol. Biochem. **62**, 83 (1998)
21) Shima, M., Yohdoh, K., Yamaguchi, M., Kimura, Y., Adachi, S., Matsumoto, R., Biosci. Biotechnol. Biochem. **61**, 1150 (1997)
22) Lindmark, T., Kimura, Y., Artursson, P., J. Pharmacol. Exp. Ther. **284**, 362 (1998)
23) Balda, M. S., Gonzalez-Mariscal, L., Matter, K., Cereijido, M., Anderson, J. M., J. Cell Biol. **123**, 293 (1993)
24) Nacro, K., Sigano, D. M., Yan, S., Nicklaus, M. C., Pearce, L. L., Lewin, N. E., Garfield, S. H., Blumberg, P. M., Marquez, V. E., J. Med. Chem. **44**, 1892 (2001)
25) Nofer, J. R., Junker, R., Seedorf, U., Assmann, G., Zidek, W., Tepel, M., Cell Signal **12**, 289 (2000)
26) He, J. Q., Pi, Y., Walker, J. W., Kamp, T. J., J. Physiol. **524**, 807 (2000)
27) Ganong, B. R., Loomis, C. R., Hannun, Y. A., Bell, R. M., Proc. Natl. Acad. Sci. USA **83**, 1184 (1986)
28) Lapetina, E. G., Reep, B., Ganong, B. R., Bell, R. M., J. Biol. Chem. **260**, 1358 (1985)
29) D'alonzo, R. P., Kozarek, W. J., Wade, R. L., J. Am. Oil Chem. Soc. **59**, 292 (1982)
30) 村田昌一，化学と生物 **34**, 219 (1996)
31) Tada, N., Yoshida, H., Curr. Opin. Lipid **14**, 29 (2003)
32) http://king.dd.kao.co.jp/econa/index.html
33) 片岡 潔，FOOD Style 21, **3** (5), 75 (1999)
34) 時光一郎，ファルマシア **38**, 1075 (2002)
35) 山田直人，化学工学 **63**, 578 (1999)
36) Matsuo, N., Tokimitsu, I., INFORM **12**, 1098 (2001)
37) Hara, K., Onizawa, K., Honda, H., Otuji, K., Ide, T., Murata, M., Ann. Nutr. Metab. **37**, 185 (1993)

38) 柳田晃良，村田昌一，臨床栄養 **79**, 657（1991）
39) Murata, M., Hara, K., Ide, T., Biosci. Biotech. Biochem. **58**, 1416（1994）
40) Murata, M., Ide, T., Hara, K., Br. J. Nutr. **77**, 107（1997）
41) Birgitte, H. J., Donna, R. G., Jensen, R. G., J. Am. Oil Chem. Soc. **65**, 905（1988）
42) 渡邊浩幸，鬼沢孝司，田口浩之，小堀真由美，千葉啓恵，内藤幸雄，松尾 登，安川拓次，服部道廣，島崎弘幸，日本油化学会誌 **46**, 301（1997）
43) Taguchi, H., Nagao, T., Watanabe, H., Onizawa, K., Matsuo, N., Tokimitsu, I., Itakura, H., Lipids **36**, 379（2001）
44) Murase, T., Mizuno, T., Omachi, T., Onizawa, K., Komine, Y., Kondo, H., Hase, T., Tokimitsu, I., J. Lipid Res. **42**, 372（2001）
44') 渡邊浩幸，鬼沢孝司，田口浩之，藤森尚子，内藤幸雄，後藤直宏，安川拓次，服部道廣，島崎弘幸，日本油化学会誌 **46**, 309（1997）
45) 渡邊浩幸，長尾知紀，後藤直宏，福島陽子，鬼沢孝司，田口浩之，大町登志子，安川拓次，内藤幸雄，島崎弘幸，板倉弘重，日本油化学会誌 **47**, 369（1998）
46) Nagao, T., Watanabe, H., Goto, N., Onizawa, K., Taguchi, H., Matsuo, N., Yasukawa, T., Tsusima, R., Shimasaki, H., Itakura, H., J. Nutr. **130**, 792（2000）
47) 桂木能久，戸井知子，安川拓次，日本人間ドック学会誌 **14**, 258（1999）
48) Yamamoto, K., Asakawa, H., Tokunaga, K., Watanabe, H., Matsuo, N., Tokimitsu, I., Yagi, N., J. Nutr. **131**, 3204（2001）
49) Dempster, P., Aitkens, S., Med. Sci. Sports Exerc. **27**, 1692（1995）
50) Tokunaga, K., Matsuzawa, Y., Ishikawa, K., Tarui, S., Int. J. Obes. **7**, 437（1984）
51) 加藤活大，高山哲夫，佐野 博，片田直幸，武市政之，肝臓 **25**, 1097（1984）
52) Jesen, M. D., Haymond, M. W., Rizza, R. A., Cryer, P. E., Miles, J. M., J. Clin. Invest. **83**, 1168（1989）
53) 寺本民生，長尾知紀，渡邊浩幸，伊藤和江，小俣優美子，古川猛，下田研二，星野正信，日本臨床栄養学会雑誌 **21**, 35（2000）
54) Sinclair, A. J., Li, D., J. Oleo Sci. **50**, 373（2001）
55) 今泉勝己，臨床栄養 **92**, 409（1998）
56) 太田昌男，植物資源の生理活性物質ハンドブック，p545，サイエンスフォーラム（1998）
57) 谷口源一，風呂本武二，油脂・油糧ハンドブック（阿部芳郎 監修）p37 幸書房（1988）
58) 日本エゴマの会編（古澤典夫 監修），エゴマ〜つくり方，生かし方〜，創森社（2000）
59) Leonard, E. C., INFORM **9**, 830（1998）
60) 中村 強，林 直樹，吉原大二，柳井 稔，竹下保義，日栄食誌 **49**, 13（1996）
61) Vermunt, S. H. F., Mensink, R. P., Simonis, M. M. G., Hornstra, G., Lipids **35**, 137（2000）
62) Su, H.-M., Corso, T. N., Nathanielsz, P. W., Brenna, J. T., J. Lipid Res. **40**, 1304（1999）
63) Abedin, L., Lien, E. L., Vingrys, A. J., Sinclair, A. J., Lipids **34**, 475（1999）
64) Pawlosky, R. J., Hibbeln, J. R., Novotny, J. A., Salem, N. Jr., J. Lipid Res. **42**, 1257（2001）
65) Sauer, L. A., Dauchy, R. T., Blask, D. E., Biochem. Pharmacol. **61**, 1455（2001）
66) Okuyama, H., Kobayashi, T., Watanabe, S., Progr. Lipid Res. **35**, 409（1997）
67) Bougnoux, P., Germain, E., Lavillonniere, F., Cognault, S., Jourdan, M. L., Chajes, V., Lhuillery, C., Lipids **34**, S99（1999）
68) Kankaanpaa, P., Sutas, Y., Salminen, S., Lichtenstein, A., Isolauri, E., Ann. Med. **31**, 282（1999）
69) Watanabe, S., Sakai, N., Yasui, Y., Kimura, Y., Kobayashi, T., Mizutani, T., Okuyama, H., J. Nutr. **124**, 1566（1994）
70) Calder, P. C., Lipids **34**, S137（1999）
71) Umezawa, M., Kogishi, K., Tojo, H., Yoshimura, S., Seriu, N., Ohta, A., Takeda, T., Hosokawa, M., J. Nutr. **129**, 431（1999）
72) Gerbi, A., Zérouga, M., Maixent, J.-M., Debray, M., Durand, G., Bourre, J. M., J. Nutr. Biochem. **10**, 230（1999）
73) Cheon, S.-H., Hum, M.-H., Lee, Y.-B., Park, J.-S., Sohn, H.-S., Chung, C.-W., Biosci. Biotechnol. Biochem. **64**, 2290（2000）
74) Gerbi, A., Maixent, J. M., Barbey, O., Jamme, I., Pierlovisi, M., Coste, T., Pieroni, G., Nouvelot, A., Vague, P., Raccah, D., Lipids **34**, S93（1999）
75) Fernstrom, J. D., Lipids **34**, 161（1999）
76) Mutanen, M., Freese, R., Curr. Opin. Lipidol. **12**, 25（2001）
77) Chan, J. K., McDonald, B. E., Gerrard, J. M., Bruce, V. M., Weaver, B. J., Holub, B. J., Lipids **28**, 811（1993）
78) Turini, M. E., Powell, W. S., Behr, S. R., Holub, B. J., Am. J. Clin. Nutr. **60**, 717（1994）
79) Eritsland, J., Arnesen, H., Seljeflot, I., Hostmark, A. T., Am. J. Clin. Nutr **61**, 831（1994）
80) Kawasaki, M., Yagasaki, K., Miura, Y., Funabiki, R., Lipids **30**, 431（1995）
81) Hartman, I. S., Nutr. Rev., **53**, 194（1995）
82) Leaf, A., Nutr. Rev., **50**, 150（1992）
83) Lanzmann-Petithory, D., J. Nutr. Health Aging **5**, 179（2001）
84) De Lorgeril, M., Salen, P., Martin, J. L., Delaye, J., Mamelle, N., Circulation **99**, 779（1999）
85) Iacono, J.M., Dougherty, R. M., Annu. Rev. Nutr. **13**, 243（1993）
86) 宮崎 淳，竹村直哉，渡辺志朗，奥山治美，脂質栄養学 **8**, 46（1999）
87) Watanabe, Y., Huang, Y.-S., Simmons, V. A., Horrobin, D. F., Lipids **24**, 638（1989）
88) James, M. J., Gibson, R. A., Cleland, L. G., Am. J.

Clin. Nutr. **71**, 343S (2000)
89) Robinson, D. R., Xu, L. L., Tatano, S., Guo, M., Colvin, R. B., J. Lipid Res. **34**, 1435 (1993)
90) Ohhashi, K., Takahashi, T., Tanabe, A., Watanabe, S., Okuyama, H., Lipids **34**, 31 (1999)
91) Fukushima, M., Matsuda, T., Yamagishi, K., Nakano, M., Lipids **32**, 1069 (1997)
92) Kabir, Y., Ide, T., Biochim. Biophys. Acta **1304**, 105 (1996)
93) Wastphal, S., Orth, M., Ambrosch, A., Osmundsen, K., Luley, C., Am. J. Clin. Nutr. **71**, 914 (2000)
94) Brousseau, M. E., Stucchi, A. F., Vespa, D. B., Schaefer, E. J., Nicolosi. R. J., J. Nutr. **123**, 2049 (1993)
95) Loria, R. M., Padgett, D. A., J. Nutr. Biochem. **8**, 140 (1997)
96) Jeffery, N. M., Sanderson, P., Sherrington, E. J., Newsholme, E.A., Calder, P. C., Lipids **31**, 737 (1996)
97) Okuno, M., Kajiwara, K., Imai, S., Kobayashi, T., Honma, N., Maki, T., Suruga, K., Goda, T., Takase, S., Muto, Y., Moriwaki, H., J. Nutr. **127**, 1752 (1997)
198 Ikemoto, S., Takahashi, S., Tsunoda, N., Maruyama, K., Itakura, H., Ezaki. O., Metabolism **45**, 1539 (1996)
99) Kawada, T., Kayahashi, S., Hida, Y., Koga, K., Nadachi, Y., Fushiki, T., J. Agric. Food Chem. **46**, 1225 (1998)
100) Tsuboyama-Kasaoka, N., Takahashi, M., Kim, H., Ezaki, O., Bichim. Biophys. Res. Commun. **257**, 879 (1999)
101) Watanabe, H., Yamaguchi, T., Onizawa, K., Osaki, N., Harada, U., Matsuo, N., Tokimitsu, I., Shimasaki, H., Itakura, H., J. Oleo Sci. **50**, 839 (2001)
102) Watanabe, H., Onizawa, K., Taguchi, H., Kobori, M., Chiba, H., Naito, S., Matsuo, N., Yasukawa, T., Hattori, M., Shimasaki, H., J. Jpn. Oil Chem. Soc. **46**, 301 (1997)
103) Williams, C. M., Atherosclerosis **141**, S87 (1998)
104) Halvorsen, B., Rustan, A. C., Christiansen, E. N., Scand. J. Clin. Lab. Invest. **55**, 469 (1995)
105) Oudart, H., Groscolas, R., Calgari, C., Nibbelink, M., Leray, C., Le Maho, Y., Malan, A., Int. J. Obes. Relat. Metab. Disord. **21**, 955 (1997)
106) Takahashi, Y., Ide, T., Br. J. Nutr. **84**, 175(2000)
107) Tsuboyama-Kasaoka, N., Takahashi, M., Kim, H., Ezaki, O., Biochim. Biophys. Res. Commun. **257**, 879 (1999)
108) Clarke, S. D., Br. J. Nutr. **83**, S59 (2000)
109) Murase, T., Kondo, H., Hase, T., Tokimitsu, I., Saito, M., Biochim, Biophys. Acta **1530**, 15 (2001)
110) Huge-Jensen, B., Galluzzo, D. R., Jensen, R. G., J. Am. Oil Chem. Soc. **65**, 905 (1988)
111) Hase, T., Mizuno, T., Onizawa, K., Kawasaki, K., Nakagiri, H., Komine, Y., Murase, T., Meguro, S., Tokimitsu, I., Shimasaki, H., Itakura, H., J. Oleo Sci. **50**, 701 (2001)
112) Takei, A., Katsuragi, Y., Abe, C., Mori, K., Takeda, Y., Seo, Y., Takase, H., Takahashi, H., Tohata, M., Chikama, A., Fumoto, S., Meguro, S., Komine, Y., Nagao, T., Hase, T., Tokimitsu, I., Shimasaki, H., Itakura, H., J. Oleo Sci. **50**, 735(2001)
113) Katsuragi, Y., Takeda, Y., Abe, C., Mori, K., Toi, T., Takei, A., Shimazaki, H., Itakura, H., J. Oleo Sci. **50**, 747(2001)
114) 国民栄養の現状——平成10年国民栄養調査結果（厚生省保健医療局地域保健・健康増進栄養課生活習慣病対策室監修），第一出版（2000）
115) 川上正舒，黒木昌寿, Molecular Med. **33**, 1388 (1996)
116) Pomerantz, K. B., Nicholson, A. C., Hajjar, D. P., Adv. Exp. Med. Biol. **269**, 49 (1995)
117) Oseroff, A., Krishnamurti, C., Hassett, A., Tang, D., Alving, B., J. Lab. Clin. Med. **131**, 88 (1989)
118) Shimomura, I., Funahashi, T., Takahashi, M., Maeda, K., Kotani, K., Nakamura, T., Yamashita, S., Miura, M., Fukuda, Y., Takemura, K., Tokunaga K., Matsuzawa, Y., Nature Med. **2**, 800 (1996)
119) 桂木能久，戸井知子，安川拓次, 健康医学 **14**, 12 (1999)
120) 桂木能久，日本味と匂学会誌 **8**, 193 (2001)
121) Law, M., Br. Med. J., **320**, 861 (2000)
122) Hendriks, H. F. J., Westrate, J. A., van Vliet, T., Meijer, G. W., Eur. J. Clin. Nutr. **53**, 319 (1999)
123) Hallikainen, M. A., Unsitupa, M. I., Am. J. Clin. Nutr. **69**, 403 (1999)
124) Jones, P. J. H., Ntanios, F. Y., Raeini-Sarjaz, M. R., Vanstone, C. A., Am. J. Clin. Nutr. **69**, 1144 (1999)
125) Ntanios, F., Eur. J. Lipid Sci. Technol. **103**, 102 (2001)
126) Miettinen, T. A., Vanhanen, H., Atherosclerosis **105**, 217 (1994)
127) Vanhanen, H. T., Kajander, J., Lehtovirta, H., Miettinen, T. A., Clin. Sci. **87**, 61 (1994)
128) Pelletier, X., Belbraouet, S., Mirabel, D., Mordret, F., Perrin, J. L., Pages, X., Debry, G., Ann. Nutr. Metab. **39**, 291 (1995)
129) 後藤直宏，森　秀樹，桂木能久，戸井知子，安川拓次，島崎弘幸，日本油化学会誌 **48**, 235 (1999)
130) 竹下尚男，後藤直宏，桂木能久，安川拓次, 日本臨床栄養学会誌 **22**, 82 (2000)
131) 竹下尚男，桂木能久，安川拓次, オレオサイエンス **1**, 913 (2001)
132) 池田郁男，日農化誌 **65**, 1729 (1991)
133) Ikeda, I., Tanaka, K., Sugano, M., Vahouny, G. V., Gallo, L. L., J. Lipid Res. **29**, 1573 (1988)
134) Ikeda, I., Sugano, M., Biochim. Biophys. Acta **732**, 651 (1983)
135) Ideda, I., Tanabe, Y., Sugano, M., J. Nutr. Sci. Vitaminol. **35**, 361 (1989)
136) D'alonzo, R. P., Kozarek, W. J., Wade, R. L., J. Am. Oil Chem, Soc. **59**, 292 (1982)
137) Yasukawa, T., Yasunaga, K., J. Oleo Sci. **50**, 427 (2001)
138) 桂木能久，食品と科学 **43** (7), 81 (2001)
139) Soni, M. G., Kimura, H., Burdock, G. A., Food

Chem. Toxicol. **39**, 317 (2001)
140) van Zwieten, M. J., Hogen Esch, H., Majka, J. A., Boorman, G. A., Pathobiology of the Aging Rat. (Mohr, U., Dungworth, D. L., Capen, C. C., eds.), p459, ILSI Press Washinton, DC (1994)
141) Maki, K. C., Davidson, M. H., Tsushima, R., Matsuo, N., Tokimitsu, I., Umporowicz, D. M., Dicklin, M. R., Foster, G. S., Ingram, K. A., Anderson, B. D., Frost, S. D., Bell, M., Am. J. Clin. Nutr. **76**, 1230 (2002)
142) Murase, T., Aoki, M., Wakisaka, T., Hase, T., Tokimitsu, I., J. Lipid Res. **43**, 1312 (2002)
143) Murase, T., Nagasawa, A., Suzuki, J., Wakisaka, T., Hase, T., Tokimitsu, I., J. Nutr. **132**, 3018 (2002)

第15章　ドコサヘキサエン酸をその構成成分とするリン脂質の生理作用

15-1）はじめに

15-1-1）ドコサヘキサエン酸をその構成成分とするリン脂質とは

ストラクチャード・トリグリセリドではないがドコサヘキサエン酸（docosahexaenoic acid；DHA）をsn-2位に含有するリン脂質，特にDHAをsn-2位に含有するホスファチジルコリンに特異的な生理作用が見出されているので[1〜10,193]，ストラクチャード・リン脂質として紹介する。リン脂質についてはこれまで次の生理作用が知られている[11]。

1）脂質代謝改善作用（血清脂質代謝改善，血液凝固亢進抑制，コレステロール性胆石の生成抑制・除去）
2）動脈硬化症改善作用（動脈壁組織改善，コレステロールエステラーゼ活性化，HDL-コレステロール濃度の改善）
3）肺機能改善（新生児呼吸窮迫症候群治療剤の人工肺サーファクタント）
4）肝臓脂質代謝障害（肝炎，脂肪肝）改善作用
5）脂肪，脂溶性ビタミンの吸収促進作用
6）神経機能改善・向上作用（記憶力減退の改善，脳損傷修復，睡眠リズム改善）

リン脂質のこれらの生理作用とも一部重複するものもあるが，sn-2位にDHAを含有するホスファチジルコリンには，次の生理作用が認められている[1〜4]。

1）癌細胞分化誘導作用，担癌実験動物延命作用
2）抗アレルギー作用（接触皮膚炎モデル実験動物耳介浮腫抑制作用），抗炎症作用，血小板活性化因子産生抑制作用
3）学習能向上作用（条件回避学習能向上作用），記憶力向上作用
4）睡眠時間増加作用
5）血清脂質代謝改善作用
6）肝臓機能改善作用

これらの生理作用のうち睡眠時間増加作用以外の作用は，DHAをその構成成分とするトリグリセリド（トリDHA）でも認められている[11]。これらの生理作用はDHAをその構成成分とするリン脂質の方が，DHAをその構成成分とするトリグリセリドよりも強い生理作用が認められているが，これは摂取したリン脂質中のDHAの方が，トリグリセリド中のDHAよりも，細胞膜中に取り込まれやすいためではないかと推定されている[1,3]。

15-1-2）ドコサヘキサエン酸をその構成成分とするリン脂質の存在

DHAをその構成成分とするリン脂質は，これまでサケやマスの魚卵から調製される魚卵油[2,3]，ヤリイカやスルメイカなどのイカ外套膜・鰭部・腕部・皮部・肝臓脂質画分[8,12]，DHAを含有する魚油添加飼料で飼育したニワトリより得られる鶏卵の卵黄油[7,8,13,14]に多く含まれていることが知られている。サケ，マスの卵（筋子）から得られた魚卵油は常温で赤褐色，透明な液体で，この色調は含有する海産カロチノイドであるアスタキサンチン（astaxanthin）[15]によるものであり，湿潤魚卵中の含有量は10〜20％であった[2,3,16,17]。この魚卵油はリン脂質25〜30％，トリグリセリド70〜

75％からなり，DHA濃度は総脂質中20％以上，リン脂質中25％以上であり，リン脂質の約80％はホスファチジルコリンであり，約10％がホスファチジルエタノールアミンであった（表15-1）[2]。また，魚卵油よりホスファチジルコリン画分を精製し，その構造分析を行ったところ，主な分子種はsn-1位にパルミチン酸あるいはオレイン酸が結合し，sn-2位にDHAが結合したホスファチジルコリンであった[2]。

ヤリイカ（spear squid）およびスルメイカ（pacific flying squid）の外套膜・鰭部，腕部・皮部の脂質画分ではホスファチジルコリンが最多成分であり，その含量は50～70％である[12]。ヤリイカおよびスルメイカの外套膜・鰭部・腕部の脂質含有率は2～4％であり，その脂質組成はホスファチジルコリン50～70％，ステロール15～33％，ホスファチジルエタノールアミン12～16％であった[11]。またイカの各組織のホスファチジルコリンの脂肪酸組成は，ヤリイカの外套膜，鰭部，腕部，皮部を例にとるとDHA 32.8～36.9％，EPA 6.9～9.3％，パルミチン酸35.1～42.7％であった。このホスファチジルコリンのsn-2位の脂肪酸組成は，DHA 71.3～72.7％，EPA 10.9～14.4％であった（表15-2）[12]。

DHAを含有する魚油を飼料に添加し飼育したニワトリから得られた卵の卵黄には1個当たり250～400mgのDHAをリン脂質の形で含有している[13,14,18]。魚油添加飼料で飼育したニワトリの卵黄から得られた卵黄油と市販の卵黄油の脂肪酸組成は，DHA含量以外は差は認められず，またDHAは主にホスファチジルコリンとホスファチジルエタノールアミンのsn-2位に結合していた[7,12]（表15-3）[13]。魚油添加飼料でニワトリを飼育した場合の鶏卵へのDHAの取り込まれは卵黄油の脂肪酸組成中5.5％程度が上限であり[8]，卵黄油リン脂質をリパーゼ処理することにより，sn-1位の脂肪酸を加水分解し，DHA濃度を35～40％に濃縮することも試みられている[8,12]。

DHAをその構成成分とするリン脂質は，モルモット胎獣の脳[19]，肝臓[20]の細胞膜リン脂質，血漿リン脂質画分[20]にも見出されている。モルモットを交尾前，交尾後，妊娠中を通じて3.4％の脂質を含有する飼料を投与した。飼料中脂質脂肪酸

表15-1 魚卵油の総脂質，リン脂質画分の脂肪酸組成[2]

脂肪酸	総脂質	リン脂質画分
$C_{14:0}$	3.7%	2.1%
$C_{16:0}$	10.4	14.0
$C_{16:1}$	7.6	3.2
$C_{18:0}$	3.2	6.7
$C_{18:1}$	21.9	12.3
$C_{18:2}$	1.0	0.4
$C_{20:1}$	2.1	2.0
$C_{20:4}$	1.2	0.8
$C_{20:5}$ (EPA)	16.3	18.9
$C_{22:5}$	6.1	5.8
$C_{22:6}$ (DHA)	20.7	30.6

表15-2 ヤリイカ各部位のホスファチジルコリンsn-1, 2位脂肪酸組成[12]

	外套膜		鰭 部		腕 部		皮 部		肝 臓	
	sn-1位	sn-2位	sn-1位	sn-2位	sn-1位	sn-2位	sn-1位	sn-2位	sn-1位	sn-2位
$C_{14:0}$	6.7%	0.5%	5.7%	0.6%	5.5%	0.5%	4.1%	0.6%	3.8%	0.6%
$C_{16:0}$	66.4	2.9	70.1	3.6	67.6	3.5	72.2	3.7	61.3	3.5
$C_{18:0}$	4.2	1.3	4.8	1.6	4.8	1.4	5.1	1.8	6.7	1.6
$C_{16:1}\ n-9$	0.9	0.3	1.3	0.4	1.3	0.3	1.5	0.3	1.3	0.8
$C_{16:1}\ n-7$	1.1	0.4	0.7	0.4	0.7	0.4	0.5	0.5	1.6	0.5
$C_{18:1}\ n-9$	3.6	2.5	3.0	2.6	2.6	2.4	2.4	2.6	3.3	2.9
$C_{18:1}\ n-7$	3.5	0.6	3.4	0.5	3.4	0.5	2.8	0.6	6.5	0.5
$C_{20:1}\ n-9$	2.4	0.1	2.2	0.2	3.7	0.2	1.9	0.2	3.8	0.1
$C_{20:4}\ n-6$	0.3	1.2	0.1	1.2	0.2	1.2	0.4	1.8	0.6	4.3
$C_{20:5}\ n-3$	2.7	14.4	0.9	12.3	1.6	14.3	1.2	10.9	3.0	25.9
$C_{22:6}\ n-3$	3.1	72.7	1.1	72.3	2.5	71.3	1.9	72.3	1.7	53.0
その他	5.1	3.1	6.7	4.3	6.1	4.1	6.2	4.7	6.4	6.3

表15-3 魚油添加飼料で飼育したニワトリの卵黄から得られた卵黄油と市販の卵黄油の脂肪酸組成[13]

脂肪酸	魚油添加飼料で飼育したニワトリの卵黄から得られた卵黄油	市販卵黄油
$C_{16:0}$	27.6%	26.4%
$C_{18:0}$	8.9	8.5
$C_{18:1}$	44.3	43.1
$C_{18:2}$	10.9	12.5
$C_{20:4}$	0.8	1.9
$C_{20:5}$ (EPA)	−	−
$C_{22:6}$ (DHA)	5.1	0.4

組成は,飽和脂肪酸 22.2%,モノ不飽和脂肪酸 30.9%,リノール酸 22.7%,α-リノレン酸 16.3%,アラキドン酸を主成分とする多価不飽和脂肪酸 7.9%であった[19]。受胎後 25, 35, 40, 68 日目の胎児の脳のホスファチジルコリン(phosphatidylcholine;PC)およびホスファチジルエタノールアミン(phosphatidylethanolamine;PE)の構成分子種の分析を行った[19]。胎児の脳重量は受胎後 40日目まで 1.0g 前後とほとんど変化は認められなかったが,68日目では 2.5±0.6g と有意($p<0.05$)に増加した。脳のホスファチジルコリン画分の主な構成分子種は2個のパルミチン酸をその構成成分とする PC ($C_{16:0}/C_{16:0}$ PC) およびパルミチン酸,オレイン酸をその構成成分とする PC ($C_{16:0}/C_{18:1}$ PC)であったが,DHA をその構成成分とするものとしては $C_{16:0}/C_{22:6}$ PC および $C_{18:0}/C_{22:6}$ PC が見出された(表15-4)[19]。$C_{16:0}/C_{22:6}$ PC および $C_{18:0}/C_{22:6}$ PC は受胎後35日目と40日目の間でそれぞれ 2.3,2.4倍増加した(表15-4)[19]。また DHA をその構成成分とするホスファチジルエタノールアミンでも同様に $C_{16:0}/C_{22:6}$ PE,$C_{18:0}/C_{22:6}$ PE が見出されている[19]。さらに肝臓リン脂質画分からも $C_{16:0}/C_{22:6}$ PC,$C_{18:0}/C_{22:6}$ PC,$C_{16:0}/C_{22:6}$ PE,$C_{18:0}/C_{22:6}$ PE が,血漿ホスファチジルコリン画分から $C_{16:0}/C_{22:6}$ PC,$C_{18:0}/C_{22:6}$ PC が同定されている[20]。

また DHA は網膜リン脂質中にも多く含有されており,網膜機能に関与していると推定されている[21]。網膜の中でも DHA は視物質分子ロドプシンを含む桿体外節[22]のホスファチジルエタノールアミンとホスファチジルセリンに偏在し,その含量は約35〜60%に達している[23]。また DHA はこれらリン脂質の sn-2 位に大部分結合しており,特にホスファチジルエタノールアミンの場合は 75〜100%の DHA がこの位置に存在している。リン脂質の sn-1 位は飽和脂肪酸,特にステアリン酸,次いでパルミチン酸が多い[24]。さらに,ウシの網膜ホスファチジルコリンの構成脂肪酸組成を検討したところ,sn-2 位が DHA,sn-1 位が

表15-4 モルモット胎児の脳ホスファチジルコリン画分の分子種[19]

	ホスファチジルコリン (nモル/g)			
	受 胎 日 数 (日)			
分子種	25	35	40	68
$C_{16:0}/C_{16:1}$ PC	858 ± 131	722 ± 127	753 ± 112	523 ± 83[b,c,d]
$C_{16:0}/C_{22:6}$ PC	199 ± 43	402 ± 126[b]	905 ± 328[b,c]	1,036 ± 93[b,c]
$C_{16:0}/C_{20:4}$ PC	633 ± 111	576 ± 179	574 ± 162	692 ± 117
$C_{16:0}/C_{18:2}$ PC	415 ± 140	375 ± 72	616 ± 196	960 ± 78[b,c,d]
$C_{16:0}/C_{16:1}$ PC	2,430 ± 242	2,435 ± 637	3,439 ± 975	4,398 ± 732[b,c,d]
$C_{16:0}/C_{18:1}$ PC	2,879 ± 152	2,588 ± 820	2,600 ± 464	4,287 ± 398[b,c,d]
$C_{18:0}/C_{22:6}$ PC	759 ± 318	516 ± 177	1,247 ± 181[b,c]	1,647 ± 355[b,c]
$C_{18:0}/C_{20:4}$ PC	209 ± 31	597 ± 148[b]	753 ± 84[b]	682 ± 250[b]
$C_{18:0}/C_{18:2}$ PC	87 ± 13	95 ± 25	150 ± 43	600 ± 249[b,c,d]
$C_{16:0}/C_{18:0}$ PC	810 ± 186	596 ± 172	1,534 ± 246[b,c]	1,546 ± 205[b,c]
$C_{18:0}/C_{18:1}$ PC	510 ± 70	520 ± 134	546 ± 62	1,703 ± 168[b,c,d]
合 計	10,278 ± 750	9,913 ± 2,711	13,941 ± 1,176[b]	19,362 ± 1,859[b,c,d]

b は受胎後25日目に対し,c は受胎後25,35日目に対し,d は受胎後25, 35, 40日目に対し有意差を有する ($p<0.05$)

ω3系列の炭素数24から36の極長鎖ヘキサエン酸脂肪酸から構成されるホスファチジルコリンが見出され，その含量はウシ網膜ホスファチジルコリンの約40%であった[25,26]。このDHA，極長鎖ω3脂肪酸含有ホスファチジルコリンは，ウシ網膜のヘキサン処理によっても抽出されないが，その生理的役割は不明である[25,26]。

15-2) ドコサヘキサエン酸をその構成成分とするリン脂質の合成

DHAの結合位置がsn-2位に限定されたDHAをその構成成分とするリン脂質の合成は，リパーゼを用いた酵素法[5,10,27~32]，あるいは化学合成法[130,192]，化学合成法と酵素法の併用[131,192]により調製されている。リン脂質含量がそれぞれ96.0%，74.5%であるDHA高含有卵黄リン脂質およびイカ外套膜リン脂質に，*Rhizomucor miehei*由来のリパーゼを陽イオン交換樹脂に固定化したもの（Lipozyme IM）の水分活性を中間水分活性域（0.44付近）に調整し，40℃で8時間反応させる

と，DHAを脂肪酸組成比で約10%含有するDHA高含有卵黄リン脂質を基質とした場合は，DHA含量を脂肪酸組成比で約35%に，また約30%含有するイカ外套膜リン脂質を基質とした場合は，DHA含量を脂肪酸組成比で約60%に上昇した（図15-1）[30]。この時，水分活性が，0.13あるいは0.97の場合は，DHA含有リン脂質の生成はやや抑制された（図15-1）[30]。この時生成したDHA含有リン脂質の大部分は，sn-2位DHAリゾリン脂質（モノアシルDHAリン脂質）であった[30]。

また，大豆リン脂質由来のα-リゾリン脂質とDHA（遊離脂肪酸）を基質として，多点水素結合形成物質（酵素活性発現のための必須水分の代替物）であるホルムアミド（formamide）中でホスホリパーゼA_2（phospholipase A_2）を反応させると，sn-2位DHAリゾリン脂質の調製が可能であるが，収量は低い[33]。

sn-2位にDHAを有するジアシルリン脂質である1-オレオイル-2-ドコサヘキサエノイル-sn-グリセロ-3-ホスホコリン（1-oleoyl-2-docosa-

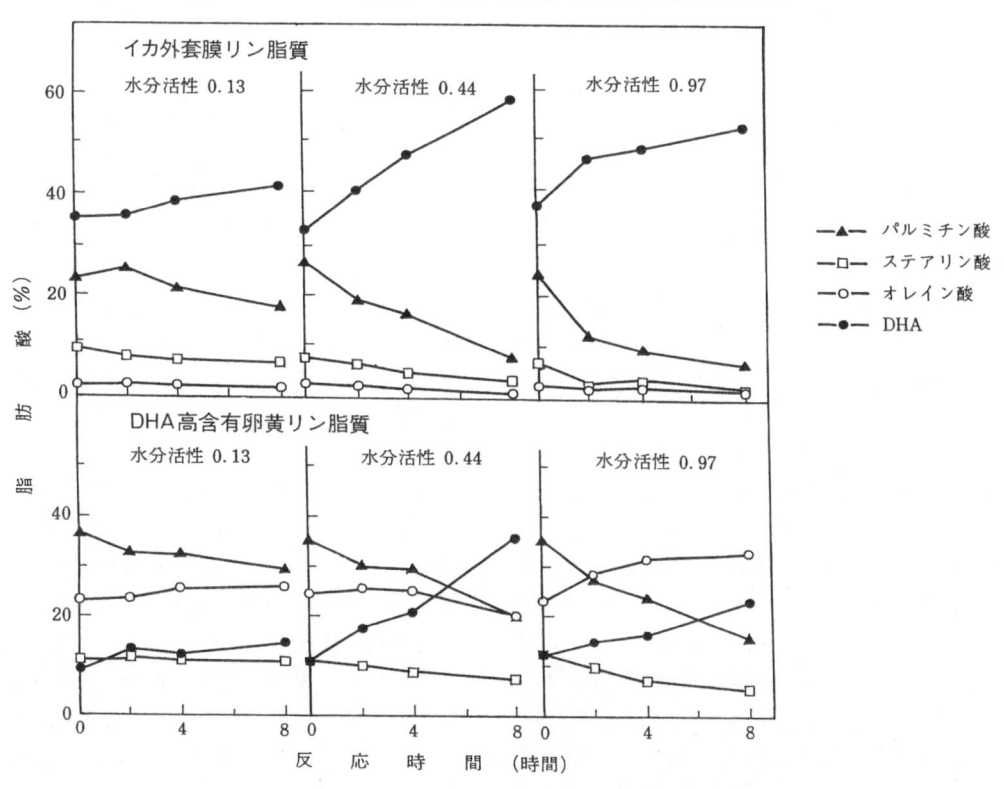

図15-1 DHA含有リン脂質の濃縮に及ぼす水分活性の影響[30]

図15−2　1-オレオイル-2-ドコサヘキサエノイル-sn-グリセロ-3-ホスホコリンの合成[1]

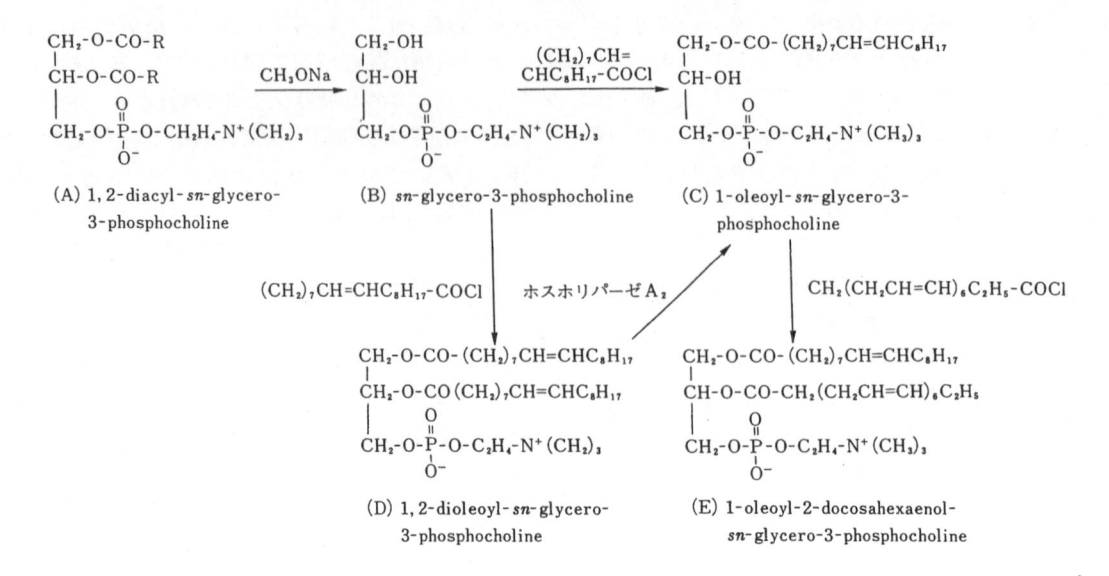

(A) 1,2-diacyl-sn-glycero-3-phosphocholine

(B) sn-glycero-3-phosphocholine

(C) 1-oleoyl-sn-glycero-3-phosphocholine

(D) 1,2-dioleoyl-sn-glycero-3-phosphocholine

(E) 1-oleoyl-2-docosahexaenol-sn-glycero-3-phosphocholine

hexaenoly-sn-glycero-3-phosphocholine）は次の方法により合成された[1]。まず大豆リン脂質由来のホスファチジルコリンをナトリウムメチラートを用いて加水分解し，天然構造を維持したsn-グリセロ-3-ホスホコリン（sn-glycero-3-phosphocholine，図15−2，(B)）[1]を調製する。次いでこのsn-グリセロ-3-ホスホコリンから1-アシルリゾリン脂質である1-オレオイル-sn-グリセロ-3-ホスホコリン（1-oleoyl-sn-glycero-3-phosphocholine，図15−2，(C)）[1]を調製し，この1-アシルリゾリン脂質を塩基性触媒の存在下，DHAクロリドで再アシル化することにより，1-オレオイル-2-ドコサヘキサエノイル-sn-グリセロ-3-ホスホコリン（図15−2，(E)）[1]を得る。

sn-グリセロ-3-ホスホコリンから1-オレオイル-sn-グリセロ-3-ホスホコリンを合成する方法は2通りあり，1つは，sn-グリセロ-3-ホスホコリンと1モル当量のオレイン酸クロリドをヘキサメチルホスホラストリアミド（hexamethylphosphorus triamide）溶媒中で反応させ直接アシル化する方法（図15−2，(B)→(C)）[1]であり，もう1つは，sn-グリセロ-3-ホスホコリンと4モル当量以上のオレイン酸クロリドを反応させ，得られた1,2-ジオレオイル-sn-グリセロ-3-ホスホコリン（1,2-dioleoyl-sn-glycero-phos-phocholine，図15−2，(D)）を豚膵臓由来のホスホリパーゼA_2（phospholipase A_2）で加水分解する方法（図15−2，(B)→(D)→(C)）である[1]。

DHAをその構成成分とするホスファチジルセリンは，ホスファチジルコリン濃縮大豆リン脂質（ホスファチジルコリン含量約90％）からキャベツ由来のホスホリパーゼD（phospholipase D）を用いて[34]，イカ外套膜リン脂質から Streptomyces sp. 由来のホスホリパーゼDを用いて[35]，セリン存在下，変換反応により調製されている。

カツオ筋肉のホスファチジルコリン画分には，約10％の1,2-ドコサヘキサエノイルホスファチジルコリンを含有している[36]。このホスファチジルコリンは，カツオ筋肉中に存在する1-アシル-2-ドコサヘキサエノイルホスファチジルコリンがホスホリパーゼA_1により加水分解され，2-ドコサヘキサエノイルリゾホスファチジルコリンを生じ，このリゾホスファチジルコリン2分子からリゾホスファチジルコリン/トランスアシラーゼの作用により，1分子の1,2-ドコサヘキサエノイルホスファチジルコリンが合成されたと推定されている[36]。この合成に関与するカツオ筋肉細胞質基質（サイトゾル）に存在するホスホリパーゼA_1は，sn-1位の脂肪酸は加水分解するが，sn-2位の脂肪酸はほとんど加水分解せず，生成した2-アシルリゾホスファチジルコリンを基質としてホスファチジルコリンを合成することもない[37]。

15-3) ドコサヘキサエン酸をその構成成分とするリン脂質の物理化学的性質

魚卵油および魚油含有飼料でニワトリを飼育して得られる鶏卵からの卵黄油は，DHAを一定量含有しているにもかかわらず酸化安定性が優れている[2,3,7,13,16]。筋子起源の抽出油（サケ卵油）およびサケ油の暗所，30℃恒温下での過酸化物価（peroxide value）およびカルボニル価（carbonyl value）の変化の測定を行った[16]。なお，この自動酸化試験に供したサケ卵油は，トリグリセリド65.3％，リン脂質32.6％，アスタキサンチン0.48×10^{-2}％，α-トコフェロール7.96×10^{-2}％を含有しており，サケ油は，トリグリセリド98.0％，アスタキサンチン0.04×10^{-2}％，α-トコフェロール2.63×10^{-2}％を含有しており，リン脂質は含有していなかった[16]。またDHA含量はサケ卵油22.4％，サケ油14.1％であった[16]。

自動酸化における過酸化物価は，サケ油は200時間の誘導期のあと急激に上昇したのに対し，サケ卵油の場合は誘導期は約1,800時間で，その後上昇したが，サケ油に比較して非常に安定であった（図15-3，A）[16]。カルボニル価は，サケ油の場合，過酸化物価の上昇にわずかに遅れて上昇したが，サケ卵油の場合は，過酸化物価の誘導期間中からゆるやかな上昇が認められた（図15-3，B）[16]。これは，リン脂質の自動酸化において酸化一次生成物であるリン脂質ヒドロペルオキシドが，生成後すぐ分解され酸化二次生成物となるためと推定されている[16,17]。これらの結果は，DHAなどの多価不飽和脂肪酸を多く含む脂質の自動酸化は，DHAがトリグリセリドの構成成分の場合に比較して，リン脂質の構成成分の場合の方が抑制されることに加え[16]，アスタキサンチンの酸化防止作用[38]とリン脂質のα-トコフェロール再生作用[39,40]の相加効果によるものと推定されている[16]。また，魚油含有飼料でニワトリを飼育して得られる鶏卵からの卵黄油の酸化安定性もDHAトリグリセリドと比較するとはるかに高かった[13]。

1,2-ジステアロイル-sn-グリセロ-3-ホスホコリン（1,2-distearoyl-sn-glycero-3-phosphocholine；$C_{18:0}/C_{18:0}$ホスホコリン），1-ステアロイル-2-オレオイル-sn-グリセロ-3-ホスホコリン（1-stearoyl-2-oleoyl-sn-glycero-3-phosphocholine；$C_{18:0}/C_{18:1}$ホスホコリン）および1-ステアロイル-2-ドコサヘキサエノイル-sn-グリセロ-3-ホスホコリン（1-stearoyl-2-docosahexaenoyl-sn-glycero-3-phosphocholine；$C_{18:0}/C_{22:6}$ホスホコリン）を用い，非電解質物質であるエリトリトール（erythritol）を含有する多重層ベシクル（multilamellar vesicle）を調製し，これらホスファチジルコリンから構成される脂質二重膜を透過するエリトリトール量の測定が行われている[41]。その結果，$C_{18:0}/C_{18:0}$ホスホコリンから構成されるベシクルは，25℃の測定温度ではゲル状態（gel-state）で，ほとんど透過性は認められなかったが，$C_{18:0}/C_{22:6}$ホスホコリンから構成されるベシクルでは，$C_{18:0}/C_{18:1}$ホスホコリンから構成されるベシクルのエリトリトールの透過性に比較して，

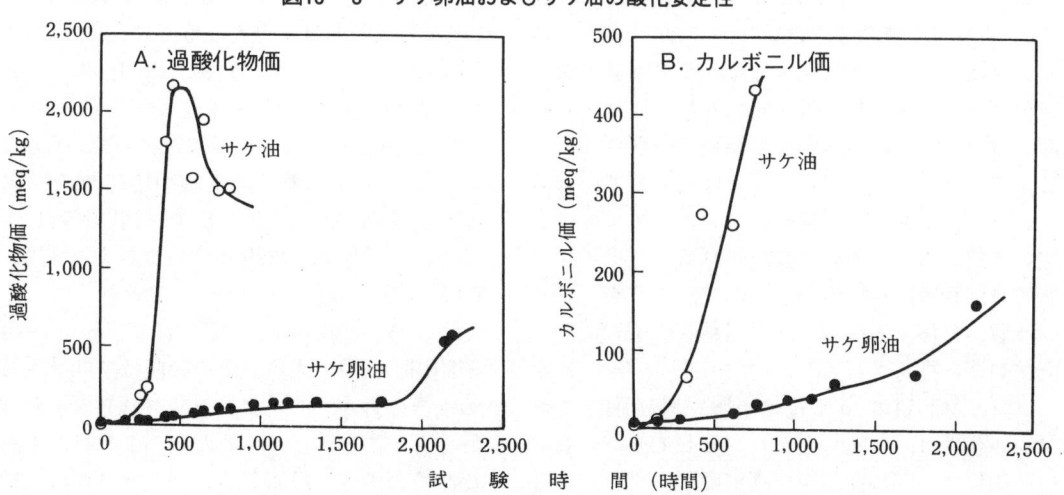

図15-3 サケ卵油およびサケ油の酸化安定性[16]

図15-4　ベシクルからのエリトリトール透過度に及ぼすホスホコリン構成脂肪酸の影響[41]

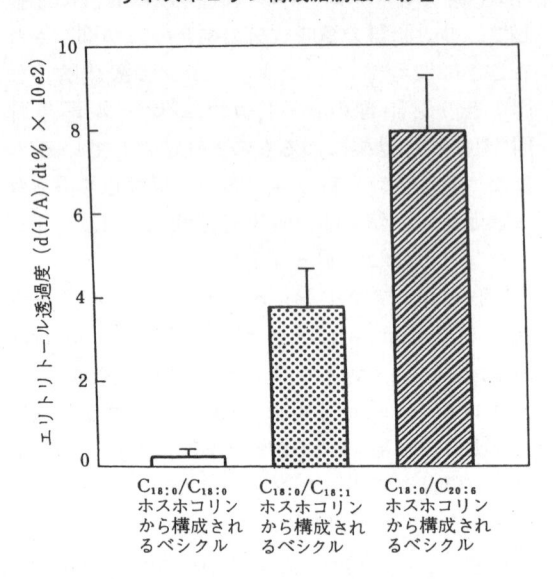

エリトリトール透過度 $(d(1/A)/dt\% \times 10e2)$

$C_{18:0}/C_{18:0}$ ホスホコリンから構成されるベシクル
$C_{18:0}/C_{18:1}$ ホスホコリンから構成されるベシクル
$C_{18:0}/C_{20:6}$ ホスホコリンから構成されるベシクル

約2.4倍の透過性を示した（図15-4）[41]。これらの結果から，sn-2位にDHAを有するリン脂質は非電解質の膜透過性を増大させる作用を有していると推定された[41]。

15-4) ドコサヘキサエン酸をその構成成分とするリン脂質の消化・吸収

リン脂質の消化・吸収過程はこれまでのところあまり正確には分かっていない[42]。ホスファチジルコリンやホスファチジルエタノールアミンなどのグリセロリン脂質は摂食後，小腸内で膵臓のホスホリパーゼA_2[43]によりsn-2位の脂肪酸が加水分解され，リゾリン脂質となり，小腸より吸収され[44]，リゾリン脂質の一部はさらに加水分解されリン酸塩基としても吸収される。リン脂質の構成成分（リゾリン脂質，脂肪酸，リン酸塩基）の大部分は小腸の上部から中部の領域で吸収される[45]。この時，ホスファチジルコリンは主として小腸の上部から，ホスファチジルエタノールアミンは小腸の上部から中部領域で吸収される[45]。リゾリン脂質は細胞膜障害作用が強いので，これを再びリン脂質へ転移する酵素が，小腸粘膜刷子縁に存在していると推定される[42]。

リゾリン脂質のsn-2位は小腸粘膜細胞内で再アシル化され，カイロミクロンとしてリンパ液中へ，次いで一部は血清中で高密度リポタンパク質にも移行する。一方，リゾリン脂質は小腸上皮細胞内または小腸上皮細胞刷子縁上のリゾホスホリパーゼおよびグリセロフォスフォコリン・ジエステラーゼによってさらに分解され，グリセロホスホコリン，ホスホコリン，さらにコリンにまで分解されたのち，門脈へ輸送され，再び肝臓でリン脂質に合成される系もある[46]。リン脂質の消化・吸収の経路はこれらの経路が主でホスファチジルコリンの形で直接吸収される割合は少ない[11,45～47]。ドコサヘキサエン酸をその構成成分とするリン脂質の消化・吸収も，これらのリン脂質と同様の経路で消化・吸収が行われると推定される。

未熟児にDHA，アラキドン酸をその構成成分とするトリグリセリドあるいはリン脂質を添加した人工乳を4週間投与し，DHA，アラキドン酸の吸収率に及ぼす投与脂質の種類の影響が，母乳投与群を対照群として検討されている[48]。母乳中の脂質は98％のトリグリセリド，リン脂質1％，コレステロールおよびコレステロールエステル0.5％から構成されており[49]，総脂肪酸の0.05～1.4％含有されているDHAは，トリグリセリドのsn-2位，sn-3位およびリン脂質中に存在している[50]。

未熟児にDHA，アラキドン酸などの長鎖多価不飽和脂肪酸をその構成成分とするトリグリセリドあるいはリン脂質を添加した人工乳を4週間投与した[48]。投与した人工乳および母乳のn-3，n-6系長鎖多価不飽和脂肪酸は表15-5，(A)[48]に示す通りである。投与期間中の脂質量，糞便中に排泄された脂質量，およびその脂肪酸組成分析から脂肪酸の吸収率を測定したところ，アラキドン酸の吸収率は各投与群間で差は認められなかったが，DHAの吸収率は，母乳投与群に比較してリン脂質添加人工乳投与群で有意（$p \leq 0.05$）に高かった（表15-5，B）[48]。また総n-6長鎖多価不飽和脂肪酸の吸収率は各投与群間で差は認められなかったが，総n-3長鎖多価不飽和脂肪酸の吸収率はリン脂質添加人工乳投与群で，母乳投与群，トリグリセリド添加人工乳投与群に比較して有意（$p \leq 0.05$）に高かった（表15-5，B）[48]。

これらの結果から，DHAおよびn-3長鎖多価不飽和脂肪酸の未熟児での吸収は，リン脂質形態の場合の方が，トリグリセリド形態の場合より良好であることが認められたが，これは，未熟児での脂質の消化・吸収がトリグリセリドに比較して

表15-5 母乳, 人工乳の長鎖多価不飽和脂肪酸組成と, 未熟児での吸収率[48]

	母乳投与群	リン脂質添加 人工乳投与群	トリグリセリド添加 人工乳投与群
A. 投与した母乳, 人工乳の長鎖多価不飽和脂肪酸組成（重量%）			
$C_{20:4}$ $n-6$	0.48	0.35	0.84
$C_{18:3}$ $n-3$	0.47	0.98	1.21
$C_{20:5}$ $n-3$	0.07	0.03	0
$C_{22:6}$ $n-3$	0.26	0.24	0.64
総 $n-6$ LCPs*	1.34	0.55	0.97
総 $n-3$ LCPs	0.53	0.45	0.64
B. 小腸よりの長鎖多価不飽和脂肪酸の吸収率（%）			
$C_{20:4}$ $n-6$	81.1 ± 3.6	84.7 ± 1.7	80.4 ± 2.3
$C_{18:3}$ $n-3$	90.3 ± 2.6	94.4 ± 1.1	90.5 ± 1.6
$C_{20:5}$ $n-3$	57.0 ± 6.9[a]	64.3 ± 9.5	0
$C_{22:6}$ $n-3$	78.4 ± 4.0[a]	88.3 ± 1.8[b]	80.6 ± 2.1[ab]
総 $n-6$ LCPs	78.0 ± 4.0	74.0 ± 2.8	76.8 ± 2.2
総 $n-3$ LCPs	79.2 ± 4.4[a]	88.7 ± 1.9[b]	80.4 ± 2.2[a]

＊LCPs ; long-chain polyunsaturated fatty acids（長鎖多価不飽和脂肪酸）
異なるアルファベット間には有意差が存在する（$p \leq 0.05$）

リン脂質の方が良好であるためではないかと推定されている[48,51]。

15-5) ドコサヘキサエン酸をその構成成分とするリン脂質の癌細胞への影響

15-5-1) ドコサヘキサエン酸をその構成成分とするリン脂質の分化誘導作用

分化（differentiation）とは一般的に受精卵が卵割を重ねて多細胞系となり，さらに発生を続けて個々の細胞が，神経細胞や筋肉細胞，その他の特殊化した細胞になることをいう。ところが癌細胞では最終分化に至る過程のいずれかの段階で，何らかの原因により分化を中止し，増殖のみを続けるようになっている。この増殖のみを続ける細胞（未分化細胞）を，正常細胞に分化誘導させる作用を有する物質を分化誘導物質と呼んでいる。もし癌細胞のような未分化細胞を正常細胞へ分化誘導することが可能であれば，新しい型の癌抑制剤の開発が可能であると探索が続けられている[4,52]。

DHA の遊離脂肪酸としての分化誘導活性については，ヒト前骨髄性白血症細胞（human promyelocytic leukemia cell）の HL-60 細胞[53]や赤芽球白血症細胞（erythroblast leukemia cell）[54]で認められている。HL-60 細胞培養系に DHA あるいはオレイン酸を添加し培養したのち，レチノイン酸で分化を誘導し，この細胞の分化の指標であるスーパーオキシド アニオンラジカルの産生量を測定したところ，DHA 添加培養細胞で，オレイン酸添加培養細胞に比較して，培養1日目で約2.7倍，2日目で約3倍と大幅に増加し，細胞の増殖もそれに比例して抑制された[53]。DHA を添加して培養した HL-60 細胞では，細胞膜リン脂質中の DHA 含量が約2%から約10%に増加したが，オレイン酸添加培養細胞では，細胞膜リン脂質中の DHA 含量はわずかに増加したのみで，分化誘導は認められなかった[53]。これらの結果から，HL-60 細胞の細胞膜リン脂質画分に DHA が取り込まれた結果，分化が誘導されたのではないかと推定されるが，現在までのところ定かではない[53]。

DHA をその構成成分とするリン脂質の分化誘導活性は，まずニジマスの受精卵で見出された[54,55]。ニジマスの受精卵より分化誘導活性を有する化合物を精製，同定したところ，sn-1 位がパルミチン酸，sn-2 位が DHA から，および sn-1 位がオレイン酸，sn-2 位が DHA から構成されるホスファチジルコリン（$C_{16:0}/C_{22:6}$, $C_{18:1}/C_{22:6}$ ホスファチジルコリン）であった[54,55]。このホスファチジルコリンは，赤芽球性白血病細胞，骨髄性白血症

表15-6　sn-2位にDHAをその構成脂肪酸とするホスファチジルコリンの脂肪酸組成[57]（モル%）

脂肪酸	1-パルミトイル-2-ドコサヘキサエノイル-sn-グリセロホスホコリン	1-オレオイル-2-ドコサヘキサエノイル-sn-グリセロホスホコリン	1-エイコサペンタエノイル-2-ドコサヘキサエノイル-sn-グリセロホスホコリン	sn-2-ドコサヘキサエノイレイティッド-ホスファチジルコリン*	DHA	DHAエチルエステル
$C_{16:0}$	47.0	1.6	0.8	15.8	0.2	—
$C_{18:0}$	0.4	0.3	—	0.6	—	—
$C_{18:1}$	0.7	47.9	—	4.9	—	—
$C_{18:2}$	2.5	2.1	2.4	30.3	0.2	—
$C_{18:3}$	0.2	—	0.8	2.8	0.1	—
$C_{20:5}$	2.5	2.2	44.7	6.6	4.5	4.3
$C_{22:6}$ (DHA)	46.5	45.9	49.8	39.3	94.7	94.1
その他	0.2	—	1.5	—	0.3	1.6

* sn-2-docosahexaenoylated phosphatidylcholine

細胞，奇形腫細胞に対し，それぞれ100，10，100μg/ml以上の濃度で分化誘導活性を示した[54,55]。また，ニジマスの受精卵からは，DHAをその構成成分とするホスファチジルコリンの他に，$C_{16:0}/C_{22:6}$および$C_{18:1}/C_{22:6}$のジグリセリドも見出されており，この2つのジグリセリドにも，奇形腫細胞，赤芽球性白血病細胞に対し，50μg/ml以上の濃度で分化誘導活性が認められた[54,55]。

つまり分化誘導活性を有するこれらのホスファチジルコリンとジグリセリドは，その構成脂肪酸としてDHAを含む全く同じ脂肪酸組成を有するものであった。DHAをその構成成分としない種々のホスファチジルコリンとジグリセリドの分化誘導活性を測定したところ，ほとんどその活性は認められなかった[54~56]。DHAをその構成成分とするジグリセリドの場合，DHAがsn-1位あるいはsn-3位に存在するジグリセリドより，sn-2位に存在するジグリセリドの方が分化誘導活性が高かった[56]。また，化学的に合成された$C_{18:1}/C_{22:6}$ホスファチジルコリンも，赤芽球性白血病細胞に対して，50～400μg/mlの濃度範囲で最大81%の分化誘導率を示した[4]。

sn-2位にDHA，sn-1位にパルミチン酸，オレイン酸，エイコサペンタエン酸，ステアリン酸とリノール酸の混酸をその構成脂肪酸とするホスファチジルコリンのレチノイン酸誘導ヒト骨髄性白血病細胞（HL-60細胞）での分化誘導活性が検討されている[31,57]。これらのホスファチジルコリンは，大豆由来のリゾホスファチジルコリンと脂肪酸を基質として，ブタ膵臓由来のホスホリパーゼA_2を用いて合成され[29,33]，その脂肪酸組成は表15-6[57]に示す通りである。分化誘導活性は，HL-60細胞を24時間12.5μモルの種々のホスファチジルコリンで培養したのち，分化誘導剤のレチノイン酸（100nモル）を添加してさらに24時間培養後，測定した。なお分化誘導活性はニトロブルーテトラゾリウム（nitroblue tetrazolium；NBT）還元能[12]を指標として測定した。

その結果，$C_{18:1}/C_{22:6}$ホスファチジルコリン（PC）12.5μモル添加群では対照群に比較して，NBTのHL-60細胞での還元が60.2%増加し，有意な分化誘導作用が認められたが，DHA（遊離脂肪酸）あるいはDHAエチルエステル添加群では，NBTの還元能は約7%しか増加せず，分化誘導作用は認められなかった（図15-5，A）[57]。また種々のホスファチジルコリンの分子種のうちでは，$C_{16:0}/C_{22:6}$ PCが$C_{18:1}/C_{22:6}$ PCとほぼ同等の分化誘導作用を示し，$C_{20:5}/C_{22:6}$ PCと$C_{16:0}$，$C_{18:2}$の混酸/$C_{22:6}$ PCがやや低いが，対照群に対して有意に高い分化誘導作用を示した（図15-5，B）[57]。しかし，DHAをその構成成分としないホスファチジルコリンの$C_{16:0}/C_{16:0}$ PCおよび$C_{18:1}/C_{18:1}$ PCは，分化誘導作用を示さなかった（図15-5，B）[57]。種々の分子種のホスファチジルコリンをHL-60細胞に12.5μモル添加した場合の分化誘導作用には差は認められたものの，細胞の増殖率には差は認められなかった（例えば対照群に対して$C_{16:0}/C_{22:6}$ PC添加群では87.8±10.5%，$C_{20:5}/C_{22:6}$ PC添加群では96.6±3.8%，$C_{16:0}/C_{16:0}$ PC添加群では91.0±13.9%，$C_{18:1}/C_{18:1}$ PC添加群では

第15章　ドコサヘキサエン酸をその構成成分とするリン脂質の生理作用

図15-5　種々のホスファチジルコリンによる分化誘導作用[57]

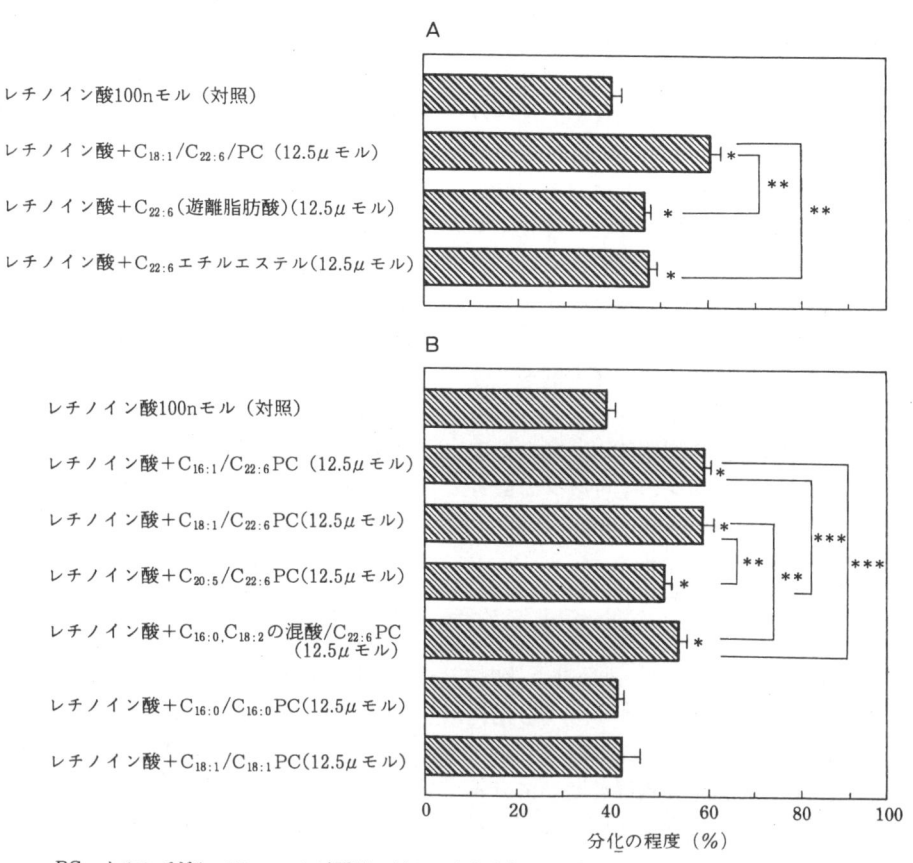

A
- レチノイン酸100nモル（対照）
- レチノイン酸＋$C_{18:1}/C_{22:6}$/PC（12.5μモル）
- レチノイン酸＋$C_{22:6}$（遊離脂肪酸）（12.5μモル）
- レチノイン酸＋$C_{22:6}$エチルエステル（12.5μモル）

B
- レチノイン酸100nモル（対照）
- レチノイン酸＋$C_{16:1}/C_{22:6}$PC（12.5μモル）
- レチノイン酸＋$C_{18:1}/C_{22:6}$PC（12.5μモル）
- レチノイン酸＋$C_{20:5}/C_{22:6}$PC（12.5μモル）
- レチノイン酸＋$C_{16:0}, C_{18:2}$の混酸/$C_{22:6}$PC（12.5μモル）
- レチノイン酸＋$C_{16:0}/C_{16:0}$PC（12.5μモル）
- レチノイン酸＋$C_{18:1}/C_{18:1}$PC（12.5μモル）

分化の程度（％）

PC；ホスファチジルコリン　＊対照群に対して有意差（$p<0.01$）あり　＊＊$p<0.01$　＊＊＊$p<0.05$

90.5±11.6％であった[57]。この時，sn-2位がDHA，sn-1位が種々の脂肪酸をその構成成分とするホスファチジルエタノールアミン（PE）を合成し（$C_{18:1}/C_{22:6}$ PE，$C_{16:0}/C_{22:6}$ PE，$C_{20:5}/C_{22:6}$ PEなど），同じ脂肪酸から構成されるホスファチジルコリンと分化誘導活性を比較したところ，いずれの場合も，ホスファチジルエタノールアミン分子種の方が，その活性は高かった[57]。

また，ジアシル型ホスファチジルエタノールアミン分子種を種々合成し，レチノイン酸を分化誘導剤として用いた場合のHL-60細胞での分化誘導促進作用を検討したところ，sn-2位がDHA，sn-1位が任意の脂肪酸から構成されるジアシル型ホスファチジルエタノールアミン群で高い分化誘導促進作用が濃度依存的に認められた[5]。HL-60細胞に対しては，レチノイン酸と同様に，ジブチリルサイクリックAMP（dibutyryl cyclic AMP）にも分化誘導剤としての働きが認められているが，ジブチリルサイクリックAMPで分化誘導されたHL-60細胞で，sn-2位がDHAから構成されるジアシル型ホスファチジルエタノールアミン分子種で，濃度依存的に分化誘導促進作用が認められた[5]。この時，同じ分子種のジアシル型ホスファチジルエタノールアミンとモノアシル型ホスファチジルエタノールアミン（1-アシル-リゾホスファチジルエタノールアミンおよび2-アシル-リゾホスファチジルエタノールアミン）の分化誘導促進作用を比較した場合，ジアシル型ホスファチジルエタノールアミンの分子種の方が有意（$p<0.01$）にその作用は高かった[57]。

15-5-2) DHAをその構成成分とするリン脂質のプロテインキナーゼCへの影響

プロテインキナーゼC（protein kinase C）は細胞内情報伝達に必須の酵素で，細胞外からのホルモンなどの刺激などによりホスホリパーゼCが

活性化され，このホスホリパーゼCはホスファチジルイノシトール4,5-二リン酸を分解し，ジアシルグリセロールを生じる。ジアシルグリセロールはプロテインキナーゼCを活性化し，プロテインキナーゼCはタンパク質をリン酸化し，細胞外からの情報を細胞内に伝達する[59]。細胞内でのプロテインキナーゼCのジアシルグリセロールによる活性化は，この酵素の細胞内局在性の変化，すなわちプロテインキナーゼCが細胞質から細胞質へ移行することにより活性化されると推定されている[60,61]。

アラキドン酸，リノール酸，オレイン酸をラットに投与すると，大腸粘膜細胞において，プロテインキナーゼCの細胞質から細胞膜への移行が認められ[62,63]，この時，チミジンのDNAへの取り込まれの促進と[62,63]，細胞の増殖が認められる[62]。細胞質から細胞膜に移行したプロテインキナーゼCは種々のタンパク質をリン酸化し，その結果，細胞の増殖，分化，遺伝子発現，癌化促進などを引き起こすと推定されている[59,63]。しかし，細胞増殖の速い癌細胞ではプロテインキナーゼC活性は低く[64~67]，今までのところ，この癌細胞でのプロテインキナーゼC活性低下の機序については不明である。また，ラットに癌発症イニシエーターであるアゾキシメタンを投与したのち，高コーン油含有飼料あるいは低コーン油含有飼料で飼育し，大腸陰窩導管での病巣数と，プロテインキナーゼC活性の変化を検討したところ，高コーン油含有飼料投与群で高い病巣発生率と，細胞質プロテインキナーゼC活性の低下，細胞膜プロテインキナーゼ活性の上昇が認められた[68]。これらの結果から，癌化の過程でプロテインキナーゼCが何らかの形で関与していると推定されるが[68,69]，癌抑制作用とプロテインキナーゼCとの係わりについては今後の検討課題である[68,70]。

DHAのプロテインキナーゼC活性に及ぼす影響，癌抑制作用の機序など検討はされているものの，未だ不明な点も多い[71~73]。プロテインキナーゼCはタンパク質をリン酸化するのみならず，ホスホリパーゼD（ホスファチジルコリンよりホスファチジン酸の生成を経由して，ジアシルグリセロールを生成する酵素），およびホスホリパーゼA_2（ホスファチジルコリンより遊離脂肪酸，リゾホスファチジルコリンを生成する酵素）を活性化する[59]。神経芽細胞腫の神経膠腫 NG108-15 細胞のホスホリパーゼDは，プロテインキナーゼCで活性化され[74]，このホスホリパーゼDはリン脂質の加水分解を行い，ホスファジン酸を生成する[29]。この時，エタノールが存在するとホスファチジルエタノールを生成し，このホスファチジルエタノールは，ホスホリパーゼD活性の指標として非常に有効である[75,76]。

神経膠腫 NG108-15 細胞培養系にDHAあるいはリノール酸，α-リノレン酸，アラキドン酸を添加し，細胞に取り込ませたのち，ホルボールエステル類の代表的発癌プロモーターである 12-O-テトラデカノイルホルボール-アセテートで処理したのち，ホスファチジルエタノールの生成量（ホスホリパーゼDの活性化の程度）を測定したところ[72]，α-リノレン酸添加の場合のみホスファチジルエタノール生成量が有意に増加したが，DHA，リノール酸，アラキドン酸の添加では，その効果は認められなかった[72]。これらの機序についても不明である[72]。

DHAをその構成成分とするリン脂質のプロテインキナーゼC活性に及ぼす影響については，sn-2位にDHAを有するホスファチジルエタノールアミン類に活性化作用が認められているが，その活性化の程度は，ジアシルグリセロールの活性化作用の10%程度であった[77]。30 モル%の 1-パルミトイル 2-オレオイルホスファチジルセリン（$C_{16:0}/C_{18:1}$ PS），68モル%の 1-パルミトイル 2-オレオイルホスファチジルコリン（$C_{16:0}/C_{18:1}$ PC）と 2モル%の 1,2-ジオレオイルホスファチジルエタノールアミン（$C_{18:1}/C_{18:1}$ PE），1-ステアロイル 2-ドコサヘキサエノイルホスファチジルエタノールアミン（$C_{18:0}/C_{22:6}$ PE），1-オレオイル 2-ドコサヘキサエノイルホスファチジルエタノールアミン（$C_{18:1}/C_{22:6}$ PE），1-オレオイル 2-ドコサヘキサエノイルホスファチジルコリン（$C_{18:1}/C_{22:6}$ PC），あるいはジアシルグリセロールから構成される，シュークローズ内包の大ユニラメラベシクル（一層小胞，sucrose-loaded large unilamella vesicles；SLV）を調製し，昆虫細胞より精製されたプロテインキナーゼC-αと混合し，ヒストンのリン酸化を指標に，リン脂質のプロテインキナーゼC-α活性に及ぼす影響が検討されている[77]。その結果，70モル%の $C_{16:0}/C_{18:1}$ PS と 30

第15章　ドコサヘキサエン酸をその構成成分とするリン脂質の生理作用

図15-6　プロテインキナーゼC-α活性に及ぼす種々のリン脂質の影響[77]

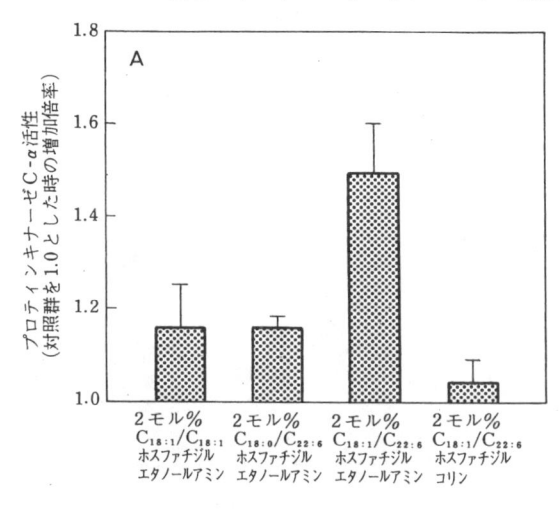

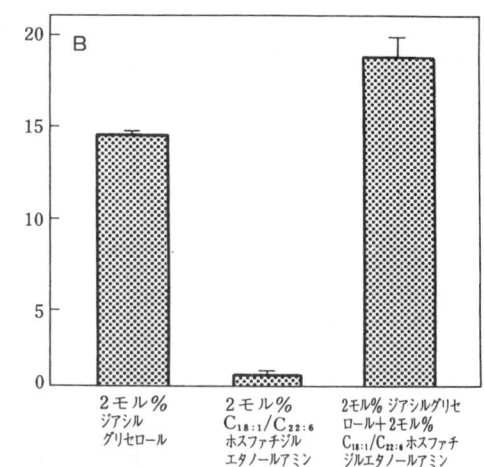

モル%の $C_{16:0}/C_{18:1}$ PCから構成されるSLVを対照とした場合，2モル%ジアシルグリセロール添加SLVでは，プロテインキナーゼC-α活性は14.6倍上昇した（図15-6，B）[77]。一方，2モル%の $C_{18:1}/C_{22:6}$ PE添加SLVでは，1.49倍，$C_{18:0}/C_{22:6}$ PE，$C_{18:1}/C_{18:1}$ PE添加SLVでは，約1.15倍とわずかなプロテインキナーゼC-α活性の上昇が認められた。しかし，$C_{18:1}/C_{22:6}$ PC添加SLVでは，活性に変化は認められなかった（図15-6，A）[77]。また，2モル%のジアシルグリセロールと2モル% $C_{18:1}/C_{22:6}$ PE添加SLVでは弱いながら相乗効果が認められた（図15-6，B）[77]。

15-5-3）DHAをその構成成分とするリン脂質の癌細胞への影響

DHAの癌抑制作用は in vivo，あるいは in vitro の癌細胞培養系で検討されている。ラットに1,2-ジメチルヒドラジン（1,2-dimethylhydrazine）を皮下投与すると大腸癌前癌症状を誘発する[78]。大腸癌前癌症状は大腸の異常腺窩で，これは大腸癌に移行するものである[78]。6週齢のラットの皮下に1,2-ジメチルヒドラジンを投与したのち，その後，4〜12週間DHAエチルエステルを胃内投与し，大腸での異常腺窩数の変化を測定した[78]。その結果，ラット1匹当たりの大腸部位別異常腺窩数および1病巣当たりの異常腺窩数は，DHAエチルエステル投与により，投与4週間目，12週間目で有意に抑制された[78]。この結果から，DHAエチルエステルは前癌状態である異常腺窩を抑制し，その結果，発癌を抑制することが示唆された[78]。

しかし，ヒト乳癌細胞培養系に種々の脂肪酸を添加し，その殺細胞作用を検討したところ，エイコサペンタエン酸，アラキドン酸，γ-リノレン酸には殺乳癌細胞作用が認められたが，DHAには認められなかった[79]。また，正常ラットの子宮から誘導された子宮間質UⅢ細胞を用いて，種々の脂肪酸を培養系に添加した場合の細胞増殖に及ぼす影響が検討されている[80]。子宮間質UⅢ細胞培養系に種々の脂肪酸を添加し，細胞へのチミジンの取り込まれ量により細胞増殖に及ぼす影響を検討したところ，オレイン酸，リノール酸，リノレン酸の添加では，対照群に比較してほとんど変化は認められなかったが，DHA添加時は，添加量に比例して細胞増殖を抑制した[80]。この時，アラキドン酸は，10μモルまで添加量に比例して細胞増殖を促進した[80]。

また，マウス由来の培養胎児線維芽細胞にγ線を照射すると，一部の培養細胞にその表現形質が癌細胞あるいはそれに類似した表現形質に変化するトランスフォーメーションが観察される[81]。この培養細胞系にDHA，EPAあるいはアラキドン酸を添加し，γ線を照射，生存細胞 10^4 個当たりのトランスフォーメーションを起こした細胞数を測定したところ，無添加の場合，その数は5.1〜8.6個であったのに対し，DHA添加では0個，EPA添加では1.2〜2.0個とトランスフォーメーションが抑制されたが，アラキドン酸添加の場合は，

図15-7 T27A細胞に対する種々のホスファチジルコリンの影響[82]

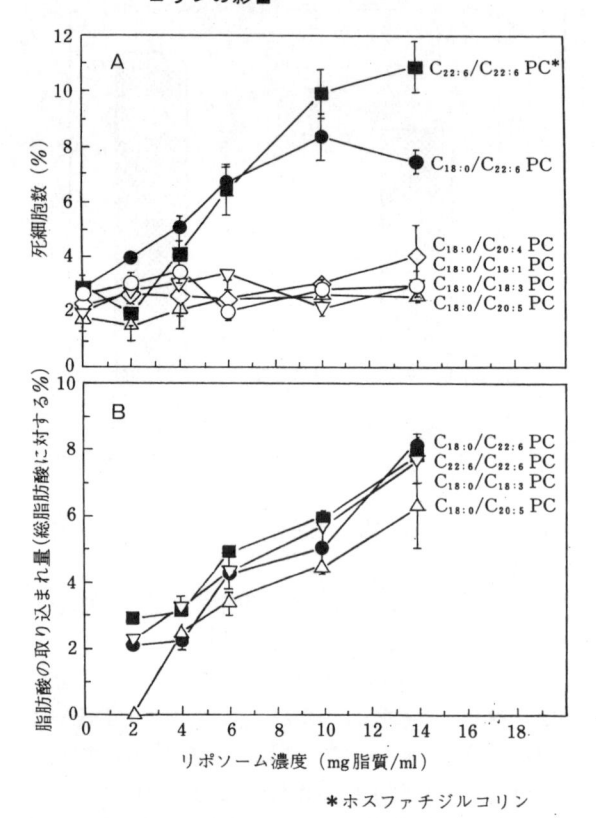

図15-8 T27A細胞に対する脂肪酸の取り込まれ量と死細胞数の関係[82]

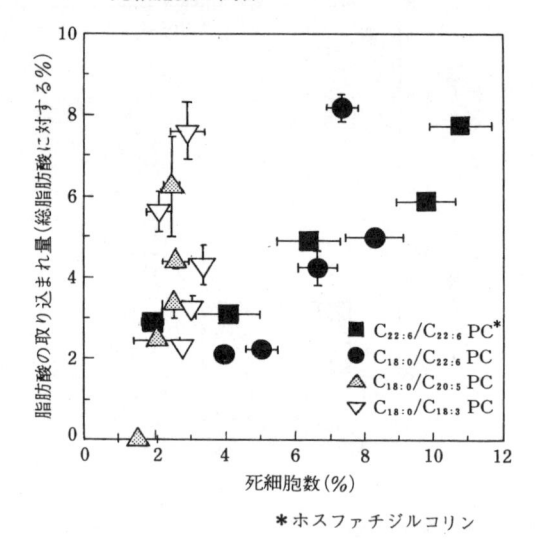

＊ホスファチジルコリン

その数は8.7～9.8個であり，無添加群との間には差は見出せなかった[81]。

sn-2位がDHAから構成される2種のホスファチジルコリン（$C_{22:6}/C_{22:6}$ PC, $C_{18:0}/C_{22:6}$ PC, 順にそれぞれ sn-1位，2位の脂肪酸を表わす）および，sn-1位がステアリン酸から構成される4種のホスファチジルコリン（$C_{18:0}/C_{18:1}$ PC, $C_{18:0}/C_{18:3}$ PC, $C_{18:0}/C_{20:4}$ PC, $C_{18:0}/C_{20:6}$ PC）を用い，リポソームを調製し，in vitro における抗腫瘍効果について検討されている[82,83]。それぞれのホスファチジルコリンから薄膜剥離法により調製されたリポソームは，小ユニラメラベシクル（small unilamella vesicles）で，一定量をマウス白血病T27A細胞培養系に2時間添加したのち死細胞数とグリセロリン脂質画分への脂肪酸の取り込まれを測定した[82]。その結果，sn-2位がDHAから構成されるホスファチジルコリン（$C_{22:6}/C_{22:6}$ PC, $C_{18:0}/C_{22:6}$ PC）のみで添加量に依存してT27A細胞に対する細胞毒性が示された（図15-7，A）[82]が，それ以外のホスファチジルコリンには効果は認められなかった。この時，ホスファチジルコリンの細胞毒性の有無にかかわらず，T27A細胞のグリセロリン脂質画分への脂肪酸の取り込まれは，添加量に依存して増加した（図15-7，B）[82]。

死細胞数とT27A細胞のグリセロリン脂質画分への脂肪酸の取り込まれ量の相関を検討したところ，DHAをその構成成分とするホスファチジルコリンより調製されたリポソーム添加の場合と，それ以外のリポソーム添加の場合では挙動がまったく異なっていた（図15-8）[82]。また，$C_{22:6}/C_{22:6}$ PCリポソームと $C_{18:0}/C_{22:6}$ PCリポソームとの間でも，その挙動はやや異なっており，$C_{18:0}/C_{22:6}$ PCリポソーム添加時の方が，$C_{22:6}/C_{22:6}$ PCリポソーム添加時に比較して，T27A細胞の細胞膜に取り込まれやすい傾向が認められた（図15-8）[82]。また，$C_{18:0}/C_{22:6}$ PCと $C_{18:0}/C_{22:6}$ PE（ホスファチジルアミン）から調製されたリポソームをT27A細胞培養系に添加し，同様の検討を行ったところ，$C_{18:0}/C_{22:6}$ PEリポソームは，$C_{18:0}/C_{22:6}$ PCリポソームに比較して，弱い殺T27A細胞活性しか示さなかった[83]。

同様に，sn-2位にDHAをその構成成分とするリゾホスファチジルコリンとリゾホスファチジルセリンより調製されたリポソームを用いて，繊維芽肉腫癌細胞（Meth-A fibrosarcoma）に対する影響が検討されている[84]。sn-2位にDHAを有するリゾホスファチジルコリンおよびリゾホス

図15-9 移植繊維芽肉腫癌細胞増殖に及ぼすsn-2位にDHAを有するリン脂質から構成されるリポソームの影響[84]

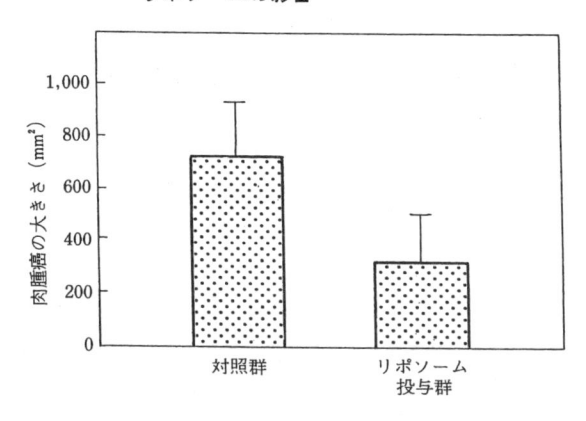

図15-10 種々のホスファチジルコリンで修飾した白血病T27A細胞からの^{51}Crの漏出量[41]

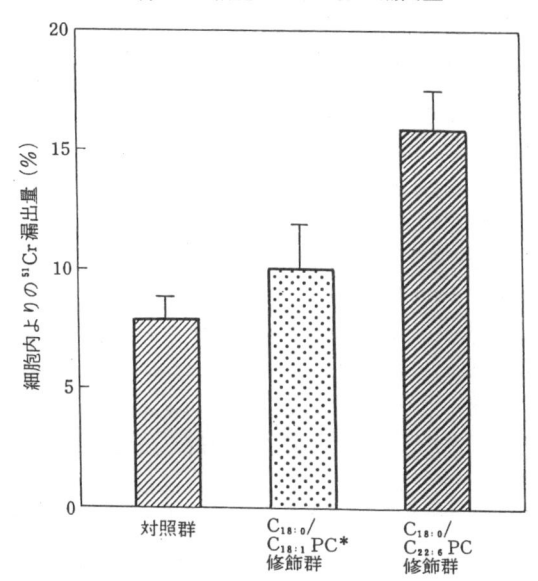

＊PC；ホスファチジルコリン

ファチジルコリンを酵素法で調製し，それぞれを7：3（モル比）で混合したのち，薄膜剥離法により，リポソームを調製した[84]。調製されたリポソームは6〜9層からなるマルチラメラベシクル (multilamella vesicles) であった[84]。このリポソームを繊維芽肉腫癌細胞培養系に添加したところ，添加24時間後で約60％，48時間後で約80％の増殖抑制が認められた[84]。

この繊維芽肉腫癌細胞をBALB/cマウスの皮内に移植後，2，4，6日目にsn-2位にDHAを有するリゾホスファチジルコリンとリゾホスファチジルセリンから構成されるリポソームを1 ml（1 mg/ml）当て，繊維芽肉腫癌細胞移植部に注射した[84]。移植後3週間目の腫瘍の大きさを測定したところ，リポソーム投与群で，対照の非投与群に比較して，約50％の増殖抑制効果が認められた（図15-9）[84]。また，BALB/cマウスの腹腔内にT27A細胞を接種すると2週間以内に死亡する。T27A細胞を接種したのち，腹腔内にsn-1位がステアリン酸から構成される5種のホスファチジルコリン（$C_{18:0}/C_{18:0}$ PC，$C_{18:0}/C_{18:1}$ PC，$C_{18:0}/C_{18:3}$ PC，$C_{18:0}/C_{20:4}$ PC，$C_{18:0}/C_{22:6}$ PC）を用い調製されたリポソームを投与したところ，$C_{18:0}/C_{22:6}$ PCリポソーム投与群で有意な延命効果が，$C_{18:0}/C_{18:3}$ PCリポソーム投与群でやや延命効果が認められたが，$C_{18:0}/C_{18:0}$ PCリポソーム，$C_{18:0}/C_{18:1}$ PCリポソーム，$C_{18:0}/C_{20:4}$ PCリポソーム投与群では，延命効果は認められなかった[85]。

sn-2位がDHAから構成されるリン脂質の癌抑制作用の機序については明らかではないが，DHAあるいはDHA含有リン脂質による癌細胞の細胞膜修飾による細胞膜の物理化学的性質の変化，特に細胞膜の流動性，物質透過性の上昇も関与しているのではないかと推定されている[41,86]。マウス白血病T27A細胞培養系に放射性同位元素で標識したクロムナトリウムを添加し，細胞内への取り込まれが平衡に達したのち，$C_{18:0}/C_{22:6}$ PCあるいは$C_{18:0}/C_{18:1}$ PCを細胞培養系に添加し，ホスファチジルコリンを白血病T27A細胞に取り込ませた。次いで，界面活性剤を細胞培養系に添加し，細胞からのクロムの漏出量を測定した[41]。その結果，細胞内からのクロムの漏出量は$C_{18:0}/C_{22:6}$ PC添加群＞$C_{18:0}/C_{18:1}$ PC添加群＞PC無添加群（対照群）であった（図15-10）[41]。この結果かりDHAの癌細胞膜リン脂質画分への取り込まれは細胞膜の透過性を変化させ，細胞内からの物質の漏出を容易にした[41]。

15-6) ドコサヘキサエン酸をその構成成分とするリン脂質の抗炎症，抗アレルギー作用

15-6-1) ドコサヘキサエン酸を構成成分とするリン脂質の抗炎症作用

DHAの抗炎症作用の検討は，炎症性疾患モデルマウスである全身性エリテマトーデス(systemic lupus erythematodes)[注1]モデルである（NZB×NZW）F_1マウスを用いて検討されている[87〜89]。この疾患モデルマウスは，生後5〜6カ月頃から免疫複合体糸球体腎炎を発症し，タンパク尿が出現し，生後約20カ月でほぼ全例死亡する。このマウスは，全身性エリテマトーデス患者の腎障害に非常に良く似た糸球体腎炎症状を呈する[90]。22週齢（生後約5カ月）の（NZB×NZW）F_1マウスに14週間，DHAエチルエステル，エイコサペンタエン酸（EPA）エチルエステル，魚油（EPA 31％，DHA 13％含有）を含有する飼料を投与し，タンパク尿の出現率，腎臓の組織学的変化が検討されている[89]。その結果，タンパク尿出現率は，DHAエチルエステル投与群で最も低く，次いでEPAエチルエステル投与群，魚油投与群の順であった。タンパク尿出現率抑制は3％DHAエチルエステル含有飼料投与群と10％魚油含有飼料投与群，10％EPAエチルエステル含有飼料投与群でほぼ同等であった[89]。さらに，これら各脂質を投与した（NZB×NZW）F_1マウスの腎臓糸球体の組織学的な変化を光学顕微鏡レベルで検討したところ，6％および10％DHAエチルエステル含有飼料投与群では，93％のマウスが正常な腎臓糸球体像を示した[89]。また，糸球体の細胞充満性（glomerular cellularity；組織に細胞が充満している状態）および，糸球体毛細管の肥厚度は，DHAエチルエステル含有飼料投与群で大幅に改善され，次いでEPAエチルエステル含有飼料投与群，魚油含有飼料投与群であった[89]。

DHAの抗炎症作用の作用機序については，DHAのアラキドン酸カスケードに対する影響，シクロオキシゲナーゼ系，リポキシゲナーゼ系代謝産物産生抑制作用[91]，血小板活性化因子産生抑制作用[92,93]などから検討されており，その作用機序は次の3つに分類される。

1）DHAより，リポキシゲナーゼにより産生されるドコサノイドの作用によるもの
2）炎症に関与する化学伝達物質であるロイコトリエン，プロスタグランジン，トロンボキサン，血小板活性化因子などの産生調節によるもの
3）生体膜中に取り込まれたDHAの挙動および生体膜中のアラキドン酸，EPAの挙動への関与によるもの

である。

DHAをその構成成分とするリン脂質を含む種々の分子の形態が異なるDHA含有脂質をマウスに一定期間投与したのち，遅延型過敏症のモデルである接触皮膚炎を作製し，その抗炎症作用が検討されている[94,95]。低脂肪合成飼料に1.2重量％のサフラワー油と4.8重量％の以下に示す試験脂質を添加し，試験飼料を調製した。用いた試験脂質はサケ魚卵油から調製されたリン脂質（ホスファチジルコリン，ホスファチジルエタノールアミン，トリグリセリドの8：1：1の混合物），ツナ油，ジドコサヘキサノイルホスファチジルコリン，トリドコサヘキサノイルグリセロール，DHAエチルエステル（純度95％），DHA（遊離脂肪酸，純度95％）と大豆リン脂質である[94]。これらの脂質を含有する飼料投与開始後24日目にマウス背部剃毛部に0.5％ 2,4-ジニトロ-1-フロロベンゼン（2,4-dinitro-1-fluorobenzene）を塗布し，感作誘導した。さらに投与開始後29日目に0.5％ 2,4-ジニトロ-1-フロロベンゼン20μlを耳介に塗布し，炎症を惹起し，塗布前，塗布6，24時間後に耳介厚を測定し，塗布前と塗布後の耳介厚の差を耳介腫脹（ear swelling）とした。またこの時，炎症惹起部の病理組織学的観察および，炎症誘発物質であるインターフェロン-γ，インターロイキン-6，インターロイキン-1βなどのサイトカインmRNAの発現量の測定を行った[94,95]。

惹起6，24時間後の耳介腫脹を測定したところ，対照のコーン油含有飼料投与群に比較して，大豆リン脂質含有飼料投与群以外ではいずれも浮腫厚は有意に抑制された（図15-11）[94]。大豆リン脂質含有飼料投与群では，惹起6時間後では対照群

注1）全身性エリテマトーデス
遺伝性の異常タンパク質血症，異常抗体産生能を基盤として，感染症，妊娠，出産，手術，薬剤アレルギーなどの誘因により，主に思春期以後の若い女性に好発する。血清中に各種自己抗体が検出され，その症状は高熱，頭痛，関節症状，顔の蝶形紅斑，指趾末節の紅斑，口腔粘膜のびらん性変化で発症し，貧血，腎障害，心筋障害，中枢神経症状，眼症状などが出るようになる。副腎皮質ホルモン剤による治療と，誘因除去の生活指導によって，最近では死亡する例はきわめて少なくなってきている。

図15-11 接触性皮膚炎モデルマウスの耳介腫脹に及ぼす種々の脂質の影響[94]

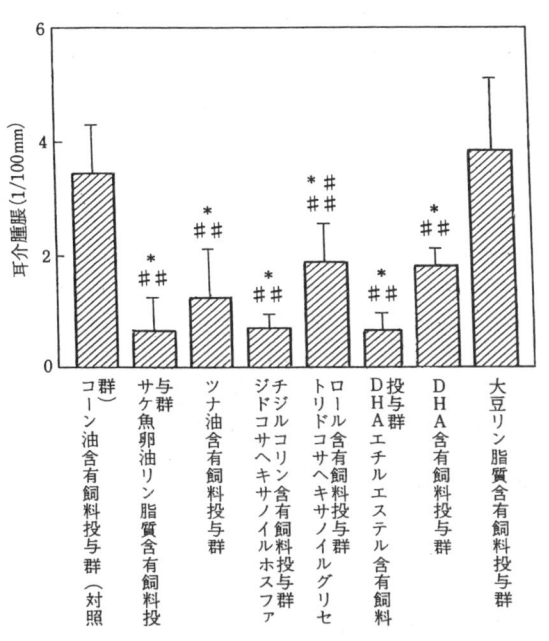

＊コーン油含有飼料投与群に対して有意差を有する(p＜0.01)
＃ツナ油含有飼料投与群に対して有意差を有する(p＜0.01)
＃＃大豆リン脂質含有飼料投与群に対して有意差を有する(p＜0.01)

との間に有意な差は見出されなかったが，24時間後では，浮腫厚は有意（p＜0.01）に増加した[94]。また，DHAの分子形態が異なる各脂質投与群間の比較をすると，脂肪酸組成がほとんど同じであるサケ魚卵油リン脂質含有飼料投与群とツナ油含有飼料投与群との間では，サケ魚卵油リン脂質含有飼料投与群の方が強い抑制効果を示し，ジドコサヘキサノイルホスファチジルコリン含有飼料投与群の方が，トリドコサヘキサノイルグリセロール含有飼料投与群より強い抑制効果を示した（図15-11）[94]。また，サケ魚卵油リン脂質含有飼料投与群，ジドコサヘキサノイルホスファチジルコリン含有飼料投与群，DHAエチルエステル含有飼料投与群の間では差は認められなかった（図15-11）[94]。また，炎症惹起6時間後の耳介厚は即時型アレルギー反応を，24時間後のそれは遅延型アレルギー反応を反映していると考えられているが，大豆リン脂質含有飼料投与群以外では，6時間後，24時間後の測定にはほとんど差は認められなかった[94,95]。

炎症惹起24時間後の耳介を採取し，炎症に関与するサイトカインのmRNAの発現量を測定したところ，対照群に比較して，サケ魚卵油リン脂質含有飼料投与群でインターフェロン-γおよびインターロイキン-1βのmRNA発現量が有意（p＜0.05）に抑制された（図15-12）[95]。インターロイキン-6のmRNAの発現量については，変化は認められなかった（図15-12）[95]。

図15-12 耳介炎症部でのインターフェロン-γ，インターロイキン-1β，-6 mRNA発現に及ぼす脂質投与の影響[95]

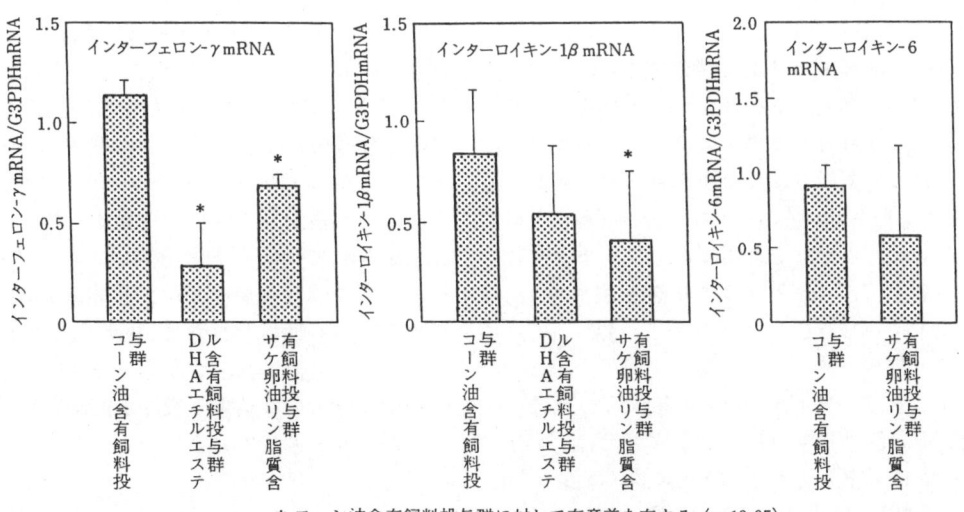

＊コーン油含有飼料投与群に対して有意差を有する（p＜0.05）

図15-13 合成リン脂質の5-リポキシゲナーゼ活性の阻害[93]

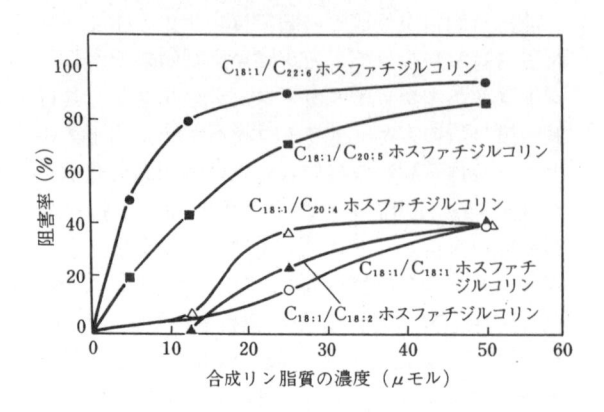

15-6-2) ドコサヘキサエン酸を構成成分とするリン脂質の5-リポキシゲナーゼ活性阻害作用

炎症反応は，種々の刺激により，各種の炎症細胞から化学伝達物質が細胞外に放出されて誘導されるが，炎症に関与する脂質メディエーターとしての化学伝達物質[96,97]としては，プロスタグランジン，ロイコトリエン，トロンボキサン，血小板活性化因子などがある。炎症誘発作用の強いロイコトリエンB_4は，アレルゲン刺激により，リン脂質から切り出されたアラキドン酸が，5-リポキシゲナーゼの作用により生成される。DHAは，5-リポキシゲナーゼの基質になりにくく，またアラキドン酸の5-リポキシゲナーゼ代謝に対する阻害作用も弱い[98]。

DHAをその構成成分とするリン脂質の5-リポキシゲナーゼ活性に及ぼす影響を検討する目的で，sn-1位がオレイン酸，sn-2位が種々の特定の脂肪酸から構成される種々のホスファチジルコリンが合成され，酵素活性に及ぼす影響が検討されている[93]。すなわち$C_{18:1}/C_{18:1}$ホスファチジルコリン（PC，$C_{18:1}/C_{18:1}$はそれぞれ順にホスファチジルコリンのsn-1位，sn-2位の脂肪酸を表わす），$C_{18:1}/C_{18:2}$ PC，$C_{18:1}/C_{20:4}$（アラキドン酸）PC，$C_{18:1}/C_{20:5}$（EPA）PC，$C_{18:1}/C_{22:6}$（DHA）PCの5-リポキシゲナーゼ活性への阻害作用を比較した場合，その活性阻害は，sn-2位がDHA＞EPA＞アラキドン酸＞リノール酸＞オレイン酸の順であり，脂肪酸の鎖長と二重結合の数の増加に伴って増大した（図15-13）[93]。この時$C_{18:1}/C_{22:6}$ PC，

$C_{18:1}/C_{20:5}$ PCでは約90％の活性阻害が認められたが，$C_{18:1}/C_{20:4}$ PCではその活性阻害は約40％であった[93]。

また，sn-1位がDHAで，sn-2位が特定の脂肪酸から構成されるホスファチジルコリンである$C_{22:6}/C_{16:0}$ PC，$C_{22:6}/C_{18:1}$ PC，$C_{22:6}/C_{22:6}$ PCの5-リポキシゲナーゼ活性阻害を検討したところ，その活性阻害の程度は，sn-1位の脂肪酸が，オレイン酸＞DHA＞パルミチン酸であったが，$C_{22:6}/C_{22:6}$ PCの活性阻害の程度は弱かった[93]。これら種々の合成ホスファチジルコリンのうち$C_{18:1}/C_{22:6}$ PC（sn-1-オレオイル-sn-2-ドコサヘキサエノイル-グリセロ-sn-3-ホスホコリン）が，5-リポキシゲナーゼ活性を最も強く阻害することが認められた[93]。

$C_{18:1}/C_{22:6}$ PCの5-リポキシゲナーゼ活性の阻害は，5-リポキシゲナーゼに対してのみの特異的なもので，$C_{18:1}/C_{22:6}$ PCは，25μモルでラット好塩基性白血症細胞中の5-リポキシゲナーゼ活性を約90％阻害するが，ラット血小板中の12-リポキシゲナーゼ活性，およびヒト好中球中の15-リポキシゲナーゼ活性は，ほとんど阻害活性が認められなかった（図15-14）[93]。この場合の$C_{18:1}/C_{22:6}$ PCの5-リポキシゲナーゼ活性の程度は，同酵素の阻害剤のカフェイン酸とほぼ同程度であった[93]。

sn-2位にDHAを有するホスファチジルコリンの5-リポキシゲナーゼ阻害の作用機序については不明であるが次のように推定されている。すなわち，5-リポキシゲナーゼが触媒する反応はカルシウムイオンを必要とし，ATPによって顕著に促進され[99~101]，さらに2種の細胞質画分および細胞膜成分によって活性が増強される[102]。これらのことから，5-リポキシゲナーゼは細胞質から細胞膜へ移動して活性を発現するのではないかと推定されている。細胞膜中にsn-2位にDHAをその構成成分とするホスファチジルコリンが存在すると，移動してきた5-リポキシゲナーゼはその活性が阻害され，ロイコトリエンB_4の産生が抑制され，その結果，炎症が抑制されるのではないかと推定されている。

図15-14 sn-1-オレオイル-sn-2-ドコサヘキサエノイル-グリセロ-sn-3-ホスホコリンの，5-，12-，15-リポキシゲナーゼ活性およびシクロオキシゲナーゼ活性に及ぼす影響[93]

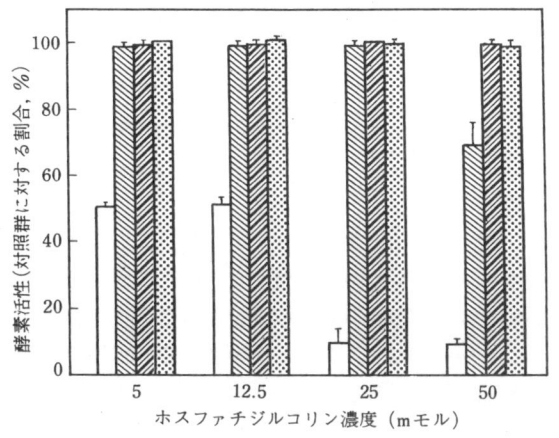

□ 5-リポキシゲナーゼ（ラット好塩基性白血病細胞）
▨ 12-リポキシゲナーゼ（ラット血小板）
▨ 15-リポキシゲナーゼ（ヒト好中球）
▨ シクロオキシゲナーゼ（ラット血小板）

15-6-3) ドコサヘキサエン酸をその構成成分とするリン脂質の過酸化生成物による血小板活性化因子様活性の発現

DHA の抗炎症作用の作用機序のひとつとして DHA による血小板活性化因子（platelet activating factor, PAF）の産生抑制作用の関与が推定されている[92,103]。ヒト好酸球系細胞株 Eol-1 細胞を γ-インターフェロン存在下で分化させたのち，カルシウムイオノフォア A23187 で刺激すると，リモデリング経路により PAF を産生する[92,103]。Eol-1 細胞培養系に，DHA，EPA，あるいはアラキドン酸を添加し，PAF 産生に及ぼす影響を検討したところ，アラキドン酸を添加した場合の PAF 産生量は，対照の脂肪酸無添加の場合とほぼ同程度であったが，DHA 添加の場合は有意（$p<0.001$）な PAF 産生抑制が認められた[103]。この時の PAF 産生量は，A23187 刺激 5 分後の産生量で比較すると，脂肪酸無添加の場合の約半分の産生量であった[103]。この PAF 産生量の変化は，Eol-1 細胞培養系への各種脂肪酸の添加により細胞内リン脂質の脂肪酸組成変化によるものと推定されている[92,103]。

脂肪酸無添加の場合の細胞リン脂質の脂肪酸組成を検討したところ，アルキルアシル-グリセロホスファチジルコリン，アルケニルアシル-グリセロホスファチジルエタノールアミン中の多価不飽和脂肪酸含量が高く，特にアラキドン酸含量が高かった。細胞培養系にアラキドン酸を添加した場合は，各リン脂質分子種でアラキドン酸含量は脂肪酸無添加の場合の細胞と比較して，1.4〜2.3 倍増加し，他の脂肪酸含量は全体的に減少していた[92,103]。DHA を添加した場合は，DHA 含量は脂肪酸無添加の場合の細胞と比較して 1.6〜2.6 倍増加したが，アラキドン酸含量はごくわずかしか減少せず，DHA より逆分子変換されたと推定される EPA 含量が増加していた[92,103]。また，この DHA を添加して培養した Eol-1 細胞のリン脂質脂肪酸中の DHA とアラキドン酸含量はほぼ同程度であった[92,103]。

Eol-1 細胞では PAF 前駆体の 1-アルキル-2-アシル-sn-3-ホスホコリンが，ホスホリパーゼ A_2 で sn-2 位の脂肪酸が加水分解されリゾ PAF が生成するが，この時ホスホリパーゼ A_2 で切り出される遊離脂肪酸量を，全細胞量，アラキドン酸，DHA，EPA について，脂肪酸無添加細胞培養系，アラキドン酸，DHA 添加細胞培養系にて測定した。DHA を添加して培養した Eol-1 細胞では，細胞内リン脂質中の DHA とアラキドン酸含量がほぼ同程度存在しているにもかかわらず，A23187 刺激で遊離してくる DHA 量はごくわずかであった[103]。このことは，PAF 前駆体の 1-アルキル-2-アシル-sn-グリセロ-3-ホスホコリンの sn-2 位に組み込まれた DHA はホスホリパーゼ A_2 の基質になりにくく，従って，その結果リゾ PAF 産生量が減少し，PAF 産生量も抑制されたのではないかと推定されている[92,103]。また，DHA を添加して培養した Eol-1 細胞では細胞内リン脂質中の DHA 含量とアラキドン酸含量がほぼ同程度であるにもかかわらず，この細胞の A23187 刺激時のアラキドン酸の遊離量が減少することから，1-アルキル-2-ドコサヘキサノイル-グリセロ-3-ホスホコリンは，ホスホリパーゼ A_2 による 1-アルキル-2-アラキドノイル-グリセロ-3-ホスホコリンの加水分解を競合的に阻害している可能性も示されている[92,103]。

15-6-4) ドコサヘキサエン酸をその構成成分とするリン脂質の過酸化化合物による血小板活性化因子様活性の誘発

DHA の抗炎症作用との相反する作用であるが，DHA をその構成成分とするリン脂質の過酸化化合

物に血小板活性化因子と同様の活性が見出されている[104]。細胞膜ホスファチジルコリンの多価不飽和脂肪酸は，$sn\text{-}2$位に，$sn\text{-}1$位には飽和脂肪酸，モノ不飽和脂肪酸が結合している場合が多い。これら細胞膜のホスファチジルコリンは生きている細胞の細胞膜中では非常に安定であるが，死んだ細胞の細胞膜（例えば食品素材となったものなど）では不安定で，リン脂質骨格を有したまま，過酸化物を生成しやすい[105]。またリン脂質ヒドロペルオキシド分解により生じるリン脂質の過酸化二次生成物についての血小板活性化因子様活性などの生物活性についても検討されている[106〜109]。

ウシ脳内の血圧降下作用を有するリン脂質誘導体の研究の過程で血小板活性化因子（PAF，PAFの$sn\text{-}2$位はアセチル基）とは分子構造が異なるが，$sn\text{-}2$位に炭素数3〜9の短鎖カルボン酸，炭素数4〜9のジカルボン酸，あるいは炭素数3〜9のω-ヒドロキシカルボン酸を構成成分とする血小板活性化因子様の活性を有するリン脂質誘導体が見出されている[110〜115]。これらリン脂質誘導体は，$sn\text{-}2$位の種々の官能基から推定すると，細胞膜中のホスファチジルコリンの過酸化により生成した化合物と推定されるが，組織内，細胞内のリン脂質の過酸化のきっかけ，メカニズムについては不明な点が多い[104]。

一方天然に存在するDHAをその構成成分とするホスファチジルコリンは，$sn\text{-}2$位のアルキル鎖のΔ4位と5位の間に二重結合を有し，過酸化を受けやすい。この位置が過酸化を受けると，4-過酸化体を中間体として$sn\text{-}2$位に短鎖カルボン酸をその構成成分とするリン脂質が二次過酸化生成物として産生される[104]。この短鎖カルボン酸をその構成成分とするホスファチジルコリン誘導体は血小板活性化因子様活性を示すが，この血小板活性化因子様活性は，特異的PAFアンタゴニストで完全に阻害されることから，この作用はPAF受容体を介して発現すると推定されている[104]。

また，$sn\text{-}2$位にDHAやアラキドン酸などの多価不飽和脂肪酸，$sn\text{-}1$位にパルミチン酸などの飽和脂肪酸をその構成成分とする各種のホスファチジルコリンを合成し，この合成ホスファチジルコリンを超音波処理し，リポソームを作製した。このリポソームを$FeSO_4$/アスコルビン酸/EDTAの系で過酸化反応を起こさせたのち，その生成のうちリン脂質骨格を有する化合物の抽出，精製を行い，血小板凝集因子様活性を測定した[104]。その結果，これら合成ホスファチジルコリンのうち$C_{16:0}$/$C_{22:6}$（DHA）ホスファチジルコリン，$C_{16:0}$/$C_{20:4}$（アラキドン酸）ホスファチジルコリンの血小板凝集因子様活性は，血小板活性化因子換算量でそれぞれ6.3，1.5ng/μモル・ホスファチジルコリンであった[104]。

これらDHA，アラキドン酸をその構成成分とする合成ホスファチジルコリンの過酸化一次生成物をホスホリパーゼCで加水分解すると，$sn\text{-}2$位にモノカルボン酸，ジカルボン酸，ω-ヒドロキシカルボン酸，あるいはオキソカルボン酸（メチルケトンカルボン酸，ジカルボン酸セミアルデヒド）などの短鎖カルボン酸をその構成成分とする過酸化二次生成物が得られた[104]。これら過酸化二次生成物の血小板凝集因子様活性は，血小板活性化因子の活性に比較して弱いものであったが，特異的血小板活性化因子アンタゴニストのFR-900452で完全にその活性が阻害されたので，血小板活性化因子受容体を介して，その活性が発現されていると推定されている[104]。

15-7) ドコサヘキサエン酸をその構成成分とするリン脂質の中枢神経機能への影響

動物の組織の脂肪酸組成は，組織，臓器により多少の差は観察されるが，摂取する食餌脂質の脂肪酸組成の影響を大きく受け，その脂肪酸組成は，食餌脂質の脂肪酸組成を反映したものになる[116]。これに対して脳や網膜などの神経関連組織は，食餌脂質の脂肪酸組成の影響を受けにくい[116]。また組織，臓器の脂質を構成する脂肪酸組成も，脂質の種類により特徴が認められる。すなわちホスファチジルコリン，ホスファチジルエタノールアミン，ホスファチジルセリンなどのグリセロリン脂質には，パルミチン酸（$C_{16:0}$），ステアリン酸（$C_{18:0}$），オレイン酸（$C_{18:1}$），および多価不飽和脂肪酸のアラキドン酸（$C_{20:4}$），ドコサテトラエン酸（$C_{22:4}$），ドコサヘキサエン酸（DHA，$C_{22:6}$）が比較的多量に含有されている。一方，スフィンゴ脂質やスフィンゴ糖脂質には，多価不飽和脂肪酸はほとんど含有されず，長鎖の飽和脂肪酸とモノ不飽和脂肪酸が比較的多く含有されている[117〜123]。

食性の異なる広範囲の哺乳動物（ヒト，ラット，レミング，ウマ，ゾウ，シカ，ウシ，キリン，ネコ，ヒョウ，オオカミ，イルカなど）の大脳皮質（灰白質）のホスファチジルエタノールアミン中の多価不

第15章　ドコサヘキサエン酸をその構成成分とするリン脂質の生理作用

表15－7　血漿，肝臓，脳のリン脂質脂肪酸組成比較（ラット）[124]

脂肪酸	ホスファチジルエタノールアミン			ホスファチジルコリン		
	肝	脳	血漿	肝	脳	
$C_{16:0}$	20.4 ± 0.8	8.9 ± 2.3	15.3 ± 2.7	17.2 ± 0.9	33.5 ± 0.4	
$C_{16:1}$	0.3 ± 0.2	0.9 ± 0.1	0.3 ± 0.1	0.6 ± 0.0	0.9 ± 0.0	
$C_{18:0}$	29.4 ± 0.6	26.2 ± 3.0	33.7 ± 2.2	33.5 ± 1.7	19.2 ± 0.6	
$C_{18:1}$	4.5 ± 0.2	16.3 ± 1.2	4.1 ± 0.6	5.0 ± 0.3	29.0 ± 0.7	
$C_{18:2}$	7.3 ± 0.5	0.5 ± 0.4	11.8 ± 1.0	11.7 ± 0.5	0.9 ± 0.0	
$C_{20:4}$	24.3 ± 1.2	17.6 ± 1.5	27.5 ± 1.0	26.0 ± 1.0	10.8 ± 0.2	
$C_{22:6}$ (DHA)	13.9 ± 0.5	26.7 ± 5.7	6.9 ± 1.1	6.1 ± 0.2	5.3 ± 0.2	

注：アンダーラインは20％以上の数値

表15－8　脊椎動物のDHAを含有する脳ホスファチジルコリンとホスファチジルエタノールアミンの分子種[126]

種	ホスファチジルコリン			ホスファチジルエタノールアミン		
	$C_{18:1}/C_{22:6}$	$C_{18:0}/C_{22:6}$	$C_{16:0}/C_{22:6}$	$C_{18:1}/C_{22:6}$	$C_{18:0}/C_{22:6}$	$C_{16:0}/C_{22:6}$
5℃に生息する魚類10種	3.3 ± 1.9 %	8.2 ± 2.1 %	14.8 ± 5.1 %	14.7 ± 1.7 %	19.8 ± 2.9 %	14.6 ± 2.0 %
10℃，20〜22℃に生息する魚類6種	2.2 ± 1.21	7.2 ± 17.1	16.2 ± 6.1	6.9 ± 3.4	30.8 ± 7.7	12.2 ± 1.2
25〜26℃に生息する魚類3種	1.8 ± 0.7	8.5 ± 6.5	27.1 ± 8.1	2.4 ± 0.1	49.1 ± 5.6	18.6 ± 9.0
哺乳動物6種	1.7 ± 1.3	29.5 ± 4.2	6.7 ± 3.5	1.7 ± 1.3	29.6 ± 4.2	6.7 ± 3.2
鳥類7種	1.6 ± 0.5	12.6 ± 9.4	5.8 ± 3.3	1.7 ± 0.5	39.5 ± 6.2	7.6 ± 2.3

飽和脂肪酸組成を検討したところ，食性が異なるにもかかわらず，DHA含量が16〜28％と，いずれの哺乳動物でも，多価不飽和脂肪酸中，最大含量を示した[117〜123]。脳，血漿および肝臓のホスファチジルエタノールアミンとホスファチジルコリンを構成する脂肪酸組成を比較すると，血漿と肝臓のリン脂質脂肪酸組成は類似しているが，脳のそれは明らかに血漿，肝臓のリン脂質脂肪酸組成とは異なっており，特に脳のホスファチジルエタノールアミン中のDHA含量が高いのが特徴的である[124,125]（表15－7）[124]。

また，水温5℃，10℃，20〜22℃，25〜26℃に生息する，それぞれ，10，1，5，3種の魚類，哺乳動物6種類，および7種の鳥類の脊椎動物（vertebrate）の脳中のDHAをその構成成分とするジアシル型のホスファチジルコリンとホスファチジルエタノールアミンの含量および分子種の測定を行った[126]。その結果，測定したすべての魚類，哺乳動物類，鳥類でDHAをその構成成分とするこれらリン脂質の含量はほぼ一定で，ホスファチジルコリン（PC）およびホスファチジルエタノールアミン（PE）共通に見出された含量の多いリン脂質の分子種は，sn-2位がDHAで，sn-1位がパルミチン酸，ステアリン酸，オレイン酸である$C_{16:0}/C_{22:6}$ PC（PE），$C_{18:0}/$ $C_{22:6}$ PC（PE），$C_{18:1}/C_{22:6}$ PC（PE）であった（表15－8）[126]。これ以外にすべての種に共通に見出された含量の少ないリン脂質の分子種は，$C_{22:6}/C_{22:6}$ PC（PE），$C_{22:6}/C_{20:5}$ PC（PE），$C_{22:6}/C_{20:4}$ PC（PE）であった[126]。

また，これら脊椎動物の体温と脳のリン脂質分子種含量の関係を検討したところ，$C_{18:1}/C_{22:6}$ PC（PE），特に$C_{18:1}/C_{22:6}$ PE含量が体温の上昇に伴って低下した（図15－15，A）[126]。この時，$C_{18:0}/C_{22:6}$ PEと$C_{16:0}/C_{22:6}$ PEの比は，体温の上昇に伴い上昇し$C_{18:0}/C_{22:6}$ PCと$C_{16:0}/C_{22:6}$ PCの比も同様の傾向を示した（図15－15，B）[126]。これらリン脂質分子種含量の変化が，体温の変化にどのように対応しているかは不明であるが，生体膜の構造，厚さ，異方性（anisotropy）などに影響を及ぼしていると推定される[126]。

摂取あるいは投与されたDHAはそのまま脳のリン脂質に取り込まれるのではなく，一度肝臓を経由したのち脳のリン脂質に取り込まれる[127]。また，DHAの代わりに，DHAの前駆体であるα-リノレン酸を投与した場合も，α-リノレン酸は肝臓でDHAに変換されたのち，脳血液関門を通過して，脳のリン脂質に取り込まれる[128]。DHAを経口投与

図15-15 脊椎動物のDHAを含有する脳ホスファチジルエタノールアミン含量と体温の関係[126]

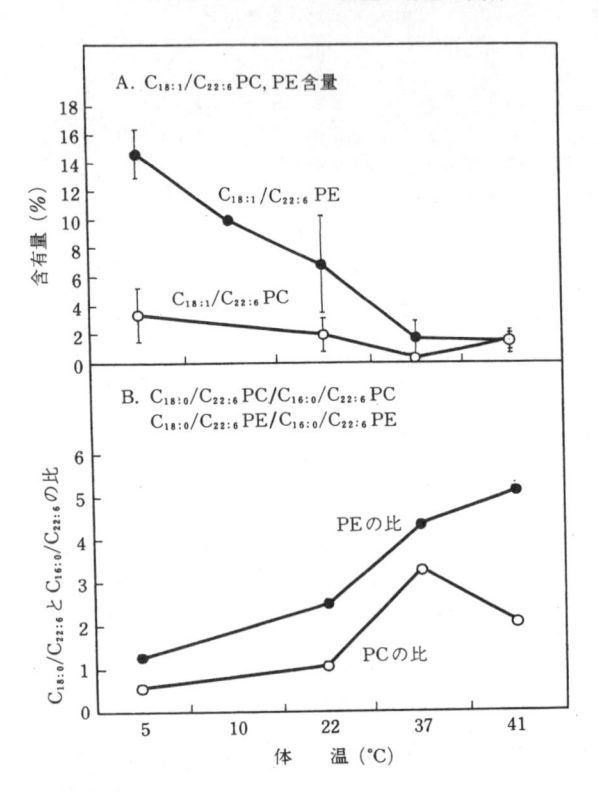

A. $C_{18:1}/C_{22:6}$ PC, PE 含量

$C_{18:1}/C_{22:6}$ PE

$C_{18:1}/C_{22:6}$ PC

B. $C_{18:0}/C_{22:6}$ PC/$C_{16:0}/C_{22:6}$ PC
$C_{18:0}/C_{22:6}$ PE/$C_{16:0}/C_{22:6}$ PE

PEの比

PCの比

体温(℃)

した場合と静脈内投与した場合では多少,生体内挙動が異なるが,DHAを生後5日目あるいは14日目のマウスに静脈内投与すると,肝臓内DHA濃度は2時間後に最高濃度に達し,以後減少した[127]。

投与されたDHAは,肝臓からDHAをその構成成分とするトリグリセリドとして分泌され,これが脳,あるいは網膜のリン脂質画分に取り込まれていた[127]。この時,生後5日目のマウスに静脈投与した場合の方が,生後14日目のマウスに投与した場合と比較して,肝臓,脳,網膜に取り込まれる量が多かった[127]。また,DHAの前駆体であるα-リノレン酸を静脈内投与した場合,α-リノレン酸はまず肝臓のリン脂質画分に取り込まれ,肝臓でDHAに変換され,そのDHAが脳に転送されたのち,脳リン脂質画分に取り込まれる[129]。この時,取り込まれた結果生合成されるリン脂質の分子種は,ジアシル型のホスファチジルコリンおよび,ジアシル型とプラスマローゲン型のホスファチジルエタノールアミンで,sn-2位の脂肪酸はいずれもDHAで,sn-1位の脂肪酸は,ステアリン酸,パルミチン酸,オレイン酸の3種類であった[130]。これらのことから,sn-2位の構成脂肪酸がDHAであるリン脂質は,脳の中枢領域で,生理的に特異な働きを担っていると推定された[1]。

DHAをその構成成分とするリン脂質の中枢機能に及ぼす影響として,睡眠[1,131],学習能[1,132],記憶[1,133]に及ぼす影響が検討されている。睡眠に及ぼす影響の検討では,1-オレオイル-2-ドコサヘキサエノイル-sn-グリセロ-3-ホスホリルコリンを用いリポソームを調整し,ラットの側脳質(cerebroventricul)に10μg/ラットに投与し測定を行った[131]。その結果,投与後24時間の睡眠時間(total sleep time)およびレム睡眠時間(paradoxical sleep time)の増加が認められ,また睡眠時間に占めるレム睡眠時間の割合が増加した[131]。同様にホスファチジルコリンのリポソームを調整して投与した場合はこれらの変化は認められなかったことから,睡眠に関してはコリン残基より,DHA残基あるいはコリン残基とDHA残基が相まって関与しているのではないかと推定された[131]。

学習能に与える作用については,ブザー音を識別して電気ショックを回避してシャトルボックスに逃げ込む条件回避学習試験(discriminatory shock avoidance learning task)により測定した[132]。試験開始5分前に,ラット腹腔内に1-オレオイル-2-ドコサヘキサエノイル-sn-グリセロ-3-ホスホコリンおよびこの化合物の部分構造あるいは類似の構造を有する化合物(グリセロホスホリルコリン,1,2-ジオレオイル-sn-グリセロ-3-ホスホコリン,1-オレオイル-2-ドコサエノイル-ジアシルグリセロール,DHA,オレイン酸,コリン)を腹腔内に投与して測定を行った[132]。その結果,対照群に比較して,1-オレオイル-2-ドコサヘキサエノイル-sn-グリセロ-3-ホスホコリン投与群で有意に学習能の向上が認められた(図15-16)[1]。この化合物以外の投与群では,ホスファチジルコリンの部分構造であるグリセロホスホリルコリン投与群でやや向上の傾向が認められた以外には,その効果は認められなかった(図15-16)[1]。この結果から学習能の向上には,sn-2位にDHAを有するホスファチジルコリンの全体の分子構造が関与していると推定された[132]。

記憶に及ぼす影響については,ラット海馬(hippocampus)のCA1領域の長期増強度(long-term potentiation)の測定により検討された[133]。海馬

図15-16 1-オレオイル-2-ドコサヘキサエノイル-sn-グリセロ-3-ホスホコリンのラット学習能に及ぼす影響[1]

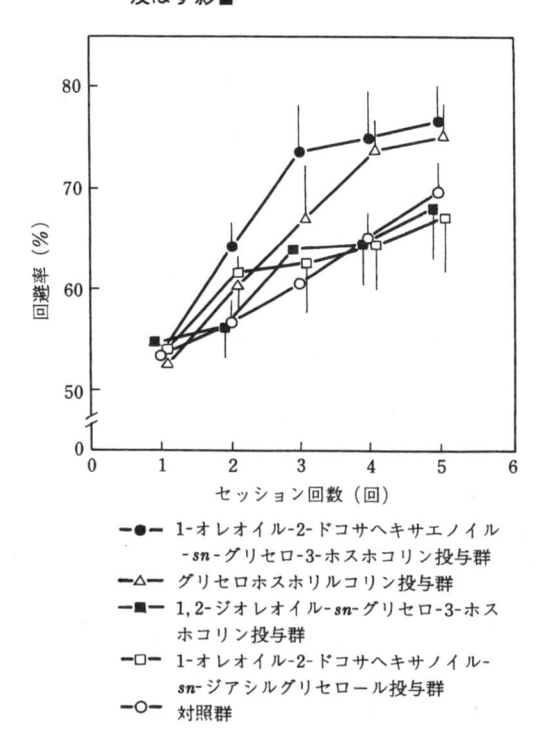

- ●— 1-オレオイル-2-ドコサヘキサエノイル-sn-グリセロ-3-ホスホコリン投与群
- △— グリセロホスホリルコリン投与群
- ■— 1,2-ジオレオイル-sn-グリセロ-3-ホスホコリン投与群
- □— 1-オレオイル-2-ドコサヘキサノイル-sn-ジアシルグリセロール投与群
- ○— 対照群

CA1領域のスパイク電位で現わされる長期増強は何らかの記憶を形成する生理活性物質が関与していると推定され，麻酔下ラットへの高頻度刺激（tetanic stimulation）で誘発される。長期増強誘発20分前に1-オレオイル-2-ドコサヘキサエノイル-sn-グリセロ-3-ホスホコリンを投与すると投与量に依存して，長期増強度が増加した[133]。しかし，1,2-ジオレオイル-sn-グリセロ-3-ホスホコリンの投与では長期増強度に変化は認められなかった[133]。これらの結果は，1-オレオイル-2-ドコサヘキサエノイル-sn-グリセロ-3-ホスホコリンそのものが海馬での長期増強を高め，何らかの形で記憶の形成に促進的に作用していると推定されるが，その作用機序等は不明である[133]。

15-8) ドコサヘキサエン酸をその構成成分とするリン脂質の脂質代謝への影響

15-8-1) ドコサヘキサエン酸をその構成成分とするリン脂質のレシチン・コレステロール アシルトランスフェラーゼ活性阻害作用

レシチン：コレステロール アシルトランスフェラーゼ（lecithin：cholesterol acyltransferase, EC 2.3.1.43.）は，ホスファチジルコリンのsn-2位のアシル基をコレステロールの3β-ヒドロキシル基に転移させ，リゾホスファチジルコリンとコレステロールエステルを生成する酵素であり[134,135]，血液中のリポタンパク質粒子の脂質水界面（lipid-water interface）でその酵素活性を発現する[136]。この酵素は血漿中の高密度リポタンパク質（HDL）を主に低密度リポタンパク質（LDL），生成初期のHDLなど結合し[136]，生成初期のHDLが成熟しHDLに変化するため，および正常なHDLの粒子構造を維持するため必須である。HDLに取り込まれたコレステロールは，レシチン：コレステロール アシルトランスフェラーゼによりコレステロールエステルに変換され，HDLの中心部に蓄積され，血液が循環するうちにこのコレステロールエステルは，コレステロールエステル転送タンパク質によりLDLに転送され，最終的には肝臓で代謝される。つまり，レシチン：コレステロール アシルトランスフェラーゼはHDL中のコレステロールの末梢より，肝臓への移送に重要な役割を果たしている。

sn-2位にDHAを有するリン脂質のレシチン：コレステロール アシルトランスフェラーゼ活性阻害の推定は，アフリカングリーンモンキー（African green monkey）への魚油含有飼料投与試験結果[137]から推定された。すなわち，魚油含有飼料を投与したアフリカングリーンモンキーの血漿から単離されたリン脂質は，ラード含有飼料を投与した同サルの血漿から単離されたリン脂質に比較して，レシチン：コレステロール アシルトランスフェラーゼの基質となりにくく[138]，また魚油含有飼料投与群では，ラード含有飼料投与群に比較してスフィンゴミエリンとリゾホスファチジルコリンの割合が多かった[137]。これらの結果を受けて，ホスファチジルコリンのsn-2位の脂肪酸のレシチン：コレステロール アシルトランスフェ

図15-17 種々のリン脂質より再構成されたHDL類似粒子に対するヒトレシチン:コレステロールアシルトランスフェラーゼに対する反応性[140]

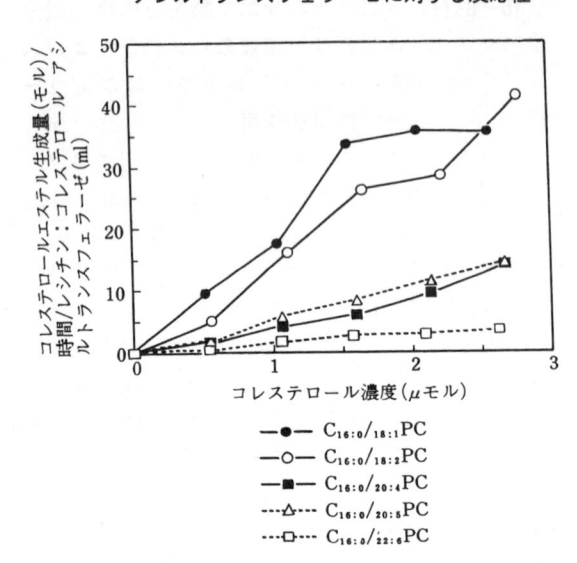

グラフ凡例:
- ●— $C_{16:0}/C_{18:1}$ PC
- ○— $C_{16:0}/C_{18:2}$ PC
- ■--- $C_{16:0}/C_{20:4}$ PC
- △--- $C_{16:0}/C_{20:5}$ PC
- □--- $C_{16:0}/C_{22:6}$ PC

縦軸: コレステロールエステル生成量(モル)/時間(レシチン:コレステロールアシルトランスフェラーゼ(ml))
横軸: コレステロール濃度(μモル)

ラーゼ活性に及ぼす影響（コレステロールエステル生成に及ぼす影響）が検討された[139]。

検討に用いられたホスファチジルコリンは，sn-1位がパルミチン酸，sn-2位がオレイン酸，リノール酸，アラキドン酸，エイコサペンタエン酸，ドコサヘキサエン酸から構成される1-パルミトイル-2-オレオイル-sn-グリセロ-3-ホスホコリン（$C_{16:0}/C_{18:1}$ PC），1-パルミトイル-2-リノレオイル-sn-グリセロ-3-ホスホコリン（$C_{16:0}/C_{18:2}$ PC），1-パルミトイル-2-アラキドノイル-sn-グリセロ-3-ホスホコリン（$C_{16:0}/C_{20:4}$ PC），1-パルミトイル-2-エイコサペンタエノイル-sn-グリセロ-3-ホスホコリン（$C_{16:0}/C_{20:5}$ PC）および，1-パルミトイル-2-ドコサヘキサエノイル-sn-グリセロ-3-ホスホコリン（$C_{16:0}/C_{22:6}$ PC）であった[140]。これらのホスファチジルコリンと〔4-^{14}C〕コレステロールおよびアポリポタンパク質A-I（HDLのレシチン:コレステロール アシルトランスフェラーゼはアポリポタンパク質A-Iで活性化される[136]）を55:2.1:1（モル比）で混合し，再構成HDL類似粒子を調整し，この再構成HDL類似粒子に対するヒトレシチン:コレステロールアシルトランスフェラーゼに対する反応性を検討した[140]。

その反応性は$C_{16:0}/C_{18:1}$ PCを含有する粒子＞$C_{16:0}/C_{18:2}$ PCを含有する粒子＞$C_{16:0}/C_{20:4}$ PCを含有する粒子＝$C_{16:0}/C_{20:5}$ PCを含有する粒子＞$C_{16:0}/C_{22:6}$ PCを含有する粒子であり，$C_{16:0}/C_{20:5}$ PCおよび$C_{16:0}/C_{22:6}$ PCを含有する粒子の反応性は$C_{16:0}/C_{18:1}$を含有する粒子に比較して，それぞれ17，7％であった（図15-17）[140]。

また，再構成HDL類似粒子の組成比を一定にし（ホスファチジルコリン，〔4-^{14}C〕コレステロール，アポリポタンパク質の混合モル比は55:2.5:1），$C_{16:0}/C_{18:1}$ PCと$C_{16:0}/C_{20:5}$ PC，あるいは$C_{16:0}/C_{18:1}$ PCと$C_{16:0}/C_{22:6}$ PCの混合比を100:0，75:25，50:50，25:75，0:100と変化させ，レシチン:コレステロール アシルトランスフェラーゼ活性を測定したところ，$C_{16:0}/C_{20:5}$ PC，$C_{16:0}/C_{22:6}$ PCの含有割合が増加するのに比例して，その活性は抑制された[140]。この結果は$C_{16:0}/C_{20:5}$ PCあるいは$C_{16:0}/C_{22:6}$ PCは，レシチン:コレステロール アシルトランスフェラーゼの反応において$C_{16:0}/C_{18:1}$ PCによる活性化作用を競合的に阻害することを示している[7]。この作用機序を検討する目的で，レシチン:コレステロール アシルトランスフェラーゼによる$C_{16:0}/C_{18:1}$ PC，$C_{16:0}/C_{20:5}$ PC，$C_{16:0}/C_{22:6}$ PCの加水分解速度を測定したところ，それぞれ2.5，1.1，0nモル/ml/分であり，この時のこれらのホスファチジルコリンのアルゴン-水界面の分子占有面積（argon-water interface molecular area）は，それぞれ720，790，860nm^{2}であり，加水分解速度とアルゴン-水界面の分子占有面積との間には逆相関の関係が認められた（図15-18）[140]。この場合はホスファチジルコリンの分子占有面積とレシチン:コレステロール アシルトランスフェラーゼ活性阻害作用との間には逆相関関係が見出されているが，ほぼ同程度の分子占有面積でも異なった酵素活性阻害を示す場合[140]，わずかな分子占有面積の変化で大幅な酵素活性阻害を示す場合[140]もあり，レシチン:コレステロール アシルトランスフェラーゼ活性の阻害は，単にホスファチジルコリンのアルゴン-水界面の分子占有面積のみでは説明できない[139～142]。従って，レシチン:コレステロール アシルトランスフェラーゼ活性抑制作用の発現には，その脂肪酸の存在と共に脂肪酸分子の大きさや配座が関与していると推定されるが，その機序については不明である。

図15-18 レシチン：コレステロール アシルトランスフェラーゼによる種々のホスファチジルコリンの加水分解速度と，アルゴン/水界面の分子占有面積[140]

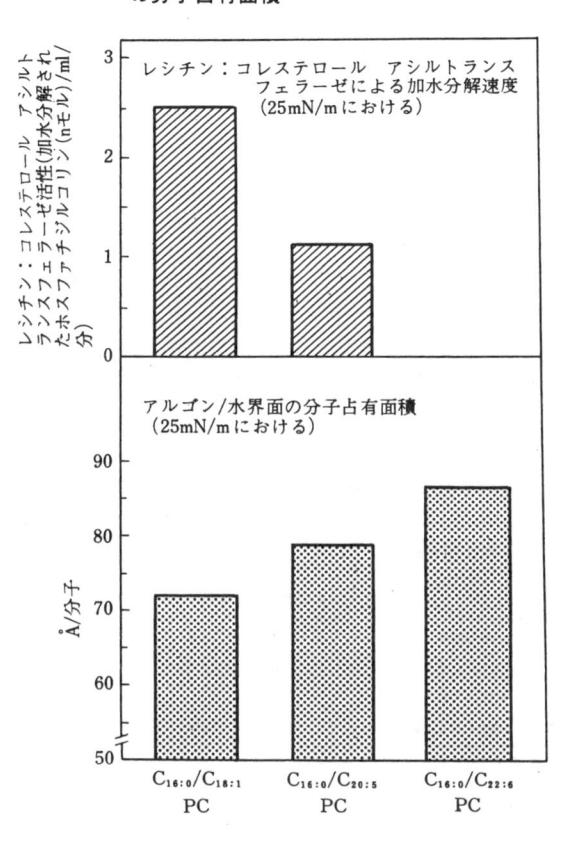

表15-9 飼料中の脂質脂肪酸組成[143]

脂肪酸	飼料		
	コーン油含有飼料（対照群）	ツナ油含有飼料	DHA をその構成成分とするリン脂質を含有する飼料
$C_{16:0}$	11.2	10.6	13.1
$C_{16:1}$	0.2	4.9	1.4
$C_{18:0}$	2.2	2.2	8.7
$C_{18:1}$	23.9	14.5	11.9
$C_{18:2}$	61.4	16.2	15.5
$C_{18:3}$	−	0.6	0.2
$C_{20:4}$	−	1.8	2.0
$C_{20:5}$	−	8.9	9.0
$C_{22:6}$	−	21.2	25.1
その他	1.1	19.1	13.1

15-8-2）ドコサヘキサエン酸をその構成成分とするリン脂質の脂質代謝への影響

自然発生高血圧ラット（spontaneously hypertensive rat；SHR）に DHA をその構成成分とするリン脂質を6週間投与し，血清，肝臓，腎臓のトリグリセリド，リン脂質，総コレステロール濃度，血清のジホモ-γ-リノレン酸，アラキドン酸，EPA，DHA 濃度，血清過酸化脂質濃度に及ぼす影響が検討されている[143]。DHA をその構成成分とするリン脂質は，イクラから抽出，精製されたもので，トリグリセリド，ホスファチジルコリン，ホスファチジルエタノールアミンの1：8：1（重量比）の混合物であった。SHR に投与した飼料は，1％の食塩，1.2％のサフラワー油，4.8％の DHA をその構成成分とするリン脂質を含有しており，対照としては，1.2％のサフラワー油と4.8％のコーン油（コーン油含有飼料），および1.2％サフラワー油と4.8％のツナ油（ツナ油含有飼料，DHA をその構成成分とするトリグリセリドを含有）を用いた。なお，投与飼料中の脂質の脂肪酸組成は表15-9[143] に示す通りである。

これら3種の脂質を含有する飼料を6週間 SHR に投与し，血清，肝臓，腎臓の脂質濃度を検討したところ，血清のトリグリセリド，リン脂質，総コレステロール濃度は，DHA をその構成成分とするリン脂質を含有する飼料の投与群，ツナ油含有飼料投与群で，対照のコーン油含有飼料投与群に比較して有意（p＜0.01）に低下した（表15-10)[143]。肝臓脂質濃度については，対照のコーン油含有飼料投与群に比較して，トリグリセリド濃度が，ツナ油含有飼料投与群で有意（p＜0.01）に低下し，総コレステロール濃度が，DHA をその構成成分とするリン脂質を含有する飼料投与群で約2倍（p＜0.01）に上昇した（表15-10)[143]。腎臓の脂質濃度は投与群間で差は認められなかった（表15-10)[143]。

血液脂質の脂肪酸組成は，投与脂質の脂肪酸組成を反映していた。DHA をその構成成分とするリン脂質を含有する飼料投与群およびツナ油含有飼料投与群で EPA，DHA 含量は対照のコーン油含有飼料投与群に比較して，大幅に有意（p＜0.01）に増加し，アラキドン酸含量は大幅に有意（p＜0.01）に減少した（表15-11)[143]。また血清過酸脂質量は，3投与群間で差は認められなかった。

これらの結果から，DHA をその構成成分とするリン脂質と，ツナ油（DHA をその構成成分とするトリグリセリド）の血清コレステロール低下

表15-10 血清,肝臓,腎臓の脂質含量に及ぼす脂質の影響[143]

	コーン油含有飼料投与群(対照群)	ツナ油含有飼料投与群	DHAをその構成成分とするリン脂質を含有する飼料投与群
血清			
トリグリセリド (mg/dl)	221.0±45.7	83.3±17.2*	135.5±14.2*
リン脂質 (mg/dl)	214.0±11.1	149.8±9.6*	141.7±4.9*
総コレステロール (mg/dl)	100.0±4.0	74.0±4.8*	61.3±2.8*
肝臓			
トリグリセリド (mg/dl)	50.5±10.5	29.7±4.3*	62.6±6.1
リン脂質 (mg/dl)	75.2±8.3	65.6±6.9	66.2±2.8
総コレステロール (mg/dl)	9.3±0.8	8.7±0.8	18.4±1.5*
腎臓			
トリグリセリド (mg/dl)	12.9±0.4	9.8±1.2	10.1±1.7
リン脂質 (mg/dl)	48.8±2.7	50.5±1.3	51.4±1.7
総コレステロール (mg/dl)	14.2±0.7	15.1±0.3	16.1±0.6

*コーン油含有飼料投与群(対照群)に対して有意差あり ($p<0.01$)

表15-11 血清脂質脂肪酸組成に及ぼす脂質の影響[143]

脂肪酸	コーン油含有飼料投与群(対照群)	ツナ油含有飼料投与群	DHAをその構成成分とするリン脂質を含有する飼料投与群
ジホモ-γ-リノレン酸	10.0±1.4	9.5±1.0	6.9±0.5**,††
アラキドン酸	607.0±27.8	224.9±17.1*	112.4±4.6*,†
EPA	1.4±0.3	92.1±13.9*	90.4±5.8*
DHA	39.4±7.1	238.3±42.5*	275.2±24.1*

*,** コーン油含有飼料投与群(対照群)に対して有意差あり (*$p<0.01$, **$p<0.05$)
†,†† ツナ油含有飼料投与群に対して有意差あり (†$p<0.01$, ††$p<0.05$)

作用の機序は異なると推定されるが,その機序については不明である[143]。

15-9) ドコサヘキサエン酸をその構成成分とするリン脂質のヒト赤血球変形能に及ぼす影響

健常男女に魚油脂肪酸エチルエステル(1日当たりDHAエチルエステル0.84g,EPAエチルエステル1.44g)を18週間毎日摂取してもらい,さらに摂取中止後24週間後までの血漿,血小板,単球,赤血球中のDHA,EPA含量の変化が測定されている[144]。その結果,これら血液構成成分のDHA,EPA含量変化に男女の性差は認められず,EPA含量は,測定した血液成分いずれも摂取開始6週間目で最大含量に達したが,摂取中止4週間後で,摂取開始前値の水準にもどった[144]。これに比較して,DHA含量が測定した血液成分で最大含量に達したのは,摂取開始後12〜18週間目

図15-19 魚油18週間摂取,その後24週間の非摂取期間中の血漿,血小板,単球,赤血球中のDHA含量の変化(ヒト,n=8)[144]

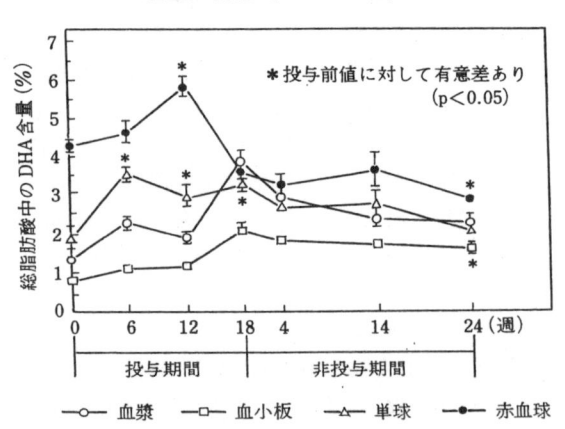

で,摂取中止24週間後でも高い含量を維持していた(図15-19)[144]。

血漿,血小板,単球,赤血球のみならず血漿中

のリン脂質，コレステロールエステル，高比重リポタンパク質でも，もともとDHA含量はEPA含量より高く[145]，魚油濃縮物をヒトに摂取してもらった場合，これらの血漿成分中のEPA含量はすみやかに上昇するが，摂取を中止するとすみやかに摂取前値にもどる。一方，DHAは最高組織濃度に達するのに一定期間を要するが，摂取中止後でもかなり長期間，高い組織内濃度を維持していた[145,146]。また，魚油メチルエステルを健常人に4週間摂取してもらい，血漿ホスファチジルコリンと，コレステロールエステルへのDHA，EPAの取り込まれと，その分子種の変化が検討されている[147]。摂取期間中を通じて，ホスファチジルコリン中のDHA，EPA含量はほぼ同量ずつ増加したが，コレステロールエステルの場合はEPA含量は増加したが，DHA含量はほとんど変化せず一定であった[147]。この時，血漿脂質の主要画分（トリグリセリド，コレステロールエステル，ホスファチジルコリン，ホスファチジルエタノールアミン）へのDHA，EPAの分布変化を検討したところ，EPAは摂取期間中を通じて，約50％はトリグリセリドとコレステロールエステルの画分に，約50％はリン脂質画分に含有されていた[145,147]。DHAはトリグリセリド，コレステロールエステルへの取り込まれは17～42％とEPAの場合に比較して低く，リン脂質画分により多く取り込まれていた[145,147]。また，魚油メチルエステル摂取によるホスファチジルコリン（PC）の分子種の変化を検討したところ $C_{16:0}/C_{20:5}$ PC（脂肪酸は順に sn-1位，sn-2位の脂肪酸を表わす），$C_{16:0}/C_{22:6}$ PC，$C_{18:0}/C_{20:5}$ PC含量は増加したが，$C_{18:1}/C_{18:2}$ PC，$C_{18:0}/C_{18:2}$ PC，$C_{16:0}/C_{20:3}$ PC含量は減少した[147]。

生体膜リン脂質画分にDHAが取り込まれた場合，生体膜の構造，物性の変化，それに伴う生体膜酵素類の活性変化が認められる[148]。生体膜脂質二重層における生体膜の流動性は，温度，イオン類の濃度，pHなどの外的因子および生体膜の脂質組成，脂肪酸組成（不飽和度，鎖長），コレステロール含量，過酸化脂質含量などの内的因子，食餌性脂質の影響，加齢の影響（主にコレステロールとリン脂質比の増加）などにより変化する[149]。この中でも，リン脂質を構成する脂肪酸の不飽和度が脂質流動性に与える影響は非常に大きい[150,151]。

DHAの融点は $-44.5℃$ [140]と低く，生体膜に取り込まれた場合，生体膜流動性を上昇させる。またDHAの血清コレステロール低下作用と関連して，生体膜中のコレステロール含量も低下する場合も多く，両者の作用により生体膜の流動性が上昇するものと推定される。

健常人に魚油を摂取してもらった場合，赤血球膜の流動性はやや上昇するが[152]，その上昇の程度は，生体膜の流動性が低下する疾患を患っているヒトに魚油を摂取してもらった場合の方が著しい。生体膜の流動性の異常については，特に赤血球膜の流動性についての検討が多く，血液疾患以外の疾患における赤血球膜流動性の異常も多く報告されている[153]。特に糖尿病患者，高血圧患者，腎不全透析患者，動脈硬化患者，肝臓疾患患者などでは赤血球膜流動性が低下している[153]。糖尿病患者では，インスリン依存性の不飽和化酵素活性が低下しており，多価不飽和脂肪酸の生体内合成が低下し，結果として生体膜流動性低下が観察され，この流動性低下は生体膜リン脂質のアシル基の不飽和度の低下と正の相関関係が認められている[154]。健常人および糖尿病患者に毎日2.7gのイワシ油を8週間摂取してもらったところ，糖尿病患者で低下していた赤血球膜流動性が，健常人の赤血球膜流動性とほぼ同程度に回復した[155,156]。しかし，ラットに精製DHAを1日1.5ml，10日間投与し腎臓細胞膜の流動性を検討したところ，対照のコーン油同量投与群に比較して変化が認められなかったとの報告もあるし[157]，ラットに純度約95％のDHAエチルエステルを1日当たり，300mg/kg体重，12週間投与したところ，胆汁小管原形質膜（bile canalicular plasma membrane）の流動性が大幅に有意（$p<0.05$）に増加したとの報告もある[149]。

また，ラット胸部大動脈内皮細胞（thoracic aortic endothelial cell）[159]，ヒト皮膚線維芽細胞（skin fibroblast）[148] 培養系にDHAを添加し，細胞膜へのDHAの取り込まれ量，脂肪酸組成変化，脂質組成変化，流動性変化，膜酵素活性変化などが検討されている[157,160]。ラット胸部大動脈内皮細胞培養系に，純度の非常に高いEPAエチルエステルあるいはDHAエチルエステルを添加し（5μg/ml培地），72時間培養した[159]。培養後の細胞膜の流動性を1,6-ジフェニル-1,3,5-ヘキサト

図15-20 大動脈内皮細胞の細胞膜流動性に及ぼすEPA, DHAの影響[159]

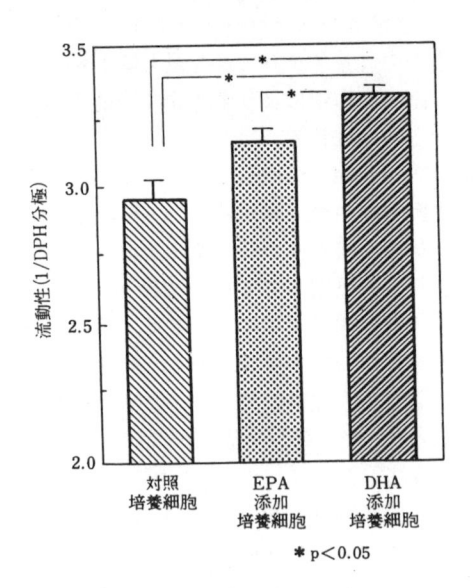

リエン（1,6-diphenyl-1,3,5-hexatriene；DPA）を螢光プローブとして用いた螢光偏光解消法により測定したところ,対照培養細胞に比較してEPA, DHA添加培養細胞で有意（$p<0.05$）に増加し，その程度はDHA添加培養細胞の方が大きかった（図15-20）[159]。この時，内皮細胞の原形質膜のコレステロール含量，リン脂質含量を測定したところ，リン脂質含量はいずれの培養細胞でも差は認められなかったが，コレステロール含量は対照培養細胞に比較して，EPA添加培養細胞で15.9％，DHA培養細胞で28.4％と有意（$p<0.05$）に低下した（図15-21，A）[159]。その結果，コレステロール含量とリン脂質含量の比も，対照培養細胞に比較して，EPA添加培養細胞，DHA添加培養細胞の順に有意に低下した（図15-21，C）[159]。この時，原形質膜の不飽和指数（unsaturation index）は，対照培養細胞に比較して，EPA添加培養細胞で35.7％，DHA添加培養細胞で64.3％増加した[159]。これらの結果から，EPA, DHA添加細胞での原形質膜の流動性増加には，膜コレステロール含量低下と，コレステロール含量／リン脂質の低下，不飽和指数の増加の三要因が関与しているのではないかと推定されている[159]。

また，魚油含有飼料を投与した家鶏卵黄から抽出，精製されたジアシル sn-2-ドコサヘキサエノイル-ホスホコリンおよび，このホスファチジルコリンを Rhizomucor miehei 由来のリパーゼ（Lipozyme IM）により部分加水分解後，精製された sn-2-ドコサヘキサエノイル-リゾホスホコリンを用いて，in vitro でのヒト赤血球の変形能（deformability）に及ぼす影響が検討されている[5,33,160]。すなわち，ヒトの血液から調製された新鮮な赤血球とジアシル sn-2-ドコサヘキサエノイル-ホスホコリン，sn-2-ドコサヘキサエノイル-リゾホスホコリンあるいは大豆リン脂質と，1，3時間インキュベートしたのち，セル-フローマイクロチャンネル（cell-flow microchannel）を用いたセル レオロジーメーター（cell rheology meter）[161]で赤血球変形能を赤血球懸濁液の流速量で測定し，併せてインキュベート後の赤血球

図15-21 大動脈内皮細胞の脂質組成変化に及ぼすEPA, DHAの影響[159]

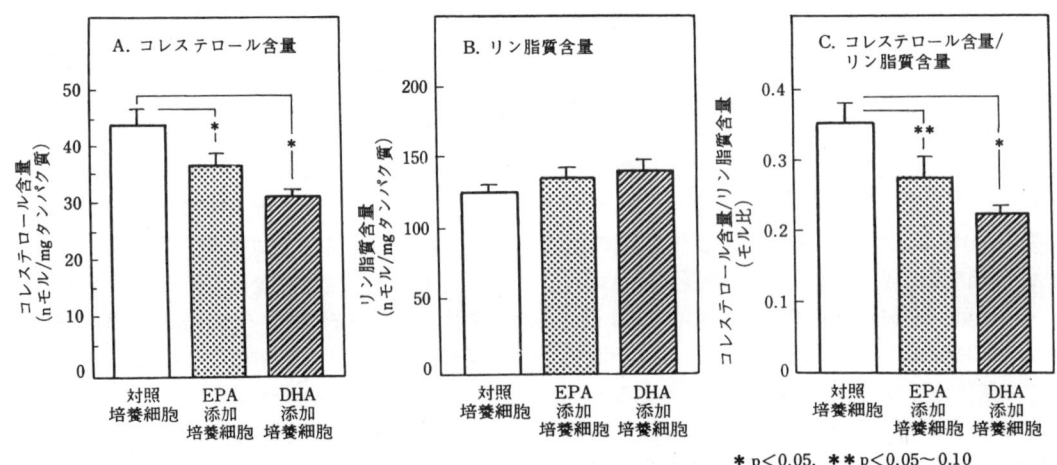

* $p<0.05$, ** $p<0.05\sim 0.10$

第15章 ドコサヘキサエン酸をその構成成分とするリン脂質の生理作用

表15-12 DHAをその構成成分とするホスホコリン，リゾホスホコリンと赤血球をインキュベートした場合の赤血球脂肪酸組成[160]

脂肪酸	インキュベート 1時間目			インキュベート 3時間目		
	無添加群（対照群）	ジアシルsn-2-ドコサヘキサエノイル-ホスホコリン(10μモル)添加群	sn-2-ドコサヘキサエノイル-リゾホスホコリン(10μモル)添加群	無添加群（対照群）	ジアシルsn-2-ドコサヘキサエノイル-ホスホコリン(10μモル)添加群	sn-2-ドコサヘキサエノイル-リゾホスホコリン(10μモル)添加群
$C_{16:0}$	28.2±1.1	27.7±0.2	21.2±0.1*	26.8±0.1	23.1±0.2*	25.2±0.3*
$C_{18:0}$	19.2±1.0	18.0±0.1	17.6±0.1	19.0±0.1	16.1±0.1*	17.5±0.2*
$C_{18:1}$	20.9±0.2	20.4±0.8	15.5±0.1*	18.4±0.4	16.5±0.8*	16.4±0.6*
$C_{20:4}$	9.7±0.6	11.4±0.4	11.6±0.1	10.1±0.1	11.0±0.4*	10.8±0.2
$C_{20:5}$ (EPA)	1.3±0.1	1.8±0.1	3.1±0.1*	1.3±0.1	3.4±0.1*	2.1±0.1*
$C_{22:6}$ (DHA)	5.5±0.4	5.3±0.2	11.6±0.1*	4.8±0.1	10.8±0.2*	9.6±0.1*

* $p<0.01$

図15-22 DHAをその構成成分とするホスホコリン，リゾホスホコリンと赤血球をインキュベートした場合の赤血球変形能[160]

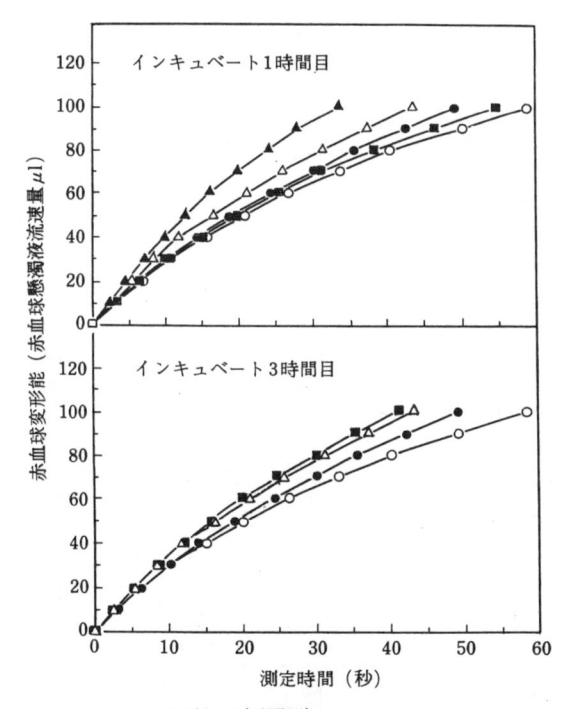

凡例:
- ―○― 無添加群(対照群)
- ―■― ジアシルsn-2-ドコサヘキサエノイル-ホスホコリン(10μモル)添加群
- ―△― sn-2-ドコサヘキサエノイル-リゾホスホコリン(5μモル)添加群
- ―▲― sn-2-ドコサヘキサエノイル-リゾホスホコリン(10μモル)添加群
- ―●― 大豆リン脂質(10μモル)添加群

リン脂質の脂肪酸組成分析を行った。その結果，インキュベート1時間目の赤血球懸濁液ではモノアシル型のsn-2-ドコサヘキサエノイル-リゾホスホコリンの方が，ジアシル型のジアシルsn-2-ドコサヘキサエノイル-ホスホコリンとインキュベートした場合より流速を速める効果が高く（赤血球変形能が向上），インキュベート3時間目には両者の差はあまり認められなくなった（図15-22)[160]。この結果から，赤血球の細胞膜にはモノアシル型のリゾホスファチジルコリンの方がジアシル型のホスファチジルコリンより赤血球膜により速く取り込まれることが示された。このことは，インキュベート1時間目の赤血球中のDHA含量を測定したところモノアシル型のリゾホスファチジルコリンとインキュベートした赤血球の方が，ジアシル型のホスファチジルコリンとインキュベートした赤血球より高いことからも確認された（表15-12)[160]。しかし，インキュベート3時間目では両インキュベート間に差は認められなかった（表15-12)[160]。

15-10) ドコサヘキサエン酸をその構成成分とするリン脂質の血圧に及ぼす影響

多価不飽和脂肪酸の高血圧症に及ぼす影響についてはリノール酸摂取の影響[162-164]，摂取脂質の不飽和脂肪酸と飽和脂肪酸の比[165,166]，ω3系脂肪酸とω6系脂肪酸の比（リノレン酸とリノール酸の比など)[164,167]の影響，アラキドン酸摂取によるアラキドン酸カスケード修飾の影響[168]などが検討されてきたが，血圧変化に及ぼす影響について

表15-13 DHAをその構成成分とするリン脂質の血圧に及ぼす影響[186]

	コーン油含有飼料投与群	ツナ油含有飼料投与群	DHAをその構成成分とするリン脂質含有飼料投与群
投与前血圧値	214.5±14.7mmHg	221.2±20.4mmHg	222.5±23.1mmHg
投与6週間後血圧値	220.5±8.0	191.0±10.1＊ ＊＊	202.7±6.7＊ ＊＊

＊コーン油含有飼料投与群（対照群）に対して有意差あり（p＜0.01）
＊＊投与前血圧値に対して有意差あり（p＜0.01）

表15-14 投与飼料の脂肪酸組成[191]

飼料	α-リノレン酸非欠乏飼料	α-リノレン酸欠乏飼料	α-リノレン酸非欠乏飼料＋ブタ脳リン脂質	α-リノレン酸欠乏飼料＋ブタ脳リン脂質	α-リノレン酸非欠乏飼料＋鶏卵リン脂質	α-リノレン酸欠乏飼料＋鶏卵リン脂質
脂質含量（％）	6	6	10	11	10	11
脂肪酸含量（脂質中の％）	90	90	70	71	70	71
			mg/100mg 脂肪酸			
脂肪酸						
$C_{16:0}$	7.6	10.5	9.2	14.9	11.1	17.4
$C_{18:0}$	2.8	3.5	7.2	7.0	7.9	8.4
$C_{20:0}$	1.0	1.5	0.8	0.6	1.1	0.8
$C_{22:0}$	1.5	2.7	1.1	1.0	2.0	1.6
$C_{24:0}$	0.7	1.2	0.5	0.5	1.0	0.9
飽和脂肪酸合計	13.9	19.6	19.1	24.2	23.3	29.3
$C_{16:1}\,n-9$	58.0	56.6	51.2	46.2	49.5	43.7
$C_{20:1}\,n-9$	1.3	1.2	1.5	0.9	1.3	0.8
$C_{22:1}\,n-9$	0.4	0.2	0.4	0.1	0.3	-
モノ不飽和脂肪酸合計	59.9	58.1	53.9	48.7	52.0	45.2
$C_{18:2}\,n-6$	22.4	22.2	17.6	19.9	18.2	20.6
$C_{20:4}\,n-6$	-	-	2.2	1.7	2.2	2.0
$C_{22:4}\,n-6$	-	-	1.0	-	1.0	0.1
n-6系多価不飽和脂肪酸合計	22.4	22.2	21.3	21.8	21.9	22.8
$C_{18:3}\,n-3$	3.8	0.1	2.8	2.6	0.1	0.1
$C_{22:5}\,n-3$	-	-	0.2	0.2	0.2	0.2
$C_{22:6}\,n-3$	-	-	2.7	2.4	2.5	2.8
n-3系多価不飽和脂肪酸合計	3.8	0.1	5.7	5.2	2.8	3.3
(n-3)+(n-6)	26.2	22.3	27.2	27.0	24.7	26.1
(n-6)/(n-3)	5.9	222.0	3.8	4.2	7.8	7.1
			mg/100 g 飼料			
n-6系脂肪酸合計	1210	1199	1491	1702	1533	1781
n-3系脂肪酸合計	205	5	399	406	196	211
$C_{22:6}\,n-3$	-	-	189	175	187	220

は，血圧の低下，上昇，不変と，まちまちである。

魚油，魚肉あるいはω3系多価不飽和脂肪酸摂取時の血圧変化についても，ヒト[164,169～177]，実験動物[178～181]，実験的高血圧動物モデル[182]で検討されているが，健常人[170,171,175]，軽度高血圧症患者[164,169,171,173]で低下の程度はわずかではあるが，有意な低下が認められている。しかし，EPAを主成分とするこれら魚油，ω3系多価不飽和脂肪酸の血圧低下の作用機序は不明である。また，DHAの血圧に及ぼす影響についての検討例は少ない。Dahl食塩感受性ラットは，高食塩含飼料を投与すると，血圧の上昇，腎臓リン脂質画分のω3系多価不飽和脂肪酸含有量の低下が認められている[183]。このDahl食塩感受性ラットに，3％食塩含有飼料とDHAエチルエステルを4週間経口投与すると，腎臓リン脂質画分のDHA，EPA含量

の増加，アラキドン酸含量の減少，尿中へのプロスタグランジンE_2，6-ケト-プロスタグランジン$F_{1\alpha}$の排泄減少が認められている[183]。しかし，この場合，血圧の変化は認められなかった[183]。

ラット大動脈リングを用いて，マグヌス法でin vitroでのラット大動脈に及ぼす種々の化合物の影響を検討したところ，フェニルアドレナリン[184,185]，ノルアドレナリン[186]，塩化カルシウム[186]惹起の大動脈収縮がDHAナトリウム[184〜186]，EPAナトリウム[186]添加により抑制されることが認められている。この大動脈収縮抑制の機序は不明であるが，DHAナトリウム，EPAナトリウム以外に，作用濃度は異なるものの，アラキドン酸ナトリウム[185]，リノール酸ナトリウム[185]でも同様の作用が認められていることから，EPA，DHAでの特異的な作用ではないと推定されるが定かではない。

10週齢の自然発生高血圧ラット（spontaneously hypertensive rat；SHR）に，DHAをその構成成分とするリン脂質を含有する脂質を6週間投与し，血圧に及ぼす影響が検討されている[186]。DHAをその構成成分とするリン脂質は，イクラから抽出，精製されたもので，トリグリセリド，ホスファチジルコリン，ホスファチジルエタノールアミンの1：8：1（重量比）の混合物であった。SHRに投与した飼料は，1％の食塩，1.2％のサフラワー油，4.8％のDHAをその構成成分とするリン脂質を含有しており，対照としては，1.2％のサフラワー油と4.8％のコーン油（コーン油含有飼料），および1.2％サフラワー油と4.8％のツナ油（ツナ油含有飼料，DHAをその構成成分とするトリグリセリドを含有）を用いた。なお，投与飼料中の脂質の脂肪酸組成は表15−9[143]に示す通りである。

これら3種の脂質を含有する飼料を6週間SHRに投与し，投与前後の収縮期血圧を尾部脈圧計にて測定したところ，個々のラット（1群6匹）の血圧は，対照のコーン油含有飼料投与群は投与前後で有意な変化は認められなかったが，ツナ油含有飼料投与群，DHAをその構成成分とするリン脂質含有飼料投与群では投与開始直前と6週間の投与後では有意に低下した[186]。血圧の平均値も対照のコーン油含有飼料投与群に比較して，ツナ油含有飼料投与群，DHAをその構成成分とする

表15−15 ブタ脳リン脂質，鶏卵リン脂質の脂肪酸組成[191]

脂肪酸	ブタ脳リン脂質	鶏卵リン脂質
$C_{14:0}$	0.3%	0.3%
$C_{16:0}$	14.4	26.2
$C_{18:0}$	20.9	14.8
$C_{20:0}$	0.2	—
飽和脂肪酸合計	36.4	41.5
$C_{16:1}\,n-9$	0.9	0.5
$C_{16:1}\,n-7$	1.1	1.1
$C_{18:1}\,n-9$	25.7	27.5
$C_{18:1}\,n-7$	5.7	2.2
$C_{20:1}\,n-9$	1.3	0.2
モノ不飽和脂肪酸合計	36.1	31.5
$C_{18:2}\,n-6$	1.7	14.6
$C_{20:3}\,n-6$	0.7	0.3
$C_{20:4}\,n-6$	10.1	3.7
$C_{22:4}\,n-6$	3.9	—
$C_{22:5}\,n-6$	0.7	—
n-6系多価不飽和脂肪酸合計	17.1	18.7
$C_{18:3}\,n-3$	—	0.9
$C_{22:6}\,n-3$	10.0	6.5
n-3系多価不飽和脂肪酸合計	10.3	8.4
(n-3)+(n-6)	27.5	27.1
(n-6)/(n-3)	1.64	2.2
$C_{20:4}\,(n-6)/C_{22:6}\,(n-3)$	1.01	0.57

リン脂質含有飼料投与群では有意（$p<0.01$）に低下した（表15−13）[186]。また，この平均血圧値は，投与開始直前平均血圧値に比較しても有意（$P<0.01$）に低下した（表15−13）[186]。しかし，DHAをその構成成分とするリン脂質およびツナ油のSHRでの血圧低下の機序については不明である[186]。

15−11) ドコサヘキサエン酸をその構成成分とするリン脂質のメラトニン代謝に及ぼす影響

メラトニン（melatonin）は松果体ホルモン（pineal hormon）で，動物の睡眠−起床サイクル（sleep-wake cycle）を環境の暗明条件に同調させる役割や，生殖機能を環境の光周期（長日短日条件）に同調させる役割を担っていると推定されている[187〜189]。哺乳動物では，メラトニン生合成中間体であるセロトニンをN-アセチルセロトニンに変換するセロトニンN-アセチルトランスフェラーゼが，中枢性の内因性リズムと環境の明

図15-23 6-スルファトキシメラトニンの尿中排泄量に及ぼす投与脂質,リン脂質の影響[191]

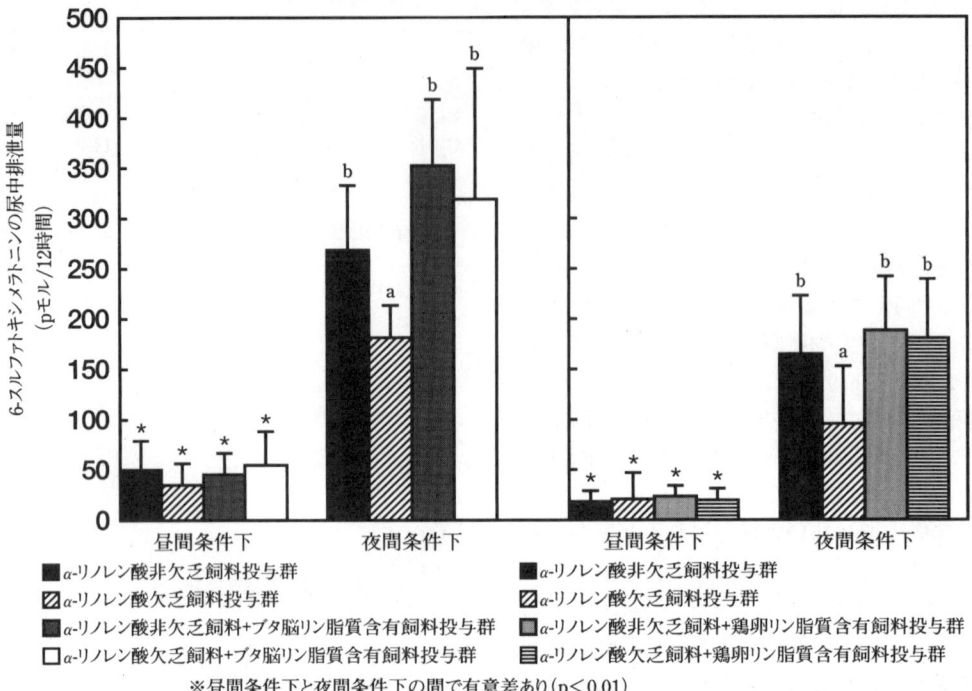

※昼間条件下と夜間条件下の間で有意差あり(p<0.01)
a,b;異なるアルファベット間では有意差を有することを示す(p<0.05)

暗により調節されており,その活性は,夜高く,昼低いというサーカディアンリズムを示すので,メラトニンの松果体内濃度,血中への分泌量,尿中への排泄量も同様のリズムを示す[190]。

雌性ラットをα-リノレン酸($C_{18:3\ n-3}$)欠乏飼料アフリカン ピーナッツオイル(African peanut oil, 6g/100g飼料,α-リノレン酸含量6mg以下/100g飼料,リノール酸含量1200mg/100g飼料)で飼育したのち,交尾の2週間前に2群に分け,1群には,α-リノレン酸欠乏飼料を継続投与し,もう1群には,α-リノレン酸非欠乏飼料(対照飼料,脂質含量6g/100g飼料,脂質組成アフリカン ピーナッツオイルとナタネ油の60:40の混合油,α-リノレン酸含量205mg/100g飼料,リノール酸含量1210mg/100g飼料,n-6系脂肪酸/n-3系脂肪酸=6)を投与し,交尾させ仔ラットを出産させた[191]。妊娠中,出産後の母獣ラットが引き継ぎ,それぞれの飼料で飼育した[191]。飼料中の脂肪酸組成は表15-14[191]に示した。

仔ラットが3週齢に達した時に,対照飼料投与群,α-リノレン酸欠乏飼料投与群をさらにそれぞれ2群に分け,それぞれの飼料にブタ脳リン脂質3.5g/kg飼料,あるいは,鶏卵リン脂質5.0g/kg飼料を添加し,この飼料を5週間投与したのち尿中に排泄されるメラトニンの代謝産物である,6-スルファトキシメラトニン(6-sulfatoxy-melatonin)量および,松果体の総脂質の脂肪酸組成の測定を行なった[191]。添加したブタ脳リン脂質と鶏卵リン脂質の脂肪酸組成は表15-15[191]に示した。また仔ラットの飼育は,12時間毎の明暗サイクル下で行なわれ,6-スルファトキシメラトニンの尿中排泄量の測定は,昼間条件下および夜間条件下で行なった[191]。ブタ脳リン脂質および鶏卵リン脂質添加飼料は,それぞれDHAを約200mg/100g飼料,含有していた[191]。

各脂質含有飼料を仔ラットに5週間投与したのちの,尿中への6-スルファトキシメラトニンの排泄量は,昼間条件下と夜間条件間では,いずれの脂質含有飼料投与群間でも,昼間条件下の方が夜間条件下に比較して,有意($p<0.01$)に低かった(図15-23)[191]。また夜間条件下での排泄量は,

350

第15章 ドコサヘキサエン酸をその構成成分とするリン脂質の生理作用

表15-16 松果体の総リン脂質の脂肪酸組成に及ぼす投与脂質,リン脂質の影響[191]

脂肪酸	α-リノレン酸非欠乏飼料投与群	α-リノレン酸欠乏飼料投与群	α-リノレン酸非欠乏飼料+ブタ脳リン脂質投与群	α-リノレン酸欠乏飼料+ブタ脳リン脂質投与群	α-リノレン酸非欠乏飼料+鶏卵リン脂質投与群	α-リノレン酸欠乏飼料+鶏卵リン脂質投与群
			mg/100mg 脂肪酸			
$C_{16:0}$	$20.2±1.3^b$	$21.9±1.1^c$	$19.6±0.8^b$	$17.5±0.5^a$	$20.2±1.3^b$	$17.6±0.9^a$
$C_{18:0}$	$19.2±1.2^b$	$19.1±1.2^{ab}$	$17.8±0.7^a$	$21.3±1.1^c$	$18.3±1.7^{ab}$	$20.6±0.5^c$
飽和脂肪酸合計	$42.6±2.2^{bc}$	$44.8±1.8^c$	$41.3±1.7^{ab}$	$41.6±0.8^{ab}$	$43.0±2.2^{bc}$	$40.3±1.2^a$
$C_{16:1}$ n-9	$1.8±0.4^a$	$2.1±0.3^a$	$1.8±0.2^a$	$1.8±0.5^a$	$1.7±0.5^a$	$2.8±0.3^b$
$C_{16:1}$ n-7	$2.1±0.4^c$	$2.0±0.4^c$	$1.8±0.5^{bc}$	$1.3±0.2^a$	$1.4±0.3^{ab}$	$1.8±0.4^{bc}$
$C_{18:1}$ n-9	$12.1±1.2^{bc}$	$12.7±0.8^c$	$12.1±1.1^{bc}$	$10.5±0.5^a$	$11.3±1.0^{ab}$	$10.8±0.9^a$
$C_{18:1}$ n-7	$3.5±0.5^c$	$3.3±0.5^{bc}$	$3.5±0.7^{bc}$	$2.7±0.2^a$	$3.0±0.6^{abc}$	$2.9±0.2^{ab}$
モノ不飽和脂肪酸合計	$21.3±1.6^c$	$21.3±1.0^c$	$20.6±1.6^{bc}$	$17.9±1.6^a$	$18.8±1.7^{ab}$	$18.4±1.0^a$
$C_{18:2}$ n-6	$9.6±0.9^a$	$9.6±1.4^a$	$8.9±0.9^a$	$11.9±0.8^b$	$8.2±1.7^a$	$12.3±0.7^b$
$C_{20:3}$ n-6	$1.9±0.2^b$	$2.2±0.4^b$	$1.7±0.2^a$	$1.9±0.1^b$	$1.7±0.2^a$	$2.1±0.3^b$
$C_{20:4}$ n-6	$13.9±1.8^{ab}$	$15.1±1.9^b$	$13.9±1.8^{ab}$	$12.6±0.9^a$	$14.3±2.0^{ab}$	$13.2±0.4^a$
$C_{22:4}$ n-6	$1.0±0.2^b$	$2.2±0.5^c$	$0.9±0.2^a$	$0.8±0.1^a$	$1.0±0.2^b$	$0.8±0.1^a$
$C_{22:5}$ n-6	$0.3±0.1^b$	$2.7±0.5^c$	$0.2±0.1^{ab}$	$0.1±0.1^a$	$0.3±0.1^b$	$0.3±0.3^b$
n-6系多価不飽和脂肪酸合計	$27.2±2.2^a$	$32.3±2.1^c$	$26.1±2.4^a$	$27.5±0.6^a$	$25.8±3.4^a$	$29.3±0.6^b$
$C_{22:6}$ n-3	$7.4±0.8^b$	$1.1±0.3^a$	$10.6±1.2^c$	$11.4±0.9^c$	$11.3±1.4^c$	$10.0±0.9^c$
n-3系多価不飽和脂肪酸合計	$8.7±0.8^b$	$1.3±0.3^a$	$12.0±1.1^{cd}$	$13.1±0.9^d$	$12.3±1.3^{cd}$	$10.9±0.9^c$
(n-3)+(n-6)	$35.6±2.2^a$	$33.7±2.1^a$	$37.8±3.1^{ab}$	$40.9±0.8^c$	$38.3±4.3^{bc}$	$40.2±0.9^{bc}$
(n-6)/(n-3)	$3.2±0.2^c$	$25.6±6.6^d$	$2.2±0.2^a$	$2.2±0.2^a$	$2.1±0.2^a$	$2.7±0.3^b$
$C_{20:4}(n-6)/C_{22:6}(n-3)$	$1.9±0.2^c$	$14.0±2.3^d$	$1.3±0.2^b$	$1.1±0.1^a$	$1.3±0.1^b$	$1.3±0.1^b$

異なるアルファベット間では有意差が存在することを示す($p<0.01$)

α-リノレン酸欠乏飼料投与群で,対照飼料投与群,α-リノレン酸欠乏飼料+ブタ脳リン脂質あるいは鶏卵リン脂質添加飼料投与群,対照飼料+ブタ脳リン脂質あるいは鶏卵リン脂質添加飼料投与群に比較して,いずれも有意($p<0.05$)に低かった(図15-23)[191]。

この時,松果体の総リン脂質の脂肪酸組成を検討したところ,α-リノレン酸(n-3系多価不飽和脂肪酸)欠乏飼料投与群で対照飼料投与群に比較して,DHA含量が572%,有意($p<0.01$)に減少し,$C_{22:5}$ n-6が800%,有意($p<0.01$)に増加した(表15-16)[191]。この時,n-3系およびn-6系の多価不飽和脂肪酸含量の合計は,両飼料投与群間で差は認められなかったが,n-3系多価不飽和脂肪酸とn-6系多価不飽和脂肪酸の比は,α-リノレン酸欠乏飼料投与群で対照飼料投与群に比較して約7倍に増加した(表15-16)[191]。

ブタ脳リン脂質添加飼料投与群(対照飼料+ブタ脳リン脂質添加飼料投与群)では対照飼料投与群に比較して,飽和脂肪酸・モノ不飽和脂肪酸・n-6系多価不飽和脂肪酸含量は両飼料投与群間には差は認められなかったが,DHAおよび総n-3系多価不飽和脂肪酸含量は,対照飼料投与群に比較して,ブタ脳リン脂質添加飼料投与群でそれぞれ,43%,38%増加した(表15-16)[191]。また,DHA含量は,対照飼料+ブタ脳リン脂質あるいは鶏卵リン脂質添加飼料投与群,α-リノレン酸欠乏飼料+ブタ脳リン脂質あるいは鶏卵リン脂質添加飼料投与群のいずれも10~11mg/100mg 総脂肪酸で,ほぼ一定であった(表15-16)[191]。これらの結果は,DHAを含有するリン脂質は,n-3系多価不飽和脂肪酸であるα-リノレン酸の代りに,メラトニン代謝を正常化させるに有効な脂質であると推定された[191]。

文献

1) 日比野英彦,脂質栄養学 9, 32 (2000)
2) 日比野英彦,田中幸久,New Food Industry 42 (6), 7 (2000)
3) 阿部秀一,日比野英彦,ジャパン フードサイエンス 40 (1), 38 (2001)

4) 日比野英彦，田中幸久，油化学 **43**, 687 (1994)
5) 高橋是太郎，細川雅史，脂質生化学 **9**, 19 (2000)
6) 藤本健四郎，食品と開発 **36** (2), 5 (2001)
7) 井上良計，食品と開発 **31** (1), 49 (1995)
8) 金田輝之，井上良計，食品と開発 **34** (8), 41 (2000)
9) 井上良計，New Food Industry **43** (1), 22 (2001)
10) 細川雅史，高橋是太郎，オレオサイエンス **2**, 19 (2002)
11) 原 健次，生理活性脂質の生化学と応用，p85，幸書房 (1993)
12) Igarashi, D., Hayashi, K., Kishimura, H., J. Oleo Sci. **50**, 729 (2001)
13) 井上良計，New Food Industry **36** (3), 5 (1994)
14) 矢澤一良，New Food Industry **34** (10), 37 (1992)
15) 魚躬隆敏，New Food Industry **43** (10), 39 (2001)
16) 武内 将，原 節子，戸谷洋一郎，日比野英彦，田中幸久，日本油化学会誌 **46**, 175 (1997)
17) 小川博史，原 節子，戸谷洋一郎，油化学，**44**, 1055 (1995)
18) Shimizu, Y., Arai, K., Ise, S., Shimasaki, H., J, Oleo Sci. **50**, 797 (2001)
19) Burdge, G. C., Postle, A. D., Lipids **30**, 719 (1995)
20) Hunt, A. N., Burdge, G. C., Postle, A. D., Lipids **31**, 489 (1996)
21) 原 健次，生理活性脂質 EPA・DHAの生化学と応用 p167, 幸書房 (1996)
22) 北原健二，科学 **65**, 481 (1995)
23) Bazan, N. G., Reddy, T. S., Bazan, H. E. P., Birkle, D. L., Prog. Lipid Res. **25**, 595 (1986)
24) Anderson, R. E., Sperling, L., Arch. Biochem. Biophys. **144**, 673 (1971)
25) Aveldaño, M. I., J. Biol. Chem. **262**, 1172 (1987)
26) Aveldaño, M. I., Sprecher, H., J. Biol. Chem. **262**, 1180 (1987)
27) 中里昌幸，原 節子，戸谷洋一郎，日本油化学会誌 **46**, 791 (1997)
28) Polette, A., Deshayes, C., Chantegrel, B., Croset, M., Armstrong, J. M., Lagarde, M., Lipids **34**, 1333 (1999)
29) Hosokawa, M., Takahashi, K., Miyazaki, N., Okamura, K., Hatano, M., J. Am. Oil Chem. Soc. **72**, 421 (1995)
30) Ono, M., Hosokawa, M., Inoue, Y., Takahashi,K., 日本油化学会誌 **46**, 867 (1997)
31) 細川雅史，大島宏哲，甲野裕之，高橋是太郎，羽田野六男，小田島粛夫，日本水産学会誌 **59**, 309 (1993)
32) 原 節子，戸谷洋一郎，オレオサイエンス **2**, 13 (2002)
33) Hosokawa, M., Takahashi, K., Kikuchi, Y., Hatano, M., J. Am. Oil Chem. Soc. **72**, 1287 (1995)
34) 鎌田正純，原 節子，戸谷洋一郎，日本油化学会誌 **47**, 51 (1998)
35) Hosokawa, M., Shimatani, T., Kanada, T., Inoue, Y., Takahashi, K., J. Agric. Food Chem. **48**, 4550 (2000)
36) 村上 薫，岡田江利子，田中 保，里内 清，脂質生化学研究 **43**, 29 (2001)
37) Hirano, K., Okada, E., Tanaka, T., Satouchi, K., Biochim. Biophys. Acta **1483**, 325 (2000)
38) 武内 将，原 節子，日比野英彦，田中幸久，戸谷洋一郎，日本油化学会誌 **46**, 641 (1997)
39) 瀬川丈史，原 節子，戸谷洋一郎，油化学 **43**, 515 (1994)
40) 瀬川丈史，鎌田正純，原 節子，戸谷洋一郎，油化学 **44**, 36 (1995)
41) Stillwell, W., Ehringer, W., Jenski, L., Lipids **28**, 103 (1993)
42) 武藤泰敏，新版 消化・吸収，p245，第一出版 (1988)
43) 東城博雅，岡本光弘，代謝，**26**, 691 (1989)
44) Zierenberg, O., Grundy, S. M., J. Lipid Res. **23**, 1136 (1982)
45) Ikeda, I., Imaizumi, K., Sugano, M., Biochim. Biophys. Acta **921**, 245 (1987)
46) 佐藤忠弘，野間昭夫，脂質の科学 (中村治雄編), p20, 朝倉書店 (1990)
47) Hibino, H., Fukuda, N., Tanaka, Y., J, Oleo Sci. **50**, 961 (2001)
48) Carnielli, V. P., Verlato, G., Pederzini, F., Luijendijk, I., Boerlage, A., Pedrotti, D., Sauer, P. J. J., Am. J. Clin. Nutr. **67**, 97 (1998)
49) Lammi-Keefe, C. J., Jensen, R. G., J. Pediatr. Gastroenterol. Nutr. **3**,172 (1984)
50) Martin, J. C., Bougnoux, P., Antoine, J. M., Lanson, M., Couet, C., Lipids **28**, 637 (1993)
51) Boehm, G., Borte, M., Bohles, H. J., Muller, H., Kohn, G., Moro, G. Eur. J. Pediatr. **155**, 410 (1996)
52) Burns, C. P., Spector, A. A., J. Nutr. Biochem. **5**, 114 (1994)
53) Yamazaki, K., Hamazaki, T., Yano, S., Funada, T., Ibuki, F., Am. J. Clin. Nutr. **53**, 620 (1991)
54) Suzuki, M., Asahi, K., Isono K., Sakurai, A., Takahashi, N., Develop. Growth & Differ., **34**, 301 (1992)
55) 旭 健一，癌細胞の分化誘導と制癌 (穂積本男，高久史麿 編) p.261, ソフトサイエンス社 (1985)
56) 磯野 清，旭 健一，鈴木基文，大野陽子，特開昭 60-58 917 (1985)
57) Tochizawa, K., Hosokawa, M., Kurihara, H., Kohno, H., Odashima, S., Takahashi, K., J. Jap. Oil Chem. Soc. **46**, 383 (1997)
58) Yen, A., van Sant, R., Harvey, J., Fishbaugh, J., Cancer Res. **45**, 4060 (1985)
59) Nishizuka, Y., Science **258**, 607 (1992)
60) Kraft, A. S., Anderson, W. B., Cooper, H. L., Sando, J. J., J. Biol. Chem. **257**, 13193 (1983)
61) Kraft, A. S., Anderson, W. B., Nature **301**, 621 (1983)
62) Craven, P. A., DeRubertis, F. R., Gastroenterology **95**, 676 (1988)
63) Blumberg, P. M., Cancer Res. **48**, 1 (1988)
64) 黒木登志夫，千田和広，黄 明，代謝 **25**, 臨時増刊号 ―― 癌88, 65 (1988)
65) Sekiguchi, T., Tsukuda, M., Ase, K., Kikkawa, U., Nishizuka, Y., J. Biochem. **103**, 759 (1988)
66) Guillem, J. G., O'Brian, C. A., Fitzer, C. J., Forde, K. A., LoGerfo, P., Treat, M., Weinstein, I. B., Cancer Res. **47**, 2036 (1987)
67) Craven, P. A., DeRubertis, F. R., Cancer Res. **47**, 3434

(1987)
68) Lafave, L. M. Z., Kumarathasan, P., Bird, R. P., Lipids **29**, 693 (1993)
69) Chapkin, R. S., Gao, J., Lee, D.-Y. K., Lupton, J. R., J. Nutr. **123**, 649 (1993)
70) Craven, P. A., DeRubertis, F. R., Cancer Res. **52**, 2216 (1992)
71) Bordoni, A., Biagi, P. L., Rossi, C. A., Hrelia, S., Biochem. Biophys. Res. Commun. **174**, 869 (1991)
72) Boyano-Adánez, M. del C., Rodriguez, D., Aradottir, S., Alling, C., Gustavsson, L., Biochim. Biophys. Acta **1214**, 263 (1994)
73) Hrelia, S., Biagi, P. L., Turchetto, E., Rossi, C. A., Bordani, A., Biochem. Biophys. Res. Commun. **183**, 893 (1992)
74) Liscovitch, M., J. Biol. Chem. **264**, 1450 (1989)
75) Lundqvist, C., Rodriguez, F. D., Simonsson, P., Alling, C., Gustavsson, L., J. Neurochem. **60**, 738 (1993)
76) Moehren, G., Gustavsson, L., Hoek, J. B., J. Biol. Chem. **269**, 838 (1994)
77) Giorgione, J., Epand, R. M., Buda, C., Farkas, T., Proc. Natl. Acad. Sci. USA **92**, 9767 (1995)
78) Takahashi, M., Minamoto, T., Yamashita, N., Yazawa, K., Sugimura, T., Esumi, H., Cancer Res. **53**, 2786 (1993)
79) Das, U. N., Cancer Letters **56**, 235 (1991)
80) Tessier, C., Fayard, J.-M., Cohen, H., Pageaux, J.-F., Lagarde, M., Laugier, C., Biochem. Biophys. Res. Commun. **207**, 1015 (1995)
81) Takahashi, M., Przetakiewicz, M., Ong, A., Borek, C., Lowenstein, J. M., Cancer Res. **52**, 154 (1992)
82) Kafrawy, O., Zerouga, M., Stillwell, W., Jenski, L. J., Cancer Lett. **138**, 23 (1998)
83) Zerouga, M., Stillwell, W., Stone, J., Powner, A., Jenski, L. J., Anticancer Res. **16**, 2863 (1996)
84) 藤本章人, 佐々木甚一, 細川雅史, 高橋是太郎, 脂質生化学研究 **43**, 318 (2001)
85) Jenski, L. J., Zerouga, M., Stillwell, W., Proc. Soc. Exp. Biol. Med. **210**, 227 (1995)
86) 渡辺明治, 臨床栄養 **82**, 245 (1993)
87) Prickett, J. D., Robinson, D. R., Steinberg, A. D., J. Clin. Invest. **68**, 556 (1981)
88) Prickett, J. D., Robinson, D. R., Steinberg A. D., Athritis Rheum. **26**, 133 (1983)
89) Robinson, D. R., Xu, L.-L., Tateno, S., Guo, M., Colvin, R. B., J. Lipid Res. **34**, 1435 (1993)
90) Steinberg, A. D., Huston, D. P., Taurog, J. D., Cowdery, J. S., Raveche, E. S., Immunol. Rev. **55**, 121 (1981)
91) Gaudette, D. C., Holub, B. J., Lipids **25**, 166 (1990)
92) Sikano, M., Masuzawa, Y., Yazawa, K., J. Immunol. **150**, 3525 (1993)
93) Matsumoto, K., Morita, I., Hibino, H., Murota, S., Prostaglandins Leukot. Essent. Fatty Acids **49**, 861 (1993)
94) 田中幸久, 友部 (入鹿山) 容子, 守沢和也, 土田 衛, 中野善郎, 日比野英彦, 日本油化学会誌 **49**, 75 (2000)
95) Morizawa, K., I. Tomobe, Y., Tsuchida, M., Nakano, Y., Hibino, H., Tanaka, Y., 日本油化学会誌 **49**, 59 (2000)
96) 清水孝雄, 細胞工学 **17**, 684 (1998)
97) Endres, S., Lipids **31**, S-239 (1996)
98) Corney, E. J., Shih, C., Cashman, J. R., Proc. Natl. Acad. Sci. USA. 80, 3582 (1985)
99) 松本隆志, 現代医療 **21**, 3095 (1989)
100) Ochi, K., Yoshimoto, T., Yamamoto, S., Taniguchi, K., Miyamoto, T., J. Biol. Chem. **258**, 5754 (1983)
101) Furukawa M., Yoshimoto, T., Ochi, K., Yamamoto, S., Biochim. Biophys. Acta **795**, 458 (1983)
102) Rouzer, C. A., Samuelsson, B., Proc. Natl. Acad. Sci. USA. **82**, 6040 (1985)
103) 鹿野真弓, 増沢康男, 矢澤一良, 脂質生化学研究 **34**, 301 (1992)
104) 徳村 彰, 塚谷博昭, 食品の生体調節機能 (千葉英雄編), p42, 学会出版センター (1992)
105) Tanaka, T., Tokumura, A., Tsukatani, H., Biosci. Biotech. Biochem. **59**, 1389 (1995)
106) Itabe, H., Kushi, Y., Handa, S., Inoue, K., Biochim, Biophys. Acta **962**, 8 (1988)
107) Stremler, K. E., Stafforini, D. M., Prescott, S. M., Zimmerman, G. A., McIntyre, T. M., J. Biol. Chem. **264**, 5331 (1989)
108) Tokumura, A., Prog. Lipid Res. **34**, 151 (1995)
109) Tokumura, A., Sumida, T., Toujima, M., Kogure, K., Fukuzawa, K., BioFactors **13**, 29 (2000)
110) Tsukatani, H., Yamada, S., Tokumura, A., Miyamoto, T., Takauchi, K., Chem. Pharm. Bull. **24**, 2294 (1976)
111) Tokumura, A., Kamiyasu, K., Takauchi, K., Tsukatani, H., Biochem. Biophys. Res. Commun. **145**, 415 (1987)
112) Tokumura, A., Asai, T., Takauchi, K., Kamiyasu, K., Ogawa, T., Tsukatani, H., Biochem. Biophys. Res. Commun. **155**, 863 (1988)
113) Tokumura, A., Takauchi, K., Asai, T., Kamiyasu, K., Ogawa, T., Tsukatani, H., J. Lipid Res. **30**, 219 (1989)
114) Tanaka, T., Minamino, H., Unezaki, S., Tsukatani, H., Tokumura, A., Biochim. Biophys. Acta **1166**, 264 (1993)
115) Tanaka, T., Iimori, M., Tsukatani, H., Tokumura, A., Biochim. Biophys. Acta **1210**, 202 (1994)
116) 藤本健四郎, 食の科学 **161**, 41 (1991)
117) Crawford, M. A., Casperd, N. M., Sinclair A., J. Comp. Biochem. Physiol. **54B**, 395 (1976)
118) Svennerholm, L., J. Lipid Res. **9**, 570 (1968)
119) Anderson, G. J., Connor, W. E., Am. J. Clin. Nutr. **59**, 1338 (1994)
120) 奥山治美, 日本農芸化学会誌 **69**, 583 (1995)
121) 奥山治美, 治療学 **28**, 645 (1994)
122) 奥山治美, 治療 **76**, 2142 (1994)
123) 浜崎智仁, 臨床栄養 **86**, 14 (1995)
124) 安藤 進, 食の科学 **161**, 34 (1991)
125) Portero-Otín, M., Bellmunt, M. J., Ruiz, M. C., Barja, G., Pamplona, R., Lipids **36**, 491 (2001)

126) Farkas, T., Kitajka, K., Fodor, E., Csengeri, I., Lahdes, E., Yeo, Y. K., Krasznai, Z., Halver, J. E., Proc. Natl. Acad. Sci. USA **97**, 6362 (2000)
127) Martin, R. E., de Turco, E. B. R., Bazan, N. G., J. Nutr. Biochem, **5**, 151 (1994)
128) 亀山正邦, 治療学 **21**, 300 (1988)
129) Scott, B. L., Bazan, N. G., Proc. Natl. Acad. Sci. USA **86**, 2903 (1989)
130) Leray, C., Sarliève, L. L., Dreyfus, H., Massarelli, R., Binaglia, L., Freysz, L., Lipids **29**, 77 (1994)
131) Hashimoto M., Gong, X. W., Izaki, Y., Iriki, M., Hibino, H., Neurosci. Lett, **158**, 29 (1993)
132) Izaki, Y., Hashimoto, M., Arita, J., Iriki, M., Hibino, H., Neurosci. Lett. **167**, 171 (1994)
133) Izaki, Y., Hashimoto, M., Arita, J., Neurosci. Lett. **260**, 146 (1999)
134) Yang, C., Manoogian, D., Pao, Q., Lee, F., Knapp, R. D., Gotto, Jr., A. M., Pownall, H. J., J. Biol. Chem. **262**, 3086 (1987)
135) McLean, J., Fielding, C., Drana, D., Dieplinger, H., Baer, B. Kohr, W., Henzel, W., Lawn, R., Proc. Natl. Sci. USA, **83**, 2335 (1986)
136) Jonas, A., Biochim. Biophys. Acta **1084**, 205 (1991)
137) Parks, J. S., Geber, A. K., J. Lipid Res. **32**, 305 (1991)
138) Parks, J. S., Bullock, B. D., Rudel, L. L., J. Biol. Chem. **264**, 2545 (1989)
139) Parks, J. S., Thuren, T. Y., Schmitt, J. D., J. Lipid Res. **33**, 879 (1992)
140) Pownall, H. J., Pao, Q., Brockman, H. L., Massey, J. B., J. Biol. Chem. **262**, 9033 (1987)
141) Applegate, K. R., Glomset, J. A., J. Lipid Res. **27**, 658 (1986)
142) Applegate, K. R., Glomset, J. A., J. Lipid Res. **32**, 1635 (1991)
143) Irukayama-Tomobe, Y., Tsuchida, M., Sakaguchi, K., Hibino, H., Tanaka, Y., J. Oleo Sci. **50**, 945 (2001)
144) Marangoni, F., Angeli, M. T., Colli, S., Eligini, S., Tremori, E., Sirtori, C. R., Galli, C., Biochim. Biophys. Acta **1210**, 55 (1993)
145) Bjerve, K. S., Brubakk, A. M., Fougner, K. J., Johnsen, H., Midthjell, K., Vik, T., Am. J. Clin. Nutr. **57**, 801S (1993)
146) Hodge, J., Sanders, K., Sinclair, A. J., Lipids **28**, 525 (1993)
147) Subbaiah, P. V., Kaufman, D., Bagdade, J. D., Am. J. Clin. Nutr. **58**, 360 (1993)
148) Brown, E. R., Subbaiah, P. V., Lipids **29**, 825 (1994)
149) 寺田 弘, 辻 彰（編）, 続医薬品の開発 4巻, 薬物の生体膜輸送と組織標的化〔I〕, p12, 廣川書店 (1991)
150) Stubbs, C. D., Smith, A. D., Biochim. Biophys. Acta **779**, 89 (1984)
151) Spector, A. A., Yorek, M. A., J. Lipid Res. **25**, 1015 (1985)
152) Berlin, E., Bhathena, S. J., Judd, J. T., Nair, P. P., Peters, R. C., Bhagavan, H. N., Ballard-Arbash, R., Taylor, P. R., J. Nutr, Biochem. **3**, 392 (1992)
153) 鎌田哲郎, 尾辻省悟, 臨床病理, 特集第90号（臨時増刊号）, 59 (1991)
154) Eck, M. G., Wynn, J. O., Carter, W. J., Faas, F. H., Diabetes **28**, 479 (1979)
155) 尾辻省悟, 鎌田哲郎, 山下朋子, 副島安子, 瀬戸山史郎, 橋口 純, 中馬康男, 臨床病理 **27**, 764 (1984)
156) Kamada, T., Yamashita, T., Baba, Y., Kai, M., Setoyama, S., Chuman, Y., Otsuji, S., Diabetes **35**, 604 (1986)
157) Hagve, T. A., Woldseth, B., Brox, J., Narce, M., Poisson, J. P., Scand. J. Clin. Lab. Invest. **58**, 187 (1998)
158) Hashimoto, M., Hossain, M. S., Shimada, T.Yamasaki, H., Fujii, Y., Shido, O., J. Lipid Res. **42**, 1160 (2001)
159) Hashimoto M., Hossain, M. S., Yamasaki, H., Yazawa, K., Masumura, S., Lipids **34**, 1297 (1999)
160) Hosokawa, M., Ono, M., Takahashi, K., Inoue, Y., 日本油化学会誌 **47**, 1313 (1998)
161) Kikuchi, Y., Sato, K., Mizuguchi, Y., Micro-vasc. Res. **47**, 126 (1994)
162) Fleischman, A. T., Bierenbaum, M. L., Stier, A., Somol, S. H., Watson, P., Naso, A. M., J. Med. Soc. N. J. **76**, 181 (1979)
163) Malhotra, S. L., Am. J. Clin. Nutr. **23**, 1353 (1979)
164) Bφnaa, K. H., Bjerve, K. S., Straume, B., Gram, I. T., Thelle, D., N. Enge. J. Med. **322**, 795 (1990)
165) Goldberg, R. J., Ellison, R. C., Hosmer, Jr., D. W., Capper, A. L., Puleo, E., Gamble, W. J., Witschi, J., Am. J. Clin. Nutr. **56**, 71 (1992)
166) Puska, P., Nissinen, A., Pietinen, P., Lacono, J. M., Prog. Lipid Res. **25**, 495 (1986)
167) Watanabe, Y., Huang, Y.-S., Simmons, V. A., Horrobin, D. F., Lipids **24**, 638 (1989)
168) 赤羽重樹, 片山茂裕, BIOmedica **5**, 600 (1989)
169) Knapp, H. R., FitzGerald, G.A., N. Engl. J. Med. **320**, 1037 (1989)
170) Singer, P., Jaeger, W., Wirth, M., Voigt, S., Naumann, E., Zimontkowski, S., Hajdu, I., Goedicke, W., Atherosclerosis **49**, 99 (1983)
171) Lorenz, R., Spengher, U., Fischer, S., Duhm, J., Weber, P. C., Circulation **67**, 504 (1983)
172) Singer, P., Wirth, M., Voigt, S., Richter-Heinrich, E., Goedicke, W., Berger, I., Naumann, E., Listing, J., Hartrodt, W., Taube, C., Atherosclerosis **56**, 223 (1985)
173) Steiner, A., Oertel, R., Batting, B., Pletscher, W., Weiss, B., Greminger, P., Vetter, W., J. Hypertension **7**, S73 (1989)
174) Kasim, S. E., Stern, B., Khilnani, S., McLin, P., Baciorowski, S., Jen, K.-L. C., J. Clin. Endocrinol. Metab. **67**, 1 (1988)
175) v Houwelingen, R., Nordφy, A., van der Beek, E., Houtsmuller, U., de Metz, M., Hornstra, G., Am. J. Clin. Nutr. **46**, 424 (1987)

176) Hughes, G. S., Ringer, T. V., Vatts, K. C., DeLoof, M. J., Francom, S. T., Spillers, C. R., Atherosclerosis **84**, 229 (1990)
177) Knapp, H. R., Nutr. Rev. **47**, 301 (1989)
178) 深見征治, 薬局44, 353, **491**, 645 (1993)
179) Iacono, J. M., Dougherty, R. M., Annu. Rev. Nutr. **13**, 243 (1993)
180) Lichtenstein, A. H., Chobanian, A. V., Arteriosclerosis **10**, 597 (1990)
181) Pfister, S. L., Rosolowsky, M., Schmitz, J. M., Clubb, Jr., F. J., Campbell, W. B., Eur. J. Pharmacol. **161**, 85 (1989)
182) Bond. V., Ordor. O., Bruckner, G., Webb, P., Kotchen, T., Tearney, R. J., Adams, R. G., J. Nutr. **119**, 813 (1989)
183) Matsuoka, M., Watanabe, Y., Soma, M., Izumi, Y., Yasugi, T. Adv. Polyunsat. Fatty Acid Res. (Yasugi, T., Nakamura, H., Soma, M., Eds.) p138, Elsevier Science Publ. (1993)
184) Engler, M. B., Karanian, J. W., Salem, Jr., N., Eur. J. Pharmacol. **185**, 223 (1990)
185) Engler, M. B., Eur. J. Pharmacol. **215**, 325 (1992)
186) Engler, M. B., Can. J. Physiol. Pharmacol. **70**, 675 (1991)
187) Irukayama-Tomobe, Y., Tsuchida, M., Sakaguchi, K., Hibino, H., Tanaka, Y., J. Oleo. Sci. **50**, 25 (2001)
188) Arendt, J., Thérapie **53**, 479 (1998)
189) Vanecek, J., Physiol. Rev. **78**, 687 (1998)
190) Nowak, J. Z., Zawilska, J. B., Pharm. World Sci. **20**, 18 (1998)
191) Waldhauser, F., Kovacs, J., Reiter, E., Exp. Gerontol. **33**, 759 (1998)
192) Zaouali-Ajina, M., Gharib, A., Durand, G., Gazzah, N., Claustrat, B., Gharib, C., Sarda, N., J. Nutr. **129**, 2074 (1999)
193) 日比野英彦, オレオサイエンス **2**, 75 (2002)
194) 井上良計, 金田輝之, オレオサイエンス **2**, 67 (2002)

第16章　ストラクチャード・トリグリセリドの安全性

16-1) はじめに

新規の食品成分はすべて，それらを摂取した場合のリスクを決定するための種々の試験が要求されている。フレーバー，合成甘味料，色素などの微量の食品添加物は，実際使用量の100倍濃度での試験が実施されている[1]。ところが，ストラクチャード・トリグリセリドは，脂質，糖質，タンパク質などのマクロ栄養素（macronutrient）の代替栄養素（macronutrient substitute）であり，マクロ栄養素の場合は食事中に占める割合が大きいので，食品添加物で用いられる試験法を適用することは実質上不可能であり，慢性毒性試験が実施されたストラクチャード・トリグリセリドとしてはジグリセリド[2]，亜急性毒性試験が実施されたのは，中鎖脂肪酸とベヘン酸をその構成成分とするストラクチャード・トリグリセリドのカプレニン（Caprenin®）[3]および，短鎖脂肪酸とパルミチン酸をその主構成成分とするストラクチャード・トリグリセリドのサラトリム（SALATRIM®）[4~6]がある。また安全性試験ではないが，中鎖脂肪酸をその構成成分とするストラクチャード・トリグリセリドを含有する輸液（Structolipid® 20%）を4週間投与し，血液性状や肝臓機能の変化が検討されている[7]ので，ここでは，ストラクチャード・トリグリセリドの安全性検討の例として，この3例を紹介する。

16-2) 中鎖脂肪酸をその構成成分とするストラクチャード・トリグリセリドをその成分とする脂肪輸液（Structolipid® 20%）の長期投与試験

20名のクローン病（Crohn's disease）および小腸疾患で，5~185カ月間，経中心静脈栄養を受けている患者を2群に分け，二重盲検，ランダム化，クロスオーバー法により，ストラクチャード・トリグリセリドをその構成成分とする輸液（Structolipid® 20%, Pharmacia/Upjohn, ウプサラ，スウェーデン），あるいは，精製大豆油をその構成成分とする輸液（Intralipid® 20%, Pharmacia/Upjohn, ウプサラ，スウェーデン）を4週間ずつ投与し，身体特性，血液性状，血漿脂質性状，肝臓機能，血漿ジカルボン酸および3-ヒドロキシ脂肪酸濃度に及ぼす影響を検討した[7]。

投与に用いたストラクチャード・トリグリセリドをその構成成分とする輸液，Stractolipid® 20%は精製ココナッツ油から調製された中鎖脂肪酸と精製大豆油から調製された長鎖脂肪酸を36:64（重量比，モル％は50:50）に混合し，グリセリンと共に再エステル化の過程を経て調製されたものであり，精製大豆油をその構成成分とする輸液，Intralipid® 20%は，100%精製大豆油を用いて調製されたものである。輸液の投与は毎日，夜間12±2時間掛けて実施され，1日必要熱量の30~50%がこの輸液投与により供給された[7]。この脂肪輸液の投与量は1日当たり4.0~8.5ml/kg体重で，トリグリセリド量としては1日当たり1.0~2.0g/kg体重であった[7]。また，この脂肪輸液とは別に調製されたアミノ酸輸液が，150kcal/日当たり，1gの窒素が投与直前に，脂肪輸液と混合され投与された[7]。なお，本脂肪輸液の投与を行う前は全患者ともIntralipid® 20%の投与を受けていた。

二重盲検，ランダム化，クロスオーバー法により，Structolipid® 20%とIntralipid® 20%を，4

表16－1 Structolipid® 20%およびIntralipid® 20%の
4週間投与後の血液性状および血漿, 血清成分濃度[7]

血液性状	Structolipid® 20%投与群	Intralipid® 20%投与群
ヘモグロビン (g/dl)	11.6±2.3	11.7±1.9
白血球 ($10^9/l$)	7.2±2.6	7.2±2.9
血小板 ($10^9/l$)	242±107	235±86
血清ナトリウム (mモル/l)	138±4	137±4
血清カリウム (mモル/l)	4.3±0.7	4.4±0.7
血清尿素 (mg/dl)	21±17	18±11
血清クレアチニン (mg/dl)	1.1±0.4	1.0±0.4
血清グルコース (mg/dl)	89±46	93±42
血清アルブミン (g/dl)	4±0.5	3.9±0.5
血清トランスフェリン (mg/dl)	275±68	274±69
血漿遊離脂肪酸 (mモル/l)	0.8±0.7	0.7±0.5
血漿トリグリセリド (mg/dl)	150±170	170±189
血漿リン脂質 (mg/dl)	200±59	197±58
血漿総コレステロール (mg/dl)	151±34	150±39
血漿遊離コレステロール (mg/dl)	42±12	43±13

週間ずつ投与した結果, 全投与期間を通じて, 両投与群とも, 血圧, 心拍数, 体温, 呼吸数, 体重は, 投与前に比較して変化は認められず, アレルギー反応, 神経障害も認められなかった[7]。副作用としては, 嘔吐 (vomiting) が, Structolipid® 20%投与患者5名に, Intralipid® 20%投与患者4名に認められ, Structolipid® 20%投与患者のうち1名に, 皮膚落屑 (skin desquamation) の悪化が認められた[7]。血液性状については, 両投与群の間に, ヘモグロビン含量, 白血球数, 血小板数, 血清ナトリウム, カリウム, 尿素, クレアチニン, グルコース, アルブミン, トランスフェリン濃度, 血漿脂質成分濃度に差は認められなかった (表16－1)[7]。肝臓機能については, Structolipid® 20%投与期間中は20名の患者全員に変化が認められなかったが, 最初の28日間でIntralipid® 20%を投与された患者のうち, 投与後半年間で2名に異常値が認められた (表16－2)[7]。その結果, アスパラギン酸アミノトランスフェラーゼ (aspartate aminotransferase), アラニンアミノトランスフェラーゼ (alanine aminotransferase), γ-グルタミルトランスフェラーゼ (γ-glutamyltransferase), アルカリホスファターゼ (alkaline phosphatase) の平均濃度が, Intralipid® 20%投与群で投与4週目に上昇した (表16－

2, ゴシックの数字)[7]。しかし, この Intralipid® 20%投与で肝臓機能値に異常の認められた2名は, 1週間後に Structolipid® 20%に切り換えることにより, 肝臓機能値は正常値に復した (表16－2)[7]。

Structolipid® 20%あるいはIntralipid® 20%の28日間投与終了時に血漿ジカルボン酸および3-ヒドロキシ脂肪酸 (それぞれ炭素数6, 8, 10) 濃度を測定したところ, 両投与群間に差は認められなかった (表16－3)[7]。炭素数6, 8, 10 のジカルボン酸 (それぞれアジピン酸, スベリン酸, セバチン酸) および3-ヒドロキシ脂肪酸 (それぞれ3-ヒドロキシヘキサン酸, 3-ヒドロキシオクタン酸, 3-ヒドロキシデカン酸) は, MCT の ω-酸化により生じる[8,9]。MCT は大部分がβ-酸化経路で代謝されるが, ごく一部はω-酸化も受けている[9]。ω-酸化は脂肪酸の酸化型式の1つで, ミクロソームのチトクローム P-450 電子伝達系の酵素により, 脂肪酸のカルボキシル基とは反対の末端 (ω位) におけるヒドロキシル化が起こり, この反応により生成したω-ヒドロキシ脂肪酸は酸化されて脂肪酸のジカルボン酸を生成する[9]。これら生成したジカルボン酸は順次β-酸化を受けて, より短鎖のジカルボン酸を生じる[9]。MCT のみをその構成成分とする脂肪輸液あるいは

表16-3 structolipid® 20%およびIntralipid® 20%の4週間投与後の6
血漿ジカルボン酸, 3-ヒドロキシ脂肪酸濃度[7]

ジカルボン酸および 3-ヒドロキシ脂肪酸	structolipid® 20% 投与終了時	Intralipid® 20% 投与終了時
アジピン酸(炭素数6のジカルボン酸)	0.38±0.11モル/l	0.35±0.12モル/l
スベリン酸(炭素数8のジカルボン酸)	0.15±0.04	0.13±0.08
セバチン酸(炭素数10のジカルボン酸)	<0.10	<0.10
3-ヒドロキシヘキサン酸(炭素数6の3-ヒドロキシ脂肪酸)	0.27±0.11	0.22±0.17
3-ヒドロキシオクタン酸(炭素数8の3-ヒドロキシ脂肪酸)	0.30±0.25	0.32±0.18
3-ヒドロキシデカン酸(炭素数10の3-ヒドロキシ脂肪酸)	0.19±0.01	0.17±0.05

MCTとLCTの混合油をその構成成分とする脂肪輸液を投与すると血漿ジカルボン酸および3-ヒドロキシ脂肪酸濃度の上昇が認められる[10,11]。これに対して，Structolipid® 20%の投与では，これら変化が認められないことから，MCTをその構成成分とするストラクチャード・トリグリセリドは生体内で中庸の速度で代謝されるのではないかと推定された[7]。

これらの結果から，MCTをその構成成分とするストラクチャード・トリグリセリドを含有する脂肪輸液Structolipid® 20%の二重盲検，ランダム化，クロスオーバー法による4週間の投与では，安全性上の問題は見出されず，その栄養生理学的効果，さらには肝臓機能回復効果も見出された[7]。しかし，4週間の投与での検討では充分とはいい難いところもあり，今後さらに長期間の検討が必要と思われる[7]。

16-3) 短鎖脂肪酸をその構成成分とするストラクチャード・トリグリセリド「サラトリム」の亜急性毒性試験

ラットにサラトリム4CA[4](ステアリン酸と酪酸が主構成成分)，サラトリム23CA[5](ステアリン酸と酢酸が主構成成分)，サラトリム32CA[5](ステアリン酸とプロピオン酸が主構成成分)，サラトリム23SO[6](ステアリン酸と酢酸が主構成成分)，サラトリム234CA[6](ステアリン酸，酪酸，プロピオン酸，酢酸が主構成成分)，サラトリム234CS[6](ステアリン酸，パルミチン酸，酪酸，プロピオン酸，酢酸が主構成成分)を2，5，10%含有する飼料を13週間投与して，亜急性毒性試験が行われている。ここではサラトリム4CAの亜急性毒性試験の結果[4]について紹介する。

試験に用いたサラトリム4CA(ロットA006)の主脂肪酸組成はステアリン酸58±4%，酪酸21±2%，パルミチン酸2.75±0.08%，アラキジン酸1.51±0.05%で，この他オレイン酸，リノール酸，ベヘン酸，リグロセリン酸がごくわずか含有されていた[4]。サラトリム4CAを2，5，10%含有する飼料には，サラトリム投与により血清および肝臓での脂溶性ビタミン濃度があまり変動しないように，サラトリムの飼料添加量に応じて，ビタミンA(パルミチン酸レチニール；retinyl palmitate)，ビタミンE(D, L-α-酢酸トコフェロール；D, L-α-tochopheryl acetate)，ビタミンD(コレカルシフェロール；cholecalciferol)，ビタミンK(メナジオン亜硫酸水素ナトリウム；menadione sodium bisulfite)を添加した(表16-

表16-2 Structolipid® 20%およびIntralipid® 20%の4週間投与後の

Parameters	投与前	Structolipid® 20%投与群			
		クロスオーバー1回目		クロスオーバー2回目	
		投与2週間後	投与4週間後	投与2週間後	投与4週間後
血清ビリルビン(mg/dl)	0.7(0.2-1.6)	0.4(0.2-1.1)	0.5(0.2-1.2)	0.6(0.4-1.5)	0.5(0.2-1.7)
血清アスパラギン酸アミノトランスフェラーゼ(U/l)	21(7-66)	16(7-75)	30(5-63)	21(16-32)	21(14-26)
血清アラニンアミノトランスフェラーゼ(U/l)	21(14-101)	15(8-97)	17(8-103)	16(10-31)	18(11-24)
血清γ-グルタミルトランスフェラーゼ(U/l)	34(16-196)	28(11-205)	37(23-203)	27(15-164)	30(11-149)
血清アルカリホスファターゼ(U/l)	139(56-428)	138(62-463)	121(38-526)	137(97-203)	115(92-209)

表16-4　サラトリム4CAの亜急性毒性試験時の飼料中への脂質およびビタミン類の添加量[4]

投与群	飼料中の脂質添加量（％）	飼料中のビタミン添加量 (mg/kg 飼料)			
		A	D	E	K
脂溶性ビタミン無添加飼料投与群	NA*	0.0	0.0	0.0	0.0
脂溶性ビタミン添加飼料投与群	NA	8.0	12.0	300	2.5
2％サラトリム4CA含有飼料投与群	2	0.0	4.0	60	0.5
5％サラトリム4CA含有飼料投与群	5	4.0	8.0	150	1.25
10％サラトリム4CA含有飼料投与群	10	8.0	12.0	300	2.5
10％コーン油含有飼料投与群	10	0.0	0.0	0.0	0.0

＊NA；無添加

表16-5　サラトリム4CA含有飼料投与後の血清脂質濃度（雄性ラット，投与14週目）[4]

測定項目	脂溶性ビタミン無添加飼料投与群 (n=9)	10％コーン油添加飼料投与群 (n=10)	脂溶性ビタミン添加飼料投与群 (n=10)	2％サラトリム4CA含有飼料投与群 (n=10)	5％サラトリム4CA含有飼料投与群 (n=9)	10％サラトリム4CA含有飼料投与群 (n=10)
コレステロール (mg/dl)	61±17	86±17[b]	79±20	71±18	61±12	81±15
HDL (mg/dl)	47±16	67±16	62±15	53±15	46±11	65±14
LDL (mg/dl)	2±2	5±4	3±4	4±3	1±4	3±3
トリグリセリド (mg/dl)	76±45	75±28	91±45	75±23	103±43	75±19

4)[4]。対照群としては，脂溶性ビタミン無添加飼料投与群，脂溶性ビタミン添加飼料投与群（サラトリム4CA，10％添加群と同量の添加，試験群中最大添加量），10％コーン油添加飼料投与群（脂溶性ビタミン無添加）を設けた（表16-4）[4]。

13週間の投与期間中を通じて，体重，飼料摂取量，飼料効率の測定，状態観察を行い，投与開始後4週目および投与終了後（14週目）に，血液学的測定，血清化学的測定，尿成分測定，尿化学的測定，骨の無機成分測定，臨床病理学的検査，ほとんどすべての組織の組織病理学的検査，および，血清，肝臓中のビタミンA（トランス-レチノール；trans-retinol），ビタミンE（α-トコフェロール；α-tochopherol），ビタミンD（25-ヒドロキシビタミンD；25-hydroxy vitamine D）濃度測定を行った。その結果，投与期間を通じて，すべての群で外見上の変化，行動学的な変化は認められず，試験期間中の死亡例もなかった[4]。体重増加量はいずれの投与群間でも差は認められなかったが，飼料摂取量は雄性ラットの10％サラトリム4CA含有飼料投与群と，雌雄ラットの10％コーン油含有飼料投与群で有意に低下し，飼料効率（飼料摂取量（g）/体重（kg）は，雌雄ラットの10％サラトリム4CA含有飼料投与群，10％コーン油含有飼料投与群で低下した[4]。

血液学的測定，血清化学的測定，尿成分測定，尿化学的測定では，いずれの投与群間でも差は認められなかった。その1例として，投与終了後（14週目）の雄性ラットの血清脂質測定値（表16-5）[4]および雌性ラットの血清無機成分濃度およ

肝臓機能指標[7]

Intralipid® 20％投与群			
クロスオーバー1回目		クロスオーバー2回目	
投与2週間後	投与4週間後	投与2週間後	投与4週間後
0.6(0.4-1.2)	0.5(0.2-1.1)	0.6(0.2-0.7)	0.6(0.2-1.1)
19(13-54)	24(8-228)	28(4-53)	20(9-86)
16(14-65)	21(12-434)	22(8-74)	17(8-97)
30(14-73)	35(17-386)	32(12-161)	22(9-138)
137(62-246)	135(78-377)	141(50-513)	137(44-458)

表16-6 サラトリム4CA含有飼料投与後の血清無機成分濃度および
尿中無機成分クリアランス（雌性ラット，投与14週目）[4]

測定項目	脂溶性ビタミン無添加飼料投与群	10%コーン油添加飼料投与群	脂溶性ビタミン添加飼料投与群	2%サラトリム4CA添加飼料投与群	5%サラトリム4CA添加飼料投与群	10%サラトリム4CA添加飼料投与群
血清無機成分						
n=	9	9	7	10	9	8
カルシウム(mg/dl)	9.6±0.5	10.0±0.5	10.1±0.7	9.7±0.4	9.7±0.6	9.7±0.4
無機リン(mg/dl)	6.8±0.5	6.2±0.5	6.4±0.4	6.4±0.5	6.1±0.7	6.3±0.5
ナトリウム(mモル/l)	146±3	147±2	147±2	147±2	148±3	147±2
カリウム(mモル/l)	4.6±0.2	4.5±0.3	4.4±0.4	4.4±0.4	4.5±0.4	4.3±0.2
塩素(mモル/l)	108±3	108±2	107±3	109±3	108±3	108±2
尿中無機成分クリアランス						
n=	7	7	5	9	7	6
カルシウム（%）	0.84±0.37	0.70±0.22	1.64±1.29	1.25±0.64	0.73±0.42	0.70±0.36
リン（%）	20.8±3.6	17.8±1.9	21.0±3.3	23.4±5.2	25.1±11.2	23.1±4.5
ナトリウム（%）	0.24±0.06	0.18±0.07	0.34±0.24	0.34±0.08	0.27±0.11	0.25±0.08
カリウム（%）	18.9±5.0	15.5±4.1	22.3±1.3	21.4±4.2	21.8±5.3	18.2±5.4
塩素（%）	0.52±0.14	0.37±0.15	0.71±0.53	0.68±0.16	0.55±0.26	0.49±0.18

び尿中の無機成分クリアランス（表16-6）[4]を示した。血清および肝臓中のビタミンA，E，D濃度は，脂溶性ビタミン添加飼料投与群を除いては，サラトリム4CA含有飼料投与群，10%コーン油含有飼料投与群とも，脂溶性ビタミン無添加飼料投与群との間にほとんど差は認められなかった[4]。またビタミンK濃度の指標であるプロトロンビン時間（prothrombin time）も，いずれの投与群間でも差は認められなかった[4]。血清および肝臓のビタミンA（トランス-レチノール）濃度を1例として示した（図16-1）[4]。骨（femurs）の無機成分測定では，雄性ラットの10%サラトリム4CA含有飼料投与群と10%コーン油含有飼料投与群で，ストロンチウム濃度と亜鉛濃度が，対照の脂溶性ビタミン無添加飼料投与群に比較して有意（p≦0.05）に上昇するのが認められ，雌性ラットでも同様の傾向が認められた[4]。この変化は，飼料からの不飽和脂肪酸の摂取量と関係があるのではないかと推定されているが定かではない[4]。

投与期間終了後の剖検，臓器重量，臨床病理学的検査，組織病理学的検査では，10%コーン油含有飼料投与群の肝臓細胞で空胞形成（vacuolation）が認められた以外には，いずれの群にも変化は認められなかった[4]。これらの結果から，サラトリム4CAの2，5，10%含有飼料の雌雄ラットへの13週間の投与では，毒性学的に有意な変化は認められなかった[4]。これ以外のサラトリム23CA[5]，32CA[5]，23SO[5]，234CA[6]，235CS[6]の2，5，10%含有飼料の雌雄ラットへの13週間の投与試験結果も，サラトリム4CA含有飼料投与試験結果とほぼ同等であった。

16-4）中鎖脂肪酸とベヘン酸をその構成成分とするストラクチャード・トリグリセリド「カプレニン」の亜急性毒性試験

カプレニンは，その製造ロットにより構成脂肪酸がやや異なるが，約45%のベヘン酸，20～25%のカプリル酸，25～30%のカプリン酸，およびわずかのラウリン酸，パルミチン酸，アラキドン酸，炭素数24の飽和脂肪酸であるリグロセリン酸より構成されている[12]。カプリル酸，カプリン酸およびベヘン酸は，母乳，パーム核油，ココナッツ油，ピーナッツ油などの天然油脂，脂肪中に含有されており[13,14]，これまで長い間食品素材として用いられてきており，ヒトおよび動物に対する毒性は非常に低いと推定されている[3]。これまで，ベヘン酸を比較的多量に含有する水素添加ナタネ油，ピーナッツ油，水素添加魚油をラット，サル，ブタに投与して安全性が確認されている[3,15~26]（表16-7，A）[3]。同様に中鎖脂肪酸についても，この脂肪酸を多量に含有するココナッツ油，MCTをマウス，ラットに投与して安全性が検討されている[3,15~26]（表16-7，B）[3]。

これらの結果をふまえ，カプレニンを5.23，10.23，15.00%（w/w）含有する飼料（それぞれのカプレニン含有飼料にはコーン油を8.96，5.91，3.00%添加）を雌雄ラット（各投与群，性差別に

第16章　ストラクチャード・トリグリセリドの安全性

図16-1　サラトリム4CA含有飼料投与後の血清および肝臓ビタミンA(トランス・レチノール)濃度(投与14週目)[4]

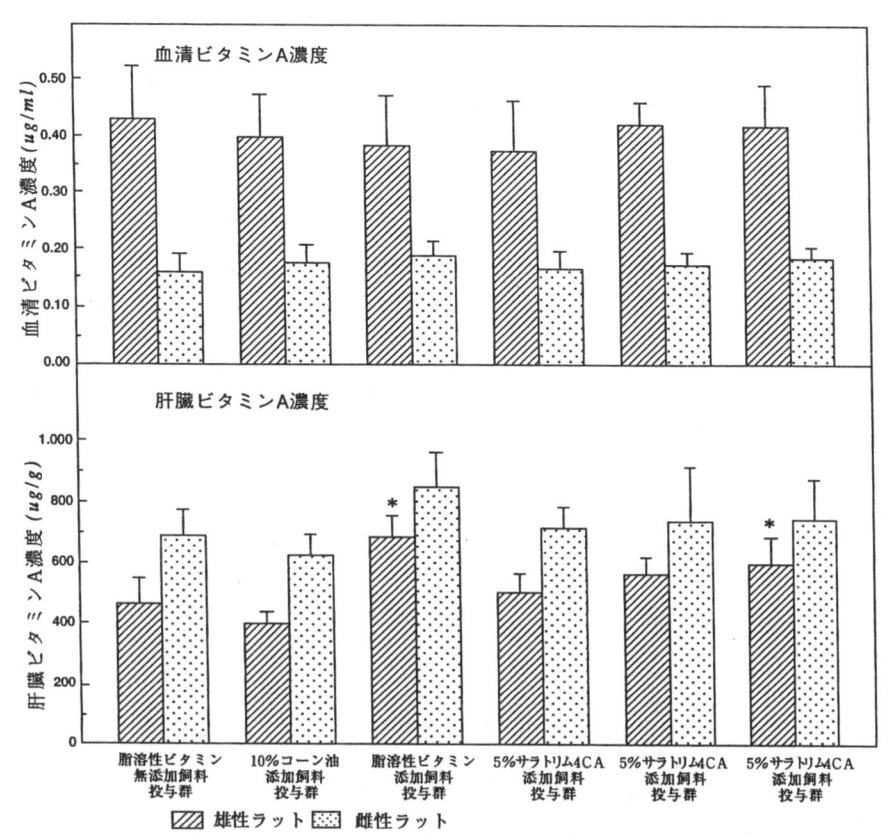

[Figure: Bar graph showing 血清ビタミンA濃度 (μg/ml) and 肝臓ビタミンA濃度 (μg/g) for six groups: 脂溶性ビタミン無添加飼料投与群, 10%コーン油添加飼料投与群, 脂溶性ビタミン添加飼料投与群, 5%サラトリム4CA添加飼料投与群 (×3). 雄性ラット (hatched) と 雌性ラット (dotted).]

＊脂溶性ビタミン無添加飼料投与群に対して有意差あり ($p \leq 0.05$)

一群25匹)に91日間投与し，カプレニンの亜慢性毒性試験が行われている[3]。対照としては，コーン油を12.14％含有する飼料および，MCT 11.21％とコーン油3.13％を含有する飼料が用いられた。投与に用いたカプレニン，コーン油，MCTの脂肪酸組成は表16-8[3]に示す通りである。カプレニン含有の試験飼料，対照飼料いずれも4000kcal/kg飼料であり，熱量の26.8％を脂質から得られるように設計されていた[3]。例えば，カプレニン15.00％含有飼料の場合，総脂質摂取量の83％がカプレニン由来であり，雄性ラットの場合は13.2g/kg体重/日，雌性ラットの場合14.6g/kg体重/日の摂取量であった[3]。91日間のカプレニン含有飼料および対照飼料の投与期間中および投与期間終了後の種々の臨床学的観察変化，体重，飼料摂取量，飼料変換効率，臓器重量，臓器重量と体重の比，臓器重量と脳重量の比(organ-to-brain-weight ratios)，血液学的パラメーター変化，臨床化学的変化，および組織学的変化の検討が行われた[3]。また，91日間のカプレニン含有飼料投与終了後，雌雄各5匹のラットについては，心臓，肝臓，末梢脂肪組織中のベヘン酸含有量測定を行い，ベヘン酸の蓄積の有無を検討した[3]。

その結果，カプレニン含有飼料および対照のコーン油あるいはMCT含有飼料の91日間の投与期間中，いずれの群間でも体重増加量，臨床学的観察に変化は認められなかった。飼料摂取量は，雄性ラットのカプレニン15.00％含有飼料投与群でのみ，対照のコーン油あるいはMCT含有飼料投与群に比較して有意($p<0.05$)に増加し，その結果，この投与群でのみ，飼料変換効率(feed conversion efficiency (％)，〔体重増加量(g)/飼料摂取量(g)〕×100)は，対照群に比較して有意($p<0.05$)に低下した[3]。91日間の投与で重量変化の認められたのは，雄性ラットのカプレニン10.23，15.00％含有飼料投与群の大腸重量がコー

361

表16-7 動物実験でのベヘン酸, カプリル酸＋カプリン酸の摂取量[3]

A. ベヘン酸

試験者名	投与脂質	実験動物	投与期間(週)	ベヘン酸(％) 試験油脂中	摂取油脂中	投与飼料中	文献
Nolen	水素添加ナタネ油	ラット	13	44	17	3.3	8)
Nolen	水素添加ナタネ油	ラット	13	42	16	3.2	8)
Nolen	水素添加ナタネ油	ラット	16	30	23	4.5	8)
Nolen	水素添加ナタネ油	ラット	16	31	23	4.7	8)
Rukmini	ピーナッツ油	ラット	15	3	3	0.3	9)
Gopalan	ピーナッツ油	サル	52	3	3	0.6	10)
Alderson	ピーナッツ油	サル	60	3	3	0.6	11)
Kracht	ピーナッツ油	ラット	104	3	3	0.3	12)
Svaar	水素添加魚油	ブタ	26	2	2	0.3	13)
Svaar	水素添加魚油	ブタ	52	2	2	0.3	13)
Duthie	水素添加魚油	ラット	104	2	2	0.3	14)

B. カプリル酸＋カプリン酸

試験者名	投与脂質	実験動物	投与期間(週)	カプリル酸＋カプリン酸(％) 試験油脂中	摂取油脂中	投与飼料中	文献
Mattson	ココナッツ油	ラット	10	13	13	3.3	15)
Harris	ココナッツ油	ラット	13	13	13	3.3	16)
Morin	ココナッツ油	マウス	52	13	10	2.0	17)
Kaunitz	MCT	ラット	52	95	95	31.4	18)
Harkins	ココナッツ油	ラット	47	13	12	2.5	19)
Harkins	MCT	ラット	47	100	89	17.4	19)

ン油含有飼料投与群に比較して有意（p＜0.05）な増加，雌性ラットのカプレニン含有飼料投与群の肝臓重量がMCT含有飼料投与群に比較して有意（p＜0.05）な増加が認められたのみであった。また，臓器重量と体重の比，臓器重量と脳重量の比については，若干の変化が認められた測定項目もあったが，いずれもカプレニンの投与量との間に相関性は認められなかった。血液学的パラメーターについては，わずかな測定項目で変化が認められたが，いずれもカプレニンの投与量との間に相関は認められなかった（表16-9）[3]。その他，臨床化学的変化，組織学的変化で特に目立った変化は認められなかった[3]。また，各脂肪組織へのベヘン酸の蓄積も認められなかった[3]。

これらの結果から，中鎖脂肪酸とベヘン酸をその主構成成分とするストラクチャード・トリグリセリド，カプレニンの最大無作用量（no-observable-adverse-effect level；NOAEL）は，飼料中のカプレニン15％（w/w）以上（脂質摂取量の83％以上）であり，この値は，雄性ラットで は13.2g/kg体重/日以上，雌性ラットで14.6g/kg体重/日以上であった[3]。

表16-8 試験に用いたカプレニン，コーン油，MCTの脂肪酸組成（％，w/w）[3]

脂肪酸	カプレニン	コーン油	MCT
$C_{6:0}$	―	―	4.5
$C_{8:0}$	23.2	―	70.6
$C_{10:0}$	26.6	―	25.9
$C_{12:0}$	0.3	―	―
$C_{16:0}$	0.2	11.3	―
$C_{18:0}$	0.9	2.1	―
$C_{18:1}$	―	25.4	―
$C_{18:2}$	―	60.7	―
$C_{18:3}$	―	0.5	―
$C_{20:0}$	2.7	―	―
$C_{22:0}$	45.0	―	―
$C_{24:0}$	1.1	―	―

16-5）sn-1,3-ジアシルグリセロールの慢性毒性試験（第14章 14-8参照）

第16章 ストラクチャード・トリグリセリドの安全性

表16-9 カプレニン含有飼料投与による血液学的パラメーター変化（投与13週目，雄性ラット）[3]

血液学的パラメーター	コーン油含有飼料投与群A	MCT含有飼料投与群B	カプレニン5.23%含有飼料投与群	カプレニン10.23%含有飼料投与群	カプレニン15.00%含有飼料投与群
Glucose (mg/dl)	116±13	148±38(A)	139±28(A)	133±36	125±18
BUN (mg/dl)	10±1	10±1	11±2	10±2	10±2
Creatinine (mg/dl)	0.6±0.09	0.6±0.11	0.6±0.08	0.6±0.10	0.6±0.10
Alkaline phosphatase (IU/l)	76±14	98±26(A)	81±16(B)	94±17(A)	101±18(A)
ALT (IU/l)	47±47	56±71	47±36	66±66	70±96
AST (IU/l)	101±46	127±138	113±52	144±90	144±159
GGT (IU/l)	0±0.3	0±0.3	0±0.3	0±0.3	0±0.5
Total bilirubin (mg/dl)	0.2±0.07	0.2±0.13	0.2±0.06	0.2±0.06	0.2±0.07
Total protein (g/dl)	6.9±0.31	7.2±0.31(A)	6.7±0.38(B)	6.6±0.36(B)	6.7±0.37(B)
Albumin (g/dl)	5.0±0.24	5.3±0.36(A)	4.9±0.24(B)	4.7±0.27(A,B)	5.0±0.29(B)
Globulin (mg/dl)	1.9±0.28	1.9±0.19	1.9±0.25	1.9±0.26	1.8±0.21
Albumin/globulin ratio	2.8±0.46	2.7±0.42	2.6±0.36	2.5±0.39	2.8±0.37
Inorganic phosphorus (mg/dl)	7.8±0.84	8.5±1.01(A)	8.3±1.11	8.3±2.11	7.8±0.77
Calcium (mg/dl)	11.2±0.42	11.6±0.46(A)	11.1±0.51(B)	11.1±0.68(B)	11.1±0.47(B)
Sodium (mg/dl)	146±1.4	146±1.3	147±1.6	147±1.3	147±1.5
Potassium (mg/dl)	6.3±0.42	6.5±0.55	5.9±0.45(B)	6.0±0.49(B)	6.2±0.72
Chloride (mg/dl)	105±1	105±2	16±2	106±2(B)	106±1
Total cholesterol (mg/dl)	133±35	126±34	110±26(A)	95±24(A,B)	109±32(A)
HDL cholesterol (mg/dl)	84±2	82±4	83±3	82±2	83±3
LDL cholesterol (mg/dl)	6.9±1.27	6.2±1.24	7.2±1.41	7.5±1.41(B)	6.9±1.41
VLDL cholesterol (mg/dl)	9.6±2.16	11.5±3.34	10.3±2.60	10.9±2.25	10.2±2.75
Triglycerides (mg/dl)	101±58	167±79(A)	98±53(B)	85±33(B)	116±43

(A)；コーン油含有飼料投与群に対して有意差あり（p＜0.05）
(B)；MCT含有飼料投与群に対して有意差あり（p＜0.05）

文献

1) Enviromental Health Criteria No.70-Principles for the Safety Assessment of Food Additives and Contaminants in Food. World Health Organization (1987), （日本語訳，食品添加物の安全性評価の原則，林 裕造，小島康平，竹中祐典，関沢 純 監訳，薬事日報社 (1989)）
2) Soni, M. G., Kimura, H., Burdock, G. A., Food Chem. Toxicol. **39**, 317 (2001)
3) Webb, D. R., Wood, F. E., Bertram, T, A., Fortier, N. E., Food Chem. Toxicol. **31**, 935 (1993)
4) Hayes, J. R., Wilson, N. H., Pence, D. H., Williams, K. D., J. Agric. Food Chem. **42**, 528 (1994)
5) Hayes, J. R., Wilson, N. H., Pence, D. H., Williams, K. D., J. Agric. Food Chem. **42**, 539 (1994)
6) Hayes, J. R., Wilson, N. H., Pence, D. H., Williams, K. D., J. Agric. Food Chem. **42**, 552 (1994)
7) Rubin, M., Moser, A., Vaserberg, N., Greig, F., Levy, Y., Spivak, H., Ziv, Y., Lelcuk, S., Nutr. **16**, 95 (2000)
8) Leveille, G. A., Pardini, R. S., Tillotson, J. A., Lipids **2**, 461 (1967)
9) Fisher, M. B., Zheng, Y.-M., Rettie, A. E., Biochem, Biophys. Res. Commum. **248**, 352 (1998)
10) Deckelbaum, R. J. Hamilton, J. A., Moser, A., Bengtsson-Olivecrona, G., Butbul, E., Carpentier, Y. A., Biochemistry **29**, 1136 (1990)
11) Hultin, M., Mullertz, A., Zundel, M. A., Olivecrona, G., Hansen, T. T., Deckelbaum, R. J., Carpentier, Y. A., J. Lipid Res. **35**, 1850 (1994)
12) Webb, D. R., Sanders, R. A., J. Am. Coll. Toxicol. **10**, 325 (1991)
13) Sonntag, N. O. V., Bailey's Industrial Oil and Fat Products (Swern, D. (ed.)), 4th ed. vol.1, p1, Wiley, New York (1979)
14) Sonntag, N. O. V., Bailey's Industrial Oil and Fat Products (Swern, D. (ed.)), 4th ed. vol.1, p289, Wiley, New York (1979)
15) Nolen, G. A., J. Am. Oil Chem. Soc. **58**, 31 (1981)
16) Rukmini, C., Vijayaraghavan, M., Tulpule, P. G., J. Am. Oil Chem. Soc. **59**, 415 (1982)
17) Gopalan, C., Krishnamurthi, D., Shenolikar, I. S., Krishnamachari, K. A. V., Nutr. Metab. **16**, 352 (1974)
18) Alderson, L. M., Hayes, K. C., Nicolosi, R. J., Arteriosclerosis **6**, 465 (1986)
19) Kracht, K., Lang, K., Henschel, J., Zeitschrift für Ernährungswissenschaft **13**, 132 (1974)
20) Svaar, H., Langmark F. T., Lambertsen, G., Opstvedt, J., Acta Pathol. Microbiol. Scand. **88**, 41 (1980)
21) Duthie, I. F., Barlow, S. M., Ashby, R., Tesh, J. M.,

Whitney, J. C., Saunders, A., Chapman, E., Norum, K. R., Svaar, H., Vpstvedt, J., Acta Med. Scand. Suppl. **726**, 1 (1988)
22) Mattson, F. H., Baur, F. J., Beck, L. W., J. Am. Oil Chem. Soc. **28**, 386 (1951)
23) Harris, R. S., Mosher, L. M., Food Res. **5**, 177 (1940)
24) Morin, R. J., Experienta **23**, 1003 (1967)
25) Kaunitz, H., Slanetz, C. A., Johnson, R. E., Babayan, V. K., Barsky, G., J. Am. Oil Chem. Soc. **35**, 10 (1958)
26) Harkins, R. W., Sarrett, H. P., J. Am. Oil Chem. Soc. **45**, 26 (1968)

参考：市販されているストラクチャード・トリグリセリド

1) サラトリム（SALATRIM）
1-1) サラトリムの合成（第3章　3-7-1-1参照） 43
1-2) サラトリムの消化・吸収・排泄（第4章　4-2-1参照） 103
1-3) サラトリムの脂溶性ビタミンの吸収に及ぼす影響（第4章　4-4-1参照） 130
1-4) サラトリムの代謝（第5章　5-2参照） 138
1-5) サラトリムの脂質代謝への影響（第6章　6-2参照） 153
1-6) サラトリムの無機質代謝への影響（第10章　10-1参照） 230
1-7) サラトリムの臨床試験（第13章　13-1参照） 257
1-8) サラトリムの血漿内酵素濃度に及ぼす影響（第13章　13-1-5参照） 263
1-9) サラトリムの食品への応用（第13章　13-5-1参照） 282
1-10) サラトリムの亜急性毒性試験（第16章　16-3参照） 358

2) カプレニン（Caprenin）
2-1) カプレニンの合成（第3章　3-7-2参照） 47
2-2) カプレニンの消化・吸収（第4章　4-2-2参照） 105
2-3) カプレニンの代謝（第5章　5-3参照） 141
2-4) カプレニンの脂質代謝への影響（第6章　6-3参照） 157
2-5) カプレニンの食品への応用（第13章　13-5-2参照） 283
2-6) カプレニンの亜慢性毒性試験（第16章　16-4参照） 360

3) カプテックス（Captex）
3-1) カプテックスの合成（第3章　3-7-2参照） 47
3-2) カプテックスの消化・吸収（第4章　4-2-2参照） 105
3-3) カプテックスの代謝（第5章　5-3参照） 141
3-4) カプテックスの脂質代謝への影響（第6章　6-3参照） 157
3-5) カプテックスの嚢胞性繊維症患者への臨床応用（第13章　13-4-2参照） 280
3-6) カプテックスの食品への応用（第13章　13-5-2参照） 283

4) ベタポール（Betapol）
4-1) ベタポールの合成（第3章　3-7-1参照） 43
4-2) ベタポールの消化・吸収（第4章　4-2-4参照） 119
4-3) ベタポールの代謝（第5章　5-4参照） 146

4-4）ベタポールの脂質代謝への影響（第6章　6-4-1参照）	164
4-5）ベタポールの微量元素代謝への影響（第10章　10-2参照）	230
4-6）ベタポールの食品への応用（第13章　13-5-1参照）	282

5）sn-1,3-ジアシルグリセロール

5-1）ジアシルグリセロールとは（第14章　14-1参照）	287
5-2）sn-1,3-ジアシルグリセロールの合成（第3章　3-8参照）	80
5-3）sn-1,3-ジアシルグリセロールの酸化安定性（第3章　3-10-3参照）	89
5-4）sn-1,3-ジアシルグリセロールの消化・吸収（第14章　14-4参照）	288
5-5）sn-1,3-ジアシルグリセロールの脂質代謝への影響（第14章　14-5参照）	292
5-5-1）sn-1,3-ジアシルグリセロールのマウス脂質代謝、体脂肪代謝への影響（第14章　14-5-1参照）	292
5-5-2）ヒトでのsn-1,3-ジアシルグリセロール単回摂食の脂質代謝への影響（第14章　14-5-2参照）	295
5-5-3）ヒトでのsn-1,3-ジアシルグリセロール長期摂食の脂質代謝への影響（第14章　14-5-3参照）	296
5-5-4）ヒトでのsn-1,3-ジアシルグリセロール長期摂食の体脂肪代謝への影響（第14章　14-5-4参照）	299
5-5-5）α-リノレン酸をその主構成成分とするsn-1,3-ジアシルグリセロールのラット脂質代謝への影響（第14章　14-5-5参照）	302
5-5-6）α-リノレン酸をその主構成成分とするsn-1,3-ジアシルグリセロールのラット体脂肪代謝への影響（第14章　14-5-6参照）	304
5-5-7）α-リノレン酸をその主構成成分とするsn-1,3-ジアシルグリセロールのヒト体脂肪代謝への影響（第14章　14-5-7参照）	305
5-6）sn-1,3-ジアシルグリセロールのプラスミノーゲン アクチベーターインヒビターへの影響（第14章　14-6参照）	307
5-7）sn-1,3-ジアシルグリセロールの食品への応用（第14章　14-7参照）	308
5-8）sn-1,3-ジアシルグリセロールの慢性毒性試験（第14章　14-8参照）	313

6）ストラクトリピッド（Structlipid 20%）

6-1）ストラクトリピッド20%の経静脈栄養法への応用（第13章　13-3-2参照）	273
6-2）ストラクトリピッド20%の長期投与試験（第16章　16-2）	356

7）ファット エマルジョン 73403（Fat Emulsion 73403）

7-1）ファット エマルジョン 73403 の免疫機能に及ぼす影響（第12章　12-4）	251
7-2）ファット エマルジョン 73403 の経静脈栄養法への応用（第13章　13-3-2参照）	273

8）イムパクト（Impact）

8-1）イムパクトの経静脈栄養法への応用（第13章　13-3-2参照）	273

索　引

ア　行

アーモンド油　3
アイソトープバランス　225
亜鉛　230
アザラシ乳　34
アザラシ油　62,116,118,182,189,202,203,207,208
アシドリシス　12,17,26
　——反応　49,52,66
アシル-CoA:コレステロール アシルトランスフェラーゼ　201
アシル-コエンザイム A オキシダーゼ　293
アシル コエンザイム A シンターゼ　293
アジピン酸　357
アスタキサンチン　320,325
アスパラギン酸アミノトランスフェラーゼ　217,263,357
アスパラギン酸 トランスアミナーゼ　281
アセト酢酸　262,297
アゾキシメタン　330
アデニル サイクラーゼ　206
アデニレート シクラーゼ　244
アデノシンジリン酸　206
アテローム誘発性　177,199
アトピー性皮膚炎　248
アドレナリン　349
アマニ油　3,302
亜麻仁油　4
アミラーゼ　128
アラキドン酸　100,188,197,213,248,330,331,334,336,337,338
　——カスケード　347
アラニンアミノトランスフェラーゼ　264,357
アラニントランスアミナーゼ　281
アルカリ アミノトランスフェラーゼ　217
アルカリ ホスファターゼ　217 264 357
アルコリシス　26
アルコーリシス　12,17
　——反応　49
アルブミン　98
アンカップリング プロティン-2　293
安全性許容試験　259

イカ油　182,189,202,203,207,208
イカ外套膜　323

胃癌　276
位置異性体　16
遺伝子組換え油糧種子　258
イノシトール 1,4,5-トリスリン酸　287
EPA エチルエステル　334,344
イリッペ脂　5
胃リパーゼ　96,144
イワシ油　88
インスリン　167,292,305
インターエステル化反応　16,24,49,66,85,86
インターフェロン-γ　334
インターロイキン-1　307
インターロイキン-1β　334
インターロイキン-2　246
インターロイキン-6　334
インテグリン　251

ウエスト周囲長　299,301

エイコサトリエン酸　126
エイコサペンタエン酸　267,331
エゴマ油　302,304
エステル化反応　19,23,49,66
エステル交換反応　12
HDL コレステロール　195
HL-60 細胞　211,327
エリテマトーデス　333
LDL コレステロール　195
エンドトキシン　225,271
塩素　230

オプシン　237
オプソニン化　253
オリーブ油　3,98,178
オレイン　336
　——酸　2,100,124,137,138,139,141,161,164,174,186,196,234,266,313,330,331,336
1(3)-オレオイル-2,3 (1)-ジステアレート　231
2-オレオイル-ジステアリン酸　6
2-オレオイル-1,3-ジステアレート　231
オレオイル-ジステアロイル-グリセリド　70
1-オレオイル-2-ドコサヘキサエノイル-sn-グリセロ-3-ホスホコリン　323,341
1-オレオイル-2-ドコサヘキサエノイルホスファチジルエタノールアミン　330

1-オレオイル-2-ドコサヘキサエノイルホスファチジル
　コリン　330
1-オレオイル-2,3-パルミトイル-sn-グリセロール　38
オレストラ　261

カ　行

海馬　340
カイロミクロン　97,98,101,102,121,122,135,146,149,
　158,169,172,176,179,196,289,307
カカオバター　3,4,98,136,176,199
化学走化性　251
過酸化値　88
過酸化物価　89
火傷モデル　269,274,276
火傷ラット　222
加水分解反応　19
褐色脂肪組織　304
カプテックス　47
カプリル酸　145,196,360
カプリン酸　196,266,267,269,360
カプレニン　15,47,283,356,360
カプロン酸　196
カメリナ油　303
カラシ種子油　3
カリウム　230
顆粒球マクロファージ コロニー刺激因子　307
カルシウム　7,230,231,233
　　　——添加チョコレート　234
カルニチン　277
カルボニル価　89
肝硬変患者　277
関節リウマチ　248
感染症　217
肝臓脂肪量　299
肝不全　277
カンペステロール　310

記憶　340
キャラクタリゼーション　257
吸収不全モデル　267
牛脂　3,176,197,199
牛乳　4
魚油　108,116,131,156,178,182,225,239,346
許容摂取量　257
金属アミド　13
金属水素化物　13
金属石けん　13,124
クチナーゼ　33
グリア細胞　241
グリオーマ　214
グリセリン-3-リン酸経路　97

グリセロリシス反応　80
γ-グルタミルトランスフェラーゼ　264,357
クルミ油　3
クレアチニン　217,228,275,277,281
クレアチン　223
クローン病　356
黒スグリ種子油　248
クロム　333

経管栄養法　272
経口栄養法　272
経静脈栄養法　272
経腸栄養剤　109,217,276
経腸栄養法　272
血圧　347
血液凝固　203
　　　——第VII因子　203
血液脳関門　148
血小板　219,344
　　　——活性化因子　337,338
　　　——凝集　203
　　　——由来増殖因子　307
血清グリコヘモグロビン　298
血清脂質　197
6-ケト-$PGF_{1\alpha}$　218
6-ケト-プロスタグランジン$F_{1\alpha}$　217,255,349
ケトン　297

コーン油　3,80,98,104,128,176,211,214,313,349
抗炎症　333
光学異性体　16,38
高脂血症　302
構造脂質　10
高血圧　195
　　　——症　347
高コレステロール血症　202
好酸球　337
好中球　251,253
高比重リポタンパク質　195
呼吸商　142,143,222
コクム脂　5
ココアバター　150
ココナッツ油　3,7,83,122,230,231
固定化リパーゼ　43,53
コプロスタノール　154
米糠油　3
コレシストキニン　128
コレステリル オレイト　135
コレステロール　154,166,168,170,171,176,195,297,311

サ　行

サイクリックAMP 206
最大無作用量 257
CaCo-2 細胞 144,160
細胞接着因子 251
酢酸 103
サケ油 118
サケ卵油 325
サフラワー油 3,127,156,178,203,280
サラトリム 1,15,43,103,119,130,138,153,230,261,282,356
サル脂 5
β-酸化 165,278,304,357
酸化安定性 86
酸素摂取量 142

シア脂 5
ジアシルグリセロール 76,287,330
sn-1,2-ジアシルグリセロール 96,287
sn-1,3-ジアシルグリセロール 1,80,89,192,207
sn-2,3-ジアシルグリセロール 96
ジエイコサペンタノイルリノレイン 64
1,3-ジオクタノイル-2 144,160
1,3-ジオクタノイル-2-リノレイル グリセロール 111
1,2-ジオレオイル-3-アラキジノイル グリセロール 173
1,2-ジオレオイル-sn-グリセロ-3-ホスホコリン 341
ジオレオイル-ステアロイル-グリセリド 70
1,2-ジオレオイル-3-ステアロイル グリセロール 149,173
1,3-ジオレオイル-2-ステアロイル グリセロール 149
1,3-ジオレオイル-2-ステアリル グリセロール 135,173
1,3-ジオレオイル-2-パルミトイル グリセロール 120,146,171,180
1,2-ジオレオイル-3-パルミトイル グリセロール 173
1(3),2-ジオレオイル-3(1)-パルミトイル グリセロール 146,120,180
1,2-ジオレオイル-3-ベヘノイル グリセロール 173
1,2-ジオレオイルホスファチジルエタノールアミン 330
ジオレオイルホスファチジオルコリン 135
1,2-ジオレオイル-3-ミリストイル グリセロール 172
ジオレオイル-モノステアリルグリセロール 88
1,2-ジオレオイル-3-リグノセロイル グリセロール 173
視覚 237
sn-1,3-ジカプリロイルグリセロール 81
1,3-ジカプロイル-2-ステアロイル グリセロール 128
1,3-ジカプロイル-2-パルミトイル グリセロール 128,128
1(3),2-ジカプロイル-3(1)-ステアロイル グリセロール 128
1(3),2-ジカプロイル-3(1)-ステアロイル グリセロール 110
1,3-ジカプロイル-2-ベヘノイル グリセロール 110,128
1(3),2-ジカプロイル-3(1)-ベヘノイル グリセロール 110
糸球体腎炎 334
シクロオキシゲナーゼ 246
ジグリセリド 287
$C_{16:0}/C_{22:6}$ ジグリセリド 328
$C_{18:1}/C_{22:6}$ ジグリセリド 328
ジグリセリドアシルトランスフェラーゼ 97
sn-2,3-ジグリセロール 287
脂質代謝 295,343
脂質吸収不全モデル 267
11-シス-レチナール 237
ジステアロイル-モノオレイルグリセロール 88
1,3-ジステアロイル-2-オレオイルグリセロール 120,168,203
1(3),2-ジステアロイル-3(1)-オレオイルグリセロール 120
9-シスレチノイン酸 246
自然発生高血圧ラット 343,349
シソ油 4
Gタンパク質 244
1,3-ジデカノイル-2-リノレイル グリセロール 111
β-シトステロール 259,310,312
ジドコサヘキサノイルホスファチジルコリン 335
2,4-ジニトロ-1-フロロベンゼン 334
ジパルミトイル-モノオレイルグリセロール 88
1,3-ジパルミトイル-2-オレオイル グリセリド 170
1(3),2-ジパルミトイル-3(1)-オレオイル グリセロール 122
1(3),2-ジパルミトイル-3(1)-オレオイル グリセリド 170
1,3-ジパルミトイル-2-オレオイル グリセロール 122
ジブチリルサイクリック AMP 329
脂肪 306
脂肪浸潤 274
脂肪酸エステル化反応 17
脂肪吸収不全モデル 131
脂肪組織 156,292
ジホモ-γ-リノレン酸 211,246,249
ジミリストイル-モノオレイルグリセロール 88
1,2-ジメチルヒドラジン 331
7,12-ジメチルベンズ(a)アンスラセン 211
腫脹 334
腫瘍壊死因子 217,307
腫瘍壊死因子α 293
消化・吸収 96

消化不全モデル　265
食品　282
視力閾値　238
松果体ホルモン　349
条件回避学習試験　340
植物ステロール　309
1,3-ジリノレオイル-2-オレオイル グリセロール　168,
　　203
ジリノレオイル-モノ-γ-リノレイン　214
神経膠腫　214

スーパーオキサイド デスムターゼ　212
スーパーオキシド デスムターゼ　246
膵臓リパーゼ　18
水素添加　14
睡眠　340,349
スグリ　211
筋子　325
ステアリン酸　6,9,103,107,110,119,123,138,139,169,
　　174,196,206,230,234,235,338
1(3)-ステアロイル-2,3(1)-ジオレオイル グリセロール　179
1-ステアロイル-2-ドコサヘキサエノイルホスファチジルエタノールアミン　330
スティグマステロール　310
ステロール レギュラトリー エレメント バインディング プロティン-1　293
スフィンゴ糖脂質　338
スフィンゴ脂質　338
スベリン酸　357
6-スルファトキシメラトニン　350

生体膜　345
赤血球　344
　　──変形能　346
接着分子　307
セバチン酸　357
セロトニン　349
　　──N-アセチルトランスフェラーゼ　349
ゼロトランスマーガリン　14
腺窩　331

総エネルギー消費量　142
双極細胞　240

タ 行

体温　339
体格指数　297,306
体脂肪率　299
代謝　135
大豆油　3,114,142,160,184,186,187

大腸菌　271
タイト結合　144
大動脈　197
ダイレクト エステル交換　13
多形核白血球　251
胆汁ミセル　312
脱共役タンパク質　157
担癌ラット　225
担癌モデル　272
単球　244,344
　　──細胞　218
　　──走化性誘起タンパク質-1　307
タンパク質代謝　222,269
タンパク質節約効果　222,227,270,272,273

窒素出納　270,272,274,275
中鎖脂肪酸　160,162,184
　　──トリグリセリド　1,98
中枢神経　338
聴覚　241
聴性脳幹反応　241
超臨界二酸化炭素　58

月見草　211
　　──油　40,248
ツナ油　343,349

DHA エチルエステル　334,344
DHA リゾリン脂質　323
低比重リポタンパク質　195
Tリンパ球　244,248
1(3)-デカノイル-2,3(1)-ジリノレイル グリセロール　112
テクネチウム　309
12-O-テトラデカノイルホルボール-アセテート　330

糖尿病　292,298
動物試験　259
動脈硬化　195,307
　　──指数　190,197,198
特定保健用食品　288
ドコサテトラエン酸　338
ドコサヘキサエン酸　100,237,320,338
トコフェロール　130,258
ドデカン二酸　278
トランスアミナーゼ　262
トランスエステル化反応　17,26,49,66
トランスチレシン　281
トランスフォーミング成長因子-β　307
トリオレイン　88,135,139,149,168,172,203,290
トリカプリル　106

索引

トリカプリン 106,114
トリグリセリド 167,176,179,288,295,311
トリグリセリドエステル化反応 17
トリジホモ-γ-リノレン酸 247
トリステアリン 88,174,202
トリドコサヘキサノイルグリセロール 335
トリ-γ-リノレイン 214
トリニトロフェニルアミノ 38
トリパルミチン 174,202,303
トリプシン 128
トリブチリン 4
トリミリスチン 174,202
トリラウリン 114,174,202
トリリシノレイン 36
トリリノレイン 106,114
トロンビン 203
トロンボキサン A_2 207
トロンボキサン B_2 217
トロンボプラスチン 203

ナ 行

内臓脂肪量 299
ナタネ油 3,41,77,98,107,108,288,290,308,313
ナチュラルキラー細胞 244
ナトリウム 230
ナトリウムメチラート 12

二酸化炭素 140
ニューロン 241
乳酸デヒドロゲナーゼ 264
尿素 217

ネオビー 47
熱効果 142

囊胞性線維症 126,280

ハ 行

パームオレイン 7,72,101,122
パーム核油 3
パームステアリン 4,178
パーム油 2,3,84,98,203
敗血症 217,274
　　──モデル 225,271
馬油 3
バターオイル 98,163
バター脂 3
バターファット 178,182,201,239
白血病 333
パパイヤ ラテックス 19
バランス試験 259

パルミチン酸 2,5,9,100,107,110,124,146,148,161,164,174,196,197,234,235,322,338
1-パルミトイル-2-オレオイルホスファチジルコリン 330
1-パルミトイル-2-オレオイルホスファチジルセリン 330
1-パルミトイル-2,3-ジオレオイル-グリセロール 171
1-パルミトイル-2,3-オレオイル-sn-グリセロール 38
パルミトオレイン酸 5,126
ピーナッツ油 3,42,126,201
皮下脂肪 301
非経腸栄養法 272
Bリンパ球 244
PPAR応答領域 246
ビタミンA 130
ビタミンD 130
ビタミンE 130
1,3-ビスエイコサペンタエノイル-2-γ-リノレノイルグリセロール 187
3-ヒドロキシ アシル CoAデヒドロゲナーゼ 278
15-ヒドロキシ エイコサトリエン酸 248,250
3-ヒドロキシ オクタン酸 278,357
13-ヒドロキシ オクタデカジエン酸 251
3-ヒドロキシ脂肪酸 357
3-ヒドロキシヘキシン酸 357
3-ヒドロキシデカン酸 357
3-ヒドロキシ酪酸 161
β-ヒドロキシ酪酸 262,278
ヒマワリ油 3,75,85,88
肥満 292,305
　　──ツッカー ラット 143

フィトステロール 154,258
フィブリノーゲン 203
フィブリノペプチドA 203
複合ミセル 96
ブタ獣乳 101
ブドウ種子油 3
Δ6-不飽和化酵素 211,248
プラスミノーゲン 307
　　──アクチベーター 206
　　──アクチベーター インヒビター-1 293,311
　　──アクチベーター インヒビター タイプ 1 206,307
プロテイン キナーゼ C 252,253,287,329
プロスタグランジンE_1 205
プロスタグランジンE_2 244,255,349
プロスタグランジンE_3 227
プロスタグランジンI_2 207,307
プロトロンビン 203

プロピオン酸　103

ヘーゼルナッツ油　3
ベーシック線維芽細胞増殖因子　307
ヘアー細胞　242
ベシクル　330
ヘパリン結合-上皮細胞成長因子　307
ベヘノイル-ジカプリノイル グリセロール　111
ベヘン酸　162,361
ペルオキシソーム増殖剤活性化受容体　245
ペルオキシソーム プロリフェレーター-アクチベイティッ
　ド レセプターα　293
ベルノリン酸　36

ホスファチジルイノシトール　183
ホスファチジルエタノールアミン　183,213,237,240,
　321,334
ホスファチジルコリン　183,208,213,237,320,332,333,
　334,338
$C_{16:0}/C_{22:6}$, ホスファチジルコリン　327
$C_{18:1}/C_{22:6}$, ホスファチジルコリン　327
ホスファチジルセリン　183,237,240
ホスファチジン酸ホスファターゼ　287
$C_{18:0}/C_{18:0}$ ホスホコリン　325
$C_{18:0}/C_{18:1}$ ホスホコリン　325
$C_{18:0}/C_{22:6}$ ホスホコリン　325
ホスホリパーゼ A_2　211,323,324
ホスホリパーゼ D　287,324
ポテトチップス　91
母乳　7,100,164,197
ボラージ　211
　——-油　53,65,247,248
4-α-ホルボール 12-ミリステート 13-酢酸　253

マ 行

マーガリン　155
マグヌス法　349
マグネシウム　7,230,231
マクロ栄養素　257,356
マグロ眼窩油　118
マクロファージ　244
　——コロニー刺激因子　307
マンゴー脂　5
慢性毒性試験　313

ミトコンドリア　212
ミリスチン酸　9,174,196,199,234
ミルクファット　201
ミュラー細胞　241

無機質　230

α-ムリコール酸　154
3-メチル ヒスチジン　223,228,275,281
メラトニン　349
メロン種子油　88
免疫　244
　——担当細胞　244
綿実油　3,197,198
メンハーデン油　98

網膜　237
　——電図　237,240
sn-2 -モノアシルグリセロール　96
モノエイコサペンタエノイルリノレイン　63
モノオレオイル-ジステアリルグリセロール　88
モノグリセリドアシルトランスフェラーゼ　96
2-モノパルミチン　80
モノパルミトイルグリセロール　146
門脈　113

ヤ 行

融点　84
遊離脂肪酸　167,295,297

吉田肉腫　215,225

ラ 行

ラード　3,5,14,98,155,156,176,197,199
ラウリン酸　2,113,174,196
酪酸　103,119
ランダム エステル交換　12
卵黄　323,346
　——油　321

リゾリン脂質　326
立体特異的番号法　26
リノール酸　2,100,126,161,169,174,197,213,234,266,
　280,330,331,336
　——サフラワー油　313
リノレオイル グリセロール　144,160
リノレン酸　2,331
α-リノレン酸　174,302,304,330,340
γ-リノレン酸　187,197,211,246,331
リパーゼ　16,31,128
リポキシゲナーゼ　246,334
5-リポキシゲナーゼ　248,336
12-リポキシゲナーゼ　336
15-リポキシゲナーゼ　336
リポザイム　39,41,54,55,57,59,65,72,75,77,79
リポソーム　332
リポタンパク質　153,154,160,179,341

リポタンパク質リパーゼ 33,184,271,304
リポプロテイン リパーゼ 18,141,182
β-リポタンパク質 295
リン 230,231
リン脂質 295,334,343,351
臨床試験 261
　　――倫理委員会 261
リンパ液 108,117,121,265,268

累積窒素出納量 222

レシチン：コレステロール アシルトランスフェラーゼ 341
レチノール 130
レチノイン酸 329
レプチン 292,304,305
レム睡眠 340

ロイコトリエンB_4 251
ロイコトリエン B_5 227
ロイシン 215,225
ロドプシン 237,322
　　――サイクル 237

［欧　　文］

A

A23187 337
acetoacetate 262
acidolysis 12,17
acyl-CoA : cholesterol acyltransferase 201
acyl-coenzyme oxidase 293
acyl CoA synthase 293
adenosine diphosphate 206
adenylate cyclase 206,244
ADI 257
alanine aminotransferase 264,357
alanine transaminase 281
alcoholysis 12,17
alkaline amino-transferase 217
alkaline phosphatase 217,264,357
aorta 197
aspartate aminotransferase 217,263
aspartate transaminase 281
astaxanthin 320
aspartate aminotransferase 357
atherogenecity 199
atherogenic index 190,197
atherosclerosis 177
auditory brainstem response 241

B

balance study 259
Betapol 5,123,146,164,230,232
BHA 212
BHT 212
1,3-biseicosapentaenoyl-2-γ-linolenoyl glycerol 187
bipolar cell 240
black currant seed oil 248
blood brain barrier 148
blood coagulation factor Ⅶ 203
BMI 297,306
borage 211
　　――oil 248
butylated hydroxyanisol 212
butylated hydroxytoluene 212

C

$C_{6:0}/C_{16:0}/C_{6:0}$ 128
$C_{6:0}/C_{18:0}/C_{6:0}$ 128
$C_{6:0}/C_{22:0}/C_{6:0}$ 110,128
$C_{8:0}/C_{8:0}/C_{18:1}$ 79
$C_{8:0}/C_{18:1}/C_{8:0}$ 79
$C_{8:0}/C_{18:1}/C_{18:1}$ 79
$C_{8:0}/C_{18:2}/C_{8:0}$ 105,106,111,112,116,157
$C_{10:0}/C_{18:2}/C_{10:0}$ 75,106,111,112,157
$C_{10:0}/C_{18:2}/C_{18:2}$ 75,112
$C_{12:0}/C_{16:0}/C_{16:0}$ 100
$C_{12:0}/C_{18:2}/C_{12:0}$ 112
$C_{18:0}/C_{6:0}/C_{6:0}$ 110,128
$C_{18:2}/C_{8:0}/C_{18:2}$ 105,116
$C_{18:2}/C_{8:0}/C_{18:2}$ 106
$C_{18:2}/C_{10:0}/C_{18:2}$ 106
$C_{22:0}/C_{6:0}/C_{6:0}$ 110
$C_{22:0}/C_{10:0}/C_{10:0}$ 111
$C_{16:0}/C_{16:0}$ PC 322,328
$C_{16:0}/C_{22:6}$ PC 322,328,339,342,345
$C_{16:0}/C_{18:1}$ PC 322,330,342
$C_{16:0}/C_{18:2}$ PC 342
$C_{16:0}/C_{20:3}$ PC 345
$C_{16:0}/C_{20:4}$ PC 342
$C_{16:0}/C_{20:5}$ PC 345
$C_{16:0}/C_{22:6}$ PC 345
$C_{18:0}/C_{18:2}$ PC 345
$C_{18:0}/C_{20:5}$ PC 345
$C_{18:0}/C_{22:6}$ PC 322,332,339
$C_{18:1}/C_{18:1}$ PC 328,336
$C_{18:1}/C_{18:2}$ PC 336,345
$C_{18:1}/C_{20:4}$ PC 336
$C_{18:1}/C_{20:5}$ PC 336

$C_{18:1}/C_{22:6}$ PC 328,330,336,339
$C_{20:5}/C_{22:6}$ PC 328
$C_{22:6}/C_{20:4}$ PC 339
$C_{22:6}/C_{20:5}$ PC 339
$C_{22:6}/C_{22:6}$ PC 332,339
$C_{18:0}/C_{22:6}$ PE 322,330
$C_{16:0}/C_{22:6}$ PE 322,329,339
$C_{18:0}/C_{22:6}$ PE 322,330,339
$C_{18:1}/C_{18:1}$ PE 330
$C_{18:1}/C_{22:6}$ PE 329,330,339
$C_{20:5}/C_{22:6}$ PE 329
$C_{16:0}/C_{18:1}$ PS 330
camelina oil 303
campesterol 310
Caprenin 15,283,356
Captex 126,280
carbonyl value 89
carcasses 140
chemotaxis 251
chiral isomer 16
chylomicron 97
9-*cis* retinoic acid 246
complex micelle 96
cottonseed oil 197
Crohn's disease 356
CT 299
cumulative nitrogen balance 222
cutinase 33
cyclic AMP 206
cyclooxygenase 246
cystic fibrosis 126,280

D

1(3)-decanoyl 2,3(1)-dilinoleyl glycerol 112
Δ6-desaturase 248
DHA 59,63,65,117,182,189,237,320,330,338,345
diacylglycerol 287
dibutyril cyclic AMP 329
1,3-dicaproyl-2-behenoyl glycerol 110
1,3-dicaproyl-2-stearoyl glycerol 128
1(3),2-dicaproyl-2-stearoyl glycerol 128
1(3),2-dicaproyl-3(1)-behenoyl glycerol 110
1(3),2-dicaproyl-3(1)-stearoyl glycerol 110
1,3-didecanoyl-2-linoleyl glycerol 111
dieicosapentaenoyllinolein 64
diglyceride 287
diglyceride acyltransferase 97
dihomo-γ-linolenic acid 211
dilinoleoyl mono-γ-linolein 214
1,3-dilinoleoyl-2-oleoyl glycerol 168
7,12-dimethylbenz(a)anthacene 211

1,2-dimethylhydrazine 331
1,3-dioctanoyl-2-linoleyl glycerol 111
1,2-dioleoyl-3-arachidinoyl glycerol 173
1,2-dioleoyl-3-behenoyl glycerol 173
1,2-dioleoyl-3-lignoceroly glycerol 173
1,2-dioleoyl-3-myristoyl glycerol 173
1(3),2-dioleoyl-3(1)-palmitoyl glycerol 120,146,180
1,3-dioleoyl-2-palmitoyl glycerol 120,146,171,181
dioleylphosphatidylcholine 135
dioleoyl-stearoyl-glyceride 70
1,2-dioleoyl-3-stearoyl glycerol 149
1,3-dioleoyl-2-stearoyl glycerol 149,179
1,3-dioleyl-2-stearyl glycerol 135
1,3-dipalmitoyl-2-oleoyl glyceride 170
1,3-dipalmitoyl-2-oleoyl glycerol 122
1(3),2-dipalmitoyl-3(1)-oleoyl glyceride 170
1(3),2-dipalmitoyl-3(1)-oleoyl glycerol 122
direct interesterification 13
1(3),2-distearoyl-3(1)-oleoyl glycerol 120
1,3-distearoyl-2-oleoyl glycerol 120,168
DMBA 211

E

eicosatrienoic acid 126
electroretinogram 237
erythematodes 334
enteral nutrition 272
EPA 40,59,63,117,182,187,189,212,267,268,345
ERG 237,240
evening primrose 211
——oil 248

F

Fat Emulsion 73403 219,223,228,251,252,275
fatty acid esterification 17
fatty infiltration 274
FDA 258
FE 73403 280
fibrinopeptide A 203
flaxseed oil 302

G

gastric inhibitory polypeptide 167
α-gastric inhibitory polypeptide
gastric lipase 144
GIP 167
GLL 214
γ-glutamyltransferase 264,357

glycohemoglobin 298
GM-CSF 307
GOT 264
GRAS 257
granulocyte macrophage colony stimulating factor 307

H

hair cell 242
HB-EGF 307
heparin binding-epidermal growth factor 307
15-HETrE 250
hippocampus 340
13-HODE 251
3-hydroxybutyrate 161
β-hydroxybutyrate 262

I

infection 217
inositol 1,4,5-trisphosphate ; IP_3 287
interestirification 12,16
interleukin-1 307
Intralipid 219,223,228,251,252,275,356
intravenous nutrition 272
IL-1 307
IL-2 246,247
isotope balance 225

K

6-keto $PGF_{1\alpha}$ 217

L

lactate dehydrogenase 264
lard 197
lecithin : cholesterol acyltransferase 341
leptin 304
LGL 214
α-linolenic acid 302
γ-linolenic acid 211
linseed oil 302
Lipofundin 251,252
lipoprotein lipase 18,141,182,184
lipoxygenase 246
LLG 214
LOL 168,203
LTB_5 227
Lyposyn 272
Lyposyn II 215,225

M

macronutrient 257,356

macrophagecolony stimulating factor 307
malignantcerebral glioma 214
M-CFC 307
MCP-1 307
MCT 1,98,131
Medialipide 280
medium-chain fatty acid triglyceride 98
medium-chain triglyceride 1
melatonin 349
3-methylhistidine 223,228,275
MOM 88
monocyte chemoattractant protein-1 307
monocytes 244
monoeicosapentaenoyllinolein 64
monoglyceride acyltransferase 96
mononuclear cell 218
Müller cell 241
α-muricholic acid 154

N

natural killer cells 244
neutrophil 251,253
NOAEL 257

O

obese Zucker rat 143
1-oleoyl distearate 6
2-oleoyl distearate 6
3-OH acyl CoA dehydrogenase 278
1(3)-oleoyl 2,3(1)-distearate 231
2-oleoyl 1,3-distearate 231
oleoyl distearoyl glyceride 70
1 oleoyl-2-docosahexaenolysnglycero-3-phosphocholine 323
1-oleoyl 2,3-palmitoyl-sn-glycerol 38
Olestra 261
OOB 173
OOA 173
OOL 173
OOM 173
OOO 135,149,168,172,203
OOP 120,146,173,180
OOS 70,149,173
OPL 197
OPO 120,146,171,181,197
OSO 70,135,149,173,179
OSS 70
oral feeding 272
oxygen uptake 142

P

PAF 337,338
PAI-1 293,307
palm olein 7
1-palmitoyl 2,3-oleoyl glycerol 171
1-palmitoyl 2,3-oleoyl-sn-glycerol 38
paradoxical sleep 340
parenteral nutrition 272
PDGF 307
perilla oil 302,304
peroxide value 88
peroxisome proliferator-activated receptor 245, 293
PGE_1 247,249
PGE_2 218,244,249
PGE_3 227
PGI_2 307
4-α-phorbol 12-myristate 13-acetate 253
phosphatidic acid phosphatase 287
phosphatidylcholine 183
phosphatidylethanolamine 183
phosphatidylinositol 183
phosphatidylserin 240
phosphatidylserine 183
phosphatidylethanolamine 240
phospholipase A_2 211,323,324
phospholipase D 287,324
pineal hormon 349
plasminogen 307
plasminogen activator inhibitor 1 293
plasminogen activator inhibitor type-1 206, 307
platelet activating factor 337
platelet derived growth factor 307
PO 122
polymorphonuclear leukocyte 251
POO 171,197
POP 88,122,152,170,197,198
POS 197
PPAR 245
PPARα 293
PPAR response element 246
PPO 122,152,170,198
positional isomer 16
postingestive total energy expenditure 142
protein kinase C 252,287,329
protein-sparing effect 227
protein-sparing effects 222,270

R

random interestirification 12
respiratory exchange ratio 143

respiratory quotient 222
retinol 130

S

safety tolerance test 259
SALATRIM 1,15,43,103,257,282,356
sepsis 217,271
SHR 343,349
β-sitosterol 259,310
sn-2
sn ; stereospecific numbering 2
sodium methylate 12
SOO 70,179
SOS 70,88,120,152,168,198,203
SPO 197
spontaneously hypertensive rat 343,349
SREBP-1 293
SSO 70,120,152,198,231
1(3)-stearoyl 2,3(1)- dioleoyl glycerol 179
sterol regulatory element binding protein-1 293
stigmasterol 310
Structolipid 228,274,277,356
6-sulfatoxy-melatonin 350
supercritical carbon dioxide 58
superoxide dismutase 212,246
swelling 334

T

tallow 197
TGF-β 307
thermic effect 142,277
tight junction 144
tissue plasminogen activator 206
TNF 307
——α 293
tocopherol 130
transaminase 262
transesterification 17
transforming growth factor-β 307
transgenic oilseeds 258
transthyretin 281
triglycerol esterification 17
trioleine 168
triricinolein 36
tube feedinn 272
tumor necrosis factor 217,307
——α 293
TXB_2 217,218

U

UCP-2　293
uncupling protein　157
uncoupling protein-2　293

V

vernolic acid　36
vesicles　330
VLDL　307

Y

Yoshida sarcoma　215, 225

Z

zero-*trans* margarins　14

◇ 著者略歴 ◇

原　　健次（はら・けんじ）

　九州大学農学部農芸化学科で蛋白質化学，コーネル大学医学部で糖質化学，花王石鹸㈱（現花王㈱）で脂質化学，栄養生理学，研究開発・商品開発マネージメントの実務およびその手法を習得。花王㈱ではおしりを清潔にする"サニーナ"を発明，事業化を手掛け現在まで根強いファンに支えられている。

　また10数年前に発見したジアシルグリセロールの血清トリグリセリド濃度上昇抑制作用という栄養生理的特性が，昨年「体脂肪になりにくい食用油」健康エコナクッキングオイルとして上市されヒット商品となる。

　今から約10年前，自分で実験出来なくなりボケ防止のため，生理活性脂質についての総説を雑誌「油脂」に掲載開始，現在も継続中。

　現在，花王㈱退社後，愛媛大学客員教授，ヒトと自然の係りを求め，ウルトラマラソン・ランナーとして，世界，日本を行脚中。脂質生化学，共著多数。

生理活性脂質
ストラクチャード・トリグリセリドの生化学と応用

2005年4月30日　初版第1刷発行

著　者　原　　健　次
発行者　桑　野　知　章
発行所　株式会社　幸　書　房
〒101-0051　東京都千代田区神田神保町1-25
Phone 03 (3292) 3061　Fax 03 (3292) 3064
Printed in Japan 2005Ⓒ　URL http://www.saiwaishobo.co.jp

㈱日本出版製作センター／モリモト印刷
本書を引用または転載する場合は出所を明記してください。
万一，乱丁，落丁がございましたらご連絡ください。お取替えいたします。
ISBN 4-7821-0239-9　C3047